象山县卫生志

《象山县卫生志》编纂委员会 编

方志出版社
Publishing House of Local Records

图书在版编目（CIP）数据

象山县卫生志 / 《象山县卫生志》编纂委员会编.—北京：方志出版社，2023.6

ISBN 978-7-5144-5757-5

Ⅰ. ①象… Ⅱ. ①象… Ⅲ. ①卫生志—象山县 Ⅳ. ①R199.2

中国国家版本馆CIP数据核字（2023）第180502号

责任编辑：王娜

责任校对：张玉霞

责任印制：梅中英

出 版 者：方志出版社

地　　址：北京市朝阳区潘家园东里9号（国家方志馆4层）

邮　　编：100021

网　　址：http://www.zgfzcb.cn

发　　行：方志出版社图书营销中心（010-67110500）

印　　刷：四川科德彩色数码科技有限公司

开　　本：889毫米×1194毫米　1/16

印　　张：35.75

字　　数：1015千字

版　　次：2023年6月第1版

印　　次：2023年11月第1次印刷

定　　价：200.00元

领导关怀

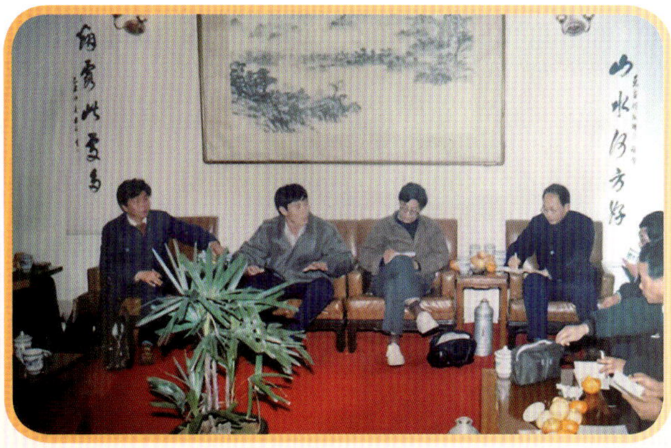

1989 年，联合国儿童基金会、世界卫生组织、卫生部评审象山计划免疫工作

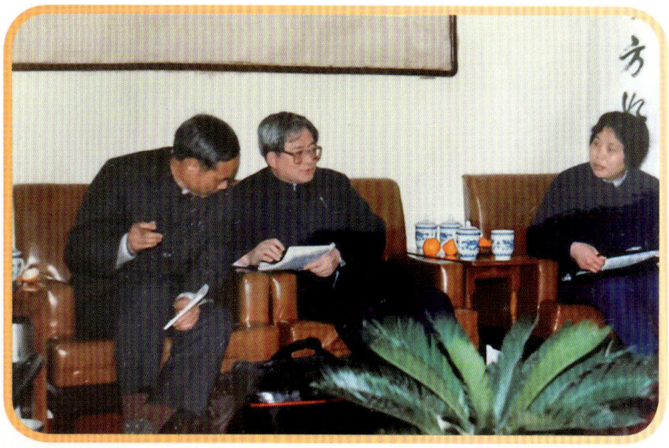

1991 年 4 月，卫生部防疫司将师长（中）视察象山县卫生防疫站

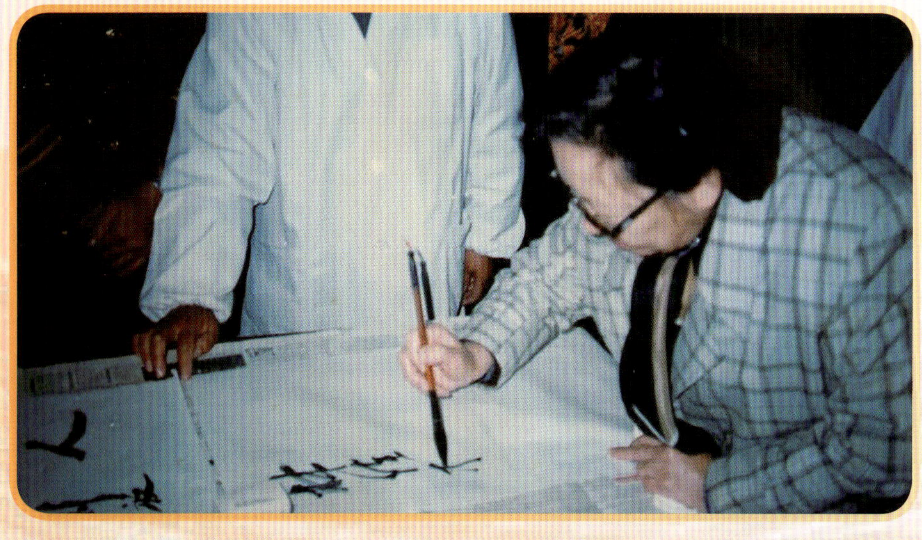

1992 年，全国政协委员林佳楣考察象山县红十字台胞医院，并题字

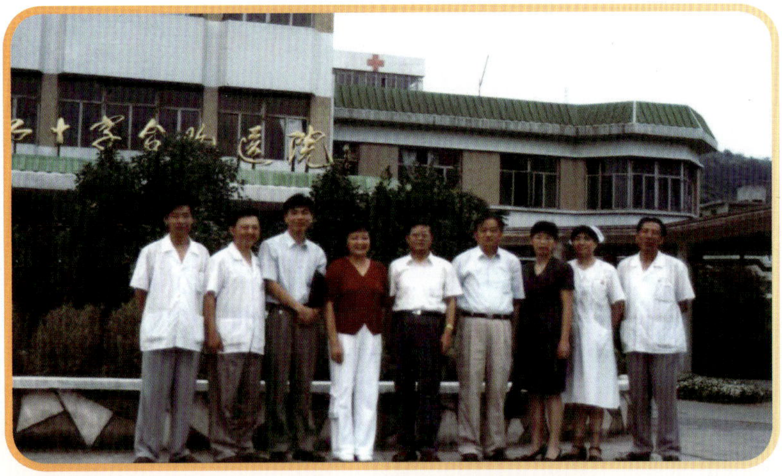

2000 年 9 月 21 日，中国红十字会副会长孙爱民（左五）考察象山县红十字台胞医院

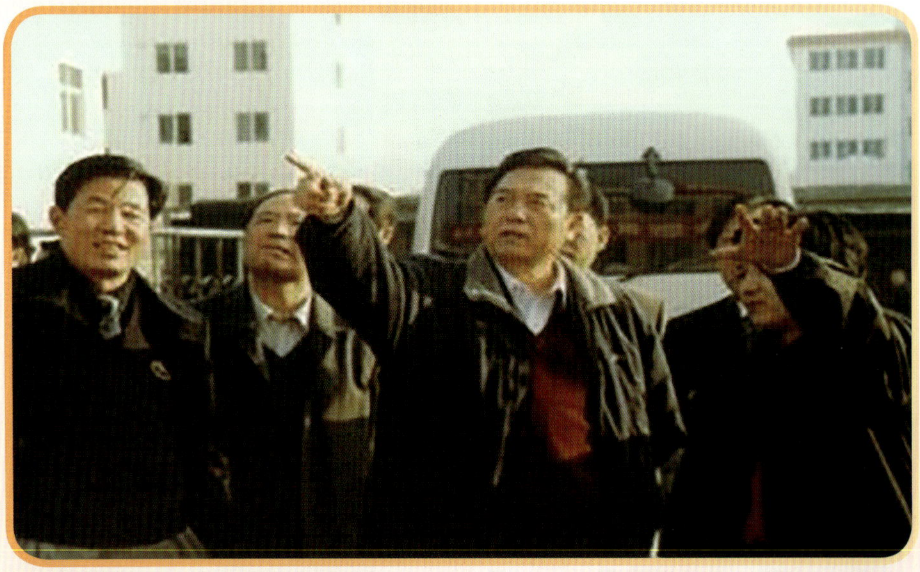

2000 年 12 月 15 日，国务院台湾事务办公室主任陈云林、经济局局长何世忠、秘书局局长张怀君等考察象山县红十字台胞医院

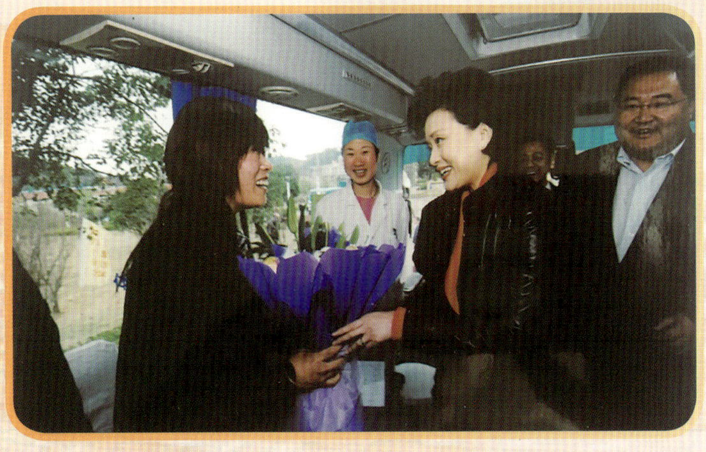

2009 年 3 月 23 日，献血形象大使杨澜（前排右二）在象山看望献血志愿者

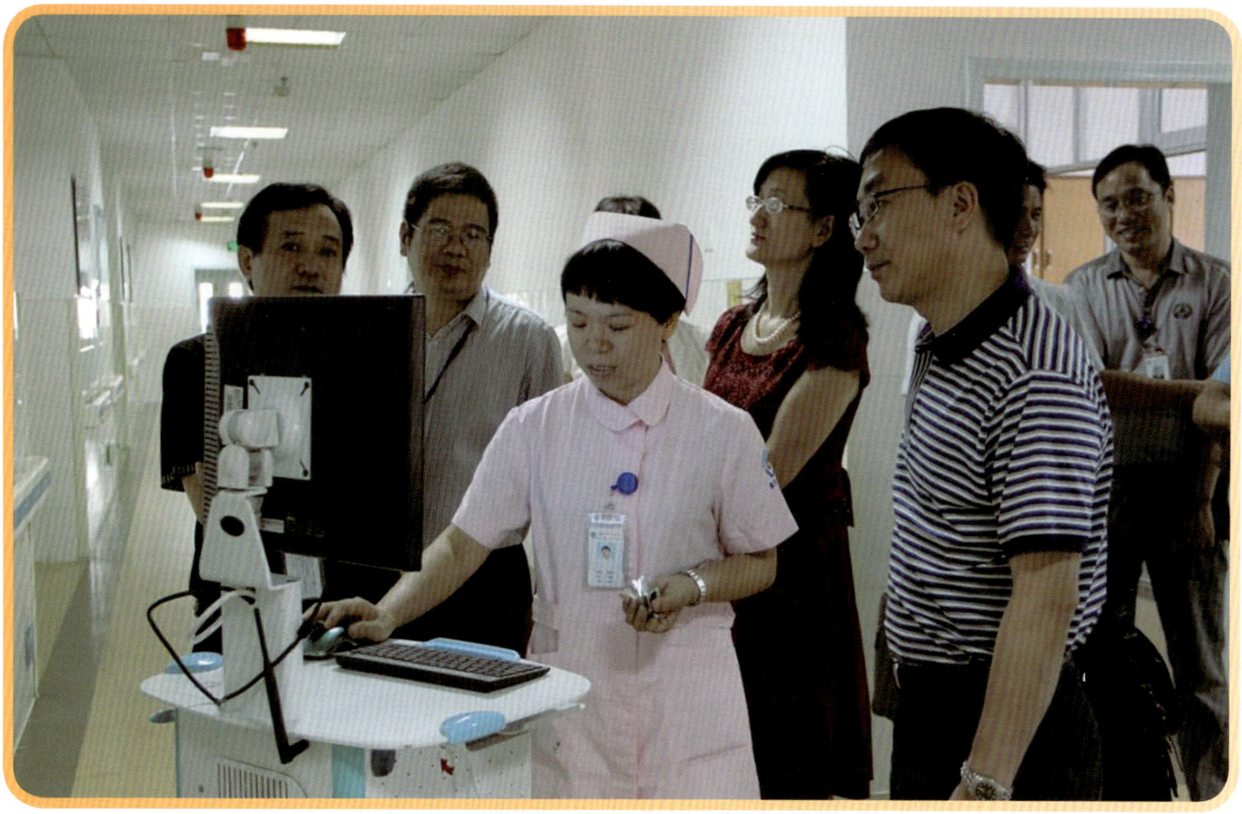

2013 年 9 月 4 日，国家卫生和计划生育委员会规财司副司长刘魁（前排右）等一行 5 人到象山县第一人民医院视察指导工作

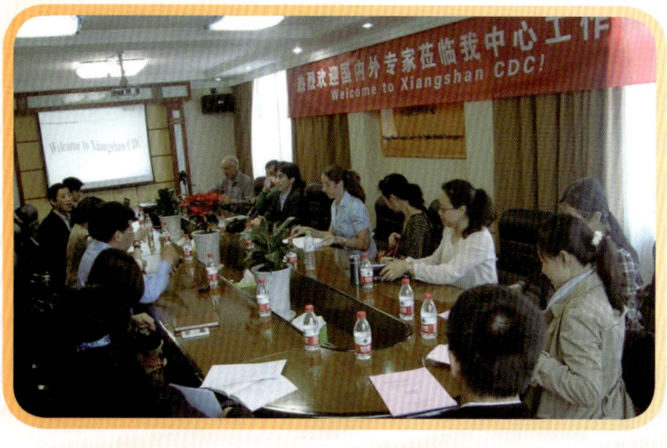

2014 年 4 月 17 日，世界卫生组织到象山县疾病预防控制中心调研指导结核病控制项目工作

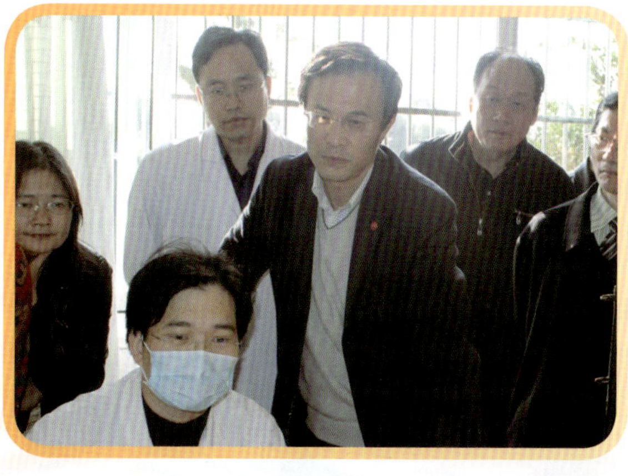

2010 年 12 月 1 日，浙江省政协医药卫生界别组在卫生厅副厅长张平（右三）带领下考察象山县第一人民医院

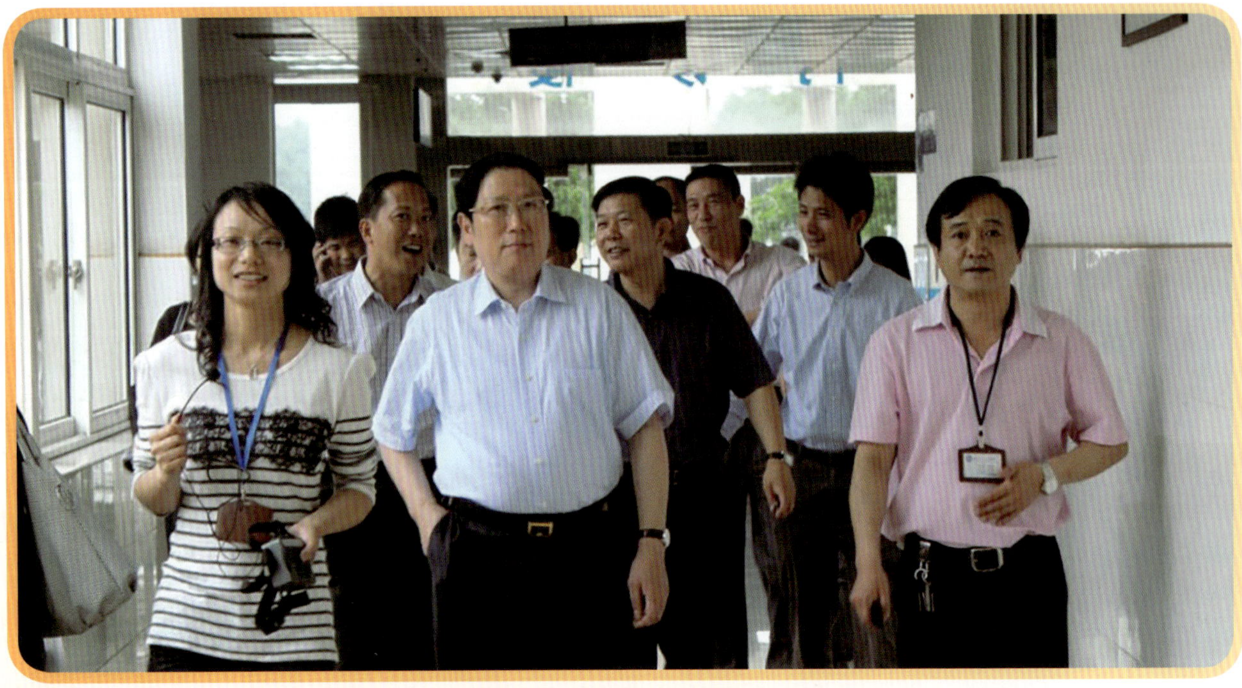

2010 年 6 月 10 日，宁波市人大代表到象山县第一人民医院调研指导工作

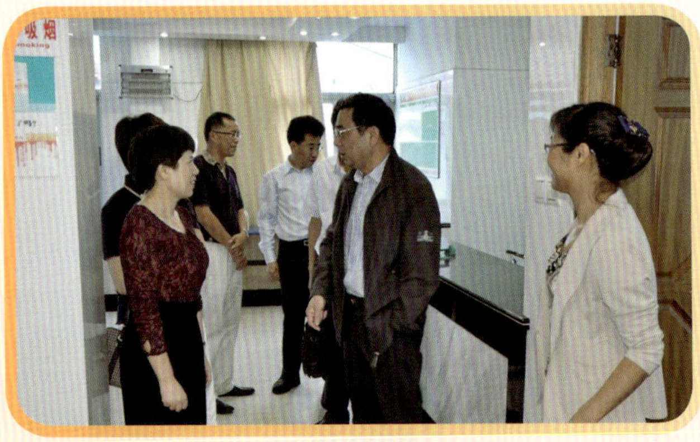

2012 年 9 月 14 日，浙江省卫生厅副厅长叶真（右二）考察象山县疾病预防控制中心

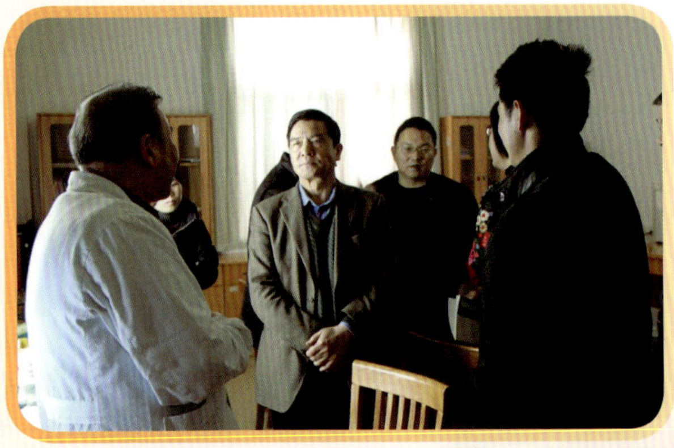

2013 年 3 月 21 日，浙江省卫生厅副厅长王国敬、宁波市卫生局副局长邹鸣飞等在象山县第一人民医院考察指导

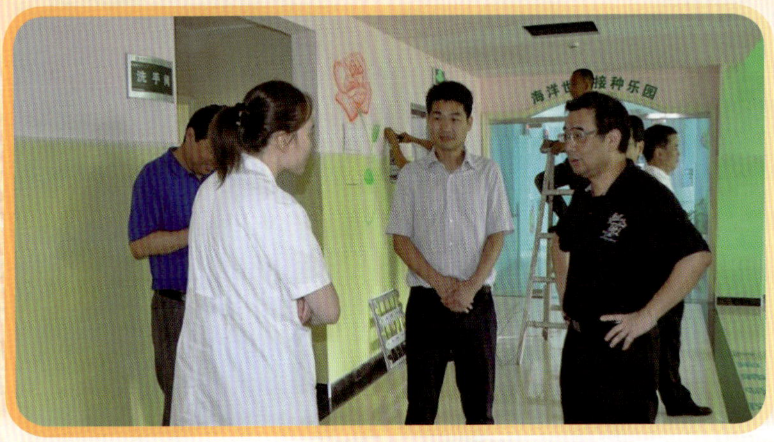

2014 年 7 月 16 日，浙江省卫生厅副厅长叶真（前排右）考察鹤浦中心卫生院

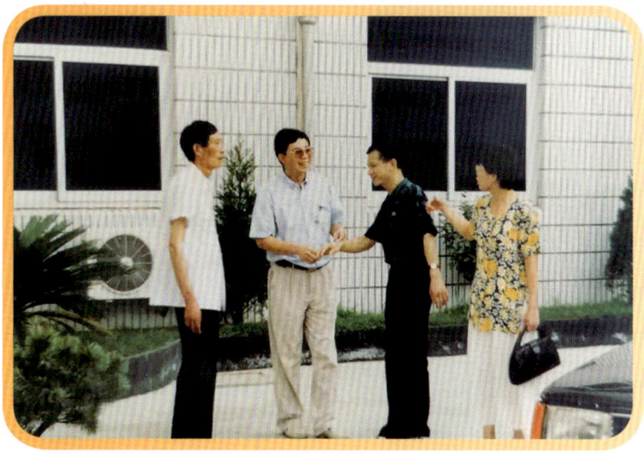

1998 年 7 月 8 日，宁波市卫生局局长何一天（右二）考察象山县疾病预防控制中心新大楼

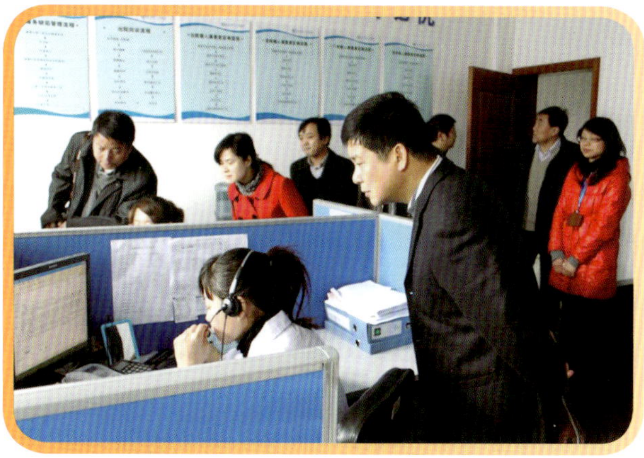

2011 年 2 月 25 日，宁波市卫生局副局长陈树生（前排右）到象山县第一人民医院考察

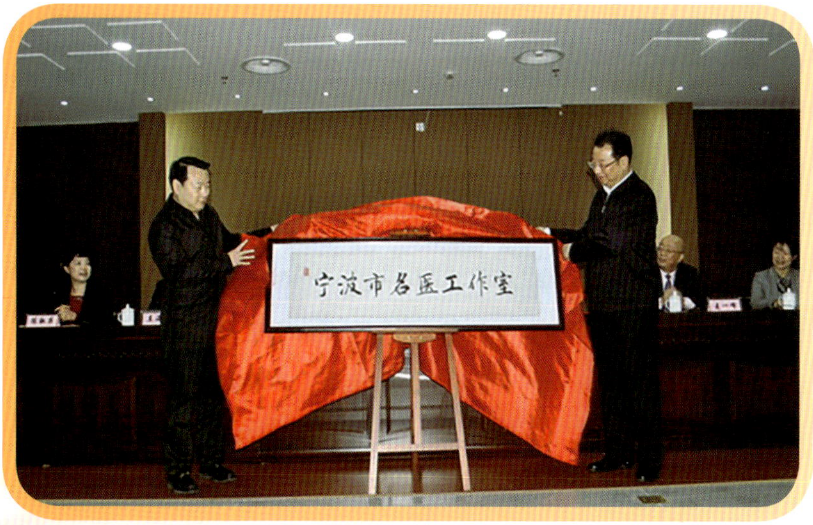

2017 年 1 月 7 日，中共象山县委书记叶剑鸣（前排右）和市卫计委主任王仁元（前排左）到县红十字台胞医院共同为宁波市名医工作室揭牌

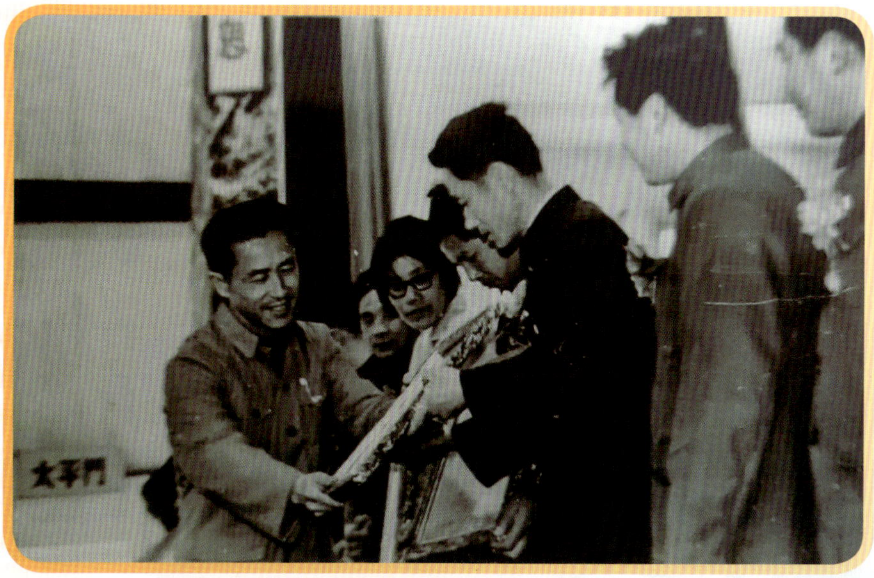

1981 年，县长张启楣（左）为获得科技奖的医生颁奖

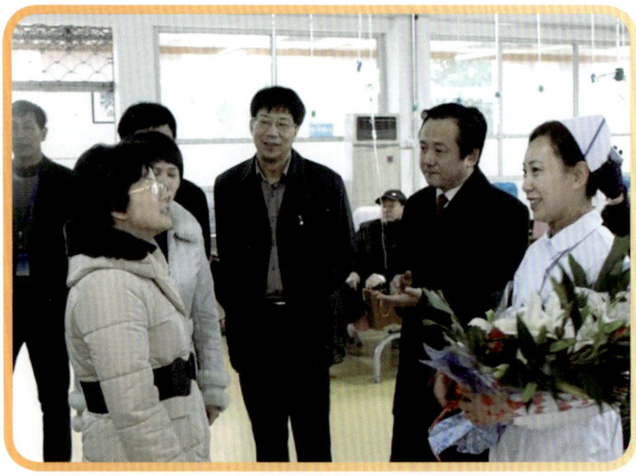

2012 年 1 月 20 日，中共象山县委副书记林雅莲（前排左）、县委宣传部部长罗来兴（中）春节前夕慰问医务工作者

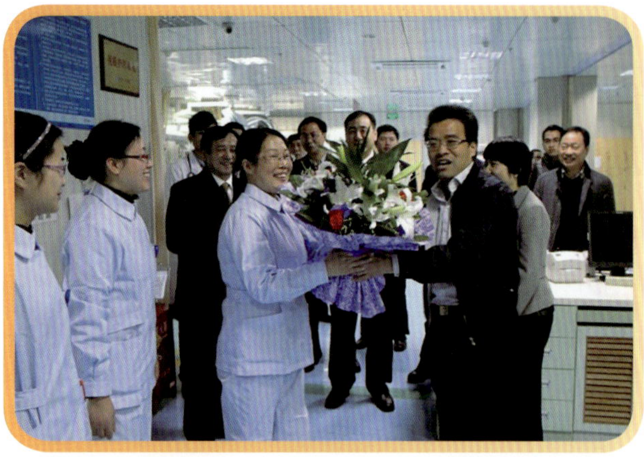

2013年2月5日，中共象山县委书记李关定(前排右）春节前慰问医务工作者

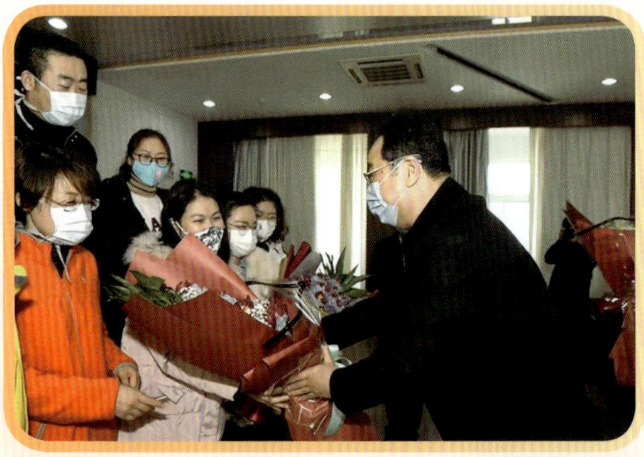

2020 年 2 月 9 日，中共象山县委书记叶剑鸣（右）到象山县第一人民医院为驰援武汉抗击疫情的象山医护人员献花

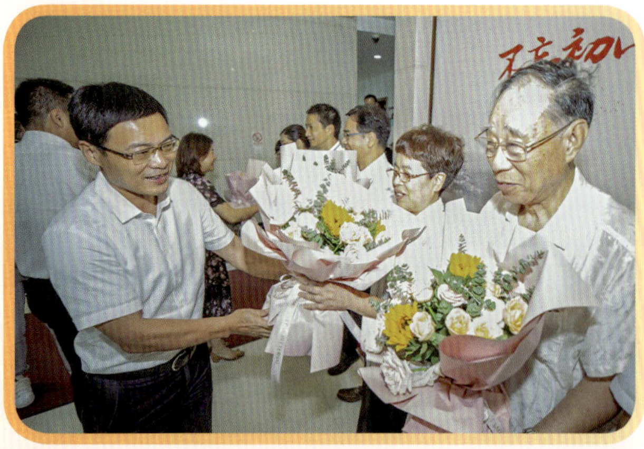

2021 年 8 月 19 日，中共象山县委书记潘银浩（前排左一）出席庆祝第四个中国医师节大会，并向部分医师代表献花

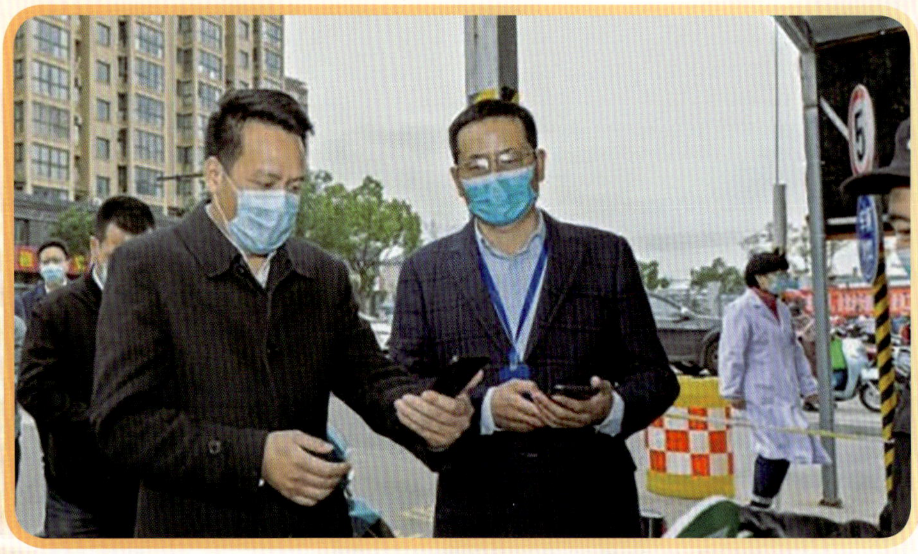

2021 年 12 月 12 日，中共象山县委书记包朝阳（前排左）到台胞医院医健集团总院督导疫情防控工作

医疗卫生机构

县级医疗卫生机构

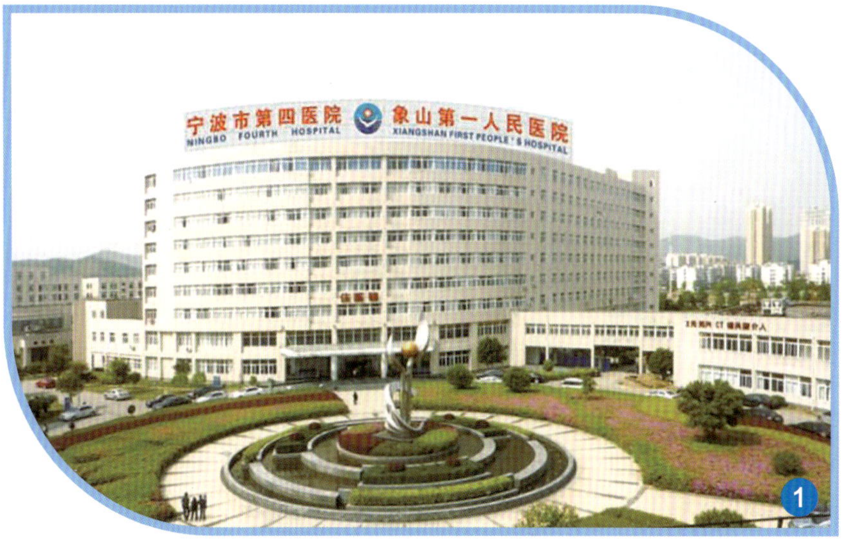

1 宁波市第四医院、象山县第一人民医院

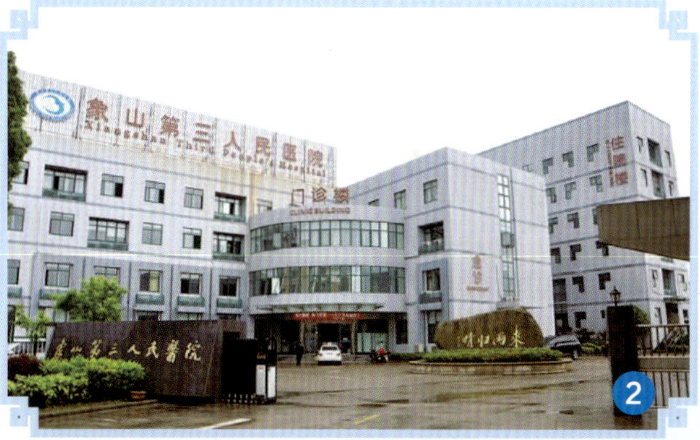

2 象山县第三人民医院

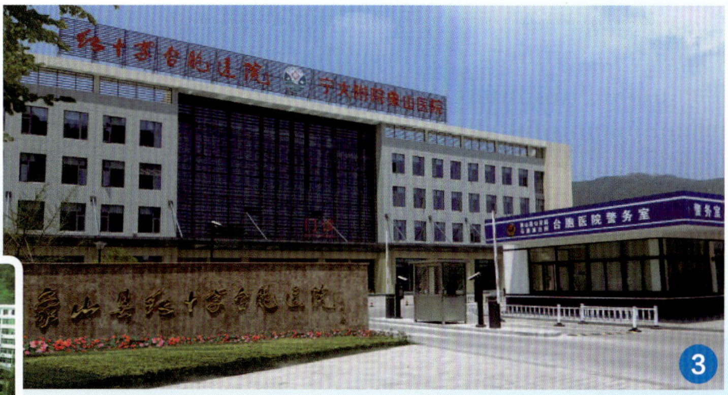

3 象山县红十字台胞医院新址

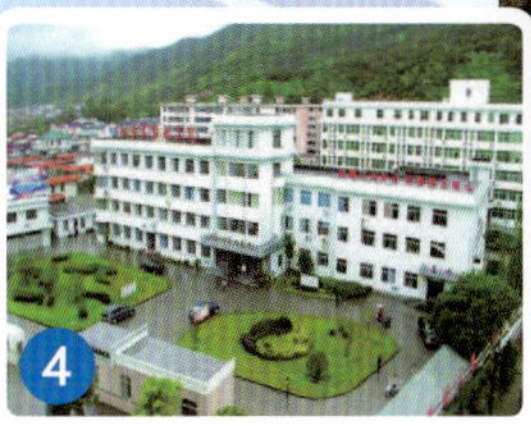

4 象山县红十字台胞医院2016年11月搬迁

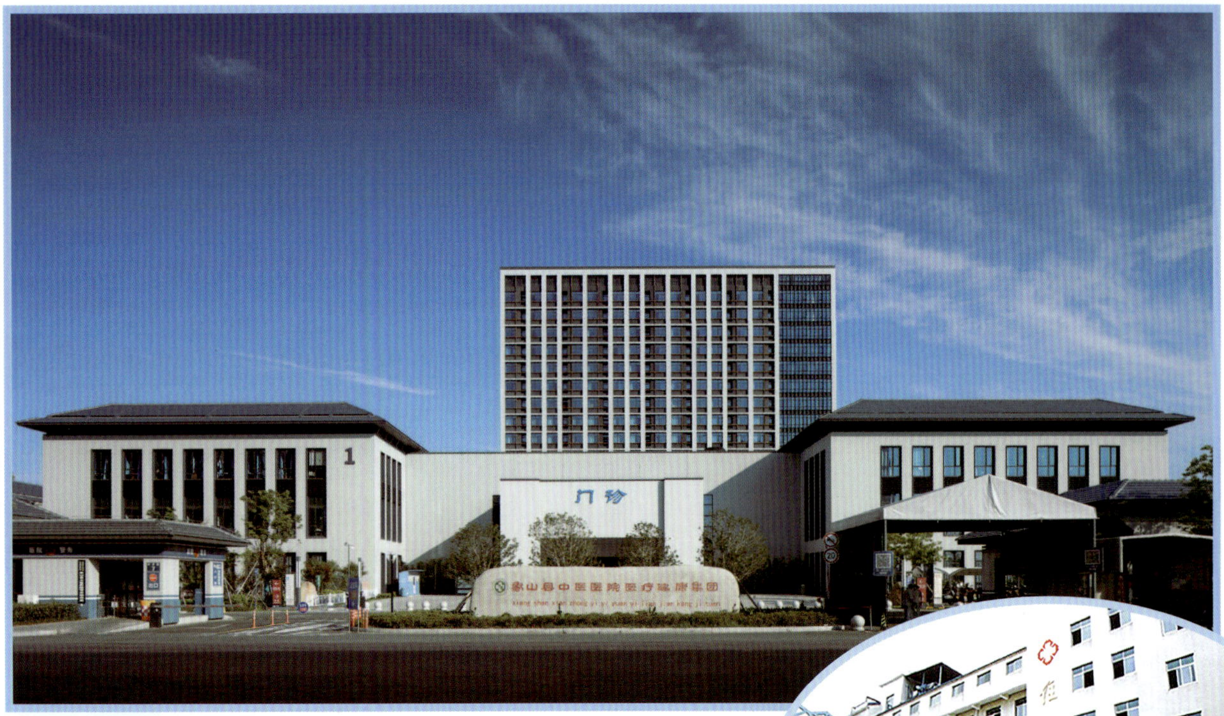

象山县中医医院新址

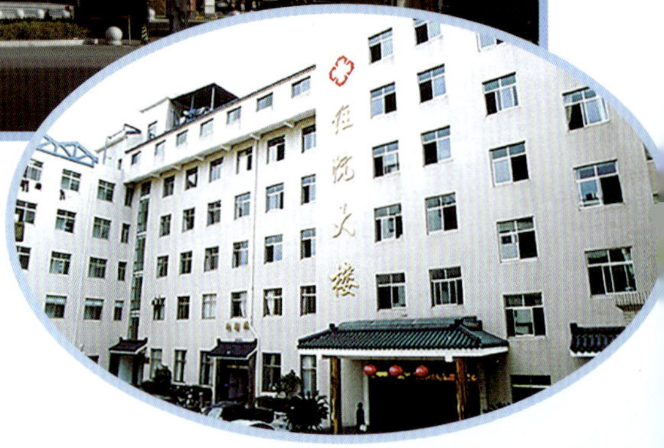

原址，2021 年 6 月搬迁至新址

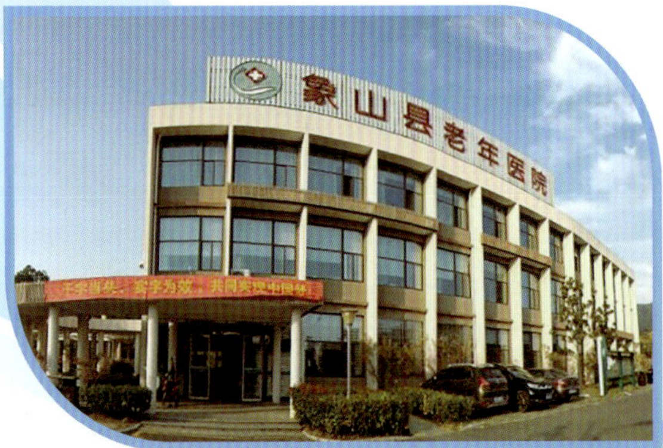

象山县老年医院

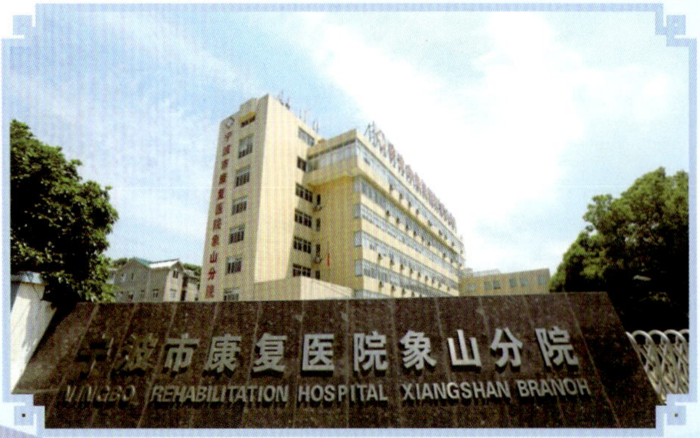

宁波市康复医院象山分院

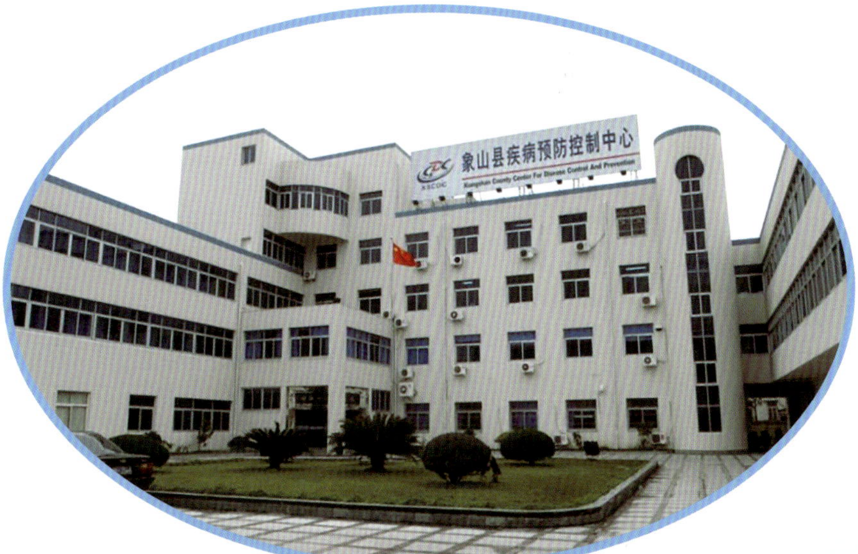

象山县疾病预防控制中心

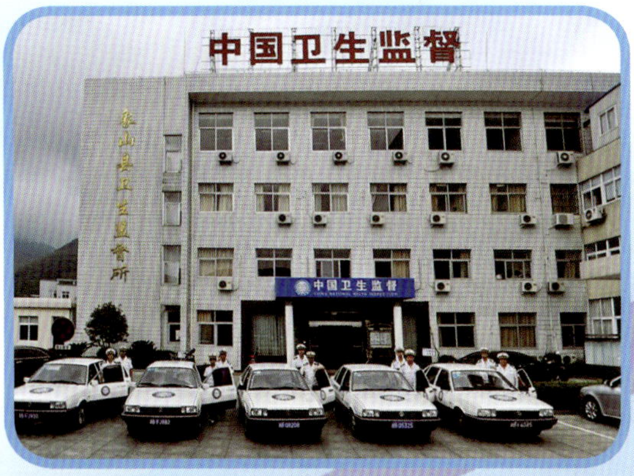

象山县卫生监督所

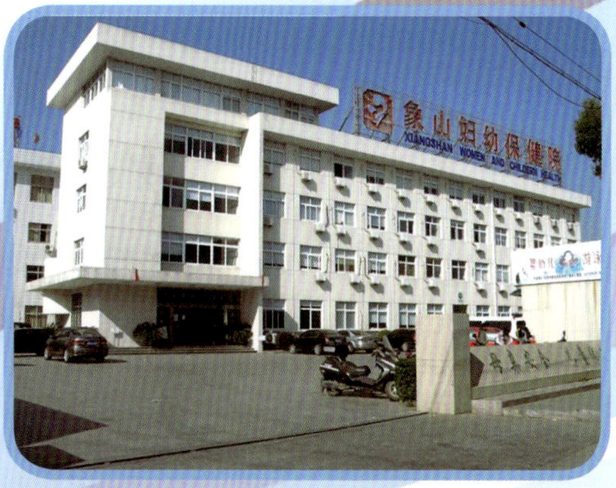

象山县妇幼保健院

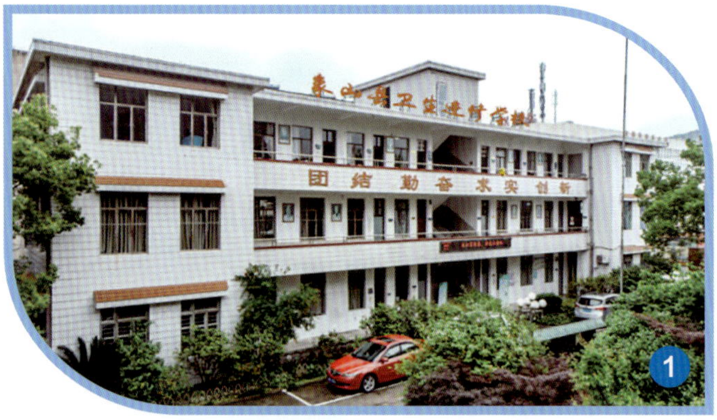

1 象山县卫生进修学校

2 象山县计划生育宣传技术指导站

3 象山县献血办公室

4 象山县急救站（2016 年成立）

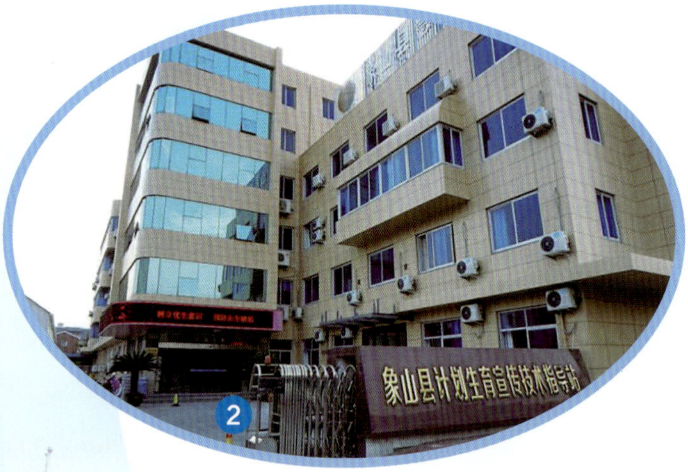

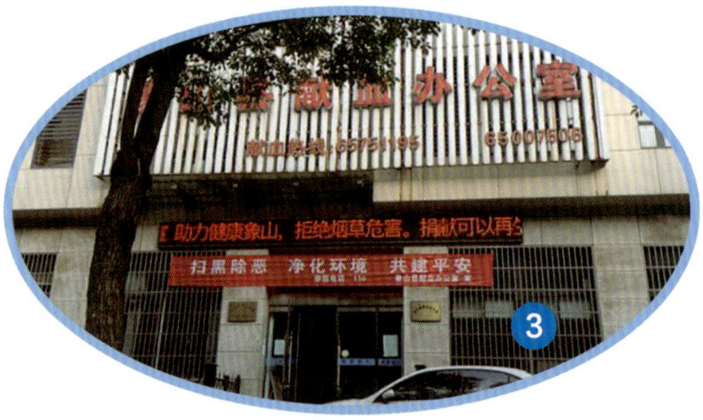

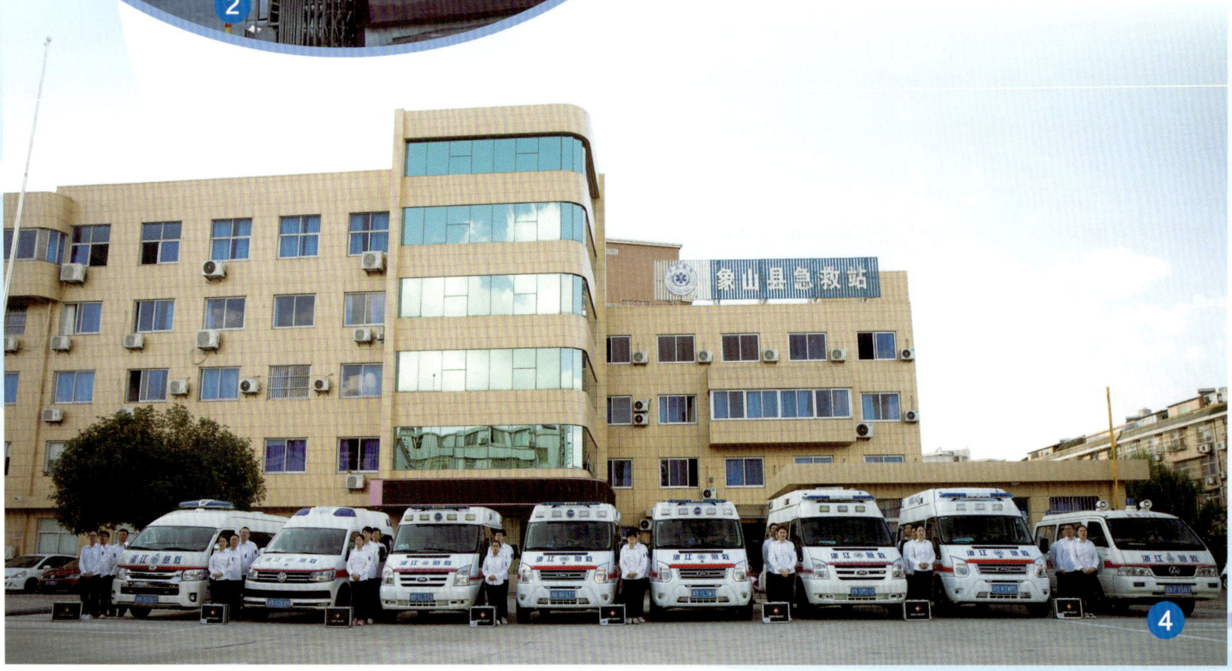

镇乡卫生院（社区卫生服务中心）

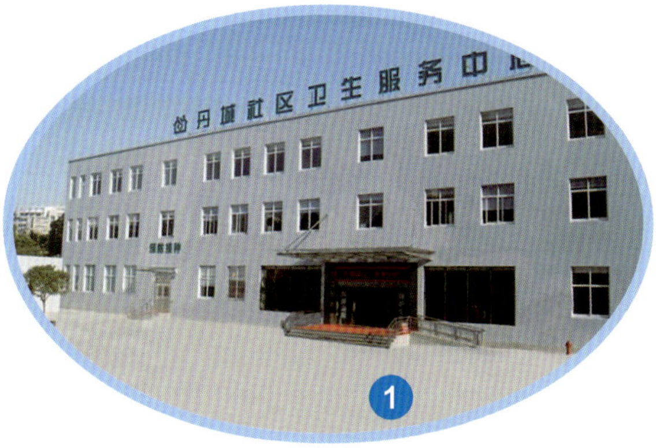

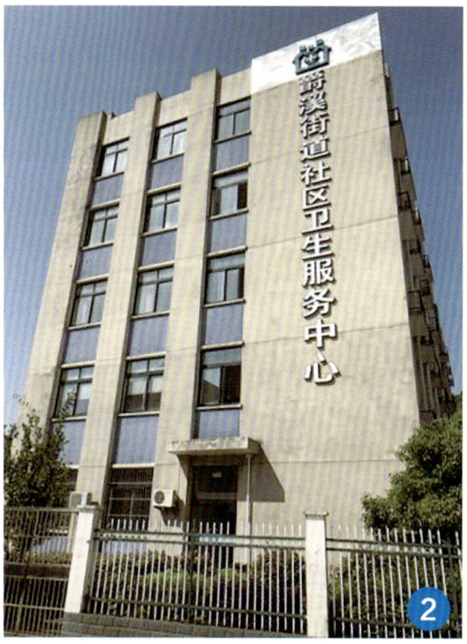

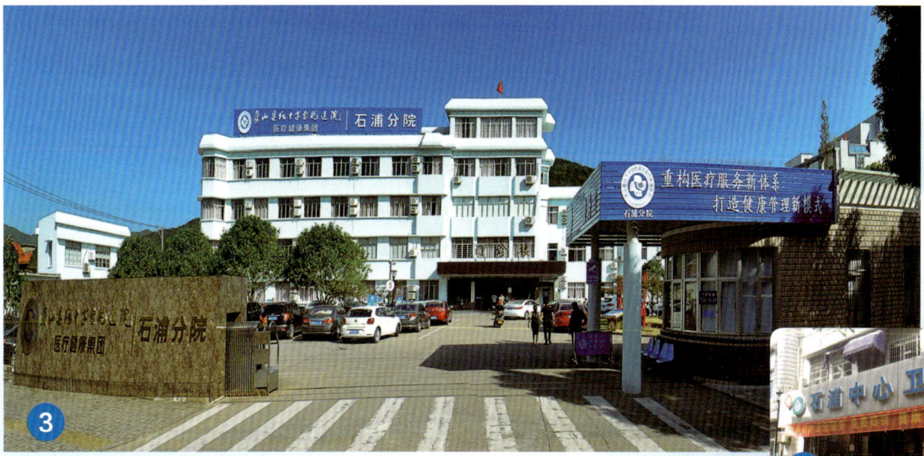

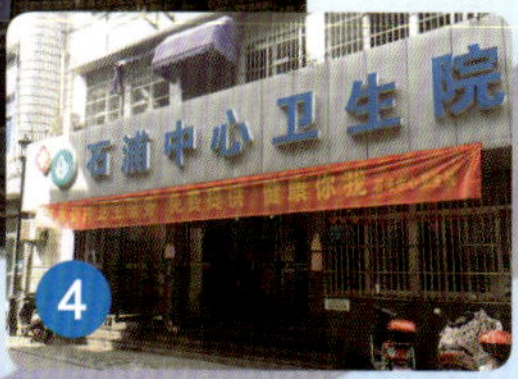

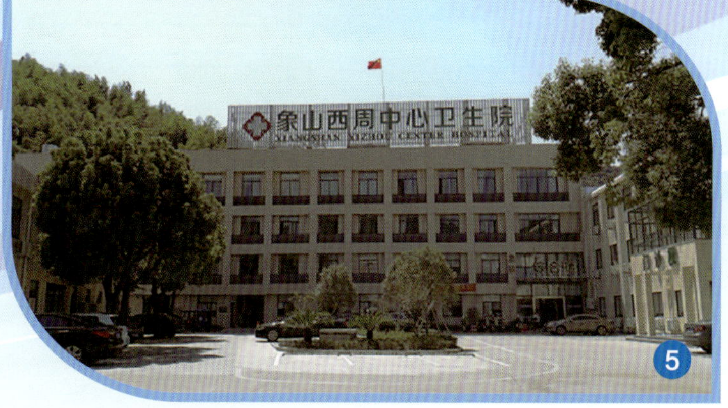

1 丹城中心卫生院（社区卫生服务中心）

2 爵溪街道卫生院（社区卫生服务中心）

3 石浦中心卫生院（社区卫生服务中心）新址

4 原 址，2017 年 12 月搬迁至新址

5 西周中心卫生院（社区卫生服务中心）

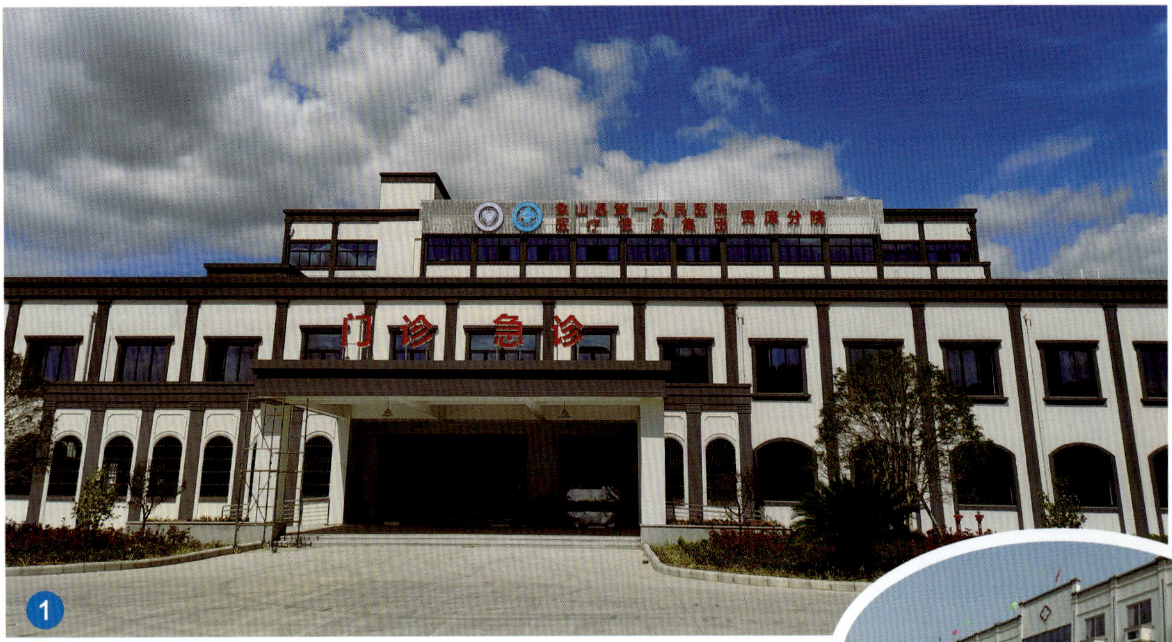

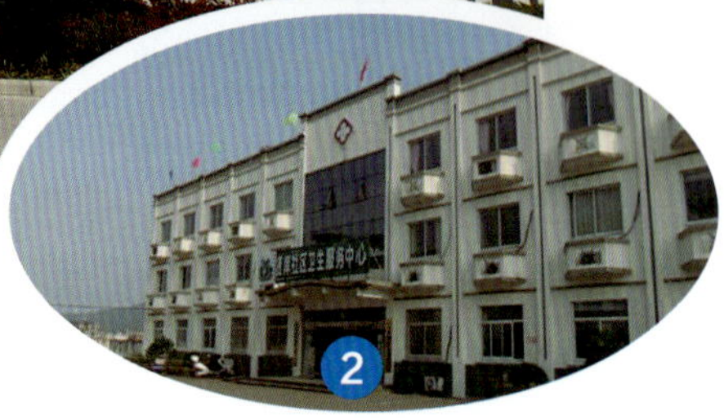

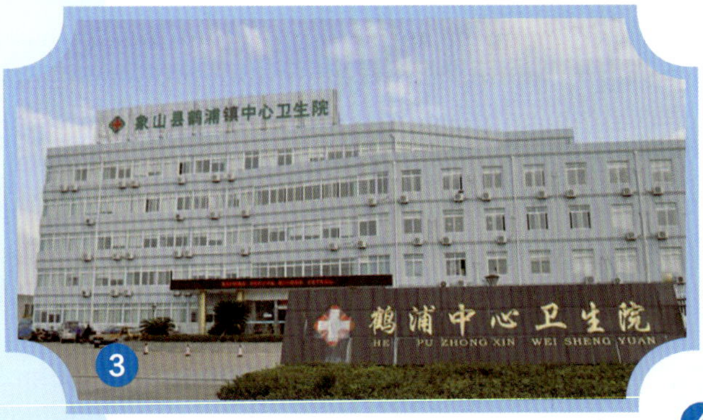

1 贤庠中心卫生院（社区卫生服务中心）新址

2 原址，2022 年 9 月搬迁至新址

3 鹤浦中心卫生院（社区卫生服务中心）

4 定塘中心卫生院（社区卫生服务中心）

5 墙头镇卫生院（社区卫生服务中心）

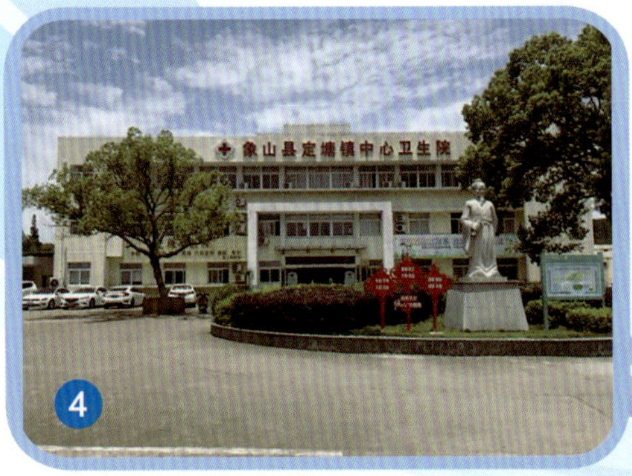

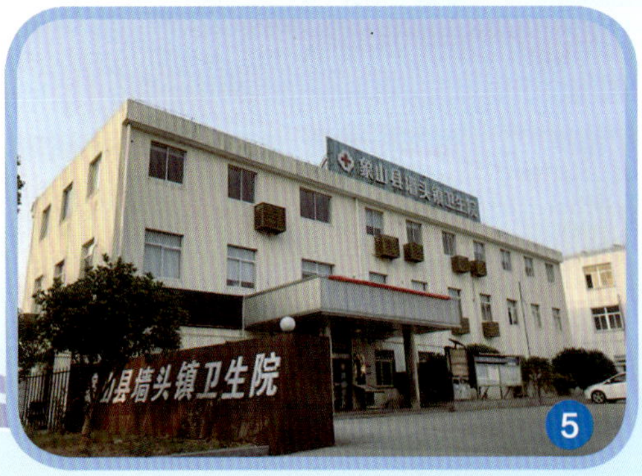

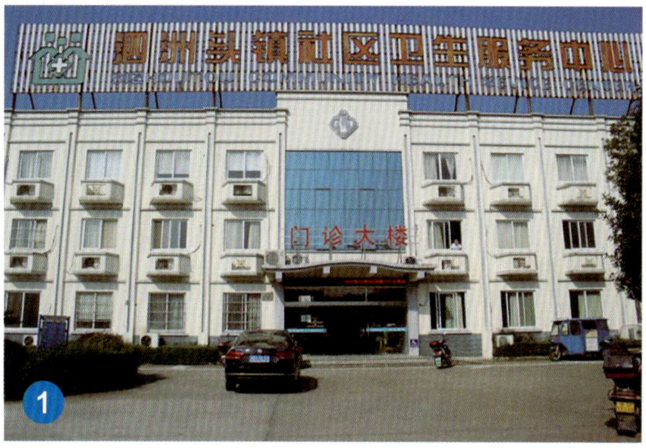

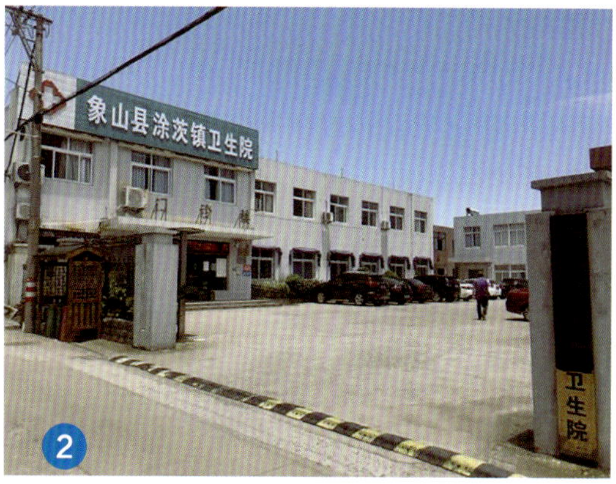

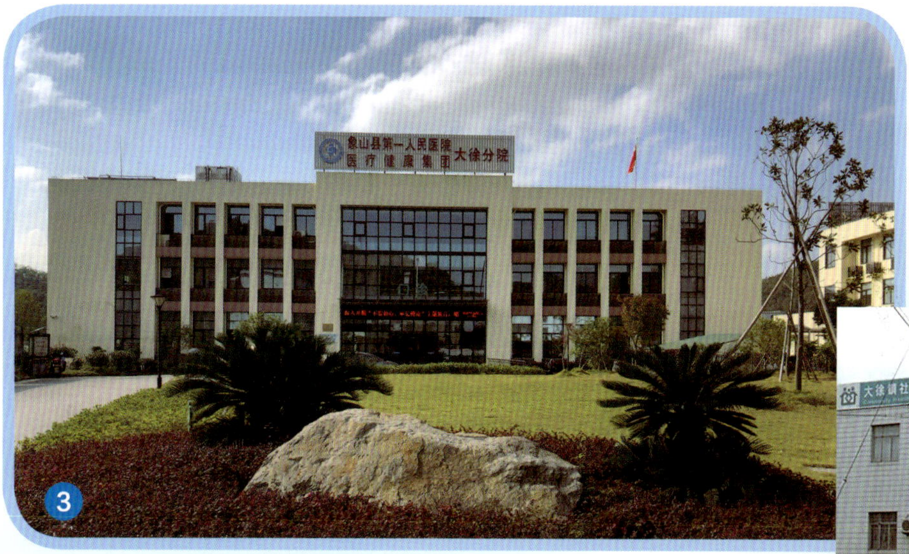

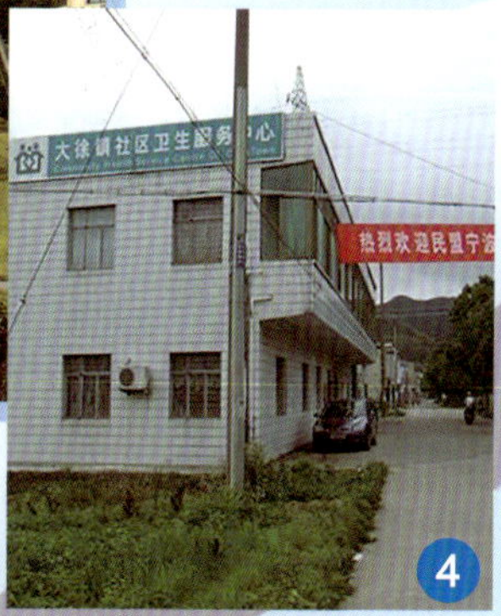

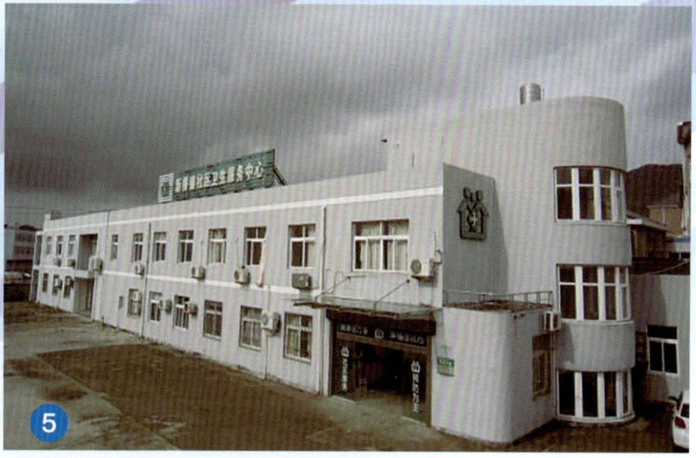

1 泗洲头镇卫生院（社区卫生服务中心）

2 涂茨镇卫生院（社区卫生服务中心）

3 大徐镇卫生院（社区卫生服务中心）新址

4 原址，2017 年 3 月搬迁至新址

5 新桥镇卫生院（社区卫生服务中心）

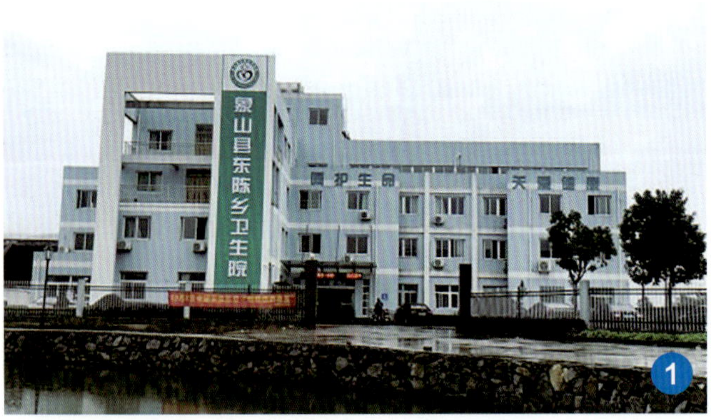

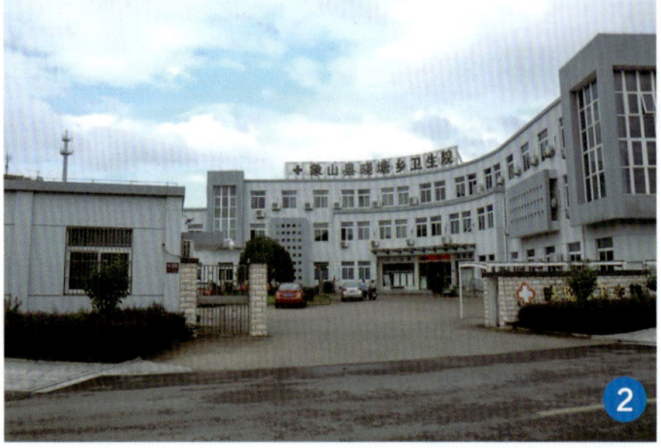

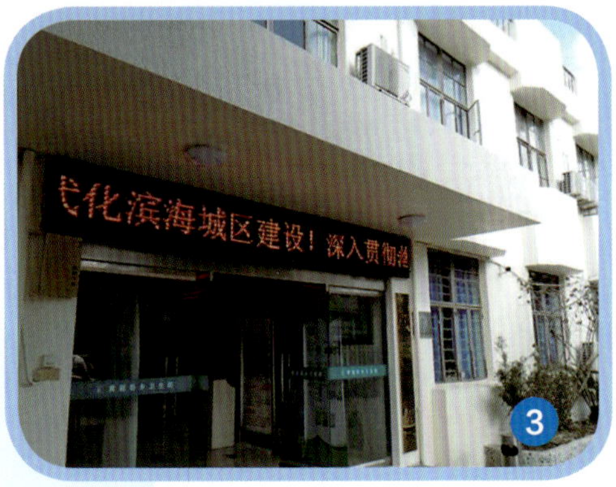

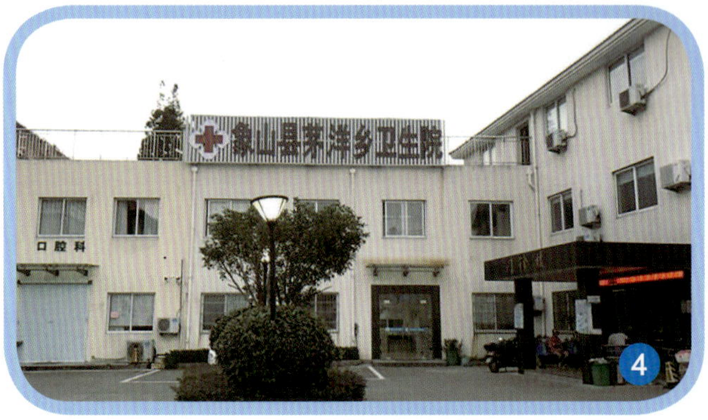

1 东陈乡卫生院（社区卫生服务中心）

2 晓塘乡卫生院（社区卫生服务中心）

3 黄避岙乡卫生院（社区卫生服务中心）

4 茅洋乡卫生院（社区卫生服务中心）

5 高塘岛乡卫生院（社区卫生服务中心）新址

6 原址，2019 年 1 月搬迁至新址

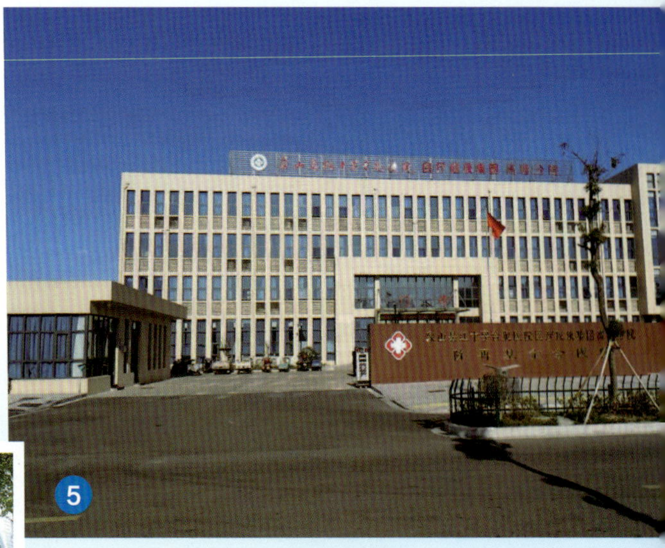

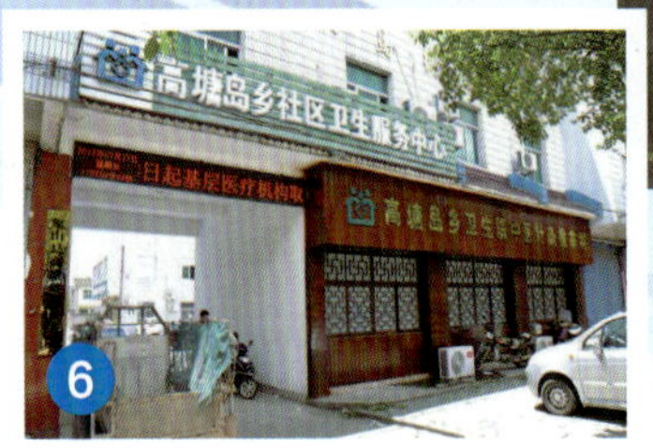

村卫生室

① 墙头镇方家岙村卫生室

② 泗洲头镇肖胡村卫生室

③ 晓塘乡新厂村卫生室

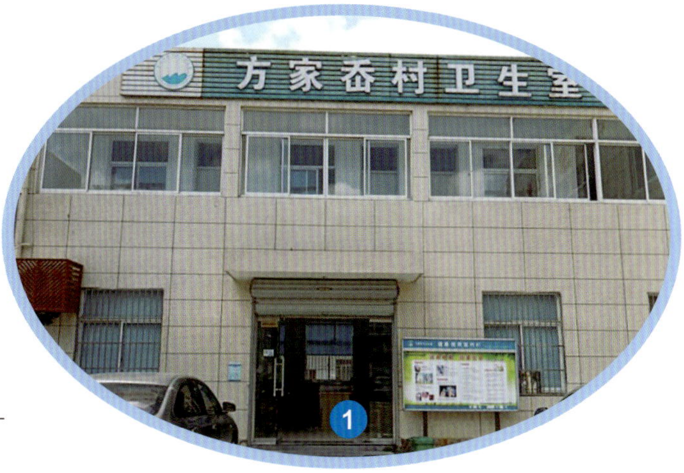

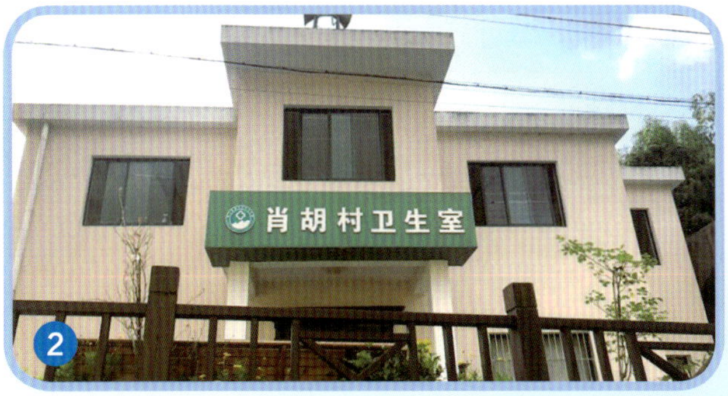

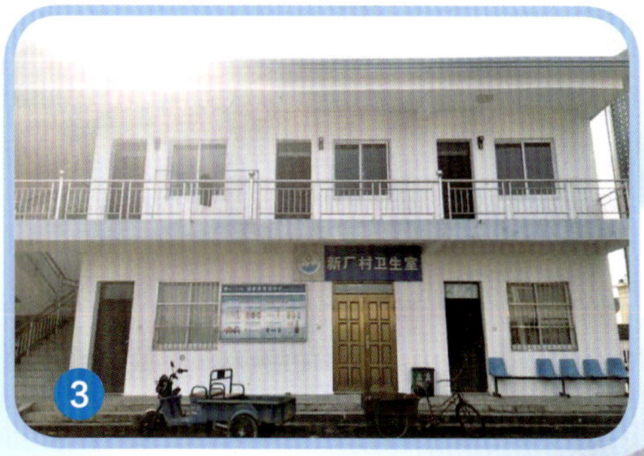

民营医院

① 星城医院

② 翁敬堂骨伤医院

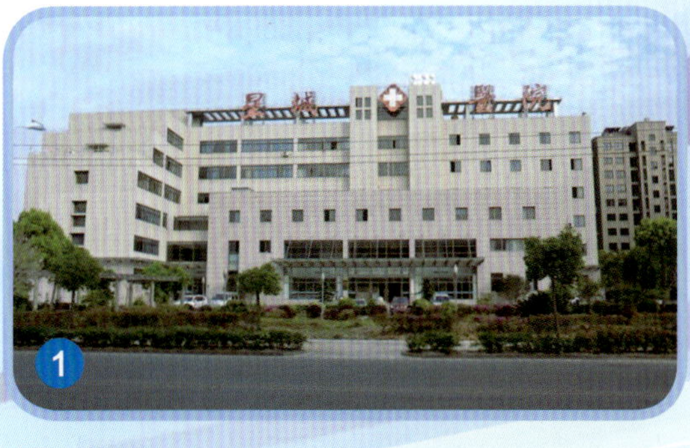

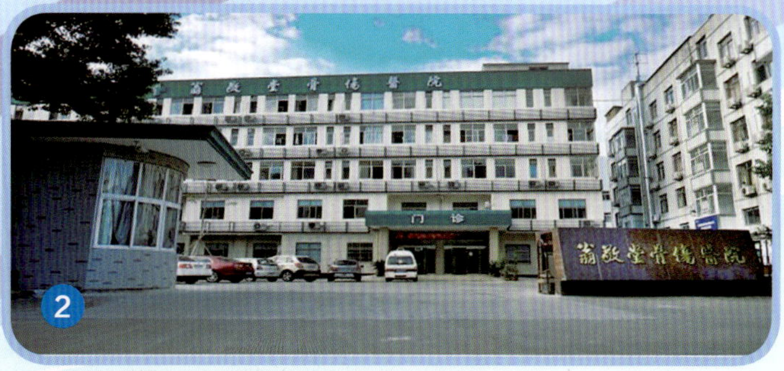

医疗设备

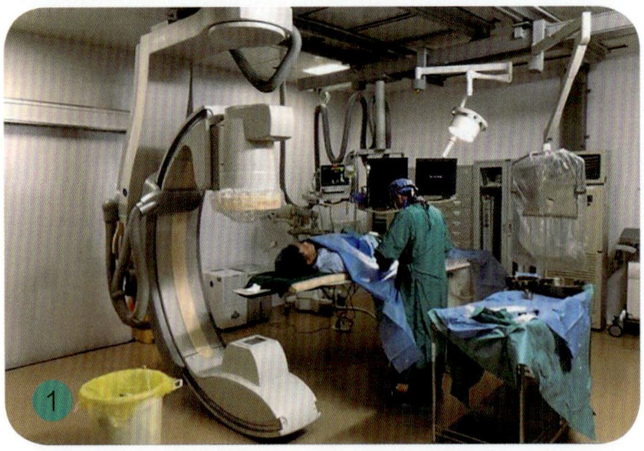

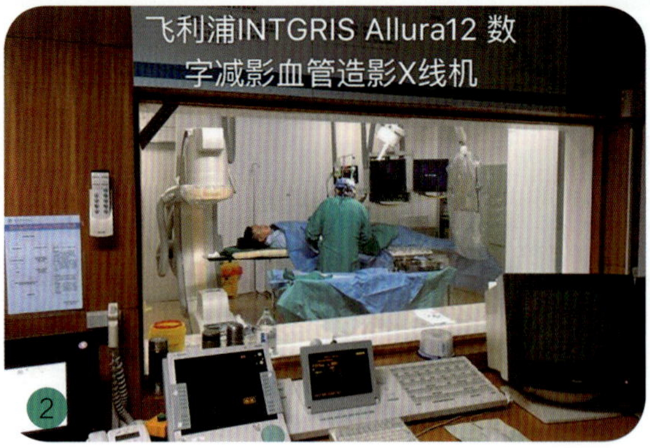

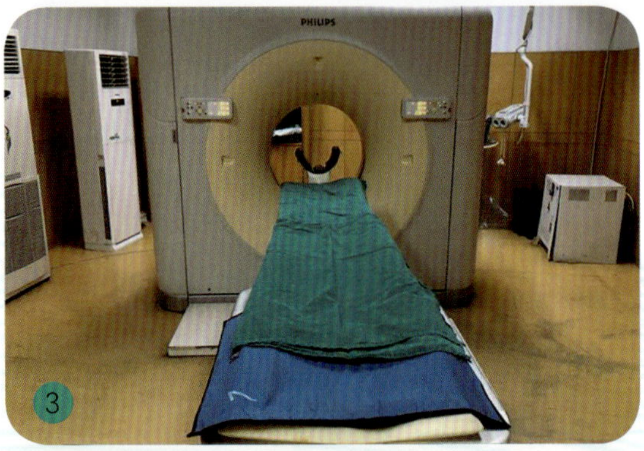

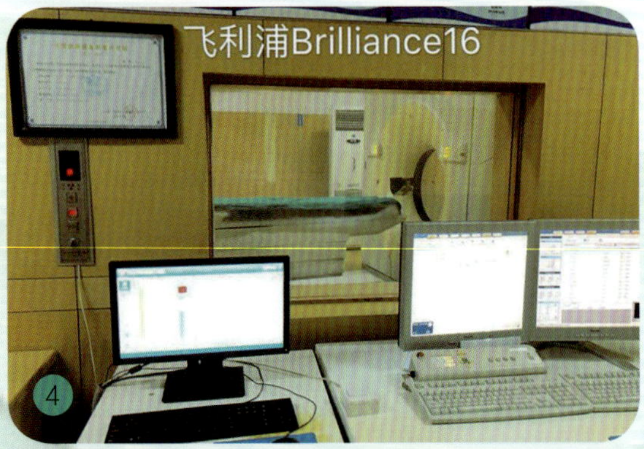

①②

飞利浦 INTGRIS Allura12 数字减影血管造影 X 线机

③④

飞利浦 Brilliance16

⑤⑥

飞利浦 Achieva 1.5T 磁共振

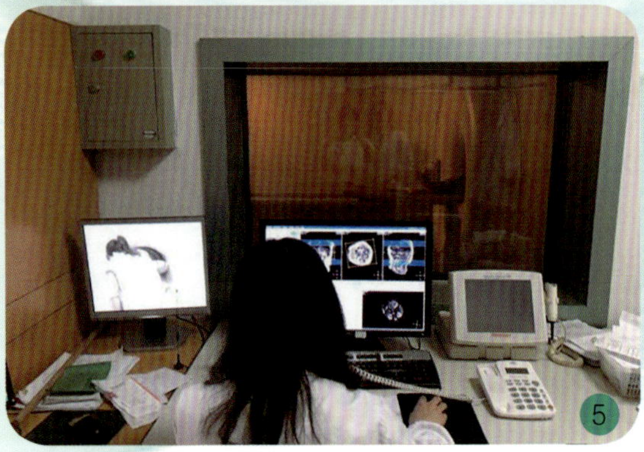

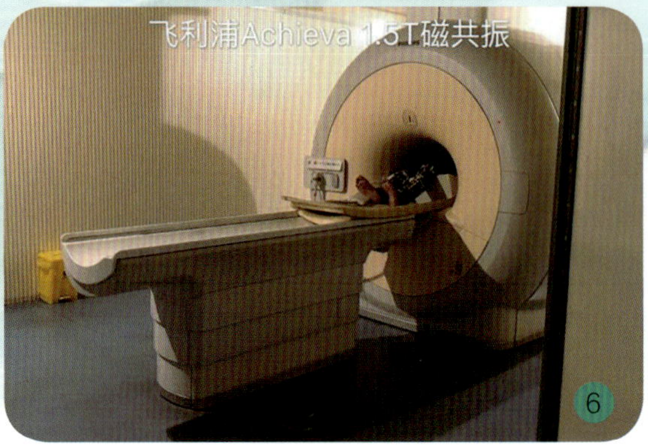

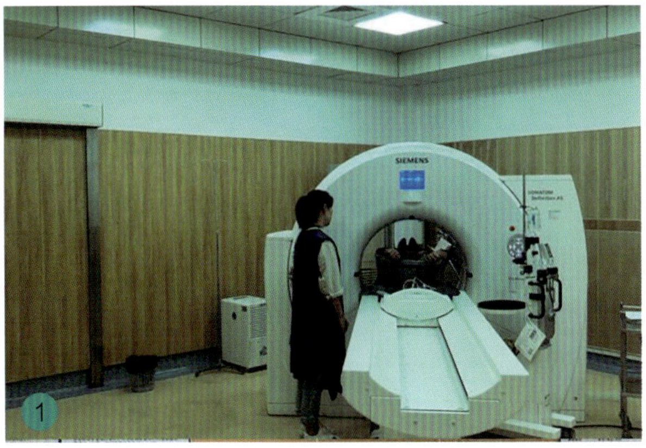

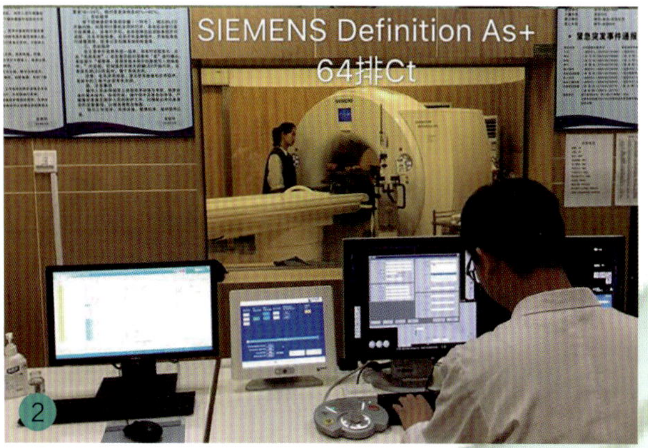

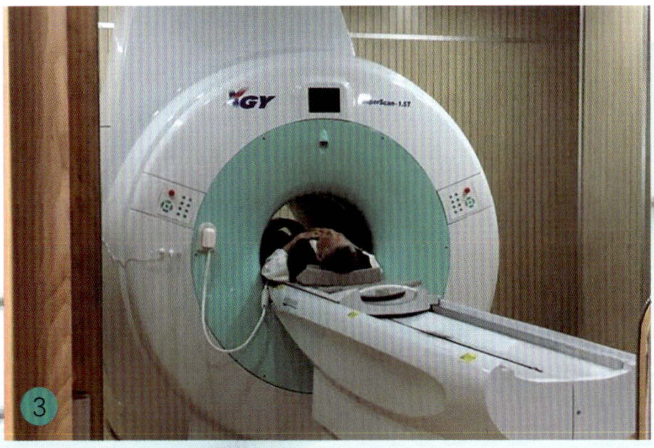

① ②

SIEMENS Definition As+64 排 Ct

③ ④

鑫高益 super Scan1.5T 超导磁共振

⑤

气相色谱——三重四极杆串联质谱仪

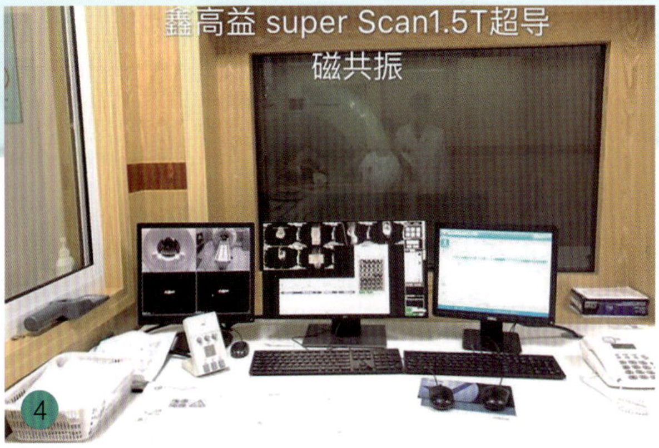

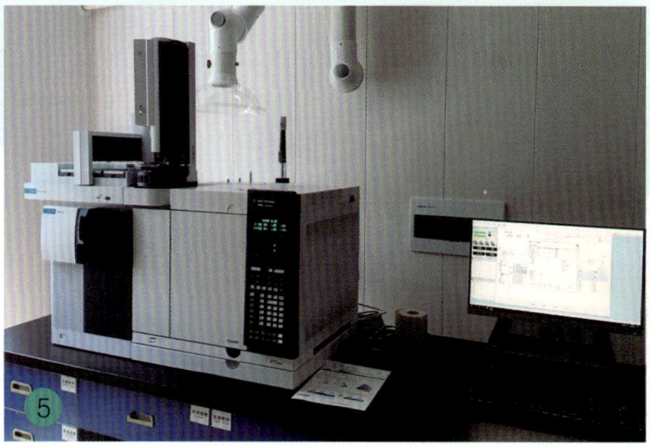

诊疗技术

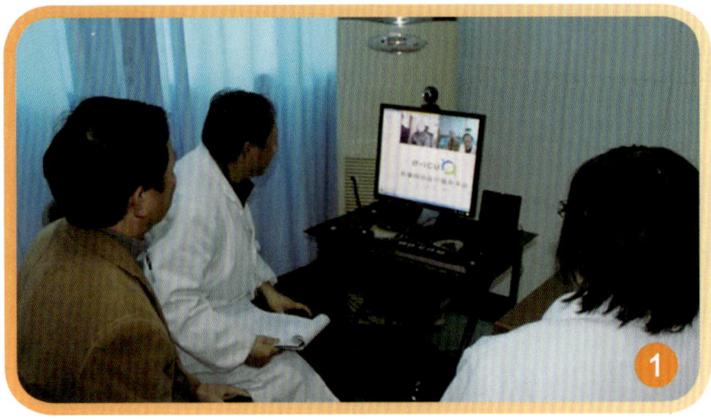

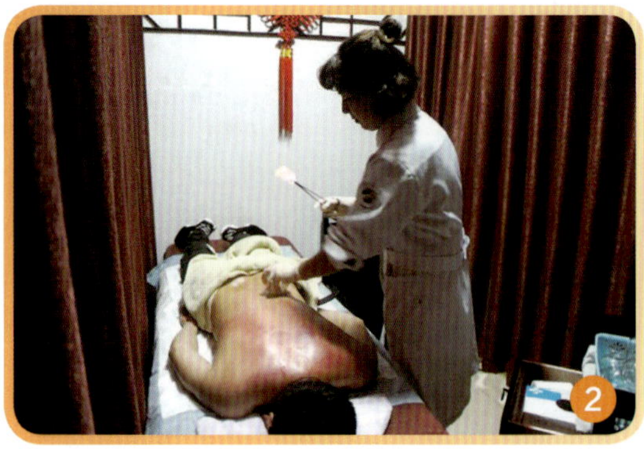

1 远程会诊

2 中医适宜技术

4 皮肤科DPL（精准脉冲光）激光治疗

3 ERCP（经内镜逆行性胰胆管造影术）手术

5 腹腔镜下腹透管置管术

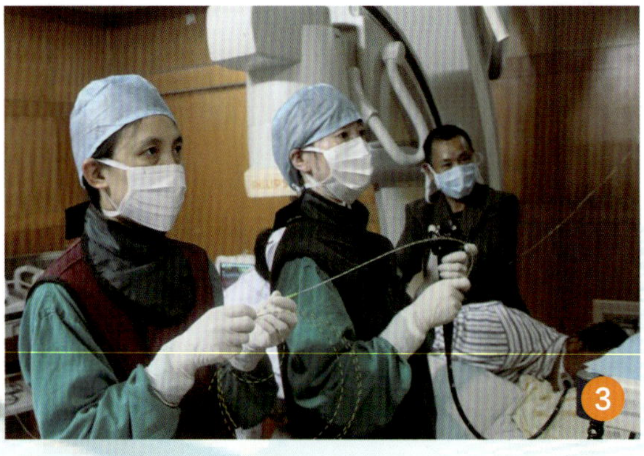

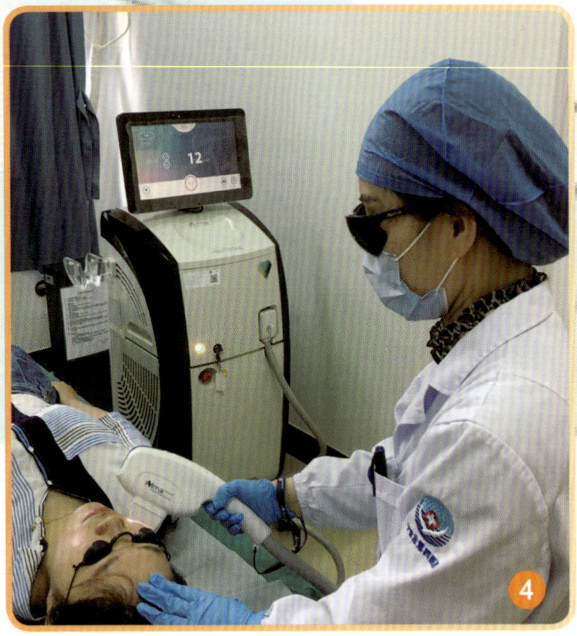

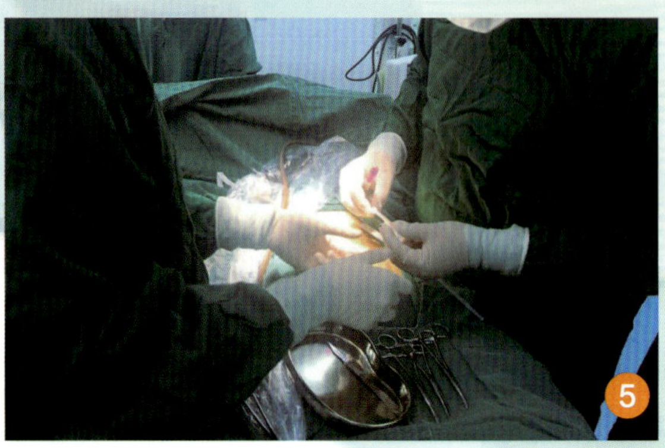

医卫风采

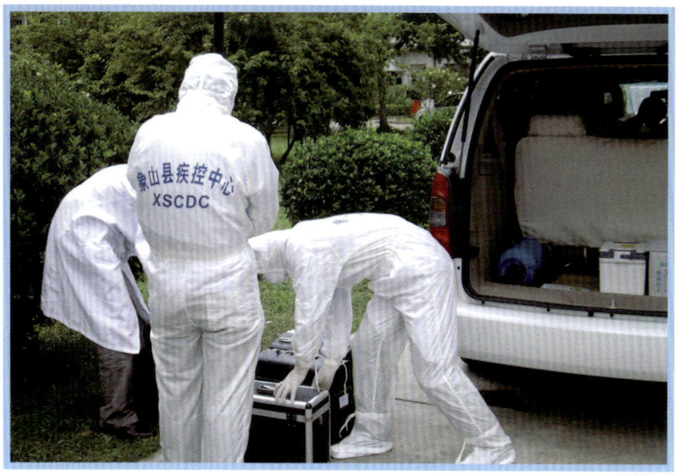

2009 年 3 月 28 日，象山县疾病预防控制中心开展传染病防控应急演练

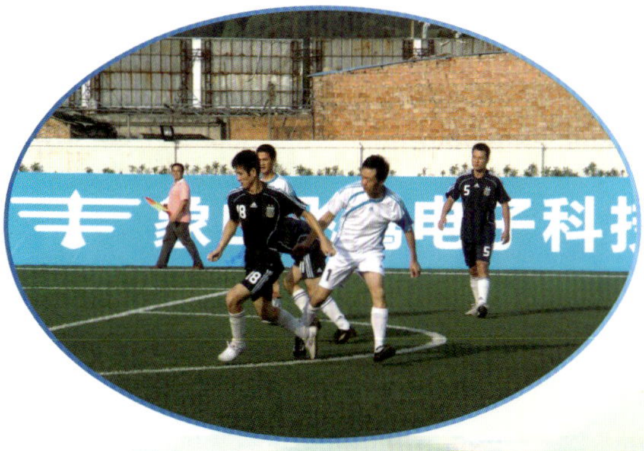

2010 年 3 月 4 日，全县卫生系统开展足球比赛

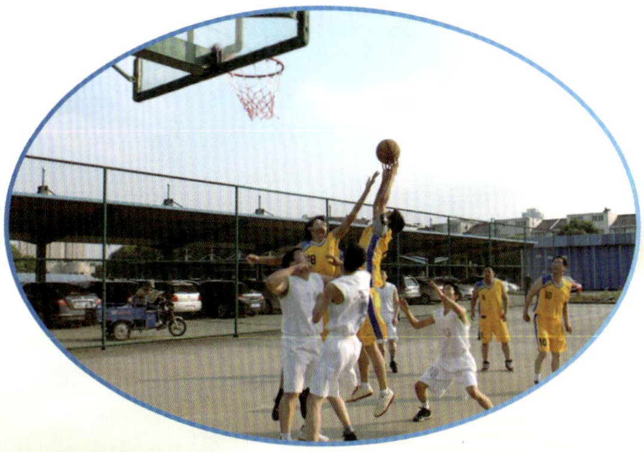

2012 年 5 月 21 日，全县卫生系统篮球赛

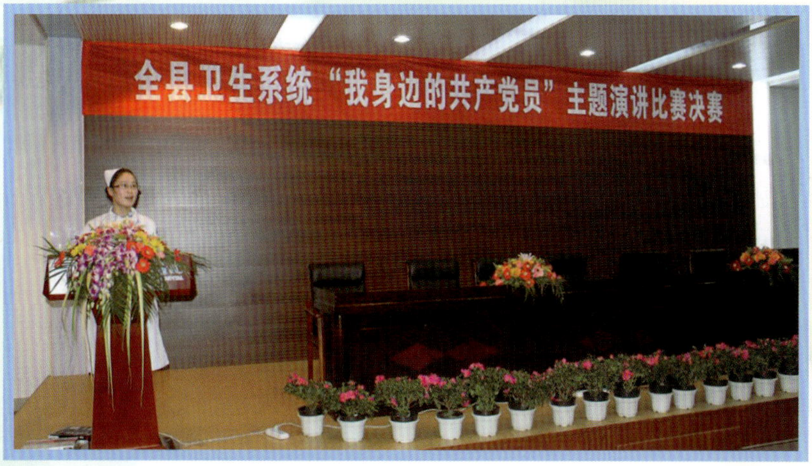

2011 年 1 月 6 日，全县卫生系统开展“我身边的共产党员”主题演讲比赛

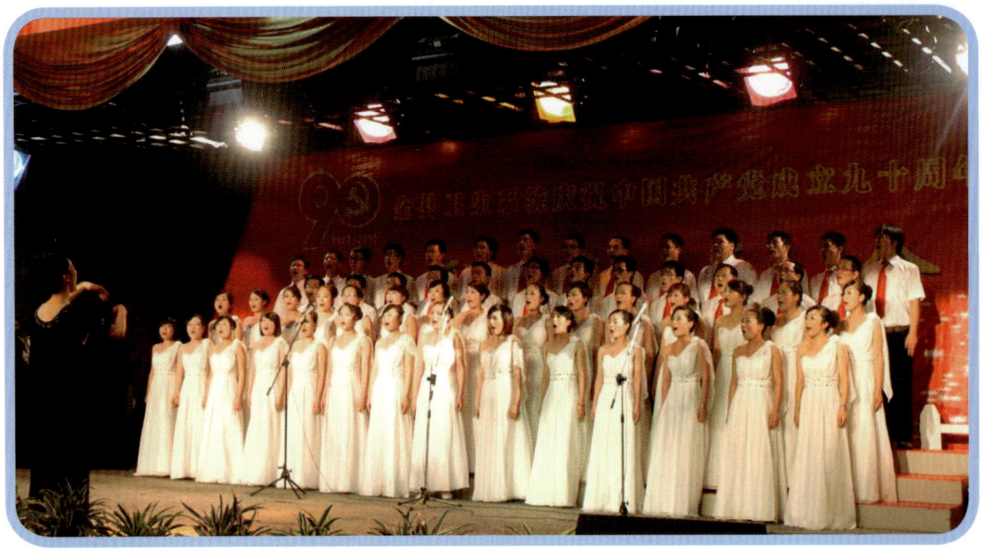

2011年7月5日，全县卫生系统举办庆祝中国共产党成立90周年红歌音乐晚会

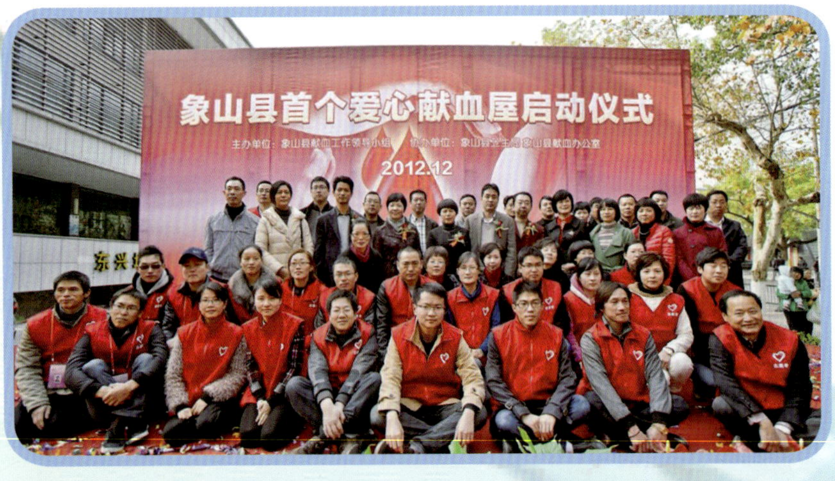

2012 年 12 月，象山县首个爱心献血屋启动仪式举行

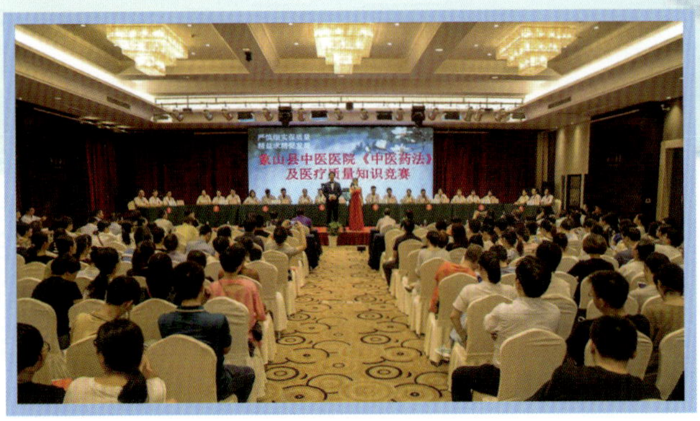

2017年9月26日，象山县中医医院举办《中医药法》及医疗质量知识竞赛

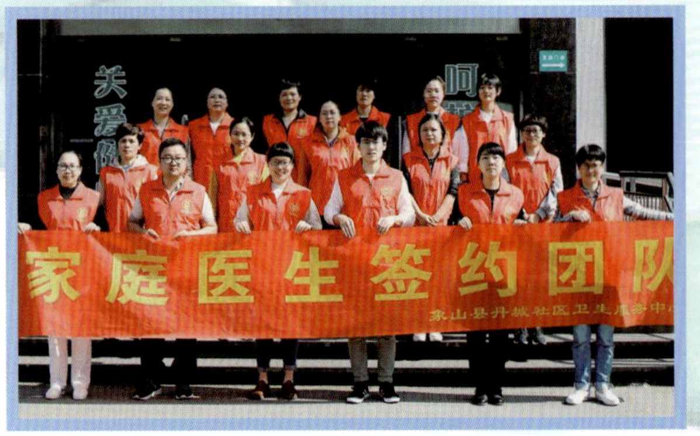

丹城中心卫生院（社区卫生服务中心）家庭医生签约团队

交流活动

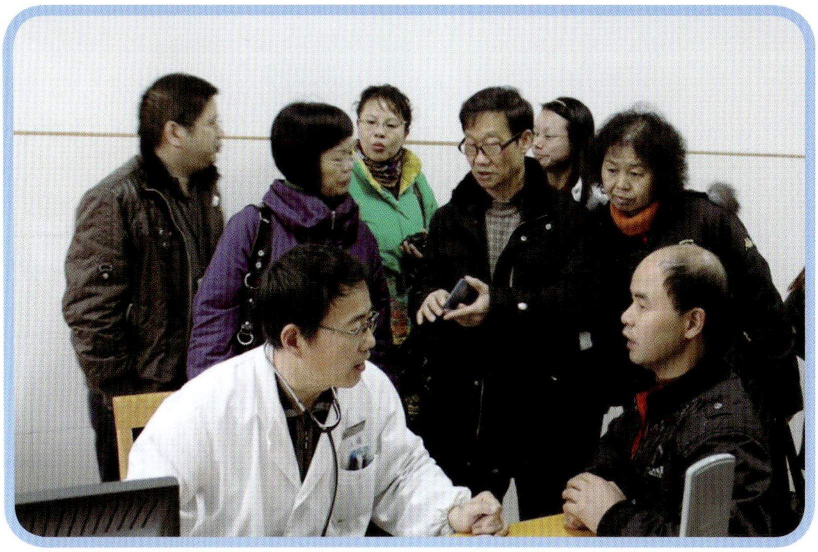

2010 年 1 月 11 日，云南省个旧市人民医院在象山县第一人民医院参观学习

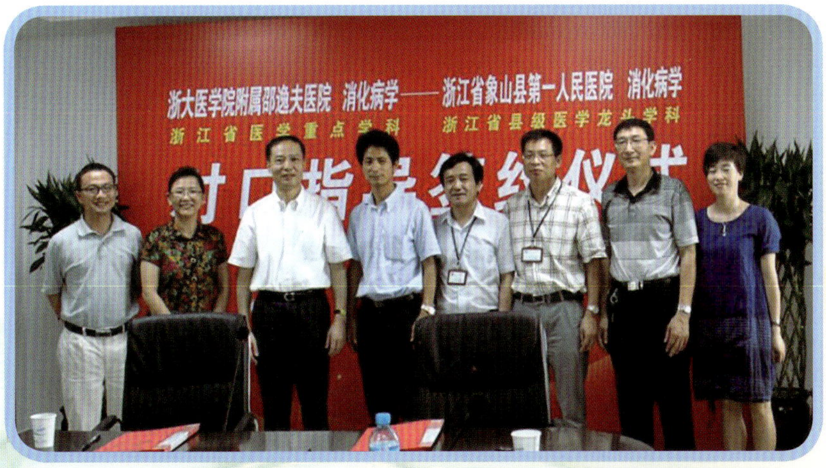

2010 年 7 月 24 日，象山县第一人民医院与浙大医学院附属邵逸夫医院举行消化病学对口指导签约仪式

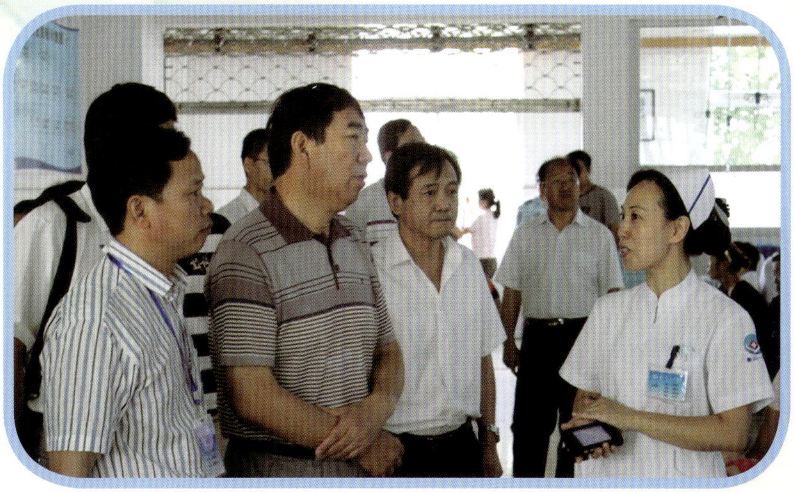

2011 年 9 月 5 日，新疆生产建设兵团农一师卫生局考察团到象山县第一人民医院考察交流

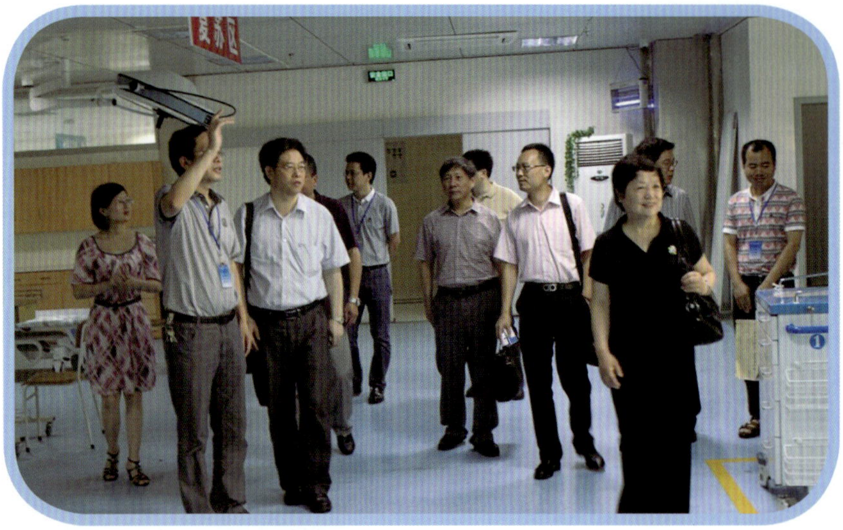

2012 年 6 月 30 日，上海市儿童医院专家团到象山县第一人民医院交流指导

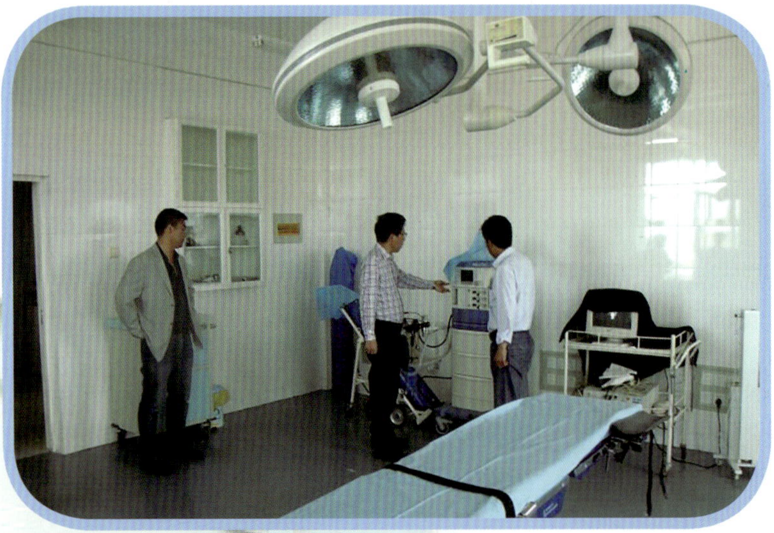

2012 年 8 月 23 日，象山县第一人民医院派出专家赴青海省天峻县人民医院指导

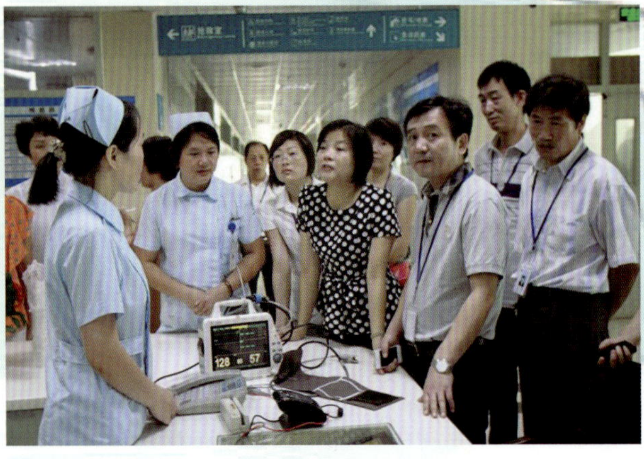

2013 年 8 月 15 日，台湾彰化基督教医院专家团到象山县第一人民医院指导

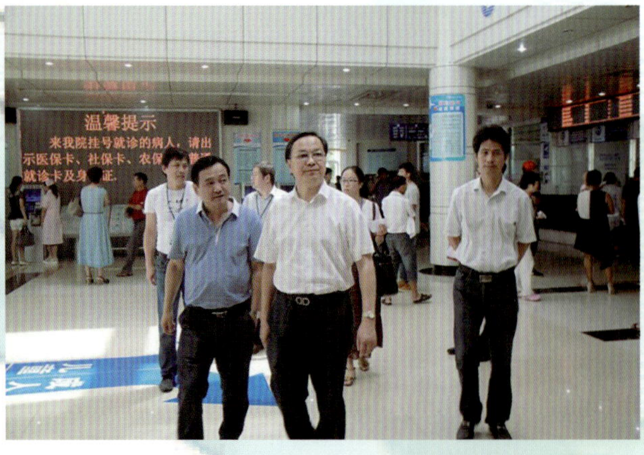

2014 年 8 月 7 日，温州医科大学校长瞿佳（中）到象山县第一人民医院考察指导

会议掠影

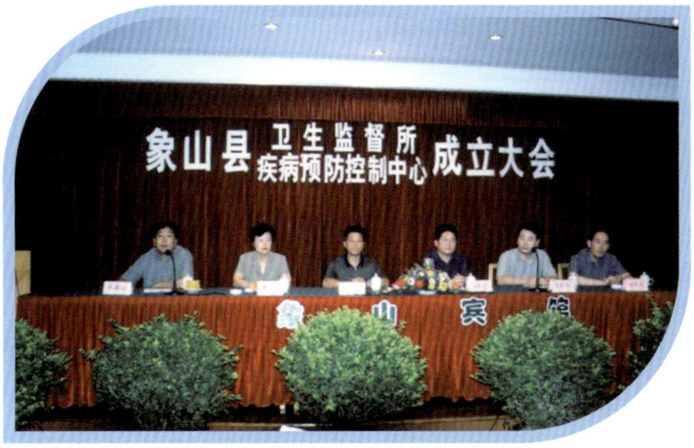

2002 年 6 月 28 日，象山县疾病预防控制中心、象山县卫生监督所成立大会召开

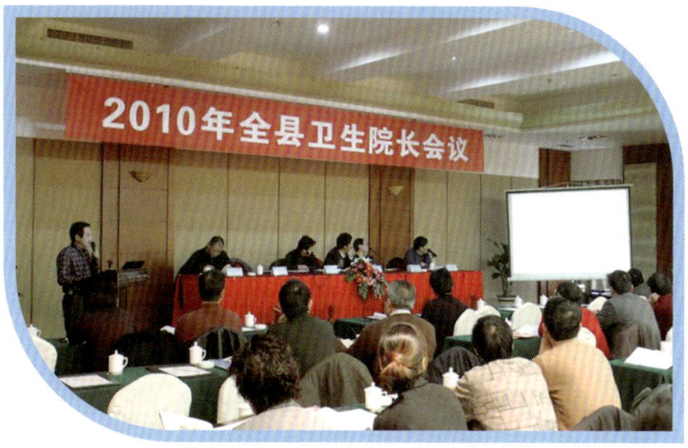

2010 年 2 月 4 日，全县卫生院长会议召开

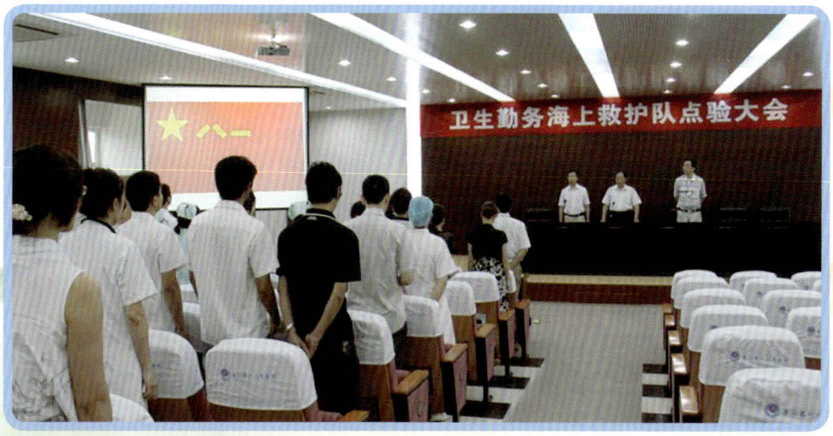

2010 年 7 月 9 日，象山县第一人民医院卫生勤务海上救护队点验大会召开

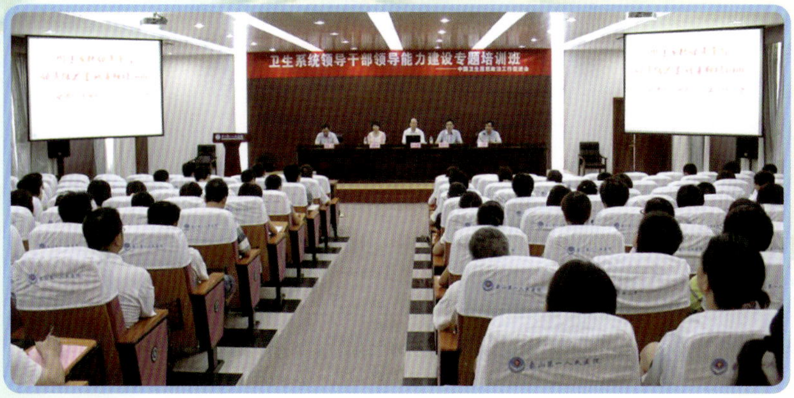

2010 年 8 月 1 日，象山县卫生系统领导干部领导能力建设专题培训班开班

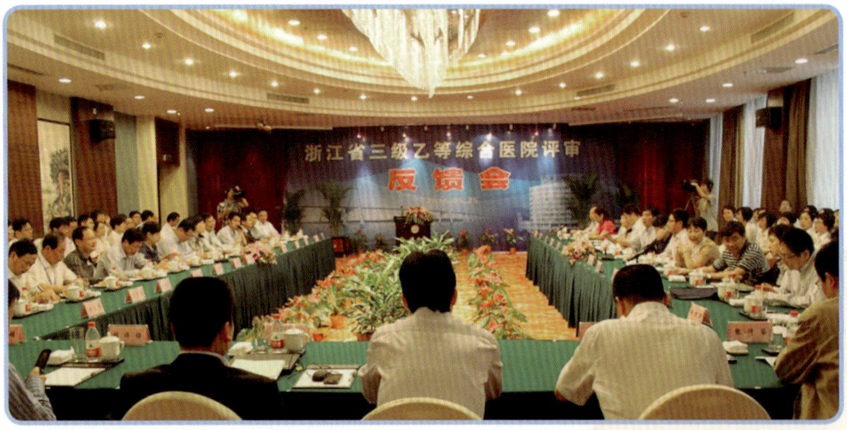

2011年5月23日，象山县第一人民医院召开浙江省三级乙等综合医院评审反馈会

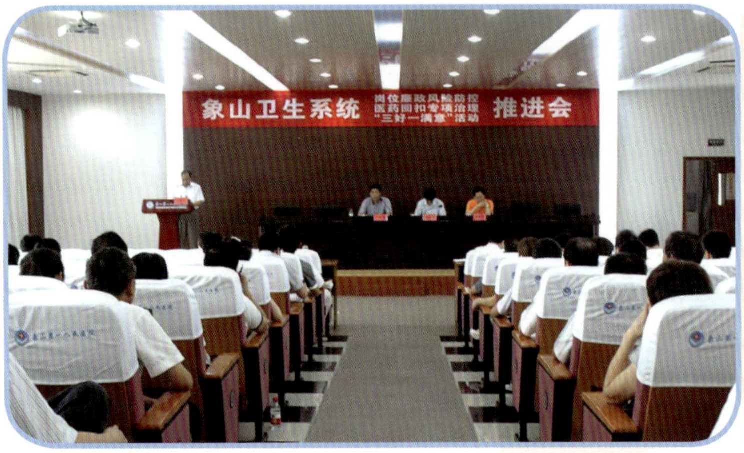

2011年7月12日，象山县卫生系统岗位廉政风险防控、医药回扣专项治理、“三好一满意”活动推进会召开

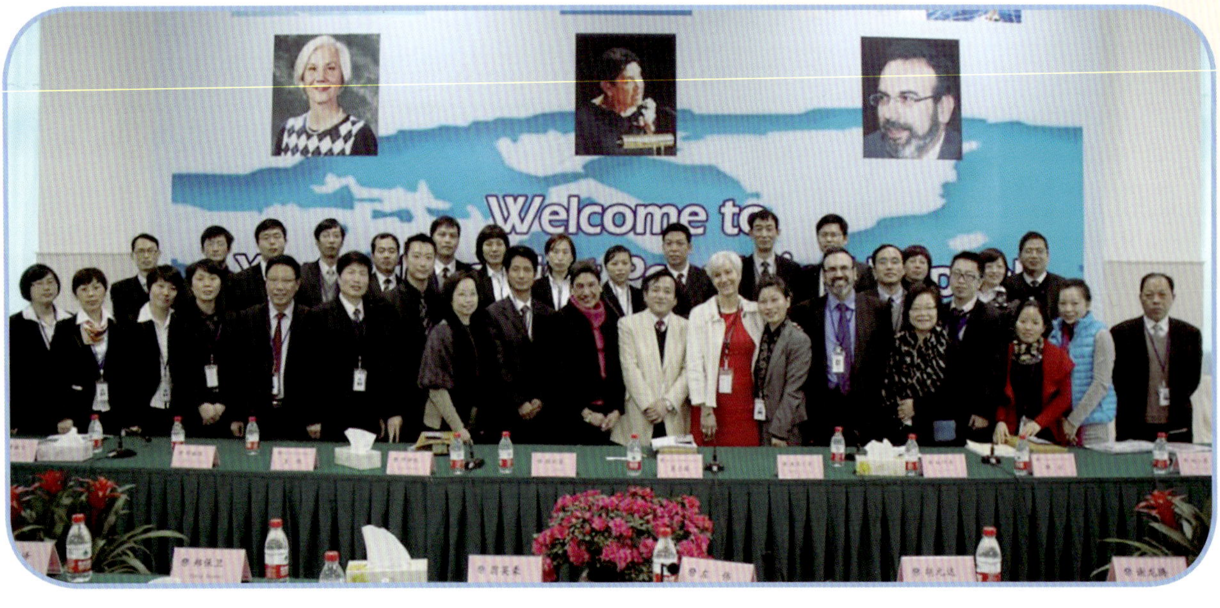

2013年2月8日，象山县第一人民医院JCI评审会召开

历史回眸

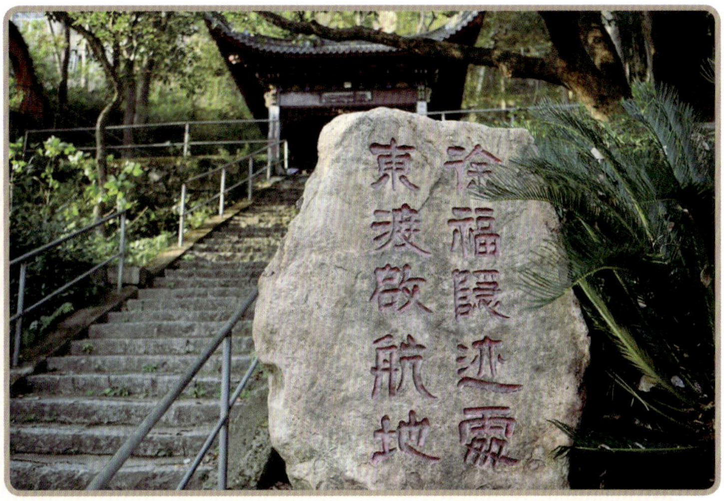

秦始皇二十八年（前 219），徐福受秦始皇之命，入海寻找“长生不老之药”，后因求仙不遇而“隐迹”象山两年，筑庐、凿井、炼丹，之后从象山蓬莱山出发，再次东渡

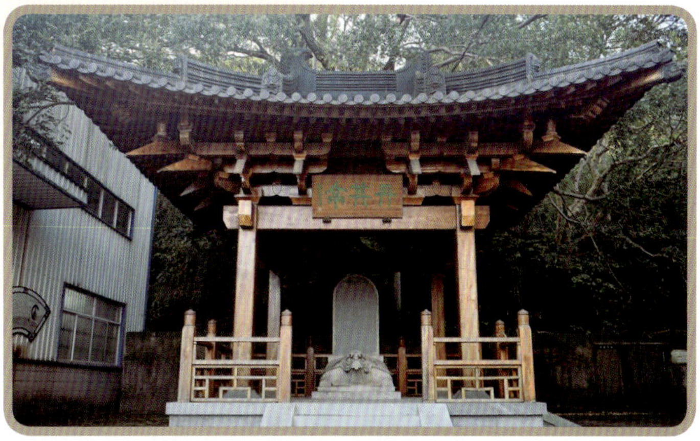

唐蓬莱观碑

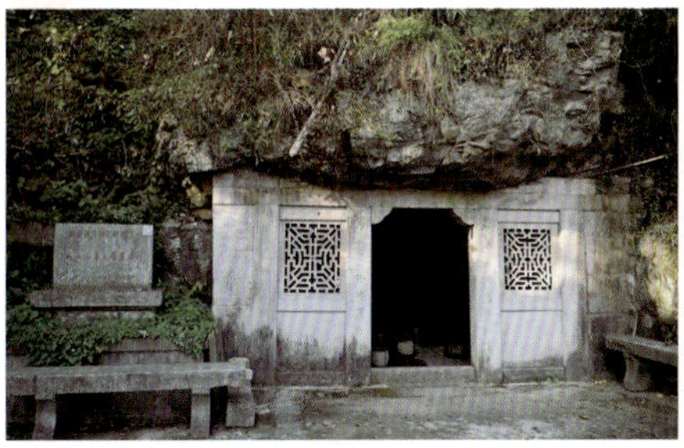

丹山石屋

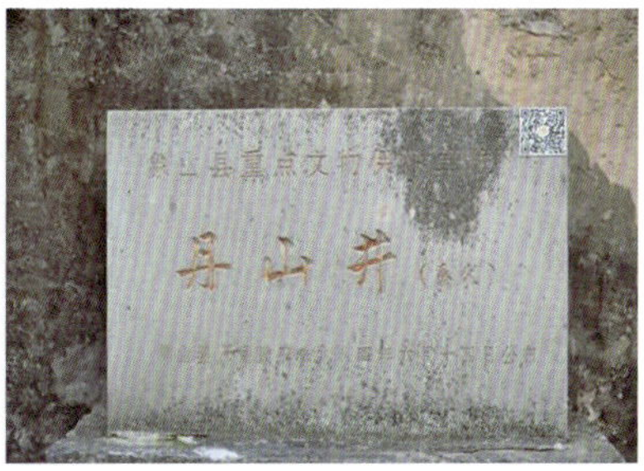

丹山井

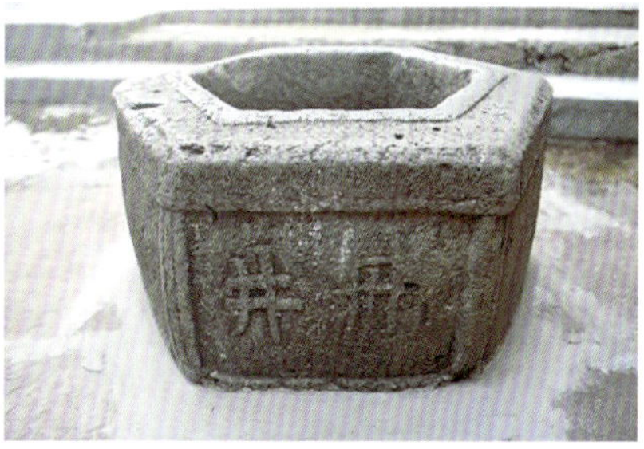

丹井

医药文物

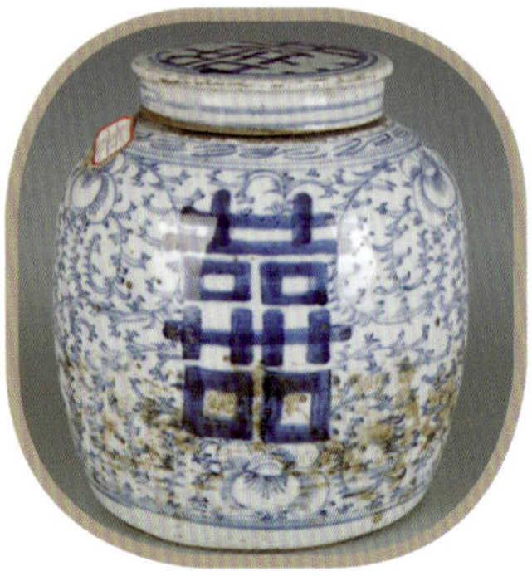

清景德镇窑青花“囍”字瓷盖罐

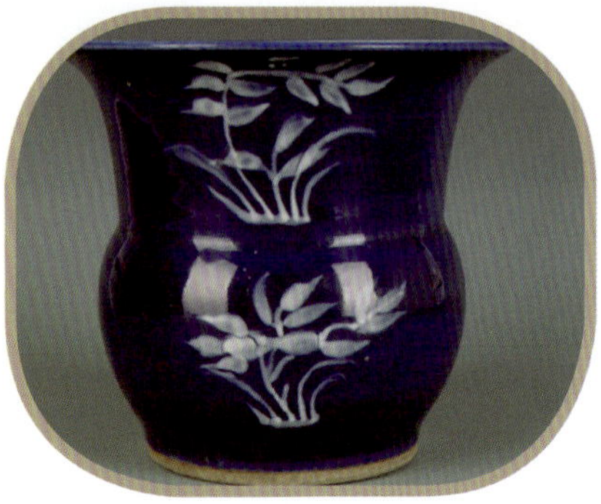

清景德镇窑蓝地花卉纹瓷痰盂

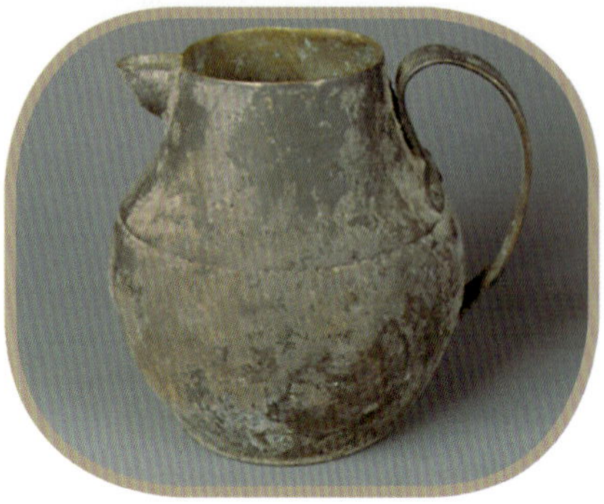

民国铜执壶

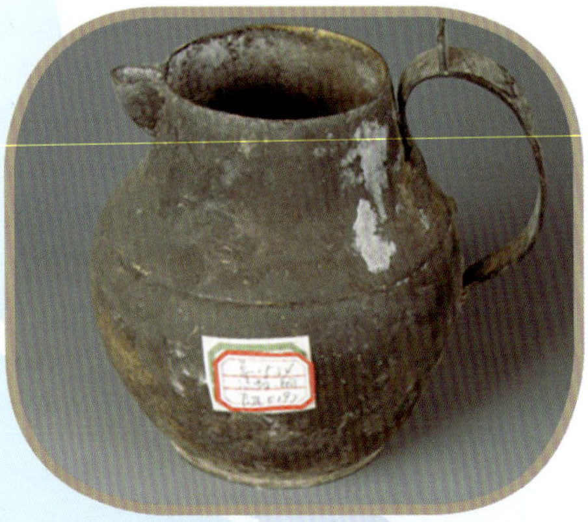

民国铜执壶

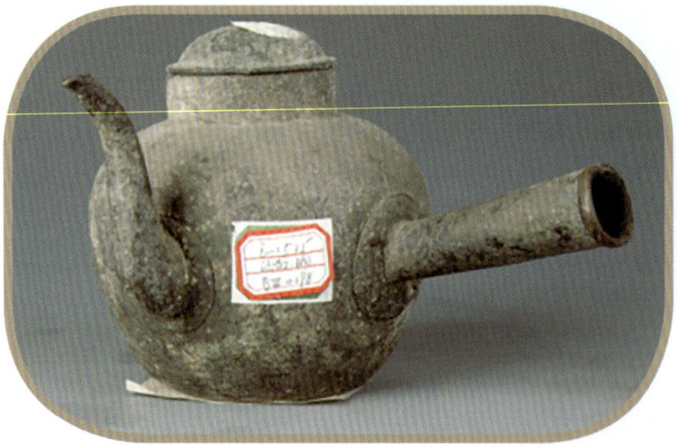

民国铜煎药罐

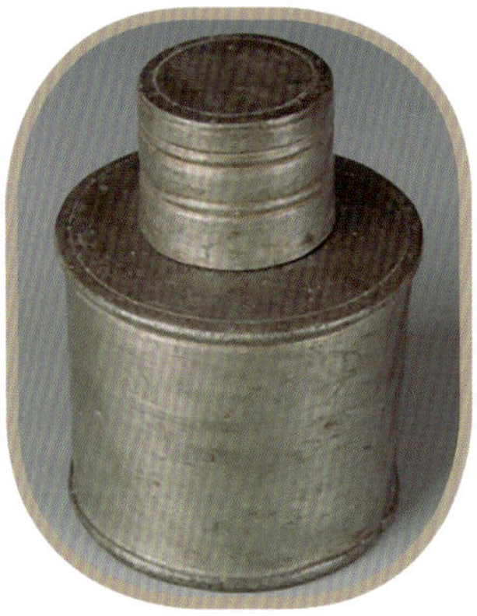

民国锡盖罐

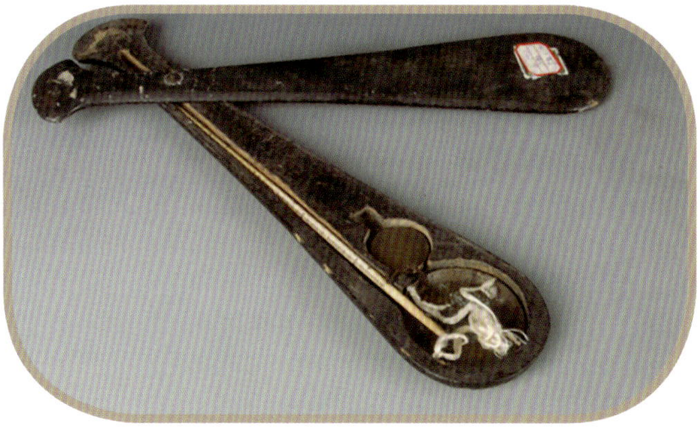

民国戥子秤（附盒）

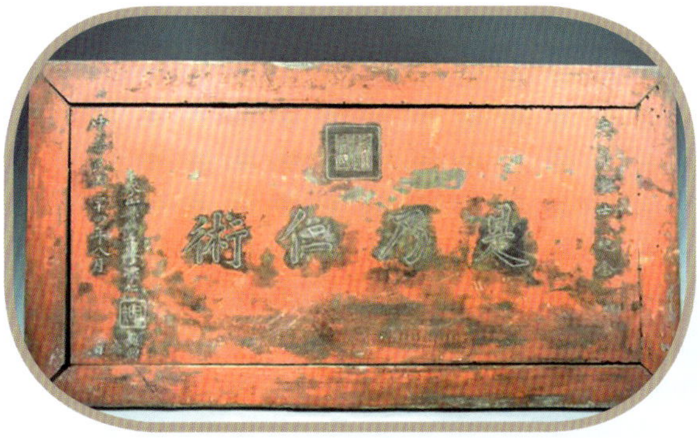

民国“是乃仁术”木匾

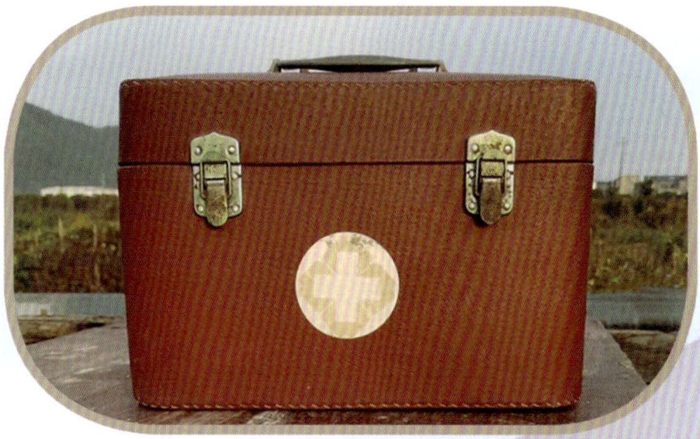

赤脚医生保健箱

卫生用品

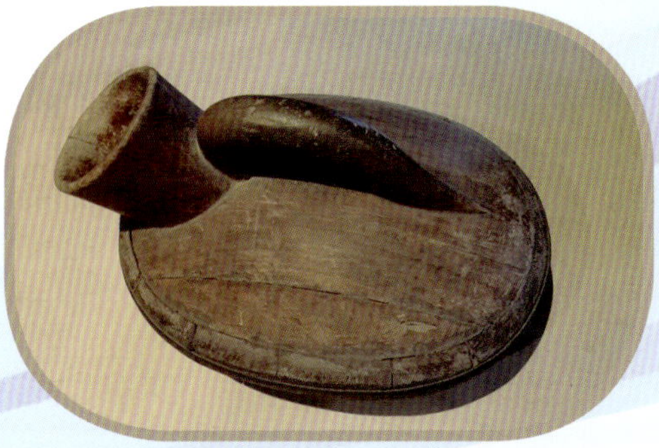

民国虎子（夜壶）

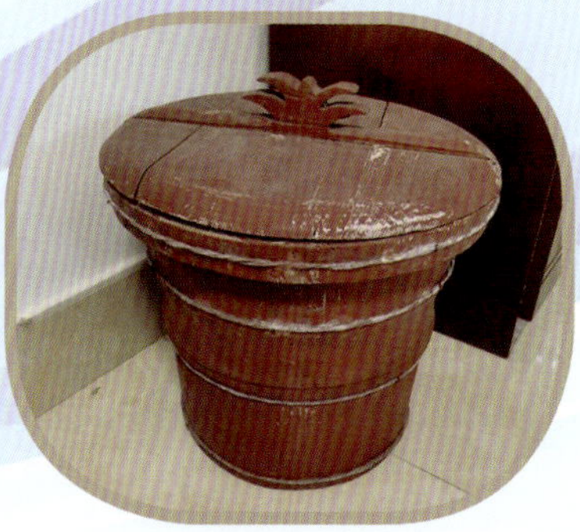

民国马桶（夜桶）

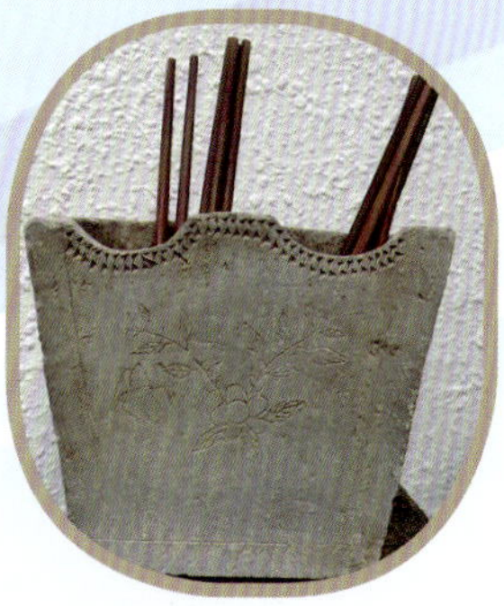

民国筷桶（泥制）

医卫往事

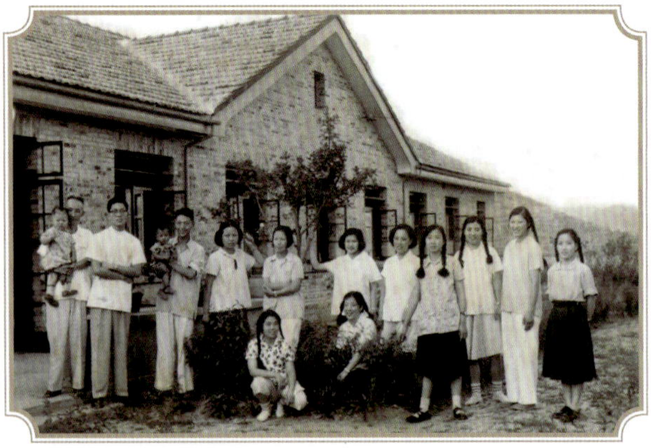

1954 年，象山县人民政府卫生院医务人员合影

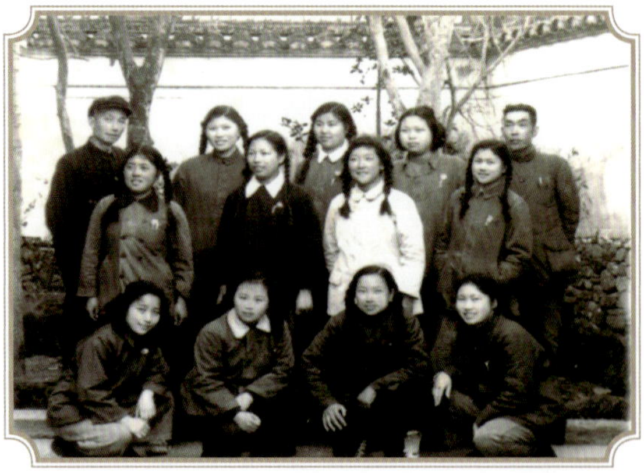

1957 年，丹城镇东塘山路 21 弄老病房前工作人员合影

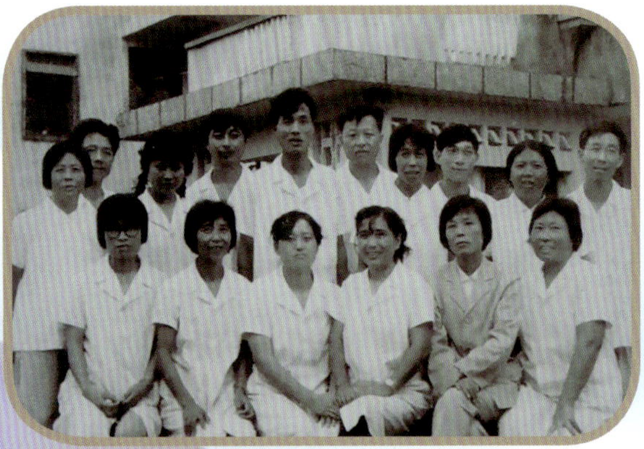

1987 年，爵溪镇中心卫生院全体医护人员合影

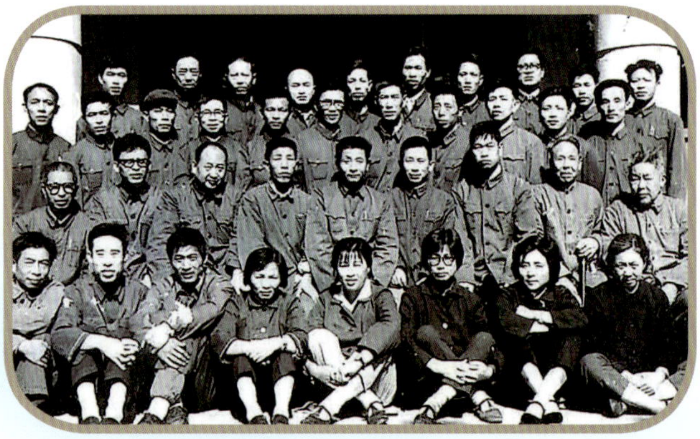

1979 年，中华医学会象山县分会（后改为象山县医学会）首届学会理事合影

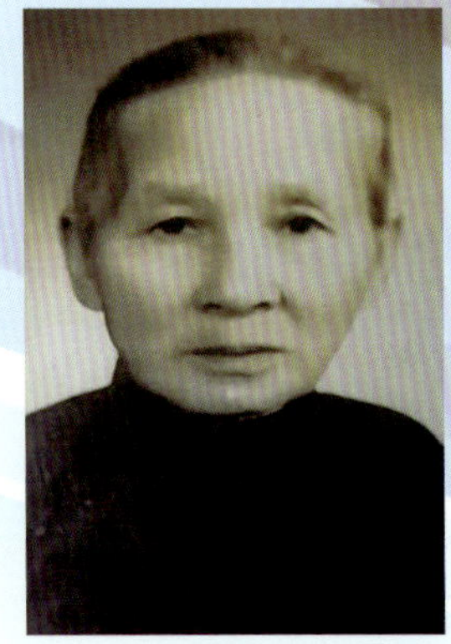

全县首家西医诊所（保康诊所）负责人陈贞文

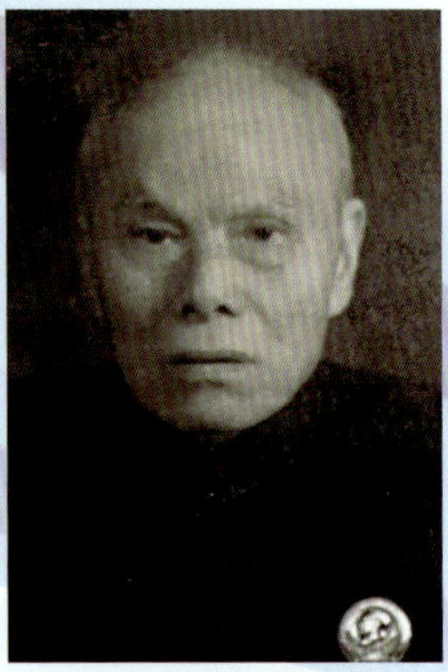

名老中医刘雪航

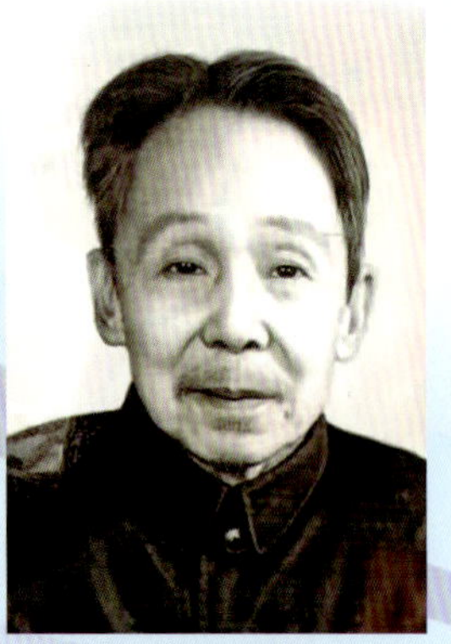

名老中医郑鼻峰

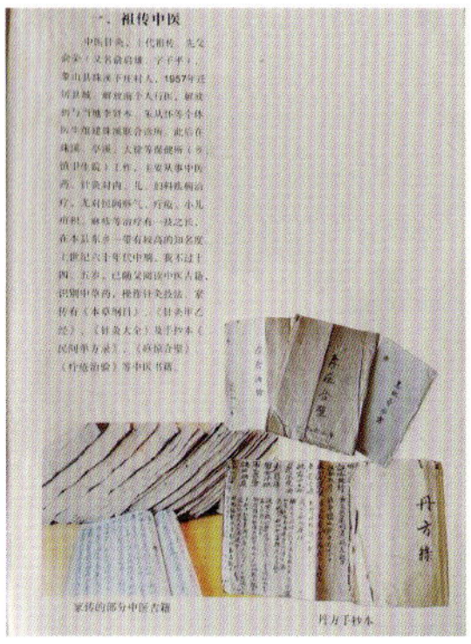

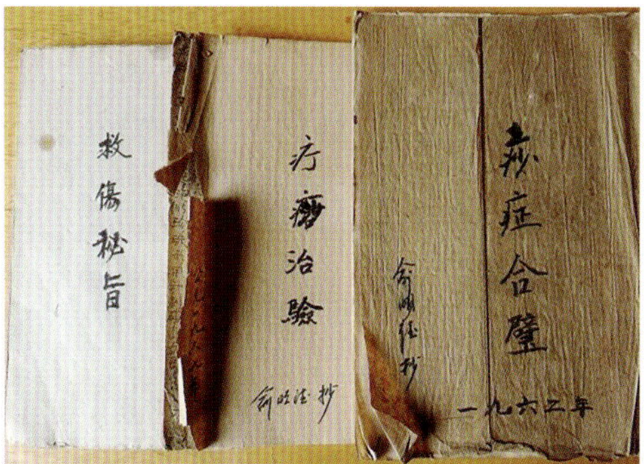

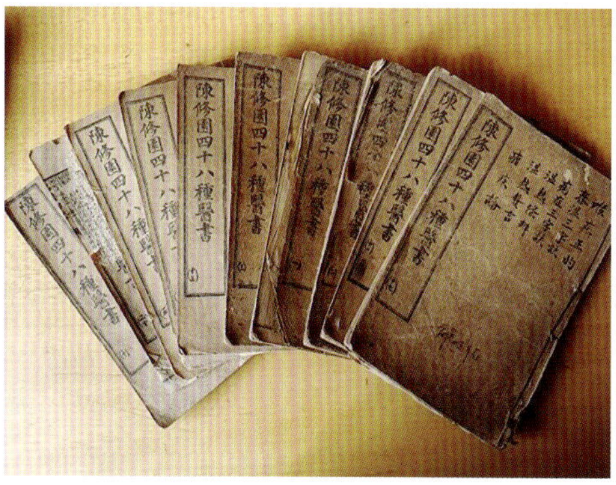

中医世家俞氏留存的部分古医籍

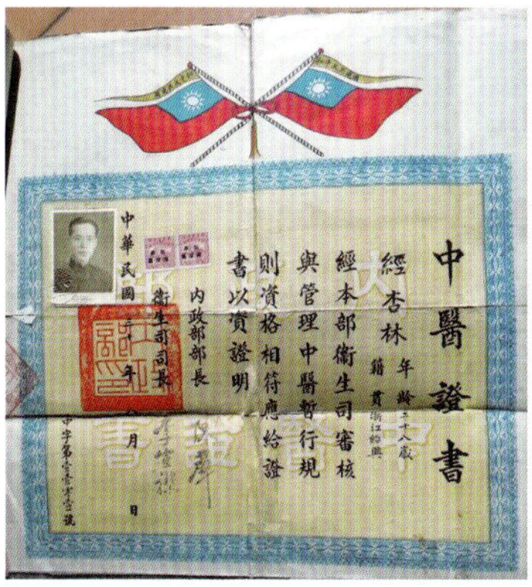

民国 30 年（1941）中医证书

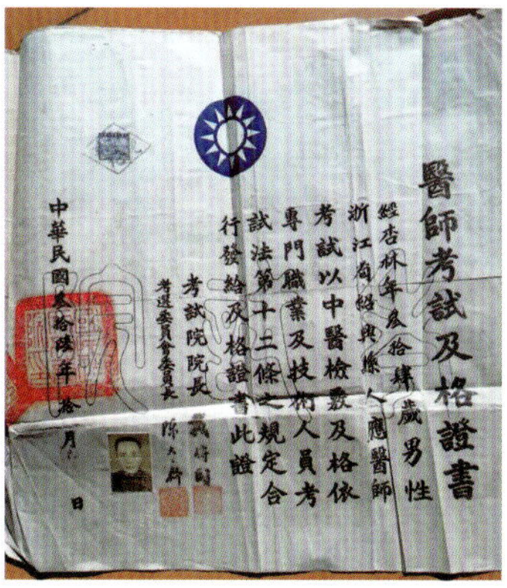

民国 36 年（1947）医师考试及格证书

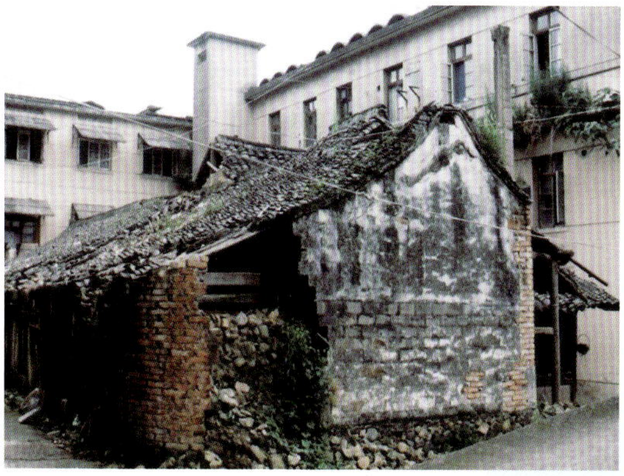

长寿庵（1949 年为象山县人民政府卫生院）遗址，2012 年摄

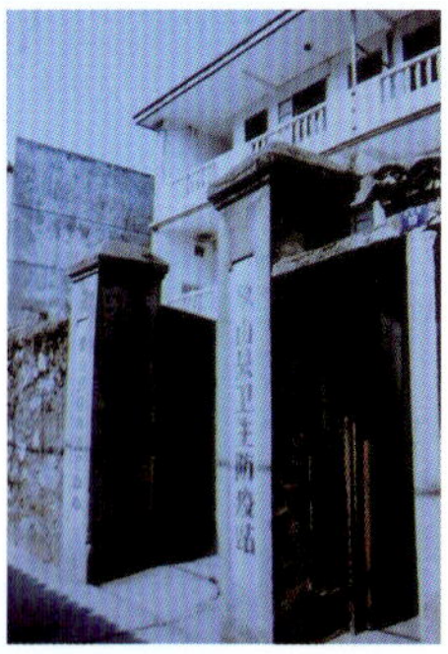

1964 年，丹城镇东塘山路 21 弄 10 号（现东后巷路19号）象山县卫生防疫站办公楼

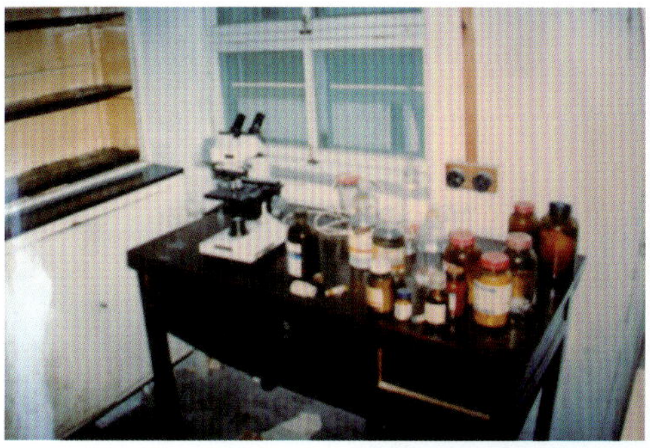

象山县卫生防疫站实验室旧貌

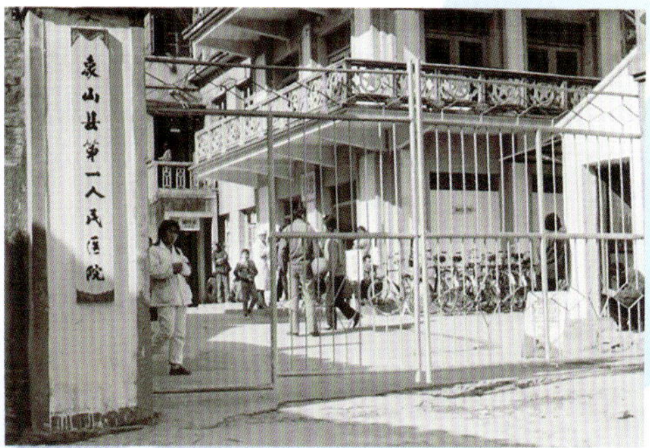

1979 年，丹城镇东塘山路 41 号象山县第一人民医院院址

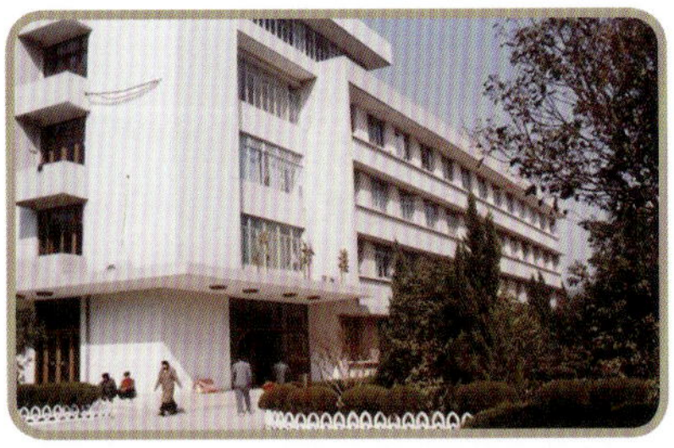

1988 年，丹城镇城东路 1 号象山县第一人民医院门诊楼

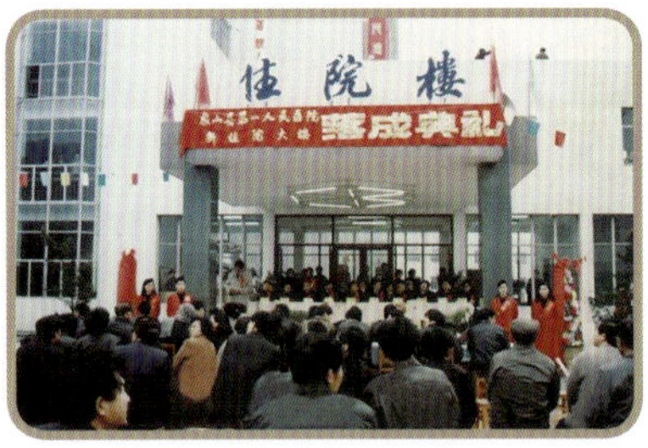

1992 年 12 月 25 日，丹城镇城东路 1 号象山县第一人民医院住院楼落成典礼举行

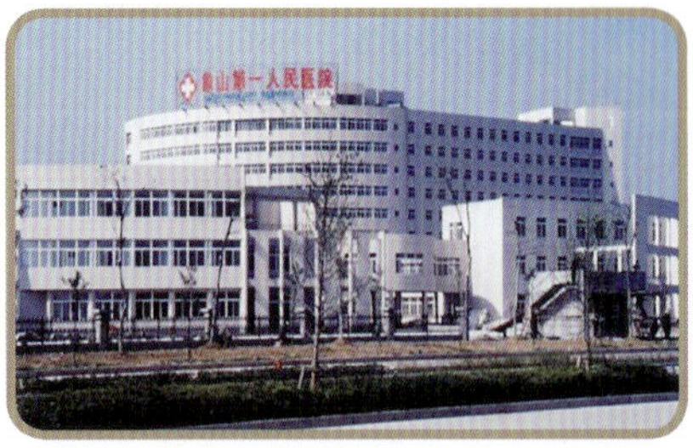

2003 年 6 月 28 日，丹东街道东谷路 291 号象山县第一人民医院新院建成

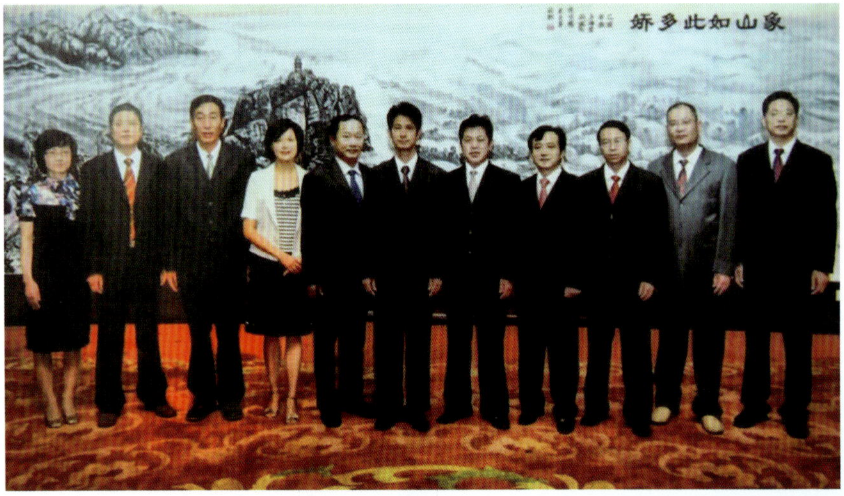

2009 年 10 月，象山县卫生局机关领导班子合影

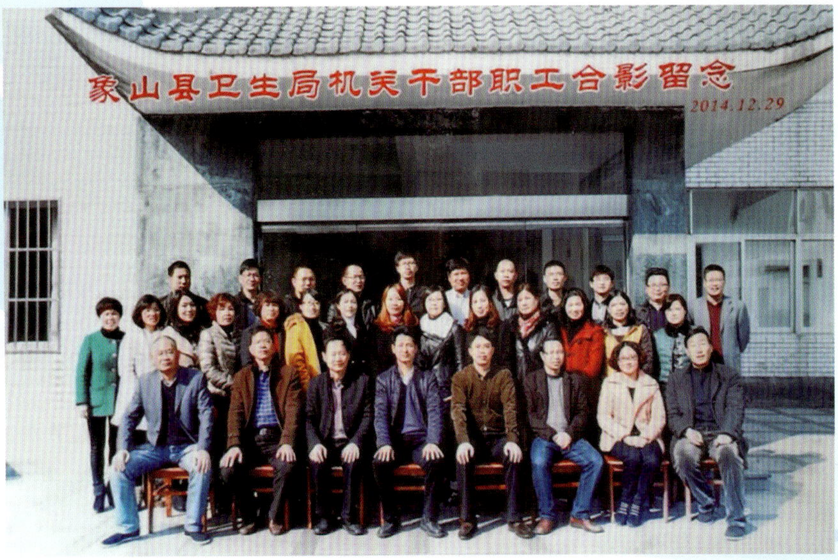

2014 年 12 月，象山县卫生局机关干部职工合影留念

先进荣誉

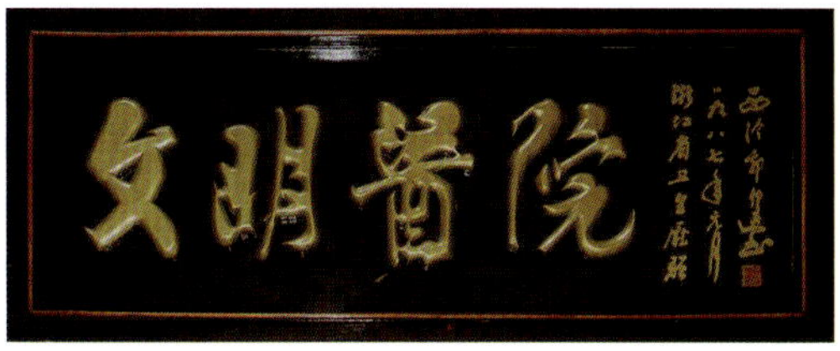

1987 年 9 月，象山县第一人民医院获评浙江省“文明医院”

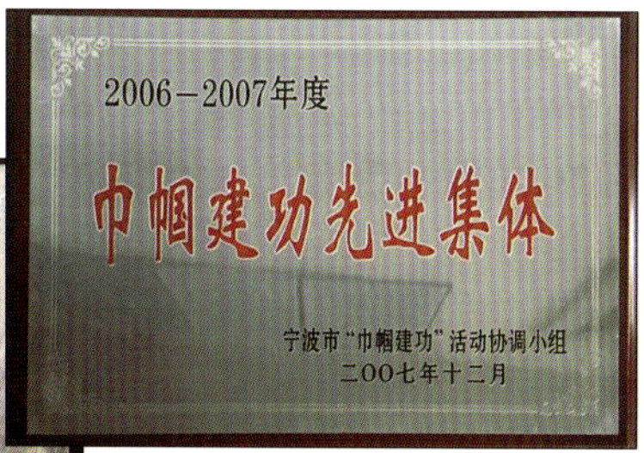

2006—2007 年度宁波市巾帼建功先进集体

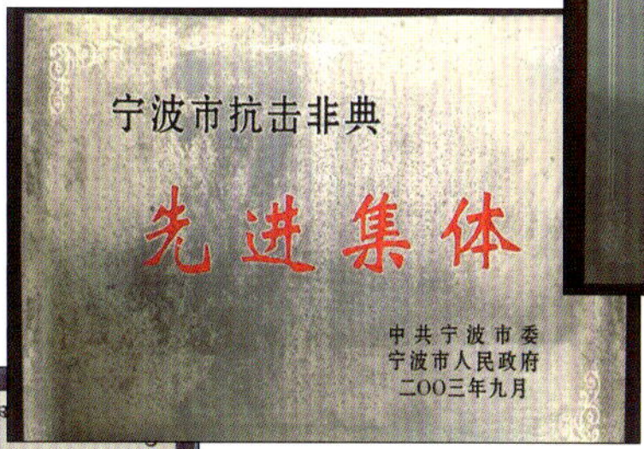

2003 年宁波市抗击非典先进集体

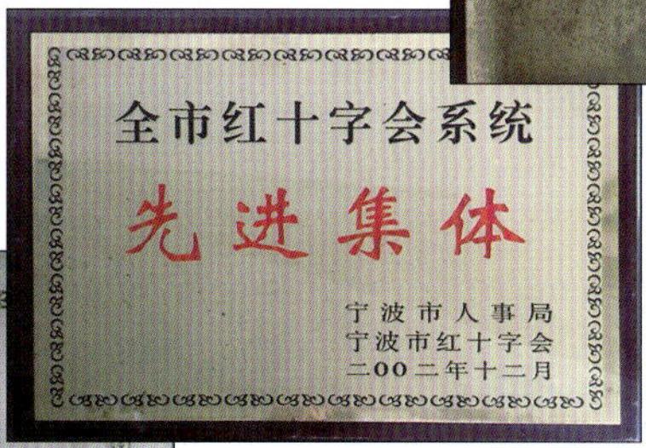

2002 年宁波市红十字会系统先进集体

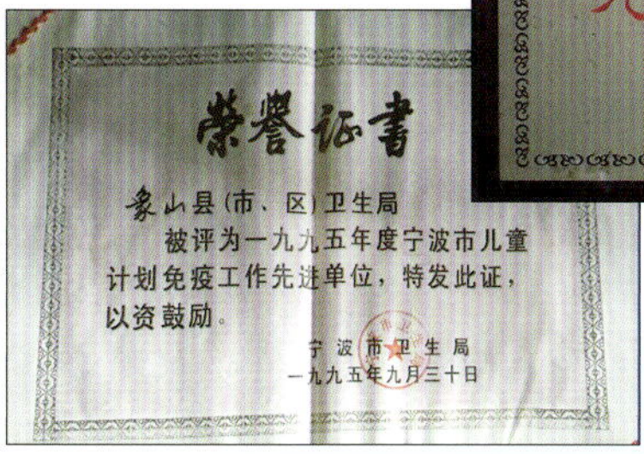

1995 年度宁波市儿童免疫工作先进单位

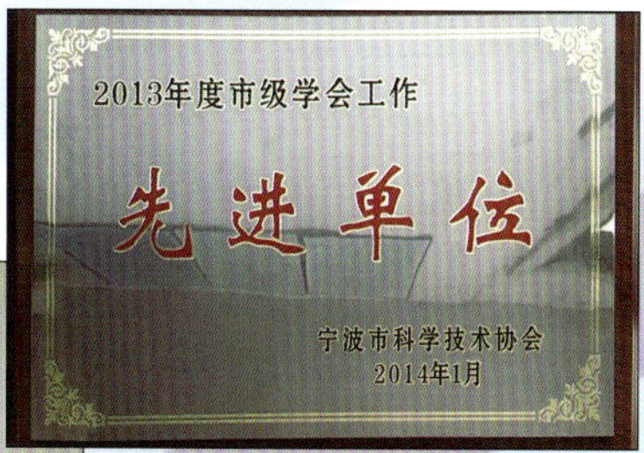

2013 年度市级学会工作先进单位

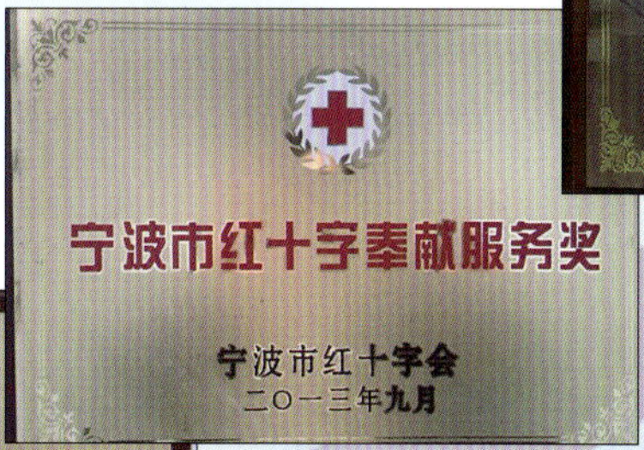

2013 年宁波市红十字奉献服务奖

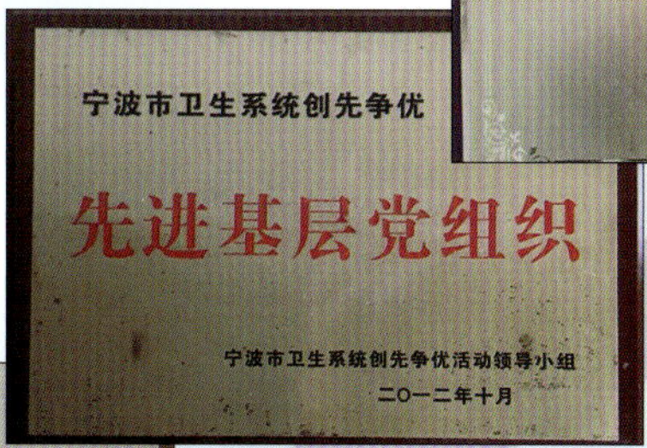

2012 年宁波市卫生系统创先争优先进基层党组织

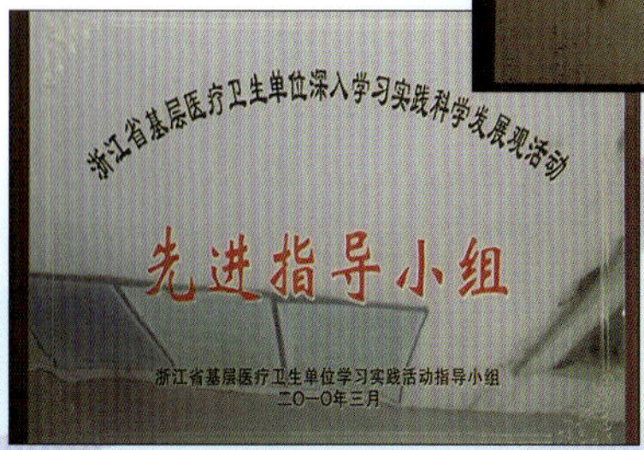

2010 年浙江省基层医疗卫生单位深入学习实践科学发展观活动先进指导小组

历任领导

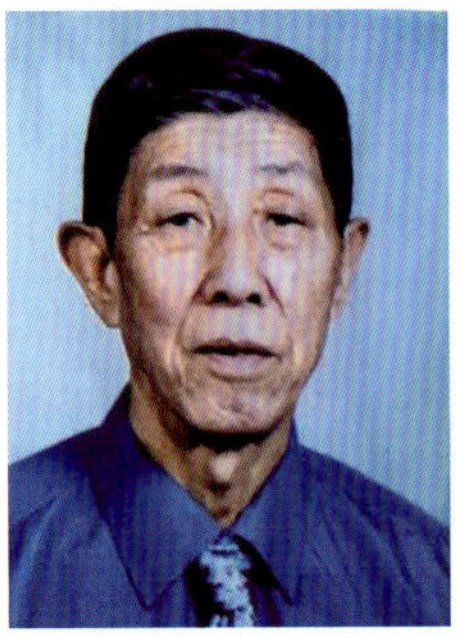

周祖龙
（任期 1977 年 8 月至 1984 年 2 月）

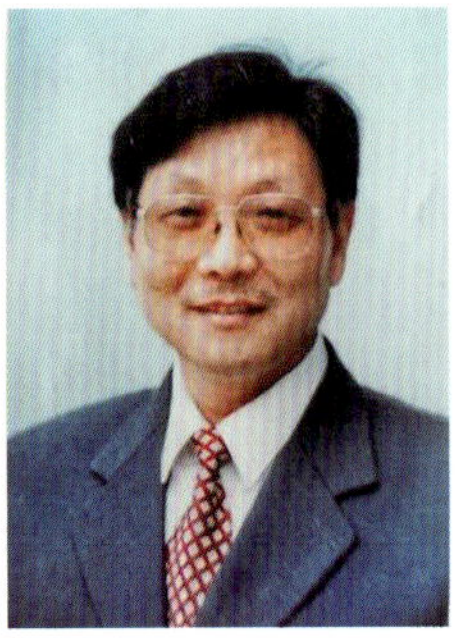

毛道明
（任期 1984 年 2 月至 1987 年 2 月）

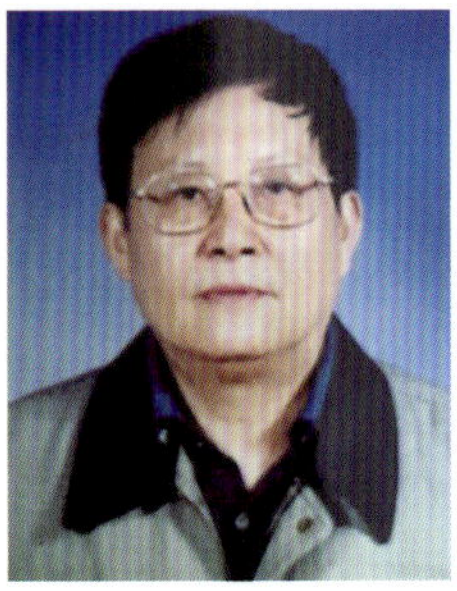

胡良舫
（任期 1987 年 2 月至 1996 年 9 月）

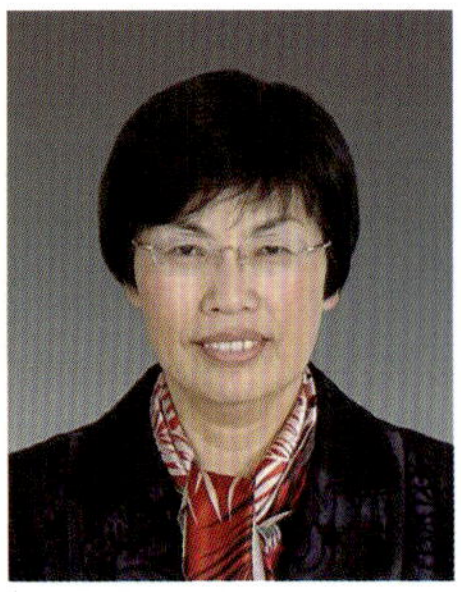

程舟群
（任期 1996 年 9 月至 2001 年 9 月）

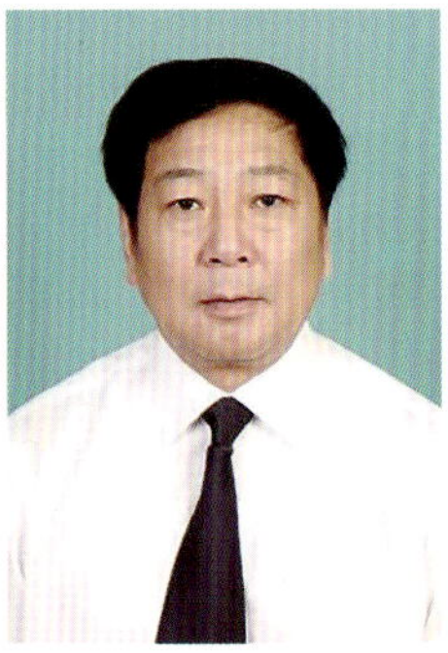

孔森山
（任期 2001 年 10 月至 2008 年 6 月）

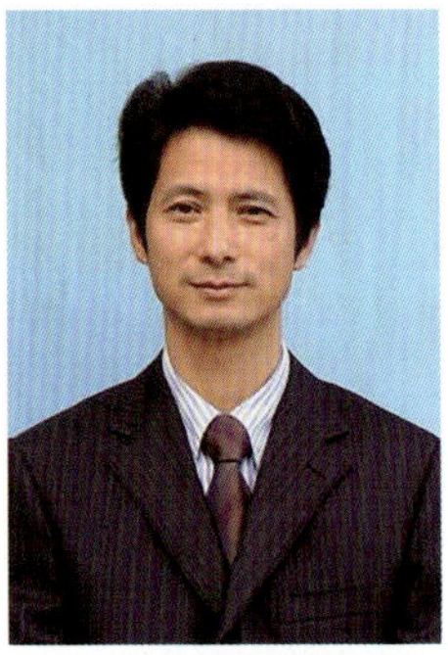

翁英豪
（任期 2008 年 6 月至 2016 年 8 月）

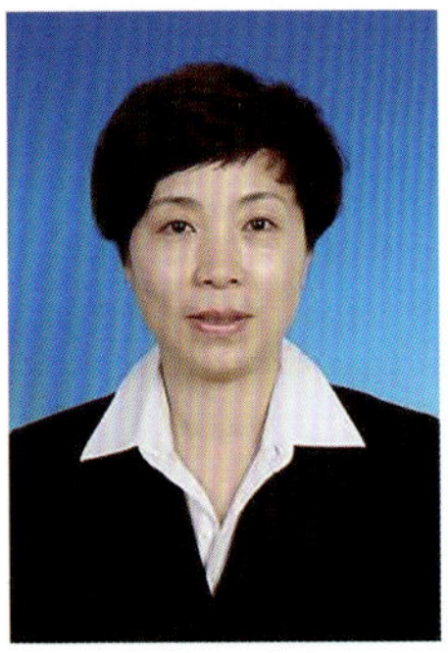

陈淑萍
（任期 2016 年 8 月至 2019 年 7 月）

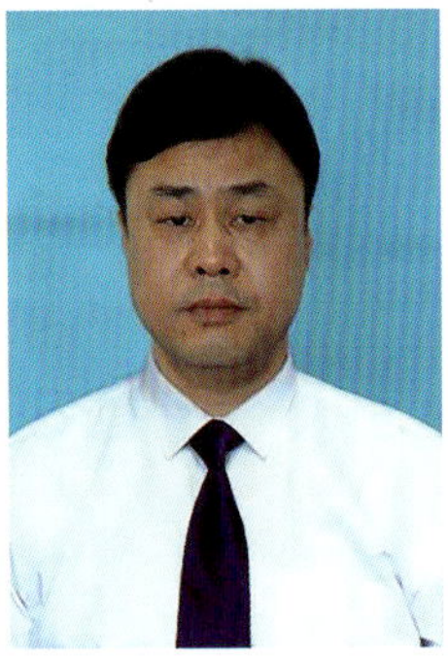

林法星
（任期 2019 年 7 月起）

编委合影

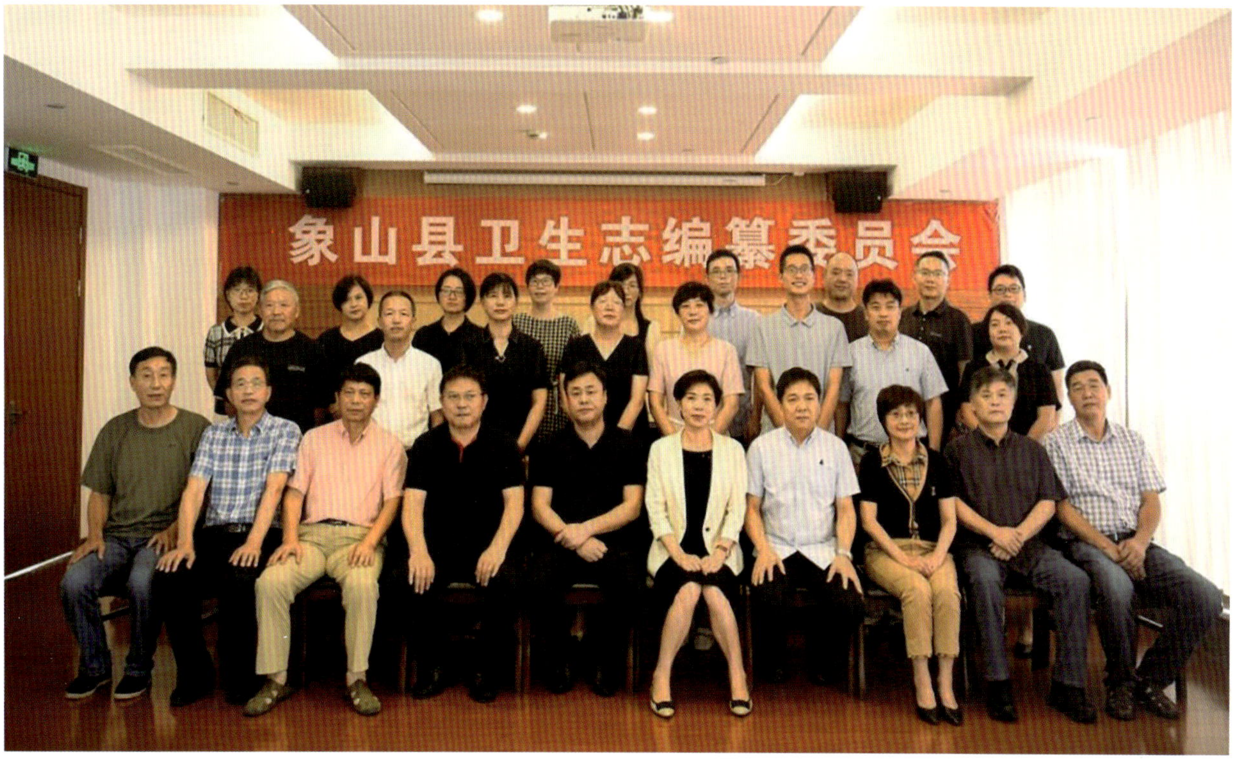

《象山县卫生志》编纂委员会合影

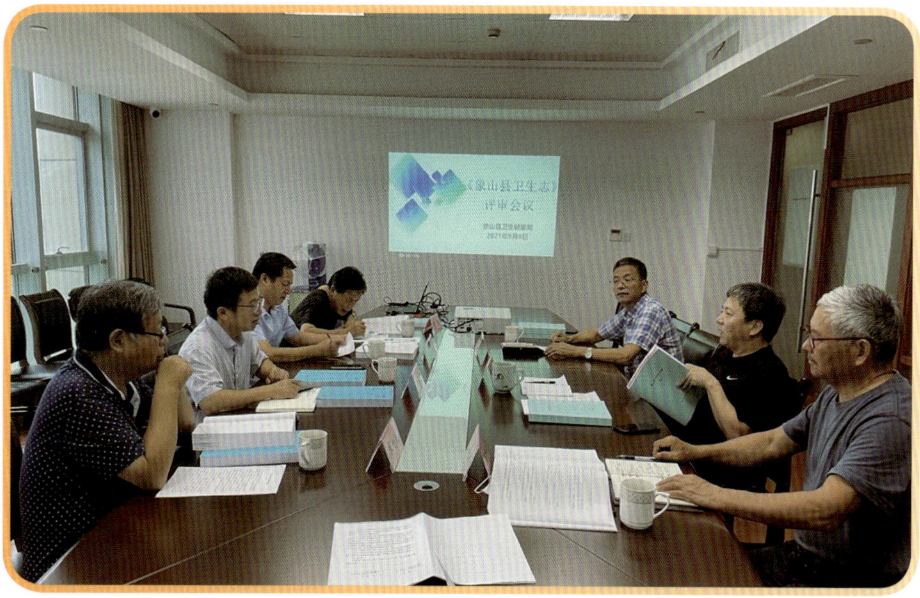

《象山县卫生志》
评审会议现场

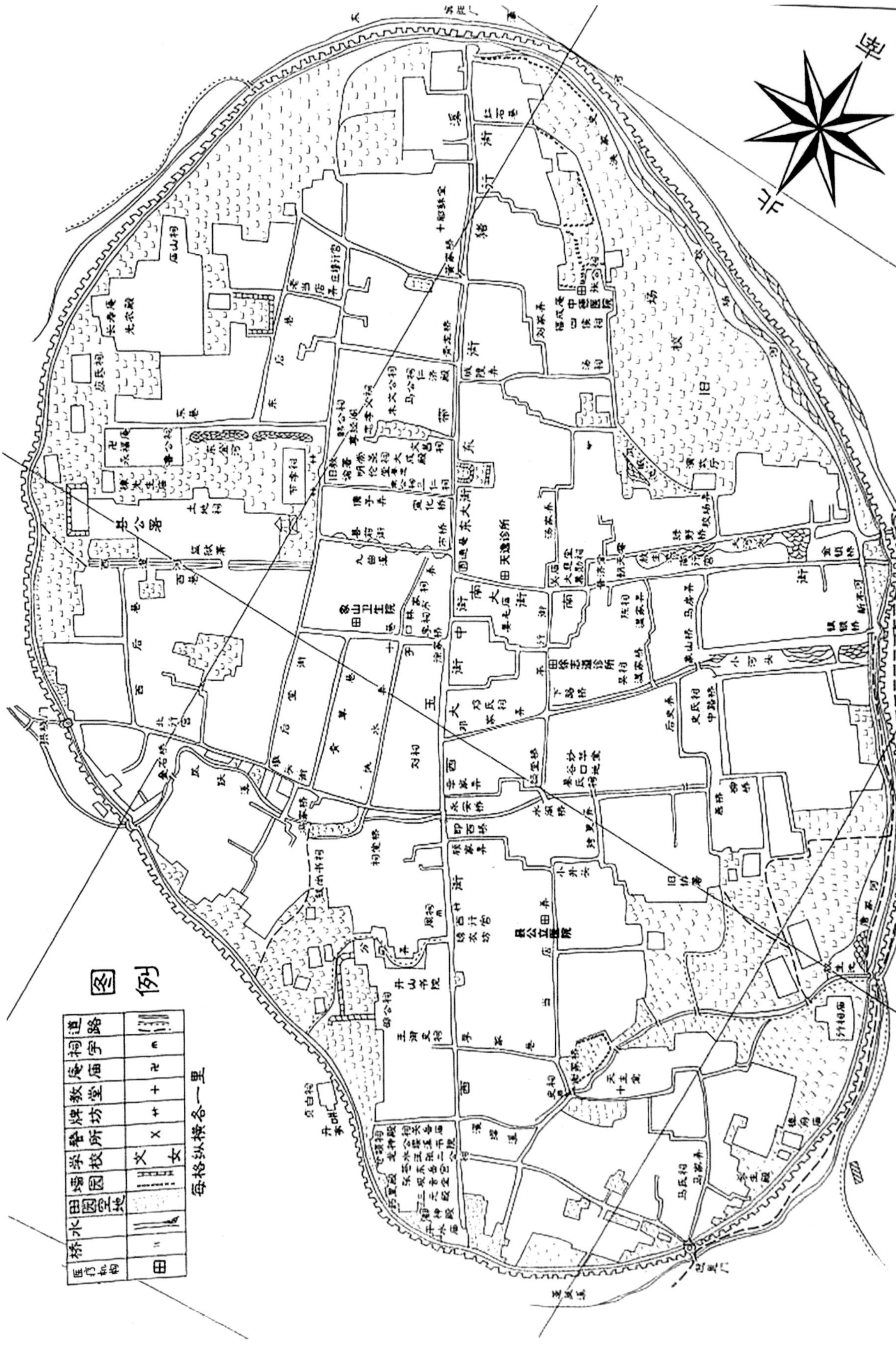

民国时期象山县城主要医疗机构分布图

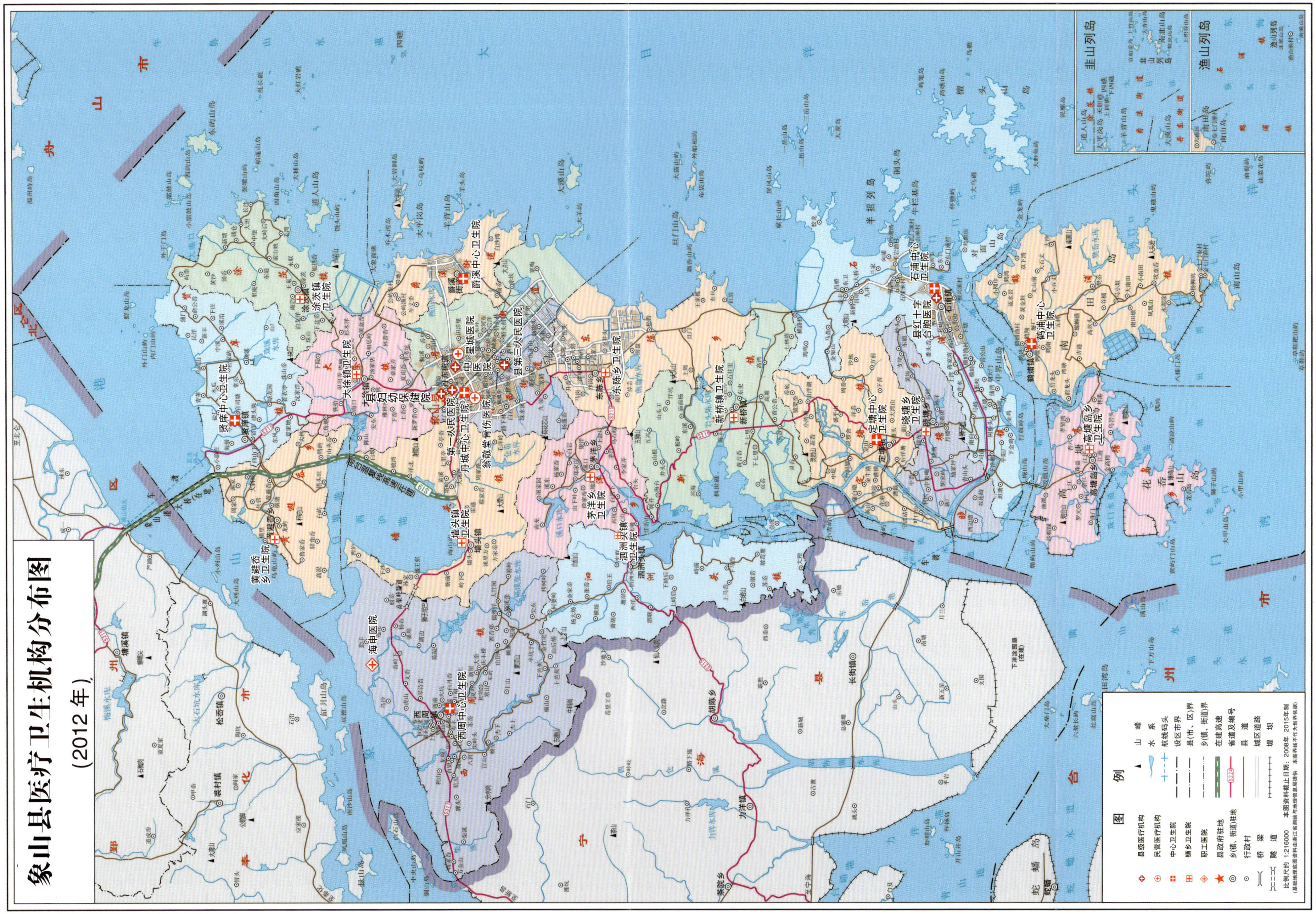

地图审核号:浙S[2017]32号

《象山县卫生志》编纂委员会

主　　任：林法星　陈淑萍

副 主 任：史美德　吴　敏　朱爱春　肖惠珠　钱晓芬　李福奎　黄志辉

郑玲飞　左　伟　沈启英　鲍春华　于瑞祥　胡才登　吴仁品

成　　员：陈　磊　顾海燕　朱海英　张春伟　杨　旻　杨淑静　吴富海

邱沿波　王静静　陆家金　钱卫燕　俞先锋　俞丹丹　李　波

鲍明海　欧　丹

《象山县卫生志》编辑部

主　　编：沈启英

编　　辑：沈和定

图片摄影：张凤军

打字文印：陈　慧

审　　稿：张世清　吴家唯　张利民　邵　鹏

《象山县卫生志》承编单位及撰稿人

单　位	姓　名
县第一人民医院	钱国、应姿、郑潇琳
县红十字台胞医院	洪盼盼、姚海龙、马佳男
县中医医院	金兆辉、张海波、叶金飞、陈佩儿
县第三人民医院	戴天刚、史明明
县老年医院	顾福根、周金芬
县疾控中心	林国建、竺丽丽
县卫生监督所	罗三君、欧丽君
县妇幼保健院	朱子情、李华定、张忠成
县卫生进修学校	石忠校、丁一博
县献血办公室	张巧莲、姜丽
县计生指导站	沈映红、赖玲珠
县急救站	欧雪莲、肖方辉、朱丽莎
丹城中心卫生院	夏健松、董雪芬
石浦中心卫生院	黄永将、王灵芝、余燕、方璐瑶
爵溪街道卫生院	熊明英、董晶
贤庠中心卫生院	屠云雷、王艺蓉
定塘中心卫生院	徐嫦娥、陈珍芝
鹤浦中心卫生院	黄友昌、梁皇飞
西周中心卫生院	张敏姿、许紫燕
墙头镇卫生院	张凤连、谢迩嫣
东陈乡卫生院	严世辉、钟华祎
茅洋乡卫生院	张金华、叶阳
大徐镇卫生院	吴晓华、俞春艳
黄避岙乡卫生院	胡金女、周莲莲
涂茨镇卫生院	徐灵敏、金敏双
泗洲头镇卫生院	陈先挺、柳晶晶
新桥镇卫生院	徐永利、郑芳芳
晓塘乡卫生院	胡庆文、柴海燕
高塘岛乡卫生院	黄维蘅、李方芳
市康复医院象山分院	王伟华、王亚
翁敬堂骨伤医院	翁冰丹
星城医院	贺国恩
象山海关	吴俊杰、闫玉宵
县红十字会	陈琴、洪秀芳
县人力社保局	奚忠苏、郑红伟
县市场监管局	徐永辉、翁君琳
县委统战部	郑春苗

序

首部《象山县卫生志》即将出版，这是象山卫生健康事业发展中功在当代、惠及后人的千秋盛事，意义重大，可喜可贺！谨向为编纂此书而付出辛勤劳动的编志人员致以崇高敬意，向关心、支持本志出版的各级领导、专家学者表示衷心感谢！

《象山县卫生志》全面记载象山县有史以来卫生健康事业发展历程，客观总结卫生健康工作取得的经验和成就，具有鲜明的时代性和半岛特色，充分体现了志书的资料性、科学性、知识性。

《象山县卫生志》上溯公元前219年，下至2014年，跨越2000多年。全书16章83节，100余万字。纲举目张，详略得当，体例合理，内容丰富，资料可靠，文字简洁、通俗。本志是继往开来的历史文献，是象山县卫生健康系统的历史教科书。

象山县医疗与卫生健康事业源远流长，名家辈出。北宋政和五年（1115），境内已设置医学机构和惠民药局，明宣德二年（1427），县设惠民局，督医制药。清雍正元年（1723），丹城东街始设薛诚意膏药铺，至民国末期，全县已有药店（铺）主要商号近70家。民国元年（1912），关头村史悦道在石浦横塘岸首开卫生医局，县内有了西医诊所。至2014年，全县已有医疗卫生机构达294家，另外还有部队职工医院、老干部诊所、个体诊所等。每千人口医生数与护士数分别达到3.08名和2.07名。秦朝徐福东渡，留下诸多遗址；南宋绍兴中泰州人卞大亨"隐居象山前仓村，医药占算尤极其妙"；明朝高士，"晚年精于医"；到了清朝，更有李如珠、韩之翰、赖一帖、史亦书、周天擎、谢涛、王大川等名医济世；近现代，李萼生、许秀武、俞世清、陈贞文、徐志道、刘雪航、沈保民、郑鼻峰、王德黄等名医享誉县内外。

我们要充分发挥《象山县卫生志》的"存史、资政、教化"作用。希望全县卫生健康系统的同仁都能认真读一读这本书，了解象山县卫生健康事业的发展历史，分析其中得失，总结前人经验，指导本职工作，开拓本县卫生健康事业的美好未来，为象山县经济社会发展保驾护航，为全县人民身体健康做出更大贡献！

象山县卫生健康局中共党委书记、局长 林汉宝

2022年8月1日

凡例

一、本志以马克思列宁主义、毛泽东思想、邓小平理论、“三个代表”重要思想、科学发展观、习近平新时代中国特色社会主义思想为指导，坚持辩证唯物主义和历史唯物主义的立场、观点和方法，实事求是，客观记述象山县卫生事业的历史和现状。

二、本志记述范围为象山县现辖区。正文中采用约定俗成的简称或习惯提法，如“省”即“浙江省”，“市”即“宁波市”，“县”即“象山县”。“县委”即“中国共产党象山县委员会”，“县府”即“象山县人民政府”。

三、本志为《象山县卫生志》首卷，上溯源头，下限2014年12月，个别重大事件作适当延伸。2015年至2022年6月未入本志，其间重大事件在“大事记”中延伸。

四、全志由概述、大事记、正文16章、丛录等组成，以时为经，以事为纬，按章、节、目3个层次排列。全书100余万字，兼用记、传、图、表、录、照片等体式反映史实。

五、按照“生不立传”通例，本志收入象山籍或外籍在象山工作多年，对象山卫生事业做出杰出贡献，在象山医疗卫生界有一定影响的人物。其中人物传略以卒年为序，离休干部单独排序，正高职称人员以获得任职资格时间为序，其他以出生年月为序。对时人事迹以事记人，记入有关章节，或列表简介。

六、因资料不完整及篇幅限制等，先进集体、先进个人收录至获象山县委、县政府和宁波市局级及以上奖励，以业务类先进为主。

七、学术论文收录：1950年以前，凡象山籍人士发表在各级各类公开报纸杂志上的医学文章均予以收录；1950—1986年，则收录象山医疗卫生界工作的人士撰写并发表在正式医学杂志上的医学论文；1987年以后，则收录发表在SCI（科学引文索引）级别及其他一级杂志上的医学论文。

八、象山县第一人民医院于2013年6月25日增挂“宁波市第四医院”牌子，在本志中统一用“象山县第一人民医院”名称。各乡镇（街道）卫生院（社区卫生服务中心）采用2014年时的名称。

九、本志编纂遵循资料性与可读性相结合的原则，所载资料主要来源于《象山卫生志初稿》（2008）、《宋元四明志象山县汇辑》、嘉靖《象山县志》、民国《象山县志》、《象山县志》、《象山年鉴》、《中国共产党浙江省象山县组织史资料》、《象山历史大事记（1949—1999）》、《象山浪涛集》（第一集）、《象山县医界著名人士集》、《象山卫生60年历程》、文书档案、报纸杂志、老干部回忆录等各类档案文献。本志文前彩图由撰稿单位提供。

目录

概　述

象山县位于浙江省东部沿海中段，象山港与三门湾之间，处于北纬28°51′18" ~29°39′42"、东经121°34′03" ~122°17′30"，系半岛县。县境由象山半岛东部及656个岛礁组成。南北长90千米，东西宽70千米，总面积1382平方千米。海岸线总长793千米（大陆岸线300千米，海岛岸线493千米），约占全省海岸线长的1/8。沿海海域广阔，以领海22224米计，面积为6618平方千米。东临东海，南濒猫头洋，与三门、临海两县市相望，最南为渔山列岛之南海域；西与宁海县接壤，最西为西周镇万金山村，与宁海县大佳河镇井栏村交会于公路涵洞西北的突兀岩石（已毁）；北临象山港，与宁波市的奉化、鄞州、北仑和舟山市普陀4个县（区）相望，最北为象山港口之独落屿南。因三面环海，一路穿陆，素有“缘海而邑”之说。2012年12月29日，象山港大桥建成通车，大大改善县域交通状况。县境属亚热带季风气候，夏季高温多雨，冬季温和少雨。四季分明，温暖湿润，雨量充沛，无霜期长，但一年四季均可能出现灾害性天气。2014年，全县辖丹东、丹西、爵溪3个街道，石浦、西周、鹤浦、贤庠、墙头、定塘、涂茨、大徐、新桥、泗洲头10个镇，东陈、晓塘、茅洋、黄避岙、高塘岛5个乡。有建制村490个。2014年末，全县总户数18.35万户，总人口54.86万人。

早在6000年前，象山先民就在这块土地上耕海牧渔，繁衍生息，孕育出灿烂的“塔山文化”。唐神龙二年（706）立县，属台州。广德年间，改属明州。因县域西北有山“形似伏象”，故名象山。象山医药卫生源远流长，伴随着境内政治、经济、文化进步而发展。

相传秦时盱眙人徐福、琅琊人安期生，先后在蓬莱、金钟、蒙顶、道人诸山一带隐居炼丹、制药、行医，普救众生，是为早期医事活动。唐、两宋时期，境内经济社会长足发展。北宋政和五年（1115），设置医学机构和惠民药局，掌治药物，为民治病。绍兴中，泰州人卞大亨，隐居象山钱仓村，好治经史，兼及社诗，尤解医药。明宣德二年（1427），县设惠民局，督医制药，以济穷民及狱囚患病者。清中期，县设医学训科，职掌分明。自清雍正元年（1723）起，在境内各地陆续开设药店药铺，或以前店后堂方式行医。清末民国初，全县有药店（铺）8家，至1949年，发展到32家。清光绪元年（1875），英籍传教士燕乐拨到丹城行医传教。民国元年（1912），史悦道在石浦横塘岸创办石浦卫生医局，为全县第一所西医诊所。后陆续开设同春医院、荔江诊所、天逸诊所、县公立医院等。中华人民共和国成立前夕，全县卫生院、卫生所各1家，私人诊所16家。有中西医人员78名，其中私人开业行医的有68名。民国时期，医疗机构主要实行董事会领导下的院长负责制。

县公立医院实行的是董事会领导下的院长负责制。县公立医院章程共4章25条。其中第6条：“本院设院长兼正医师1人，由董事会聘任之。其他药局及各科医务事务人员由院长商同董事长、副董事长提交常务董事会任用之。”第16条：“院长管理院内一切事务并指挥全体职员。”保康诊所（医院）、同春医院、石浦荔江诊所、天逸诊所、三多医院、石浦医院等私立小规模医院实行院长负责制，院长往往既是决策者，也是具体工作者，医院事务由院长决策。民国政府根据省卫生处颁发的《县卫生工作实施纲要》，于民国29年（1940）成立县卫生院，并行使卫生行政职能。卫生院实行政府领导下的院长负责制。办院方向、工作内容、院长职责等原则上由政府规定，医院不能任意逾越。民国政府规定院长职责为“承县长之命综理院务，并指挥监督所属职员”。县卫生院工作人员中的医师由院长遴选呈请县政府聘任或委派，会计人员由政府主管机关任用，其余人员均由卫生院自行委用，但须报县政府备案并报省卫生行政主管部门备查。此外，以“联络感情研讨学术增进公共福利并谋医学事业之发展”为宗旨的“象山县医师公会”，对医疗机构的运行管理也发挥一定作用。

中华人民共和国成立前，象山半岛交通不便，缺医少药，居民贫病交加。有病请郎中仅少数有钱人为之，多数自采草药，土法诊治，甚至拜佛求签，以香灰作灵丹，延误诊治。各种传染病常年肆虐，霍乱、登革热、肠炎、狂犬病、炭疽、天花、麻疹、流脑、痢疾、伤寒、白喉、百日咳、疟疾等为患猖獗。据统计，1945—1946年，天花发病421例，死亡97例；流脑发病121例，死亡36例；疟疾发病320例，死亡2例。特别是霍乱流行，其状惨不忍睹。人均期望寿命只有34岁。

1950年3月，县人民政府接管旧卫生院，更名为“象山县人民政府卫生院”。1952年3月，毛泽东发出“动员起来，讲究卫生，减少疾病，提高健康水平，粉碎敌人的细菌战”的号召，4月，县成立防疫委员会，各区、镇、乡先后成立卫生运动委员会、卫生小组等多种形式的卫生组织，开展消灭鼠、蚊、蝇、蚤、虱“五毒”活动。此后，每逢元旦、春节、“五一”国际劳动节、国庆等重大节日，都要发动群众开展清扫活动。与此同时，县里还成立防疫委员会。同年9月3日，为了加强对卫生工作的领导，同时引导全县医务人员更好地承担起为全县人民防疫治病的艰巨任务，县人民政府正式设置卫生科，并先后建立墙头、南庄、新桥和石浦等15家联合诊所。1953年1月，在县人民政府卫生院内设立防疫股。1956年5月4日，经县人民委员会批准，成立防疫站，有工作人员7名。是月，县人民政府卫生院改称县人民医院。根据妇女儿童保健工作的需要，1953年成立妇幼保健站。通过推行新法接生、举办保育员培训班、改造旧产婆等保护妇女儿童的一系列措施，降低婴儿、产妇的死亡率，婴儿死亡率从受训前的60‰降至10‰。

中医学是祖国的宝贵遗产，中医是一支重要的卫生医务力量。1953年，县委贯彻党的中医政策，采取在联合诊所开设中医科门诊、拜师带徒、派员赴省里进修等多种措施，振兴中医事业。特别是由“象城”与“丹城”联合诊所合并而成的象丹联合诊所，规模与业务空前增加，是县中医院的前身。

1958年，联合诊所改称乡医院，实现乡乡有医院。石浦卫生院改称石浦人民医院。是年10月7日，象山、宁海两县合并，县改属台州专区，县治初迁沥洋，后移宁海城关镇。县建立文教卫生部卫生组，办公机构迁往宁海沥洋镇。县人民医院、石浦人民医院分别更名为“象山县人民医院第一分院”“象山县人民医院第二分院”。1961年10月，宁海县恢复建置，象山还治原境，仍属宁波专区。县人民医院、石浦人民医院恢复原名。

全面建设社会主义时期，象山县卫生事业发生较大变化，取得进步。卫生事业经费由1956年的1.29万元，提高到1965年的10.57万元，医疗卫生机构由1956年的24个增加到46个，床位数由32张增加到246张，人员由158名增加到434名。特别是鼠疫、霍乱、天花三大烈性传染病被消灭。

1965年6月26日，毛泽东发出“把医疗卫生工作的重点放到农村去”的指示。为贯彻“6·26”指示，全县上下掀起兴办农村合作医疗和培训赤脚医生的热潮。二十世纪六七十年代，医疗卫生事业发展比较缓慢。通过认真贯彻“6·26”指示，县、社、队三级农村医疗卫生网初步形成，基本上达到无病早防、有病早治、小伤小病不出队、一般伤病不出社、重伤重病不出县。至1976年，卫生事业经费由1966年的21.6万元增加到43.36万元，共有县级医院2家、区医院5家、镇医院3家、公社卫生所39家、县防疫妇保站1家，床位数460张，卫生工作人员605名，其中卫技人员536名。

中华人民共和国成立后至1978年，县内医疗机构分为全民所有制、集体所有制和个人所有三类。县人民政府卫生院包括改组为县人民医院后均为全民所有制，实行党领导下的院长负责制。集体所有制的联合诊所、镇乡（公社）保健所实行党和政府领导下的民主管理，分别采取不同管理办法。联合诊所由原个体医联合组成的小集体所有制，实行“自愿结合、集体经营、民主管理、政府领导”的管理原则，诊所负责人由民主推选产生，经济分配、劳动制度等由诊所全体成员讨论制定。镇乡公社保健所则被纳入大集体所有制，负责人由政府委任，经费由政府补助，工作人员由政府分配。全民、大集体所有制医疗机构实行中国共产党领导下行政首长负责制，单位负责人都由相应党组织任命，实行国家统一工资制度，经费由政府补助，人员由政府招收、分配。

1978年，中共十一届三中全会作出全党工作重点转移到社会主义现代化建设上来的战略决策，卫生工作也进入拨乱反正和全面改革时期。1980年，县、区、镇医疗卫生单位（除个别外）实行了党支部领导下的院长负责制。1981年10月，县卫生局根据上级有关文件精神下发《关于区（镇）、社卫生院实行经济管理暂行办法的通知》，对区（镇）、社卫生院实行了“三定一奖”等办法。1985年，全县31家集体所有制单位进行经费补助改革，实行承包责任制。鼓励和支持合乎条件的社会闲散人员和离退休医生个体开业，个体开业人数达43名。1992年，中国掀起新的改革浪潮，医改再次提上日程。这一时期医改的特点是，向“医疗市场化”进军，吹响了产权改革的号角。政府主导还是市场改革两种思路的争议也日渐激烈，象山县坚持了“政府主导”的观点。是年，撤区扩镇并乡后，象山县的卫生管理体制作了相应调整。镇（乡）设立一所中心卫生院或卫生院。镇（乡）政府确定一名副镇（乡）长或党委委员以上干部主管本辖区内的卫生工作。1993年，县政府批转县卫生局《关于完善和深化卫生医疗单位内部管理体制改革的实施意见》。至1994年6月，全县36所中心卫生院、卫生院（分院）实行“二定一风险”（定社会效益、经济效益，个人收入作风险抵押）的综合目标风险责任制。1997年，全县医疗单位全面实施医药费用“总量控制、结构调整”的改革方案，制定“三定”（定收支、定积累、定分配）目标，实行“三审”（季度五审、院长离任审计和运用事业基金审批）制度和“六个挂钩”（与局长基金、院长基金、职工奖金、提成比例、经费补助、单位评优挂钩）。2001年，完成大徐镇卫生院兼并雅林溪卫生院、石浦中心卫生院兼并金星卫生院和东门卫生院工作，开展对鹤浦中心卫生院股份制改革试点。对全县215家公有、个体、校厂等医疗机构进行分类注册登记，核定非营利性医疗机构109家，营利性医疗机构62家。医院药品实行收支两条线管理。

一系列改革措施的推行，使卫生事业有长足发展。首先，医疗卫生设施得到明显改观。象山一院门诊楼、住院楼及红十字台胞医院、象山县中医医院、防疫站大楼、爱心医院、卫校教学楼等先后落成。据不完全统计，1980年至1999年，共建造医疗卫生用房74446平方米，其中业务用房41966平方米，生活用房26454平方米，其他用房6026平方米。19家镇乡卫生院装备了X

光机。全县病床数达832张，工作人员达1505名，其中卫技人员1250名。其次，医疗卫生机构设置进一步完善。1981年，成立象山卫生进修学校，1985年改为宁波卫校象山教学点，开设第一届中专班。1985年，成立象山中医医院。1996年，县公共卫生监督所成立。1999年11月，在原定山区卫生院精神病科基础上，迁至丹城南庄设立爱心医院。1999年7月1日，象山献血办公室成立。再次，卫生监督执法意识增强。县卫生行政部门，围绕建立社会主义市场经济体制的总要求，切实履行法律、法规赋予的职责，加强法治建设，加强卫生执法监督管理，严肃查处伪劣食品、药品，在整顿医疗药品市场、提高食品卫生合格率等方面，取得了初步成效。此外，在卫生防疫方面先后取得一批成果。1986年12月5日，象山县顺利通过省基本消灭丝虫病考核组对全县基本消灭丝虫病的考核验收；1991年3月，被评为全国第二次两个85%计划免疫全面达标县；1992年12月，通过省“基本消灭地方性氟中毒”的考核验收；1996年2月，被省卫生厅确定为基本消灭麻风病县；同年4月，初级卫生保健经省达标评审组评审顺利达标；1997年10月，经市政府地方病防治领导小组考核验收，定为消灭丝虫病县。全县共投入改水经费13070.14万元。建立各类农村水站267座，农村自来水普及率达89.25%，先后被评为省“八五”农村改水先进县和全国“八五”农村普及自来水先进县。

进入21世纪后，县委、县政府对卫生工作更加重视，卫生事业发展更为迅速。

财政投入逐年增加，卫生设施明显改观。2000年7月8日，中医医院新住院大楼落成；2003年6月28日，占地约12万平方米、建筑面积达51733平方米新的县第一人民医院开诊运行；2012年10月26日，占地27亩、建筑面积14577平方米的县第三人民医院迁建运行。“十二五”期间，还完成了县第一人民医院ICU（重症监护病房）、急救中心和感染大楼等综合业务用房改扩建，县红十字台胞医院迁建，县老年医院和急救站新建等项目。其他17家镇乡（街道）卫生院也相继进行改扩建或迁建。截至2014年末，全县医疗机构核定床位2198张，实际开放床位1709张，每千人口核定床位达3.40张。各级政府财政对卫生事业的投入也逐年增加。2014年，县财政投入卫生事业经费达32701.12万元（其中基本建设资金6076.29万元）。卫生事业经费占全县地区生产总值由2000年的0.134%提高到2014年的0.843%。

医疗设备不断更新，医技水平进步明显。县级医疗卫生机构拥有螺旋CT、1.5T核磁共振(MRI)、X线数字减影血管造影机、价值100万元以上的彩超、全自动生化分析仪以及胃镜、肠镜、腹腔镜、关节镜等一大批先进医疗设备器械。乡镇（街道）卫生院按照市标准化建设的要求，配备了急诊设备、心电图、B超、X光机、血球计数仪、尿液分析仪、全自动生化分析仪。各中心卫生院陆续配备了电子胃镜、彩色B超、全自动生化分析仪、除颤仪、五分类血球分析仪、X线直接数字成像系统（DR）等比较先进的设备。县第一人民医院与县红十字台胞医院、县中医医院先后通过三级乙等和二级甲等评审。2013年2月14日，县第一人民医院还通过国际医疗卫生机构认证联合委员会（JCI）认证。县级医院能顺利开展脑外科、神经外科、胸外科、肿瘤外科、骨科、普外科、眼科、五官科和口腔科等各类手术。不断推出快速冰冻病理切片、人工肾血液透析、内窥镜下胃肠息肉摘除和食道静脉曲张出血连续套扎、人工全髋关节置换、血管介入治疗、食管癌的胸腔镜治疗、鼻窦内窥镜外科手术、ERCP（内镜逆行性胰胆管造影术）诊治胆胰疾病、腹膜透析、肾活检、玻璃切割联合悬吊式人工晶体植入、永久性深静脉置管术等新技术。

人才队伍逐步壮大，队伍素质不断提高。截至2014年底，全县卫生人员总数达到3329名，其中卫技人员达2970名。每千人口医生数与护士数分别达到了3.08名和2.07名。从职称上看，高级340名，占卫技人员的11.45%。从学历上看，本科以上1483名，占卫技人员的49.93%。

“医学青蓝工程”“奖医育才”项目陆续启动。

机构设置逐步完善，分诊制度初步建立。至2014年，全县共有医疗卫生机构294家，其中县级医院4家，县级医院2家，专科医院2家，公共卫生单位6家，计划生育指导站1家，乡镇（街道）卫生院17家，卫生院下延的社区卫生服务站31家，村卫生室186家，另外还有部队职工医院、老干部诊所、民营医院、个体诊所等。2014年，全县开始启动分级诊疗，实现县域内药品尤其是慢性病药品统一配置，采用轮训及举办培训班等方式，对全县200余名基层医生进行慢性病防治知识培训；加强基层医疗机构的科室建设，其中6家中心卫生院建设五官科、儿科。通过“医联体”建设，强化“上引下联”工作，使全县重点学科、薄弱学科均得到新的发展，县域内的优质医疗资源得到充分利用。建成全县影像远程会诊、集中供应消毒、心电会诊及病理会诊四大中心。依赖于分级诊疗制度，实现了优质资源互通共享。

全民医保制度建立，基药制度有效实施。2000年，实施医疗保险制度改革，至2014年，职工医保、城镇居民医保和新型农村合作医疗农保人数达491407人。常住人口农保覆盖率稳定在98%以上。2010年，出台《象山县基本药物制度实施工作方案（试行）》，遴选出含1204个品规的县基本药物临床使用目录，并于10月25日在全县66家基层医疗单位中启动实施。2012年，为推动县级公立医院综合改革有效实施，又制定县域总控药物目录，遴选产生县级医院药品1199种，其中国家基本药物（包括省增补药品）316种，丙类药品158种，医保甲、乙类药物725种。实施基本药物制度，药品实行零差率销售，既保障群众的基本用药，又减轻药品费用负担。

建立健全“五大体系”，应对突发公卫事件。自2003年非典疫情以后，中央、省、市相继出台一系列有关加强公共卫生体系建设的政策性、指导性文件。根据上级文件要求，象山县逐步建立健全“突发公共卫生事件应急指挥、疾病预防控制、卫生监督执法、医疗救治以及疫情和公共卫生突发事件监测、预警、报告网络”等五大体系。由于公共卫生体系建设的不断完善，在2003年“非典”疫情及后来甲肝疫情、禽流感、手足口病、三聚氰胺问题奶粉事件等突发公共卫生事件处置中，做到出击迅速、防控有力，及时控制疫情和突发公共卫生事件的蔓延，最大限度减少突发公共卫生事件对公众健康造成的危害，有效保障人民群众身心健康与生命安全。

基本公共卫生服务水平提高，契约式“家庭医生”制全面实施。2011年，全县基本公共卫生服务均等化取得实质性突破。全面实施三大类12项基本公共卫生服务项目，项目综合达标率达93.7%。为了推进契约式“家庭医生”制服务全面实施，2012年上半年，在贤庠镇盐厂村开展家庭医生签约制服务试点。是年9月，开始在全县各镇乡（街道）推行。至2012年末，全县共有27个责任单位实施契约式“家庭医生”制服务，3968户家庭与24个全科团队108名团队成员签订《家庭医生服务协议书》，为60岁以上老人及慢性病等重点人群提供基本医疗与公共卫生等个性化服务。

爱国卫生运动持续开展，创卫工作成效显著。自1950年1月1日，县委发出《关于立即开展以控制冬春传染病为中心的爱国卫生运动的通知》以来，以除“四害”为重要内容的爱国卫生运动一直持续至今。农村改水走过了从无到有、从小到大、从分散式供水到集中式供水、从提供方便水到安全卫生水的艰难发展历程，自来水受益率已于2006年达到100%，水厂供水覆盖人口达全县总人口的80%以上，村内管道更新率达84%。县委县政府高度重视农村改厕工作，列入县委县政府重要议事日程，列入对镇乡党委、政府工作目标考核内容。自2000年1月起，经过三年艰苦努力，截至2002年底，全县共拆迁露天粪缸21784只，建造无害化公厕73座，大型三格式无害化倒粪池207只。改厕工作取得阶段性成果。至2014年，全县卫生厕所普及率达到95.18%。

各创卫单位通过各种渠道开展多种形式的创卫宣传、卫生防病教育，提高居民卫生意识，改变不良卫生习惯，发动人民群众参与创建卫生城市活动，切实改善农村环境卫生。同时，以创建文明卫生村镇和卫生单位为载体，全面推进爱国卫生工作，取得可喜成绩。至2014年，全县39家单位被省爱国卫生运动委员会命名为省级卫生先进单位，定塘镇定山村等68个行政村被评为省级卫生村；丹东、丹西、爵溪街道被命名为市级卫生街道，石浦、西周、鹤浦3个镇被命名为省级卫生镇。2013年11月，通过“浙江省卫生强县（市、区)”考核验收。同年12月29日，象山县被全国爱卫会命名为“国家卫生县城”，并于2016年通过复审。2014年12月29日，省卫生和计划生育委员会正式发文，命名象山县为省卫生应急工作示范县。

随着全县社会经济的发展和医疗健康水平的提高，人民的健康状况不断改善。居民平均期望寿命从2000年的73.89岁提高到2014年的80.42岁（其中男性77.91岁，女性83.31岁)。“十二五”期间，未发生孕产妇死亡，5岁以下儿童死亡率与出生缺陷率分别为4.71‰与10.98‰。

展望未来，全县卫生健康系统干部职工将继续高举习近平新时代中国特色社会主义思想伟大旗帜，以邓小平理论、“三个代表”重要思想和科学发展观为指导，坚持预防为主、农村为重点、中西医并重的卫生工作方针，坚持公共医疗卫生的公益性质，着力解决人民群众最关心、最直接、最现实的健康问题；着力建设完善覆盖城乡居民的公共卫生服务体系、医疗服务体系、医疗保障体系、药品供应保障体系，为群众提供安全、有效、方便、廉价的医疗卫生服务；着力抓好深化健康领域供给侧结构性改革，不断提高全民健康水平，促进社会和谐。在县委、县政府的正确领导下，象山县医疗卫生健康事业必将立足新起点，开启新进程，承载新梦想，谱写新篇章！

大事记

秦

传始皇帝二十八年（前219），盱眙人徐福（一名市），“游止”于蓬莱观，采药、行医、炼丹，今留有丹灶（石屋）、丹井等遗址。

传始皇帝三十四年（前213），琅琊人安期生（前246—前206）到象山，在蓬莱、金钟、蒙顶、道人诸山一带隐居，炼丹、制药、行医，普救众生。至今留有赤坎游仙寨、爵溪游仙路等遗址。

南北朝

传南朝梁天监七年（508），丹阳秣陵（今江苏省南京市）人陶弘景（456—536）“东游海岳”，隐居于“炼丹山又名蓬莱山”，在蓬莱观址上造观凿井，潜心修炼。因其投丹于井，故名丹井。至今留有丹灶、丹井等遗址。

唐

神龙元年（705），监察御史崔皎，奏请朝廷析台州宁海县与越州鄮县地置县。翌年七月，象山正式立县，设治于彭姥村，属台州。县令徐旃（奉化人）。

宋

北宋嘉祐年间（1056—1063），在县城东面一百五步处设置安济坊。

北宋建中靖国元年（1101），设养济院，以处孤、贫、残、疾无依者。

北宋政和五年（1115），设置医学机构和惠民药局，掌治药物，为民治病。

南宋绍兴年间（1131—1162），泰州人卞大亨，隐居象山钱仓村，好治经史，兼及社诗，尤解医药。

南宋宝庆三年（1227），创“惠民药局”县铺。

元

至大元年（1308），饥荒、大疫，死者甚众。

明

宣德二年（1427），县设惠民局，督医制药，以济穷民及狱囚患病者。

宣德九年（1434），大疫，人畜死亡甚众。

成化十五年（1479），大疫，死亡过半。

成化十六年（1480），大疫。

正德年间（1506—1521），鄞人高士，“航海至象山”。晚年“兼精于医，谓医之有《灵枢》犹五经之有《易》也，爰为之注”。

万历十六年（1588）六月，天降黑雨。岁复大饥，兼有瘟疫。

万历末年，邑大疫，忽一人儒冠道服，貌甚修洁，语人曰：“西门内行祠后樟木，大可数十围，枚（枝）柯远覆城外，盖千余年物也。久饫霜雪，性清凉，可消疫，盍削其皮煎服之。”如其言，疫乃息。其人不言姓名，亦不知所往。民以为神仙者流，肖像行祠之西廊祀之，称为“樟树先生”。今樟木无存，朽株尚隐露泥土中。

清

康熙四十八年（1709），大疫。

清中期（1728—1820），浙江各府、州、县的医官设置较为完备，省设医学提举，府设医学正科，州设医学典科，县设医学训科，执掌分明。宁波设有医职的有宁波府、鄞县、慈溪县、象山县、奉化县、定海（宁海）县。

乾隆四十三年（1778）十一月，大麦生穗。谚：大麦当年熟，四十八年疫。

乾隆五十九年（1794），大疫。

嘉庆十一年（1806）五月，瘟疫。

嘉庆二十五年（1820）秋，大疫，石浦尤甚。

咸丰元年（1851）秋，疫情暴发。

同治六年（1867）冬，天花流行，小儿感染甚多。

光绪元年（1875）七月，石浦大疫。是年，英籍传教士燕乐拨到丹城行医传教。

光绪十三年（1887）秋，大疫。

光绪二十七年（1901），昌国卫丁德元国药店开业。

光绪三十年（1904），天台人氏中医师袁翌齐在石浦中街开设医药铺，历时30年。

光绪三十四年（1908），金星夏存仁国药店开业。

宣统三年（1911）三月，珠溪保康斋国药店开业。

宣统三年（1911）九月，大泥塘赞成国药店开业。

民 国

民国初期，象山属会稽道。

民国元年（1912），废“抚民厅”，设南田县。治樊岙，亦属会稽道。

民国元年，关头村史悦道在石浦横塘岸首开石浦卫生医局，为县内西医从医之始。3年后由史致和、陈贞文夫妻接办，改名石浦保康诊所。

民国2年（1913）3月，丹城西街171号胡余庆堂国药店开业，业主胡姓。

民国3年（1914），丹城同泰和国药店在东街50号开业，业主翁涛。

民国8年（1919）秋，瘟疫大发。

民国9年（1920）3月，贤庠西山下村回生堂、益康斋国药店开业。

民国9年（1920）3月，爵溪二村庆龄堂国药店开业。

民国9年（1920）10月，磐安乡（今贤庠镇）沈家洋私立育婴所成立。

民国10年（1921），胡坤祥在丹城开设象山诊所。

民国11年（1922）夏，石浦时疫流行，贫病者无力医治。7月15日，士绅金伯章、朱省昌筹资1000元，在关帝庙开设施医局。聘请奉化王裕卿、毛芝东为主任，开诊治病。

民国13年（1924），黄渭卿在石浦开设同春诊所。

民国16年（1927）3月18日，县药业工会成立。

民国16年（1927），天逸诊所开始兼营西药，品种限于阿司匹林、双桃丸（奎宁丸）等几种。

民国17年（1928）9月，原育婴、普济两堂改办为县救济院，院址丹城南大街。院长史翰章。至民国28年（1939），救济院下设育婴所、施医所等8个所。

民国18年（1929），丹城广耀诊所、济生诊所相继开业。

民国19年（1930）10月，下沈王祖荫开设太和堂国药店。

民国19年（1930）12月，昌国卫李鹤年开设国春国药店。

民国19年（1930），设县民政科兼管卫生，县警察局专设卫生警员2名。

民国20年（1931）3月，石浦中街朱文正开设美丽轩镶牙店。

民国20年（1931）8月，南庄洋心吴秀淦开设同永和国药店；莲花渡头潘生全开设同春和国药店；新桥包玉堂开设包颐春国药店。

民国22年（1933）10月，石浦中街林其富开设大兴百货（文具、成药）店。

民国23年（1934）7月25日，石浦镇中医公会成立，负责人王福卿。

民国24年（1935），县公安局裁减为公安科，设科长1名，科员2名，督察员、事务员、书记员各1名，负责处理公安、保卫、禁烟和卫生事宜。

民国25年（1936）12月28日，石浦国药业同业公会成立，出席会员18名，鲍永成当选主席委员。

民国27年（1938）5月，县长盛世馨召集热心地方公益事业士绅姜梅坞（又名姜绍祖）等筹建县公立医院。

民国27年7月，石浦霍乱流行，南关桥一带尤甚。疫情一度蔓延至昌国、旦门、东陈、溪口、丹城、墙头等地。据统计，全县发病1034例，死亡58例。7月28日，公立医院院长杨传华偕医师，携药械至南关桥外设时疫医院，人心稍定。

民国28年（1939）11月15日，石浦国药业同业公会改组，王炎荣当选常务委员。

民国28年，县中医学会成立，会员34名，郑鼻峰任理事长。

民国28年，鹤浦小百丈70名孕妇，因产婆旧法接生乏术，12名死于难产。

民国29年（1940）10月27日，日军在宁波投弹，播撒鼠疫杆菌。10月30日鼠疫病发，开明街口滋泉豆浆店主、象山下沈赖福生（按宁波档案馆资料、《象山县志》记载，赖福生夫妇最先死于鼠疫，宁波保警大队部赖文斋书信则记作赖甫生）夫妇最先死亡。至12月2日，此疫有姓名可检死者106名。

民国29年10月9日，日机4架轮番轰炸石浦，天德药店等遭炸毁。

民国29年11月，郑鼻峰、刘雪航等在释传常支持下，于丹城城隍庙西厢创设中德医院。以中医为主，辅之西医。

民国29年，建立县卫生院，负责全县卫生行政、医疗、预防和环境卫生等。院舍借林氏宗祠。院长沈保民。

民国29年，县建立防疫委员会，因经费和人员无着落，徒有虚名。

民国29年，中央国医馆县支馆筹备处成立，易贤楚为支馆筹备委员会委员，郑鼻峰等13人为馆务委员。

民国29年，旅沪同乡会因战乱倒闭，公立医院失去资助而停业。

民国30年（1941）2月，公立医院并入县卫生院。因日本侵略，院址迁至西周。

民国30年，县城沦陷，疫病流行，死于霍乱者甚众。释传常约同萧伯元，聘医务人员10名，开设临时时疫医院于汤家祠堂。

民国31年（1942），霍乱流行，全县发病943例，死亡790例。尤其奠安乡（今黄避岙乡）高泥村百余户人家，死亡60余例。象东区死亡680例（其中，虎山乡196例，涂茨乡30例，钱仓乡95例，林溪乡216例，五汉乡143例）。

民国33年（1944），霍乱、痢疾、疟疾流行，发病804例。

民国33年，县医师公会成立，有会员14名，徐志道为理事长，徐步霄、胡炳章为常务理事。

民国34年（1945）春，疫病流行。象东区虎山乡（今雅林溪村），象西区淡港乡，脑炎肆虐，患者以成人居多。上南区赤坎、爵溪及丹城等地，天花蔓延，患者多小孩，死者众多。

民国34年，全县天花、脑炎流行，延至翌年。天花发病421例，死亡97例。流脑发病121例，死亡36例。

民国34年，日本投降，“县卫生院”随国民政府迁址丹城西寺。民国35年又迁入丹城西门林家祠堂。

民国35年（1946）2月8日，石浦国药业同业公会改组，王荣炎为常务理事。

民国35年6月10日，县国药业同业公会成立，会员10名，何燕堂当选常务理事。

民国35年6月30日，县政府训令中医业同业公会：经查存在以吸烟之名，而行吸毒之实者，贻害人民，影响巨大，严禁烟毒癖者。入夏，天气冷热失常，疫病流行。石浦、延昌、西周等地发生霍乱，几乎每天有人死亡，死亡率逾40%。疫区人心浮动。

民国35年10月25日，县中医业同业公会急电声援全国反对歧视中医中药活动。

民国35年，县中医公会成立。有会员60名，王九维为常务理事，刘雪航、郑鼻峰、王乐成、王福卿为理事。

民国35年，天花、脑膜炎、痢疾、疟疾流行，患者1042例，其中，82例死于天花，36例死于脑膜炎。

民国36年（1947）3月20日，县长孟铸训令中医同业公会，查核该会常务理事王九维身患重病，迭请辞职事。

民国36年4月，东乡乌屿山人姚旭在爵溪东门开办广济诊所，医生1名。主要出售奎宁、消治龙及外用药膏。

民国37年（1948）6月，姚旭创建县卫生院爵溪分院，地址八村头北宫。

中华人民共和国

1949年

7月10日，县人民政府接管旧卫生院（原县卫生院）。

10月21日，县人民政府正式成立。县委书记念方之兼任县长，下设秘书室、民政科、建设科、财粮科、文教科、公安组、粮食局等工作机构。卫生院由秘书室代管。

1950年

3月，原“象山县卫生院”改称“象山县人民政府卫生院”。迁址丹城东门长寿庵。毛子卿为卫生院负责人。

1951年

3月17日，成立县私资重估评审委员会，委员会由工商联（筹）、同业公会（筹）、卫生院等17家单位组成。

6月28日，全县掀起抗美援朝、捐献飞机、大炮、参军热潮。卫生界人士响应，出钱、出人、出力。

是年，赖在甫、赖长生经县政府批准开办“长生在普”联合诊所。

1952年

2月，建立石浦卫生所。

4月，建立县防疫委员会。

9月3日，县人民政府正式设置卫生科，作为政府工作机构，卫生院归属卫生科领导，任命杨泮泗为县人民政府卫生科副科长。卫生院专事医疗业务，并派员去石浦、爵溪、墙头设3个分诊所，建立化验室，开展三大常规检查。

9月，徐步霄、方廉、吴存东、姚亚凤4人继沈承彬、姚旭两医师赴朝鲜工作以后，又经中国红十字会批准赴朝工作。

是年，先后成立了由刘雪航负责的“象城”联合诊所和由王福庆、徐丹英、候云卿、徐天逸四位医生组成的“丹城”联合诊所。

是年，墙头、南庄、新桥、石浦4个区建立卫生所。15个乡镇开办联合诊所。

1953年

3月，县各界人民代表会议第六次会议召开。研究部署搞好春耕、文教、财政、卫生等工作。

4月12日，任命高明垣为县人民政府卫生科科长。

8月，建立县妇幼保健站，任命竺淑英为妇保站负责人。

是年，成立县卫生工作者协会，管理个体开业医生。

1954 年

4 月，象山转隶舟山专区。

10 月，妇幼保健站迁南街（原佛华银楼店屋），正式单独设立。

是年，丹城所有个体诊所合并，成立丹西联合诊所。

1955 年

3 月，首次建立县人民政府卫生院党支部，翟殿卿任党支部书记。

是年，县人民政府卫生科改为县人民委员会卫生科。

是年底，县卫生院外科首例阑尾切除术成功。

1956 年

4 月 7 日，石浦镇内 7 家私人诊所和 1 家药店共 13 人，在石浦镇福建路 46 街成立“石浦镇中西医联合诊所”，由卓恺烈任负责人，史悠生无偿提供 80 平方米医疗用房。此即“石浦中心卫生院”前身。

5 月 1 日，“象城”与“丹城”联合诊所合并，成立“象丹”联合诊所。王福庆任负责人，刘雪航任副负责人。

5 月 4 日，经县人民委员会批准成立县防疫站，办公地址在丹城长寿庵，是年 6 月迁址到丹城镇南街（宁海、象山两县分设后又迁回长寿庵），有工作人员 7 名，张全华任副站长。

5 月，县卫生院改为县人民医院，址设丹城镇东塘山路 21 弄。翟殿卿任书记兼院长，于茂生任副院长。

7 月，疫病流行。全县除南田稍少外，其他各地已普遍发生。大徐乡在 5 天里就有 600 多例，黄避岙乡有 300 多例，其中高泥村死亡 2 例。林海乡田洋里社一共 60 户有 50 多人泻肚子，该乡赤坎社一共 16 个劳动力，11 个生病，全乡死亡 3 例，有的 5 分钟就死去。疫病如此流行，为解放以来前所未有。

8 月 1 日晚上 10 时，第 13 号台风在门前涂登陆。全县死亡 3401 人，受伤 5614 人。县卫生科科长彭玉文，防疫站职员虞鼎丞在抗台中牺牲，被追认为烈士。8 月 3 日，省地派防疫组，与县卫生防疫单位一起，及时防疫。县成立灾区卫生办公室，组织医务人员 65 名，设立防疫组、医疗站，昼夜进行消毒杀菌，打防疫针，救治伤员 33300 人次。在炎热的夏天，能做到大灾后无疫病流行，受到全县人民的好评，受到卫生部和省政府的通报表扬。

是年，丹西联合诊所合并到丹城镇卫生院。

是年“八一”台灾后，县政府拨款 6 万元，建造县人民医院门诊部 360 平方米，住院部 617 平方米。

1957 年

2 月 10 日，全县文卫、财企、合作系统开展肃反运动。2700 多人参加。至 3 月结束，弄清不少人的政治历史问题。

5 月 21 日，县委召开知识分子座谈会。县长于华杰、县委宣传部部长周备及文卫界有关人士 17 人参加。于华杰要求文卫界人士大放大鸣，揭露领导官僚主义和文教卫生艺术工作问题，与会者坦率提出许多宝贵意见。

11 月 4 日，文卫系统开展反右派斗争。

是年，省卫生厅调拨 30 毫安 X 机 1 台，建立放射科。

1958 年

是年初，“象丹”联合诊所改名为象山丹城镇医院。

2 月 4—8 日，县委召开第一次除“四害”、讲卫生积极分子大会。县长于华杰作《关于全县人民动员起来，消灭“四害”、消灭疾病》动员报告，县委宣传部部长周备作《省第一次除“四害”、消灭吸血虫病积极分子大会精神》报告。

5 月 12 日，县委作出《〈关于执行舟山地委全面围剿麻雀的指示〉的指示》。要求在 14 日前全面行动，人人动手围剿麻雀。县长兼县围剿麻雀总指挥于华杰，发出全面围剿麻雀的命令。至 14 日，全县消灭麻雀 16.35 万只。马岙乡消灭麻雀 5889 只，获舟山专区第一优胜奖。

6 月 21—23 日，石浦万余名群众奋战 3 个昼夜，开展除“八害”运动，实现“八无”镇：不挂蚊帐睡觉，厨房厕所少看到苍蝇，看不到 2 只以上群飞麻雀，听不到老鼠活动声音，全镇 95%以上是八面光清洁户。24 日，舟山地委、专署发来贺电。

10 月 7 日，象山、宁海两县合并，县改属台州专区，县治初迁沥洋，后移宁海城关镇。县建立文教卫生部卫生组，办公机构迁往宁海沥洋镇。任命周玉山为卫生组组长。

是年，乡办医院、各联合诊所改名为乡医院。

是年，全县各地开展丝虫病、钩虫病查治工作，感染率明显下降。同时，证明象山县主要以班氏丝虫病流行，仅少数地区有马来丝虫病存在。证实象山县有钩端螺旋体病存在。

是年，宁海、象山两县合并后，县人民医院更名为“象山县人民医院第一分院”。

是年，针对农村缺医少药的现状，招收 60 名学员，开办“初级卫生人员培训班”，6 个月结业后都充实到公社卫生院工作。

1959 年

1 月，台州专区被撤销，象山回属宁波专区。

2 月，石浦镇中西医联合诊所改名为“石浦镇医院”。

4 月 25 日，总部的建制撤销，仍恢复科的建制，即县人民委员会卫生科，任命周玉山为科长。

8 月 16—22 日，县文卫系统四级干部大会召开。795 名代表参加。学习中共八届八中全会文件，总结交流文卫系统工作经验。

11 月 2—13 日，全县文卫系统 22315 名工作人员参加整风学习。讨论制定 1960—1962 年文卫工作远景规划，部署 1959 年底文教卫生工作。

12 月 30 日，县文教战线社会主义建设先进单位和先进工作者代表大会召开。来自文教、卫生、科学、体育、新闻等单位代表 377 名参加。县委常委宣传部部长樊心慧作《关于当前形势和今后任务》报告。

是年，流脑散发流行，县防疫站组织人员至各疫区进行防治。

是年，丹城镇组建人肥组，统一管理城区粪便，清倒马桶。

是年，县人民医院第一分院施行疝气、阑尾、兔唇修补、子宫全切、剖腹产等各类手术 140 人次。

1960 年

4 月 12 日，县委、县人委联合发出《关于开展以积肥为中心的爱国卫生运动的通知》，要求大搞清洁卫生，大治“四害”，从根本上改变全县卫生面貌，为实现“四无”县打下良好基础。

是年，全力以赴开展营养不良浮肿病防治工作。

1961 年

10 月，宁海县恢复建置，象山还治原境，县治迁回丹城镇，仍属宁波专区。

同月，卫生科办公机构迁回丹城，仍称“象山县人民委员会卫生科”，任命周玉山为卫生科科长。

是年，县人民医院已能正规开展胆囊、胃等上腹部手术。

1962 年

是年，县妇幼保健站迁至县西街（原胡锡章诊所），开展以计划生育技术指导为主的门诊，进行人工流产、放环以及接生员培训工作。

是年，省内部分县、市霍乱流行，为确保安全，根据省政府指示精神，在全县车站、码头实施交通检疫。曾发生死亡 2 例，均系在外地患病，途中死亡。对死者家属等接触者均进行隔离检疫观察，未出现第二代病例。

1963 年

2 月 25 日至 3 月 2 日，县工会第三次会员代表大会暨 1962 年度工交、财贸、文卫系统先进代表会议召开。文卫系统先进工作者 139 名出席会议。

2 月，蒋人杰、应惠林、丁跃华个体牙医组成丹城镇牙科联合诊所，邱永华兼任所长，蒋人杰任副所长。

3 月，成立县爱国卫生运动委员会，副县长宋琴堂、周联娥分别担任主任、副主任。

是年，县防疫站办公地址从长寿庵迁至圆峰庙。

1964 年

是年，省卫生厅拨款 3 万元，建造县防疫站化验办公楼一幢，建筑面积 468 平方米。5 月初动工，10 月竣工。站从圆峰庙迁至丹城东后巷 19 号（原丹城镇东塘山路 21 弄 10 号）。

1965 年

6 月 26 日，毛泽东主席发出“把医疗卫生工作的重点放到农村去”的指示，全县掀起培训“赤脚医生”（20 世纪六七十年代指农村里又务农又行医的医务工作人员）、兴办合作医疗的热潮。

是年，麻疹流行，县防疫站组织人员，派往各地防麻。

是年，开展肺吸虫病调查，证实黑螺为第一中间宿主，石蟹为第二中间宿主。报告省卫生防疫站后，采取相应防治措施。

1966 年

是年 5 月 4—26 日，中共中央政治局扩大会议召开。会议通过《中国共产党中央委员会通知》（简称“五一六通知”）。年底有少数单位开始串联。

1967 年

4 月，流脑暴发，波及全县各地。得病 8145 例，死亡 159 例。

1968 年

10 月 27 日，重建县革命委员会和相应的工作机构，对外终止原机构名称。是月，经县“革委会”批准，县人民医院和县防疫保健站合并，改称为“象山县人民卫生防治院”，吴明溶任负责人。

10 月，经县革命委员会批准，防疫站、妇保站合并，成立县防疫妇保站革命委员会。

11 月 22 日，县第一座自来水厂丹城自来水厂竣工投产。厂址：北门饮水库西南古圆峰庙遗址。

是年，流行脑膜炎，发病1639例，死亡16例。

是年，宁波医疗队在泗洲头新建“泗洲头人民医院”，址设现泗洲头镇盛洲路55号。1973年5月正式开业。

1969年

7月1日，经县革命委员会生产指挥组同意，县人民医院翻修原长寿庵896平方米。

12月9日，县革命委员会生产指挥组指定县人民医院筹建儒雅洋芭蕉医疗点，阎玉梁等5人首批去战备医院。

12月19日，县首届卫生工作会议在丹城召开，各公社分管领导、生产大队代表、优秀赤脚医生、驻象山部队代表及有关单位负责人参加会议。会议要求迅速改变全县缺医少药状况，积极推广农村合作医疗，大力培养赤脚医生。

12月25日，经县革命委员会批准，生产指挥组设置卫生办公室。并规定从1970年1月1日启用“象山县卫生办公室”公章。任命周祖龙为县“革委会”生产指挥组卫生办公室负责人，于茂生为副负责人。

是年，丹城镇联合牙科诊所并入丹城镇卫生院。同年，丹城镇卫生院新门诊部（丹城东街）建成。

1970年

是年初，县防疫保健站从县人民防治院中分出，再次成为独立单位，恢复原职能。

1971年

是年，经对捕捉的千余只石蟹、老鼠解剖，正式确定象山县有钩端螺旋体病流行，流行种类为乙型。

1972年

2月，县人民医院外科首次实行创伤性颅脑手术成功，突破象山颅脑禁区。

是年，经县革命委员会批准，颁布了县食品、饮食、服务行业卫生管理暂行规则，从而开始对食品行业卫生实行全面管理。

1973年

是年，发动全县广大医务人员和群众进行血吸虫病普查（查螺），但未发现血吸虫病病人及中间宿主，从而证实象山县为非流行区。

是年，檀头山公社被列为“乙型脑炎减毒活疫苗免疫持久性研究”基地。高塘公社被列入“沪191株麻疹减毒活疫苗免疫持久性研究”观察基地。

是年，全县开始在人群中接种钩端螺旋体菌苗。

1974年

3月1日，县人民医院招收的85名二年制半医半读中专班学员开学。

9月，县人民医院施行首例胆总管囊肿ROUX-Y吻合术。

是年，县防疫站新办公楼、检验楼落成启用，建筑面积546平方米，投资2.18万元。

是年，县人民医院住院楼翻修加层，增加建筑面积845平方米。建造妇产科用房640平方米，宿舍1287平方米。

1975年

7月，县革命委员会召开“全党动员大办合作医疗实现全县一片红”动员大会，县委常委李东昌作动员报告。

是年，县人民医院新住院楼投入使用，床位增至140张。

1976年

2月25日，85名二年制半医半读中专班学员毕业。

4月15日至10月，在县人民医院开办第一期赤脚医生复训班，结业学员37名。

8月20日至1977年2月8日，开办赤脚医生复训班，结业学员39名。

8月，黄避岙村开办医疗器械五金厂。主要生产针头、氧化铈（俗称抛光粉）。1992年停业。

1977年

7月，县人民医院药剂师俞康仁参加中国医疗队支援马里，至1979年回国。

是月，进行死因回顾性调查与肿瘤调查，结果为：男女比例108∶100，心血管系统死亡占首位，其次依次为恶性肿瘤、呼吸系统疾病、意外伤亡、消化系统疾病；胃癌占恶性肿瘤首位，其次依次为肝癌、食管癌、肺癌。

8月15日，县人民医院外科开展首例乳腺癌淋巴清扫术。

8月20日，经县“革委会”批准，室的建制改为局的建制，称“象山县革命委员会卫生局”，任命周祖龙为局长，张生标、胡金福为副局长。

9月，定山区卫生院在宁波精神病防治院工作组指导下，开展全县精神病调查。调查结果显示，各类型精神病发病率为5‰。

是年，根据宁地卫〔1977〕17号文件，分配给定山区卫生院1.5万元，用于建设精神病院用房。

1978年

8月，番头公社发生2例副霍乱病人，县成立“02病”防治指挥部，县“革委会”副主任林祥生任总指挥，县委常委乔安林、市卫生局副局长张友道亲自到石浦指挥。县卫生局组织40名医务人员赶赴现场，进行疫点封锁、消毒、病人隔离救治。

是月，卫生部颁发《全国医院工作条例试行草案》《医院工作制度和医院工作人员职责试行草案》，使医院管理工作步入了规范化制度化轨道。

9月，县人民医院外科施行首例半结肠切除术。

是年，“乙型脑炎减毒活疫苗免疫持久性研究”获卫生部科技成果奖。

是年，丹城镇建立卫生班，负责督促环境卫生。

是年，东陈公社卫生院由南堡搬迁至沙岗村兴岗西路13号。

1979年

4月12日，象革〔1979〕51号文件通知，撤销泗洲头人民医院。

4月19日，象革〔1979〕59号文件通知，“象山县人民医院”改称“象山县第一人民医院”。“象山县石浦人民医院”改称“象山县第二人民医院”。

4月27日，县委宣〔1979〕6号文件通知，“南田人民卫生防治院”改为“石浦区卫生院”。

4月，县第一人民医院外科施行首例门奇静脉断流术。

9月8日，丹城、石浦两镇清卫班建立，定员10名（丹城、石浦各5名），性质为全民举办的县属集体单位。

9月19日，县中医院丹城建设路110号门诊大楼开工。翌年5月建成门诊。3~4层由县卫生局开办卫生进修学校。

9月，县第一人民医院外科施行胸腹联合全胃切除术。

10月27日，高塘公社发生卡介苗误种37例（因皮内误作皮下注射），1980年10月29日，群众起哄闹事，县委宣传部部长陆国忠到一线指导工作，县卫生局组织26名医务人员，赴高塘、樊岙、鹤浦公社，向群众进行宣传教育、检查身体。被体检儿童6392名，X透视4413名。

11月，县第一人民医院550平方米食堂及楼上宿舍竣工启用。

12月23日，象卫〔1979〕100号文件通知，将各公社卫生单位名称一律改为“象山县××人民公社卫生院”，并随文启用印章，原印章同时作废。

是年起，县防疫站对全县各种类型的饮水源和自来水进行检测，发现马岙、大塘、晓塘、中娄、南庄、林海等7个公社的深水井含氟量超过国家饮水卫生标准1~14倍。

是年，经县革命委员会批准，县防疫妇保站分开，设立县卫生防疫站和县妇幼保健站。

1980年

3月，县革命委员会专门召开各有关部门负责人参加的全县防治传染性肝炎紧急会议，组织检查评比。

是月，县卫生局抽调史月华、邵东方、林日新筹建县卫生进修学校，址设泗洲头人民医院，史月华为负责人。至5月，首个班级初卫药剂班开班，中专层次，学习时间1年，学员44名。

5月，成立县防治肠道病指挥部，县委书记宋琴堂亲自主持会议，部、革命委员会领导深入疫区，实行具体领导。各级都成立相应组织。

7月11日，省卫生厅批准象山等11个县市筹备建立卫生进修学校。

是年，县、区、镇医疗卫生单位（除个别外）都实行党支部领导下的院长负责制；任命公社卫生院正、副院长45名，调整充实区卫生院正、副院长2名。

是年，县卫生进修学校举办药剂人员训练班，学员51名。

是年，西周公社卫生院与西周区卫生院合并，对外两块牌子，对内一套班子。统一领导，统一核算，体制不变。

是年，对全县各区、镇、社卫生院赤脚医生进行复训，经过统一考核，应考603名，实考590名，合格发证522名。

是年，在1979年试点基础上，全县开展计划免疫工作。普遍建卡，按照计划免疫要求，进行预防接种。

是年，全县肠道传染病发病53例，健康带菌者26例，阳性水源8处，波及全县5个区、两个镇、16个公社、53个大队和单位。全县培训和成立9个机动队，及时奔赴疫区查治，疫情得到有效控制。

是年，对全县接生员整顿复训。

是年，县第一人民医院成功开展肝叶切除、经胸胸椎结核病灶清除术、颈淋巴清扫术、甲状腺腺叶切除术、角膜移植术、胸内心脏按压、阴式子宫切除术等15项新手术。

1981年

1月1日，县九届人大通过，县革命委员会改为县人民政府。县卫生局相应改为政府工作机构。

4月1日，省卫生厅浙卫计〔1981〕353号文件批准，成立“象山县卫生进修学校”。

10月22日，县卫生局下发了象卫〔1981〕43号《关于区（镇）、社卫生院实行经济管理暂行办法的通知》，各区（镇）、社卫生院实行定工作任务、定业务指标、定经济补助（简称“三定”）的暂行办法。

10月，第一个面向宁波地区招生的麻醉专业班级开班，学员30名，学习时间1年。

是年，中国医学科学院寄生虫病研究所，在象山县石蟹中检出肺吸虫囊蚴，证实石蟹为肺吸虫中间宿主，确定儒雅洋、西周、下沈、泗洲头、马岙、莲花等地为肺吸虫病新疫区。

是年，县政府发文，县公费医疗经费实行定额管理。各医疗卫生单位按6月底实有享受人数以每人每年31.5元计算，由县卫生局发至各单位包干使用。住院医药费向县公费办报销。

是年，县卫生局、县妇保站、县卫生防疫站联合建造职工宿舍楼竣工。建筑面积1870平方米，投资17.7万元。

1982年

4月18日，县卫生局下发象卫〔1982〕22号《关于区、镇、社卫生院实行“三定一奖”暂行办法的通知》，即实行定工作任务、定收支指标、定经费补助，对完成任务好、收支有结余的给予奖励。

5月1日，县第一人民医院自筹资金22万元，建造职工宿舍3060平方米（40套）。

6月11日起，全面整顿县第一人民医院制剂室。11月1日，大输液试产成功。12月6日，经省卫生厅验收组检验合格，核发灭菌、普通制剂许可证，重新恢复生产。

是年，县第一人民医院外科施行首例肾窦内肾盂切开取石术、腹会阴联合直肠癌根治术，腰椎间盘突出髓核摘除术、前列腺剜除术等。

是年，黄避岙公社卫生院迁至龙屿村，借用原龙屿学校房子，于1992年迁入现址。

1983年

1月，县委决定，组织140名机关干部和医务人员组成39个手术队，由12名部、办、委、局负责人带队分赴10个公社，帮助开展计划生育工作。

7月1日，全国开始实施《中华人民共和国食品卫生法（试行）》，县卫生防疫站增设食品卫生科，负责全县食品卫生监督监测工作。

7月，宁波地、市合并，实行市管县体制，象山为其属县至今。

是年，在上年“三定一奖”基础上，改为定任务、定补助，通过年终考核评分，完成任务者照补，完不成任务者按比例照扣，成绩显著者奖励。初步改变了吃“大锅饭”，搞平均主义的状况。

是年，水改工作进展较快，新建水站28座，全县达到58座，受益115个大队，受益面20.5%。

是年，计划免疫完成全县建卡用卡工作。38个镇乡中，比较好的16个，占42.1%；一般的20个，占52.63%；差的2个，占5.26%。

是年，全县38个医疗单位开展孕产妇系统管理和一般管理。系统管理建卡833人，建卡率为9.45%，一般管理建卡1131人，建卡率为12.75%。新法接生8866人，新法接生率达到99.99%。

是年，县第一人民医院内科在上级医师指导下，首次成功抢救致命性心律失常一例，顺利安装导线按需人工起搏器；外科开展脾肾静脉吻合术、血管移植术；放射科开展空气灌肠、静脉肾盂造影、胆道造影；检验科开展凝血酶原时间测定、蛋白电泳、免疫球蛋白、骨髓分析等多项新项目。

1984年

3月，县第一人民医院外科施行首例颈淋巴结清扫术。

5月，县卫生局党委作出《关于改革干部任免权限的决定》，镇乡卫生院副职由正职提名决定；区以上医疗卫生单位的科室正、副主任由各单位决定任免。

10月1日，城东路1号县第一人民医院门诊楼动工。至1986年7月20日竣工，建筑面积

4230平方米，投资73万元。于1988年7月30日正式开诊。

10月31日，区（镇）、乡医疗卫生机构名称统一。区级医疗卫生机构统一定名为区（镇）中心卫生院，全称为“××县××区（镇）中心卫生院”；乡级医疗卫生机构统一定名为乡卫生院，全称为“××县××区××乡卫生院”。

是年，爵溪筹建日产5000吨水厂。

是年，实行多种办医形式。允许部分医务人员停薪留职，自谋职业；允许赤脚医生承包经营；允许医务人员利用业余时间出诊看病，并收取一定的报酬。

是年，改革人事管理制度，扩大奖惩权限，打破全民与集体的界限；把调配区、乡一级人员的人事权下放给区中心卫生院；把严重警告以下的处分权及100元以下的奖惩权下放给区、镇以上医疗卫生单位；年终考核，对完成任务指标80%以上的单位，给予院长职务补贴。

是年，对丝虫病、地氟病、地甲病进行查治。以区为单位成立丝防工作队，血检67046人次，发现微丝蚴阳性162例，阳性率为0.24%，全部得到治疗。完成全县8~15岁在校中小学生的地氟病调查，受查学生58142人次，发现氟斑牙患者1055例，患病率1.81%，氟骨症98例，患病率0.17%。对全县35个乡、5个镇的54632人作地甲病调查，发现病人27例，患病率0.05%。

是年，完成全国饮用水水质卫生学调查任务，掌握全县饮用水水源状况。

是年，认真落实党的知识分子政策，认真处理一批历史老案和“一批双打”积案。知识分子入党难问题得到较好解决。吸收12名知识分子党员，另有28人向党组织递交入党申请书。

是年，各镇乡卫生院都装备冷链冰箱。

1985年

2月8日，县人民政府〔1985〕11号文件，决定成立“象山县中医医院”。2月23日，象卫党委〔1985〕2号文件任命张淑芹为党支部书记，聘任郑鼻峰为名誉院长，陈行贵、陈嘉勉为副院长。

3月，县卫生局党委决定在丹城片的离退休党员干部，单独成立党支部。

5月，省教育厅、卫生厅批准，同意县卫生进修学校属宁波卫校教学点。

9月6日，宁波卫校象山教学点85级医士班开学，共招收39名学生，学制四年，这是全县卫生系统第一届全日制中专班。

9月24日，县卫生进修学校迁址丹城镇城西路2号，原门诊楼3~4层600平方米无偿调拨给中医院。

是年，对31个集体所有制单位进行经费补助改革，实行承包。按照单位的业务收入及人均支出，确定补助差额与上缴集体积累数，在保本保值的基础上，单位实行独立核算，自负盈亏。全民所有制卫生院回扣补助经费30%，用于区级卫生机构建设。

是年，继续放宽政策，鼓励和支持合乎条件的社会闲散人员和离退休人员个体开业，至该年7月底，个体开业人数达43名。

是年，县第一人民医院内科首次应用人工呼吸机抢救有机磷农药中毒所致呼吸麻痹2例；硫酸镁治疗输尿管结石2例；西咪替丁治疗胰腺炎6例；外科成功地用甲硝唑治疗化脓性阑尾炎146例、胆总管十二指肠吻合术5例；放射科顺利完成腮腺造影、胆总管造影等。

1986年

4月，经省卫生厅批复，成立县药品监督检验所，为县卫生局直属单位。

7月9日，省卫生厅长戴迪、市卫生局长朱元卿，在副县长徐明奎陪同下考察县防疫站。

12月5日，经省基本消灭丝虫病考核组的考核验收，象山县已基本消灭丝虫病。

是年，抽调56名医务人员，集中40天，对重点镇乡进行丝虫病普查普治和海群生普服，服用人数达30万人次。

是年，大塘改水工程竣工，万余人受益，改变了饮用高氟水状况。

是年，塔山路39号县卫生局大楼竣工，翌年3月迁入。

1987年

1月30日，《人民日报》报道，海峡两岸交往日趋活跃，1986年有1441艘台轮1.29万人次到石浦避风、补给、就医等。

4月1日，县政府召开全县肝炎防治紧急会议，部署落实疫点查治、餐具消毒及预防知识宣传等。

是年，组织有3500人参加的食品卫生知识竞赛。

6月12日，省卫生厅副厅长张炳瑾、市卫生局局长朱元卿等一行7人到象山检查甲肝防治工作。

8月，西周卫生院被省卫生厅授予“省文明卫生院”金匾。

9月24日，省卫生厅〔1987〕127号文件，公布县第一人民医院为“省文明医院”。王碧蓉院长参加省卫生厅举行的1986年度“文明医院”授奖仪式。为此，11月5日晚，县卫生局在丹城镇大礼堂召开“文明医院”授奖大会。

11月，全省人体蠕虫病普查试点工作在象山县展开，东门、西周、东溪、东陈等乡镇为普查点，共检查2029人次，查出肠道原虫6种，肠道蠕虫4种，总感染率为90%。

是年，成立县中医学会。

是年，县卫生局在茅洋、东港两乡开展乡管卫生院的试点。

1988年

2月25日，县红十字会成立。会长王庆祥，副会长胡良舫、俞明振、郦伟山、任慕熙，秘书长张生标，副秘书长金立山，有理事15名。

3月17日，县政府办公室批转县卫生局等单位上报的《象山县生活饮用水水源卫生防护规定》。

5月10日，全县儿童计划免疫保偿工作开始实施。

6月，省卫生厅授予墙头镇卫生院“文明卫生院”称号。

8月，县卫生进修学校迁入新址丹城体育场路6号。

10月31日，县红十字台胞医院（凤栖路86号）竣工验收，建筑面积2560平方米，投资64万元。

11月7日，象山县通过省、市组织的基本消灭疟疾考核验收。

是年，全县有30个镇乡实行计划免疫保偿制（入保儿童1501名），占全县镇乡总数的81.08%。24个镇乡实行母子保偿制（入保母子1140名），占全县镇乡数的64.86%。

是年，全县集体单位的退休人员基金实行统一管理，局在各单位当年业务总收入中提取1.54%和按年人均提取150元统筹使用。

是年，全县开展医疗卫生秩序整顿，加强医德医风教育。对业余行医、业余服务、挂牌服务、医疗设点等管理上的混乱现象进行整顿。从正面教育着手，大力宣扬先进事迹。贯彻文明卫生院条例。

是年，县卫生进修学校新建教学楼和学生食堂。

是年，根据市政〔1988〕61号《宁波市人民政府关于卫生工作改革的若干政策规定（试行)》，县卫生局向县政府提交《关于将乡（镇）卫生院划归乡（镇）政府为主管理的报告》。

是年，丹城成立环卫所，后改环卫处。

1989年

3月10日，联合国儿童基金会、世界卫生组织和卫生部代表到象山县评审考核儿童计划免疫工作。考核结果四苗覆盖率达99.52%，单苗接种率97.5%，卡痕率96.67%。

3月15日，经联合国儿童基金会、世界卫生组织评审，县计划免疫工作达到卫生部考核指标，名列全省第一。

3月30日，县厂医协会成立，推荐章骥骐为会长，陈德金为秘书长。

7月21日，“沪191株麻疹减毒活疫苗免疫持久性研究”通过市科学技术委员会组织的科技成果鉴定，获市科技成果四等奖。

10月，省卫生厅厅长戴迪考察县卫生进修学校等单位。

是年，各医疗卫生单位推行“一明、四包、二挂”综合承包责任制（在明确本地本单位承担的医疗、防保、社会卫生、计划生育等项任务的前提下，包事业发展、包工作任务、包服务质量、包经济效益。卫生院职工收入总额与单位的经济效益挂钩，职工劳动报酬与个人工作好坏、贡献大小挂钩）。

是年，县卫生局发出《关于进一步整顿医疗秩序的通知》，对停薪留职、离退休人员行医、医务人员设家庭医疗站以及村卫生室管理等方面，采取8条措施。

1990年

1月1日，县第一人民医院住院大楼破土动工。建筑面积6266平方米，总投资335万元。至1992年7月竣工验收，12月25日举行落成典礼。

7月1日，县红十字台胞医院（凤栖路86号）正式开诊。中国红十字会秘书长韩长林和县委书记邵孝杰为台胞医院剪彩，黄延平等4名台湾船长分别代表基隆、苏澳渔业公司向台胞医院敬赠锦旗和镜匾，省、市、县有关领导到场祝贺。

7月，市灭鼠指挥部考核鉴定小组对象山县灭鼠一役达标活动进行全面考核，各项指标均达到要求。

8月24日，中国红十字会副会长孙伯秋一行考察县红十字台胞医院。

8月，县卫生局公布“关于纠正行业不正之风的十项规定”，对以权谋私、以医谋私等行为作出明确的处罚规定。

10月9~10日，经市卫生局按“浙江省医院评审暂行标准”审核，县第一人民医院被批准为一级甲等医院。

12月29日，县政府颁发《丹城饮用水水源保护区污染防治管理规定》。

12月，经县人民政府批准，县妇幼保健站改为县妇幼保健所，并于1991年5月搬迁至丹城东街18号（原中医院用房）。

是年，对石浦、高塘等6个镇乡进行近亲婚配遗传病调查，共查8663对夫妇，其中近亲婚配者176对，近亲婚配率为2.03%。

是年，“七五”期间农村改水达标和水厂达标通过市验收。

1991年

3月5日，全国第二次两个85%计划免疫评审组10人，受联合国儿童基金会、世界卫生组织和卫生部委派，对象山县计划免疫工作进行全面评审。象山县计划免疫工作已达到以县为单位两个85%的标准。

4月，组织7人进驻东陈乡樟岙村进行初保试点工作，重点探索改厕管粪、合作医疗保健和健康教育经验。8月召开县初保工作会议，全面推开此项工作。

7月17日，省卫生厅厅长戴迪、市卫生局局长朱元卿到象山检查卫生防疫工作。

11月20日，全县卫生防疫工作会议举行，专题部署全县糖丸普服工作。

12月5日，象山县在丹东街道靖南路与育才路交叉处建城南水厂，引赤坎水库、东大河水入厂。翌年1月5日竣工，日供水1万吨。

是年，县卫生局实施“县级医务人员下乡支农制度”，共派出医务人员38人次，服务260个工作日，诊疗2000余人次。8月，经组织考核，都达到预定目标。

1992年

1月16日，全县第一轮糖丸普服工作结束，服苗率达97.96%。

4月，县第一人民医院骨科施行首例人工股骨头置换术、膀胱全切除和结肠袋膀胱术。

6月5日，县第一人民医院动工兴建食堂、制剂室、洗涤间、锅炉房等配套综合楼，8月底竣工，面积3310平方米，投资85万元。

6月10日，县卫生局向县政府提出《关于撤区扩镇并乡后我县镇乡卫生管理体制改革等若干问题的报告》（象卫发〔1992〕3号），明文确定每一镇、乡设立一所镇、乡卫生院或中心卫生院。原7个所区、镇中心卫生院名称改用所在镇名称后加中心卫生院名称，如原定山区中心卫生院改名为定塘中心卫生院。新建制镇、乡政府驻地的原镇、乡卫生院改为新建制镇、乡卫生院，称为××镇（乡）卫生院。撤并乡的卫生院为新建制镇、乡卫生院分院，称为××镇（乡）卫生院××分院，如原灵南乡卫生院称为泗洲头镇卫生院灵南分院。其他管理体制也作了相应调整。

6月30日，丹城镇政府决定，将南庄、林海自来水站并入水厂，改名为丹城自来水厂丹南和丹东管理站。

8月22日，县卫生局批准防疫站设立“性病防治中心”，并对外服务。

8月，动工兴建靖南水厂。翌年8月25日通水。

9月8日，国务院秘书长罗干，在县委书记郭正伟、县长邱永年的陪同下，考察台胞医院。

10月13日，全国政协人口组一行20余人考察县红十字台胞医院。全国政协委员林佳楣等4位委员为台胞医院题词并与医务人员合影留念。

12月15日，经省卫生厅〔1992〕538号文件批准，县第一人民院床位核定数由220张增加到270张。

12月16日，象山县通过省“基本消灭地方性氟中毒”的考核验收。

12月25日，县第一人民医院住院大楼（城东路1号）落成典礼举行。市政府副秘书长、市卫生局局长、县委县政府主要负责人及兄弟单位代表共200多人参加。

是年，全县村级卫生组织进行全面整顿，对乡村医生、卫生员进行业务考试，合格者发给上岗证书，并统一村卫生室的处方、发票及有关职责、管理制度。

是年，对全县43家药品生产、经营企业和医院制剂室进行验收贴花工作。

是年，撤区、扩镇、并乡后，镇乡卫生院全部实行镇乡政府和县卫生局双重管理、以镇乡政府为主的新体制。

是年，县卫生局提出“关于解放思想，完善和深化卫生改革的若干意见”，积极兴办实体，扩大县改水服务站的服务项目，探索“以工助医，以副补主”的新路子。

1993 年

6 月 1 日，经县乡镇企业管理局批准，成立“象山自来水公司”。

9 月 10 日，县政府象政发〔1993〕75 号《批转卫生局〈关于完善和深化卫生医疗单位内部管理体制改革的实施意见〉的通知》，加快和推动了全县卫生改革的步伐。

12 月 5 日，全国脊灰疫苗强化免疫日第一轮服苗活动举行，县四套班子主要负责人到场，并亲自为儿童喂服糖丸。

是年，昌国鸡鸣村林桂仁、定塘下营村刘建平、茅洋南充村祝彩芳、东陈岳头村孙冬雪被评为全国优秀乡村医生。

是年，全县卫生系统全面开展“上等级、创文明”活动，县红十字台胞医院分别通过了省、市一级乙类医院评审；西周中心卫生院通过三级卫生院评审；高塘岛乡和石浦金星卫生院通过二级卫生院的验收；县第一人民医院通过文明医院和一级甲类医院的年度复审。

是年，全县 13 个镇乡政府发文建立防保科，行政上受当地卫生院领导，业务上归县卫生防疫站、妇幼保健所指导，实行人员、职能、经济相对独立，对所在镇乡的防保工作统一管理。

是年，县政府象政〔1993〕48 号印发《象山县社会医疗机构管理办法》，进一步加强对社会医疗机构的管理。

1994 年

1 月 6 日，全县第一次消灭脊髓灰质炎强化免疫日活动结束，0—47 月龄儿童 17165 人参加服苗，服苗率达 98.56%。此项活动一直延续到 2000 年。

3 月 1 日，县第一人民医院六层 3150 平方米职工宿舍破土动工，12 月竣工。

7 月 6 日，石浦发现首例霍乱病人，经细菌学鉴定为小川型。继后发生较大规模流行，并发生两起食物型暴发疫情。全县共发病 115 例，发病率 21.91/10 万，疫情分布 12 个镇乡 56 个村。县政府先后两次召开会议，部署霍乱防治工作。

7 月，县卫生局印发《象山县卫生事业发展“九五”计划》。

12 月，大徐镇卫生院迁址大徐镇龙溪路 46 号。

是年，镇乡卫生院全部落实以“二定一风险”为主要内容的“综合目标风险责任制”（定社会效益、经济效益目标，个人收入作风险抵押，此制度实施期限为 1994—1996 年，共 3 年）。

是年，全县完成 247 个村卫生室、62 家个体医诊所的注册登记、核发行医执照工作。成立农村卫生协会 15 个。

是年，县防疫站档案通过省级验收。

是年，公费医疗办获市级先进单位称号。

是年，县第一人民医院新开展支气管镜检查，脑电地形图检查和血气分析项目。

1995 年

5 月 11 日，县防疫站与省地方病防治所有关专家一起对石浦、西周 2 所中心小学学生进行碘缺乏病本底调查，结果初步证实象山县为碘缺乏病地区。

5 月 22 日，象山县被省卫生厅列为第三批卫生部结核病控制项目县，对结核病进行全面管理。

6月1日，《中华人民共和国母婴保健法》开始实施。

6月6日，县第一人民医院以350万元购置美国GE公司生产的第四代CT机，经安装调试，于7月18日正式开机使用。

6月，丹城镇被命名为省级卫生城镇。

7月1日，县卫生局会同县商业局、县工业局、县供销联社联合举办《中华人民共和国药品管理法》实施十周年知识竞赛。

10月，县人大常委会对县卫生局的行政执法和行风建设进行评议。

是年，根据“三统一”原则，县中心血库成立，加强血源管理。

是年，县第一人民医院外科施行不规则肺叶切除术；内科在上级医师指导下，成功安装心脏起搏器。

1996年

2月27日，象山县经省卫生厅考核达到基本消灭麻风病县。

4月24日，县人民政府颁布《象山县饮用水水源污染防治管理规定》。

5月22日，县公共卫生监督所举行挂牌仪式。

6月26日，丹峰西路101号丹城中心卫生院正式开诊运行。

6月29日，县第一人民医院中央空调开机运转，投入使用。

6月，丹城镇被省爱卫会命名为卫生县城。

是月，省中等医学教育后期教育会议在象山县召开，省卫生厅副厅长陈晓非，科教处副处长汤菟菟，市卫生局副局长陈健乐，医正处副处长陆传统，县委常委、宣传部部长陈秀忠，副县长梅凯先出席会议并发言。

9月，卫生部、联合国儿童基金会授予鹤浦中心卫生院“爱婴医院”称号。

10月，县红十字台胞医院张礼才副主任医师施行首例肝左侧叶切除+肝动脉插管手术。

是年，全县实施农村初级卫生保健，并通过省级验收评审。

是年，县第一人民医院外科开展门脉分流术，直肠癌Becon氏根治术、脊柱骨折施行BAF钢板固定术、脑膜瘤切除术。“人工肾”（血液透析机）投入临床使用。

是年，县第一人民医院原按“浙江省医院评审暂行标准”评定的“一级甲等”医院套改为卫生部医院等级标准的“二级乙等”医院。

1997年

2月16日，经省评审小组验收，县第一人民医院获准为1996年度爱婴医院。

3月，县红十字台胞医院张礼才施行首例胰十二指肠切除。

4月1日，县第一人民医院彩超安装调试完毕，开机运行。

5月，县红十字台胞医院张礼才施行首例胸外科手术。

6月，县卫生局撤销离退休干部党支部。

6月起，县第一人民医院门诊挂号、收费、划价、发药实行网络化管理。

7月，在市卫生工作会议上，象山县被市政府授予“农村初级卫生保健工作优胜单位”称号。

8月17日，11号台风袭击象山县，全县卫生系统受到严重损失。据统计全县卫生系统损失达362万元。局成立抗台救灾领导小组，赶赴重灾区，开展“三清、两消、一灭”（清垃圾、清污泥、清死家禽；对室内外和污染水源进行消毒、消杀；除害灭病）工作。

9月16日，县委、县政府召开卫生工作会议。要求以实现人人享受卫生保健、居民健康主要指标继续保持全国先进水平这一目标，必须抓好农村卫生、预防保健、中医药工作。翌日，县委、县政府印发《关于贯彻〈中共中央、国务院关于卫生改革与发展的决定〉的实施意见》，提出2000—2010年县卫生工作主要目标。

10月28日，县卫生防疫站丹峰东路162号新大楼落成启用。

同日，经市人民政府地方病领导小组考核验收，正式确认象山县为消灭丝虫病县。

是年，象山被评为全国“八五”农村普及自来水先进县和省“八五”农村改水先进县。

是年，县卫生局制定以镇乡为单位的初级卫生保健达标“九五”规划。至2001年，19个镇乡实现了规划目标（其中1998年达标的有墙头镇、石浦镇、爵溪镇、晓塘乡；1999年达标的有丹城镇、大徐镇、贤庠镇、鹤浦镇、东陈乡；2000年达标的有西周镇、下沈镇、昌国镇、新桥镇、黄避岙乡；2001年达标的有定塘镇、泗洲头镇、涂茨镇，高塘岛乡、茅洋乡）。

是年，全县医疗单位全面实施医药费用“总量控制、结构调整”的改革方案。镇乡卫生院在前三年改革基础上，签订新一轮为期三年的综合目标管理责任书。制定“三定”（定收支、定积累、定分配）目标，实行“三审”（季度互审、院长离任审计和运用事业基金审批）制度和“六个挂钩”（与局长基金、院长基金、职工奖金、提成比例、经费补助、单位评优挂钩）。

是年，县级医院成功开展全肺切除、脑胶质瘤切除、内窥镜下食道静脉曲张套扎术、腹腔镜下肝内结石摘除、白内障和青光眼显微手术等一批新技术、新项目。石浦中心卫生院开展人工晶体植入手术。西周中心卫生院开展脾切除等上腹部手术。

是年，县卫生局制定《象山县医疗卫生单位考核细则》和《综合目标管理责任制考核办法》，年度进行全面考核。

是年，高塘岛乡卫生院迁至江北村新街。

1998年

去冬今春，全县部分学校、幼儿园流行性腮腺炎暴发，疫情波及11个乡镇的31所中、小学校及幼儿园，病例数达1100余例，发病率达223/10万。经采用疫苗紧急接种等综合防治措施，疫情得到控制。

1月，省卫生厅核准县红十字台胞医院为1997年度爱婴医院。

4月2日，县第一人民医院妇产科首次成功切除52岁妇女右侧15千克重的巨大卵巢囊肿。

4月29日，省长助理桑国卫一行到象山县调研防疫、农村卫生工作。

5月28日，卫生局批转涂茨镇卫生院《内部改革试行方案》和《内部管理方案》。

5月，在上年大徐、东陈试点基础上，县政府召开专题县长办公会议，具体部署全县农村合作医疗工作。全县约50%的行政村实施合作医疗制度，农户参与率达52.44%。合作医疗形式主要以大病补助为主。

7月，县红十字台胞医院左伟医师在县内首次开展腹腔镜、胆道镜手术。

8月，靖南水厂二期工程日产6万吨的沉淀池动工，翌年5月26日建成投产。

9月8日，中医院住院大楼举行奠基仪式，于2000年7月竣工落成。

10月20日，县卫生防疫站通过国家县级一等站评审。

是年，全县19个镇乡卫生院全部配置B超、X光机，16个镇乡配置心电图、尿液分析仪。

是年，“视觉第一中国行动”实施。全县19个镇乡进行白内障为主的眼病筛查。共筛查出白内障患者1200余例，符合手术370例，完成复明手术135例。

是年，贯彻《医疗机构管理条例》，完成全县7家县级医疗机构、19家乡镇卫生院、17家分院及其外延性分机构的申请登记注册，整顿清理 269 家村卫生室、28 家牙科诊所和 27 家个体诊所。

是年，县人大常委会对卫生局开展卫生行政执法评议。

是年，全县卫生系统推行政务公开制度。

1999 年

1 月 1 日起，全县医疗单位实施“药品总量控制”改革方案。

4 月 12 日，市人大常委会组成人员到象山县调研合作医疗工作。

4 月 28 日，县政府召开农村合作医疗会议，乡镇分管领导参加，县长王仁洲到会讲话。

4 月，根据县人大常委会的工作部署，会同工商、公安、城建等部门开展综合执法，共检查食品生产经营单位和个人 12350 户次。根据检查情况，分别作出责令停业整顿、取缔等处罚。

5 月 12 日，县卫生局举行庆祝国际护士节座谈会，并向 30 年以上护龄的护士颁发荣誉证书，表彰百日无差错先进个人，副县长董也琴到会讲话。

5 月 20 日，经省卫生厅批准，建立县中心血库。

6 月 9 日，县卫生局被县政府评为“一九九七年冬季退伍安置工作先进单位”。

7 月 13 日，全县无偿献血动员大会在丹东街道东谷湖宾馆召开，县四套班子主要负责人出席会议，常务副县长金俊杰作动员报告。出台《象山县无偿献血工作实施意见》，成立县献血领导小组，下设县献血办公室。

7 月 15 日，县第一人民医院高压氧舱验收合格，9 月 14 日试运行，10 月 8 日正式投入使用。

10 月 29—30 日，市对象山县消除碘缺乏病阶段目标工作进行为期 2 天的考核评估，最后顺利通过实现消除碘缺乏病的阶段评估目标。

11 月 10 日，定塘中心卫生院精神科迁至原丹城中心卫生院南庄分点（原南庄卫生院旧址），更名为“象山县爱心医院”。

12 月 2 日，北京大学医学院李竹教授第二次在象山考察，同意把象山县列入“中美预防出生缺陷和残疾合作项目”县。

12 月 15 日，县爱心医院举行开业典礼。

12 月，石浦中心卫生院新住院大楼投入使用。

是年，丹城镇政府把丹东梅溪、丹西白石片 8 个村接装自来水列为实事工程。12 月完工，全部实行“一户一表”制。

是年，全县卫生系统深化人事制度改革，全面推行全员聘用制。

是年，全县实行镇（乡）村二级医疗机构一体化管理。

是年，《中华人民共和国执业医师法》实施。认定执业医师资格 756 名，166 名医生参加执业医师资格考试。

2000 年

3 月 13 日，县农村卫生工作专题会议在象山宾馆召开，金俊杰县长作报告，县卫生局程舟群局长通报全县农村合作医疗和改厕工作开展情况。

5 月 16 日，宁波市计划委员会在县卫生局会议室召开县第一人民医院迁建工程设计会审会议。会议原则同意迁建工程，按二级甲等综合性医院标准设计，规模为 510 张核定床位，总建面积 51733 平方米，成为象山医疗中心。

5 月 22 日，第十一届省、市、县级卫生学校校长会议在象山县丹东街道东谷湖宾馆召开。

5 月 27 日，县第一人民医院首次成功开展腹腔镜胆囊切除术和前列腺气化电切手术。

6 月 22 日，县卫生局印发《象山县卫生事业“十五”计划和 2020 年发展规划》。

7 月 18 日，县中医医院举行建院 15 周年暨新住院大楼落成典礼。省卫生厅副厅长陈晓非、市卫生局局长何一天、县长金俊杰等出席。

7 月，县卫生系统管理干部培训班在县卫生进修学校开班，上海第二医科大学副校长、教授陈志兴、县委组织部部长王剑侯、宣传部副部长张启章出席。

9 月 21 日，中国红十字会副会长孙爱明考察县红十字台胞医院。

同日，县第一人民医院住院部各病区实行药品一日清单制。

10 月 20 日，县卫生局组队参加市卫生系统急救知识及基本技能操作竞赛活动，获优胜奖。

11 月 22 日，投资 17 万元、历时近两个月的县防疫站计算机局域网建成并投入使用。

11 月 23 日，县第一人民医院（医疗中心）正式开工，肖培生、金俊杰、张雪明、胡锡海等县四套班子主要负责人出席奠基仪式。

12 月 15 日，国务院台湾事务办主任陈云林和国务院台湾事务办公室经济局局长何世忠视察县红十字台胞医院。

是年，全县实施“医药分开核算、分别管理”制度。对县级医院药品“核定收入、超额上缴”，有效抑制药品收入不合理增长。对乡镇卫生院实行“三定”（定业务收入、定业务支出、定事业基金指标）管理，超额部分进行二次分配。对亭溪、林海等 10 家分院实施所有权与经营权分离改革，根据业务量核定年度上缴利润指标。

是年，县卫生局实行局机关中层干部竞聘上岗。

是年，全县大力推进农村改厕工作。县委十届八次全会扩大会议和全县农村卫生工作会议上先后作部署，要求各镇乡切实把农村改厕工作列入党委政府议事日程。3 月，县政府又召开全县镇乡长、分管文卫镇乡长参加的农村卫生专题会议，提出全县农村改厕的目标和总要求，并在丹城、石浦、大徐三镇开展改厕试点。县爱卫会及时制订《象山县农村改厕试点工作实施方案》，着力做好业务指导。

2001 年

1 月 8—9 日，象山县通过卫生部组织的“预防与控制艾滋病”中长期规划的中期评估。

2 月，全国政协委员、原中华对台联谊会副主任郭平坦和人民日报记者在县红十字台胞医院视察采访。

4 月 18 日，县第一人民医院首次施行纵隔肿瘤切除术。

4 月，宁波台北同乡会陈器考察台胞医院，并受聘为红十字台胞医院名誉院长。

5 月 28 日，原设在县第一人民医院的血库划归县血办管理，实行两块牌子、一套班子管理模式。

7 月 6 日，省卫生厅副厅长杨泉森、市卫生局局长何一天一行考察县一院及医疗中心建设项目等。

11 月 13 日，省卫生厅〔2001〕363 号文批复，同意县爱心医院为县级精神病医院，核定床位 60 张。

12 月，浙大医学院远程教育站成教学院院长俞海到县卫生进修学校考察远程教育网络创建工作。

是年，鹤浦中心卫生院进行股份合作制改革试点。

是年，县政府印发《象山县区域卫生规划》，调整配置不合理的卫生资源，完成大徐卫生院兼并雅林溪卫生院、石浦中心卫生院兼并金星卫生院和东门卫生院任务。

2002 年

1 月 21 日，靖南水厂向爵溪联网供水。

4 月，县红十字台胞医院病理科开展快速冰冻切片诊断。

5 月 8 日，县药品监督检验所划归县药品监督管理局管理。

5 月 10 日，象山首台螺旋 CT（电子计算机断层扫描）机在县红十字台胞医院开机。

5 月 30 日，县机构改革领导小组办公室批复县卫生局的“三定”方案，行政编制 15 名（其中领导 4 名），实有人数 19 名。事业编制 5 名（其中爱卫办、初保办、改水办合署办公 4 名，红十字会办 1 名），县公费办 4 名。内设科室 4 个（办公室、政工科、医政科、防保科）。中层职数 6 名。

6 月 11 日，根据《宁波市卫生监督和预防保健体制改革实施意见》，象山县撤销县卫生防疫站，组建县疾病预防控制中心和县卫生监督所。

6 月 26 日，县卫生局党委任命叶众任县疾控中心主任、党支部书记；张荣任县卫生监督所副所长（主持工作）、党支部书记。

6 月 28 日，县卫生监督所和县疾病预防控制中心成立大会及授牌仪式在象山宾馆举行。市卫生局、县人大、县政府、县政协有关负责人出席会议。

7 月 15 日，全县发生一例狂犬病死亡病例，属象山县历史记载首例死亡病例。该病例是 7 月 14 日发病，14 日到县人民医院治疗，县疾控中心接到报告后，当晚送宁波第二人民医院，15 日中午死亡。

7 月 31 日下午，象山县第一人民医院院长孙晓东去医疗中心建筑工地途中被出租车撞成重伤，深昏迷、脑疝。医院立即组织抢救小组，并请上级医院专家会诊。后转上海华山医院继续治疗，至今未愈。

8 月 16 日，县人民政府〔2001〕10 号文件批复，同意在县医疗中心规划区迁建妇幼保健所。

8 月 21 日，县妇幼保健所更名为县妇幼保健院。

9 月 1 日，《医疗事故处理条例》正式实施。

9 月 16 日，县卫生监督所从丹峰路原卫生防疫站迁至新丰路 165 号（租用龙元公司房子）办公。

10 月 1 日，全县开始实施对新生儿乙肝疫苗免费接种。

10 月 18 日，县第一人民医院妇产科骆亚琴等会同麻醉科、手术室首次在产科分娩室行剖宫产手术。一名重 3.5 千克女婴安然降生。

11 月 16—19 日，县卫生局乒乓球队参加市卫生系统乒乓球比赛，获团体第四名、女子单打第一名、男子单打第二名。

11 月 26 日，县第一人民医院放射科主任周建勤在上级医院医师指导下，为 70 岁高龄患者施行经“T”字管放置胆道金属内支架加放射介入治疗成功，为象山县首例。

12 月 3 日，县委干〔2002〕31 号文件决定，建立中共县卫生局纪委，于瑞祥任纪委书记、局党委委员。

是年，全县实施医疗机构分类管理制度，核定政府办非营利性医疗机构 41 家，非政府办非营利性医疗机构 68 家，营利性医疗机构 62 家。

是年底，公费医疗办公室划归县劳动保障局。

2003 年

1 月 10 日，台胞王文通捐赠县红十字台胞医院金杯救护车一辆。

1 月 13 日，县卫生局成立机关妇委会，周学群兼任主任，翁君琳任副主任。

1 月 22 日，县第一人民医院胸外科主任李明东主持施行首例胸腔镜下肺大泡切除术。

1 月 24 日，县中医医院获二级甲等中医院。

1 月，县红十字台胞医院李永才副主任医师施行首例颈椎间盘突出前路减压内固定术。

2 月 10 日， 象山县医疗事故判定小组成立，贺国恩任组长。

3 月 16 日，县第一人民医院王文灏、县红十字台胞医院谢平均、县中医医院陈思梁赴黔东南州黄平县参加援黔医疗队。

4 月 9 日，县卫生局防治“非典型性肺炎”领导小组成立，同时设立“非典”防治技术指导小组。

4 月 24 日，县人民政府副县长戴瑜带领县卫生局负责人调研农村环境卫生整治、农村改水、改厕及学校食品卫生工作。

4 月 27 日，县第一人民医院启用隔离病房。

5 月 28 日，县卫生局成立“非典”医疗应急指挥中心，同时，县级医院和中心卫生院设立防治“非典”应急机动队。

6 月 13 日，县卫生局人武部成立，于瑞祥任部长，沈启英任副部长。设立医疗救护队 1 个，民兵船运团海上卫生队 1 个。

6 月 28 日，县第一人民医院迁入东谷路 291 号后正式开诊。

8 月 20 日，县疾控中心在采集中央空调冷却水中检出嗜酸性菌团 4 株。此为象山县首次检出，也是省内首次报道。

9 月 1 日，象山县从流动人口中检出 1 例急性血吸虫病患者，此病例为全县中华人民共和国成立以后首次检出。

9 月 18 日，贺国恩任县第一人民医院院长，免去孙晓东县第一人民医院院长职务。

9 月 27 日，贺国恩任县第一人民医院院党总支书记，免去鲍春华县第一人民医院院党总支书记职务。

9 月，县卫生局被市委、市政府授予“宁波市抗击非典先进集体”。

11 月 28 日，省卫生监督检查组，对象山县卫生执法工作进行市际对口检查。

是年，根据《医疗事故处理条例》和国务院令第 351 号，县重大医疗纠纷处置领导小组成立。组长：分管卫生工作副县长；副组长：县府办分管副主任、综治办主任、卫生局、公安局、民政局、劳动保障局分管副局长；成员：各镇（乡）、街道镇（乡）长、主任。

2004 年

1 月 1 日，丹城至石浦引水工程全线开工，次年 2 月 4 日，竣工试通水。

1 月 7 日，新型农村合作医疗制度试点工作在爵溪、高塘岛、东陈启动。

1 月 29 日，县政府发出《关于切实加强高致病性禽流感防治工作的紧急通知》，要求有关部门加强防治，保障全县畜牧业持续健康发展，确保人民身体健康。

1 月，县卫生局被县政府授予“环境保护先进单位”称号。

2 月 2 日，象山县人民政府紧急召开防治禽流感工作会议，部署“外查内堵”工作预案。

2月，县红十字台胞医院开办《台医人》院报，首次发行1万份。

3月25日，象山县人民政府在涂茨镇召开改水现场会，副县长戴瑜及县人大、县政协、12个相关镇乡街道和县有关部门负责人参加。

4月9日，县人大常委会主任胡锡海带领检查组到城区重点区域进行食品卫生执法检查。

6月，县卫生局被市公安局、市卫生局授予“全市医疗机构治安秩序专项整治先进集体”称号。

7月16日，象山县正式启动计划免疫四大监测系统网上报告。

10月27—28日，象山县通过“省级灭鼠先进城区”复核认定和“灭蟑先进城区”验收达标。

11月18—19日，通过复合验收，象山保持“省级卫生县城”称号。

11月18日，新区综合门诊部、象山玖星妇儿医院获准设立。

11月23日，县委、县政府召开全县卫生工作会议，推行新型农村合作医疗制度。同日，县委、县政府发出《关于加快卫生事业发展的若干意见》。

12月20日，据县新型农村合作医疗管理办公室统计，全县517个村，全部参加新型农村合作医疗，参加人数47.93万人，全县个人参加率达92.1%，超过原计划80%的目标。

是年底，象山县基本完成一次改水工作。

2005年

1月4日，象山县新型农村合作医疗结报中心正式运行。

1月26日，《今日象山》载，县中医医院等3家单位被省委、省政府命名为省级文明单位。

2月25日，县卫生局党委组织医疗小分队送医送药下乡为老党员服务。

4月26日，全省中医医院院长工作会议在象山召开，省卫生厅副厅长叶真出席会议。

4月28日，县“120”急救系统正式启动。指挥调度工作由县公安局负责，在县第一人民医院和县红十字台胞医院分别设立“120”急救分中心。

5月27日，县卫生局召开全县卫生院长、书记会议，传达省、市卫生厅行风建设会议精神，观看中央电视台《焦点访谈》节目，对医院收受药品回扣事件录像。

6月1日，县第一人民医院泌尿科运用气压弹道碎石系统微创新技术治疗结石。

6月，县卫生局改水职能移交至县水利局。

7月4日，县献血办公室由丹城城东路1号迁到丹城东谷路291号县第一人民医院急诊室二楼。

9月22日，新组建的6个卫生监督分所（城区、城郊、石浦、西周、定山、东郊）在石浦举行挂牌仪式。

9月27日、10月13日，发生2起聚餐性霍乱疫情，报告病例7例，带菌者10例。经综合控制，无二代病例发生。

10月1日，县卫生监督所从新丰路165号迁至丹城城东路1号（原县第一人民医院急诊楼）。

10月10日，县妇幼保健院迁入城东路1号（原县第一人民医院门诊楼）。

10月16日、10月21日，县疾控中心实验室分别通过国家认可委和省计量认证有关专家的现场监督评审。

10月21日，县第一人民医院传染病房改建工程正式动工。至2006年5月25日竣工。

11月1日，象山县卫生系统会计核算中心和象山县医疗卫生单位药品联合采购中心正式运行。

12月13日，据统计，1—11月，全县投入农村饮用水工程资金4766.7万元。饮水得到解困的有2.79万人，得到改善的有6.1万人。

是年，县第一人民医院、县红十字台胞医院、县中医医院分别通过省二级甲等、二级乙等、中医二级甲等评审复评验收。

是年，全县共报告流行性腮腺炎1113例，发病率179.87/10万，比上年同期上升607.98%。

是年，自5月实行免费婚孕期医学检查以来，全县共有4676对适龄男女青年登记结婚，孕育期医学检查340例，婚检率3.64%；查出疾病75例，疾病发生率22.06%。

是年，象山县全面实行献血无指令计划。6月24日，在县人民广场举办“无偿献血表彰大会暨纪念‘6·14’世界献血日大型文艺晚会”。

是年，县中医医院成功施行县首例全膝关节置换手术。

2006年

5月26日，泗洲头镇卫生院迁入灵峰路46号。

6月9日，县第一人民医院内的原妇保院业务用房改造成县传染病区，正式投入使用。

6月16日，卫生局基干民兵营成立。接县人武部浙象武〔2006〕20号命令：于瑞祥任县卫生局基干民兵营营长，孔森山任政治教导员；沈启英任副营长；王立人任副政治教导员。

8月1日，全县实施出生医学证明接生单位签发、县妇幼保健院补发模式，实现网络实时上报省数据库。

10月26日，卫生部、省卫生厅、省疾控中心、市卫生局等相关专家检查象山免疫规划工作。副县长戴瑜参加免疫规划工作检查汇报会。

11月5日，石浦发生一起聚餐性霍乱疫情，报告病人1例，带菌者6例，经采取综合控制措施，疫情得到有效控制，无二代病例发生。

12月，县红十字台胞医院综合档案室通过“省级档案目标管理”认定。

是年，全县评选产生首届“象山名医”3名，分别为县第一人民医院叶国良、黄忠祥，县中医医院李雅琴。

是年，驻象某部王成，成为市首位骨髓干细胞捐献者。

是年，丹城、石浦、西周、鹤浦、高塘、东陈、爵溪、贤庠、黄避岙9家乡镇卫生院通过市乡镇卫生院标准化建设达标验收。

是年，根据《宁波市农村公共卫生服务项目实施方案（试行）》，将农村公共卫生服务三大类12项目纳入农村社区卫生服务内容。5月17日，县政府组织召开全县卫生工作暨社区卫生服务工作现场会，在全县范围内全面推行以“六位一体”为主要内容、“社区责任医生制”为主要模式的社区卫生工作。

是年，象山县完成第三轮行政审批制度改革。县卫生局颁发《象山县卫生局关于内设机构行政许可职能归并的实施意见》，设立行政许可科，并明确由1名副局长分管。7月21日，行政许可科人员全部进驻县便民中心卫生局窗口，启用行政许可公章。

2007年

1月1日，县中心血库更名为市中心血站象山采血点，其职能不变。

2月15日，世界卫生组织为“京城活雷锋”、北京军区总医院原副政委孙茂芳颁发 “中国特色医疗突出贡献奖”，同时授予华佗勋章一枚。

3月27日，市政府考核象山县卫生工作。

4月1日起，除城区和城郊外，其余乡镇的卫生行政许可全部实行网上审批。

5月10日，全县启动职业病网络直报系统，网络覆盖全县乡镇卫生院和3家县级医院。

5月19—20日，市卫生局局长何一天一行考察高塘岛乡花岙岛社区卫生服务站。

5月28日，县政府召开艾滋病防治、精神卫生、献血工作会议。

5月29日，副县长王安静考察墙头、泗洲头、新桥、定塘卫生院标准化建设。

6月7日，鹤浦中心卫生院被评为第三批省农村中心集镇示范卫生院。

6月22日，县第一人民医院党总支升格成立党委。12日，县委干〔2007〕19号文公布，左伟为党委书记。

6月，县中医医院被确定为省中医“名院”第一批项目建设单位，医院心血管科同时被评为省中医“名科”建设项目。

7月1日，全县启动孕产妇（包括非本地户口）免费检测艾滋病抗体工作，共检测3203例，未发现艾滋病抗体阳性报告。

同日，麻疹、腮腺炎、风疹三联疫苗被纳入全县免疫规划，按免疫程序实施接种。

7月3—5日，全省县（市）医院院长联谊会第30次会议在象山松兰山海景大酒店召开。会议由县第一人民医院承办。

7月28—30日，县卫生局举办首届精神病防治培训班。

10月16日，象山县被市评为公共卫生先进县。

10月17日，县委副书记黄志明、副县长王安静调研卫生工作，着重调研医患纠纷处置问题。

10月19日，县长李关定实地查看中医院、爱心医院和泗洲头镇卫生院，并在泗洲头镇政府召开各医疗卫生单位及相关部门负责人参加的座谈会。

10月29日上午，在象山宾馆，县长李关定组织召开卫生工作座谈会，乡镇及有关部门负责人参加了会议。

11月1日，5家财政全额拨款单位及3家县级医院实行卫生系统会计集中核算管理。

11月21日，县政府组织召开新型农村合作医疗工作会议，县长李关定作报告。

12月5—6日，县卫生局对辖区内0~47月龄儿童开展脊灰疫苗强化免疫活动。该项活动于翌年1月5—6日继续进行。常住儿童16602名，流动儿童4979名全部接种，接种率达100%。

12月13—14日，县委、县政府相继颁发《象山县区域卫生规划（2006—2010)》《关于进一步加强城乡社区卫生服务工作的实施意见》《关于进一步加快发展卫生事业的实施意见》

12月15日，县第一人民医院消化内镜中心成立，并在学术报告厅举行成立仪式。

12月17日，象山县陈再脑血管疾病预防基金会在台胞医院举行成立庆典活动。该基金会由宁波戴维医疗器械有限公司董事长陈云勤发起成立。

12月21日，省卫生厅、省环境保护厅公布县第一人民医院为2007年度省绿色医院。

12月27日上午，全县卫生工作会议在象山宾馆召开。县四套班子负责人李关定、徐才印、洪贤兴、卢敏、王安静、陆传明等出席会议。乡镇、街道分管领导及有关部门负责人参加。县委书记、县长分别在会上讲话。

是年，县卫生局下发《农村家庭聚餐卫生指导管理规定》，启动农村聚餐规范管理工作。在餐饮行业，逐步推行“五常法”（常组织、常整顿、常清洁、常规范、常自律）管理。根据《象山县关于推进早餐工程建设意见》，与县贸粮局联合制订《推进早餐工程建设实施细则》，并组织实施。

是年，为进一步加强社区慢性病管理，各镇乡、街道在上年健康档案的基础上，对辖区内所有居民再次查漏补缺，挨家挨户对每个居民进行健康调查，以户为单位建立家庭健康档案。

是年，全县17家镇乡卫生院完成标准化建设。

是年，全县启用“短信催叫”预约接种新模式，即采用短信预约方式并通知儿童家长及监护人及时带小孩到接种门诊进行预防接种。

是年，县疾控中心对全县89家公共场所431名服务人员进行艾滋病相关知识、危险行为的问卷调查等行为干预，对24个流动人口聚集地231名农民工进行艾滋病防治知识宣传。对新入县看守所的重点人员进行HIV筛查工作，共采血150份，发现HIV阳性1例。县第一人民医院初筛实验检测1例临床可疑阳性，经确认为阳性并上报。

是年，全县共报告性病772例，其中男性363例，女性409例。

是年，全县实施孕产妇艾滋病免费检测。

是年，全县评选出第二届“象山名医”2名，分别为县第一人民医院胡元达和林亚。

是年，县卫生局组队参加市卫生系统乒乓球比赛，获“团体第二名”。

是年，县政府印发《2007年度镇乡、街道卫生工作考核实施办法》，开始把镇乡、街道卫生工作列入年度考核内容。

2008年

1月2日，县政府批复同意实施《象山县农民饮用水工程规划报告》。

3月19日，县政府批复同意《象山县城乡区域联网供水规划》。

5月9日，县劳动竞赛委员会、县总工会、县卫生局在县第一人民医院举办医务人员急诊急救理论和操作技能大赛。县卫生系统23支队伍参赛，县一院张健、袁赛萍组合队获一等奖。

5月12日，全国首部护士条例——《中华人民共和国护士条例》颁布实施。

6月，妇女健康促进工程启动，并于8月通过市级检查。全县共有47174名已婚育龄妇女接受妇科常见病、多发病的普查普治，普查率达40.61%，发病率为38.09%。

6月26日，县疾控中心欧阳炎在四川青川龙溪乡卫生院进行为期3个月的对口支援。

6月28日，“宁波市医疗纠纷理赔处理中心象山工作站”“象山县医疗纠纷人民调解委员会”“象山县人民法院医疗纠纷巡回法庭”启动运行。

7月1日，全县启动新发糖尿病、冠心病急性发作、脑卒中发作、新发恶性肿瘤和中枢神经系统的良性肿瘤等4种主要慢性病发病报告工作，并纳入社区慢性病随访管理。

7月7日，县政府把农村饮水列入实事工程。自2005年起，已投入资金1.2亿元，解决26.5万名农民饮水难问题，除个别自然村外，实现农民饮用水工程全覆盖。

7月31日，市“平安医院”创建工作推进会在县第一人民医院学术报告厅召开，省卫生厅副厅长马伟杭、市委政法委员会副书记蒋朝栋、市卫生局局长何一天及全市各地政法委、公安局、卫生局负责人等90多人参会。

8月7日，农村饮用水卫生信息网络直报启动。

8月19日，县疾控中心郑广勇、朱小桢在四川青川进行为期2个月的对口支援。

9月，全县调查救治食用含三聚氰胺奶粉婴幼儿。对全县18557名3岁以下婴幼儿调查摸底，发现食用奶粉儿童13163人，新筛查儿童10811例，确诊结石患儿105例，无住院和重症病例。

是月，50名来自台湾台东县小石浦村（富岗新村）的台胞参观县红十字台胞医院，史永康先生挥笔题写“台胞医院为海峡两岸架起健康桥梁”。

10月29日，由市政府办公厅、市委宣传部、市卫生局等16个部门联合举办的“中医中药中国行”宁波站活动启动，24名市中医专家为市民义诊，县第一人民医院陈晓奇参加。

11月5日，定塘中心卫生院门诊大楼竣工。

11月11—20日，全县开展8月龄至6周岁儿童和初三学生麻疹疫苗强化免疫活动。共接种40237人，接种率为98.69%。顺利通过市疾控中心组织的评估。

11月18日，县第一人民医院联合浙江大学医学院附属第一医院启动远程网络医疗服务平台，合理利用省级医疗资源为全县人民提供医疗服务。

11月，石浦中心卫生院通过市级示范保健门诊评审。

是年，县政府颁发《关于加快象山县城乡区域联网供水工程的实施意见》。至2011年底，县域内西水东调、北水南调为主体的城乡区域联网供水工程基本建成，集中供水率达97%。

是年，全县评出第三届象山名医3名，分别为县第一人民医院陆振一、周建勤和胡国泉。

是年，泗洲头、贤庠、石浦、西周、墙头等社区卫生服务中心通过市级规范化社区卫生服务中心评估验收。其中泗洲头、贤庠社区卫生服务中心还通过省级规范化评估验收。

是年，涂茨镇卫生院新建综合楼。

是年，全县开展“保障劳动者健康权益——职业病防治万家企业行活动”。为1250名接触受害人员体检，到企业一线听取工人对职业病防治工作的意见建议，检查职业病危害重点企业30家。

是年，县疾控中心先后投入40余万元，购买疫苗冷藏运输车1台，建造30立方米生物制品储备专用冷库1间，完善疫苗冷链管理。

是年，全县落实遗体捐献志愿者5名，角膜捐献志愿者2名，进入中华骨髓干细胞资料库志愿者累计221名，初配1名。

2009年

3月15日，县城乡联网南部供水工程动建。工程概算投资4757万元。翌年1月20日建成通水。

5月12日，县第一人民医院一卡通门诊预存款系统正式开通。

6月30日，全县启动集宣教、咨询、婚检为一体的“婚姻登记免费婚检一站式服务”。

7月22日，省卫生厅批准，“宁波市戒毒研究中心美沙酮治疗门诊象山县爱心医院服药点”设立。

7月25日，高塘岛自来水管道与石浦自来水厂供水管道实现对接。2万名海岛居民可饮用溪口水库优质水。

7月29日，白溪水库、滨海水厂工程竣工通水典礼举行。

8月1日，由县第一人民医院消化内科承办的“宁波市医学会第二届消化道早期肿瘤内镜诊治学术研讨会”在象山县国际大酒店召开。上海瑞金医院、中山医院、邵逸夫医院和浙一医院、省中医院相关专家作专题讲座，县一院叶国良在会上作学术交流。

8月13日，县机构编制委员会发出《关于调整象山县红十字会管理体制的通知》，县红十字会由县卫生局管理的非常设机构改为单独设置机构，列入群团机关，使用事业编制。10月9日，县委任命陈琴为县红十字会副会长。

8月27日，县八届政协召开第二十七次主席会议，就完善城乡社区卫生服务体系进行专题议政。

9月14日，全县接种门诊取消2009年以后及新增儿童卡片的录入。

9月24日，省级卫生县城复查组对象山县卫生县城进行复评。

9月27日，县卫生局召开全系统庆祝中华人民共和国成立60周年大会，表彰县第八届十佳护士、县第二届学科带头人和骨干医生、主题征文比赛获奖者，并举行《象山县医界著名人士集》和《象山卫生60年》首发仪式。29日晚，举行全县卫生系统庆国庆60周年文艺晚会。

10月，爵溪街道卫生院原办公楼拆建门诊住院楼动工。到2010年9月27日新楼封顶，2011年10月20日新门诊住院楼运行。

10月23日，县第一人民医院陈晓奇入选第一批“浙江省基层名中医”（浙卫发〔2009〕224号）。

11月，茅洋乡卫生院医疗用房改建工程项目获批（象发改投复〔2009〕175号），至2010年10月竣工启用。

11月13日，全县甲型H1N1流感防控会议在象山宾馆召开。全县累计报告流感样确诊病例167例，其中163例为轻症病例，2例为重症病例，1例为危重病例，1例死亡。

11月24日，全县开展并完成全省首批甲流疫苗接种工作，7901人接种。

12月8日，市公共卫生委员会督查组在象山县开展甲型H1N1流感防控工作督查指导。

12月20日，县第一人民医院院长左伟在海南参加亚洲博鳌论坛，获“中国医院管理杰出优秀院长”称号。

12月25日，县第三人民医院（前身为县爱心医院）迁建工程奠基仪式举行。

12月28日，鹤浦中心卫生院迁建项目获批，至2014年3月26日竣工落成。

是年，县妇幼保健院艾滋病初筛实验室通过市级验收合格，并启动运行。全年免费检测艾滋病5358例。

是年，全县创建县规范化社区卫生服务站（村卫生室）40家。2010年、2011年、2012年又分别创建20家，至2012年底共创建100家。

2010年

1月26日，经县机构编制委员会办公室批准，县爱心医院正式更名为县第三人民医院。

1月31日，接省卫生厅通知，县第一人民医院消化病学科被确定为第一批省级医学龙头学科建设单位，并由浙江大学医学院附属邵逸夫医院消化病学科对口帮扶指导。

2月2日，全县深化医疗卫生体制改革工作会议召开。

3月，全县成功完成首例遗体和角膜捐献。

4月20日，县第一人民医院行政综合楼启用。

4月21日，市委、市政府作出《关于表彰2007—2009年度劳动模范和模范集体的决定》（甬党发〔2010〕56号），象山县陆振一等8人授予“宁波市劳动模范”称号。

5月14日，省消化内科年会在象山县召开。浙江大学副校长姒健敏以及浙江省第一人民医院、上海瑞金医院、上海中山医院、浙江省中医院相关专家以及市中医院消化内科主任孙聪等出席。

6月17日，位于城站路8号的原象山机关印刷厂闲置厂房改建成丹城中心卫生院公共卫生服务大楼项目，获县发展和改革局批复，2013年5月6日开工，2014年10月29日竣工验收合格。

6月25日，西周中心卫生院新住院楼工程动工。至2013年5月31日落成启用。

8月26日，象山县献血办公室由县第一人民医院急诊室二楼迁址于县第一人民医院行政综合楼二楼。

9月19日，象山县第一人民医院骨科，在浙江省第二人民医院专家指导下，成功完成左侧全膝关节置换术。

10月25日，全县66家基层医疗单位中启动实施国家基本药物制度。

11月20—21日，县疾控中心通过省计量认证扩项和国家实验室认可的扩项及现场监督评审。通过此次评审，中心通过认证认可的监测项目达到404项。

11月25日，县创建省示范文明县城、国家卫生县城动员会议在象山剧院召开。县四套班子负责人出席，县委书记李关定讲话。

11月，全县17家社区卫生服务中心启动社区卫生服务居民电子健康档案信息化系统，全县共建立居民电子健康档案301639份，建档率为56.23%。

是月，县卫生监督所正式过渡为参照公务员法管理事业单位。

12月1日，省政协医药卫生界别组21人在省卫生厅副厅长张平带领下在县第一人民医院开展医药卫生体制改革工作调研。

12月31日，县重点实事工程城乡区域联网供水泗洲头至大理工程全线竣工通水。

是年，县卫生局制定《象山县农村妇女“两癌”检查项目实施方案》，启动实施“两癌”（乳腺癌、宫颈癌）筛查工作。

是年，全县推出出院病人亲情回访制度。对急性期治疗后病情稳定，需要继续康复治疗或需长期治疗的慢性病患者出院后进行亲情回访。

是年，全县试行农村社区医生定向培养，按“先填志愿、后签协议”原则，全县招录5名社区医生，委托宁波大学进行为期3年的大专学历层次的定向培养。

是年，县卫生局选送的“架起医患之间的‘爱心桥’”被市卫生局评为“宁波卫生·服务群众”十件新事之一。

2011年

1月4—5日，市药品监管信息化现场会在象山县召开。

1月11日，县第一人民医院引进一套全球第二、国内第一自主研制的国产医用无线“OMOM胶囊内镜”。

1月29日，县第一人民医院急诊中心新大楼开诊。

3月22日，象山县通过消除碘缺乏病目标省级现场考评。

5月23—25日，省三级乙等综合医院评审组19人在县第一人民医院评审。县委书记李关定、县长叶剑鸣、市卫生局局长张乐鸣等出席23日下午的汇报会和25日下午的反馈会。

6月29日，县卫生局在象山剧院召开全县卫生系统庆祝建党90周年暨“感动象山卫生十大人物”事迹报告会。县委、县人大、县政府、县政协相关负责人出席。

7月，东陈乡卫生院由沙岗村兴岗路13号搬迁至东陈村。

8月11—12日，市爱国卫生运动委员会组织专家组在象山县调研指导国家卫生县城创建工作。

8月31日，县第一人民医院感染科大楼项目获县发展和改革局批复。

11月20日，县第一人民医院普外科成功实施全县首例腹腔镜下右半肝切除术。

11月22日，经过市数字化社区卫生服务中心考评组评估，定塘中心卫生院通过考核验收，成为全县首家数字化社区卫生服务中心。

11月29日，石浦镇通过省级卫生镇考核验收。

12 月 31 日，县餐饮、化妆品监管职能划归县食品药品监督局，部分人员分流，相关资产一并划转。

2012 年

1 月 11 日，县第一人民医院正式被省卫生厅评定为省三级乙等综合性医院。

2 月 29 日，县第一人民医院普外科张同成医师成功为一名下肢大隐静脉患者实施大隐静脉腔内激光治疗。

3 月 19 日，县卫生局欢送县第一人民医院心胸外科张光辉医生赴西藏比如县进行一年半的医疗卫生志愿技术服务援助，为全县首批医疗技术援藏人员。

6 月 14 日，县红十字台胞医院迁建工程（一期）正式动工。工程位于石浦镇栖霞路和凤栖路交叉口东北角，占地约 66667 平方米。

6 月 25 日，获省卫生厅 2012 年 147 号、象编办〔2012〕48 号文件批复，县第一人民医院增挂“宁波市第四医院”牌子。

6 月 28 日，县第一人民医院、县红十字台胞医院、县中医医院和县第三人民医院四家县级医院启动以破除“以药养医”为核心的综合改革。

6 月，址设丹东街道丹河东路 1086 号的民营医疗机构——星城医院正式开业。

7 月 3—5 日，宁波市爱国卫生运动委员会对象山县开展创国家卫生县城工作进行市级考核，并获通过。

8 月 6 日，石浦、西周、贤庠、定塘 4 个卫生监督分所重新成立。

9 月 1 日，根据县人力资源和社会保障局、财政局《关于印发其他事业单位绩效工资实施办法的通知》，9 月起，县第一人民医院在职人员正式实施绩效工资。

9 月 26 日，2012 年医学青蓝工程师徒结对仪式举行，标志该工程正式实施。

9 月，在贤庠镇盐厂村成功试点的基础上，全县各乡镇、街道试行家庭医生签约制服务。

10 月 12 日，省卫生厅浙卫发〔2012〕238 号文件公布，县第一人民医院消化内科病区为省第一批优质护理示范病区。

10 月 17—18 日，宁波市爱国卫生运动委员会办公室组织专家对县城城区灭蚊灭蝇工作进行考核，认定象山城区通过市级灭蚊灭蝇先进城区考核。

10 月 25 日，县第三人民医院搬迁至新院正式开诊。

11 月 22 日，市卫生局局长王仁元在副县长王安静和县卫生局局长翁英豪等陪同下在西周儒雅洋、夏叶等地调研。

12 月 10 日，在象山剧院东首设立的爱心献血屋正式启用。

12 月 20 日，县中医院心血管科被列为省中医药重点专科。

是年，在实施村级医疗机构规范化建设基础上，全县有序推进政府办的村卫生室（社区卫生服务站）实行紧密型一体化管理，非政府办的规划内村卫生室实行“六统一”（统一行政、人员、业务、药械、财务管理和绩效考核）、“两独立”（责任独立承担、财务独立核算）型一体化管理，对因历史沿革尚存的规划外村卫生室实行基本型一体化管理，并逐步整合兼并。

是年，全县共报告手足口病 1876 例，报告发病率 347.41/10 万，比 2011 年上升 71.79%，其中重症 2 例，无死亡病例。

2013 年

1 月 24 日，县中医医院通过二级甲等中医医院复评。

2月14日，县第一人民医院通过国际医疗卫生机构联合委员会（JCI）国际医院认证。

4月7日，县中医医院收治1例从非洲安哥拉输入的登革热病例。通过相关医疗卫生单位的防控，未发生二代病例。

4月，县新型农村合作医疗办公室由县卫生局移至县人力社保局。

5月3日，县第一人民医院心内科首例急诊冠脉介入治疗取得成功。

5月8—10日，由省爱国卫生运动委员会副主任、省卫生厅副厅长叶真带队的省考核组，对象山县创建国家卫生县城工作开展为期3天的检查考核。10日，省考核组宣布，县创建国家卫生县城工作通过省级考核。

5月30日，省卫生厅在网上公布第一批县级医学龙头学科验收结果（浙卫发〔2013〕146号文件），县第一人民医院消化病学学科终期验收合格。

7月9—10日，省卫生厅、省爱国卫生发展中心相关负责人率创建省卫生强县专家组到象山县，听取本县省级卫生强县创建工作汇报，并对象山县卫生创强工作进行全面协调和指导。

7月26日，县政府召开创建国家卫生县城迎检会议。

8月28日，县红十字台胞医院创建二级甲等综合性医院通过验收。

9月25日，县第一人民医院普外一科成功实施首例腹腔镜下胰十二指肠切除术+左肝外叶切除术。11月7日，省卫生强县考核组经过两天的考核验收，在反馈会上通报象山县已经达到省卫生强县创建标准，将建议省考核办推荐为“浙江省卫生强县（市、区）”，经公示无异议后报省政府命名。

12月6日，县疾控中心叶众、县第一人民医院刘晓凯、盛红被评为第四届“象山县名医”。

12月29日，象山县被全国爱卫会命名为“国家卫生县城”。

是年，在2012年试点基础上，15个有条件的镇乡开展小学二年级学生免费窝沟封闭项目，共11000余名学生接受口腔检查，4500余名学生接受免费窝沟封闭术。

是年，全市新发现艾滋病阳性感染者和病例31例，比上年同期增长138.46%，其中象山县报告17例。截至2013年，全县在管HIV/AIDS共65人，其中43人接受正规免费抗病毒治疗。

是年，全县共报告手足口病1551例，无重症死亡病例报告。

是年，镇乡街道卫生院中医科创建全面完成。

是年，晓塘乡卫生院新院落成迁入，开诊运行。

是年，县卫生局获“宁波市红十字奉献服务奖”。

2014年

3月26日，鹤浦中心卫生院迁入南田路（蟹厂村）新院。

4月17日，世界卫生组织以及美国疾病预防控制专家，在国家、省两级疾控中心领导陪同下在象山县调研结核病防制工作。

4月19日，县第一人民医院消化内科主治医师赵海敏在上级医院医师指导下，为一名贲门失弛缓症患者成功实施内镜下肌切开术（POEM）。

6月16日，县第一人民医院普外二科成功开展象山县首例经胸乳腔镜下甲状腺切除术。

7月1日，县第一人民医院挂号系统和宁波联网。

8月26日，县残疾人康复综合服务中心暨宁波市康复医院象山分院正式开业。

9月18日，县机构编制委员会同意设立“象山县老年医院”，挂“象山县丹东街道社区卫生服务中心”牌子。

10 月 9 日，县老年医院开业。至 11 月底，基本医疗设备到位，开诊运营。

12 月 24 日，鹤浦中心卫生院被评为省甲等卫生院。

12 月 29 日，省卫生和计划生育委员会正式发文，命名象山县为省卫生应急工作示范县。

12 月 30 日，西周中心卫生院被评为省甲等乡镇卫生院。

12 月 31 日，中共宁波市委办公厅、市政府办公厅印发《象山县人民政府职能转变和机构改革方案》（甬党办〔2014〕121 号），组建县卫生和计划生育局，将县卫生局除用工单位职业卫生监督检查等相关职责以外的职责、县人口和计划生育局的计划生育管理和服务的职责，整合划入县卫生和计划生育局。

是年，报告手足口病 2314 例，重症病例 1 例。

是年，县卫生局被市科学技术协会评为“2013 年度市级学会先进单位”。

2015 年

1 月，职业病防治监督职能从县卫生监督所划归县安全生产监督管理局，编制人员分流 1 名。

5 月 6 日，县第三人民医院与县第一人民医院建立全县首个区域医疗联合体，挂牌县第一人民医院一分院。

5 月，象山县通过省爱国卫生运动委员会办公室对象山县国家卫生县城巩固的暗访督查。

是月，县第一人民医院消化内科与浙江大学医学院附属邵逸夫医院消化内科成功合作。

8 月，县第一人民医院胸外科与宁波市第一医院胸外科进行全面合作。

10 月初，县第一人民医院与浙医一院 ICU 合作项目启动。

10 月 8—9 日，县卫生和计划生育局从塔山路 39 号（部分科室在新华路 228 号）搬迁至南部商务楼 1 号楼 7~9 层。

10 月下旬，全县报告 1 例输入性登革热病例。通过紧急防控，未发现二代病人。

12 月，县心理卫生协会在县第三人民医院成立。

是年，在总结试点工作基础上，全县推行以社区居民与全科医生签约服务为载体的家庭医生制服务，以重点人群、重点疾病、基本公共卫生服务项目为主要内容，为城乡居民提供连续、综合、有效、个性化的基本卫生服务。

是年，宁波市多地发生人感染 H7N9 禽流感疫情，象山县通过修订技术方案和防控预案，采取流感样病例周报告、加强对医疗机构防控指导和培训、H7N9 禽流感外环境监测及全县人感染 H7N9 禽流感疫情风险评估等措施，排查疑似病例，共处置疑似病例 11 起，未发生疫情。

是年，西周、定塘、贤庠中心卫生院与县第一人民医院，鹤浦中心卫生院、晓塘乡卫生院与县红十字台胞医院分别建立县乡医联体。至 2016 年底，县域内医联体建设实现全覆盖。

是年，全县所有乡镇开展小学二年级学生免费窝沟封闭项目，全县共有 6227 名学生接受免费口腔检查，3012 名学生实施免费窝沟封闭术，封闭率达 75.9%。

是年，全县共报告甲、乙、丙类传染病 3761 例，总报告发病率 741.96/10 万。无甲类传染病报告，乙类传染病共报告病例 842 例，报告发病率 166.11/10 万。

是年，开展“妇女健康促进工程”，全县共有 52508 名妇女参加妇女病普查，普查率46.58%，查出妇科病 22937 人次，妇科疾病患病率 43.68%。

是年，继续深化“平安医院”建设，县红十字台胞医院、县中医医院顺利通过省级平安医院评审，全县 15 家乡镇卫生院完成市级基层平安医院评审工作。

是年，开展县乡中医对口支援，全面完善基层中医药服务网络。全县所有乡镇卫生院（社区卫生服务中心)、部分村卫生室（社区卫生服务站）能够提供4种以上的中医药服务。

是年，县第一人民医院支援新疆、青海工作有序推进，全年共接收5名青海到象山进修学习人员。6月，分期派遣2支由多学科人员组成的医疗分队赴青海天峻县进行业务支援。

2016年

1月1日，全县统一启动一孩、两孩生育登记服务工作，引导群众按政策有序生育，确保全面二孩政策平稳落地实施。

3月29日，2015年“最美象山人”揭晓，县第三人民医院护理部主任石辉东、上海解放军八五医院医生石华铮在列。

6月16日，县第一人民医院取消门诊输液。

7月7日，开展国家卫生县城复评，评审通过省级考核。

10月11日，定塘中心卫生院扩建工程获批。

11月23日，根据《关于加强象山县院前急救体系建设的实施意见》，2015年10月，县急救站成立，11月23日正式独立运行。址设新华路228号。

11月，经专家组评审考察验收，象山县成为省级慢性病综合防控示范区。

是月，台胞医院迁入石浦镇凤栖路420号新院区，建筑面积41180平方米。

12月，大徐镇卫生院东昭路63-1新院竣工，翌年3月搬迁。大

是年，以慢性病人、60岁以上老年人、孕产妇、0~6岁儿童、残疾人等为重点人群，推进契约式家庭医生制服务，基层医疗机构实施率达100%。

是年，全县报告甲、乙、丙类传染病5259例，总报告发病率1031.18/10万。无甲类传染病报告，乙类传染病共报告病例1412例，报告发病率276.86/10万。

是年，县第一人民医院通过第二轮JCI认证。

是年，社会资本举办医疗机构得到发展，投资规模逐渐增大，举办机构向专科方向发展。全县民营医院共有585张床位，占总床位的26.62%。

是年，根据《宁波市医疗机构远程医疗服务体系建设实施方案》，在鹤浦中心卫生院试点基础上，共建成3个远程医疗服务中心和28个基层云诊室，于12月开通远程医疗服务。

是年，县级医院全面实施电子病历。

2017年

1月7日上午，全县“双下沉、两提升”工作推进会暨“宁波市名医工作室”揭牌仪式在象山县红十字台胞医院举行。县委书记叶剑鸣、市卫计委主任王仁元等出席会议。叶剑鸣、王仁元共同为“宁波市名医工作室”揭牌、授牌，并为聘请的4名名医颁发聘书。

2月24日下午，“宁波市第四医院（象山县第一人民医院）白鸥志愿服务队启动仪式暨‘志愿服务在医院’活动推进大会”在象山县第一人民医院行政五楼学术报告厅落下帷幕。县卫生计生局党委副书记、副局长史美德、象山县志愿者协会有关负责人沈益腾等参加。

4月14日，国家卫生计生委计划生育基层指导司司长杨文庄率调研组到象山县调研基层计划生育工作。省卫生计生委计划生育基层指导处处长潘祖光、市卫生计生委副主任陈月芳等陪同调研。杨文庄对象山县坚持“三个不变”、力求“三个突破”和“县不变、乡增强、村共享”的做法给予肯定；对象山县在妇幼计生服务资源整合过程中，更注重工作实际和未来发展，以暂缓妇幼机构合并而达到职能优化的做法给予首肯，认为象山的模式在全国可复制、可推广。

5月16—18日，国家公共卫生服务项目考核组对浙江省2016年度国家基本公共卫生服务项目开展情况进行考核。考核组对象山县2016年度基本公共卫生服务工作予以充分肯定，认为象山县重视程度高，项目宣传和实施效果明显，城乡居民知晓率、满意度高，获得感强。考核组还针对考核中发现的问题提出有针对性的指导意见。

6月1日，董幼祺全国名老中医药专家传承象山工作室揭牌暨拜师仪式举行。该工作室的成立，对象山县中医药事业的发展产生持续、深远影响。

6月16日，市人大常委会教育科技文化卫生委员会副主任委员、市卫生计生委巡视员干爱玲率督导组一行到象山县开展全国精神卫生综合管理试点督导工作。

6月20日，县政府办公室印发《关于象山县卫生和计划生育局事业发展“十三五”规划》。

6月26日，县卫生计生系统开展首届“礼赞·半岛天使”系列活动。活动内容包括“天使之爱——大型巡诊义诊”“天使之星——‘十佳医生和十佳护士’评选”“天使之韵——书画摄影比赛”“天使之夜——表彰颁奖晚会”等。

9月20日，象山县西周镇、墙头镇卫生院先后与辖区敬老院签订合作协议，在敬老院内设立“颐养小屋”。“颐养小屋”是象山县在推进老年医疗护理服务和养老服务有机融合的过程中，探索打通“卫生院+敬老院”合作路径，创新“以养为主、以医为辅、医养结合”工作模式，提供医疗问诊、保健咨询、急诊急救等服务，为全县提供一套可持续、可复制、可推广的基层医养结合健康养老工作样板。

9月29—30日，市卫生计生委主任张南芬、副主任郑丰等到象山县调研，副县长钮晶莹，县卫生局长陈淑萍等陪同调研。张南芬指出，象山县县乡两级政府高度重视卫生计生事业发展，近几年在医疗卫生事业资金保障力度大，全县医疗卫生布局好、机构全，极大改善群众的就医环境。张南芬认为象山县卫生计生工作特色、亮点较多。如医养结合走在全市前列，人民医院感染大楼管理水平领先，公共卫生工作为全省全市做出了贡献等。

10月21日，象山县创伤救治中心首次通过“中国空中急救医院联盟”进行空中转运。一架从浙江第二人民医院飞来的B-70NY红色直升机降落在文峰学校操场中心，将一名因不慎坠楼导致骨盆粉碎性骨折的患者通过空中转运至浙二医院。县第一人民医院与浙江大学急救医学研究所建立长期合作关系，同时加入该联盟。

11月17日上午，第三届中国·宁波海峡两岸医院管理论坛在象山县开幕。市卫生计生委党委书记、主任张南芬，县人民政府副县长钮晶莹，县卫生计生局党委书记、局长陈淑萍等参加开幕式。中国·宁波海峡两岸医院管理论坛创立于2015年，是由象山县人民医院和台湾彰化基督教医院共同主办的全国性医疗管理论坛。

12月13日，浙江省2016—2020年儿童伤害预防项目启动暨培训会举行。培训会由浙江省妇女儿童工作委员会办公室和浙江省疾控中心主办，宁波市妇女儿童工作委员会办公室和宁波市疾控中心协办，160余名代表出席启动暨培训会。在启动会上，国务院妇女儿童工作委员会办公室、中国疾病预防控制中心慢病中心、联合国儿童基金会等有关负责人和专家亲临现场培训指导，并向象山县项目有关单位代表授予《预防溺水实施指南》《预防儿童溺水》等书籍。

12月25日，石浦中心卫生院迁至石浦镇凤栖路86号（原红十字台胞医院）。

2018年

3月30日，象山县委副书记、县长黄焕利赴县卫生计生系统调研指导工作，副县长钮晶莹陪同调研。黄焕利对县卫生计生系统取得的成绩给予充分肯定，并提出“强化三大体系建设”的要求：一是强化多层次、一体化、多样化的医疗卫生服务体系建设，让群众享受便捷、安全、优质的医疗服务；二是强化专业化、事业化的医疗事业管理体系建设，注重医院集团化管理，合并同类项，补齐管理模式相互割裂的短板；三是强化人才、科研管理体系建设，要注意人才存量，做好“引才育才留才用才”文章，要借梯登高，善于依托成熟、专业的团队打造品牌力、提升竞争力、增强影响力。

5月12日，为纪念第107个国际护士节，弘扬南丁格尔精神和“精湛、仁爱、廉洁、奉献”的象山卫计文化，县卫生计生系统组织“象山的初心，象山的使命”主题报告暨护理技能大赛颁奖晚会，向全县广大护理工作者致以节日的祝福和崇高的敬意。“

5月28日，县卫生和计生系统在人民广场举办大型宣传咨询活动及主题文艺晚会，纪念中国计划生育协会成立38周年暨第15个世界献血者日，推动全民投身“健康象山”建设。

6月22日，县委、县政府印发《健康象山2030行动纲要》。

6月25日上午，全县卫生与健康大会召开，贯彻中央、省市关于卫生与健康的重大决策，研究部署新形势下全县卫生与健康工作。县委副书记、县长黄焕利指出，卫生与健康事业是关爱生命的崇高事业，要高水平构建象山健康体系，高标准增进人民健康福祉，为加快建设宁波现代化滨海城区提供坚实的健康基础。

7月23日，西周镇中心卫生院接受华翔集团100万元的捐赠，定向用于该院医疗设备的购置。

8月17日，在首个中国医师节到来之际，县委常委、宣传部部长罗来兴，副县长钮晶莹深入临床一线，向象山县医师代表送上鲜花和慰问品，致以节日祝福和亲切慰问。

8月19日，首个“中国医师节”。县卫计局拍摄专题片《因为是医生》以示庆祝。

10月11日下午，象山县慢性病专科联盟建设推进会在海洋酒店举行，县卫生计生局副局长吴敏主持会议，县卫生计生局党委书记、局长陈淑萍出席会议并发表讲话。会议确定由县第一人民医院牵头，县红十字台胞医院、县中医院、其他多家卫生院（社区卫生服务中心）共同参与，成立象山县慢性病专科联盟。

10月12日，象山县卫计局12名医务人员赴吉林省延边州开展对口协作帮扶工作。

11月9日，首届象山县医疗技术项目推介会在海洋酒店举行，会议邀请人大代表、政协委员、新闻媒体及部分网民和群众代表，就象山县运作成熟、技术先进的11项医疗技术项目进行路演。

11月22日，由省卫健委药政处副处长潘莉荣、卫生监督所副所长罗华标、邵逸夫医院门办主任丁勇组成的医疗卫生服务“最多跑一次”改革督查组到县第一人民医院开展专项督查。

2019年

1月8日，县委干〔2019〕2号文件通知，在卫生健康局建立中共象山县卫生健康局委员会，由陈淑萍、史美德、左伟（兼）、张奂、黄志辉、肖惠珠、翁家秀（兼）等组成，陈淑萍任书记，史美德任副书记；撤销中共象山县卫生和计划生育局委员会，组成人员职务自行免去。

1月10日，象山县卫生健康局挂牌成立。县委常委、宣传部部长罗来兴，副县长钮晶莹出席揭牌仪式。根据《象山县机构改革方案》，将县卫生和计划生育局、县深化医药卫生体制改革领导小组办公室的职责，以及县民政局承担的县老龄工作委员会办公室职责，县安全生产监督管理局的职业安全健康监督管理等职责整合，组建县卫生健康局，作为县政府工作部门。保留县老龄工作委员会，日常工作由县卫生健康局承担。不再保留县卫生和计划生育局、县深化医药卫生体制改革领导小组办公室。

1月10日，县委办公室、县政府办公室发出《关于印发〈象山县推进县域医疗卫生服务共同体建设工作方案〉的通知》。

2月1日，象山县第一人民医院（宁波市第四医院）成为浙江省首家通过第六版JCI第三轮复评的综合性公立医院，也是宁波地区唯一一家连续3次通过JCI评审的大型综合性医院。

3月1日下午，象山县召开医共体建设动员大会。县委书记叶剑鸣在会上强调，要始终坚持以人民为中心的发展思想，齐心协力推进医共体建设，全面提升医疗卫生服务水平，为加快建设健康象山做出更大贡献。会上，县委书记叶剑鸣为医共体牵头单位进行授牌。县卫生健康局、县医疗保障局、县第一人民医院医疗健康集团作表态发言。

4月17日下午，市卫健委主任张南芬一行到象山调研医共体建设推进情况，县人民政府副县长钮晶莹、县卫生健康局班子成员、3家医疗健康集团相关负责人等陪同调研。张南芬认真听取相关情况后，对象山县医共体建设推进工作给予充分肯定。座谈会上，钮晶莹表示，医共体建设是一个庞大的系统工程，也是惠及百姓长远利益的民心工程，象山县将继续根据省市要求，结合象山实际，找准工作着力点和突破口，围绕管理强机制，围绕基层强服务，围绕改革强创新，围绕目标强配套，推动一体化、均衡化、特色化、系统化发展，切切实实解决医疗健康服务“最后一公里”问题，确保各项任务落到实处。

5月15日下午，县委书记叶剑鸣赴县第一人民医院医疗健康集团总院调研“最多跑一次”改革落实情况，叶剑鸣指出，推进公共服务领域“最多跑一次”改革，是今年全面深化改革的重要任务，也是当前重要民生实事。要进一步提高政治站位、凝聚共识、拉高标杆、争创一流，按照习近平总书记“继续啃硬骨头，确保干一件成一件”的要求，不断推出接地气、解民忧、暖人心的创新举措，将改革成果更多更好惠及广大群众。

5月22日，省人民政府副省长成岳冲、省卫健委主任张平调研象山县医共体建设推进情况。

7月17日，林法星任县卫生健康局党委书记，陈淑萍调任县文化和广电旅游体育局党委书记。

8月28—30日，象山县迎来国家卫生县城第二轮复审。省复审组认为，象山县在获得国家卫生县城荣誉称号以来，县委、县政府高度重视卫生创建和爱国卫生工作，继续推进卫生创建工作全面深入开展，健全城市卫生长效管理机制，近三年来，全力打造“最清洁县”，入选首批国家生态文明建设示范县，城乡环境卫生全面提升，各项工作达到《国家卫生镇（县城）标准》要求，建议省爱卫会正式上报全国爱卫会予以重新确认。

10月8日，县卫健局机关组织全体党员干部赴贤庠镇海墩村贺威圣烈士故居、涂茨镇旭拱岙村开放式组织生活基地进行红色主题教育，组织开展“不忘初心、牢记使命”主题教育集中学习，邀请“中国好人”陈晗现场分享“象山公交人”的暖心故事。

11月6日下午，县委书记叶剑鸣率县卫健局、县医保局、县人社局、县财政局、县委编办等部门负责人调研象山县医共体建设。

12月30日，“追梦新时代·奉献新征程”象山县卫健系统颁奖晚会在县综合文化活动中心举行。县有关部门负责人罗来兴、胡建萍、钮晶莹、励茂平出席晚会。活动内容包括“七星之光”70位优秀护士评选、“七星之耀”70位优秀医师评选、“七星之采”70篇优秀征文（课题）评选、“七星之源”70位“学习强国”学习平台学习先进评选、“七星之声”70场党课宣讲、“七星之影”70场主题党日、“七星之辉”70场志愿服务等。

2020 年

1 月 22 日，副县长钮晶莹、县卫健局局长林法星、县卫健局副局长吴敏等前往医疗健康集团考察流感防控工作。

1 月 25 日下午，县委书记叶剑鸣主持召开县新型冠状病毒肺炎疫情防控指挥部会议，听取全县疫情防控工作情况汇报，研究部署下一步工作。

1 月 28 日，象山县第一人民医院俞佃瑜、县红十字台胞医院戴赛作为宁波市第三批、象山县首批救援医疗队队员驰援武汉抗击新型冠状病毒肺炎疫情。

1 月 28—29 日，县委常委、组织部部长范焕平看望慰问援鄂抗击新型冠状病毒肺炎疫情医务人员俞佃瑜、戴赛家属。

1 月 30 日，市委原常委、市人大常委会原副主任胡军，县委书记叶剑鸣前往医健集团慰问医务人员。

2 月 5 日下午，县委书记叶剑鸣先后到象山一院医健集团总院、县中医医院医疗健康集团总院，了解新型冠状病毒肺炎防控情况和医疗救治情况，表示象山县疫情总体情况较为稳定，离不开一线医务工作者的共同努力，对他们的辛勤付出和无私奉献表示感谢和敬意，并要求从严从实从细做好疫情防控工作，与全县人民齐心协力打赢这次疫情防控阻击战。

2 月 9 日上午，县委书记叶剑鸣看望慰问第二批援鄂抗击新型冠状病毒肺炎人员方俊杰、张增增、林益、潘雨洒、吴映娴、项辉、章巧云、冯亚珠、王米娜、连颖、徐华美、罗果果、林洁、施巧群、陈静、林莉红，送上鲜花，与他们合影留念。县委常委、组织部部长范焕平，副县长钮晶莹参加。

2 月 11 日，县委副书记、代县长包朝阳和县人大常委会党组副书记，县委宣传部部长罗来兴，县委常委、组织部部长范焕平，副县长钮晶莹分别看望慰问象山县驰援武汉抗击新型冠状病毒肺炎疫情医护人员家属，为他们送去党和政府的关怀，并向广大一线医护人员致以崇高的敬意。

3 月 31 日，象山县欢迎宁波驰援武汉抗击新型冠状病毒肺炎疫情医疗队凯旋。宁波驰援武汉抗击新型冠状病毒肺炎疫情医疗队进入象山驻地，开始为期 14 天的休养。

4 月 3 日下午 17 时，县第一人民医院医疗健康集团护士俞佃瑜、县红十字台胞医院医疗健康集团护士戴赛，结束了为期 14 天的集中休整，不辱使命，不负重托，完成任务平安归来。县委县政府及县有关部门、象山一院医健集团、台胞医院医健集团、家属代表举行了欢迎仪式，迎接最美逆行者回家。县有关部门负责人范焕平、钮晶莹出席欢迎仪式。

4 月 15 日，268 名宁波驰援武汉抗击新型冠状病毒肺炎疫情队员在半边山景区结束为期 14 天的隔离休整，陆续踏上回家路。象山县在南部新城正式欢迎 18 名驰援武汉抗击新型冠状病毒肺炎疫情医疗队员凯旋。县委书记叶剑鸣向援鄂医护人员献花，并发表讲话。县委副书记、代县长包朝阳主持迎接仪式。

4 月 30 日，象山县召开“援武汉医疗队先进事迹报告会”，5 名援武汉医疗队员倾情讲述了在战“疫”一线不忘初心、治病救人的故事。会上，县人大常委会党组副书记、县委宣传部部长罗来兴要求全县党员干部认真学习援武汉医疗队先进事迹，各地各单位要广泛宣传援武汉医疗队的先进事迹，引领全县干群一心向党、紧跟党走，奋力夺取全县疫情防控和经济社会发展“双胜利”。

5 月 12 日，县卫健局开展护士节慰问活动，象山县人民政府副县长钮晶莹、局领导班子成员深入临床一线向象山县护士代表送上鲜花，并致以节日祝福和亲切慰问。

5 月 22 日，宁波戴维医疗器械股份有限公司向台胞医院医健集团捐赠一辆价值 100 万元的健康巡回车。捐赠仪式由县卫生健康局党委书记、局长林法星主持，象山县人民政府副县长钮晶莹、宁波戴维医疗器械股份有限公司党委书记陈云勤、石浦镇人民政府副镇长林雪娟出席仪式。

7 月 28—29 日，由省中医药管理局二级调研员陈良敏带队的专家评审组对象山县创建全国基层中医药工作先进单位进行评审。县人大常委会副主任胡建萍、市卫健委中医药管理局局长徐伟民出席汇报会，副县长章洪浩出席反馈会。

8 月 20 日晚，象山县卫健系统庆祝第 3 个中国医师节——“医者之声”抗疫作品朗诵会在象山一院医健集团总院举行。晚会以“弘扬抗疫精神 护佑人民健康”为主题，用文艺作品向奋战在临床一线、抗疫一线的医务工作者致敬。

8 月 26 日，县卫生健康局党委下发《关于推行“健康说事”工作制度的实施意见》。

9 月 10 日下午，县委副书记、县长包朝阳在健康象山建设工作会议上强调，要认真贯彻中央和省、市相关决策部署，把握重点、未雨绸缪、统筹兼顾，聚焦健康象山争先进位，筑牢秋冬防疫工作防线，凝聚全民健康促进合力，加快打造更高水平的健康象山。副县长钮晶莹主持会议。

9 月 17 日，市卫生健康委副主任俞曹平带领市医疗卫生行业综合监管工作第五督察组对象山县开展医疗卫生行业综合监管集中督察，县人民政府副县长钮晶莹、县人民政府办公室副主任吴雅敏、县卫健局局长林法星、县市场监管局局长石岳吉、县医保局局长贺挺、县直相关部门负责人等陪同督察。

9 月 19 日，象山县首个健康管理服务中心开始试运行，象山县健康管理服务中心是宁波市首家公益性现代化健康管理服务平台，位于城区建设路 282 号（体育场 1 楼），中心占地面积 800 多平方米，以自主检测、科学运动、健康阅览、健康讲堂、健康膳食、儿童活动、中医药文化体验、心理咨询、健康科普、医防融合等十大功能区为载体，通过医防、体医、身心的健康融合新形式，为象山县重点人群提供健康干预项目，提供个性化健康咨询指导，推动健康发展理念转变，全面提升象山县市民健康素养水平。

10 月 18 日，由县委、县人民政府健康象山领导小组办公室主办，贤庠镇政府承办的象山县“健康家庭建设”启动仪式暨“游氧贤庠”亲子定向越野赛在枫康石斛养生园拉开帷幕。启动仪式上，副县长钮晶莹宣布健康家庭建设正式启动，县卫健局党委书记、局长林法星致辞。

11 月 11 日，由江苏省卫健委中医医政处副处长邵淑滨率队的国家专家评审组一行对象山县创建全国基层中医药工作先进单位进行评审。县人民政府副县长钮晶莹、省卫健委中医局二级调研员吴建锡、市卫健委副主任应黎明、市卫健委中医药管理局局长徐伟民、县政府办公室副主任吴雅敏、县卫生健康局党委书记、局长林法星等出席会议。各镇乡街道、相关部门、医疗卫生健康机构负责人参加会议。

12 月 2 日，青海省海西州天峻县委书记张胜利带队到象山调研，实地考察象山一院医健集团总院运行情况，并向象山县对口帮扶医务人员送上洁白的哈达和证书、奖杯表示感谢。县委副书记李晓东参与迎接。

是年，象山县居民期望寿命达 82.85 岁，较 2010 年增加 4.3 岁。居民健康期望寿命为 72.69岁。

2021 年

2 月 10 日上午，县委书记潘银浩，县人大常委会主任罗来兴，县委常委、常务副县长陈兴立，县政协副主席欧亚群一行到象山一院医健集团总院（象山县第一人民医院），慰问医务人员代表。潘书记要求集团加强人力、物资等保障，继续做好疫情防控工作和卫生健康工作。

5月12日上午，县委常委、宣传部部长应建勇，副县长钮晶莹分别到象山一院医健集团总院、县中医医院医健集团总院（象山县中医医院），看望节日里坚守在医疗一线的医生、护士代表，并为她们送上鲜花和节日祝福。

5月26日，2021年3—4月宁波好人发布仪式暨“道德模范话党史”百场巡讲活动在北仑举行，台胞医院医健集团石浦分院吴秀明医生获评敬业奉献类“宁波好人”。

6月3日上午，位于丹西街道兴洋路7号的象山县中医医院医疗健康集团总院（象山县中医医院）正式启用。新院按照三级乙等综合性中医院标准建设，总投资约4.8亿元，总建筑面积7.68万平方米。开设临床科室29个、医技科室11个，床位520张。

6月22—23日，省卫健委应急办主任蒋曦、四级调研员徐璟栋、市卫健委疾病预防控制及职业健康处处长童峰一行到象山开展“护航建党百年·三服务周”活动，指导检查象山县第一人民医院医疗健康集团总院、丹城分院、丹东街道河东村卫生室疫情防控和安全生产工作。同时慰问老党员代表，看望“我为‘七一’添光彩·百场千医进军营”义诊医务人员。

7月28日上午，象山县中医医院隆重举行“浙江中医药大学教学医院”挂牌仪式。浙江中医药大学校长陈忠，县委副书记、县长包朝阳出席挂牌仪式并共同为教学医院揭牌。副县长钮晶莹出席。象山县中医医院挂牌浙江中医药大学教学医院后，将在理论教学、临床见习、临床实习和毕业实习等方面开展密切交流合作，有利于促进医、教、研全面发展，助力推动三级乙等综合性中医医院创建工作，促进中医药事业全面、协调、可持续发展，开启医教协同、共同发展崭新篇章。

8月19日下午，象山县召开庆祝第四个中国医师节座谈会。县委书记潘银浩出席会议并讲话，他强调，要坚持生命至上，秉持健康优先，倡导尊医重卫，把人民为中心的发展理念进一步落实到各项工作当中，不断满足人民群众对美好生活的向往，为建设健康象山、增进人民健康福祉作出更大贡献。包朝阳、胡建萍、钮晶莹、励茂平等县四套班子领导出席。

8月23日至27日，浙江省第四周期三级乙等综合医院评审专家组到象山一院医健集团总院，开展为期5天现场评审工作。会议由省评审组大组长蔡斌主持。县委副书记、县长包朝阳，市卫健委党委副书记、副主任蒋志云，县人大常委会副主任胡建萍，县人民政府副县长钮晶莹，县政协副主席励茂平，市卫健委医政医管与药物政策处处长王涌，县人民政府办公室主任张有为，县卫健局党委书记、局长林法星等出席会议。

9月7日，浙大一院象山分院签约揭牌仪式在象山一院医健集团总院举行。县委书记潘银浩、浙江大学医学院附属第一医院党委书记梁廷波出席揭牌仪式并讲话。市卫生健康委主任张南芬，县委副书记、县长包朝阳出席。县领导胡建萍、钮晶莹、励茂平等参加相关活动。

9月10日，钱晓芬任县卫生健康局党委委员，李福奎任县卫生健康局党委委员（副局级）。

10月27日，2020年健康象山建设领导小组暨深化医改、中医药工作联席会议在县机关服务中心四楼聚贤厅召开。县委副书记、县长包朝阳强调，要努力打造“象有健康”幸福民生品牌，为高质量发展建设共同富裕样板县擦亮健康底色。副县长钮晶莹主持会议。

10月29日上午，省卫生健康委党委委员、副主任、一级巡视员夏时畅，省卫生健康委疾控处处长姚强，省卫生健康委健康处处长张新卫，省卫生健康委应急办副主任罗彬一行到象山调研，先后走访县疾病预防控制中心、象山一院医健集团总院、县中医医院医疗健康集团西周分院，了解象山县共同富裕示范区工作谋划推进情况，卫生健康数字化改革等重点改革任务推进情况。

11 月 17 日上午，全国健康促进县创建省级评审反馈会召开。象山县委副书记、县长包朝阳在会上作讲话。副县长钮晶莹作创建工作汇报。省级评估组对象山健康促进县创建工作给予肯定，对现场评估和台账抽查中发现的问题给予反馈，并对下步创建工作提出明确要求。包朝阳表示，要提高站位、真正重视，充分发挥象山县的生态环境优势，坚持把全国健康促进县创建与全国文明城市创建结合起来，树立大健康理念，发展大健康产业，真正把健康品牌做成象山发展的金名片。要照单全收、对标整改，围绕考核组指出的问题，认真对照健康促进县标准，制定问题整改方案，以定标、定事、定责、定时、定人“五定”要求细化工作任务，清单化推进、闭环化管理，确保每一条意见、每一个问题，都不折不扣整改到位。要全域创建、全面融入，全力抢抓杭州亚运契机，打响省海洋运动中心品牌，引导广大群众积极参与、自觉行动，积极践行“健康融入万策”，深化居民健康素养提升行动，完善健康象山共建共享机制，健全全生命周期健康服务，全面提高人民群众幸福指数。

12 月 7—20 日，在做好象山县境内疫情防控的同时，先后派出 5 批次 932 人次（490 名）医务人员驰援镇海、余姚开展疫情防控工作。

是年，为庆祝中国共产党成立 100 周年，县卫生健康系统组织各项活动，激励广大党员干部从党史中汲取奋进力量，在新征程上展现新的作为。县卫健局班子领导分别带队走访慰问优秀党员、党务工作者及困难党员群众，向他们致以节日问候和诚挚敬意，为他们送去党的关怀和温暖；县卫健局机关党支部组织全体党员干部观看庆祝中国共产党成立 100 周年大会；县卫健局联合县退役军人事务局，走进某部队训练驻地，开展“我为‘七一’添光彩，百场千医”义诊活动；象山一院医健集团组织开展“永远跟党走”红歌快闪活动；定塘分院党支部到定塘镇养老院开展党员志愿服务活动；老年医院院区党支部邀请新四军老战士、老党员张汉庭开展“学史崇德”主题党日活动；台胞医院医健集团党支部开展“重走长征路”主题党日活动；石浦分院党支部开展“跟着电影学党史”主题党日活动；鹤浦分院党支部组织开展“学党史办实事 为民服务送健康”志愿服务活动；县中医医院医健集团总院、东陈分院联合开展“我为‘七一’添光彩，百场千医”大型义诊活动；茅洋分院党支部开展“心系党群、情暖人心”走访慰问活动；三院院区党支部开展“学习百年党史，牢记初心使命”主题活动；县疾控中心党支部开展“红色行走，铭记历史”系列主题党日活动；县妇保院党支部组织开展“红心向党”红歌合唱活动；县卫生进修学校党支部组织开展锋领党史学习教育系列活动；县献血管理服务中心党支部开展“忆初心 敬党心 共过政治生日”主题党日活动；县急救站党支部举办“奋斗百年路　启航新征程”党史知识竞赛。

2022 年

1 月 20 日，市卫生健康委党委书记、主任俞曹平，副主任夏冠斌一行赴象山县台胞医院医健集团鹤浦、高塘两家分院，实地调研指导基层工作。

1 月 29 日上午，县委书记包朝阳，县人大常委会主任罗来兴，副县长、县公安局党委书记、局长卢小兵，县政协副主席陈爱武一行到县疾病预防控制中心，慰问公共卫生人员代表，并向全县广大医务工作者拜年。

3 月 31 日，省爱卫发展中心主任高奕带队到象山开展医疗机构公共卫生所建设与卫生管理工作调研，先后走访象山一院医健集团总院、老年医院院区以及亚帆中心。

5 月 12 日下午，县人民政府副县长胡颖磊到象山一院医健集团总院感染科、急诊科等科室，亲切慰问一线护士，并送上鲜花和节日祝福。

6月7日，省卫生健康委现场复核组走进黄避岙乡高泥村，以《全国示范性老年友好型社区评分细则（试行)》为依据，通过查阅资料、实地察看、现场体验等形式，考察村庄环境、居家养老服务站、智慧养老体系以及老年人家中的适老化改造、老年人参与村庄管理等。

第一章　医疗卫生机构

明宣德二年（1427），县始设惠民局，“督医制药，以济穷民及囚狱患者”。民间有药店，医师坐堂。行医、卖药，多为中医。民国元年（1912），史悦道在石浦横塘岸创办石浦卫生医局，为全县西医从业之始。后陆续开办同春医院、荔江诊所、天逸诊所、三多医院、石浦医院、县公立医院等。中华人民共和国成立前夕，全县有卫生院、卫生所各1家，私人诊所16家。1952年，墙头、南庄、新桥、石浦4个区建立卫生院，15个镇乡开办联合诊所。1956年5月，县卫生院改称县人民医院。1958年，联合诊所改称乡医院，实现乡乡有医院。石浦卫生院改称石浦人民医院。至1966年，有县级医院2家、镇医院3家、公社医院39家。至1976年，有县级医院2家、区医院5家、镇医院3家、公社卫生所39家、县防疫妇保站1家。为避免机构重复，有利于医疗卫生工作开展，1976年7月，南庄区联合卫生院并入南庄区卫生院，1979年7月，鹤浦公社卫生院并入石浦区卫生院，1980年6月，西周公社卫生院并入西周区卫生院，1981年12月，贤庠公社卫生院并入大徐区卫生院。至1986年，有县级医院3家，区卫生院5家，镇卫生院2家，乡卫生院30家，县防疫站、县妇保站各1家，卫生进修学校1家。至1996年，县级医院3家，中心卫生院7家，乡卫生院29家。至2007年，县级医院4家（县第一人民医院、县红十字台胞医院、县中医院、县爱心医院），中心卫生院7家（鹤浦、石浦、定塘、爵溪、丹城、西周、贤庠），乡镇卫生院10家（墙头、东陈、茅洋、泗洲头、新桥、晓塘、高塘岛、大徐、涂茨、黄避岙），县疾病预防控制中心、县卫生监督所、县妇幼保健院、县卫生进修学校、县献血办各1家，民办医院2家，民办门诊部1家。把原17家镇乡卫生院的分院改为社区卫生服务站（樊岙、金星、东门、昌国、晓塘、大塘、中娄、东溪、旦门、林海、雅林溪、珠溪、东港、灵南、下沈、莲花、亭溪）。全县共有卫生服务站256家，其中村级卫生服务站236家。至2014年，象山县共有医疗卫生机构294家，其中县级医院4家，专科医院2家，公共卫生单位6家，镇乡卫生院17家，卫生院下延的社区卫生服务站31家，村卫生室186家，部队职工医院和老干部诊所各1家，民营医院2家，医务室3家，个体诊所41家。

第一节　民国时期主要医院、诊所

境内有医生以来，陆续出现私人个体诊所。早期政府基本不干涉、不管理，所存资料很少。民国政府开始对个体诊所进行注册、登记等简单管理。自民国元年（1912）至民国37年（1948），共有216名个体开业医生。但由于社会动荡、战乱不断，个体诊所开业、歇业变化不断。中华人民共和国成立前夕，全县有私人诊所17家。

保康医院 民国元年（1912），史悦道在石浦横塘岸创办石浦卫生医局，为全县第一所西医诊所。3年后，由史致和、陈贞文夫妇接办，改名石浦保康诊所（民间称之为保康医院），诊所地址由横塘岸迁到福建街34号。民国8年（1919），史致和病故，由陈贞文主持。民国23年（1934），由史悠扬、史悠生主持。中华人民共和国成立初又搬到福建街46号，1956年成立“石浦中西医联合诊所”时，仍在那里。

民国28年（1939），据“公私立医院诊所调查统计”，保康诊所（医院）主管史悦道从宁波华美医院毕业，曾任湖州福音医院院长。抗战以后返回。助产士史陈贞文（陈贞文），毕业于湖州仁志妇产科学校，任妇产科医生，在石浦地区推行新法接生。药剂师（生）叶谦益。医院有病房4间，病床6张，各科设备初具规模。每月门诊人数150人至200人，每月平均住院人数4人。每年业务收入约800元，分别用于薪俸、办公、购置设备等。

保康诊所（医院）院址考

保康诊所（石浦老百姓普遍称之为保康医院），是象山县第一家西医诊所。关于它的地址，不同的志书类文章中有不同的表述。例如由县政协文史资料委编写的《象山近百年史事胜录》中载：“1912年，史悦道在石浦横塘岸创办石浦卫生医局，为全县第一所西医诊所。3年后，由史致和接办，改名石浦保康诊所。”而《象山县志（2008）》第38篇第1章中载：“保康医院，地点石浦福建街。”在县政协文史资料委编印出版的《象山百人说百事》中，吴成根在他的回忆文章中，有“石浦福建街下街头的保康医院……”的表述。《石浦镇志》中的表述是：“民国元年（1912），史致和在福建街创办保康医院……”

针对以上不同表述，通过采访保康诊所创办者后人史其凯，并查阅了相关史料，该诊所的基本迁徙路径为：史悦道于民国元年创办石浦卫生医局（保康诊所前身）时，址设石浦横塘岸，只有1间屋。没过多久就搬到了福建街34号。3年后由史致和、陈贞文夫妻俩接办，并改名为保康诊所。民国8年（1919），史致和病故，该诊所主要由陈贞文（史其凯的祖母）主持。民国23年（1934），由史致和与陈贞文的儿子史悠扬、史悠生（史其凯的父亲，系遗腹子）主持。中华人民共和国成立初，保康诊所又搬到福建街46号。直至1956年，中医魏刚、陆永成与西医史悠生、卓恺烈等组建中西医联合诊所（石浦镇医院前身）时，仍在那里。

县公立医院 民国27年（1938），姜绍祖（又名姜梅坞）等，在县长盛世馨的支持下，创办县公立医院。限于当时的政府财力，名虽“公立”，实则政府只出资4000元，其他向民间劝募。据《陈汉章年谱》载，“陈氏病中捐款2000元”。其他捐款者有王松轩、周大烈各2000元，萧伯元1000元，萧如房、何恭房各500元，加上其他零星捐款，共约20000元。关于陈汉章捐款数额问题，年谱中有个说明，“陈氏儿子回忆为捐1000元，因以其女婿（姜梅坞）回忆为准”，即为2000元。

民国27年5月15日上午，在县政府会议厅召开“象山县公立医院筹备委员会第一次会议”，出席委员有黄乡元、胡子乔、傅有鄰、张在熙、沈守华、姜梅坞、王柏亭、徐素韵、徐勉斋、陈志纯、冯一心、傅规清、徐步宵、陈芳、盛世馨等，盛世馨任主席。会议推选姜梅坞为副主任委员，徐勉斋等7人为常务委员。会议决定借用城中西门信泰当原址房屋（后经该当铺经理边文卿来函照准）。5月16日起，筹委会正式开始办公，筹备期暂定1个月。6月18日开诊。7月13日，经县政府批准筹委会改为董事会，筹备委员相应地改为董事。7月18日召开董事会成立大会，通过章程，推选盛世馨为董事长，姜梅坞为副董事长，徐勉斋等 13 人为常务董事。

该院有房屋 34 间，计 123.33 平方米。设有特等、头等、二等、普通和传染病房，共有床位 65 张。院长杨传华，浙江宁波人，上海东南医科大学毕业。另有医务人员 15 名。据民国 28 年（1939）统计报表，月平均门诊 1500 人次，月平均住院 15 人次，年收入 8400 元，支出 4200 元，主要用于薪俸、办公、设备购置等。

1940 年，旅沪同乡会因战乱倒闭，县公立医院因失去资助而停业。1941 年 2 月，该院并入象山卫生院。

县公立医院设址与开诊时间考

关于县公立医院院址问题有以下三种说法。

说法一：据县第一人民医院建院 70 周年画册“悠久历史”篇载，“象山县公立医院在丹城西门‘新泰当店’”。

说法二：据 1988 年版《象山县志》第 38 篇第 1 章载，县公立医院“址设丹城西门当店（信泰当铺）”。

说法三：据县政协编写的《象山近百年史事胜录》载，县公立医院“院址西门当店（永泰代当）”。

经查，由县政协文史资料委编写的《象山文史资料》（第四辑）记述，中华人民共和国成立前，象山（含南田县）私人开设的典当有信泰、乾大、元善、永泰代当等 5 家。据民国《象山县志》载，“象邑旧设当铺一名，道光九年新增一名”。两典当名称、开办年月、详细地址及资本额、变动情形等均无考。

由此可见，“新泰当店”一说为误写误传，因为象山丹城当时无此当店。

又据民国 30 年（1941）《浙江经济统计》：信泰当约开办于清道光年间。民国 16 年（1927）初，因时局关系，银根周转不灵，报县停当，民国 26 年（1937）停闭。永泰代当开办于民国 25 年（1936）12 月，于民国 26 年（1937）10 月停闭。从时间上看，民国 27 年（1938）这两家当店均已停闭，用于开设公立医院的可能性都存在。

经查县档案馆馆藏民国档案，民国 27 年（1938）5 月 15 日上午，在县政府会议厅召开“象山县公立医院筹备委员会第一次会议”，会议决定借用城中西门信泰当原址房屋，并经该当经理边文卿来函照准，后又呈请核转司法处备案。

关于公立医院开诊运营时间，也有不同说法。县政协编写的《象山文史资料》（第三辑）载，民国 27 年（1938）6 月 28 日正式开始门诊。而 1988 年版《象山县志》则说是 1938 年 11 月 27 日正式开业。从民国档案所反映的情况是 1938 年 5 月 15 日上午召开筹委会第一次会议，5 月 16 日起筹委会正式开始办公，筹备期暂定 1 个月。于 6 月 18 日先行开诊，仍继续进行劝募事宜。于 7 月 13 日公立医院筹委会改组为董事会。7 月 18 日召开董事会成立大会，通过该院章程，推选董事会董事长、副董事长各 1 名，常务董事 13 名。11 月 14 日向县政府呈“为恳予转请匾额以示提倡由”，要求转呈“省政府主席暨各厅厅长宁绍防守司令行政督察专员颁给匾额以宏观瞻而示提倡实为公便”。自 6月 18 日至 11 月 14 日治疗病人已达 14559 号。

由此可见，县公立医院址设应为丹城西门信泰当店。开诊试运行为 1938 年 6 月 18 日，如果以董事会成立作为医院正式开始运行的话，应为 1938 年 7 月 18 日。

陈汉章为县公立医院捐款额考

由县政协文史资料委编写的《象山文史资料》（第一辑）中，有林志龙撰写的《陈汉章事略》一文。文中写道“当其卧病在床时，县里正筹备设立公立医院，他得悉后，念及全县无医院，病者必须远出求医的诸多困难与痛苦，就慷慨捐助开办费一千元，以促其早日建成”。在《象山文史资料》（第三辑）、《象山近百年史事胜录》中也有相同记载。

1988年版《象山县志》第三十八篇《医药卫生》在“象山县公立医院筹资情况”一节中载：“据姜绍祖回忆，筹资情况如下：陈汉章二千元……”

经查《陈汉章全集》第二十一卷，陈汉章年谱载：“民国二十六年，丁丑岁（一九三七年）七十四岁……陈氏病中捐款二千元，筹建象山医院。”在记述捐款细节后，有案语云：“案：陈氏儿子回忆为捐一千元，因以其女婿（姜绍祖）回忆为准。”

陈汉章的女婿姜绍祖（又名姜梅坞）是创办象山县公立医院的提议人，是筹委会副董事长，应该说他是最知情者，所以陈汉章为筹建象山县公立医院捐款二千元的说法是可信的。

县卫生院 民国29年（1940）2月，根据省卫生处颁布的《浙江省三年施政计划》和《县卫生工作实施纲要》设立。院址设丹城西门林氏宗祠。胡鲲（1940年2月至1941年11月）、沈保民(1941年11月至1949年7月）先后担任院长。民国30年（1941）2月，县公立医院并入该院。沦陷期间迁址西周。民国34年（1945）日本投降，卫生院迁至丹城西寺，民国35年（1946）又迁入丹城城内林家祠堂。民国时期，医疗设备简陋，仅有1张简易手术床，86件外科器械，1组产科器械和几副听诊器，几支体温计。在编职工10名，其中医务人员7名。设简易床位20张，以诊治传染病、常见病为主。当时县卫生院负责全县卫生行政、医疗、疾病预防和环境卫生等工作，隶属于县民政科。

同春医院 院址石浦中街，开办于民国13年（1924）。主管黄渭卿，曾任县立戒烟医院主任、第五区区立施种牛痘处主任、中心小学校医。据民国28年（1939）11月统计报表显示，医务人员有潘在玺、陈凌云、史庭槐、陈行远等。有院舍10间，其中病房3间。病床4张。每月平均门诊量约200号，住院6人次。无手术室、药柜，有常用红药水、碘酒、十滴水等。有“皮刀”小手术及“柳叶刀”割盲肠手术。年均收入约1800元，支出约1700元，主要用于薪俸、办公及设备购置等。

荔江诊所 所址石浦老道头，民国14年（1925）开办。主管戴华堂，曾任温岭县新河医院医师、南田县救济院施医所主任兼石浦汉民医院医师，后任荔江诊所所长兼医师，又兼宁海县戒烟医院医师。另有医务人员杨筱梅等。

据民国28年（1939）11月统计报表显示，有院房5间，其中病房2间。病床4张。每月门诊量150~200号，每月平均住院4人次。以业务收入为主，年收入约2000元，支出1500元左右，主要用于薪俸、办公及设备购置等。

天逸诊所 天逸诊所又称天逸诊疗所，所址丹城南大街。主管徐天逸，毕业于北平协和医院，后任镇海良济医院。民国14年（1925）任广东东路第一军军医，翌年任东路第一军军医处一等军医兼任总指挥部卫生科主任。民国16年（1927）任东路第一军后方医院分院主任。另有医生、助产士等若干人。民国16年开始兼营西药，品种限于阿司匹林、双桃丸（奎宁丸）等几种。据民国28年（1939）11月统计报表显示，有院房6间，其中病房3间，病床6张。每月平均门诊量280

号，住院 18 人次。年业务收入 1800 元，支出 2100 元，主要用于薪俸、办公及设备购置等。

三多医院 地址文澜桥边，主管包愈，宁海南乡亭旁（今三门亭旁镇）包家人。清光绪三十二年（1906），考入浙江医科专门学校。经南洋医学暨浙江陆军军医养成考试，成绩优良。武昌起义后，任国民革命军医官，大总统授予陆军二等军医证，颁五等文虎嘉禾章。民国 14 年（1925），父亲去世回家奔丧，里人劝其还乡行医。遂辞去军医职，于包家石街头设亭山医院，病床 10 张，内、外、妇、幼各科兼治。民国 17 年（1928）5 月，亭旁农民起义军陈显朝被敌人枪弹穿下颌，生命垂危，向包愈求救，包愈慨然应允，终获痊愈。民国 19 年（1930），迁院至石浦，改名三多医院，包愈任院长，护士陈得奎，药剂生孙联光。有院房 12 间，其中病房 4 间，病床 25 张。月门诊 300~400 号，住院 10 余人。年收入 4000 元左右，分别用于薪俸、办公及设备购置等。包愈病逝后停办。后天台鲍志康开品山医院于此。

石浦医院 院址石浦文澜桥边（现福建街 35 号）。主管孙仲琦，曾任永嘉医院医师、石浦医院医师。驻闽绥靖公署第十后方医院少校医务主任、永嘉中央医院院长，后任石浦医院院长。另有医务人员张仲琦、叶华、孙联光等 5 人。据民国 28 年（1939）11 月统计报表显示，有院房 15 间，其中病房 4 间，病床 6 张。每月门诊量 300~400 号，住院 10 余人。每年收入约 4000 元，支出 3700 元，主要用于薪俸、办公及设备购置等。

象山诊所 址设丹城，民国 10 年（1921）创办，业主胡坤祥。民国 15 年（1926）迁镇海。民国 34 年（1945），胡积厚又在丹城开设“象山诊所”，其余资料不详。

史庭槐诊所 址设石浦城头顶健庐内，于民国 23 年（1934）6 月开业。业主史庭槐，别号文辉，新桥关头村人，宁波斐迪中学毕业后，在同春医院修业，持有行医执照。

万年春国药号国医诊所 址设石浦万年春国药号内，于民国 23 年（1934）7 月开业。业主陈凌云，别号林云，中医师，下沈牌头人。宁波中学毕业，入石浦同春医院修业。曾任石浦区立防疫所医师，浙江省立宁波民众教育馆施种牛痘处主任。持有行医执照。

国医陈杏园医室 址设石浦九市曲李家弄 2 号，于民国 23 年（1934）8 月开业。业主陈行远，别号杏园，石浦人，中医师。宁波正始中学毕业后，入石浦同春医院修业，同年 6 月毕业，持有行医执照。

中德医院 民国 29 年（1940），郑鼻峰、刘雪航等在释传常（俗名汪诚德、汪小杏，丹城人）支持下创办。郑鼻峰任院长，刘雪航为副院长。地址在丹城城隍庙，以中医为主，辅之西医。有医务人员 16 名，病床 20 张。实行贫病医药费减免，医院声望渐起，当时全县危重病人大多送至该院医治。

明德堂贫病施医所 址设石浦巡司弄玉泉场。于民国 35 年（1946）4 月开业。董事长许伯勋，医师义务兼差，有陈凌云、陈行远、史庭槐等，每人每月承值 6 天，专为解决贫苦百姓就医之难而设。

象山广济诊所 址设爵溪东门，于民国 36 年（1947）4 月开业，由东乡乌屿山西医师姚旭开办，医生 1 名，医疗器械比较简单。主要出售奎宁（金鸡纳霜丸）、消治龙及外用药膏，用以医治小伤小疾。翌年，改名爵溪乡医院，迁址头北宫，有医生 4 名。1949 年下半年，转为私人医疗所，仍设址东门。次年下半年，姚旭因组织医疗队参加抗美援朝，医疗所停办。

传华医院 抗日战争前，由宁波杨传华在石浦老道头街开办。其余资料不详。

象山县民国时期私人诊所一览表

表 1–1

诊所名称	创办人	创办年份	地　址	备　注
卫生医局	史悦道	民国元年（1912）	石浦横塘岸	后改为保康诊所
同春诊所	黄渭卿	民国 13 年（1924）	石　浦	—
荔江诊所	戴华堂	民国 12 年（1925）	石浦老道头	戴华堂为主管
天逸诊所	徐成道	民国 16 年（1927）	丹城南街	—
广耀诊所	侯云卿	民国 16 年（1927）	丹　城	—
济生诊所	徐再英	民国 18 年（1929）	丹　城	—
三多诊所	包　愈	民国 19 年（1930）	石浦镇	又称三多医院
石浦诊所	孙仲琦	民国 21 年（1932）	石浦镇	又称石浦医院
象南诊所	邬　翰	民国 22 年（1933）	石浦镇	—
史庭槐诊所	史庭槐	民国 23 年（1934）	石浦城头顶	—
陈杏园医室	陈行远	民国 23 年（1934）	石浦九市曲李家弄 2 号	—
志华诊所	胡志华	民国 23 年（1934）	丹城街道	中华人民共和国成立后迁东陈西庄
万年春国药号国医诊所	陈凌云	民国 23 年（1934）	石浦万年春国药号内	—
广安诊所	方西元	民国 25 年（1936）	墙　头	—
王乐成诊所	王乐成	民国 27 年（1938）	涂茨街	—
中德医院	释传常	民国 29 年（1940）	丹城东门	院长郑鼻峰
象山诊所	胡积厚	民国 34 年（1945）	丹　城	胡坤祥办的“象山诊所”民国 15 年（1926）迁镇海
徐志道诊所	徐志道	民国 34 年（1945）	丹城羊行街	—
东港诊所	武东旭	民国 34 年（1945）	岑　晁	—
存济诊所	何大元	民国 34 年（1945）	西　周	—
光华诊所	孔庆荣	民国 34 年（1945）	墙　头	—
徐志道诊所	徐志道	民国 35 年（1946）	丹城南门	—
徐步宵诊所	徐步宵	民国 35 年（1946）	丹城西门	—
明德堂贫病施医所	许伯勋	民国 35 年（1946）	石浦巡司弄玉泉场旧址	—
广济诊所	姚　旭	民国 36 年（1947）	爵溪东门	1948 年改名爵溪乡医院迁址头北宫
仇维嵩诊所	仇维嵩	民国 37 年（1948）	泗洲头	—
聘三诊所	鲍之康	1949	石　浦	—
同德堂诊所	魏刚等	—	石　浦	—
陆昌世诊所	陆昌世	—	林海大碶头	擅长眼科

第二节　县第一人民医院

机构沿革　前身为成立于民国 29 年（1940）的县卫生院，院长胡鲲、沈保民。沦陷期间曾迁址西乡下沈牌头。民国 34 年（1945），日本侵略军投降，迁回丹城西寺。民国 35 年（1946），又迁入丹城西门林家祠堂。

1949 年 7 月 10 日，县人民政府接管旧卫生院。1950 年 3 月，改称“象山县人民政府卫生院”并迁址丹城东门长寿庵，负责全县卫生行政和医疗、防疫、妇保工作。1956 年 5 月，更名为“象山县人民医院”，院址东塘山路 21 弄。1958 年 10 月 7 日，宁海、象山两县合并，医院更名为“象山县人民医院第一分院”。1961 年 9 月，恢复宁海县建制， 11 月，医院又复称为“象山县人民医院”。

1968 年 11 月，与县防疫保健站合并，改称为“象山县人民卫生防治院”，大门移至东塘山路 41 号。1969 年 8 月，防疫保健站分设，医院又改称为“象山县第一人民医院”。1973 年 5 月 9 日，更名为“象山县人民医院”。1974 年，开办半医半读卫生学校，招收二年制中专班学员。

1979 年 4 月 19 日，更名为“象山县第一人民医院”。1987 年 9 月，授予 1986 年度省“文明医院”称号， 1990 年 7 月，批准为一级甲等医院，实现 “等级医院、文明医院”双夺标。

1992 年 7 月，坐落于城东路 1 号的 6562 平方米住院大楼和 3310 平方米配套综合楼相继竣工。1993 年 3 月 3 日，住院部迁入新住院楼。1996 年，急诊楼加层扩建 1000 平方米。1998 年，就近置换县种子公司仓库和晒场共 3 亩，扩建高压氧舱和药库。原按“浙江省医院评审暂行标准”评定的“一级甲等”医院，根据浙卫〔1996〕506 号文件精神套改为国家医院等级标准的“二级乙等”综合性医院。

1999 年 10 月，在象山港路北侧、东谷路东侧征地 180 亩，投资 1.2 亿元，按 510 张床位、二级甲等综合性医院标准，新建县医疗中心，建筑总面积 51733 平方米。2000 年 12 月 28 日破土动工， 2003 年 3 月 26 日，门诊楼、急诊楼、住院楼、医技行政楼四大主体工程竣工验收， 5 月，附属用房、道路绿化、围墙、雕塑等相继完工，开始供电供水。6 月 28 日，医疗中心整体工程正式交付使用，医院从城东路 1 号迁至东谷路 291 号，原城东路 1 号老医院门诊业务保留到 2005 年 8 月 6 日。

2001 年 10 月，县肿瘤防治中心成立。2005 年 4 月 28 日，宁波市急救中心象山第一分中心正式启动。同年 10 月 30 日，上海交大附属第六人民医院、县第一人民医院合作医院正式挂牌成立。

2003 年 4—6 月，在防治“非典”工作中取得显著成绩。2005 年，开展二甲医院创建，9 月 28 日和 11 月 1—2 日，经省卫生厅等级医院评审团专家组对 I、II 类指标评审，III 类指标全面考核验收合格，跨入二级甲等综合性医院行列。2006 年 1 月 20 日，省卫生厅颁发浙卫发〔2006〕15 号文件，公布确认为二级甲等综合性医院，在当年 3 月、11 月和 2007 年 11 月市卫生局组织的 3 次二甲医院“回头看”复审和医院管理年考核中得到完善、巩固和提高。2006 年 5 月 25 日，传染病区改建工程竣工投入使用。

2008—2014 年，改革创新、二次创业成效显著，成功晋升“三级乙等”医院，通过二轮 JCI 认证。2012 年 6 月 25 日，增挂“宁波市第四人民医院”牌子。

截至 2014 年，全院建筑面积达到 72048 平方米，其中综合楼 8930 平方米，急诊及 ICU 病房 7637 平方米，感染楼 9517 平方米。

根据中央医改精神，按“总量控制结构调整”的原则，2012 年 6 月 28 日零时起，启动以破除“以药养医”机制为核心的县级公立医院综合改革，除中药饮片外的所有药品实行零差率销售，同时调高部分服务价格，弥补率为 86.6%。

医疗专业队伍 中华人民共和国成立初期，仅有医务人员 7 名。1956 年，有职工 33 名。1965 年，增加到 63 名，其中医务人员 54 名。1966—1975 年，职工总人数逐年增加到 96 名，其中医务人员 71 名。1987 年，是恢复技术职务以后的首次晋级考试，93 名医务人员报名应考，经评审通过晋升为副高职称 4 名，中级职称 21 名，初级职称 61 名。1993 年，医院迁入城东路 1 号新址后，随着服务范围及功能扩大，专业技术队伍迅速发展到 223 名，其中主任医师 2 名，副主任医师 5 名，中级职称 31 名。1996 年，又从江西等地引进专本科毕业生 10 名。1999 年，在编人数达到 373 名，其中高级职称 21 名，中级职称 72 名。截至 2014 年 12 月，在编员工 936 名，其中正高 39 名，副高 116 名，中级 316 名。

近六年各类人员增长数一览表

表 1–2　　单位：名

年份	职工总数	在编	编外	医生	护士	正高	副高	中级	初级及以下
2009	879	650	199	276	339	20	59	220	580
2010	964	708	194	293	388	25	61	228	650
2011	1072	829	187	317	448	26	73	293	680
2012	1112	868	182	327	474	27	87	268	730
2013	1121	895	159	331	478	34	97	285	705
2014	1155	936	153	345	488	39	116	316	684

各科床位设置　中华人民共和国成立初期，医院只有简易床位 20 张。1956 年，建立人民医院时设床位 36 张。至 1965 年，床位增到 70 张。1966—1973 年，医院建设停滞不前，床位维持在 100 张左右。1974 年，病房楼加层工程和妇产科病房新建，床位扩大到142 张。1978 年，增加到 162 张。其中，内科 77 张，外骨科 55 张，妇产科 24 张，五官科 6 张。1983 年 10 月，恢复传染病区，床位增加至 180 张，分科调整为：内儿科 63 张，外骨科 55 张，妇产科 30 张，传染科 26 张，五官科 6 张。1984 年 8 月，单独建立老干部病区，设床位 10 张。1988 年 9 月，因门诊部迁至新大楼，省卫生厅同意利用老房子建立儿科病区，床位增加到 220 张，各科室设置也相应调整为：内科 53 张，外骨科 55 张，儿科 30 张，妇产科 40 张，传染科 26 张，五官科 6 张，干部病区 10 张。1992 年 7 月，新住院楼落成后，省卫生厅同意增加核定床位50 张，总床位数扩增到 270 张。1993 年，又增批 30 张，总核定床位 300 张，实际启用 220 张。1999 年底，全院共开设传染病、妇产科、儿内科、内科、骨科和五官科、外科 6 个病区，每个病区设床 45 张（包括老干部套房床位），总床位达到 315 张，实际启用床位 270 张。2007 年，核定 410 张。2009 年 12 月 10 日，浙江省卫生厅批复（浙卫发〔2009〕273 号），同意增加 256 张，即核定床位 666 张。至 2014 年 12 月，实际使用床位 843 张。

历年床位数增长情况一览表

表 1–3

时　间	床位数（张）	时　间	床位数（张）	时　间	床位数（张）	时　间	床位数（张）
1979 年	166	1988 年	190	1997 年	260	2006 年	410
1980 年	162	1989 年	220	1998 年	260	2007 年	410
1981 年	162	1990 年	220	1999 年	260	2008 年	575
1982 年	162	1991 年	220	2000 年	260	2009 年	666
1983 年	183	1992 年	220	2001 年	260	2010 年	666
1984 年	180	1993 年	220	2002 年	265	2011 年	670
1985 年	190	1994 年	270	2003 年	265	2012 年	670
1986 年	190	1995 年	260	2004 年	410	2013 年	680
1987 年	190	1996 年	260	2005 年	410	2014 年	843

医疗设备 20世纪50年代，医疗仪器仅有蒸汽消毒器、普通显微镜、30毫安X光机、九孔无影灯、万能手术床、培养箱和分析天平。20世纪60年代，购置200毫安X光机1台。20世纪70年代，增加心电图机，200毫安X光机2台。进入20世纪80年代以后，仪器设备的增添有新的发展，购置B超、纤维胃、肠镜、脑电图、病理切片机、电动洗胃机、激光治疗仪、心电监护仪、人工呼吸机、体外反搏等基本医疗仪器设备。20世纪90年代，大批国产名牌和进口的先进设备运用于临床，如麻醉机、全身CT、彩超、全自动生化分析仪、人工肾、高压氧舱、电子胃镜肠镜等等。1999年底，在用万元以上医疗仪器设备总价值达1720万元。截至2014年底，全院医疗设备共计3004台，总资产1.44亿元。同时，加强医疗设备台账电子信息化管理，将合同制定、入库验收、计划维护等一系列内容录入ERP（企业资源计划）系统，切实开展预防性维护工作。2014年，共检测生命支持设备438台，消毒机、水处理等日常养护300余台，还携带检测仪器走进临床检测，及时发现潜在故障，有效降低故障发生率，确保医疗设备正常运行。

1998—2014年增加贵重医疗仪器设备一览表

表1-4　　单位：元

卡片编号	资产名称	型　号	入库日期	原　值	使用部门
ZCKP02010120013493	人工肾配水处理机	—	1998年6月	364000	—
ZCKP02010120012706	F1综合治疗台	—	1998年6月	138000	（停）口腔科门诊
ZCKP02010120012431	电动产床	—	1998年6月	135200	产后病区
ZCKP02010120013882	基团扩增仪	—	1998年6月	145000	
ZCKP02010120012359	麻醉机	2C	1998年6月	360000	麻醉科（医）
ZCKP02010120012535	麻醉机	2B	1998年6月	215772	—
ZCKP02010120013697	激光相机	—	1998年11月	280000	—
ZCKP02010120012781	X光机	AXGP520 500毫安	1998年12月	269000	放射科医技
ZCKP02010120013119	呼吸机	—	1999年6月	130000	—
ZCKP02010120013720	手术灯	130/YO	1999年7月	125000	手术室
ZCKP02010120014143	高压氧舱	—	2000年1月	303750	高压氧门诊
ZCKP02010120012555	X光机及配件	3200HG+700IDR	2000年1月	1520406	—
ZCKP02010120014370	麻醉机	2100欧美达	2000年9月	263940	麻醉科（医）
ZCKP02010120012376	多功能呼吸机	进口	2001年5月	104125	—
ZCKP02010120012919	腹腔镜	—	2001年6月	265600	手术室
ZCKP02010120013858	眼科手术显微镜	—	2002年4月	148000	眼科门诊
ZCKP02010120012433	电子胃肠镜	—	2002年5月	255000	内窥镜中心
ZCKP02010120013296	C型臂X光机	飞利浦	2002年6月	628300	手术室
ZCKP02010120013060	宫腔镜	—	2002年6月	187000	门诊手术室
ZCKP02010120012728	血透机	—	2002年7月	192000	—
ZCKP02010120012579	特定蛋白仪	—	2002年12月	126900	—
ZCKP02010120014519	血球记数仪	—	2002年12月	105750	检验科
ZCKP02010120014030	细菌鉴定药敏分析仪	ATB自动	2002年12月	105750	检验科
ZCKP02010120013878	血球记数仪	—	2002年12月	105750	—
ZCKP02010120013808	高频医用X拍片机	HY-450	2003年2月	236000	—
ZCKP02010120012644	全景X光机	ImagingOC100	2003年3月	300000	放射科医技
ZCKP02010120012460	CR	FCR5000	2003年4月	1568286	—
ZCKP02010120013947	B型超声波诊断仪	ENVISOR	2003年4月	828000	超声科
ZCKP02010120014385	B型超声波诊断仪	HDI5000SonoCT彩超	2003年6月	1892800	超声科
ZCKP02010120012876	呼吸机	PB840	2003年6月	247260	ICU护理
ZCKP02010120013602	全自动电解质分析仪	—	2003年9月	1252080	—

续表 1–4

卡片编号	资产名称	型　号	入库日期	原　值	使用部门
ZCKP02010120014339	史赛克腹腔镜系统	—	2003 年 9 月	285000	手术室
ZCKP02010120014482	超声工作站 (系统)	—	2003 年 9 月	153000	超声科
ZCKP02010120012536	西门子床边机	POLYMOBIL Plus	2003 年 9 月	305000	放射科医技
ZCKP02010120014444	麻醉机	GS	2003 年 9 月	430000	麻醉科 (医)
ZCKP02010120013063	麻醉机	Fabius 2604100	2003 年 9 月	240000	—
ZCKP02010120013700	麻醉机	2000	2003 年 9 月	240000	门诊手术室
ZCKP02010120014234	中央监护系统	SOLAR8000M	2003 年 9 月	935100	—
ZCKP02010120013512	呼吸机	依维特 tuo (2 台)	2003 年 9 月	465300	ICU 护理
ZCKP02010120013682	呼吸机	宝马	2003 年 9 月	169200	—
ZCKP02010120013190	血气分析仪	—	2003 年 10 月	168000	检验科
ZCKP02010120013731	无影灯 (单头)	赠送进口气体监护	2003 年 10 月	110000	手术室
ZCKP02010120013840	中央监护系统	—	2003 年 10 月	372000	—
ZCKP02010120012985	高压灭菌机 (双扉)	XG1.DMA–1.0	2003 年 10 月	109200	供应室
ZCKP02010120012344	高压灭菌机 (双扉)	XG1.DMA–1.0	2003 年 10 月	109200	供应室
ZCKP02010120013877	自动脱水机	—	2003 年 12 月	231600	病理科
ZCKP02010120013192	自体血液回收机	—	2004 年 4 月	230000	麻醉科 (医)
ZCKP02010120013235	激光治疗仪	—	2004 年 6 月	105000	皮肤科门诊
ZCKP02010120012299	全自动凝血系统	—	2004 年 7 月	294000	检验科
ZCKP02010120012291	体外冲击波碎石机	ME.ESWL–V	2004 年 7 月	383000	碎石室
ZCKP02010120013766	数码切割超声刀	—	2004 年 7 月	374000	手术室
ZCKP02010120013146	冰毯体温探头	冰毯 (医用控温仪)	2004 年 8 月	111000	ICU 护理
ZCKP02010120013656	电动组织粉碎器主机	—	2004 年 9 月	158000	手术室
ZCKP02010120012335	超声乳化仪	CafaRhex	2004 年 11 月	235000	—
ZCKP02010120014235	麻醉机	Fabias	2005 年 5 月	150000	麻醉科
ZCKP02010120014509	监护仪	Dragetr Gamma XL	2005 年 8 月	210000	—
ZCKP02010120012892	血透机	新型+单泵 DIALOG	2005 年 9 月	180000	血透室
ZCKP02010120013221	血透机	新型+单泵 DIALOG	2005 年 9 月	180000	血透室
ZCKP02010120012867	全自动血球计数仪	WH200514	2006 年 2 月	569000	—
ZCKP02010120014176	电动手术床	Amax9000	2006 年 3 月	220000	手术室
ZCKP02010120012655	高压注射器	—	2006 年 3 月	188630	放射科
ZCKP02010120013401	血管造影 X 射线机	—	2006 年 3 月	5054080	放射科
ZCKP02010120013077	彩色多普勒超声诊断仪	IE33USD	2006 年 5 月	2030000	超声科
ZCKP02010120014281	彩色多普勒超声诊断仪	NDI	2006 年 5 月	700350	超声科
ZCKP02010120012487	电子胃肠镜	奥林巴斯 CV–260	2006 年 5 月	565000	内窥镜中心
ZCKP02010120013490	麻醉机	Fabius 2604000	2006 年 6 月	145000	—
ZCKP02010120013328	肺功能仪	PDWERCUbediff	2006 年 7 月	298000	脑电图
ZCKP02010120013835	血透机	—	2006 年 8 月	185000	—
ZCKP02010120012788	彩色眼底数码相机	VISUCAM	2006 年 9 月	351000	眼科门诊
ZCKP02010120013356	动态心电图　动态血压	—	2006 年 10 月	148000	心电图室

续表 1–4

卡片编号	资产名称	型　号	入库日期	原　值	使用部门
ZCKP02010120012971	摄像系统	SToRZ	2006 年 11 月	160000	手术室
ZCKP02010120014358	血透机	AK95S	2006 年 11 月	155000	—
ZCKP02010120012341	呼吸机	纽帮	2007 年 4 月	130000	—
ZCKP02010120012434	麻醉机	2000	2007 年 4 月	240000	—
ZCKP02010120014220	呼吸机	银菲拉尔	2007 年 4 月	181890	急诊护理
ZCKP02010120014136	电子胃肠镜	GIF–XQ260	2007 年 6 月	200000	内窥镜中心
ZCKP02010120012718	伊莱达数字医学影像系统	V2.0	2007 年 6 月	553600	放射科
ZCKP02010120012838	尿动力检查仪	VPS120*1T	2007 年 7 月	295000	外科门诊
ZCKP02010120013495	III 气钻系统	—	2007 年 8 月	196000	—
ZCKP02010120013628	呼吸机	PB840	2007 年 8 月	240000	ICU 护理
ZCKP02010120012360	B 型超声波诊断仪	HD11	2007 年 10 月	979200	超声科
ZCKP02010120013176	全数码摄像系统（腹腔镜）	TELECAMDXII	2007 年 11 月	287000	换药室
ZCKP02010120012602	电子胃肠镜	CF–240I	2007 年 11 月	250000	内窥镜中心
ZCKP02010120013830	全数字超声诊断系统	DC–6	2007 年 12 月	380000	体检中心
ZCKP02010120013313	全数字超声诊断系统	DC–6	2007 年 12 月	380000	体检中心
ZCKP02010120013222	内镜清洗消毒设备	NQX	2008 年 1 月	166000	内窥镜中心
ZCKP02010120013587	纤维胆道镜	27001L	2008 年 1 月	109000	手术室
ZCKP02010120012920	医用控温仪	II222R	2008 年 4 月	100000	—
ZCKP02010120014013	麻醉机	FOCUS	2008 年 4 月	175000	麻醉科（医）
ZCKP02010120012789	麻醉机	FOCUS	2008 年 4 月	175000	疼痛科门诊
ZCKP02010120013194	呼吸机	BEAR–CUB750	2008 年 5 月	230000	新生儿科护理
ZCKP02010120013099	血透机	新型+单泵 DIALOG	2008 年 5 月	155000	血透室
ZCKP02010120014566	爱尔博氩气刀	APC300	2008 年 5 月	175000	内窥镜中心
ZCKP02010120013665	电子胃肠镜	GIF–XQ260	2008 年 6 月	200000	内窥镜中心
ZCKP02010120013773	电子结肠镜	CF–Q260AI	2008 年 6 月	300000	内窥镜中心
ZCKP02010120014248	电子胃肠镜	GIF–Q260J	2008 年 6 月	250000	内窥镜中心
ZCKP02010120014384	摄像系统	CV–260STD/CLV–260	2008 年 6 月	365000	内窥镜中心
ZCKP02010120012287	全自动血气分析仪	GEM–3000	2008 年 6 月	175000	ICU 护理
ZCKP02010120013539	直接数字成像系统 DR	PHILIPS DIDI VR	2008 年 7 月	1637600	放射科
ZCKP02010120014031	B 型超声波诊断仪	KEN660TH	2008 年 7 月	155000	门诊手术室
ZCKP02010120012671	呼吸机	PB840	2008 年 7 月	210000	ICU 护理
ZCKP02010120013439	全自动血气分析仪	V350	2008 年 8 月	648000	检验科
ZCKP02010120014419	全数字超声诊断系统	DC–6	2008 年 8 月	380000	超声科
ZCKP02010120012977	眼科进口立体显微镜	OPMYViSU210	2008 年 11 月	657038.20	手术室
ZCKP02010120014539	核磁共振	ACHIEVA 1.5T	2008 年 12 月	11169600	放射科
ZCKP02010120013422	手术显微镜	LZL–6A	2009 年 3 月	128000	手术室
ZCKP02010120014327	全自动血液细胞分析仪	BC–5500	2009 年 5 月	250000	检验科
ZCKP02010120012622	麻醉机	Fabius2000	2009 年 5 月	175000	麻醉科

续表 1-4

卡片编号	资产名称	型　号	入库日期	原　值	使用部门
ZCKP02010120013332	监护仪	BeneViewT8	2009 年 5 月	130000	麻醉科
ZCKP02010120013926	麻醉机	Fabius2000	2009 年 5 月	175000	麻醉科
ZCKP02010120013003	电动手术床	Amax9000	2009 年 5 月	195000	手术室
ZCKP02010120013775	电动手术床	Amax9000	2009 年 5 月	195000	手术室
ZCKP02010120013385	微量元素分析仪	QL800IV	2009 年 5 月	142000	检验科
ZCKP02010120012727	呼吸机	Evita2	2009 年 6 月	195000	ICU 护理
ZCKP02010120014022	呼吸机	Evita4	2009 年 6 月	270000	新生儿科护理
ZCKP02010120013502	口腔综合治疗机	S90	2009 年 7 月	128000	（停）口腔科门诊
ZCKP02010120012603	连续性血液净化系统	Aquarius	2009 年 7 月	280000	ICU 护理
ZCKP02010120012744	摄像系统	26003BA	2009 年 7 月	280000	手术室
ZCKP02010120013014	钼靶乳腺机	MAMMOMAT1000	2009 年 9 月	750000	
ZCKP02010120012388	电子支气管镜	BF-260	2009 年 9 月	245000	内窥镜中心
ZCKP02010120013186	电子十二指肠镜	JF-260V	2009 年 9 月	320000	内窥镜中心
ZCKP02010120013585	电子胃肠镜	GIF-XQ260	2009 年 9 月	190000	内窥镜中心
ZCKP02010120013615	电子胃肠镜	GIF-XQ260	2009 年 9 月	190000	内窥镜中心
ZCKP02010120013950	超声内镜系统	EU-M2000	2009 年 9 月	790000	内窥镜中心
ZCKP02010120012473	电子内窥镜系统	EVIS-LUCERA	2009 年 9 月	690000	内窥镜中心
ZCKP02010120013381	五分类血液细胞分析仪	BC-5380	2009 年 11 月	230000	检验科
ZCKP02010120012515	产后康复治疗仪	YS-1 YS-400	2009 年 12 月	390000	产科病区
ZCKP02010120012266	低温过氧化氢等离子体灭菌柜	LK/MJG-100	2009 年 12 月	298000	供应室
ZCKP02010120012313	动力刨削系统	28721003	2009 年 12 月	300000	手术室
ZCKP02010120012818	综合验光台	OMEGA	2010 年 1 月	150000	眼科门诊
ZCKP02010120013746	超纯水机	GCJ-R01	2010 年 2 月	113000	供应室
ZCKP02010120013029	眼底激光系统	NOVusSpectra	2010 年 2 月	398000	眼科门诊
ZCKP02010120013334	钬激光治疗机	PowerSuite60	2010 年 2 月	1396000	手术室
ZCKP02010120013528	呼吸机	Evita2	2010 年 5 月	220000	麻醉科（医）
ZCKP02010120013586	呼吸机	Evita4	2010 年 5 月	270000	ICU 护理
ZCKP02010120014001	全自动内镜清洗机	CYW-100	2010 年 7 月	185000	内窥镜中心
ZCKP02010120013086	监护仪	BeneViewT8	2010 年 7 月	124000	麻醉科
ZCKP02010120012317	荧光显微镜	BX51	2010 年 7 月	218000	病理科
ZCKP02010120012459	血透机	新型+单泵 DIALOG	2010 年 7 月	150000	血透室
ZCKP02010120013579	血透机	新型+单泵 DIALOG	2010 年 7 月	150000	血透室
ZCKP02010120012510	紫外线医疗仪	SS-05B	2010 年 7 月	290000	皮肤科门诊
ZCKP02010120013951	全自动生化分析仪	OLYMPUSAU2700+ISE	2010 年 7 月	1190000	检验科
ZCKP02010120014446	肌电图	MEB-9200K	2010 年 8 月	420000	脑电图
ZCKP02010120013559	电子结肠镜	CF-Q260AI	2010 年 8 月	315000	内窥镜中心
ZCKP02010120013932	纤维支气管镜	BF-MP60	2010 年 8 月	120000	ICU 护理
ZCKP0201012003254	全高清腹腔镜摄像系统及附件	zzz01011u102	2010 年 8 月	610000	手术室

续表 1-4

卡片编号	资产名称	型　号	入库日期	原　值	使用部门
ZCKP02010120013217	移动式数字摄影 X 线系统	MUX-100-DJ	2010 年 8 月	1460000	放射科
ZCKP02010120013359	全自动五分类血球分析仪	XE-2100	2010 年 9 月	450000	检验科
ZCKP02010120014777	16 排螺旋 CT	含高压注射器	2010 年 12 月	4570000	放射科
ZCKP02010120014791	彩色超声诊断系统	Iu22	2010 年 12 月	1950000	超声科
ZCKP02010120014792	宫腔镜	STORZ 德国	2010 年 12 月	350000	门诊手术室
ZCKP02010120014794	纤维胆道镜	FCN-15X	2010 年 12 月	112000	手术室
ZCKP02010120014776	多功能数字胃肠机	FLEXVISION	2010 年 12 月	1600000	放射科
ZCKP02010120014875	超声眼科治疗仪	infiniti	2010 年 12 月	935000	手术室
ZCKP02010120014863	胎儿中央监护系统	Fetal Care	2010 年 12 月	598000	分娩室
ZCKP02011010000006	耳鼻喉科动力系统	40711401	2011 年 1 月	220000	手术室
ZCKP02011010000007	结扎速血管闭合系统	LigaSure-8	2011 年 1 月	380000	手术室
ZCKP02011010000009	无菌医用制冰机	MODEL-20	2011 年 1 月	120000	手术室
ZCKP02011010000011	手术器械	—	2011 年 1 月	295000	手术室
ZCKP02011010000010	人工心肺机	SC 型	2011 年 1 月	1540000	手术室
ZCKP02011010000008	荧光显微镜	80i	2011 年 1 月	135000	病理科
ZCKP02011010000189	彩色多普勒超声诊断系统	便携式 M5	2011 年 1 月	270000	超声科
ZCKP02011020000287	经食道探头	S7-2t S7-2t	2011 年 2 月	260000	超声科
ZCKP02011020000291	呼吸机	Evita 2dura	2011 年 2 月	205000	ICU 护理
ZCKP02011020000292	呼吸机	SAVINA SAVINA	2011 年 2 月	165000	急诊护理
ZCKP02011020000293	呼吸机	Evita 2dura	2011 年 2 月	205000	ICU 护理
ZCKP02011020000294	呼吸机	SAVINA SAVINA	2011 年 2 月	165000	急诊护理
ZCKP02011020000295	呼吸机	Evita 2dura	2011 年 2 月	205000	ICU 护理
ZCKP02011020000296	呼吸机	SAVINA SAVINA	2011 年 2 月	165000	急诊护理
ZCKP02011020000297	呼吸机	Evita XL Evita XL	2011 年 2 月	355000	ICU 护理
ZCKP02011050010315	呼吸机	Evita 2dura	2011 年 2 月	205000	ICU 护理
ZCKP02011050010316	呼吸机	Evita 2dura	2011 年 2 月	205000	ICU 护理
ZCKP02011050010317	呼吸机	Evita 2dura	2011 年 2 月	205000	ICU 护理
ZCKP02011050010318	呼吸机	Evita 2dura	2011 年 2 月	205000	ICU 护理
ZCKP02011050010319	呼吸机	Evita 2dura	2011 年 2 月	205000	ICU 护理
ZCKP02011050010320	呼吸机	Evita 2dura	2011 年 2 月	205000	ICU 护理
ZCKP02011050010321	呼吸机	Evita 2dura	2011 年 2 月	205000	ICU 护理

续表 1-4

卡片编号	资产名称	型　号	入库日期	原　值	使用部门
ZCKP02011020000298	中央监护系统	Hypervisor VI+ BeneViewT6 Hypervisor VI+ BeneViewT6	2011 年 2 月	1270000	急诊护理
ZCKP02011020000289	血透机	单泵 Dialog+	2011 年 2 月	149000	血透室
ZCKP02011090010041	血透机	单泵 Dialog+	2011 年 2 月	149000	血透室
ZCKP02011020000300	中央监护系统	M3290A+M8005A	2011 年 2 月	1700000	ICU 护理
ZCKP02011030000032	全自动单剂量药品分包机	SADP-E400	2011 年 3 月	1030000	门诊药房
ZCKP02011040000004	运动负荷试验测试系统	Stree VueStree Vue	2011 年 4 月	288000	
ZCKP02011050010052	电子结肠镜	CF-H260AI	2011 年 5 月	330000	内窥镜中心
ZCKP02011050010053	电子胃镜	GIF-XQ260	2011 年 5 月	215000	内窥镜中心
ZCKP02011050010054	电子胃镜	GIF-XQ260	2011 年 5 月	215000	内窥镜中心
ZCKP02011050010055	电子支气管镜	BF-1T260	2011 年 5 月	245000	内窥镜中心
ZCKP02011050010071	X 射线骨密度仪	DPX-Bravo	2011 年 5 月	610000	放射科
ZCKP02011060010006	麻醉机	Fabius2000	2011 年 6 月	180000	麻醉科
ZCKP02011060010007	麻醉机	Fabius2000	2011 年 6 月	180000	麻醉科
ZCKP02011060010010	电动手术床	NOT-5600S	2011 年 6 月	125000	分娩室
ZCKP02011060010011	电动手术床	NOT-5600S	2011 年 6 月	125000	门诊手术室
ZCKP02011070010125	血透机	Dialog+（710500R）	2011 年 7 月	149000	血透室
ZCKP02011070010135	血液透析用制水设备	WJ-RO Ⅱ -1500	2011 年 7 月	295000	血透室
ZCKP02011070010126	血透机	Dialog+（710500R）	2011 年 7 月	149000	血透室
ZCKP02011070010127	血透机	Dialog+（710500R）	2011 年 7 月	149000	血透室
ZCKP02011070010128	血透机	Dialog+（710500R）	2011 年 7 月	149000	血透室
ZCKP02011070010129	血透机	Dialog+（710500R）	2011 年 7 月	149000	血透室
ZCKP02011070010136	监护仪	Beneview T8	2011 年 7 月	135000	麻醉科
ZCKP02011070010137	监护仪	Beneview T8	2011 年 7 月	135000	麻醉科
ZCKP02011070010185	热断层扫描（TTM）	TSI-2000	2011 年 7 月	2380000	放射科
ZCKP02011070010189	X 线摄影系统	RADSPEED M	2011 年 7 月	395000	放射科
ZCKP02011070010190	清洗消毒器	46-5	2011 年 7 月	380000	供应室
ZCKP02011070010310	监护仪	M8005A（MP60）	2011 年 7 月	100000	ICU 护理
ZCKP02011070010311	监护仪	M8005A（MP60）	2011 年 7 月	100000	ICU 护理
ZCKP02011070010312	监护仪	M8005A（MP60）	2011 年 7 月	100000	ICU 护理
ZCKP02011070010381	摄像系统	—	2011 年 7 月	128000	外科门诊
ZCKP02011100010029	全自动血液细胞分析仪	BC-5300	2011 年 10 月	208000	检验科
ZCKP02011100010030	臭氧治疗仪	Ozomed Basic	2011 年 10 月	205000	疼痛科门诊
ZCKP02011100010036	胶囊内镜	JS-ME-II	2011 年 10 月	199800	内窥镜中心
ZCKP02011100010031	全自动组织脱水机	ASP300S	2011 年 10 月	296000	病理科

续表 1-4

卡片编号	资产名称	型　号	入库日期	原　值	使用部门
ZCKP02011120010046	全自动微生物鉴定及药敏分析系统	VITKE 2 Compact	2011 年 12 月	718000	检验科
ZCKP02011120013457	彩色超声诊断系统	MYLAB90	2011 年 12 月	1570000	超声科
ZCKP02011120013464	环氧乙烷灭菌器	5XL	2011 年 12 月	430000	供应室
ZCKP02011120013456	超声手术系统	SonoSurg-G2	2011 年 12 月	270000	手术室
ZCKP02011120013455	手术显微镜	M525	2011 年 12 月	700000	手术室
ZCKP02012030010001	脉动真空灭菌器	XG1.DMB-1.2 双扉	2012 年 3 月	180000	供应室
ZCKP02012030010030	染色机	Autostainer XL CV503	2012 年 3 月	658000	病理科
ZCKP02012030010022	高清腹腔镜摄像系统	22201011U110	2012 年 3 月	718000	手术室
ZCKP02012040010022	半导体激光治疗仪	Medilas D30	2012 年 4 月	270000	手术室
ZCKP02012070010036	神经外科动力系统	GD670	2012 年 7 月	230000	手术室
ZCKP02012100010003	纤维鼻咽喉镜	ENF-T3	2012 年 10 月	119000	耳鼻喉科门诊
ZCKP02012120010006	等离子体手术系统	Coblator II	2012 年 12 月	260000	手术室
ZCKP02012120010010	麻醉机	WATO EX-55	2012 年 12 月	180000	麻醉科
ZCKP02012120010011	麻醉机	WATO EX-55	2012 年 12 月	180000	麻醉科
ZCKP02012120010012	电动手术床	HyBase 6100	2012 年 12 月	224000	手术室
ZCKP02012120010013	电动手术床	HyBase 6100	2012 年 12 月	224000	手术室
ZCKP02012120010063	电子结肠镜	CF-H260AZI	2012 年 12 月	450000	内窥镜中心
ZCKP02013050010001	彩色超声诊断系统	MyLab Class C	2013 年 5 月	1796000	超声科
ZCKP02013050010002	血透机	Dialog+ (710500R)	2013 年 5 月	149000	血透室
ZCKP02013070010003	动脉硬化检测装置	BP-203RPEIII	2013 年 7 月	280000	体检中心
ZCKP02013070010004	血透机	Dialog+ on line 双泵	2013 年 7 月	220000	血透室
ZCKP02013070010005	手术无影灯	HyLED 9700/9500	2013 年 7 月	160000	手术室
ZCKP02013070010006	手术无影灯	HyLED 9700/9500	2013 年 7 月	160000	手术室
ZCKP02013070010007	骨髓图文分析系统	BEION V4.20-M	2013 年 7 月	138000	检验科
ZCKP02013100010052	内窥镜图像处理装置	CV-260SL	2013 年 10 月	450000	内窥镜中心
ZCKP02013100010053	冷光源	CLV-260SL	2013 年 10 月	200000	内窥镜中心
ZCKP02013100010054	双腔胃镜	GIF-2T240	2013 年 10 月	280000	内窥镜中心
CKP02013100000055	电子十二指肠镜	JF-260V	2013 年 10 月	370000	内窥镜中心
ZCKP02014040010008	穿刺引导超声系统	视锐 5	2014 年 4 月	180000	PICC 门诊
ZCKP02014040010007	视野计	HFA 720i	2014 年 4 月	178000	眼科门诊
ZCKP02014040010012	数字 X 射线摄影系统	RAD SPEED M	2014 年 4 月	1250000	体检中心
ZCKP02014060010013	C 型臂 X 光机	Fluorostar compact D	2014 年 6 月	895000	手术室
ZCKP02014070010001	彩色多普勒超声诊断仪	IU ELITE	2014 年 7 月	2200000	超声科
ZCKP02014070010002	彩色多普勒超声诊断仪	HD15	2014 年 7 月	1100000	超声科
ZCKP02014080010017	血透机	单泵 Dialog+ (710200T	2014 年 8 月	142000	血透室
ZCKP02014080010018	血透机	单泵 Dialog+ (710200T	2014 年 8 月	142000	血透室
ZCKP02014080010019	麻醉机	WATO EX-55	2014 年 8 月	190000	麻醉科
ZCKP02014080010020	麻醉机	WATO EX-25	2014 年 8 月	110000	麻醉科
ZCKP02014080010021	电动手术床	骨科配置 HyBase 6100	2014 年 8 月	177000	手术室

续表 1-4

卡片编号	资产名称	型　号	入库日期	原　值	使用部门
ZCKP02014080010022	电动手术床	眼科配置 HyBase 6100	2014 年 8 月	150000	手术室
ZCKP02014080010026	酶联免疫分析系统	Freedom EVO 100/8+BP	2014 年 8 月	1480000	检验科
ZCKP02014110010001	听力筛查仪	Type 1077	2014 年 11 月	147000	产科病区
ZCKP02014110010007	连续性血液净化系统	Prismaflex	2014 年 11 月	250000	ICU 护理
ZCKP02014120010005	动态喉镜	ENDOSTROB	2014 年 12 月	489000	耳鼻喉科门诊
ZCKP02014120010003	全自动血细胞分析系统	XN-3000	2014 年 12 月	1298000	检验科
ZCKP02014120010006	电子胃镜	GIF-H260	2014 年 12 月	280000	内窥镜中心
ZCKP02014120010007	电子胃镜	GIF-H260	2014 年 12 月	280000	内窥镜中心
ZCKP02014120010008	电子结肠镜	CF-H260AI	2014 年 12 月	380000	内窥镜中心
ZCKP02014120010009	电子结肠镜	CF-H260AI	2014 年 12 月	380000	内窥镜中心
ZCKP02014120010010	纤维气管插管镜	LF-GP	2014 年 12 月	120000	麻醉科
ZCKP02014120010011	内窥镜图像处理装置	OTV-S190	2014 年 12 月	311000	手术室
ZCKP02014120010012	冷光源	CLV-S190	2014 年 12 月	145000	手术室
ZCKP02014120010013	电子胆道镜	CHF-V	2014 年 12 月	300000	手术室
ZCKP02014120010014	电子输尿管肾盂镜	URF-V	2014 年 12 月	340000	手术室
ZCKP02014120010015	纤维膀胱肾盂镜	CYF-5A	2014 年 12 月	155000	手术室
ZCKP02014120010066	吞咽言语诊治仪	Vocastim-Master	2014 年 12 月	118000	康复科门诊

财务

人员　中华人民共和国成立初期，有 1 名会计员担任财务工作。1956 年建院后，配专职会计 1 名。1970 年，设住院收费处。1984 年，单独设立计财科，并纳入职能科室，下设挂号收费室和进出院办公室，共有工作人员 11 名，其中财会人员 4 名。1999 年，分主任办公室、会计办公室、出纳办公室、档案材料室等，全科共有工作人员 20 名。6 名专职财务工作人员中有助理会计师 3 名、会计员 3 名，具体分主办会计、助理会计、出纳、稽查核算、材料会计兼食堂会计等。计财科配有电脑 14 台，已全部实行计算机网络管理。截至 2014 年 12 月，财务科 10 名工作人员中，有高级会计师 1 名，会计师 2 名，助理会计师 3 名。

经费　建院初，医院作为福利事业单位，经费按差额补助的办法，由国家补贴开支，基本建设和医疗器械费用约有 50%由国家拨款或调拨。20 世纪 60 年代，随着医院的发展和业务收入的增加，国家对医院补助的政策从“差额补助”调整为“定额补助、结余留用”，如 1962 年，医院业务收入 11.44 万元，国家补助 3.3 万元，补助部分占业务收入的 28.8%；1981 年，医院业务收入 61 万元，国家补助 12 万元，补助部分占业务收入的 19.7%；1999 年医院总收入 5916 万元，国家定额补助 53 万元。2014 年，全院总收入 56309 万元，其中医疗收入 52550 万元。

1990—2014 年县财政补助一览表

表 1-5 单位：万元

年份	财政补助收入	其中		年份	财政补助收入	其中	
		差额补助收入	专项补助收入			差额补助收入	专项补助收入
1990	27.24	27.24	—	2003	205.06	135.06	70
1991	30.76	30.76	—	2004	207	157	50
1992	13.82	13.82	—	2005	387.08	189.7	197.38
1993	40.87	40.87	—	2006	332.36	250	82.36
1994	49.4	49.4	—	2007	521.84	479	42.84
1995	28.5	28.5	—	2008	808.11	570.2	237.91
1996	66.84	66.84	—	2009	1646.99	670.13	976.86
1997	40	40	—	2010	2821.46	777.5	2043.96
1998	19.65	19.65	—	2011	1864.14	991.14	873
1999	93.46	53.46	40	2012	1779.16	1434.4	344.76
2000	65	45	20	2013	2782.21	1491.41	1290.8
2001	285	55	230	2014	3698.2	1795.4	1902.8
2002	126	10	116				

1979—2014 年门诊、住院人次、业务收支等一览表

表 1-6

年度	门急诊人数（人次）	出院人数（人次）	医院业务收入（万元）	医疗收入（万元）	支出（万元）	年度	门急诊人数（人次）	出院人数（人次）	医院业务收入（万元）	医疗收入（万元）	支出（万元）
1979	156268	3705	—	—	—	1998	282269	6986	5100.68	1702.54	4899.5
1980	153348	4225	—	—	—	1999	291656	7299	5862.98	2024.63	4708.1
1981	138095	4425	—	—	—	2000	293430	7475	6441.78	2316.7	5180.13
1982	133859	4744	—	—	—	2001	309805	7559	6710	2423.28	5893.55
1983	148550	5416	—	—	—	2002	323560	8395	7703.59	2796.7	6618.04
1984	131556	4706	—	—	—	2003	303046	9315	9160.34	3574.46	7818.09
1985	126204	4849	—	—	—	2004	345631	11216	12377.27	5192.9	10902.2
1986	154518	5518	—	—	—	2005	435552	13683	15501.19	6246.77	14934.01
1987	169459	5904	—	—	—	2006	511659	15451	16945.09	6745.91	16946.01
1988	161171	6178	—	—	—	2007	626934	18266	20543.83	7995.54	20566.82
1990	184995	5966	399.53	135.34	355.25	2008	697637	21107	23131.64	9478.06	23252.37
1991	211540	5799	524.38	184.96	452.74	2009	769041	21615	27781.23	11542.21	27411.76
1992	231910	5999	705.56	242.99	636.52	2010	805733	23764	32065.18	14817.23	31367.64
1993	223757	6409	1078.1	378.44	995.08	2011	916425	25863	35635.46	16650.62	38511.72
1994	221688	6736	1666.6	610.55	1573.75	2012	1118805	28262	46143.86	22436.87	48807.33
1995	230927	7300	2674.95	1008.38	2483.65	2013	1068208	28863	48330.76	26517.55	50324.53
1996	247396	7115	3795.26	1394.8	3550.81	2014	1082750	34579	52550.41	31187.88	54068.17
1997	247809	7231	4327.55	1628.23	4181.23						

主要科室简介

消化内科　是县重点学科，省首批县级医学龙头学科。是以内镜诊疗技术作为学科发展方向的特色专科，开展的各项诊疗工作均居县市级领先地位。初步成为人才结构合理、临床能力丰富、具备科研创新能力的学科，是省内消化内镜诊治技术开展较全面的单位之一。各项诊疗技术达到三甲医院水平，在县域内享有一定的知名度。

消化内科包括消化病区、消化内镜中心、消化门诊3个部分。病区开放床位46张，有主任医师1名，副主任医师3名，主治医师3名，住院医师5名，病区护士14名，内镜中心护士12名，专职洗镜工1名。完善教学及科研梯队，承接完成附属医院的实习生、见习生、留学生及住院医师规范化培训的带教工作，是集临床、科研、教学、创新能力为一体的优秀临床工作集体。

消化内科响应国家号召，开展消化道早期肿瘤的内镜下防治工作，更新诊治观念，提高全县消化道早期肿瘤的诊治比例。门诊、住院人次、胃肠镜检查例次以及各种内镜下治疗手术例数逐步增加，业务范围逐步扩展，能够独立开展消化道大出血、急性重症胰腺炎、肝硬化、炎症性肠病、功能性胃肠病等消化科常见疾病的规范化治疗，能够开展内镜下异物取出、食管静脉曲张破裂出血及非食管静脉曲张破裂出血的止血、消化道息肉内镜下高频电切除、消化道狭窄的扩张、消化道支架植入、经口肠梗阻导管置入、经皮胃造瘘、消化道早癌及癌前病变的ESD（内镜下黏膜剥离术）、肝胆胰疾病的ERCP（内镜下逆行胰胆管造影术）、EST（内镜下乳头括约肌切开术）、ENBD（经内镜鼻胆管引流术）、ERBD（内镜下胆道金属支架植入术）、EMBE（内镜下胆管金属支架引流术）、黏膜下肿瘤切除ESE（内镜下黏膜下肿瘤挖除术）、EFR（内镜下胃壁全层切除术）、STER（内镜下黏膜下隧道肿瘤切除术）以及胶囊内镜、超声内镜等多种诊疗操作，以及双气囊小肠镜的诊治工作。接诊门诊病人3.5万人次，住院患者1900多人次，胃镜15000多例，肠镜10000多例，超声内镜152例，无痛胃肠镜8900多例，胶囊内镜6例，各种内镜下手术近1600例。

消化内科承担省卫生厅及市科技局等课题6项并结题，承担县科技局课题5项。举办省级继教班2年，举办"携手共进，健康浙江"胃癌早诊早治会议、早期胃癌内镜诊治巡讲交流、宁波市消化道早癌病例讨论会、沪浙中国消化内镜认证项目研讨会等学术会议。历年累计发表论文30余篇，其中中华系列3篇。学科带头人盛红是省医学会消化内镜分会ERCP学组委员、省医学会消化内镜分会胃肠动力学组委员、市医学会中西医结合消化病学分会副主任委员、市医学会消化内镜分会委员、宁波市医学会消化分会委员、省"三八"红旗手、省优秀消化专科医师、市卫生系统人民满意医务工作者、市领军和拔尖人才培养工程第二层次人才、县名医。

神经内科　是全县脑血管疾病、神经内科其他疾病的诊疗中心。有病床45张，医师9名，其中主任医师2名，副主任医师2名，主治医师4名，住院医师1名，硕士研究生1名。主要收治脑梗死、脑出血、蛛网膜下腔出血、脑炎、癫痫、脑动脉供血不足、阿尔茨海默病、帕金森病、脊髓炎、格林巴利综合征、重症肌无力、运动神经元疾病、多发性硬化、肌张力障碍等患者，已成功开展脑梗死溶栓治疗、脑脊液置换治疗、生物电反馈治疗等。

肝病感染科　有医生6名，护士7名，其中副主任医师3名，主治医师2名，住院医师1名。床位30张，主要收治各种肝炎、肝硬化、肝癌及其并发症等各种传染病。擅长流行性出血热抢救以及肝硬化腹水治疗，开展乙型肝炎抗病毒及"阳转阴"等治疗。

呼吸内科　2003年6月，呼吸内科从大内科中分离并独立成科。开放床位40余张，先后设专家门诊、专病门诊和普通门诊，逐渐开展胸腔闭式引流术、雾化吸入治疗、肺功能检查、支气管镜检查及治疗、无创辅助通气、经皮肺穿刺等技术。主要诊治肺部感染性疾病、支气管扩张、支气管哮喘、慢性阻塞性肺疾病、呼吸衰竭、胸膜疾病、肺恶性肿瘤、间质性肺病及呼吸危重病的抢救等。开放床位49张，有支气管镜室、肺功能室、呼吸睡眠监测病房、门诊雾化吸入室。配备无创呼吸机8台、电子支气管镜4根、配套主机1台、肺功能仪1台、多导呼吸睡眠监测仪1台。有医生10名，护士17名，其中高级职称6名，中级称职8名。开展科研课题3项，发表核心期刊论文24篇，近三年开展新技术新项目6项。

肾内科　始建于1997年，下设临床和血液透析2个部门，有肾脏专科医生6名，护理人员12名，血液透析护士7名，其中主任医师1名，副主任医师2名，主治医师2名，住院医师1名。科室实际开放床位26张。配进口血液透析机9台。收治肾病患者，包括急慢性肾小球肾炎、肾衰竭、肾病综合征、尿路感染等，以及继发性肾脏疾病，如狼疮性肾炎、干燥综合征肾损害、骨髓瘤性肾病等，积累了丰富的临床经验。2003年开始开展肾活检，为肾病患者提供病理诊断依据，更好指导临床选择治疗方案和了解病情预后。血液净化开展维持血透、血液滤过、单纯超滤、血液灌流等治疗方式，成功抢救很多急性肾衰竭、毒物中毒和尿毒症患者，透析质量逐年提高。

普外科（肝胆外科）　有各类专业人员8名，其中主任医师2名，主治医师3名，医师3名。医疗设备齐全，技术力量雄厚。先后开展不同部位的肝叶切除术、胰十二指肠切除术和门脉高压分流术及断流术等各种复杂手术及20多种微创手术。每年开展多项新技术新项目。近年，获县科技进步奖4项，医院新技术新项目6项，在各类专业杂志上发表论文30余篇。2014年，仍在开展腹腔镜下结直肠癌根治术和肝叶切除术课题研究，其中腹腔镜下结直肠癌根治术已被县科学技术局立项。

心血管内科　有主任医师2名，副主任医师3名，主治医师2名及心电图医师、心血管彩超医师等。核定专科床位22张，附设心导管室。在治疗高血压病、各种心律失常（尤其是房颤的复律、防治脑栓塞方面）、心力衰竭、冠心病、心肌梗死及其他各种心血管病方面均有独到之处。同时开展新技术、新项目，率先在全县开展永久心脏起搏器植入术及冠状动脉造影术、食道调搏术。其中永久性心脏起搏器植入术获县科技进步三等奖，经手腕桡动脉途经冠脉造影术为全市县级医院第一家。术前临时起搏安装及术中食道起搏为外科手术病人提供保障。

泌尿外科　是县重点学科。在全县率先开展前列腺摘除术、肾癌切除术、阴茎癌根治术、膀胱部分切除术等泌尿外科手术，并逐步引进电切镜、膀胱镜，开展经尿道前列腺电切术、经尿道膀胱肿瘤电切术等腔内手术、门诊膀胱镜检查等治疗。2003年，成立泌尿外科医疗组，设定病床23张。手术治疗方向逐渐由原来的开放手术向微创手术发展，2005年前后，逐步引进输尿管镜、经皮肾镜、钬激光碎石机、体外碎石机，开展微创输尿管镜激光碎石术、泌尿系结石体外碎石治疗，为全县结石高发地区老百姓带来福音，并开展腹腔镜下肾囊肿去顶术、腹腔镜下肾切除、腹腔镜下肾上腺切除、腹腔下输尿管镜切开取石术等多项微创手术。2007年，开设膀胱镜尿动力治疗室。2013年，成立泌尿外科独立病区，核定床位46张，医护人员25名，其中医师10名，包括主任医师3名，副主任医师2名，副主任护士2名，主治医师4名，住院医师1名，内有硕士研究生2名。近年，开展手术1500多例，包括腹腔镜肾癌根治术、腹腔镜肾上腺肿瘤切除术、腹腔镜嗜铬细胞瘤切除术、腹腔镜输尿管癌根治术、腹腔镜肾囊肿去顶术、腹腔镜肾部分切除术、腹腔镜输尿管切开取石术、腹腔镜肾盂整形术、经皮肾镜激光碎石取石术、输尿管软镜激光碎石取石术、经尿道前列腺电切术、经尿道膀胱肿瘤电切术、膀胱癌根治术+尿道改流术、阴茎癌根治+尿流改道、经阴道前壁闭孔无张力尿道中段悬吊术、切割器下包皮环切术等。拥有先进设备仪器，包括Olympus输尿管软镜2套、STOZE电切镜2套、Olympus等离子电切镜1套、科医人钬激光1台、尿动力检查仪器1套、体外碎石机1台、膀胱镜6套、腹腔镜设备2套、高清显示器2台、STOZE经皮肾镜1套、WOLF输尿管硬镜4套。2009年至2014年，在省部级医学杂志上发表论文10多篇，获县科技进步二等奖3项，获医院新技术、新项目一等奖、二等奖、三等奖十余项。

肿瘤外科　有主任医师2名，副主任医师1名，主治医师5名，其中硕士研究生3名。主要收治肿瘤外科、胸外科、普外科的病人。能够熟练开展食道癌、胃癌、大肠癌、肺癌、胰腺癌、乳腺癌、甲状腺癌等常见恶性肿瘤的治疗和胸腔镜、腹腔镜等微创手术，在社会上享有较高的知名度。在各级杂志上发表论文20余篇，获县科技进步奖2项。与上海第六医院、瑞金医院、浙江肿瘤医院等建立良好的合作关系，经常邀请著名专家到院指导。

神经外科　创于20世纪70年代，2005年成立神经外科专科。有主任医师1名，副主任医师2名，住院医师2名，主管护师2名，护师2名，护士5名。开放床位42张，重病监护床位4张，分为2个手术组和专科监护病床中心，并有高压氧治疗中心。在全县率先开展颅脑损伤、颅内肿瘤、脑血管疾病、头皮和颌骨疾病、颅内感染、脊柱和脊髓疾病、脑功能性疾病等诊断和治疗，多个项目填补了全县空白。先后发表《颅底和脑深部肿瘤锁孔手术治疗体会》《颅脑损伤双侧瞳孔散大病人治疗经验》《微创多靶点置管尿激酶灌注治疗高血压脑出血》等论文50多篇，其中国家级刊物12篇，《脑内窥镜CT立体定向术清除高血压脑出血》被神经外科专著《王忠诚神经外科学》及杨树源、只达石主编的《神经外科学》引用，获得县级科技进步奖2项，并与北京天坛医院、上海华山医院等医院建立技术合作关系。

骨科　1988年开设骨伤科。有主任医师5名，副主任医师3名，主治医师4名，住院医师1名，其中7名医师分别在北京积水潭医院、北京军区解放军总医院、上海新华医院、上海第六医院、浙江医科大学第二附属医院、宁波市第六医院等地进修学习。科室日常开放床位57张，年手术超1200例，周一到周六开设骨科专家门诊。治疗范围包括胸、腰椎骨折的手术复位固定，椎管狭窄的扩大、成形术，腰椎间盘突出症骨髓核摘除加内固定术，脊柱滑脱手术复内固定，植骨融合术，半髋、全髋关节转换术，各种关节、复杂损伤的手术复位内固定，韧带损伤的修补和重建术以及关节融合、成形术，病灶清除术，滑膜切除术，关节稳定术，关节僵硬松解术，肢体外伤、各种类型骨折、骨盆骨折的手术复位内固定，皮肤缺损的皮瓣转移修复术，肌腱粘连松解术，肌腱移位腕、指功能重建术，骨、关节结核及急慢性骨髓炎、骨肿瘤的治疗等。1992年4月，开展人工股骨头置换术；1993年，开展小儿麻痹症矫治术；1996年，开展腰椎骨折钢板内固定术；2006年，开展腰椎间盘突出症髓核摘除、椎间植骨融合术；2009年，开展断指再植术、全髋关节置换术、颈椎病髓核摘除+椎间植骨融合术、膝关节镜下交叉韧带重建术；2010年，开展关节镜下腘窝囊肿内引流术、全膝关节置换术；2012年，开展椎体成形术；2013年，开展骨盆骨折内固定术、关节镜下肩袖修补术；2014年，开展半肩关节置换术。与上海第六医院合作，骨科将逐步开展手外科、关节外伤、颈椎的一系列手术。

产科　是集医疗、教学、科研和预防于一体的母婴医疗保健专业机构（爱婴医院），是全县急危重孕产妇救治定点科室，院重点学科之一。管理制度严谨，技术力量雄厚，环境优美整洁，服务热情周到，年收治住院患者约3000余人次，其中80%为高危妊娠，包括各种妊娠合并症及产科并发症。有临床医生13名，其中主任医师2名，副主任医师4名，主治医生4名，医师3名，并有多名经验丰富的助产士及护士。拥有胎儿监护仪、新生儿听力筛查仪、心电监护仪、新生儿辐射抢救台、新生儿抚触等设施。提供系统的产前保健、产前筛查、新生儿疾病筛查、高危妊娠监测、优生优育咨询、母婴同室、整体护理、母乳喂养咨询等服务。2011 年至 2014 年，派出多人赴上级医院进修、学习，开展新技术、新项目，如 24 小时无痛分娩及导乐，受到产妇欢迎。加强对高危孕产妇的监护和管理，除接收正常分娩的产妇，还收治先兆早产、早产、妊娠期高血压疾病、子痫前期、子痫、前置胎盘、胎盘早剥、妊娠期糖尿病、ABO 血型不合、产前出血、胎膜早破、胎儿生长受限、羊水异常、妊娠期肝内胆汁淤积症、多胎妊娠、胎儿宫内窘迫症等妊娠合并症及并发症患者。共发表学术论文数十篇，承担温州医科大学等高等院校的理论见习及实习教学工作，同时为住院医师规范化培训基地。承担省级课题 1 个，县级课题 2 个。在各种妊娠合并症、并发症及难产、分娩并发症等各种高危孕产妇的诊断治疗方面，联合麻醉科、重症医学科、心内科、输血科、放射科、营养科等相关科室，成功抢救数例严重产后出血、严重妊娠期高血压、完全性前置胎盘等重危产妇，展现较高水平的多学科综合救治能力。同时，开展 24 小时全程无痛分娩及导乐分娩；推出“即刻剖宫产”；启用婴儿智能看护及防盗系统；与浙江大学附属妇产科医院合作开展远程胎心监护，让孕妇尽量“少跑一次”。开展的主要治疗项目有：剖宫产术、剖宫产术、中子宫动脉结扎术（治疗严重产后出血）、剖宫产术加子宫肌瘤剔除术或卵巢瘤剔除术、剖宫产加残角子宫切除术、助产（产钳助产、臀助产）、瘢痕子宫阴道分娩、宫颈环扎术、毁胎术、子宫内翻复位术、复杂软产道裂伤修补术、子宫破裂修补术、宫腔内球囊填塞压迫止血术、宫颈水囊引产术、利凡诺羊膜腔内注射引产术、清宫术等。

儿科　1988 年，创建儿科门诊，开设儿科病房。1990 年，使用暖箱治疗新生儿硬肿症、早产儿。1996 年，开展极低出生体重儿的救治，同年使用有创机械通气技术治疗新生儿肺透明膜病、重症肺炎等疾病引起的呼吸衰竭。2003 年，规范开展雾化吸入治疗儿童哮喘及 24 小时儿科急诊服务。2009 年底，儿科病房分设儿内科及新生儿科，新生儿科为无陪病房。2011 年，开展无创、有创呼吸支持通气治疗新生儿各种呼吸衰竭，应用各种综合措施抢救重症肺炎、呼吸衰竭、心力衰竭、休克等危重疾病。常年来，承担着象山县 0~14 周岁以下婴幼儿及儿童的诊疗工作。现住院部病房开放床位 51 张，新生儿科开放床位 15 张，儿内科开放床位 36 张。有医生 17 名，其中副主任医师 6 名，主治医师 5 名，住院医师 6 名，常年派送儿科医护至上海儿科医院、新华医院、浙江省儿童医院进修。

急诊科　现有各级专业人员 23 名，其中高级职称 1 名，中级职称 12 名，初级职称近 10 名，医师均具有 3 年以上临床经验。实行 24 小时随时应诊制，负责全院的院前急救、灾害急救、门诊急诊抢救工作，并面向门急诊及全院开展重症监护工作。能开展心肺脑复苏术、气管内插管术、环甲膜穿刺术、机械通气、深静脉插管等急救技术。成功救治各类中毒、过敏性休克、急性心肌梗死、脑出血、重症胰腺炎、多发伤、心衰、呼衰、多器官衰竭、DIC 等不同类型的患者，医疗技术在全县处于领先水平。

ICU（重症监护室）　2002 年开创，下设两人监护室 1 个，单人监护室 1 个，开放床位 7 张。有医护人员 17 名，其中主任医师 1 名，副主任医师 1 名，主治医师 3 名，住院医师 1 名。有中央监护站、进口呼吸机、除颤仪、纤维支气管镜、床边血糖仪、微量注射泵、输液泵、床边 X 线摄片机、床边 B 超机、冰毯等设备，配备中央空调、洁净消毒系统、中心供氧、中心压缩空气、中心吸引等先进设施。病房采用全封闭式管理。作为综合 ICU，收治病种较多，包括严重创伤、多脏器功能衰竭、呼吸衰竭、重症胰腺炎、急慢性肾功能衰竭、病理产科、心脑血管病、各种大中型手术后、各种中毒等。拥有床旁中心静脉压的监测、各种人工气道的建立、机械辅助通气、24 小时生命体征监测、电复律等先进技术。

放射科　是全县唯一的市医学重点（扶植）学科，有36名专业技术人员，其中高级职称7名，中级职称13名，初级职称16名。拥有1.5T超导型磁共振（价值1200万元）、高档螺旋CT、大型数字减影血管造影机（DSA）、数字胃肠机、间接数字摄影（CR）、直接数字摄影（DR）、口腔全景机等影像设备。近年来，陆续独立开展肝癌、肺癌、胰腺癌、胃癌等晚期肿瘤的介入治疗；肺部大咯血、消化道大出血、产后大出血等急诊介入治疗；脾功能亢进、子宫肌瘤等动脉栓塞介入治疗及晚期食道癌、胆道梗阻、下腔静脉滤器等内支架置入术等，开展近20种血管性、非血管性介入治疗。在各级医学杂志上发表论文多篇，市医学科研立项课题多项，县科技局立项课题多项，其中2项课题通过县科技局组织专家鉴定，鉴定结果为“已达到同级医院国内先进、省内领先的技术水平”；获县科技成果奖2项，获医院新技术奖19项，其中一等奖4项。

县第一人民医院机构沿革及历任主要行政领导一览表

表1–7

机构名称	姓名	性别	籍贯	职务	任职时间
象山卫生院	胡　鲲	男	—	院　长	1940年至1941年11月
象山卫生院	沈保民	男	浙江定海	院　长	1941年11月至1949年7月
象山县人民政府卫生院	毛子卿	男	—	负责人	1950年3月至1951年2月
象山县人民政府卫生院	邵季荫	男	—	代院长	1951年5月至1953年4月
象山县人民政府卫生院	高明垣	男	—	院　长	1953年4月至1954年12月
象山县人民政府卫生院	翟殿卿	男	山东邹县	院　长	1954年11月至1956年5月
象山县人民政府卫生院	赵邦吉	男	—	副院长（兼）	1954年11月至1955年3月
县人民医院	翟殿卿	男	山东邹县	院　长	1956年5月至1959年5月
县人民医院	于茂森	男	山东胶南	副院长	1956年5月至1959年5月
县人民医院第一分院	翟殿卿	男	山东邹县	院　长	1959年5月至1961年11月
县人民医院第一分院	于茂森	男	山东胶南	副院长	1959年5月至1961年11月
县人民医院	翟殿卿	男	山东邹县	院　长	1961年11月至1963年8月
县人民医院	翟殿卿	男	山东邹县	副院长	1963年8月至1969年1月
县人民医院	张志瑾	女	浙江温州	院　长	1963年8月至1964年5月
县人民医院	刘占闵	男	山东鲁南	院　长	1964年5月至1969年1月
县人民医院	于茂森	男	山东胶南	副院长	1961年11月至1963年8月
县第一人民医院“革委会”	奚杰华	男	浙江临海	主　任	1970年11月至1973年5月
县第一人民医院“革委会”	裘鹤勇	男	浙江嘉兴	第一副主任	1969年1月至1973年5月
县人民医院	奚杰华	男	浙江临海	院　长	1973年5月至1979年5月
县人民医院	刘占闵	男	山东鲁南	副院长	1973年5月至1979年5月
县第一人民医院	王碧蓉	女	浙江杭州	副院长	1979年12月至1983年1月
县第一人民医院	王碧蓉	女	浙江杭州	院　长	1983年1月至1990年7月
县第一人民医院	陈善校	男	浙江鄞县	副院长	1983年1月至1990年7月
县第一人民医院	陈善校	男	浙江鄞县	院　长	1990年7月至1997年11月
县第一人民医院	孙晓东	男	浙江鄞县	副院长	1990年8月至1997年11月
县第一人民医院	武功绪	男	浙江象山	副院长	1990年8月至2006年8月

续表 1–7

机构名称	姓名	性别	籍贯	职务	任职时间
县第一人民医院	许祖黄	男	浙江象山	副院长	1991 年 8 月至 1997 年 12 月
县第一人民医院	方宰平	男	浙江杭州	副院长	1997 年 12 月至 2002 年 7 月
县第一人民医院	孙晓东	男	浙江鄞县	院长	1997 年 11 月至 2003 年 9 月
县第一人民医院	史月华	女	浙江象山	副院长	1999 年 12 月至 2002 年 11 月
县第一人民医院	鲍春华	男	浙江象山	副院长	2001 年 8 月至 2003 年 9 月（2002 年 11 月至 2003 年 9 主持工作）
县第一人民医院	丁可平	男	浙江象山	副院长	2002 年 11 月至 2005 年 6 月
县第一人民医院	胡元达	男	浙江象山	副院长	2002 年 11 月至 2014 年 12 月
县第一人民医院	叶国良	男	浙江象山	副院长	2002 年 11 月至 2011 年 3 月
县第一人民医院	贺国恩	男	浙江象山	院长	2003 年 9 月至 2005 年 9 月
县第一人民医院	左伟	男	黑龙江牡丹江	院长	2005 年 10 月至 2014 年 12 月
县第一人民医院	郑保卫	男	浙江象山	副院长	2006 年 8 月至 2014 年 12 月
县第一人民医院	茅月存	男	浙江象山	副院长	2006 年 12 月至 2012 年 5 月
县第一人民医院	谢龙腾	男	浙江象山	副院长	2009 年 6 月至 2014 年 12 月

县第一人民医院创办时间考

关于县第一人民医院的创办时间有以下三种说法。

说法一：据市卫生局 1998 年 8 月编写的《宁波市卫生志》第三章第二节附表“1987 年各县（市）县级人民医院概况”载：“象山县第一人民医院开办年份为 1936 年。前身为象山县公立医院。”

说法二：据县第一人民医院建院 70 周年画册《悠久历史》载：“象山县第一人民医院创建于 1938 年（民国 27 年）。”前身为象山县公立医院。

说法三：据 1988 年 4 月版《象山县志》第 44 章第一节载：“县第一人民医院，前身为县卫生院。……院舍借林氏宗祠。1950 年 3 月，政府接管，改称县人民政府卫生院，院址迁至长寿庵。”

查县档案馆馆藏民国档案，以及 1988 年版《象山县志》、县政协编写的《象山百年史事胜录》等，县公立医院成立于民国 27 年（1938），所以上述“说法一”有误，可以排除。

县第一人民医院的前身是成立于 1940 年的县卫生院。那么成立于 1938 年的县公立医院是否是县卫生院的前身呢？答案是否定的。首先，县卫生院是民国 29 年（1940）根据省卫生处颁发的《浙江省三年施政计划》和《县卫生工作实施纲要》而创建的，单位性质是行政兼医疗的公立机构。而县公立医院是民国 27 年（1938），由姜绍祖等在县长盛世馨的支持下创办的。名曰“公立”，实则政府只出资 4000 元，具体由医院董事会管理。其次，县卫生院址设县前街附近的林氏宗祠，后迁到县城东北角的长寿庵。而县公立医院址设西门信泰当原址房屋，两者相去甚远。再次，县公立医院于民国 30 年（1941）2 月并入县卫生院，而并非改称或更名为县卫生院，因此县公立医院并非县卫生院的前身。

综合上述，县第一人民医院的前身是县卫生院，创办时间是民国 29 年（1940）。

第三节　县红十字台胞医院

机构沿革　县红十字台胞医院是一所集医疗、教学、科研、预防保健于一体的综合性医院。前身为石浦卫生所，建于1952年2月，址设石浦镇城隍庙弄。建所时只有6名职工，一架500倍的显微镜及听诊器、血压计、体温计等简单设备。

1954年，搬至石浦八村许家房子（现人民路209号），面积200平方米。是年，接收到杭州、嘉兴卫校毕业的医士、护士、检验士、药剂士等多人，建立化验室，开展三大常规检查。

1956年8月，院舍毁于台风，迁校场暂借陆军营房，共有20多间房子，除科室设置外建立7张简易病床。

卫生所除日常诊疗业务外，还负责石浦镇以及石浦、定山、南田3个区的卫生行政、防疫任务。是年夏季，根据县卫生科彭玉文科长的指示，将邻近的医务人员组织起来，走集体化道路，随后成立3个联合诊所，分别是石浦镇中西医联合诊所，负责人卓恺烈；石浦镇针灸联合诊所，负责人陈允法；石浦镇镶牙联合诊所，负责人汪云娣。此后制定制度、落实任务、评定工资。接着联合诊所在东门、昌国、番头设立分所，又在金星建立盐民卫生所，使石浦附近乡乡有诊所。

1958年3月，卫生所又从部队营房迁回原址（八村许家房子，现人民路209号），更名为石浦人民医院。是年10月，宁海、象山二县合并，改名为县人民医院第二分院。同年，各乡医院建立，防病治病任务只限石浦镇。1961年10月，宁海、象山二县分开，更名为县第二人民医院。

1969年3月，经县革命委员会生产指挥组批准改名为“石浦人民医院”。

1979年4月，复称县第二人民医院。

1980年以后，随着海峡两岸交往的增加，每年都有许多台湾同胞到县第二人民医院求医。为给台胞创造一个良好的医疗环境，1987年，经中央批准，并投资450万元，征用20亩土地兴建新的院区，址设石浦镇凤栖路86号。

1990年7月，医院搬迁新址，根据象卫人〔1990〕29号文件，同时加挂“象山县台湾同胞医院”“象山县红十字会医院”牌子。新医院设病区4个，其中3个病区各有6张病床专为台湾同胞及回乡定居人士设置。是年8月，省卫生厅下发浙卫〔1990〕1340号文件，增加核定床位47张，使医院核定床位增加到167张。

1992年8月，县政府批复（象政复〔1992〕23号），同意将“象山县台湾同胞医院”“象山县红十字会医院”两块牌子更名为“象山县红十字台胞医院”，且由卫生部原部长钱信忠题院名，原“象山县第二人民医院”名称继续使用。

1993年，县红十字台胞医院跨入二级丙等医院行列。1996年，医院档案管理达市级先进水平。1997年，成为爱婴医院。

2001年，成立“宁波象山肝胆研究所”，继之又与浙江大学附属第一医院和宁波医疗中心李惠利医院协作，成为其指导医院。此外，还成为上海二医大附属九院血管外科象山治疗中心、市科委介入治疗重点推广点。

2006年5月，通过评审升为国家二级乙等医院。

2013年12月，通过省卫生厅二级甲等综合性医院评审。

2016年11月，医院迁至石浦镇凤栖路420号。

卫技人员　1952年2月，石浦卫生所有职工6名，其中负责人兼医师1名，医士2名，中医

1名，助产士1名，勤杂工1名。1959年3月，有职工19名，其中院长1名，医师2名，医士2名，护士5名，助产士2名，检验士1名，药剂士1名，护理员1名，行政人员4名。1961年，有职工44名，其中医师7名，医士29名，行政人员8名。1969年，有职工45名。1978年，有职工79名，其中主治医师1名，医师17名，医士39名，中医3名，行政人员19名。1985年，有职工152名，其中副主任医师1名，主治医（药）师5名，医师38名，医士61名，行政人员33名，初级卫生人员14名。1995年，有职工240名，其中副主任医师3名，中级职称25名。

2000—2014年县红十字台胞医院职工情况表

表1-8

单位：人

年份	在职职工	卫技人员	正高	副高	中级	年份	在职职工	卫技人员	正高	副高	中级
2000	244	206	0	11	34	2008	283	248	0	18	65
2001	236	201	0	8	36	2009	277	250	0	16	59
2002	240	205	0	8	36	2010	292	266	0	16	58
2003	246	211	0	8	49	2011	305	279	0	18	74
2004	270	235	0	14	73	2012	317	292	0	18	74
2005	276	241	0	15	74	2013	328	303	2	29	74
2006	281	249	0	15	79	2014	322	280	2	34	80
2007	282	245	0	14	69						

科室设置 1958年3月，门诊部设内科、外科、妇产科；辅助科室有注射室、西药房、化验室、挂号收费室。1961年，门诊部新增中医科；辅助科室新增放射科、中药房；住院部新增手术室及分娩室。1969年，门诊部扩建X光室、手术室。1976年，门诊大楼扩建后，增设五官科、理疗科、心超室。1990年，开设B超室、放射科。1992年，新增内镜室。2000年，有内科、外科、妇产科、儿科、五官科、口腔科、皮肤科、肠道科、中医科、中医骨伤科、针灸理疗科、推拿科、防保感染科、麻醉科、手术室、急诊室、供应室、检验科、药剂科、特检科等21个科室。2001年，新设急诊室。2003年3月，成立信息科。2004年，增加肠镜室、输液室、血透室、热疗中心。2005年，防保感染科分为防保科、感染科并新增临床药学室。此后陆续开设消化内科、呼吸内科、心血管内科、神经内科、普外科、骨科、妇产科、儿科、五官科、中医科、急诊科、针灸理疗科、ICU科（重症加强护理病房）、皮肤科、口腔科、手术室等20余个专科。

重点科室

重症监护科 2006年10月新设，有病床3张，2010年增加至4张。2016年11月搬至新址及住院大楼后共设病床8张，设有中央监护系统。最初仅提供重症患者的监护，有进口拉斐尔呼吸机2台。2008年，购进亚低温治疗仪1台，增购1台进口拉斐尔呼吸机，至2016年搬迁新址后，共计拥有进口德尔格呼吸机5台、转运呼吸机1台、西门子呼吸机2台、飞利浦监护仪8台、飞利浦中央监控系统1套、专用塔吊8套、重症患者专用医用电动床4张、亚低温治疗仪3台、各种微量输液泵和肠内营养泵数台，以及深静脉血栓治疗仪1台、美国GE B超机1台、丹麦进口雷度血气分析仪1台、进口飞利浦除颤仪1台、床边消毒机2台。同时可常规进行经皮气管切开术、留置鼻腔肠管术（盲差插和胃镜引导下）、纤维支气管镜下吸痰及灌洗术、创动脉血压监测、CVP（中心静脉压）监测、各种导管置管、PICC（经外周静脉穿刺中心静脉置管）、机械通气治疗、肠内营养治疗，初步可进行B超检查及评估。

2008年，掌握亚低温治疗技术、动脉穿刺技术，实行ABP（动脉血压）监测，并成立动脉留置小组，是年全面开展深静脉穿刺，实行CVP监测。2015年，开展纤维支气管镜检查及治疗。

骨科　2007年新设，开放床位21张。建科后即能熟练开展神经、血管及肌腱修补吻合术、腕管及肘管综合征松解术、各种游离皮瓣、岛状皮瓣植皮术、断指再植术、四肢骨折内固定及外固定支架固定术、常见骨肿瘤切除术、股骨粗隆间骨折闭合复位髓内钉固定术及人工股骨头置换术，腰椎骨折椎弓根螺钉内固定术及腰椎间盘髓核摘除术等。2012年，抓住医院二甲建设机遇，引入关节镜，开展关节镜下膝关节半月板修补、成形，交叉韧带重建，肩袖修补、肩峰成形术。对骨盆、髋臼骨折的内固定治疗以及带锁髓内钉治疗四肢长管状骨骨折、脊椎骨折、膝髋关节置换、慢性运动损伤、老年骨性关节炎的系统治疗、合并高血压病、糖尿病等基础疾病老年患者的骨质疏松病理性骨折治疗有着丰富的临床经验。主要专业技术人员通过国内三级甲等医院骨科进修，科室形成较为稳定的专业人才梯队，成为全县骨科专业发展的主力军。共有医务人员10名，其中主任医师1名，副主任医师4名，中级职称2名，住院医师3名。

耳鼻喉科　2002年，设置10张床位。是年，引进夏贵华医生，同时购置德国WOLF公司的鼻内窥镜系统等。开展200余例功能性鼻窦内窥镜手术，常规筛窦、额窦、上颌窦、蝶窦手术、内窥镜下鼻出血止血，内窥镜下鼻窦内翻性乳头状瘤切除术，喉癌切除术加喉功能重建，甲状腺肿瘤切除术，中耳乳突根治术，扁桃体和腺样体切除术等手术。2004年，应用耳鼻咽喉科综合治疗台、纯音测听和声导抗仪，开展耳鼻咽喉科疾病的诊断、治疗、摄像、科研工作。是年，成功申请县重点学科建设。2006年，应用五官科显微镜，开展支撑喉镜下声带息肉显微切除术。是年，受市李惠利医院耳鼻咽喉科帮扶。2008年，应用动力吸割系统，开展辅助内窥镜下功能性鼻窦手术、腺样体吸割切除术。2010年，开展保留面神经腮腺肿物切除术。2012年，应用低温等离子系统进行鼾症的微创治疗、双下鼻甲和扁桃体及腺样体消融术。2014年，应用耳内窥镜开展鼓膜修补术。2016年11月，应用德国ATMOS综合内窥镜诊疗系统开展临床工作。2014—2016年，受宁波大学医学院附属医院帮扶。2019年，应用听性脑干反应（ABR），开展听力残疾客观分析。2019年12月，成为浙东地区耳鼻喉头颈外科联盟单位。

消化内科　自消化内科成立后，一直和其他内科共用病房，直至2019年11月，与呼吸内科分科后独立。内镜室创立于20世纪90年代，起初为纤维胃镜，后更换为电子胃肠镜。消化内科病房常规收治上消化道出血、消化性溃疡、急性胰腺炎、消化道肿瘤、胃息肉、结肠息肉、肝硬化、慢性肝炎、溃疡性结肠炎、缺血性肠病、腹泻、下消化道出血等患者。内镜室常规开展胃肠镜以及无痛胃肠镜、内镜下胃肠道息肉摘除术、内镜下支架置入术、消化道异物取出术、内镜下空肠营养管置入术、内镜下止血术、肠梗阻导管置入术。2013年，在宁波大学医学院附属医院的帮扶下，内镜量和内镜下操作大幅度提升。2019年，在宁波第二医院的帮扶下，常规开展ESD术。至2014年，共有医生8名，其中正高级职称1名，副高级职称1名，主治医师2名，住院医师4名，护士12名，胃镜室护士3名，洗消工2名。

心内科　2000年设立，与神经内科在同一病区。心内科病房收治急性和慢性心力衰竭、冠心病、急性心肌梗死、心脏瓣膜病、心肌病、心律失常、高血压等心内科常见病，开展ST段抬高心肌梗死的溶栓治疗。2013年，开展临时起搏器植入术。2016年，医院搬迁之际，心内科单独设立科室。2017年，开展单腔及双腔永久起搏器植入术。2018年，开始创建胸痛中心，优化急性心肌梗死患者的救治流程，提高救治成功率。

妇产科　1961年10月，改名后专门设立妇科、产科，住院部开放床位42张，并设有产科高危门诊、妇科专家门诊。开展妇科手术如经腹子宫全切术、宫颈癌广泛子宫切除术及卵巢癌广泛清扫术、卵巢癌细胞减灭术、子宫肌瘤、阔韧带及宫颈肌瘤剥除术等，经阴道脱垂子宫及非脱垂子宫全切术、阴道前后壁修补术、陈旧性会阴Ⅲ度修补术、宫颈冷刀锥切、宫颈电锥切（Leep术），腹腔镜下各类附件手术如附件切除术、输卵管妊娠切开取胚术、卵巢囊肿剥除术、巨大卵巢囊肿切除术、盆腔粘连松解术、子宫肌瘤剥除术、节育环移位取出术、宫腔镜腹腔镜联合治疗不育症。在宁波大学医学院附属医院及宁波第二医院的帮助下，又开展腹腔镜下子宫全切术及次切术、腹腔镜辅助下阴式子宫切除术、宫腔镜电切镜应用、宫腔镜下治疗黏膜下肌瘤电切术、子宫内膜息肉切除术。在产科方面，开展各种产科合并症及并发症的诊断及处理，如妊娠合并糖尿病、前置胎盘、胎盘早剥及妊娠高血压疾病及其并发症等危重症的治疗，熟练处理分娩并发症及合并症，如胎儿宫内窘迫、新生儿窒息、产后出血等。科室严格按照爱婴医院标准，加强科学管理，对分娩过程实行全程胎心监护，助产士全程陪伴。实行母婴同室，开展新生儿沐浴、新生儿抚触等项目。在产科助产技术上，淘汰胎头吸引术，更新熟练使用阴道产钳助产术。2019 年 7 月，熟练开展无痛分娩，明显降低剖宫产术率，减轻患者疼痛，深受患者好评。多次获得宁波市母亲安全铜奖，爱婴医院。科室有医生 11 名，其中主任医师 1 名，副主任医师 3 名，主治医师 5 名，住院医师 2 名。

外科　2002 年，由大外科分出成立以后，逐步壮大走强。普外科分为腹部外科组、泌尿外科组、胸外科组、甲乳外科组及脑外科组。腹部外科，特别是肝胆外科一直是医院的重点学科，在县内率先开展腹腔镜胆囊切除术，并于 2003 年成立县肝胆研究所。常规开展胆总管切开取石术、胆肠吻合术、肝叶切除术、门静脉分流术、断流术、胃肠肿瘤根治术等三四级手术。2015 年，科室开展腹腔镜下胆道镜探查、取石术、腹腔镜下腹股沟疝修补术、腹腔镜下胃肠肿瘤根治术等微创手术。有主任医师 2 名、副主任医师 2 名、主治医师 2 名、住院医师 4 名，拥有 Storz 腹腔镜系统3 套，奥林巴斯胆道镜系统 1 套。泌尿外科， 2000 年，引进副主任医师张国民，在他的带领下，2002 年引进英国佳乐等离子前列腺电切镜（市第二家），开展经尿道前列腺等离子电切术与膀胱肿瘤电切术，进入泌尿外科微创时代。2007 年，开展全院第一例后腹腔镜肾囊肿去顶术。此后，后腹腔镜在泌尿外科得到广泛应用，开展腹腔镜肾上腺切除术、腹腔镜输尿管切开取石术、腹腔镜肾脏切除术及肾脏部分切除术。2019 年，引进 WOLF 输尿管硬镜 4 套，Storz 软镜 1 套，科医人钬激光 1 台。与宁波市泌尿肾病医院合作成立宁波市泌尿肾病医院石浦泌尿肾病中心，开展经尿道输尿管镜钬激光碎石术、经皮肾经钬激光碎石术等。在显微外科方面，开展显微镜下精索静脉结扎术。胸外科，开展肋骨骨折固定术、血气胸的胸腔闭式引流术等简单术式。近两年，培养胸外科主治医师 1 名。经过进修学习，开展肋骨骨折切开复位内固定术、胸腔镜下肺大泡切除术、肺肿瘤肺叶切除术等。神经外科，医生配置齐全合理，自 1997 年引进 CT 机后，开展颅脑外伤性手术，如急性硬膜下、硬膜外血肿清除术、脑内血肿切除术、高血压脑出血钻孔引流术。随着脑外科人才培养，技术力量进一步加强，在县内率先开展颅内压探头植入术等术式，并逐步向微创及显微外科方向发展。

医疗设备

1961 年，配备 50 毫安 X 光机。1965 年，新增 1 台 30 毫安 X 光机、万能手术床、九孔无影灯等设备。1990 年，新增阿洛克 B 超诊断仪、200 毫安 X 光机。1992 年新增欧林派斯胃镜、B 超彩色转换仪、6851 型心电图机。1993 年，新增尿液分析仪、八道脑电图。1994 年，新增 6511 心电图机、南通紫琅 NTT6482 救护车。1995 年，新增自动血球计数仪。1996 年，新增微波多功能治疗机、手术无影灯、西德电刀、腹腔镜、自动分析心电图机、日本 NT-300 内镜显示仪、丹麦

DA-74 临床诊断听力计、麻醉机等仪器。1997 年，新增电动呼吸机；1998 年，新增监护仪；2000—2001 年，主要设备有美国贝克曼全自动生化分析仪、化学发光仪、特定蛋白分析仪、血细胞分析仪、全自动血凝分析仪、东芝 TCT400 型全身 CT 机、意大利全身多普勒彩色血流图二次谐波诊断仪、美国伟伦电子胃镜、800 毫安 X 光机、腹腔镜、高频电刀、心电监护仪等。2002 年，新增徕卡快速冰冻切片机、奥林巴斯电子胃肠镜、瑞士拉斐尔呼吸机。2003 年，增加库尔特五分类血球计数仪、胆道镜、英国等离子内窥镜及数字胃肠镜。2005 年，新增日本东芝螺旋 CT 机、血透机、比利时计算机 X 线成像系统、500 毫安 X 光机、鼻窦内窥镜。2010 年，新增日本佳能数字 X 射线成像装置、飞利浦彩超。2011 年，新增德国德尔格麻醉机、移动式医用诊断 X 射线机。2012 年，新增美国睡眠监测系统（便携式）、二氧化碳激光治疗仪、等离子体手术系统、神经外科动力系统、关节镜、彩色多普勒 B 超。2013 年，新增胃肠支气管镜及主机、超声刀、德国德尔格麻醉机、移动床旁拍片数字化成像系统、西门子全身 X 射线计算机体层螺旋扫描装置、超声诊断系统（便携式彩超）。2014 年，新增消化内镜氩气刀、胆道镜等。

表 1-9 县红十字台胞医院医疗设备一览表 单位：元

使用科室	名　　称	规格型号	单　价	购入年月
总务科	电梯	—	—	1990 年 12 月
B 超室	阿洛克 B 超诊断仪	SSP-630	—	1990 年 12 月
放射科	X 光机	200 毫安	—	1990 年 12 月
总务科	柴油发电机	—	—	1990 年 12 月
胃镜室	欧林派斯胃镜	CLE-10	—	1992 年 12 月
总务科	六十四门电话交换机	—	—	1992 年 12 月
B 超室	B 超彩色转换仪	—	—	1992 年 12 月
心电图室	心电图机	6851	—	1992 年 12 月
放射科	X 线胶片、洗片机	—	—	1993 年 3 月
检验科	尿液分析仪	MA-4210	—	1993 年 3 月
	CNX 监视器	—	—	1993 年 3 月
神经内科	八道脑电图	NO-82B	—	1993 年 3 月
急诊室	南通紫琅救护车	NTT6482	130000	1994 年 10 月
心电图室	心电图机	ECG-6511	—	1994 年 10 月
检验科	全自动生化分析仪	—	—	1994 年 10 月
院办	上海施乐复印机	1027S	23000	1995 年 7 月
检验科	自动血球计数仪	F-820	—	1995 年 10 月
总务科	10T 远东水塔	—	—	1995 年 10 月
骨科	微波多功能治疗机	WB-100B	15000	1996 年 1 月
供应室	卧式圆形压力消毒器	—	—	1996 年 2 月
检验科	钾钠氯电解质分析仪	—	—	1996 年 3 月
手术室	手术无影灯	IFGDD / 600-Ⅱ	—	1996 年 3 月
总务科	立式空调	—	—	1996 年 3 月
手术室	西德电刀	ERBE ICC 200	66000	1996 年 4 月
手术室	腹腔镜	WOODBINE-SOLOS	316040	1996 年 7 月
五官科	临床诊断听力计	DA-74	42000	1996 年 8 月

续表 1-9

使用科室	名　　称	规格型号	单　价	购入年月
内镜室	内镜显示仪	NT-300	34000	1996 年 8 月
检验科	立式血液冷藏箱	XL-140	13400	1996 年 8 月
总务科	柴油发电机组合	6160 / 160 千瓦	240000	1996 年 9 月
供应室	立式锅炉	—	—	1996 年 10 月
总务科	立式空调	—	—	1996 年 10 月
总务科	九十六门电话交换机	—	—	1996 年 10 月
心电图	自动分析心电图机	—	—	1996 年 10 月
放射科	CT 检查仪	—	—	1996 年 10 月
放射科	DL 冲洗机	—	—	1996 年 10 月
手术室	麻醉机	OHMEDA EXCEL 80SE	148000	1996 年 10 月
妇产科	胎儿监护仪	HPM1351A	—	1996 年 12 月
检验科	血沉仪	ZOYL	32000	1997 年 4 月
理疗科	腰椎牵引床	TR-200	35000	1997 年 5 月
手术室	高频电刀	GD350-D	19800	1997 年 8 月
内科	电脑肝病治疗仪	WLGY-801	—	1997 年 11 月
急诊室	电动呼吸机	SC-5	—	1997 年 12 月
急诊室	监护仪	HP78352	46000	1998 年 2 月
手术室	可配置式床旁 / 手术参数监护仪	—	—	1998 年 2 月
放射科	冲片机	X-OMAT	—	1998 年 2 月
急诊室	多参数彩色监护仪	COLIN NIXT BP-88	40000	1998 年 9 月
检验科	贝克曼 CX4△全自动生化分析仪	CX4△	880000	1998 年 12 月
检验科	微粒子化学发光全自动免疫分析系统	ACCESS	—	1998 年 12 月
检验科	特定蛋白分析仪系统	ARRAY 360R	855000	1998 年 12 月
检验科	全自动血液凝固分析系统	ACL 200	825000	1998 年 12 月
检验科	血细胞分析仪	ACT DIFF	824000	1998 年 12 月
检验科	手掌式血液分析仪	I-STAT	822000	1998 年 12 月
五官科	电脑微波耳鼻喉综合治疗仪	—	—	1999 年 1 月
病理科	生物组织切片机和脱水机	—	—	1999 年 2 月
供应室	手控脉动真空灭菌器	XGI.PS-0.6 平方米	—	1999 年 5 月
B 超室	全身多普勒彩色血流图二次谐波诊断仪	AU5—EPI	138000	2000 年 2 月
煎药室	电加热中药机	DHJ-D2	23200	2000 年 3 月
煎药室	中药自动包装机	DH-Ⅰ	11600	2000 年 3 月
手术室	麻醉机	EXCEL 210 SE	338000	2000 年 3 月
心电图	动态心电图	DWS 4P	70000	2000 年 5 月
	病人检测器	ATLAS	—	2000 年 9 月
内镜室	电子胃镜	—	—	2000 年 9 月
病理室	石蜡切片机	ZEISS MICROM HM325	78000	2000 年 12 月
放射科	CT	ASTEION / VF POWER	2535000	2001 年 1 月

续表 1-9

使用科室	名　称	规格型号	单　价	购入年月
放射科	医用诊断 X 射线机	GER-500	250000	2001 年 6 月
检验科	酶标仪	BIOCELL 2010	82000	2001 年 8 月
急诊室	救护车	SY5031XJH-132C	226600	2001 年 9 月
内镜室	支气管镜	BF-XT40	88000	2001 年 9 月
急诊室	呼吸机	—	177450	2001 年 10 月
病理科	冷冻切片机	CM1850	126750	2002 年 1 月
病理科	包埋机	EG1160	67600	2002 年 1 月
病理科	摊片机	HI210	4225	2002 年 1 月
急诊室	心电监护仪	2000	104000	2002 年 1 月
供应室	蒸汽锅炉	LHGO.2-0.09	11000	2002 年 8 月
内镜室	日本奥林巴斯电子胃镜	V70	348000	2002 年 9 月
手术室	高频电刀	GD350-D	21000	2002 年 9 月
骨　科	微波治疗机	WB-100	11000	2002 年 9 月
急诊室	心电监护仪	3000	—	2002 年 9 月
口腔科	牙科综合治疗机	HB 2101	28470	2002 年 9 月
院　办	轿车	EQ7200	257800	2002 年 10 月
放射科	床旁 X 射线摄片机	F50-100 Ⅱ	—	2002 年 10 月
五官科	耳鼻喉治疗台	NQW-7600B	95000	2002 年 10 月
妇产科	胎儿监护仪	CORO170	—	2002 年 12 月
手术室	胆道镜	CHF-T20W10-OM	—	2003 年 1 月
急诊室	救护车	SY5031XJH-A2F	王文通赠	2003 年 1 月
B 超室	黑白超声诊断仪	SSA-32A	250000	2003 年 3 月
供应室	电蒸汽锅炉	LDZ 0.05-0.4-D	22000	2003 年 5 月
手术室	等离子体双极内窥镜	—	260000	2003 年 6 月
放射科	数字化遥控 X 线机	500MA	—	2003 年 8 月
放射科	不断电源	5KVA 2h UPS	38150	2003 年 7 月
眼　科	验光仪	KR-8100	20000	2003 年 8 月
院　办	复印机	2068	—	2003 年 9 月
总务科	污水处理设备	BCF-0020402	—	2003 年 9 月
内镜室	电子肠镜	CF-V70	198000	2003 年 10 月
血透室	人工肾血透机	4008 S 双泵 on-line plus	300000	2003 年 12 月
急诊室	全自动自控洗胃机	YK-1	7000	2003 年 12 月
眼　科	眼科手术显微镜	OMS-90	129000	2004 年 1 月
手术室	宫腔镜	XG-5	47000	2004 年 4 月
妇产科	数码电子阴道镜	HGDM-2000	55000	2004 年 4 月
B 超室	超声图像管理系统	JUST-100	28500	2004 年 12 月
放射科	移动式 C 型 X 射线机	HMC-36	268000	2004 年 12 月
放射科	计算机 X 线成像系统	ADC SOLO	763035	2005 年 1 月

续表 1-9

使用科室	名　　称	规格型号	单　价	购入年月
煎药室	微压循环煎药机	YF40		2005 年 2 月
热疗室	体外高频热疗机	HG-2000	29000	2005 年 3 月
急诊室	呼吸机	E-100	150000	2005 年 3 月
总务科	电梯	NBW-JWVF-21 / 1.0	20000	2005 年 5 月
放射科	造影剂输注系统	Nemoto 120S	175000	2005 年 6 月
手术室	手术显微镜	LZL-21	98500	2005 年 7 月
内镜室	内窥镜灭菌器	WAYWIN-2000	75000	2005 年 8 月
五官科	临床诊断听力计	MM622	265200	2005 年 8 月
放射科	原装球管	DA240 TOSH	430000	2005 年 8 月
急诊室	救护车	XML 5031 XJH2		2005 年 9 月
血透室	血透机	—		2005 年 9 月
五官科	诊断中耳分析	ZODIAC 901 Plus		2005 年 10 月
信息科	服务器	—	240100	2005 年 8 月
总务科	陈列柜	IBM Ultra320	81700	2006 年 5 月
ICU	除颤起搏监护仪	M4735A	69000	2007 年 1 月
CT 室	CT 球管	DA/B240	325000	2007 年 1 月
检验科	血沉仪	MONITDR-20	29500	2007 年 8 月
口腔科	口腔数码 X 线牙片机	planmeca	150000	2007 年 8 月
B 超室	彩色超声多普勒诊断仪	HD11XE	1268064	2007 年 8 月
病理室	捷达医学影像管理系统	—	10000	2007 年 10 月
检验科	洗板机	FLUido（12 头）	34500	2007 年 11 月
检验科	酶标仪	2010 型	34500	2007 年 11 月
CT 室	CT 增强机	ZTI-200	22000	2007 年 11 月
B 超室	显示器	—	29000	2007 年 12 月
急诊室	多参数监护仪	PM-8000EPY	20600	2008 年 1 月
门诊手术室	手动多功能手术床	NOVEL330	49500	2008 年 4 月
检验科	全自动生化仪	DXC800	780000	2008 年 4 月
手术室	医用颅骨钻（外科用）	YDXG-I-L	14500	2008 年 4 月
手术室	医用空心颅骨钻（脑外科用）	YDXG-I-K	12800	2008 年 4 月
内科三病区	多参数监护仪	PM-8000EXPY	20600	2008 年 5 月
急诊室	监护仪	BENEYIEWT5	44000	2008 年 5 月
内科 2	多参数监护仪	PM-800EXPYeSS	20800	2008 年 5 月
妇产科病区	胎心监护仪 GE	CORO172	44000	2008 年 5 月
妇科门诊	胎心监护	—	49500	2008 年 5 月
手术室	手动液压手术床	F1080	80000	2008 年 5 月
手术室	双圆盘无形灯	ML600/D	80000	2008 年 5 月
急诊室	除颤仪	M4735A	52000	2008 年 5 月
外科病区	多参数监护仪	PM-7000	27000	2008 年 5 月

续表 1-9

使用科室	名　　称	规格型号	单　价	购入年月
内科一病区	多参数监护仪	PM-8000	20600	2008 年 6 月
手术室	多功能双闭环高频电刀	GD350	38000	2008 年 8 月
检验科	生物安全柜	1500IIA2-X	21500	2008 年 9 月
骨科病区	多参数监护仪	PM-7000	27000	2008 年 11 月
手术室	手术显微镜（骨科）	XTS-4A	18000	2009 年 1 月
外科病区	多参数监护仪（理邦）	M9A	19000	2009 年 1 月
血透室	多参数监护仪	M9A	19000	2009 年 1 月
口腔科	牙科综合治疗机	S-60	50000	2009 年 1 月
B 超室	数字化超声波诊断设备	EUB-5500	468000	2009 年 1 月
检验科	血液细胞分析仪（三分类）	BC-1800	45600	2009 年 1 月
检验科	立式灭菌器	LMQC3870J	18000	2009 年 2 月
妇科门诊	数码电子阴道镜系统	HGDM—2000	29800	2009 年 4 月
手术室	鼻窦电动手术刀	BD-7 及配件	42800	2009 年 4 月
内科一病区	多参数监护仪	PM-8000	20600	2009 年 4 月
手术室	鼻窦电动手术刀	BD-7	30000	2009 年 4 月
手术室	铣刀头（鼻窦）	BD-7 型及配件	42800	2009 年 4 月
手术室	铣刀头（鼻窦）	BD-7 型及配件	42800	2009 年 4 月
手术室	骨科牵引架	P650	58000	2009 年 5 月
手术室	电动液压手术床	SMARTP2000P	132000	2009 年 5 月
供应室	动脉真空灭菌器	（双门）XG1DWH-0.	160000	2009 年 5 月
供应室	蒸汽发生器	ZFQ-F-40KW	35000	2009 年 5 月
手术室	手术无影灯	MediLux600	78000	2009 年 5 月
手术室	骨科牵引架	PA650	58000	2009 年 5 月
麻醉科	麻醉气体监护仪（芬兰）	S/5CAM	158000	2009 年 6 月
妇产科病区	GE 胎儿监护仪	CORO-172	42800	2009 年 7 月
五官科门诊	单晶片摄像机	F—168D	40000	2009 年 7 月
儿科病区	婴儿辐射保暖箱	HKN-93A	39235	2009 年 8 月
儿科病区	婴儿培养箱	YP-2000	49000	2009 年 8 月
儿科病区	婴儿培养箱	YP-970（加光疗）	45600	2009 年 8 月
儿科病区	新生儿黄疸治疗床	XHZ	13110	2009 年 8 月
手术室	婴儿辐射保暖台	—	47200	2009 年 8 月
新生儿科	蓝光床	NBB-1	17100	2009 年 8 月
新生儿科	经皮黄疸测定仪	JH20-1C	28864	2009 年 8 月
血透室	血透机（德国）	4008S	160000	2009 年 8 月
胃　镜	HP 测试仪	HUBT-20	48000	2009 年 9 月
检验科	冷冻血浆解冻箱	KJX-LA	25800	2009 年 10 月
检验科	医用血液冷藏箱	HXC-158	18000	2009 年 10 月
检验科	医用低温保存箱	DW-40L188 .	17000	2009 年 10 月

续表 1-9

使用科室	名　称	规格型号	单　价	购入年月
手术室	腹腔镜（蛇牌）	PG-120	315000	2009 年 10 月
胃镜室	电子胃镜	4400 型	708000	2009 年 10 月
内科三病区	无创呼吸机	—	60000	2009 年 11 月
ICU	呼吸机	RAPHAELSILVER	192000	2009 年 11 月
胃镜室	内镜清洗工作站	XXZX	103000	2009 年 12 月
病理室	全自动组织脱水机	CITADEL2000	149800	2009 年 12 月
手术室	除烟型高频电刀	ESU-220	49800	2009 年 12 月
针灸理疗	智能温热牵引装置	（双头）ELKEINEV5021E	66000	2010 年 1 月
检验科	自动血凝分析仪 (急诊)	ACLELITEPRO	260000	2010 年 3 月
手术室	医用电动钻（手术外科用）	BJZ-1	13500	2010 年 3 月
供应室	快速阅读器（蒸气用）	—	49500	2010 年 4 月
手术室	台式灭菌器	TMQ C3250	23000	2010 年 5 月
妇产科病区	多功能产床	SC 型	45000	2010 年 5 月
内科三病区	心电监护仪	M9	19000	2010 年 6 月
放射科	医用高频 X 线透视机	GX100	19500	2010 年 6 月
妇科门诊	电动诊查床	XJ20106-B1	16000	2010 年 7 月
病理室	石蜡切片机	RM2235	80000	2010 年 7 月
急诊室	全自动自控洗胃机	YK-III	13000	2010 年 7 月
血透室	血透机　ONIINE	4008S	225000	2010 年 8 月
供应室	纯水机	—	47000	2010 年 8 月
五官科门诊	微波治疗仪	EBH-IV	15000	2010 年 9 月
供应室	超声波清洗机	QX2000	45000	2010 年 9 月
供应室	医用干燥机	YGZ	49000	2010 年 9 月
检验科	五分类血球分析仪	XE-2100D	400000	2010 年 9 月
胃镜	电子胃镜	EG-450WR5	235000	2010 年 9 月
门诊儿科	经皮黄疸测定仪	JH20-IC	19370	2010 年 10 月
儿科病区	监护仪	PM-7000	24950	2010 年 11 月
放射科	日本佳能数字 X 射线成像装置	CXDI-55G	796000	2010 年 12 月
B 超室	飞利浦彩超	IU22	1480000	2010 年 12 月
骨科病区	肩关节 CPM 康复器	JKJ-1	12500	2011 年 1 月
内科一病区	多参数监护仪	M9A	18000	2011 年 3 月
皮肤科	微波治疗仪	CYP-I	15000	2011 年 3 月
检验科	生物显微镜	CX41-12C02	24600	2011 年 3 月
煎药室	煎药机	YJX40-G	10000	2011 年 5 月
心电图	常规心电工作站	SE-1010	23000	2011 年 5 月
妇产科病区	GE 胎儿监护仪	CORO-172	48800	2011 年 6 月
外科病区	空气压力波治疗仪	MK400	49000	2011 年 6 月
血透室	血液透析用水设备	TCH-ROII/(600L	91600	2011 年 7 月

续表 1-9

使用科室	名　　称	规格型号	单　价	购入年月
妇科门诊	GE 胎儿监护仪	CORO-172	48800	2011 年 7 月
麻醉科	麻醉机	Fabius Tiro	250000	2011 年 7 月
妇科门诊	输卵管通液诊疗仪	YLD-200	37500	2011 年 7 月
内科一病区	多参数监护仪	M50	13000	2011 年 7 月
骨科病区	多参数监护仪	M50	13000	2011 年 7 月
外科病区	多参数监护仪（理邦）	M50	13000	2011 年 7 月
门诊手术室	手术无影灯	EL 600	30000	2011 年 8 月
血透室	单泵血透机新型	DIALOG	149000	2011 年 9 月
手术室	移动式 C 型臂影像系统	WHA-200	550000	2011 年 9 月
手术室	医用输血输液加温器	QW618	15000	2011 年 9 月
血透室	除颤监护仪	M3536A	58000	2011 年 10 月
ICU	单道心电图机	FX-7000	292000	2011 年 10 月
胃镜	电子下消化道内窥镜	EC-590WM	33000	2011 年 10 月
外科病区	双道微量注射泵	WZS-50F6	52000	2011 年 11 月
五官科门诊	数码裂隙灯显微镜	S350	13000	2011 年 11 月
手术室	手术无影灯	EL 660	166000	2011 年 11 月
儿科病区	不锈钢治疗车	—	235000	2011 年 11 月
内科一病区	多参数监护仪	M50	223000	2011 年 12 月
麻醉科	病人监护仪	DeLta XL（SCIO） CH-2S	13000	2011 年 12 月
放射科	移动式医用诊断 X 射线机	MUX-10J	496000	2011 年 12 月
内科三病区	多参数监护仪	M50	26000	2012 年 1 月
放射科	日本佳能数字 X 射线成像装置	CXDI-50G	26000	2012 年 2 月
外科病区	单道微量泵	WZ-50C6	22500	2012 年 3 月
外科病区	肠内营养泵	CY-300	19500	2012 年 3 月
外科病区	多参数监护仪（理邦）	M50	18060	2012 年 3 月
妇产科病区	多功能产床	SC 型	58000	2012 年 3 月
ICU	亚低温治疗仪	HGT-200IV	18800	2012 年 3 月
儿科病区	新生儿黄疸治疗床	XHZ	11300	2012 年 3 月
外科病区	亚低温治疗仪	HGT-200IV	46800	2012 年 3 月
麻醉科	除颤监护仪	M3536A	85000	2012 年 3 月
心电图	24 小时动态血压分析系统	—	14400	2012 年 3 月
ICU	血液灌流机	JF-800A	20000	2012 年 4 月
内科二病区	心电工作站（运动平板）	ST-1212	12000	2012 年 4 月
外科病区	单道微量泵	WZ-50C6	59800	2012 年 4 月
外科病区	双道微量注射泵	WZS-50F6	29000	2012 年 4 月
外科门诊	整体反射手术无影灯	JSL-500/D	45000	2012 年 4 月
外科门诊	头部操作式手术台	3008（PT1）	75000	2012 年 4 月
内科二病	美敦力胰岛素泵	MMT-712WWL	97000	2012 年 5 月

续表 1–9

使用科室	名　称	规格型号	单　价	购入年月
设备科	电气安全分析仪	ESA620	37500	2012 年 5 月
急诊室	单道心电图机	FX–7000	35000	2012 年 6 月
CT 室	CT 增强机（遥控型）	ZTI–300	3500	2012 年 6 月
供应室	多功能台	CSSD.QBI	97900	2012 年 6 月
供应室	封口机	EF101–PD	19250	2012 年 6 月
口腔科	气枪	—	246000	2012 年 6 月
ICU	床单位臭氧消毒机	KGW/CXD（D4）	11000	2012 年 7 月
手术室	等离子体手术系统	CobIarorII	14500	2012 年 7 月
急诊室	双道微量注射泵	WZS–50F6	20500	2012 年 7 月
检验科	台式低速自动平衡离心机	TDZ4–WS	10250	2012 年 7 月
检验科	血库专用自动平衡离心机	L600–A 型	20500	2012 年 7 月
口腔科	压力蒸汽灭菌器	SEA23	128000	2012 年 7 月
内科	呼叫主机	—	12000	2012 年 7 月
内科三病区	移动式动静两用空气消毒机	YKX/G120	14400	2012 年 8 月
供应室	不锈钢篮筐（特大）	—	52000	2012 年 8 月
内科二病区	单道微泵	WZ–50C6	18500	2012 年 8 月
口腔科	鼓风干燥箱	—	30000	2012 年 8 月
手术室	台式灭菌器（消毒锅）	TMQ.CV–U45T	65000	2012 年 8 月
手术室	水枪	—	58000	2012 年 8 月
急诊室	空气消毒机	YKX/G100（A13B）	30000	2012 年 8 月
急诊室	空气消毒机	YKX/G100（A13B）	448000	2012 年 8 月
手术室	关节镜	450P	1588000	2012 年 8 月
检验科	自动高频热合机	GZR–II	250000	2012 年 8 月
妇产科	冷光孔式手术无影灯	L735	148800	2012 年 8 月
B 超室	彩色多普勒 B 超	S2000	37000	2012 年 9 月
手术室	神经外科动力系统	GD670	60000	2012 年 9 月
设备科	一级库房架	—	13000	2012 年 9 月
血透室	血透机	4008S	14400	2012 年 10 月
骨科病区	多参数监护仪	iM50	58000	2013 年 5 月
ICU	压缩雾化吸入机	TURBOBOYN	58000	2013 年 5 月
急诊室	压缩雾化吸入机	TUBOBOYOYN	58000	2013 年 5 月
外科病区	监护除颤器	M3536A	56000	2013 年 7 月
妇产科	高级婴儿复苏模拟人	KAR/CPR	80000	2013 年 7 月
放射科	监护除颤器	M3536A	45000	2013 年 7 月
胃镜	监护除颤器	M3536A	19200	2013 年 7 月
手术室	高频电刀	GD350–B5	36000	2013 年 7 月
手术室	手动液压手术床	P1080	24000	2013 年 7 月
内科一	空气波压力治疗仪	MK–400	20000	2013 年 7 月

续表 1-9

使用科室	名　　称	规格型号	单　价	购入年月
ICU	输液泵	SY-1200	97500	2013 年 7 月
外科病区	多参数监护	iM50	39333	2013 年 7 月
胃镜	多参数监护仪	iM50	782500	2013 年 7 月
急诊室	多参数监护仪	iMEC 8	250000	2013 年 7 月
B 超室	便携式彩超	MYLAB FIVE	85000	2013 年 8 月
供应室	过氧化氢低温等离子灭菌器	—	80000	2013 年 8 月
胃镜	胃肠支气管镜及主机	—	49500	2013 年 9 月
麻醉科	麻醉机	—	146000	2013 年 9 月
麻醉科	麻醉气体监护仪	—	41000	2013 年 9 月
骨科病区	除颤仪	M4735A	2950000	2013 年 10 月
胃镜	内镜清洗消毒机	—	40000	2013 年 10 月
手术室	前列腺膀胱镜镜头 (内镜)	—	349800	2013 年 10 月
内科二病区	双道微泵	—	290000	2013 年 10 月
CT 室	西门子 CT	SOMATOM Emotion6	18000	2013 年 10 月
胃镜	胃镜洗消一体化 (支气管镜组)	—	13600	2013 年 10 月
手术室	超声刀	GEN04	17200	2013 年 11 月
“120” 急救	单道心电图机	—	15000	2013 年 12 月
胃镜	内镜储存柜	—	19000	2013 年 12 月
病理室	电热恒温干燥箱	GZX-DH-400BS	49500	2013 年 12 月
胃镜	多功能干燥台	—	23000	2013 年 12 月
手术室	电动子宫切除器	—	70000	2013 年 12 月
手术室	痔动脉结扎超声多普勒检查仪	—	150000	2013 年 12 月
“120” 急救	除颤仪	—	30000	2014 年 3 月
门诊办	全自动血压计	HBP-9021 型	19000	2014 年 3 月
心电图	动态心电分析系统	—	13000	2014 年 3 月
手术室	胆道镜	CHP-P60	57000	2014 年 5 月
手术室	超声刀系统（超声刀配件）	—	11000	2014 年 5 月
内科一病区	多参数监护仪	8000H	42000	2014 年 6 月
妇产科	多参数监护仪	8000E	284000	2014 年 6 月
妇产科	多参数监护仪	8000H	120000	2014 年 6 月
麻醉科	三道微量注射泵（注射泵）		17000	2014 年 6 月
门诊手室	高频电刀	—	42000	2014 年 6 月
胃镜	消化内镜氩气刀	VI0200S+APC2	46000	2014 年 6 月
胃镜	内镜储存柜	—	45000	2014 年 7 月
五官科	冷光源	GL-100	14500	2014 年 10 月
麻醉科	可视喉镜	—	75000	2014 年 10 月
病理室	徕卡显微镜	DM-2000	43800	2014 年 10 月

床位 1952 年，石浦卫生所设病床 30 张。1956 年，因院舍毁于台风，借军营房设简易病床 7 张。1961 年，随着医院规模扩大，设病床 40 张。1967 年，设病床 80 张。1977 年，增至 120 张。至 2014 年，设病床 280 张。

表 1-10 1952—2014 年部分年份床位情况一览表

单位：张

时　间	核定床位	开放床位	时　间	核定床位	开放床位	时　间	核定床位	开放床位
1952 年	—	30	1967 年	70	80	1991 年	167	167
1956 年	—	7	1977 年	40	120	2012 年	167	200
1961 年	—	40	1990 年	167	132	2014 年	167	280

基本建设

医疗用房 1952 年 2 月，成立石浦卫生所，址城隍庙弄，仅几间房子。1958 年，前后二幢楼房，共 10 间房子，有用房近 200 平方米。是年，建造医疗用房 443.8 平方米。1965 年，上级拨款，新建医疗用房 490.3 平方米。1969 年，建造 X 光室、手术室等医疗用房 266.4 平方米。1972 年，扩建医疗用房 450 平方米，其他用房 172.8 平方米。1975 年，新建门诊部 1056.9 平方米，其他用房 222.9 平方米。1977 年，建造消毒间 54.1 平方米。1985 年，建筑面积 6732 平方米，其中医疗用房 4351 平方米。1987 年，经中央批准，并投资 450 万元，征用 20 亩土地新建医院（院址在石浦镇凤栖路 86 号），建筑面积 8160 平方米，其中住院部 4200 平方米，门、急诊部 2750 平方米，辅助用房 1210 平方米。院内绿化面积 6000 平方米，占总面积的 45%，构成园林式布局。1990 年 7 月，搬迁新址。1996 年，投资 285 万元，扩建普通病房等 3800 平方米。2001 年，投资 400 万元，扩建住院楼，病区增加到 5 个。是年，对住院大楼进行全面装修，同时扩建 330 平方米手术室。2002 年，扩建急诊大楼 1412 平方米，建造停车场和职工篮球场 1000 余平方米，同时对医院外环境进行综合设计，重新布局门卫、道路、绿化等，使院容院貌得到彻底改观。至 2004 年，医院建筑面积 11568 平方米，其中医疗用房 9618 平方米。2016 年 11 月，搬入凤栖路 420 号新院区，建筑面积 41180 平方米，其中门诊医技楼 4 层， 建筑面积 17314 平方米，病房楼 12 层， 地上建筑面积 19168 平方米， 地下 1 层， 建筑面积 2348 平方米， 后勤保障楼 2 层， 建筑面积 1814 平方米， 变电所 1 层， 建筑面积 156 平方米， 室外附属用房 408 平方米。

职工住宅 1969 年，建造一幢三层职工宿舍共 654 平方米。1979 年 4 月，建造一幢六层职工宿舍共 1191 平方米。1983 年、1984 年，新建、升建职工宿舍 1190 平方米。

表 1-11 1952—2016 年医院基本建设情况一览表

时间	占地面积（亩）	建筑面积（平方米）	门急诊大楼（平方米）	住院大楼（平方米）	辅助用房（平方米）	时间	占地面积（亩）	建筑面积（平方米）	门急诊大楼（平方米）	住院大楼（平方米）	辅助用房（平方米）
1952 年	—	3770	—	—	—	2002 年	30	11018	4485	4733	1800
1985 年	—	6732	—	—	—	2003—2004 年	30	11568	4625	4733	2210
1987 年	20	—	—	—	—	2005 年	30	11568	4625	4733	1950
1990 年	20	8160	2750	4200	1210	2006 年	30	13382	4625	6807	1950
2000 年	30	8906	3073	4433	1400	2016 年	89	41180	17314	19168	4726
2001 年	30	9206	—	—	—	—	—	—	—	—	—

对台医疗服务 象山县南端的石浦镇，素有“浙洋中路重镇”之称。石浦港是全国十大重要渔港之一，是避风良港。每逢渔汛季节，六省一市和台湾渔船云集于此，要求补给、就医和修理。

随着进一步改革开放，“一国两制”政策日益深入人心，台湾与大陆人际交往更加频繁，石浦港的海运事业和渔业生产得到进一步的发展。20世纪70年代初期，出入石浦港的台轮和商船越来越多，至1987年，接待台轮1821艘次，计15555人次，占全省的75%，占全国接待总数的41%。台轮在象山县渔山岛东部公海捕捞作业时，渔船碰撞、触礁等海损事故时有发生，渔民被钢缆绞断肢体的伤亡也常有发生。机器损坏、缺水断油等海上生活不可避免的问题更是屡见不鲜。1982—1987年，已为7210名台湾渔民医治伤病，对4159艘次台轮实行有偿和无偿补给。寻亲访友人数也逐年增多。

为维系海峡两岸骨肉情谊，1987年，经中央批准，投资450万元，征田20亩，筹建全国唯一一家挂有“台胞”二字的“县红十字台胞医院”（石浦镇凤栖路86号），并于1990年7月1日开诊运行，建筑面积8160平方米，院内绿化面积45%以上，环境幽静。设床位167张，其中18张为台湾同胞及回乡定居人士专设，室内配有大屏彩电、空调、卫生设施等。

为进一步搞好对台服务，增进两岸同胞的兄弟情谊，使对台服务工作更上一层楼，采取以下措施：

成立急救机动队，随时出发。凡接到海上或台胞接待站的急救信号，立即派急救机动队和救护车赶赴码头等候，各有关科室做好所有工作准备，待台湾渔民一入院就不误分秒，立即投入救护。

开展“一条龙”服务。20世纪90年代初，台胞看病由县台办人员带队按部就班诊疗，经过逐步改革，发展到现在的“一条龙”服务。凡台胞门诊（除重危病人外）挂号，通知导医带到各科室直接就医、检查、拍片、取药，优先服务，待看病程序全部结束后统一结算，免除看病、划价、付款、取药等常规手续，深受台胞欢迎。

食堂专为住院台胞开设小灶。根据台胞需求，另行加工，送饭菜到床头。

凡台胞住院，均派主治医师以上人员诊治、会诊及手术，派高年资护理人员进行护理，以保证医护质量。台胞住院时，院长、业务院长及护理部主任必亲自过问，防止出现任何差错。因此，自开业以后，为台胞治诊从未发生过事故差错，在医疗技术和服务态度上，台胞对此印象很好，认为大陆医务人员的技术和服务是一流的。

2000年12月15日，国务院台湾事务办公室主任陈云林、国务院台湾事务办公室经济局局长何世忠、秘书局局长张怀君在县委书记肖培生、县长金俊杰陪同下考察台胞医院。

2001年4月6日，宁波台北同乡会陈器在县台湾事务办公室主任张爱民、县台属台胞联谊会副会长朱鹏飞陪同下考察台胞医院并接受名誉院长职务。

2003年1月10日，在市联谊宾馆会议室举行台胞王文通捐赠仪式。王文通向台胞医院捐赠一辆沈阳产金杯救护车。

2008年9月18日，台东县小石浦村史永康先生亲笔题写“台胞医院为海峡两岸同胞架起健康友谊桥梁”。

台湾联茂号船长曹石同右腿被起网机绳卷断再植成功；台湾曹石同向县红十字台胞医院赠送锦旗并与部分医务人员合影留念；台湾渔轮船员黄文和在船上作业时受伤，生命垂危，经抢救获救。

“要看病到石浦台胞医院去”这句话在台湾渔民中广为流传。从20世纪70年代开始至2002

年，医院累计为台胞门诊5000余人次，巡诊3万余人次，抢救重伤危急病人100余人次，使许多台胞从死亡线上获得新生。对此，《人民日报》《宁波日报》《团结报》《联谊报》及浙江电视台等多家新闻媒体给予报道。

海上医疗救护 海上“120”源自20世纪70年代。早在70年代初期，石浦港作为全国六大中心渔港之一，从事捕捞业渔民人数众多，加之台湾渔民避风于石浦码头，当时石浦人民医院(县第二人民医院）经常派遣医生为返港受伤、身体不适的渔民诊治。进入20世纪80年代以后，随着海峡两岸政策逐渐放宽，台湾渔民大量涌入石浦进港修整补给。据统计，当时最多每年接待台湾渔船数约2000艘次，台湾渔民约2万人次，因此，医院诊疗方式也由20世纪70年代的“需求出诊”变成 “定期巡诊”，医院成立巡诊队，巡回在石浦港内外的台湾渔船上，为台胞们送医送药，每年约为2500名台湾渔民治病疗伤。

20世纪90年代，进港的台湾渔民逐渐减少，同时捕捞范围扩大，施救半径越来越大，医院就用更具实效的“出海急救”代替“定期巡诊”。服务对象也逐渐从台湾渔民向当地渔民拓展。2005年4月，借宁波急救“120”象山第二分中心成立之际，县红十字台胞医院成立一支海上医疗救护服务队，专门服务于石浦3100余艘船只上3万多名渔民。至2010年初开展“创先争优”以后，医院把“海上120”作为创建示范窗口，调整队员结构，把政治素质好、身体素质强、业务技术高的6名党员和9名团员进行组合，并分成5个党员带头的小分队，累计出海220余次，救治病人254人次，包揽石浦港内外大小镇乡、岛屿和海域的各种医疗急救任务。

“海上120”运行机制和救护流程：

成立组织机构。成立由院长任组长、业务分管院长任副组长的领导小组，制订《台胞医院“海上120”医疗救援应急预案》，设立“海上120”专门办公室，落实专人负责，配置急救药箱及常用急救器材，严格执行24小时值班制度，每班配备正副班医生和驾驶员值班。在救援队成立党小组，实施党员帮带结对。

加强部门沟通。通过座谈、联谊、联合演练等形式与渔政、海事、边防等部门共同探讨运行机制和流程，逐步规范海上救援工作制度，强化工作流程，先后制定《“海上120”工作制度》《“海上120”急救中心职责》《“海上120救援流程》《院前急救人员交接制度》等一系列规章制度。

实行“四制一通道”的工作机制。信息资源实行部门救援合作制；救援过程实行五步零延误救护制；队伍建设实行军事化集训和综合化培训制；救援费用实行专项经费保障制。同时，在整个救援过程中开辟绿色通道，包括水上航线、陆路交通、急救通道和先救治后付费等。

实施五步零延误救护制度。第一步，通信调度零延误，渔政、海事或其他政府部门接到海上船只求救信号后，立即通知相关部门做好救援准备工作，渔政准备救援船只，海事部门保障航线，医院对海上“120”救护医疗服务队进行调度，通知当班医生，告知船上病人分布和病情。第二步，出诊集结零延误，当班医生和护士根据事故模拟和病人病情在5分钟内准备好急救物品和器械，5分钟赶赴码头与其他部门救援人员集结，搭乘渔政救援船赶赴出事点与出事渔船会合，途中医护人员通过通信设备指导船上渔民对病人进行施救，以争取最佳的抢救时机。第三步，船上救护零延误，到达现场或与渔船会合后，将受伤渔民搬到救援船，立即对受伤渔民进行评估、抢救和治疗，稳定病情，渔政救援船返航。第四步，陆路交通零延误，到岸前，时时向医院总值班和待命的陆路“120”通报病人情况，让陆上急救人员准备好急救器械和药品，到岸后，准备待命的陆上“120”救护车立即护送病人到医院。第五步，院内急救零延误，病人进入医院后救援人员详细做好出动、交接和病历记录，院内急救先安排急救医生、抢救室及病床，先抢救后付钱，开通绿色通道，争取抢救时间。

2014 年 12 月 31 日，累计出海 250 余次，救治病人 285 人。

县红十字台胞医院历任主要行政领导一览表

表 1–12

姓　名	性　别	职　务	任职时间	姓　名	性　别	职　务	任职时间
胡锡章	男	负责人	1952—1954 年	钱斌	男	副院长	1998—2000 年
付相林	男	院　长	1954—1959 年	张礼才	男	副院长	1995—2000 年
李圣集	男	院　长	1959—1963 年	左　伟	男	副院长	2000—2000 年
任大浩	男	副院长	1962—1965 年	左　伟	男	院　长	2000—2005 年
周玉山	男	院　长	1965—1965 年	戴才清	男	副院长	2000—2008 年
刘子宝	男	院　长	1971—1978 年	张道理	男	副院长	2002—2004 年
田文俊	男	院　长	1978—1983 年	谢龙腾	男	副院长	2002—2006 年
毛道明	男	院　长	1983—1984 年	孙家荣	男	副院长	2003—2005 年
孙经荣	男	院　长	1984—1988 年	吴才娟	女	院　长	2005—2014 年
周永明	男	院　长	1988—1992 年	林建宇	男	副院长	2007—2013 年
王　健	男	院　长	1992—1995 年	陈云峰	男	副院长	2008—2014 年
陈孝忠	男	院　长	1995—1998 年	郑明海	男	副院长	2008—2014 年
刘锋利	男	院　长	1998—2000 年				

石浦卫生所所址考

关于县红十字台胞医院的前身——石浦卫生所所址，从现存的资料看，有以下五种说法：

说法一：《象山县第二人民医院发展史（1952.2—1985.12）》中载：“石浦卫生所所址在石浦镇福建街宝康诊所原址。”其中“宝康”应为“保康”。

说法二：1988 版《象山县志》载：“县第二人民医院，前身为石浦区卫生院，1952 年 2 月建于石浦镇城隍路。”其中“石浦区卫生院”应为石浦卫生所，“城隍路”应为“城隍庙路”。（1949 年 11 月建立石浦区，1951 年 9 月成立石浦盐特区。1951 年 11 月石浦区改为昌国区，石浦盐特区改为石浦区，但那时没有“石浦区卫生院”这个机构。查 1957 年 8 月填写的《象山县社会开业医务人员调查登记表》，其中“区卫生所或区卫协会审查意见”栏上所盖公章，为“象山县石浦卫生所”。1979 年，原南田区卫生院更名为“石浦区卫生院”，即为鹤浦中心卫生院的前身）。

说法三：2002 年 10 月制作的《红十字台胞医院》宣传册，其中医院简介篇载：“一九五二年二月在城隍庙路 1 号诞生的只有 6 名职工的卫生所早已成为历史。”

说法四：红十字台胞医院于 2012 年 8 月制作的宣传手册《台医人》中载：“1952 年 2 月，成立石浦卫生所，所址在石浦福建街。”

说法五：2017 年版《石浦镇志》载：“象山县第二人民医院红十字台胞医院……1952 年 2 月成立石浦卫生所，址保康诊所后迁城隍庙路。”

以上五种说法，就 1952 年 2 月成立的石浦卫生所所址问题涉及保康诊所原址（福建街 34 号）、城隍庙路 1 号、城隍庙路、福建街、保康诊所（福建街 46 号）等 5 处。就此事采访了保康诊所创办者后人史其凯（生于1946年，他刚上小学时由福建街34号搬至46号），他说当时由于家里人口增多，34号住不下了，据说用了3块银圆买下了福建街46号，作为门诊用房，而原址34号作为住宅。一直到他父母亲去世，没有另作他用，至今已空置三四年。福建街46号的保康诊所于1956年成立了石浦中西医联合诊所，后成为石浦中心卫生院的前身。在那里根本没有设立过石浦卫生所，他还说，当时他已经读小学了，不会记错的。根据他的回忆，石浦卫生所所址在石浦城隍庙的西北角。这与曾在石浦中西医联合诊所工作过的康宝玉（生于1931年，曾住在福建街46号联合诊所）的回忆是一致的。

另外，又采访了石浦“天一斋”吊篮膏药第七代传人管玉英的女儿陈金花，她生于1941年，当时住在保康诊所斜对面的福建街55号。1952年她已读高小，后来毕业于舟山卫校。1986年3月曾任石浦中心卫生院副院长。凭她回忆，斜对面的保康诊所，没有设置过石浦卫生所。

从以上调查情况看，保康诊所原址与保康诊所都不太可能是1952年2月成立的石浦卫生所所址。如果保康诊所是石浦卫生所的所址，那么它既是石浦中心卫生院的前身，又是县红十字台胞医院的前身，这似乎也不太可能。因此，成立于1952年2月的石浦卫生所所址应遵从上述说法二，即1988版《象山县志》所载的建于石浦镇城隍庙路（当时叫城隍庙弄，门牌号排列北面为单，南面为双，门牌正好与现在的相反），与说法三及史其凯、康宝玉同志的回忆也是吻合的。

关于林佳楣考察台胞医院时间考

关于林佳楣等领导考察象山的时间有以下几种说法。

说法一：县红十字台胞医院上报的时间是1992年7月14日。

说法二：《象山县卫生防疫志》（1999年6月版）大事记：“1992年10月13日，全国政协委员林佳楣通知来象视察，站派2名食品卫生监督员进行食品卫生监督。”

说法三：《象山县政协志》要事系年：“1992年10月13—15日，全国政协委员、中国计划生育协会副会长林佳楣和全国政协委员谢飞、刘放、王再生组成的全国政协专门委员会人口问题调查组，由省政协副主席丁德云、市政协副主席陈阿彩陪同，来县进行‘农村深化改革和农村人口控制关系’调查。”

说法四：《县卫生志》(2008)：“1993年9月，林佳楣（原国家主席李先念夫人）一行视察象山县红十字台胞医院和妇幼保健院。”

以上四种说法，涉及三个时间点。台胞医院作为主事方，是根据照片档案中照片下面的说明上报的。而第二、三种说法已经“入志”，应该是可靠的。第四种说法作为修订《象山县志（2008)》而写的材料，应该说也是有出处的。不过这种说法欠严谨是肯定的，1993年时称“妇幼保健站”，而非“妇幼保健院”。

后经查阅林佳楣等为台胞医院的题词“实行革命的人道主义”，落款是刘放、王再生、谢飞、林佳楣，一九九二年十月。由此，可以确定《象山县卫生防疫志》与《象山县政协志》的记述是正确的。

第四节　县中医医院

机构沿革　县中医医院是一所集中医、中西医结合、医疗、预防、科研、教学、保健、康复于一体的非营利性二级甲等中医医院，是浙江省首批中医“名院”建设单位，是全县中医、中西医结合医疗中心和医保定点医疗机构。医院始终坚持“以人为本”“传承、精诚、务实、创新”的办院宗旨，先后被县卫生局授予系统先进集体、被省卫生厅授予省文明中医医院、被省委省政府授予省级文明单位。

医院经历“长生在普”联合诊所、“象丹”联合诊所、丹城人民公社保健院、丹城镇卫生院、县中医医院5个阶段。

“长生在普”联合诊所　中华人民共和国成立初，丹城缺医少药，仅有余庆堂、杏林春、同泰和、义成四家中药店和一家宋立仁西药店，另有几位私人开业医生。1951年，赖在甫、赖长生二位个体医生响应政府号召，走集体化道路，经县政府批准开办“长生在普”联合诊所，地址在现东街。联合诊所经济上自筹资金、独立核算、自负盈亏，实行工资制。由于缺少药品，经常组织人员到上海、宁波采购。1952年，老中医刘雪航、张宝庆参加联合诊所，同年，经县卫生科批准，更名为“象城”联合诊所，由刘雪航负责。

“象丹”联合诊所　“象城”联合诊所成立不久，受其影响，王福庆、徐丹英、候云卿、徐天逸四位医生经批准成立“丹城”联合诊所，由王福庆负责。诊所开设内、外、妇、眼、注射、西药房等科室，实行24小时门诊，经济上实行自负盈亏，分配制度上实行死分活值法评定每位医生的分数，再按月业务收入计出分值。不久，陆志章、黄家良两位医生参加丹城联合诊所。1953年，“象城”联合诊所扩大吸收阮梅儿、许国生2人，同时经县卫生科批准，何惠芳、刘素梅、张福梅、王家芬拜刘雪航老中医为师。1956年5月1日，经县卫生科同意，“象城”与“丹城”2个联合诊所合并成立“象丹”联合诊所，王福庆任负责人，刘雪航任副负责人，陆志章、黄家良在合并前退出诊所。

丹城人民公社保健院　1958年初，在乡办医院形势下，“象丹”联合诊所改名为丹城镇医院。为帮助雅林溪开展医疗工作，医院抽调赖在普、许同生2名医生，随带2000多元现金赴该乡办乡医院，后又调入周茂云、范家才。1959年，象山、宁海二县合并，行政制度改革，经县卫生科批准，所属乡医院合并为象山人民公社保健院。保健院下设南庄、林海、爵溪、东陈、墙头、亭溪、雅林溪、大徐8个大队保健站，由邱永华任院长、郑鼻峰任副院长。保健院还担负全公社8万余人口卫生防疫工作，经济上以公社保健院为统一核算单位，自负盈亏，实行固定工资制，所属8个大队保健站人员实行统一调配、药品器械统一领发、支出统一报销、业务费统一上交，基本上做到收支平衡。

丹城镇卫生院　1961年，象山、宁海二县分开，丹城人民公社又分为1个镇、8个小公社，医疗体制也随之变化，恢复丹城镇卫生院建制，归县卫生科及丹城镇政府双重领导，邱永华任院长，有职工18名。1963年2月，蒋人杰、应惠林、丁跃华个体牙科组建成丹城镇牙科联合诊所，地址在十字街。该所共有牙科医生6名，邱永华兼任所长，蒋人杰任副所长。经济方面暂借卫生科200元，各家投资15元。分配上实行死分活值，业务收入除支出外，25%作公积金，5%作公益金。为便利群众，诊所还组织人员到岑晁等地轮流设点。1964年，邱永华、何占梅调离丹城镇卫生院，黄金抱任院长。1969年，经县卫生科批准，丹城镇联合牙科诊所并入丹城镇卫生院。1979

年9月19日，在县卫生局及丹城镇政府支持下，坐落在建设路110号的四层新建门诊大楼正式开工，建筑面积1214平方米，其中3~4层为县卫生进修学校。1981年5月，1~2层600平方米投入使用。1983年，新建挂号、收费室、门卫等医疗辅助用房136平方米，担负全镇7个居民区和12个农业村26300余人口的医疗卫生防疫和妇幼保健工作。

县中医医院　1985年，根据县人民政府象政〔1985〕11号文件，决定撤销丹城镇中心卫生院建制，成立象山县中医医院。医院性质从镇属集体事业单位转为县属全民事业单位，由县卫生局归口领导。1985年3月22日19时，县中医医院成立大会在丹城电影院召开。7月16日，邱永华代表原丹城镇中心卫生院与书记张淑芹、院长李行侠代表中医院签订移交协议书。原丹城镇卫生院人员、财产全部并入县中医院。9月24日，县卫生进修学校迁址，其用房无偿调拨给中医院使用。

2021年6月3日，搬迁至城南新区兴洋路7号。医院总用地115亩，建设用地约91亩，建筑面积76000平方米，设计床位520张。

卫技人员　1951年，赖在甫、赖长生经县政府批准开办 “长生在普”联合诊所，1952年，老中医刘雪航、张宝庆2名医生参加联合诊所，更名为“象城”联合诊所。同年批准成立的“丹城”联合诊所，由王福庆、徐丹英、候云卿、徐天逸4名医生组成。1956年5月1日， “象丹”联合诊所成立，由王福庆任负责人，刘雪航任副负责人，诊所共有医务人员14名。1959年，象山人民公社保健院时，共有医务人员78名。1961年，恢复丹城镇卫生院建制，有职工18名。1963年2月，在县卫生科领导下，将丹城镇的蒋人杰、应惠林、丁跃华个体牙科组建成丹城镇牙科联合诊所，该所共有牙科医生6名。1969年 ，经县卫生科批准，丹城镇联合牙科诊所并入丹城镇卫生院，职工人数增加到23名。1984年，中医院成立前，全院职工63名，其中中医2名，西医27名，护士13名，中药5名，西药6名，检验1名，放射1名，工人6名，其他2名。1985年，中医院成立后，调入及分配中医师余瑞英等22名，截至1985年底，全院共有职工80名，其中中医13名，西医28名，护士15名，中药6名，西药6名，检验2名，放射2名，工人7名，其他1名。

经过近30年发展，截至2014年底，医院在编人员280名，其中卫技人员260名，卫技人员中（包括行政管理人员），中医55名，西医45名，护理74名，中药剂12名，西药剂20名，检验10名，医学影像16名。有正高级职称16名，副高级职称46名，中级职称100名（主治医师30名、主治中医师15名、主管护师37名、主管中药师1名、主管药师11名、主管检验师6名），初级职称89名。

科室设置　医院前身“长生在普”联合诊所，开设内科、外科、妇科、注射科、西药房5个科室，无住院病床。1952年，增设中医科、眼科。1953年，开设中药房，开展中西医药服务。1959年，增设牙科、针灸科、挂号室。至1960年，丹城人民公社保健院期间，下设南庄、林海、爵溪、东陈、墙头、亭溪、雅林溪、大徐8个大队保健站，院内设有内科、外科、眼科、牙科、妇产科、注射室、中药房、西药房、针灸科等科室和10张简易病床。1976年，开设X光室及化验室，以后科室逐步增加，至1984年县中医院成立前，设有内科、外科、中医科、五官科、牙科、妇科、理疗科、小儿科、防保科、中药房、西药房、制剂室、X光室、化验室、会计室等15个科室。1985年3月，中医院成立后，经县卫生局批准，正式设立办公室、医务科、财务科、总务科、门诊部五大职能科室， 10月，新开设中医内科、中医外科、中医妇科、中医眼科、伤骨科、推拿科、肝科以及心电图、超声波室。1988年，开设肺科、药剂科。1989年上半年，增设痔瘘专科门诊，7月，B超室正式开诊，由医师陈晓奇担负B超检查，率先在县内开展胃B超检查及双氧水输卵管通畅造影术。同时，五官科开展美容项目。1990年下半年，医院新开设心血管专科、胃病专科、男性科、不孕不育科、胃镜检查等。1993年，开设排石科及减肥门诊，增设统计室。1995年，开展病理检查，增设档案室。至1997年，有门诊科室15个，其中临床中医科室8个，即中内科、中外科、中妇科、中眼科、肝科、骨伤科、针灸科、推拿科；临床西医科室7个，即西内科、西外科、五官科、口腔科、排石科、小儿科、西妇科。技科室10个，即检验科、放射科、超声波室、心电图室、胃镜室、病理科、药剂科、PCR室、手术室、护理部。2002年6月，医院设备科及对外联络部成立。10月，方便门诊建立，同月，口腔科从特检科中分出，独立建科。2003年1月，建立麻醉科，7月，中、西妇科分别设科。2005年2月，建立人事、医教科。2006年8月，设立输血科、病理科。2011年7月，设立工程基建科、皮肤科。2012年6月，成立医保办公室。截至2014年底，医院开设21个临床科室，10个医技科室，一级临床科室有急诊科、西内科、中内科、外科、西医妇科、中医妇科、骨伤科、五官科、眼科、口腔科、针灸科、推拿科、小儿科。内外科二级专科有肾病科、心血管科、消化内科、肿瘤科、高血压病专科、皮肤性病科、康复科、肝科。医技科室有检验科、放射科、B超室、心电图室、胃镜室、病理科、药剂科、手术室、麻醉科、护理部。开设的专病门诊有肿瘤病门诊、肝病门诊、肝胆门诊、肾病门诊、心血管病门诊、不孕不育科、肛肠科、泌尿科、腰腿病科、颈椎病专科、月经病科、肠道门诊、心理咨询门诊、肺科、神经内科、老年病科。

医疗设备 1987年，投入11.3万元购入消化道纤维内镜、胃镜，投入1.6万元购入电子痔疮治疗机。1995年9月，投入14万元购入一辆救护车。1996年，投入45万元购入一台全自动生化分析仪；投入9万元购入一台500毫安X光机；后又陆续购入全自动血沉分析仪、全自动X光机洗片机、耳鼻喉综合治疗仪、动态心电监护仪等。近年，引进305万元的美国GE多排螺旋CT、142万元的全自动生化分析仪、228万元的数字化医用X射线摄影系统、169万元的高清电子胃肠镜等一大批医学最前沿的高精尖设备，为病人健康保驾护航。到2014年底，医疗仪器总值达3677.23万元，占固定资产总值的42.53%。

床位 1960年，丹城人民公社保健院期间有简单病床10张。1966年，设简易病床9张。1988年，用石棉瓦建简易病房300平方米，建立30张病床。1995年，经省卫生厅批准，医院核定住院床位100张。2001年8月，县卫生局同意医院核定床位增加到150张。2005年5月，省卫生厅核定床位250张。

基本建设 联合诊所初期，租赁私房，房屋破旧。1970年，在东街17号建设三层建筑面积为450平方米的门诊部。1979年，医院自筹资金，在建设路110号兴建门诊大楼四层，建筑面积1214平方米，其中3~4层为县卫生进修学校。到1981年5月，1~2层600平方米投入使用。1983年，在建设路门诊部兴建挂号、收费室、门卫等医疗辅助用房136平方米。1985年9月，县卫生进修学校迁址，其用房无偿调拨给中医院使用。1988年6月，医院与人民法院签订调换法院审判庭协议书，即法院审判庭435.12平方米土地和304.88平方米建筑调给中医院，中医院在羊行街征用二亩土地给法院。同年，用石棉瓦建简易病房300平方米，建立30张病床。1989年，征用丹城起春村土地1.588亩，用于建造20套职工住宅，到年底全部交付使用，总建筑面积为1350平方米，以解决职工的住宅困难。1990年，县妇保所购入大徐工程队房屋564.6平方米，与医院东街门诊部房屋调换。1992年，投资3万元改建门诊急诊室80平方米。1994年，投资70万元，五层总建筑面积为900平方米的药剂大楼建成并投入使用。1995年11月至1996年11月，建造职工住宅26套，建筑面积2460.78平方米，小屋及门卫27间，182.46平方米，总投资156万元，其中职工集资 149.6 万元。另建造三层 540 平方米的职工集体宿舍。1997 年，在四楼门诊平顶翻建了一层建筑面积为 300 平方米的多功能厅，下半年投资 500 万元购入拆迁的法院、民政、县社 46 套民房，用于新住院大楼的建设。2000 年，总投资 1500 万元的新住院大楼建成。但随着医院发展，住院楼 3 个病区床位呈饱和状态，医院腾出二楼行政办公室作医疗用房，投资 90 万元在西首门诊楼加层建行政综合用房，于 2007 年 5 月投入使用。医院还整合资源，投入 80 余万元建造 31 个立体停车位，搭建自行车棚，使院内停车难问题得到缓解。截至 2014 年底，医院占地 6550 平方米，建筑面积 13888 平方米，其中住院大楼 6973 平方米，门诊大楼 3945 平方米，行政楼 700 平方米，后勤楼 1395 平方米。

财务管理 1964 年起有专职会计，1966 年，建立财会档案，1972 年，开始挂号收费，1976 年起有专职财务出纳。

至 1984 年底，集体总积累达到 28.5 万元，其中固定资产 17.7 万元。1985 年 3 月，改制为全民所有制的县中医院后，经费开支列入国家计划，至 1989 年以后，实行差额拨款。

县中医医院院名沿革及隶属关系一览表

表 1–13

院　　名	年　　限	隶 属 关 系
长生在普联合诊所	1951 年至 1952 年 5 月	县卫生科、镇政府
象城联合诊所	1952 年 5 月至 1956 年 5 月	县卫生科、镇政府
象丹联合诊所	1956 年 5 月至 1958 年	县卫生科、镇政府
丹城镇医院	1958 年至 1959 年	县卫生科、镇政府
丹城人民公社保健院	1959 年至 1961 年	县卫生科公社党委
丹城镇卫生院	1961 年至 1985 年 3 月	县卫生局、镇政府
象山县中医医院	1985 年 3 月至 2014 年 12 月	县卫生局、县卫计局

县中医医院历任主要行政领导一览表

表 1–14

姓　名	职　务	任 职 时 间	院　名	姓　名	职　务	任 职 时 间	院名
刘雪航	负责人	1952—1956 年	象城联合诊所	裘鹤勇	副院长	1988 年 4 月至 1991 年	
王福庆	负责人	1952—1956 年	丹城联合诊所	张淑芹	院　长	1988 年 4 月至 1991 年 10 月	
王福庆 刘雪航	正负责人 副负责人	1956—1958 年	象丹联合诊所	毛敏华	院　长	1991 年 10 月至 2000 年 6 月	
赖长生	院　长	1958—1959 年 2 月	丹城镇医院	陈晓奇	副院长	1992 年 6 月至 1999 年 6 月	
邱永华 郑鼻峰	院　长 副院长	1959 年 3 月—1961 年	象山人民公社保健院	程德希	副院长	1999 年 6 月至 2000 年 6 月	
邱永华	院　长	1960—1961 年	丹城人民公社保健院	邵先尧	副院长	1993 年 4 月至 2000 年 6 月	
邱永华	院　长	1961—1964 年		贺国恩	院　长	2000 年 6 月至 2003 年 1 月	
黄金抱	院　长	1964—1979 年		蒋杰峰	副院长	2000 年 6 月至 2003 年 1 月	
邱永华	院　长	1979—1984 年 4 月	丹城镇卫生院	董曙光	副院长	2000 年 6 月至 2005 年 11 月	象山县中医医院
陈行贵	副院长	—		蒋杰峰	院　长	2003 年 1 月至今	
陈行贵	院　长	1984 年 5 月至 1985 年 3 月		史月华	副院长	2003 年 1 月至 2005 年 11 月	
陈行贵	副院长	1985 年 3 月至 1985 年 7 月		张海波	副院长	2005 年 11 月至 2016 年 6 月	
陈嘉勉	副院长	1985 年 3 月至 1986 年 6 月		钱列民	副院长	2005 年 11 月至 2013 年 7 月	
李行侠	院　长	1985 年 7 月至 1988 年 4 月	象山县中医医院	钱　国	副院长	2006 年 11 月至 2008 年 3 月	
沈吉通	副院长	1985 年 7 月至 1992 年 6 月		徐苗国	副院长	2008 年 10 月至 2013 年 7 月	
李雅琴	副院长	1986 年 6 月至 1988 年 4 月		黄颂敏	副院长	2011 年 1 月至今	

县中医医院历年门诊人次、住院人次、业务收支一览表

表 1-15

年　度	门诊人数（人次）	住院人数（人次）	医院业务收入（元）	医疗收入（元）	支　出（元）
1985	—	—	4363341.76	403172.40	455560.50
1986	—	—	666349.79	631571.42	638528.52
1987	—	—	954361.35	928361.07	963080.88
1988	—	—	1680682.34	1639310.80	1571113.32
1989	—	—	1928389.14	1839085.88	1776692.27
1990	—	—	1989408.43	1957387.83	1832056.94
1991	—	—	2314208.31	2235922.89	2141052.96
1992	174803	435	3246060.31	3097930.26	2950048.88
1993	166419	525	4553253.87	4169799.70	4211914.64
1994	161440	652	7316063.32	6522602.42	6638251.33
1995	182731	792	12464714.52	10575481.21	10823979.29
1996	190273	590	15651309.88	12980635.40	13701409.83
1997	186125	606	17926864.17	15047719.91	15522783.05
1998	195374	534	18332002.88	16975079.87	17725137.61
1999	203622	556	20976642.73	19901410.82	18102826.18
2000	217726	1209	26703289.40	26036400.20	22654044.48
2001	240288	1665	32735111.68	31184333.67	32725930.30
2002	269530	2403	40834972.05	39950111.60	39785474.15
2003	296348	2596	49943143.65	45290011.91	50147140.67
2004	326719	2733	58615872.56	53511283.29	64022462.69
2005	442241	3030	70000684.78	68634693.92	77495164.33
2006	469924	3025	69745304.09	68921926.82	80024190.27
2007	508869	3211	77311810.91	76442769.92	78474677.88
2008	524924	3222	83699395.15	82626269.54	85471237.05
2009	550403	3317	87793271.73	86686615.84	90130443.26
2010	568551	3684	102970952.75	101809391.81	106094823.78
2011	651678	4059	127641584.94	125838209.19	131251918.89
2012	622809	4483	144156168.98	141004416.31	153222441.66
2013	627589	4794	140689740.87	136725073.89	151151217.49
2014	668633	4816	153965726.55	151053734.30	164067941.87

县中医医院 1985—2014 年医疗仪器投入增长一览表

表 1–16 单位：元

年 度	固定资产总值	医疗仪器	年 度	固定资产总值	医疗仪器
1985	283625.78	68136.00	2000	35575410.57	5106982.82
1986	344445.00	83589.00	2001	36967591.49	6151444.81
1987	389031.00	96179.00	2002	39487434.56	6497826.06
1988	408526.00	107978.00	2003	52602932.47	10939088.69
1989	478685.00	121079.00	2004	58627241.87	16708427.02
1990	484902.00	122378.00	2005	62011800.62	19675853.60
1991	1145308.00	163386.00	2006	63887760.74	21046439.60
1992	1592387.00	389746.00	2007	65980274.71	22232885.88
1993	1897629.00	562841.00	2008	67751950.78	22704682.05
1994	1676486.00	726673.00	2009	71884044.76	25251636.93
1995	3508687.00	948564.00	2010	72734072.32	25008018.04
1996	4886062.00	1773266.00	2011	76670125.90	27856021.04
1997	5654901.00	1956940.00	2012	80174765.11	32061402.94
1998	6500589.00	2372249.00	2013	83806027.28	34408557.21
1999	8424623.00	4643708.00			

第五节 其他县级医院

县第三人民医院

机构沿革 1967 年，后岭乡卫生所医生鲍梅卿首先用中医治疗精神病，当时以门诊为主，住院床位 3~5 张，地点设在后岭公社黄埠村（今晓塘乡黄埠村）。

1970 年，后岭公社卫生所搬迁到三眼碶村。1976 年，宁波精神病防治院（现康宁医院）专家抵院了解中医治疗精神病的情况，给予积极好评。

1978 年，经县卫生局批准，开设定山区卫生院精神科，核定床位 25 张，有刘慕会、黄行土、奚永增 3 名专业医生，护士章晓花。其间，宁波精神病防治院医疗小分队派人指导精神病治疗工作，时间为半年。此后，精神科的业务管理逐步完善。

1999 年 11 月 10 日，经县卫生局卫医〔1999〕33 号文批复，同意将原定塘中心卫生院精神科迁至原丹城中心卫生院南庄分点（原南庄卫生院旧址），更名为“象山县爱心医院”，是年 12 月 15 日，县爱心医院举行开院典礼，核定床位 60 张，按三级卫生院规模建设和管理。建筑面积 1680 平方米，其中病区面积 680 平方米，病床 60 张，医疗仪器设备有离心机、分光光度计、电热水温箱、万分之一全自动分析天平、膜式电动吸引器、心电图机、显微镜等。

2001 年 11 月 13 日，经省卫生厅卫发〔2001〕363 号文批复，同意县爱心医院升格为县级精神病院，核定床位 60 张。

2002 年 4 月 19 日，与市康宁医院签订协议，决定自 2002 年 4 月起，县爱心医院为市精神病二级防治中心，业务由市康宁医院定期派人指导。

2009 年 9 月，美沙酮戒毒门诊开诊。

2010 年 1 月 26 日，象卫复〔2010〕2 号文件，经县机构编制办批准，正式更名为“象山县第三人民医院”。

2010 年 7 月 6 日，与县残疾人联合会合作建立“象山县精神智力残疾康复技术指导中心”，医院负责对疑病者进行诊断、残疾评估、建档、建卡及制订精神智力残疾的防治康复计划和实施工作。

2012 年 10 月 26 日，迁入占地 20 余亩、总建筑面积 14577.26 平方米、总投资 5146.43 万元的新院区，新院区分为门诊楼、住院楼、后勤综合用房三部分，按二级甲等专科医院标准设计建造，设计床位 150 张。

2013 年 2 月，医院被列入新农合门诊费用补偿定点医疗机构。

2013 年 3 月，医院住院大楼五楼新开设六病区，设 50 张床位，收治对象为精神心理障碍患者。

2013 年 8 月 19 日，县卫生局发文公布，县未成年人心理健康指导中心及工作小组成立，明确各单位工作职责和要求。朱爱春任中心主任。

2014 年 1 月，医院在县第一人民医院的协助下开设二病区。

2014 年 5 月，县卫生局同意医院与县第一人民医院（宁波市第四医院）进行医疗合作，同意增挂宁波市第四医院分院牌子，行政、隶属关系不变。

2014 年 8 月 13 日，根据宁波市精神文明建设指导委员会精神，将“象山县未成年人心理健康指导中心”更名为“象山县未成年人心理健康辅导中心”，工作职责不变，并对辅导中心工作人员进行调整，戴天刚任中心主任。

2015 年 1 月，县心理卫生协会经县民政局批准登记成立，协会业务主管单位为县卫生和计划生育局，挂靠在县第三人民医院。

表 1–17　县第三人民医院机构沿革及历任主要行政领导一览表

机构名称	姓名	性别	籍贯	职务	任职时间
县爱心医院	黄行土	男	浙江象山	院长	1999 年 11 月至 2010 年 11 月
县爱心医院	戴天刚	男	浙江象山	副院长	2001 年 11 月至 2014 年 12 月
县第三人民医院	史济忠	男	浙江象山	院长	2010 年 11 月至 2013 年 1 月
县第三人民医院	徐建华	男	浙江象山	副院长	2011 年 11 月至 2013 年 1 月
县第三人民医院	孙忠敏	男	浙江象山	院长	2013 年 2 月至 2014 年 12 月
县第三人民医院	陈利斌	男	浙江象山	副院长	2013 年 2 月至 2014 年 12 月
县第三人民医院	卢绍华	男	浙江象山	副院长	2013 年 2 月至 2014 年 12 月

医院概况　县第三人民医院位于中心城区天安路以西，生态大道（后改为丹山路）以南，新一路以东地块。1999 年始建的原县爱心医院，占地面积约 2000 平方米，建筑面积约 2000 平方米。新院用地面积 27.14 亩，总建筑面积达 14577.26 平方米，分别为住院楼、门诊大楼、后勤综合用房，按二级甲等医院标准设计建造。总投资 5146.43 万元，资金由县财政拨款解决，于 2009 年 12 月 25 日开工，2012 年 10 月 25 日搬迁。

县第三人民医院是集临床、预防、科研为一体的精神卫生专科医院，是县社会心理服务指导中心、县精神疾病防治中心、县心理卫生协会挂靠单位。按照“做精做强精神专科，按需有序发展临床学科”的办院思路，在打造精神卫生龙头学科基础上，协调发展综合（康复）学科，以群众满意为目标，不断提升医疗服务品质，强化医疗质量建设，更好地服务于全县人民。

科室设置 1978年，原定山区卫生院精神科仅有床位25张，职工4名。1999年，原爱心医院设有床位60张，增设院办、医务科、精神科门诊科室，职工共9名。2012年，县第三人民医院核定床位150张，按照岗位设置要求，设有院办、医务科、医教科、护理部、财务科、总务科、防保科、人事科、信息科、门办、设备科11个行政职能科室。门诊有内科、外科、精神科；住院部按照心身疾病、普通精神科（男）、普通精神科（女）设置3个病区，共有在编职工81名。至2014年，医院共有在编职工99名，门诊已增设中医馆、口腔科、妇科、五官科等，开设综合二病区，主要收治各类慢性病、神经疾病及肿瘤、脑血管意外康复训练等；精神科病区在收治各类精神障碍患者同时，大力发展重性精神病、老年精神科、心身医学、心理咨询和心理健康教育，对部分心理障碍患者开展精神动力学治疗、行为治疗、认知治疗以及家庭治疗。挂牌成立未成年人心理健康辅导中心，开通咨询电话和网上平台，促进青少年心理健康发展。

医疗设备 县爱心医院原有医疗设备配置不完善，档案管理因无专人负责无从考证，根据现有档案记载：

2012年，门急诊配置除颤起搏监护仪、呼吸机、心电监护仪、心电图机、洗胃机、吊塔等；检验科配置全自动生化分析仪、五分类血液分析仪、全自动凝血分析仪、血流变分析仪、尿沉渣分析仪、血沉分析仪以及其他特定蛋白分析仪；特检科购置华润万东500毫安X射线机及爱克发CR（计算机X射线摄影）成像系统、飞利浦彩超、肌电图机、TCD（经颅多普勒超声）仪及动态心电图。

2013年以后，随着口腔科、针灸科、五官科、妇科和手术室的创设，陆续采购菲曼特牙椅、低中频治疗仪、五官科综合治疗台、微波治疗仪和阴道镜、高频电刀、利普刀等。

2014年，二病区综合科增添了一批康复类设备及急救类设备。

特色科室

临床精神科 县重点学科，有主任医师、副主任医师定期坐诊，科室医师曾先后到上海市精神卫生中心、北京安定医院、苏州广济医院、宁波康宁医院等地进修深造，具有丰富的临床经验。配备无抽搐电休克治疗仪、视频脑电图仪、TCD仪、脑诱发电位仪、动态心电图、心理测验、低频脉冲治疗仪、脑波治疗仪、生物反馈治疗仪等高档专业设备，为器质性疾病所致精神障碍、精神分裂症、双相情感障碍、神经症等精神疾病提供理论、排除、治疗依据。医院与市康宁医院为合作医院，每半个月，市康宁医院知名专家到医院指导工作，逐渐扩大精神科发展，开设了特需门诊、失眠专科门诊及老年精神疾病特色病房，进一步提升精神科门诊及病房服务质量，增加床位数量，为广大病友提供更全面的服务。

临床心理科 拥有一支有10余名具有中高级职称的专业团队，常年周一至周六开展婚姻家庭心理问题、学习障碍、网瘾心理行为矫治、亲子问题、心理危机干预等心理咨询和治疗工作。设有心理测量室、沙盘治疗室、心理咨询室、家庭治疗室、团体心理辅导室等，配有全套标准的心理测量软件、先进的生物反馈仪。

心身障碍科（失眠科） 主要诊治各类神经症，如焦虑症、抑郁症、有明显心理致病因素作用的心身疾病、躯体障碍等，尤其擅长睡眠障碍（入睡困难、早醒、多梦、易醒、睡眠时间缩短、过度睡眠等）的治疗。

未成年人心理健康辅导中心 有8名心理咨询师和治疗室，下设18个社区和6个学校辅导站，旨在以“预防为主 防治结合” 为原则，围绕未成年人健康成长、教师压力管理、学生考试焦虑、亲子关系、心理健康常识等主题，针对学生、家长、教师三类群体，通过讲座、团辅、义诊等形式，促进本县未成年人心理健康发展。开通辅导中心网站、微信、微博，利用各类新媒体，宣传普及心理健康知识。

县老年医院

2014 年 10 月建立，是一所以老年病和慢性病预防、康复、治疗为主，社区基本医疗为辅的综合性医院，县卫生和计划生育局下属事业单位，县医保、农保门诊定点医院。院长兼党支部书记冯嘉臣。

医院地处丹东街道后山村（嘉和路 101 号，2017 年 10 月更名为象山县丹东街道嘉宁路 101 号）中家山脚。占地面积 3211 平方米，建筑面积 2218.6 平方米，建筑占地面积 739 平方米。2016 年 7 月，增加附属用房 60 平方米。县编办核定编制职工 30 名，在卫生系统总编制内调剂解决，挂“象山县丹东街道社区卫生服务中心”牌子。

医院针对老年人年老体衰、多病共存的特点，设有全科诊疗科、内科、外科、口腔科、五官科、中医科、针灸理疗推拿科、康复医疗科、医学检验科、医学影像科等一级科室，并逐步分设二级专科，有高血压病、糖尿病、心脑血管病、阿尔茨海默病评估、老年综合评估、骨质疏松、睡眠障碍、疼痛等特色门诊。配备适合于老年病诊疗服务的康复医疗设备，包括 X 光数字化摄影系统、全自动生化分析仪、彩色多普勒超声仪、双能 X 线骨密度测定仪、全景牙片机、全自动血细胞分析仪、24 小时动态心电图、24 小时动态血压仪、血凝仪、骨质疏松治疗仪、西门子超声诊断服务系统、西班牙悬吊 DR、等离子臭氧消毒仪等先进的医疗仪器设备。

2014 年 10 月 9 日开始营业时，有职工 25 名，其中正式在编 22 名（均为专业技术人员），临时合同用工 3 名（分别为收费员 1 名、网络管理员 1 名、保洁员 1 名）。22 名专业技术人员中，高级技术职称 1 名，占卫生技术人员的 4.5%；本科学历 15 名，占卫生技术人员的 68.2%。医院业务量稳定增长， 10 月门诊仅 11 人次，业务收入 231 元；至 12 月，门诊 455 人次，业务收入 83440 元。截至 2014 年 12 月 31 日，门诊 616 人次，业务总收入 105147 元。

县康复医院

机构沿革　市康复医院象山分院（县残疾人康复综合服务中心、县残疾人辅助器具服务中心）成立于 2014 年 8 月，投资总额 2300 万元，2014 年 8 月 26 日开业。址设丹东街道东塘山路 85 号，建筑面积 7000 余平方米。分院是集医疗、康复、科研于一体的公立康复专科医院，系县政府“实事工程”。是城镇职工医保、城乡居民医保、城镇职工体检、城镇居民体检定点机构。2018 年 9 月，更名为“象山县康复医院” （县残疾人康复综合服务中心、县残疾人辅助器具服务中心、市康复医院象山分院）。

人员床位　建院时，有职工 39 名，实际开放床位 20 张。至 2018 年 8 月，开放床位 100 张，人员增至 81 名，其中卫生技术人员 52 名，高级职称 3 名，中级职称 9 名。门诊 14924 人次，住院 832 人次；安排城乡居民体检 2094 人次、残疾人鉴定 1727 人次、工伤鉴定 1058 人次。

科室设置　2014 年，开设诊疗科目有康复医学科、针灸推拿科、内科、外科、中医科、眼科、耳鼻喉科、医学检验科、精神科、医学影像科。设有功能评定室、运动治疗室、作业治疗室、日常生活活动能力（ADL）训练室、语言治疗室、吞咽治疗室、理疗室等康复治疗科室。

医疗设备　建院时，有数字化 X 射线摄影系统（DR）、全自动生化分析仪、全自动尿沉渣分析仪、全数字化彩色多普勒超声系统（B 超）、心电图机、裂隙灯、吞咽障碍治疗仪、超短波治疗器、（下肢）智能康复训练系统、床边下肢智能康复训练系统、上下肢主被动训练系统、超声治疗仪、全身协调训练机、语言功能检测处理系统、减重步态训练器。2016 年，购置五分类全自动血细胞分析仪、X 线骨密度测定器、多参数监护仪、除颤监护仪、低周波治疗仪、电动间歇式牵引系统、上下肢智能康复训练系统（儿童型）、数码经络导平治疗仪、脉冲深部震动按摩治疗仪、微波治疗仪、高级加强型智能蜡疗系统、电动直立床、电动升降 PT 床。2017 年，购置全功能型听觉诱发电位仪、听力计、眼压计、电脑角膜曲率验光仪、全胸振荡排痰机、平衡检测仪、中药熏蒸机、表面肌电分析反馈仪、手持眼底照相机、肩关节康复器、下蹲肌群运动控制系统、运动反馈仪、上肢智能等速训练器、深层肌肉刺激仪、体外冲击波疼痛治疗系统。至 2018 年 8 月，有 1 万元以上设备 81 件。

康复项目　脑卒中康复、烧伤康复、颅脑损伤康复、骨与关节损伤康复、脊髓损伤康复、脑瘫儿童康复、手外伤康复、儿童脊柱侧弯矫治、运动创伤康复、截肢康复、人工关节置换术后康复、肿瘤康复、颈肩腰腿痛康复、假肢、矫形器装配制作、辅助器具适配。

党团组织　2015 年 7 月，成立县残疾人康复综合服务中心工会委员会，高萍任第一届主席；2018 年 7 月，召开工会第二届会员大会，选举王伟华任第二届主席。2016 年，成立宁波市康复医院象山分院党小组，郑文敏任组长；2017 年 10 月，陈泱任组长。2016 年 5 月，成立市康复医院象山分院团支部，冯蕾任团支部书记。

表 1–18　县康复医院历任行政负责人一览表

名　　称	姓　名	职　务	任 职 年 月
宁波市康复医院象山分院	高　萍	院　长	2014 年 1—12 月
宁波市康复医院象山分院	李艳芳	副院长	2014 年 1—12 月

第六节　镇乡（街道）卫生院（社区卫生服务中心）

丹城中心卫生院（丹城社区卫生服务中心）

机构沿革　1952 年，半河诊所郑鼻峰响应政府号召，负责组建成立南庄联合诊所。1959 年，象山、宁海两县合并后，行政体制改革，所属乡医院合并为象山人民公社保健院，由南庄、林海、爵溪、东陈、墙头、亭溪、雅林溪、大徐 8 个大队保健站组成。1961 年，象山、宁海两县分开，医疗体制随之改变，恢复独立建制，更名为南庄区联合卫生院，属集体事业单位编制。1973 年 3 月，在南庄公社所在地又设立南庄区卫生院，属全民事业性质。1977 年下半年，在南庄樟树下建造新医疗用房，1978 年下半年竣工。1979 年 1 月 1 日，两院机构合并，南庄区联合卫生院（有卫技人员 12 名）并入南庄区卫生院，两个单位原有人员性质不变。1985 年 1 月，南庄区卫生院更名为南庄区中心卫生院。1992 年，撤区扩镇并乡后，南庄区中心卫生院更名为丹城中心卫生院。1996 年 6 月 26 日，新门诊楼竣工后，院址从南庄樟树下迁至丹城镇丹峰西路 101 号，占地面积 2329.83 平方米，建筑面积 2582.31 平方米。下设南庄、城西、小河头、靖东、靖西门诊部。2010 年，对医疗用房结构和服务功能重新规划调整，分为公共卫生服务大楼（城站路 8 号）、总院大楼（丹峰西路 101 号）、行政楼（来薰路 55 号）。公共卫生服务大楼等医疗综合用房改建装修工程于 2012 年 11 月 20 日获县发改局批准：位于丹峰西路 101 号 1735 平方米的原卫生院门诊楼改建为综合楼；位于来薰路 55 号 802 平方米原行政楼改建为门诊医疗用房；位于城站路 8 号 3603 平方米原机关印刷厂改建为公共卫生服务大楼，用于计划免疫接种、社区办公、新农合体检、规范化儿保、妇保门诊，完善公共卫生服务功能。2013 年 5 月，启动装修改造工程，2013 年底竣工。2014 年 1 月 22 日，公共卫生服务大楼启用。行政办公地设在公共卫生服务大楼三楼。2014 年 11 月 28 日，丹城中心卫生院住院部开诊。2016 年 10 月 22 日，行政办公地由公共卫生服务大楼三楼搬迁至丹峰西路 101 号住院部三楼。2018 年 1 月 10 日，丹城中心卫生院更名为丹城（丹东、丹西街道）社区卫生服务中心。

医疗设备　医院拥有进口彩超（西门子、GE）、德国 BE 全自动生化分析仪、五分类血球分析仪、血球计数仪、血凝仪、电子阴道镜、微波治疗仪、T5 心电监护仪、激光治疗仪、500 毫安 X 光机、进口 DR（GE）、奥林巴斯电子胃镜等先进的医疗设备。医院功能设置齐全，设有综合病区，设置简易康复病床 20 张。

人员科室　1996 年，职工 37 名，其中卫技人员 35 名。2014 年底，有职工 178 名，其中正式在编在岗 129 名，副高职称 11 名，中级职称 76 名。门诊业务科室有全科、儿科（中医儿科）、预防接种门诊、妇科、中医科、消化内科（开展胃镜检查）、五官科、口腔科、皮肤科、中西医结合肝病专科、内分泌代谢科（糖尿病专科）、高血压病专科、针灸推拿科等。辅助科室有检验科、放射科、B 超室、心电图室等。下设文丹、林海、北路、蓬莱、公园、工业园区等 6 家城区社区卫生服务站，29 家村卫生室。体检中心近 300 平方米，常年开展老年人、家庭医生签约居民、退休人员及厂矿企业干部职工体检，每年体检 1 万多人次。2014 年 3 月，丹城中心卫生院儿科获评第一批基层医院重点专科。

表 1-19　丹城中心卫生院机构沿革及历任主要行政领导一览表

机构名称	姓名	性别	籍贯	职务	任职时间
南庄联合诊所	郑鼻峰	男	浙江象山	院长	1952—1959 年
象山人民公社保健院	邱永华	男	浙江象山	院长	1959—1961 年
南庄联合诊所	郑鼻峰	男	浙江象山	院长	1952—1959 年
象山人民公社保健院	邱永华	男	浙江象山	院长	1959—1961 年
南庄区联合卫生院	方忠林	男	浙江象山	院长	1961 年至 1966 年 7 月
南庄区联合卫生院	邱永华	男	浙江象山	院长	1966 年 7 月至 1978 年 12 月
南庄区卫生院	刘龙江	男	浙江象山	院长	1973 年 3 月至 1978 年 12 月
南庄乡卫生院（两院合并）	刘龙江	男	浙江象山	院长	1979 年 1 月至 1979 年 6 月
南庄区卫生院	方忠林	男	浙江象山	副院长（主持工作）	1979 年 6 月至 1980 年 12 月
南庄区卫生院	吴茂年	男	浙江象山	副院长（主持工作）	1980 年 12 月至 1982 年 2 月
南庄区卫生院	吴茂年	男	浙江象山	院长	1982 年 2 月至 1985 年 10 月
南庄区中心卫生院	吴茂年	男	浙江象山	院长	1985 年 10 月至 1986 年 2 月
南庄区中心卫生院	郑保卫	男	浙江象山	副院长（主持工作）	1986 年 2 月至 1988 年 9 月
南庄区中心卫生院	郑保卫	男	浙江象山	院长	1988 年 9 月至 1996 年 3 月
丹城中心卫生院	郑保卫	男	浙江象山	院长	1996 年 3 月至 2002 年 11 月
丹城中心卫生院	周德曙	男	浙江象山	院长	2002 年 11 月至 2005 年 5 月
丹城中心卫生院	董曙光	男	浙江象山	院长	2005 年 5 月至 2007 年 3 月
丹城中心卫生院	屠永泉	男	浙江象山	院长	2007 年 4 月至 2010 年 10 月
丹城中心卫生院［2018 年 1 月更名为象山县丹城（丹东、丹西街道）社区卫生服务中心］	康伟勤	男	浙江象山	院长	2010 年 11 月至 2014 年 12 月

南庄乡卫生院　1952年，半河诊所郑鼻峰响应政府号召，组建南庄联合诊所，郑鼻峰为诊所负责人。1959年，象山、宁海两县合并后，行政体制改革，所属乡医院合并为象山人民公社保健院，由南庄、林海、爵溪、东陈、墙头、亭溪、雅林溪、大徐8个大队保健站组成，邱永华任院长，郑鼻峰任副院长。1961年，象山、宁海两县分开，医疗体制随之改变，恢复独立建制，改名为南庄区联合卫生院，属集体事业单位编制，方忠林任院长。1966年7月，邱永华任院长。1973年3月，在南庄公社所在地又设立南庄区卫生院，属全民事业单位编制，刘龙江任院长。1977年下半年，在南庄樟树下建造新医疗用房，1978年下半年竣工。1979年1月1日，两院机构合并，原有人员性质不变，刘龙江任院长。1979年5月，方忠林任副院长，行院长职责。1985年1月，南庄区卫生院改名为南庄区中心卫生院。1986年2月，郑保卫副院长主持日常工作。1988年9月，郑保卫任院长。1992年，撤区扩镇并乡后，南庄区中心卫生院改名为丹城中心卫生院。

林海乡卫生院　前身是林海人民公社卫生所，1979年12月更名为林海人民公社卫生院。1983年撤社建乡后改为林海乡卫生院。1992年1月，撤扩并，林海卫生院属卫生局管理。2000年5月，新林海卫生院建成并投入使用。1985年10月，杨友武担任林海乡卫生院院长。1990年8月，鲍志明担任林海乡卫生院院长。2005年1月，林海卫生院并入丹城中心卫生院，属丹城中心卫生院林海分院，仍由鲍志明担任分院院长。

石浦中心卫生院（石浦社区卫生服务中心）

机构沿革　1956年4月7日，石浦镇内7家私人诊所和1家药店共13人在石浦镇福建路46号成立“石浦中西医联合诊所”，卓恺烈担任负责人。1957年，镇内数家专科个体诊所组合，分别成立“石浦江心寺针灸联合诊所”“石浦江心寺牙科诊所”“延昌联合诊所”。1958年上半年，3家诊所撤并到石浦中西医联合诊所，同年又在昌国、延昌、石浦江心寺设立医疗门诊部。1958年8月，因行政体制变化，石浦中西医联合诊所响应政府号召，派出业务骨干史悠生等分别赴东门、檀头山、昌国、番头建立公社卫生所。1959年，石浦中西医联合诊所更名为“石浦镇医院”，属于集体事业性质。1960年秋季，因石浦行政体制改为大公社，石浦镇医院又更名为“石浦公社医院”。1964年，在延昌宫北弄建造医院门诊楼，并将医院总部设在延昌，石浦福建街诊所作为医院分部。1976年，因行政体制变化，石浦公社卫生院又恢复原名，即“石浦镇医院”。1977年，在石浦人民路购买一间街面房，作为以后医院发展基地（现为石浦镇中心卫生院城里社区卫生服务站）。1981年10月，经职工大会通过，在石浦镇人民路建造新门诊楼，向各方借资，全体干部职工参与义务劳动。1982年底，门诊楼竣工，建有医疗用房500平方米，总投资10万元。1983年初，石浦镇卫生院总部由延昌宫北弄迁入石浦人民路34号新门诊楼，同时撤掉福建街医疗分部。1985年1月，因行政体制改革，石浦镇卫生院更名为“石浦镇中心卫生院”，番头乡卫生院并入，原番头乡卫生院改设为番头门诊部。1987年，投资9万元购买延港中路液压厂二间街面土地150平方米，作为今后设置医疗门诊部用地。1988年，购买番头门诊部周边土地，1989年动工建造医疗用房和职工集资楼，1990年工程竣工投入使用。1990年，医院筹资24万元购买鞋厂房屋，再投入16万元进行改造和扩建，共增添医疗用房1000余平方米。其间，医院暂时搬迁到原象山第二人民医院。1991年，东门乡卫生院并入石浦镇中心卫生院，原东门乡卫生院改为东门门诊部。1992年12月7日，原石浦镇中心卫生院更名为石浦中心卫生院。1993年2月，檀头山乡卫生院并入石浦中心卫生院。1993年4月，石浦渔港中路320号延昌门诊部新大楼竣工投入使用。1995年，医院创建等级卫生院，通过市卫生局专家组考核，石浦中心卫生院达到三级卫生院标准（相当于卫生部评审标准的一级甲等医院），同时被评为省文明卫生院。1999年12月，总投资500余万元的住院楼投入使用。2000年5月，投资66万元竞拍购买的延昌道头街48号延昌供销社房屋，经改造装修投入使用，其中一楼为医疗用房，原延昌门诊部迁入，二楼和三楼作为职工宿舍。2001年1月，在石浦镇文兴路54号租用民房开设水产城门诊部。2001年4月，金星乡卫生院并入石浦中心卫生院，在金星蜘蛛山街设立金星门诊部。2001年5月，投入45万元购置石浦镇金山路171号2间街面房屋，开设金山门诊部。2001年8月，在石浦镇上塘路111号租用村办公楼街面房屋2间，开设上塘门诊部。2002年2月20日，在石浦金山路租用民房开设邬家门诊部。2003年5月，在石浦兴港路开设兴港门诊部，由待业人员李谦进负责经营，同时，延昌塘头港门诊部转让给待业人员王再宏经营。2004年12月，因石浦镇居委会重新编制，上塘门诊部改为荔港社区卫生服务站；金山门诊部改为凤凰社区卫生服务站；南屏门诊部改为金屏社区卫生服务站；昌国门诊部改为昌国社区卫生服务站；延昌门诊部改为延昌社区卫生服务站；水产城门诊部改为海宁社区卫生服务站。同时，上述卫生服务站均通过县卫生局规范化社区卫生服务站验收。2007年5月25日，原创建的省示范预防接种门诊通过市卫生局专家组的重新认定。根据省示范预防接种门诊新标准要求，做好硬件和软件建设，投入资金扩建接种用房和购置相应设备。2007年9月29日，在门诊楼和住院楼安装监控系统，总投资4万元。2007年12月19日，投资9万元更新计算机软件系统，增添住院医嘱、住院医生电子病案、门诊医生电子处方、医技计费管理、中药库管理等模块功能。2008年2月，东门社区卫生服务站租用渔村新综合楼街面房两间，配置基本医疗设备，投入10余万元资金装修开业。2008年11月，拆除下设的荔港、金屏社区卫生服务站并进行财产清理。同年2月，医院开通移动短信呼叫系统，通过短信的方式实现内部办公。2010年10月25日，全面实施国家基本药物制度，共有507种基本药物执行国家基本药物制度相关政策，实行零差价销售。2011年4月，在总部门诊和住院部推行“电子处方”信息化服务。2011年5月24日，被市残疾人联合会定为新一轮白内障免费复明手术定点医疗机构。2012年5月24日，被省中医药管理局认定为省第一批中医住院医师规范化培训社区实践基地。2012年9月6日，被省卫生厅认定为省第三批基层卫生适宜技术示范基地联合单位。2012年12月26日，预防接种门诊通过审验组评审，被市卫生局认定为市四星级预防接种门诊。2013年9月24日，预防接种门诊被省卫生厅确定为三星级规范化预防接种门诊。2018年2月5日，经县编办批准，“石浦中心卫生院”更名为“石浦镇中心卫生院”。

医疗设备　1990年11月，开设B超检查室和心电图室，由孙亚萍负责。2007年，通过县财政局政府采购管理办公室（以下简称采购办）公开招标，新购置计算机X射线影像系统1台、电子胃镜（镜身）1台、三分类全自动血液细胞分析仪3台，共计投入84.8万元。2008年，通过县采购办公开招标购置HD11型飞利浦彩超1台、CX-1000型眼科超声乳化仪1台、DP-6600型黑白B超1台，共计投入131.6万元。2009年5月20日，购买了胰岛素泵，成为全县首家使用胰岛素泵的中心卫生院。2010年，通过县采购办公开招标新购置鼻内窥镜1套、全自动生化分析仪1台、动态血压记录分析系统1套、眼科激光治疗仪1套、M8B多参数监护仪1台、非接触眼压仪1台、中耳分析仪1台，共计投入185.9万元。2014年，通过县采购办公开招标，购买牙科治疗机1套、妇科诊疗台1台、内镜清洗消毒机1台、药品阴凉箱1台、西门子单板DR设备1套、医用内窥镜氙灯冷光源和内窥镜高清摄像控制主机各1台、除颤监护仪1套，共计投入140.3万元。

人员科室　建院初期，史悠生无偿提供自住房80平方米作为医疗用房，李岳年等自愿捐献药品器具、医疗器械、办公用品等物品，开设中西医内科、外科、妇产科。1968年，扩建医疗用房

600多平方米，开设中西医结合内科、外科、儿科、妇产科、眼科、牙科、针灸科、卫生防疫科、中药房、注射室、化验室、放射科等科室，开放床位10张，正式在编职工32名。1983年，开设内科、外科、中医科、妇科、眼科、五官科、放射科、化验室、心电图、注射室、中西药房等科室。1991年，经上海市卫生局牵线，与上海瑞金医院建立友好关系，上海瑞金医院每月派专家来院，在内科、内分泌科、中医科、儿科等科室坐诊。1991年11月，聘请宁波卫生学校林光胄，开设肛肠专科门诊。1993年4月，与宁波光明眼病医院合作成立“眼科联合体”，举行挂牌仪式。宁波光明医院每月派医生在院坐诊和开展白内障摘除、人工晶体植入手术。1994年4月，医院聘请安徽淮南矿工医院内科医生程振域、骨科医生曹洪春，开设内科、骨科等专家门诊，建立住院部，开放床位10张。1994年12月，聘请县第一人民医院外科医生黎建平、麻醉科医生周德兴等4人，建立手术室，开设外科专家门诊，开展外科下腹部手术。1996年7月18日，医院开设婚检门诊，被市卫生局妇幼处指定为象山县婚前医学检查分点。1999年12月，开设3个病区，开放床位58张，结束门诊和病房混于一楼的历史。2000年3月，开设糖尿病专科门诊，由康伟勤坐诊。2002年1月1日，石浦镇渔港中路320号开设皮肤病门诊部，与鄞县皮防站建立医疗协作关系。2002年2月，在延昌新塘岸路租用民房开设塘头港门诊部。2002年3月23日，与宁波大学医学院附属医院建立医疗协作关系，上级医院每周派内科、外科、骨科、儿科、妇科专家在院坐诊和开展手术。2005年3月，开设心血管门诊和肝病门诊，分别由医师王继东和卢继华坐诊。2012年9月3日，中医馆正式开馆。至2014年底，医院有在岗职工215名，其中在编132名，编外83名。有卫技人员175名，其中高级职称4名，中级职称41名，有床位58张，设有内科、外科、儿科、妇科、中医科、骨科、眼科、耳鼻咽喉科、肛肠科、口腔科、皮肤科、针灸推拿科、糖尿病专科等科室。

各种荣誉　2008年12月2日，经市卫生局批准，成为宁波市第一批妇儿保示范门诊单位；2009年2月，被县委建设“平安医院”领导小组办公室授予2008年度“平安医院”称号；2010年12月22日，被评为市规范孕妇学校和市规范育儿学校；2013年12月18日，被授予市数字化社区卫生服务中心（卫生院）称号；2014年7月30日，评为2013年度市级基层平安医院；2014年12月24日，被评为2014年省一级甲等乡镇卫生院。

表1-20　石浦中心卫生院机构沿革及历任主要行政领导一览表

机构名称	姓名	性别	籍贯	职务	任职时间
石浦镇中西医联合诊所	卓恺烈	男	浙江象山	负责人	1956年4月至1959年2月
石浦镇医院	吴锦波	男	浙江象山	院长	1959年2月至1960年8月
石浦公社卫生院	吴锦波	男	浙江象山	院长	1960年9月至1966年6月
石浦镇卫生院	方忠林	男	浙江象山	院长	1966年7月至1979年5月
	黄景抱	男	浙江象山	院长	1979年7月至1984年6月
石浦镇中心卫生院	蔡海姗	男	浙江宁波	院长	1984年7月至1985年12月
	丁可平	男	浙江象山	副院长	1985年12月至1986年3月
	丁可平	男	浙江象山	院长	1986年3月至1992年12月
石浦中心卫生院	丁可平	男	浙江象山	院长	1992年12月至2002年10月
	吴才娟	女	浙江象山	院长	2002年11月至2005年11月
	康伟勤	男	浙江象山	院长	2005年12月至2010年11月
	屠永泉	男	浙江象山	院长	2010年11月至2013年2月
	郑义军	男	浙江象山	院长	2013年2月至2014年12月

昌国镇卫生院　1961年撤大公社，石浦复置镇，昌国以管理区建公社。卫生机构称“象山县昌国人民公社卫生所”。1979年12月23日，改称“象山县昌国人民公社卫生院”。1983年撤社建乡时称“象山县昌国乡卫生院”。1987年改乡为建制镇，称“象山县昌国镇卫生院”。至1995年，有床位8张，中医师1名，西医士4名，助产士2名，西药剂士1名，其他初级卫技人员3名。2001年6月并入石浦镇后，成为石浦中心卫生院分院，在编人员12名。

表1-21　昌国镇卫生院机构沿革及历任行政主要领导一览表

机构名称	姓名	性别	籍贯	职务	任职时间
昌国人民公社卫生所	戴道明	男	浙江象山	院长	1972年1月至1979年12月
昌国人民公社卫生院	戴道明	男	浙江象山	院长	1979年12月至1981年5月
昌国人民公社卫生院	陈国平	男	浙江象山	院长	1981年6月至1983年
昌国乡卫生院	陈国平	男	浙江象山	院长	1983年至1983年12月
昌国乡卫生院	林竹青	男	浙江象山	院长	1984年1月至1985年12月
昌国乡卫生院	苏爱芬	女	浙江象山	院长	1986年1月至1986年12月
昌国镇卫生院	白祈锋	男	浙江象山	院长	1987年1月至1990年2月
昌国镇卫生院	周敏君	女	浙江象山	院长	1990年3月至1991年11月
昌国镇卫生院	吴宗明	男	浙江象山	院长	1991年12月至1997年2月
昌国镇卫生院	吴才娟	女	浙江象山	院长	1997年3月至2000年11月
昌国镇卫生院	胡晓华	男	浙江象山	院长	2000年12月至2001年6月
石浦中心卫生院昌国分院	胡晓华	男	浙江象山	院长	2001年6月至2004年9月

金星乡卫生院　1956年5月，金星、横峙、番头3个乡及坦塘乡部分并为金星乡，属定山区。1957年2月，划归石浦镇管辖。1958年9月，析乡为金星、番头2个大队，属石浦公社，翌年11月称管理区。1961年10月，改为金星、番头2个公社，属石浦区。医疗机构称“象山县金星人民公社卫生所”。1979年12月23日，改称“象山县金星人民公社卫生院”。1983年9月，撤社建乡称“象山县金星乡卫生院”。1992年5月，金星乡并入石浦镇后，称“石浦镇金星卫生院”，后改称“石浦中心卫生院金星分院”。至1995年，有床位10张，西医师1名，西医士5名，护士和助产士各1名，其他初级卫技人员1名。2001年4月，并入石浦中心卫生院。

表1-22　金星乡卫生院机构沿革及历任行政主要领导一览表

机构名称	姓名	籍贯	职务	任职时间
金星人民公社卫生所	梁光跃	浙江象山	负责人	1963年
金星人民公社卫生所	梁光跃	浙江象山	负责人	1965年
金星人民公社卫生所	汤素琴	浙江象山	负责人	1965年
金星人民公社卫生所	黄振梅	浙江象山	负责人	1972年
金星人民公社卫生所	黄振梅	浙江象山	负责人	1975年
金星人民公社卫生院	徐兴旺	浙江象山	负责人	1976年12月至1982年2月
金星乡卫生院	李德胜	浙江象山	负责人	1982年3月至1985年10月
金星乡卫生院	黄振梅	浙江象山	负责人	1985年11月至1989年12月
石浦镇金星卫生院	陈晓军	浙江象山	负责人	1990年1月至1992年10月
石浦中心卫生院金星分院	李德胜	浙江象山	负责人	1992年11月至2002年

东门乡卫生院 东门以岛得名，解放时属石浦镇，1951 年建乡，属石浦区，1952 年 7 月，对面山划入东门乡。1956 年 5 月，属石浦镇。1958 年 9 月，改乡为大队，属石浦公社。1961 年 10 月，改大队为东门公社，卫生机构称“象山县东门卫生院”，“文化大革命”期间，医院由“象山县东门公社贫下中农管理医院委员会”领导，1979 年 12 月 23 日，定名为“象山县东门人民公社卫生院”。1983 年 9 月撤社建乡，称“象山县东门乡卫生院”。1992 年 5 月，区划调整时并入石浦镇，东门自然村划入石浦镇城区。“东门乡卫生院”改称为“石浦镇东门卫生院”，后改为“石浦中心卫生院东门分院”。至 1995 年，有床位 5 张，医生 4 名，其他初级卫技人员 3 名。2001 年 4 月并入石浦中心卫生院。

表 1–23 东门乡卫生院机构沿革及历任行政主要领导一览表

机构名称	姓名	性别	籍贯	职务	任职时间
东门卫生院	李德胜	男	浙江象山	负责人	1976 年
东门人民公社卫生院	章闰月	女	浙江象山	负责人	1980 年
东门乡卫生院	章闰月	女	浙江象山	院长	1983 年至 1985 年 9 月
东门乡卫生院	陈才女	女	浙江象山	院长	1985 年 10 月
石浦镇医院东门门诊部	陈才女	女	浙江象山	负责人	1991 年
个人承包	陈才女	女	浙江象山	承包人	1995 年
	陈争春	女	浙江象山	承包人	
	吴秀明	男	浙江象山	承包人	

檀头山乡卫生院 1950 年 12 月 15 日解放时，属三门县南区檀渔乡。1952 年 4 月，南田区析归象山县；6 月，檀渔乡划归石浦区；7 月，所属对面山并入东门乡。1956 年，檀渔乡划归石浦镇。1958 年 9 月，建檀头山大队，属石浦公社。1959 年 11 月，改为石浦镇。1961 年，成立檀头山公社，卫生机构称“象山县檀头山卫生所”，1979 年 12 月 23 日，改称“象山县檀头山人民公社卫生院”。1983 年撤社建乡，称“象山县檀头山乡卫生院”。1992 年 12 月，檀头山乡并入石浦镇，卫生院改称为“石浦镇檀头山卫生院”，后改为“石浦中心卫生院檀头山分院”。

表 1–24 檀头山乡卫生院机构沿革及历任行政主要领导一览表

机构名称	姓名	性别	籍贯	职务	任职时间
檀头山卫生所	方振林	男	浙江象山	所长	1961 年
檀头山卫生所	谢孝定	男	浙江象山	所长	1973 年 1 月至 1978 年 6 月
檀头山卫生所	奚永增	男	浙江象山	所长	1978 年 6 月至 1979 年 12 月
檀头山人民公社卫生院	徐永娣	女	浙江象山	院长	1980 年 1 月至 1983 年 8 月
檀头山乡卫生院	卢祖华	男	浙江象山	院长	1983 年 9 月至 1992 年 12 月
石浦镇檀头山卫生院	卢祖华	男	浙江象山	院长	1992 年 12 月至 1993 年

西周中心卫生院（西周社区卫生服务中心）

机构沿革 前身是墙头区卫生所，成立于 1952 年，系集体所有制，址设墙头村乌龟岭。1956

年，产生 2 个下属单位，分别是象西联合诊所（址西周街）、墙头联合诊所（址墙头街）。1959 年 3 月，象西联合诊所改为西周人民公社医院。1961 年 12 月，大公社建制撤销，改墙头区卫生院。1970 年，改墙头区人民卫生院防治院。1973 年 6 月，因墙头划入南庄区，单独设立西周区，医院改名为西周区卫生院。1980 年 6 月，西周公社保健所并入西周区卫生院。1985 年，西周区卫生院更名为西周中心卫生院，沿用至今。

人员床位　建院初期，有卫技人员 11 名。1998 年，有职工 49 名，其中卫技人员 46 名，中级职称 5 名。2008 年，有职工 96 名，其中卫技人员 81 名，中级职称 12 名，床位 25 张。至 2014 年，有职工 109 名，其中卫技人员 95 名，中级职称 15 名，床位 60 张。

科室设置　建院初期，设有内科、外科、妇产科、西药房等。1965 年，增设防保科。1967 年，增设化验室。1968 年，增设手术室、中医科。1973 年，增设放射科。1974 年，增设中药房。1977 年，增设五官科。1980 年，增设口腔科。1984 年，增设心电图、超声波室。1992 年，开展 B 超检查。1983 年，增设制剂室。1984 年，妇产科分流为妇检室、人流室、分娩室。至 2014 年，有行政、临床、医技科室 20 个。

医疗设备　建院初期，仅有体温计和血压计，至 2014 年年底，拥有进口 DR 机、电子胃镜、C 臂机、全自动五分类血球计数仪、全自动生化分析仪、进口彩色 B 超、心电图、全自动麻醉机、监护仪、除颤仪、微波治疗仪、电解质分析仪、特定蛋白分析仪、四通道血凝仪等医疗设备。

医疗技术　建院时，以内、外科为主，开展农村常见病防治和外科门诊小手术。1965 年，正式开展外科手术，但当时无手术室，只能与妇产科合并在一起。1968 年，新院舍落成后，建立手术室。在下腹部手术的基础上，开展上腹部手术。1990 年，成功实施一例胸腹联合切口全胃切除术，多次实施胃大部切除术、胆囊摘除术、胆囊管结石取石术、甲状腺囊肿摘除术、输尿管结石取石术、膀胱修补等等。对外伤骨折病人的处理技术也有所提高。1968 年，正式设立中医科，同时开展针灸疗法。自建院初，就有妇产科医生。除担负接生、处理妇科病患者外，还兼顾全区的妇幼保健、计划生育等工作。有外科手术室之后，还开展剖腹产、卵巢囊肿摘除手术（由外科医生主刀）。1965 年，由赖振权担任防保科工作。当时，开展地方病、传染病和常见病的防治工作，以及防疫、卫生、地防、宣教、食品卫生、监督检验等工作。1983 年开始，对儿童实施按月接种，推行计划免疫，儿童传染病发病率、死亡率大幅度下降。2014 年，能较正确地诊断和治疗各种常见的心血管、呼吸、消化、泌尿、耳鼻咽喉、内分泌、儿科等内外科疾病，能开展简单的骨科、外科手术，并全面承担国家基本公共卫生服务项目工作。

基本建设　1967 年，在西周街西南方向的小同山下（现称西瀛大街）动工建造新的院舍，总面积达 680 平方米。1978 年，院舍扩建，建筑面积达 820 平方米。1982 年，医院再次扩建，建成新的围墙，兴建新的门诊大楼，1984 年 4 月竣工并正式投入使用。新大楼面积 1013 平方米。1997 年 4 月，住院部动工，1998 年 3 月竣工，占地面积约 416 平方米，建筑面积 832 平方米。2010 年6 月，新住院楼正式动工，2013 年 5 月正式投入使用，占地面积 850 平方米，建筑面积 3270 平方米。

财务管理　建院初期，配有专职会计 1 名，至 2014 年，有会计 1 名、出纳 1 名。年门诊 159477 人次，出院 389 人次，年总收入 2307.97 万元。

表 1–25 西周中心卫生院机构沿革及历任行政主要领导一览表

机构名称	姓名	性别	籍贯	职务	任职时间
墙头区卫生所	张传华	男	浙江象山	所长	1952 年
墙头区卫生所	肖仁伟	男	浙江象山	所长	1953—1954 年
墙头区卫生所	茂森	男	浙江象山	所长	1954—1956 年
象西联合诊所	武东旭	男	浙江象山	负责人	1956—1961 年
西周人民公社医院	戴成华	男	浙江象山	院长	1961（数月）
墙头区卫生院	李庆玉	男	浙江象山	院长	1961 年至 1964 年 12 月
墙头区卫生院	张美丽	女	浙江象山	代理负责人	1964 年 12 月至 1965 年
墙头区卫生院	陈苗友	男	浙江象山	院长	1965 年
墙头区卫生院	李惠英	女	浙江象山	院长	1965 年至 1969 年 8 月
墙头区卫生院	余小春	男	浙江象山	组长	1969 年 9 月
墙头区人民卫生防治院	李圣集	男	浙江象山	院长	1973 年 3 月至 1979 年 6 月
西周区卫生院	周安鸣	男	浙江象山	院长	1979 年 6 月至 1985 年 3 月
西周中心卫生院	王亦明	男	浙江象山	院长	1985 年 3 月至 2002 年 12 月
西周中心卫生院	卢朝阳	男	浙江象山	副院长	2002 年 12 月至 2003 年 9 月
西周中心卫生院	卢朝阳	男	浙江象山	院长	2003 年 9 月至 2005 年 12 月
西周中心卫生院	沈宝祥	男	浙江象山	副院长	2005 年 12 月至 2006 年 6 月
西周中心卫生院	夏健松	男	浙江象山	副院长	2006 年 6 月至 2007 年 5 月
西周中心卫生院	夏健松	男	浙江象山	院长	2007 年 5 月至 2009 年 12 月
西周中心卫生院	孙忠敏	男	浙江象山	院长	2009 年 12 月至 2013 年 2 月
西周中心卫生院	卢继华	男	浙江象山	院长	2013 年 2 月至 2014 年 12 月

下沈镇卫生院　前身为下沈联合诊所，建于 1956 年，系集体所有制，地址下沈大庙，有人员 4 名，用房 25 平方米。1962 年，改保健所。1972 年，改为下沈卫生所，有人员 11 名，占地 160 平方米，建筑面积 160 平方米。1996 年，因改下沈乡为建置镇，扩建为下沈镇卫生院，占地 680 平方米，建筑面积 831 平方米，内设内、外科、妇产科、中医科、X 光室、B 超室、心电图室、化验室等。医务人员 12 名，设病床 10 张。开展住院接生、人工流产、绝育手术、放环、取环等。2005 年，机构被撤销，人员合并到西周中心卫生院，改为西周中心卫生院分院，2006 年，改为西周社区卫生服务中心下沈服务站，有工作人员 4 名。

历任院长（负责人）：朱成木、倪永坚、徐兴旺、吴志文、朱光明、周沛飞。

儒雅洋乡卫生院　前身为儒雅洋卫生所，建于 1954 年，系集体所有制，地址儒雅洋村。1972 年，成立儒雅洋公社，儒雅洋卫生所搬迁至黄泥桥，占地 500 平方米，建筑面积 400 平方米。1982 年，更名为儒雅洋卫生院，有人员 7 名，设内科、外科、中医科、预防接种、妇产科、检验科、X 光摄片。开展住院接生、人工流产、绝育手术、放环、取环等。1992 年，儒雅洋卫生院倒闭。同年，由周亚玲承包儒雅洋分院（址儒雅洋村），直至 1996 年，周亚玲退休后关闭分院。2004 年，儒雅洋卫生院固定资产并入西周中心卫生院。

历任院长（负责人）：朱颂丁（负责人）、叶小毛（所长）、王维维。

莲花乡卫生院　前身为莲花卫生所，建于 1954 年，系集体所有制，地址莲花渡头街，有人员 6 名。1982 年，更名为莲花卫生院。占地 600 平方米，建筑面积 500 平方米。1996 年 3 月，医务人员13名。用资23万元，购原莲花乡政府楼房22间，增设病床8张，设内科、外科、中医科、预防接种、妇产科、检验科、X光摄片。开展住院接生、人工流产、绝育手术、放环、取环等。2004年，机构被撤销，人员合并到西周中心卫生院，2006年6月改为西周社区卫生服务中心莲花服务站。

历任院长（负责人）：徐振华、杨友武、朱光明、徐兴旺、周安鸣。

鹤浦中心卫生院（鹤浦社区卫生服务中心）

机构沿革　前身是新桥区卫生所。始建于1953年9月，迁至鹤浦组建成南田区卫生所，有5名医务人员。1954年10月，合并联合诊所，管辖樊岙、高塘、鹤浦。1957年10月，迁至永安路16号。1959年，更名为南田区卫生防治站。1974年，更名为南田区卫生院。1979年，更名为石浦区卫生院，原南田区联合诊所并入，管辖石浦、高塘、金星、东门、樊岙、昌国等乡镇。1992年至1993年，撤区并乡后，更名为鹤浦中心卫生院。2001年底，医院转制为股份制单位。2005年，挂牌鹤浦社区卫生服务中心。2008年，股份制转换为全民事业制。2014年3月26日，搬迁至南田路新院址。

人员床位　组建初期人员5名。1954年，增至10名，并设立病床4张。1968年，医务人员11名。1972年，先后有部分医科大中专毕业生分配到鹤浦。1976年，分配1名正规中医专业毕业生。1987年，医务人员30多名，病床15张。1997年，病床扩至25张。2002年，外聘湖南籍专家4名。2009年，引进第一个内科副高人才。至2014年，有职工101名，其中卫技人员88名，高级职称1名，中级职称16名，设床位60张，实际开放25张。

科室设置　建院时设有治疗室和药剂室。1959年，设有内科、外科、妇科、口腔科、中医科。1972年，开设X光室、检验科。2014年，有内科、外科、儿科、输液室、药剂科、检验科、社区办、中医科、影像科、口腔科、五官科、妇产科、防保科、住院部等14个临床科室和3个医技科室。

医疗设备　建院初期仅有体温计和血压计。1987年，有油泵牙椅、立式高压消毒器、200毫安X光机、牙科综合治疗机等设备。1996年，集资13万元购买二分类血球仪和尿液分析仪器，同时调拨半自动生化分析仪、9孔无影灯、洗胃机、吸引器等。2004年，投入100多万元购置全自动生化分析仪、进口B超、救护车等。2009年，投入105万元购置医用诊断X光机、美国LEEP刀、电子阴道镜等。2014年，投入300余万元购置大型三维彩超、全自动生化仪、五分类血球计数仪、抢救室吊塔、裂隙灯显微镜、负压抽吸系统、无油空压机等。截至2014年底，50万元以上医疗设备3件，总价值600余万元。

医疗技术　建院时，以开展农村常见病防治为主。1959年，能处理一般外科急诊手术。1980年，能开展下腹部等手术。1987年，能对急腹症和突发事件作医疗处理。2014年，主要承担鹤浦镇的健康教育、预防、保健、康复、计划生育、基本医疗等任务。

基本建设　建院时，租用90平方米民房。1957年，投资2000元建造砖木结构医疗用房150平方米。1968年，投资1万元建造门诊室300平方米。1974年，投入2万元建综合楼600平方米。1987年，投资50万元兴建门诊大楼1248平方米。1993—1995年，投资40万元拆除原综合楼，改建住院楼，面积853平方米。1996年，投入13万元购买派出所房屋400平方米，作为职工宿舍。1997年，投入50万元装修门诊楼和住院楼，建造职工集资房8套。2003年1月，购买300平方米土地扩建住院楼；6月30日，投入32万元的标准输液大厅及规范外科手术室投入使用；8月30日，投资约8万元改造老病房、投资4万元扩建职工食堂。2009年，投入8万余元装修放射科并扩建检验科。2009 年 12 月，迁建项目经县发展和改革局批复同意，总投资 2300 万元。2011 年 11 月，南田路（蟹厂村）新医院大楼建设工程正式启动。2014 年 2 月，新医院大楼竣工验收。2014 年 3 月 26 日，正式搬迁至新院址。2014 年 6 月，将老医院住院楼改建成职工宿舍。

鹤浦中心卫生院机构沿革及历任行政主要领导一览表

表 1–26

机构名称	姓名	性别	籍贯	职务	任职时间
南田区卫生所	何大元	男	浙江象山	负责人	1953—1958 年
南田区防治所	付相林	男	四川营山	所　长	1959—1970 年
南田区防治所	张茂林	男	浙江象山	代理负责人	1971—1972 年
南田区卫生院	周永明	男	杭州富阳	负责人	1973—1977 年
石浦区卫生院	刘龙江	男	山东宁津	负责人	1978—1981 年
石浦区卫生院	王　健	男	浙江象山	院　长	1982—1989 年
石浦区卫生院	钱　斌	男	浙江象山	院　长	1990—1992 年
鹤浦镇卫生院	章振林	男	浙江象山	院　长	1992—1993 年
鹤浦镇卫生院	陈晓忠	男	浙江象山	院　长	1993—1995 年
鹤浦镇中心卫生院	蔡辉文	男	浙江象山	院　长	1996—2001 年
鹤浦中心卫生院	王孝云	男	浙江象山	董事长	2002 年至 2008 年 4 月
	陈定华	男	浙江象山	院　长	2002 年至 2008 年 4 月
鹤浦中心卫生院	郑义军	男	浙江象山	院　长	2008 年 4 月至 2013 年 2 月
鹤浦中心卫生院	卓一峰	男	浙江象山	院　长	2013 年 2 月至 2014 年 12 月

樊岙乡卫生院　前身是樊岙药店，建于 1954 年，地址樊岙。后更名为象南联合诊所，管辖高塘、鹤浦、四都（南田），有职工 3 名，租用 2 间民房。1960 年，更名为樊岙卫生所，设立樊岙、四都 2 个医疗点，财务统一核算，职工 4 名。后经 3 次迁移，一直租用民房。1962 年，在樊岙建造医疗用房 120 平方米。1969 年，扩建用房 70 平方米。1992 年，撤区并乡后，更名为樊岙乡卫生院，同年在大南田建造医疗用房 311 平方米，设内科、外科、中医科、妇产科，樊岙医疗点留一名医生，其余人员全部转至南田医疗点。2002 年，樊岙乡撤并到鹤浦镇，机构撤销，人员并入鹤浦中心卫生院，同时设立大南田村卫生室，址大南田，职工 3 名。

历任行政负责人：陈季苗、林阿兴、周永明、张根友、林正国、王孝云。

贤庠中心卫生院（贤庠社区卫生服务中心）

机构沿革　贤庠中心卫生院前身为大徐区卫生院。1956 年，设在着衣亭。以中医药行医为主，医务人员 2 名。是年，合贤庠、着衣亭置贤庠乡。1962 年，着衣亭卫生所迁贤庠岑东村，租用 2 间老房子约 40 平方米，有医务人员 7 名，设中、西医门诊，以中医为主。其间，曾改称为岑晁人民公社卫生院。1963 年，大公社建制撤销，更名为大徐区卫生院。1981 年 12 月，贤庠公社卫生院并入大徐区医院。1991 年，更名为贤庠中心卫生院。

人员床位　建院初期，有人员 28 名。1993 年，有人员 48 名，其中卫技人员 41 名，床位 20 张。2006 年，有人员 48 名，其中卫技人员 45 名，中级职称 4 名，床位 25 张。至 2014 年，有人员 76 名，其中卫技人员 69 名，编内 51 名，编外 22 名，返聘 3 名。中级职称 6 名，设病床 25 张。

科室设置　建院初期，设内科、外科、妇产科、化验室、西药房等。1974年，设口腔科。2004年，设五官科。至2014年，设全科、内科、外科、妇科、儿科、口腔科、五官科、中医科、针灸科、妇幼保健科、预防保健科、检验科、影像科、中西药房、输液室、行政后勤科等。

医疗设备　建院初期，仅有体温计和血压计。至2014年底，拥有200毫安X光机、全自动凝血分析仪、B超、生化仪、心电自动分析仪、监护仪、微波多功能治疗仪、胎心多普勒仪、电解质分析仪、除颤监护仪、心电图机、检耳镜、中频治疗仪、注射泵等医疗设备。

医疗技术　建院时，以内、外科为主，开展农村常见病防治和外科门诊小手术，有手术室，主要开展下腹部手术，如疝气、阑尾、大隐静脉结扎等等。2007年，发展手外科，开展多例手外科手术。是年7月25日，虞国剑、聂鹏锋成功开展院内首例断指手术成活。建院初，设有中医科，同时开展针灸疗法。还有妇产科医生，除担负接生、处理妇科病患者外，还兼顾全区的妇幼保健、计划生育等工作。20世纪70年代，开展地方病、传染病和常见病的防治工作，还开展防疫、卫生、地防、宣教、食品卫生、监督检验等工作。1984年开始，又进一步对儿童实施按月接种，推行计划免疫，使儿童传染病发病率、死亡率大幅度下降。2014年，能较正确地诊断和治疗各种常见的心血管、呼吸、消化、泌尿、耳鼻咽喉、内分泌、儿科等内外科疾病，能开展简单的骨科、外科手术，并全面承担国家基本公共卫生服务项目工作。

基本建设　1969年以前，院舍位于岑晁村王家边，占地约1333.34平方米。1969年，迁址岑晁村，此后2次扩建，建筑面积达1064平方米。1992年，迁址岑晁村泰和路246号，建筑用房达1390平方米。2003年建职工宿舍楼，面积达2350平方米。2006年，新的门诊楼落成，院总建筑用房达3410平方米。

财务管理　建院初期，配有专职会计1名，至2014年，有会计1名，出纳1名。年门诊110900人次，年总收入2081.85万元。

表1-27　贤庠中心卫生院机构沿革及历任行政主要领导一览表

机构名称	姓名	性别	籍贯	职务	任职时间
着衣亭卫生所	方德春	男	浙江象山	副所长	1956年11月至1958年9月
岑晁人民公社卫生院	张生标	男	浙江	负责人	1958年10月至1960年
岑晁人民公社卫生院	李圣集	男	山东	负责人	1961—1963年
大徐区卫生院	胡茂年	男	浙江	院长	1964—1972年
大徐区卫生院	王世民	男	山东	院长	1973年3月至1978年
大徐区卫生院	孙才毛	男	浙江象山	院长	1979年5月至1987年3月
大徐区卫生院	贺国恩	男	浙江象山	院长	1987年7月至1991年2月
大徐区卫生院 贤庠中心卫生院	陈林芳	男	浙江象山	院长	1991年2月至1996年
贤庠中心卫生院	易斌	男	浙江象山	院长	1997年至1999年6月
贤庠中心卫生院	章学胜	男	浙江象山	院长	1999年6月至2000年10月
贤庠中心卫生院	吴才娟	女	浙江象山	院长	2000年10月至2002年9月
贤庠中心卫生院	贺丽萍	女	浙江象山	院长	2002年10月至2006年5月
贤庠中心卫生院	孙丽君	女	浙江象山	代理院长	2006年6月至2006年9月
贤庠中心卫生院	徐苗国	男	浙江象山	院长	2006年10月至2008年10月
贤庠中心卫生院	冯嘉臣	男	浙江象山	院长	2008年11月至2014年2月
贤庠中心卫生院	胡晓华	男	浙江象山	院长	2014年2月至2014年12月

珠溪乡卫生院　前身为建于1952年的珠溪联合诊所，系集体所有制，址珠溪老街，有人员7名，用房40平方米。1957年，改为保健所，迁址珠溪西边，用房面积200平方米。1969年，改为珠溪乡卫生院，有人员10名，用房面积490平方米，内设内科、外科、妇产科、中医科等。1992年，珠溪撤乡，珠溪乡卫生院并入贤庠中心卫生院，为贤庠中心卫生院分院。2004年，改为贤庠社区卫生服务中心珠溪卫生服务站，有工作人员11名。

历任主要行政领导：李贤本、蔡海珊、黄国全等。

定塘中心卫生院（定塘社区卫生服务中心）

机构沿革　前身是定山区卫生所，始建于1952年9月，有4名医务人员组成。1956年10月，合并为定塘联合诊所，管辖晓塘、后岭、定塘、大塘、中娄。1966年，更名为定山区卫生院，原定山区联合诊所并入，管辖区扩至8个公社，包括晓塘、后岭、定塘、大塘、中娄、新桥、东溪、旦门等镇乡。1992年，撤区并乡后，更名为定塘中心卫生院，大塘乡卫生院、中娄乡卫生院成为分院，医院转制为全民事业单位。2005年，挂牌定塘社区卫生服务中心。

人员床位　组建初期人员2名。1956年，增至8名，并设有病床10张。1966年，医务人员20名，床位20余张。先后有医科大学本科、中专毕业生分配到定塘，其中本科4名。1978年，医务人员45名，病床扩至60张（含精神科病床）。1993年，有医务人员57名，床位60张。至2014年，有职工77名，其中卫生技术人员48名，中级职称5名，设床位20张，实际开放18张。

科室设置　建院时设有内、外科。1966年，开设妇产科、中医科、X光室、检验科。1978年，增设口腔科、精神科。1993年，增设预防保健科。1999年，精神科迁原南庄卫生院旧址，建立“象山县爱心医院”。2014年，有内科、外科、妇产科、儿科、口腔科、中医科、医技科等科室。

医疗设备　建院初期，仅有体温计和血压计。1968年，有立式高压消毒器、200毫安X光机等设备。1980年，有油泵牙椅、牙科综合治疗机、黑白B超机。2004年，有CB171（A）生化分析仪、R6105ZLD型柴油机、Bayer50尿分析仪、布鲁德软片冲洗机。2005年，有ECG-6951D心电图机、便携式多参数监护仪、DCG-6851D心电图机。2007年，有裂隙灯显微镜、二氧化氯发生器、医用无烟空气压缩机、模式电动吸引器、除颤仪、X射线诊断机。2008年，有卧式圆形压力蒸汽灭菌、连体式牙科治疗设备、全自动洗胃机、全自动血液细胞分析仪、立式压力蒸汽电热消毒器、钠/钾/氯分析仪、全自动生化分析仪。2009年，有呼吸复苏囊、台式低速离心机、尿液分析仪、冷光单孔手术灯、胎心/母亲监护仪。2011年，有红外线诊断仪。2012年，有颈椎牵引机。2013年，有全自动五分类血球分析仪。2014年，有数字式六道心电图机、全自动血沉仪、胎心多普勒、人口呼吸皮囊、心电监护仪、电解式分析仪、药品阴凉箱仪、颈腰椎治疗多功能牵引床、喷雾治疗仪器、电动吸引器。

医疗技术　建院时，以开展农村常见病防治为主。1956年，能处理一般外科急诊手术。1966年，能开展胆囊切除术、胃切除术、剖宫产、顺产等手术。1980年，能开展脾破裂修补和切除术、甲状腺切除术、肠梗阻、肠穿孔修补和切除术。能诊治急性胆管炎、胆石症、慢支肺心、肺心脑病、急慢性心力衰竭、急慢性肝炎、肺结核伴大咯血、急性肺炎、支气管哮喘、有机磷农药中毒抢救、病毒性脑炎、脑卒中、地氟病、化脓性脑脊髓膜炎等治疗和抢救。开展精神病诊疗。

基本建设　建院初期，位于原隔岸大队（村）。1966年5月19日，经省卫生厅、省财政厅批准，投资1.4万元建医疗用房400平方米，同年6月20日，经县人民委员会研究决定，同意征用定塘公社隔岸大队第四生产队隔嵌旱地一亩作为建造医院用地，即定山区医院（现定塘中心卫生院），建筑面积1800平方米，设有内科、外科、妇产科、中医科、检验科、放射科等科室。1968年11月1日，县人民武装部生产办公室同意建造职工宿舍、厕所、太平间、消毒室、水井等附属用房，征用定塘公社隔岸大队旱地0.9亩。1977年6月26日，县“革命委员会”生产指挥组根据宁地卫〔1977〕17号文件，分配1.5万元建造精神病院用房。同年，宿舍楼被改建为门诊楼。1992年10月16日，县卫生局同意补助建造门诊用房，于1993年6月竣工，总投入28万元，建筑面积约1000平方米。1995年，卫生院对住院楼、职工住宅、厕所及食堂进行改造，其中住院楼667平方米，职工住宅750平方米，厕所15平方米，合计建筑面积1432平方米，投资75万元。同年9月21日，县计划委员会同意扩建医疗用房，总建设面积646平方米，投资35.5万元。1999年11月10日，县卫生局同意将精神科分离，迁至原丹城中心卫生院南庄分点（原南庄卫生院旧址）。2007年，新建门诊三层大楼，2008年，新门诊大楼竣工，建筑面积1628平方米。原门诊大楼改造为行政和社区综合办。2009年，行政一楼改造成市四星级预防接种门诊，同年11月，预防保健科搬至一楼。2010年，建造一层放射科，建筑面积200平方米。至2014年，占地3500平方米，业务用房2800平方米。

表1-28

定塘中心卫生院机构沿革及历任行政主要领导一览表

机构名称	姓名	性别	籍贯	职务	任职时间
定山区卫生院	徐永林	男	浙江象山	院长	1973年3月至1977年
定山区卫生院	王世正	男	浙江象山	院长	1979年5月至1980年1月
定山区卫生院	朱泽善	男	浙江象山	院长	1980年1月至1982年3月
定山区卫生院	蒋宗木	男	浙江象山	院长	1982年3月至1984年5月
定山区卫生院	李雅琴	女	浙江象山	院长	1984年5月至1986年6月
定山区中心卫生院	张礼才	男	浙江象山	院长	1986年8月至1990年1月
定山区医院	刘锋利	男	浙江象山	院长	1990年1月至1992年8月
定塘镇中心卫生院	黄行土	男	浙江象山	院长	1992年8月至1998年7月
定塘中心卫生院	卢朝阳	男	浙江象山	院长	1998年7月至2001年4月
定塘中心卫生院	鲍银童	男	浙江象山	院长	2001年4月至2003年
定塘中心卫生院	李华定	男	浙江象山	院长	2003年8月至2006年4月
定塘中心卫生院	胡忠盈	男	浙江象山	院长	2006年5月至2007年9月
定塘中心卫生院	钱春林	男	浙江象山	副院长（主持工作）	2007年9月至2008年10月
定塘中心卫生院	钱春林	男	浙江象山	院长	2008年10月至2010年11月
定塘中心卫生院	程根盼	男	浙江象山	院长	2010年11月至2014年

中娄乡卫生院　前身是中娄诊所，地址定塘镇田洋湖村，始建于1952年9月，有医务人员2名。刚开始没有全科。以开展农村常见病防治为主。1966年，改为中娄公社卫生所，人员增至8名，设病床2张。能处理一般外科急诊手术及顺产、流产、放环等手术。1979年11月29日，县卫生局同意扩建医疗用房300平方米，投资1.8万元，资金自筹。1981年，更名为中娄乡卫生院。1992年，定山区卫生院、大塘乡卫生院、中娄乡卫生院合并为定塘中心卫生院，中娄乡卫生院为

定塘中心卫生院分院之一，取消病床及妇产科。取消妇产科后，停止顺产、流产、放环等手术。2005年，定塘中心卫生院挂牌定塘社区卫生服务中心，中娄乡卫生院为田洋湖村卫生服务站。

表1-29　中娄乡卫生院机构沿革及历任行政主要领导一览表

机构名称	姓名	性别	籍贯	职务	任职时间
中娄人民公社卫生所	周跃德	男	浙江象山	所长	1966—1972年
中娄人民公社卫生所	许吉华	男	浙江象山	所长	1972—1985年
中娄人民公社卫生院	许吉华	男	浙江象山	院长	1980年8月起
中娄公社卫生院	俞赛姣	女	浙江象山	副院长	1980年8月起
中娄乡卫生院	许吉华	男	浙江象山	院长	1984年7月至1985年2月
中娄乡卫生院	鲍于会	男	浙江象山	院长	1985年2月起

大塘乡卫生院　前身为大塘诊所，地址中站村，始建于1952年9月，有医务人员2名。1966年，更名为大塘公社卫生所，医务人员增至8名，设床位4张。1981年，更名为大塘乡卫生院，管辖大塘乡片区。1992年，定塘区卫生院、大塘乡卫生院、中娄乡卫生院合并为定塘中心卫生院，成为定塘中心卫生院分院之一。2005年，定塘中心卫生院挂牌定塘社区卫生服务中心，大塘乡卫生院更名为中站村卫生服务站。

表1-30　大塘乡卫生院机构沿革及历任行政主要领导一览表

机构名称	姓名	性别	籍贯	职务	任职时间
大塘人民公社卫生所	庞国华	男	浙江象山	所长	1966—1968年
大塘人民公社卫生所	李德胜	男	浙江象山	所长	1968—1976年
大塘人民公社卫生所	陈兆华	男	浙江象山	所长	1976—1991年
大塘人民公社卫生院	陈兆华	男	浙江象山	院长	1980年8月起
大塘人民公社卫生院	郑学良	男	浙江象山	副院长	1980年8月至1981年9月
大塘人民公社卫生院	蔡穗萱	男	浙江象山	副院长	1981年9月起
大塘乡卫生院	陈兆华	男	浙江象山	院长	1984年7月至1992年

爵溪街道卫生院（爵溪街道社区卫生服务中心）

机构沿革　民国36年（1947），西医师姚旭在爵溪东门开办广济诊所，医生1名。翌年，改名爵溪卫生所（为县卫生院分院），迁址头北宫，有医生兼主任1名，助产士、护士、办事员各1名，共4名。1949年下半年，转为私人医疗所，址设东门。1950年下半年，姚旭因组织医疗队参加抗美援朝，医疗所停办。1952年，县卫生科派方德春到爵溪建立南庄区卫生所，址设五村刘家。1953年，南庄区卫生所迁至东门郑家。1956年12月，由于行政区域重新划分，更名为南庄区联合诊所爵溪分所，址设东门郑家。1960年10月至1961年11月又更名为爵溪保健所。1961年11月至1972年3月又更名为爵溪公社医院，仍址设东门郑家。1972年3月，医院又更名为爵溪卫生院，院址迁至六村西洋河。1982年，在杏林路2号建镇卫生院大楼，1983年7月投入使用，并更名为爵溪镇中心卫生院。2001年6月，由于撤镇建街道，爵溪成为县中心城区3个街道之一，医院遂更名为爵溪街道卫生院，属集体所有制综合性卫生院，下设商贸园区服务站、东门服务站及5家村卫生室。

科室设置　建院初期设有中医科、西医科、中药房、西药房、妇产科、注射室、收费室。1983年设内科、防保科、外科、妇产科、检验科、放射科、超声科、心电图等科室。临设南门分部及人乾街和城隍庙2个医疗点。2001年，增全科医疗科、儿科、预防保健科、中西医结合等临床科室。至2014年，有行政、临床、医技科室21个。

人员床位　建院初期，人员12名。1972年，人员增至15名。1983年，人员20名，设置床位13张。2007年，人员33名，设置床位20张。至2014年12月，有职工43名，其中卫技人员39名，中级以上职称14名，设床位20张。

医疗设备　建院初期，仅有体温计和血压计。1983年，有X光机、显微镜、心电图机、氧气瓶、冰箱、高压消毒器等。2007年，增彩色B超机。2009年，增全自动生化分析仪、全自动血球计数仪、监护仪、除颤仪、血糖仪等医疗设备。至2014年底，有万元以上医疗设备22件，总价值165.5万元。

医疗技术　建院时，以中医为主，开展农村常见病防治，外科多以清创缝合为主，运用中西两法控制麻疹、流脑、乙脑、白喉、钩端螺旋体等传染病。1972年，开展住院接生、计划生育等四项手术。至2014年，是一家集基本医疗、预防、保健、康复、计划生育技术指导及社区卫生服务功能于一体的综合性街道卫生院。

基本建设　建院时租借民房。1982年，建爵溪镇卫生院大楼（今街道卫生院）。占地2458平方米，建筑面积1800平方米，医疗用房1086平方米。1991年，建三层楼医疗用房，建筑面积760.57平方米；建二层楼宿舍、食堂，建筑面积220.93平方米。1999年，改建卫生院，新建门诊楼二层。2001年，建东门社区卫生服务站，建筑面积220平方米。2003年，建北塘商贸城区5层综合门诊楼，建筑面积1040平方米。2009年，改建办公楼和职工宿舍，现改为五层门诊大楼。医院占地面积2458平方米，总建筑面积3676.79平方米，总投资750万元。

财务管理　建院时有兼职会计。1991年，设财务室，有专职财会人员1名，兼职出纳1名。至2014年，有会计1名，出纳1名。年门诊95304人次，年总收入1099万元。

表1-31　爵溪街道卫生院机构沿革及历任行政主要领导一览表

机构名称	姓名	性别	籍贯	职务	任职时间
南庄区卫生所	方德春	男	浙江象山	负责人	1952年5月至1953年6月
	方德春	男	浙江象山	副所长	1953年9月至1956年10月
南庄区联合诊所爵溪分所	蔡仁泽	男	浙江象山	所长	1956年12月至1960年10月
爵溪保健所	吴传启	男	浙江象山	所长	1960年10月至1961年11月
爵溪公社医院	蔡仁泽	男	浙江象山	院长	1961年11月至1972年3月
爵溪镇卫生院	杨振珊	男	浙江象山	院长	1972年3月至1983年7月
爵溪镇中心卫生院	潘耀巨	男	浙江象山	院长	1983年7月至1991年3月
	茅百令	男	浙江象山	副院长	1991年3月至1994年5月
	茅百令	男	浙江象山	院长	1994年5月至1995年5月
	史济忠	男	浙江象山	院长	1995年5月至2002年10月
爵溪街道卫生院	孙忠敏	男	浙江象山	院长	2002年10月至2009年12月
	夏健松	男	浙江象山	院长	2009年12月至2013年2月
	徐建华	男	浙江象山	院长	2013年2月至2014年12月

墙头镇卫生院（墙头镇社区卫生服务中心）

机构沿革　前身为墙头中医联合诊所。1957年底，在私人诊所"百灵堂"的基础上，成立墙头乡第一所正规卫生单位。1961年，更名为墙头公社保健站。同年底，院址迁至现墙头村东门桥头耶稣教堂。1970年，院址迁至现海波饭店旁。1998年，迁至墙头镇观海路。

人员床位　1957年，人员8名。2005年，25名。2014年，48名，其中编内31名，编外17名；医生21名，护士10名；中级职称7名，初级职称38名。

科室设置　1961年，开设西医门诊和注射室。1970年，开设西医内科、西医外科、中医内科、妇产科、骨伤科、X光室、中西药房、药库和注射室等。2008年，增设防保科、妇儿保健科、B超室、心电图室、急诊室、康复室等临床科室。2014年，有行政、临床、医技科室17个。

医疗设备　建院时仅有体温计和血压计。1988年，置X光机。1994年，置检验恒温器、心电图机、血糖仪、电动离心机等。1995年，置电动洗胃机、分光光度计、多功能治疗仪等。2014年底，拥有迈瑞全自动生化分析仪、八分类尿液分析仪、12导联心电图机、血糖分析仪、X光机、B超仪等先进仪器，有万元以上医疗设备18件，总价值92.58万元。

医疗技术　建院时，以中医为主，开展农村常见病防治、外科清创缝合。2006年，医院成立社区服务工作小组，全方位开展社区服务工作。

基本建设　1957年，联合诊所占地约100平方米。1961年，占地约280平方米。1970年，迁至墙头海波饭店旁，占地约1000平方米。1998年，在观海路建816平方米的两层门诊大楼，2008年，扩建至三层，共1221平方米。

财务管理　2004年始，配有专职会计。至2014年，有专职会计1名、出纳1名。年门诊60417人次，年总收入923.1万元。

主要荣誉　第十一批县卫生先进单位（2000年12月30日）、2000年度县级文明单位（2001年3月6日）、巾帼文明示范岗（2002年3月）、市规范化儿保门诊（2003年3月）、市第十四批卫生先进单位（2004年4月8日）、市规范化妇保门诊（2007年5月）、2008年度县药品安全工作先进单位（2009年2月）、2008年度县食品安全工作先进单位（2009年2月）。

墙头镇卫生院机构沿革及历任行政主要领导一览表

表1–32

机构名称	姓名	性别	籍贯	职务	任职时间
墙头中医联合诊所	杜卜斋	男	浙江象山	院长	1957—1961年
墙头公社保健站	翁祥林	男	浙江象山	院长	1961—1965年
墙头公社保健站（乡卫生院）	方宗照	男	浙江象山	院长	1965—1990年
墙头镇卫生院	欧吉光	男	浙江象山	副院长	1990年至1992年10月
墙头镇卫生院	欧吉光	男	浙江象山	院长	1992年11月至2004年9月
墙头镇卫生院	胡晓华	男	浙江象山	院长	2004年11月至2009年12月
墙头镇卫生院	陈琪	男	浙江象山	院长	2009年12月至2011年10月
墙头镇卫生院	林辉强	男	浙江象山	院长	2011年11月至2014年12月

亭溪乡卫生院　前身为亭溪乡医疗服务站，建于1958年，系集体所有制，地址在大溪蒋村，有职工4名。1969年，迁址大溪蒋村铜矿并更名为亭溪保健站，设有内科、外科、妇产科、注射室、药房等。1975年，更名为亭溪医院，迁址大溪蒋村青龙山脚，有职工10名，增设防保科等。1985年，在大溪蒋村青龙路重新选址，业务用房276平方米。1992年，扩镇并乡，原亭溪乡卫生

院并入墙头镇卫生院，成为墙头镇卫生院亭溪分院。2014年底，有职工9名。2015年4月开始重建亭溪分院，2016年9月投入使用，占地面积559.99平方米。

历任主要行政领导：宋增道、刘兰芬、周成安、杨友武、应济平、欧灵忠。

泗洲头镇卫生院（泗洲头镇社区卫生服务中心）

机构沿革　前身是成立于1952年的泗洲头联合诊所。地址在原乡政府旁黄家村，原地主家土地及房子。1968年，宁波医疗队到泗洲头新建泗洲头人民医院，地址为现泗洲头镇盛洲路55号，1973年5月正式开业，由李效之担任泗洲头人民医院党支部书记及院长。1979年4月12日，象革〔1979〕51号文件通知撤销泗洲头人民医院，部分人员、财产并入泗洲头人民公社卫生所。1979年12月23日，单位统一命名为“象山县泗洲头人民公社卫生院”，由林赛兰任院长，地址在现泗洲头镇盛洲路55号。1992年撤区扩镇并乡后，改名为泗洲头镇卫生院。2006年5月26日，址迁泗洲头镇灵峰路46号新大楼。

人员床位　建院初期，人员3名。1967年，5名。1976年，增至9名，分别为内科、外科、口腔、中医、妇产科、药剂。2000年，15名。2006年，20名。2014年，34名，核定床位5张，实际开放5张。

科室设置　建院时，仅有内外科。1976年有内科、外科、口腔科、中医科、妇产科、药剂科、检验科、放射室等。1986年，新设B超室。2006年，设独立的内科、外科、儿科、全科、妇科、中医科、口腔科、检验科、B超室、心电图室等科室及辅助科室和健康区，包括规范化儿保门诊、妇保门诊、预防接种室和电教化活动室。

医疗设备　建院初期，仅有体温计、血压计和听诊器。1976年，泗洲头人民医院遗留仪器设备X光机、血常规、尿常规、产床、牙医等设备。1986年，新购黑白B超机。2006年5月，搬迁至现有门诊楼，并逐步配备了全自动生化分析仪、三通道特定蛋白分析仪和彩色多普勒超声诊断仪、十二导联心电图机、多功能中医理疗床等设备。

医疗技术　建院时，以开展农村常见病防治为主。1976年以后，开展一般外科急诊手术、口腔、中医、助产、放射拍片等业务，熟练操作农药中毒抢救，肛肠手术、静脉曲张手术、痔疮、肝炎方等有特色疗法。2006年以后，开展常规门急诊、中医、口腔、妇儿保健、社区工作、常见病的内外科治疗等。

基本建设　建院时，医疗用房是土地改革分到的地主家房子。1976年12月，搬进1968年由宁波医疗队建造的泗洲头人民医院，占地面积约2900平方米，建筑面积1400平方米，业务用房470平方米。2006年，在泗洲头灵峰路46号落成新大楼，为门诊楼、宿舍、食堂、接种楼，总占地面积5576.23平方米，总建筑面积2358.9平方米。

财务管理　建院时，原属于西周区卫生院，由核算中心统一核算，无专职会计人员。2010年，开始有专职会计1名。

表1–33　泗洲头镇卫生院机构沿革及历任行政主要领导一览表

机构名称	姓名	性别	籍贯	职务	任职时间
泗洲头卫生所	韩美玉	女	浙江象山	负责人	1963—1969年
泗洲头卫生院	林赛兰	女	浙江象山	院长	1970年8月至1973年
泗洲头公社卫生所	励洪杰	男	浙江象山	代理院长	1973—1974年
泗洲头公社卫生所	林赛兰	女	浙江象山	负责人	1974年至1980年7月

续表 1-33

机构名称	姓名	性别	籍贯	职务	任职时间
泗洲头公社卫生院	孙祖康	男	浙江宁波	院长	1980 年 8 月至 1985 年 9 月
泗洲头镇卫生院	吴晓宝	男	浙江象山	院长	1985 年 9 月至 2006 年 5 月
泗洲头镇卫生院	程根盼	男	浙江象山	院长	2006 年 5 月至 2010 年 11 月
泗洲头镇卫生院	余兴定	男	浙江象山	院长	2010 年 11 月至 2014 年 12 月
泗洲头人民医院	李效之	男	浙江象山	院长	1973 年 5 月至 1979 年 12 月

灵南乡卫生院　前身是马岙公社保健所，系集体所有制，后改为马岙人民公社卫生所，地址马岙公社墩岙塘。1992 年，公社撤并，灵南乡卫生院更名为泗洲头镇灵南卫生院。建院初期人员 2 名，有放射科、内科、外科。1980 年，有 5 名，有接生、口腔、中医、内外科人员。1990 年新增化验室。建院初期，在马岙有五六间小屋。1980 年，在灵南，用地面积 980 平方米，建筑面积 380 平方米。

灵南乡卫生院机构沿革及历任行政主要领导一览表

表 1-34

机构名称	姓名	性别	籍贯	职务	任职时间
马岙公社保健所	林赛兰	女	浙江象山	负责人	1962 年 3 月至 1968 年
马岙人民公社卫生所	沈新伟	男	浙江象山	负责人	1968—1970 年
马岙人民公社卫生所	孙祖康	男	浙江象山	负责人	1971—1979 年
马岙人民公社卫生院	吕士强	男	浙江象山	负责人	1979—1989 年
灵南乡卫生院	袁兴国	男	浙江象山	院长	1989—1991 年
灵南乡卫生院	徐爱军	男	浙江象山	负责人	1991 年至 1995 年 9 月
灵南乡卫生院	王海忠	男	浙江象山	院长	1996—1997 年
灵南乡卫生院	袁兴国	男	浙江象山	承包	1997—2001 年

涂茨镇卫生院（涂茨镇社区卫生服务中心）

机构沿革　1953 年，东海乡联合诊所在涂茨乡涂茨村老街成立。1956 年，联合诊所迁址涂茨黄泥塘。1963 年，联合诊所改名涂茨乡卫生所。1965 年，卫生所迁址涂茨教堂。1982 年，卫生所更名为涂茨卫生院，并迁址涂茨村曙光路 3 号。1994 年，投资 35 万元新建门诊楼。2003 年，投资 25 万余元新建防保楼。2007 年，门诊楼改建。2008 年，投资 200 余万元兴建综合楼。2009 年，防保楼改名为公共卫生楼。2010 年，体检中心成立，开展“两癌”筛查工作；东港分院开工建设；信息化建设取得突破。2012 年，成立口腔科和中医馆。截至 2014 年，卫生院占地面积 2584 平方米，建筑面积 2253 平方米，有门诊楼、公共卫生楼、综合楼和健康体检楼四栋楼。

人员　2014 年，卫生院有医务人员 40 名，其中本科学历 28 名，大专学历 10 名，执业医师（含助理）14 名，主管护师 2 名，护师 6 名，执业护士 2 名，药剂师 4 名，中药剂 1 名，检验士 1 名，口腔科医师 1 名。

科室设置　获准开设的诊疗科室有预防保健科、全科医疗科、内科、外科、妇产科、妇科专业、妇女保健科、青春期保健专业、围产期保健专业、儿科、儿童保健科、儿童生长发育专业、儿童营养专业、口腔科、精神卫生专业、急诊医学科、康复医学科、医学检验科、临床体液与血液专业、临床微生物学专业、临床生化检验专业、医学影像科、超声诊断专业、心电诊断专业、中医科。下属一体化管理的服务站（东港分院）1家，村卫生室7家，分别是屿岙、汤岙、钱仓、大坦、毛湾、旭拱岙和珠山村村卫生室。

主要荣誉 2000年，获“宁波市十佳高龄老人优待服务风尚奖”。2006年，被授予“象山县先进集体”“文明单位”称号。2008年，被评为“象山县先进单位”。2010年，被评为市级规范化社区卫生服务中心。

表1-35

涂茨镇卫生院机构沿革及主要行政领导一览表

机构名称	姓名	性别	籍贯	职务	任职时间
东海乡联合诊所	王乐成	男	浙江象山	负责人	1953年至1963年
涂茨乡卫生所	张贵杰	男	浙江象山	负责人	1963年至1976年
涂茨乡卫生所	陈家方	男	浙江象山	负责人	1976年至1978年
涂茨乡卫生所	张贵杰	男	浙江象山	负责人	1978年至1981年
涂茨卫生院	吴良玉	男	浙江象山	负责人	1981年至1983年
	白岳明				
涂茨卫生院	张贵杰	男	浙江象山	院长	1983年至1987年
涂茨卫生院	朱俊尧	男	浙江象山	院长	1987年（任职6个月）
涂茨卫生院	鲍英彩	女	浙江象山	院长	1988年至1992年
	张安光	男			
涂茨卫生院	周德曙	男	浙江象山	院长	1992年至1995年
涂茨卫生院	周梀钢	男	浙江象山	院长	1995年至1999年
涂茨镇卫生院	徐亚琴	女	浙江象山	院长	1999年5月至2005年8月
涂茨镇卫生院	欧灵忠	男	浙江象山	院长	2005年9月至2008年10月
涂茨镇卫生院	徐建华	男	浙江象山	院长	2008年10月至2011年11月
涂茨镇卫生院	林斌	男	浙江象山	院长	2011年11月至2012年10月
涂茨镇卫生院	徐灵敏	女	浙江象山	院长	2012年10月至2014年12月

东港乡卫生院 前身为建于20世纪70年代的民主公社卫生所，址在崔家岙黄家山，有医务人员8名。民主公社改为民主乡后，更名为民主乡卫生所。民主乡改为东港乡后，又更名为东港乡卫生院，20世纪90年代迁至前山兆。1995—2008年，根据政策，由章祖恩承包，2008年，并入涂茨镇卫生院，原址改为涂茨镇卫生院东港分院，后又改名为涂茨镇卫生院东港卫生服务站，有工作人员5名。

表1-36

东港乡卫生院机构沿革及历任行政领导一览表

机构名称	姓名	性别	籍贯	职务	任职时间
民主人民公社卫生所	蒋成鹤	男	浙江象山	所长	1974—1982年
民主乡卫生所	林鹤	男	浙江象山	所长	1982—1984年
东港乡卫生院	鲍英彩	女	浙江象山	院长	1984—1085年
东港乡卫生院	章祖恩	男	浙江象山	院长	1985—1989年
东港乡卫生院	杨有武	男	浙江象山	院长	1989—1992年
东港乡卫生院	石小忠	男	浙江象山	院长	1992—1994年
东港乡卫生院	章祖恩	男	浙江象山	承包人	1995—2008年

大徐镇卫生院（大徐镇社区卫生服务中心）

机构沿革　前身是1959年建立的保健站，1968年前一直租用大徐老街民房。1968年，建造医院（现殷夫中学旁）。1994年12月，迁入龙溪路46号的新医院。2003年，建预防保健楼。2015年，动工建设新院，2016年12月竣工。2017年3月，整体搬迁至大徐东昭路63-1的新院。2014年职工人数增至32名，其中高级职称1名，中级职称8名，初级职称23名，社区护士6名，床位10张。2018年以前，医院第一名称为大徐镇卫生院，第二名称为大徐镇社区卫生服务中心。2018年6月，取消第二名称，挂牌大徐镇卫生院。

人员床位　建所初期有医生3名。1959—1964年，医生增至4名。1968年，医生7名，病床3张。1995年前，医务人员都是初中及以下学历，1995年，中专2名。1996年，有了第一个护士。2009年，增本科学历2名。至2018年，职工人数增至31名，其中副主任3名，中级职称10名，初级职称18名，社区护士6名，病床10张。

科室设置　1987年，有注射室、妇产科、中西药房、全科室、防保科。1998年，增设检验科、收费挂号室等。2005年，增设中医科。2013年，增设口腔科。至2016年，有行政、临床、医技等科室18个。

医疗设备　建院初期仅有体温计和血压计。2002年，置心电图机。2005年，增置B超机、医用床、心电监护仪、模式电动吸引器、心电图机。2006年，增多普勒胎心监护仪、输液椅、输液吊杆。2007年，置全自动洗胃机、玻璃钢输液椅。2008年，增高压消毒锅、不锈钢抢救车、不锈钢药柜、不锈钢器械柜，置换显微镜、不锈钢双摇病床。2009年，增置华美冷柜、氧气瓶、离心机、全自动血液细胞分析仪、便携式B超机、B超腔内探头、高级心肺复苏训练模拟人。2010年，置红外线乳腺诊断仪、全自动生化仪、飞利浦彩超、康复设备各1套。2011年，增除颤监护仪、尿液分析仪。2012年，置特定蛋白分析仪、数字六道心电图机、单道微量注射泵。2013年，置医用不锈钢中药台、恒温水浴箱、药品专用冷藏、冷冻冰箱、口腔综合治疗台。2014年，增中药干燥箱、裂隙显微镜、药品阴凉柜、经皮黄疸仪、电子儿童体重秤。2015年，增压力蒸汽灭菌器、牙科低、高速涡轮手机、不锈钢工作台。2016年，置全自动血压计、全自动洗胃机、高级自动电脑心肺复苏模拟人。2017年，置候诊椅、中药抽屉柜、中药台、药架、妇检床、口腔超声清洗剂、高压涡轮枪、煎药打包一体机、牵引床、多参数心电监护仪、显微镜、离心机、洁净工作台、等离子空气消毒机、胎心监护仪、数字式十二道心电图机、幼儿智能体检仪、电子身高体重仪、X射线胶片观片灯、挂壁式诊查系统、抢救车、手摇病床、不锈钢治疗柜、手术冲洗车、全自动升生化分析仪、全自动血液细胞分析仪、化学发光仪、胎心多普勒仪、体检叫号设备。2018年，增静音无油空压机、婴儿护理台、尿液分析仪、麻醉喉镜、二氧化氯发生器。

医疗技术　建院初期，只能医治简单的伤风感冒、种痘、传染病防治、接生等。中医靠师承或祖传，没有经过系统学习。1962年以后，能做人工流产、放环、取环等。1997年后，能进行血液化验等。2013年开设口腔科。

疾病预防控制　2008年7月12日至8月20日，大徐镇连续发现9例确诊疟疾病例，县人民政府立即召开防控会议，启动应急响应；大徐镇政府召开村干部会议，部署落实防控措施；县卫生局第一时间成立疟疾防控应急领导小组，发出《关于加强疟疾防治工作通知》，加强疟疾防控的组织领导。治疗病人，消除幼蚊滋生地，加强医务人员的培训，对民众进行宣传教育。

基本建设　建院初期租用民房。1968年，在大徐村建造医院（现殷夫中学旁），面积180平方米。1993年，在大徐村龙溪路46号新建医疗用房和附属用房，面积630平方米，1994年12月完成搬迁工作。2000年建仓库。2003年，建预防保健楼，面积217平方米。2015年12月，位于大徐镇东昭路63-1新院建造工程动工，有门诊大楼和健康管理中心两幢大楼，2017年3月1日完成整体搬迁工作。新院占地面积7422平方米，建筑面积3600多平方米。

财务管理　2010年以前，没有专职会计，专门由卫生系统核算中心负责账务处理，医院有一个兼职的报账员，负责收集会计的基础资料，按月上报核算中心。2010年11月，设立财务科，有专职财会人员1名，兼职出纳1名。

表1-37　大徐镇卫生院机构沿革及历任行政主要领导一览表

机构名称	姓名	性别	籍贯	职务	任职时间
大徐人民公社保健所	谢全文	男	浙江象山	负责人	1959—1960年
大徐人民公社保健所	吴培火	男	浙江象山	负责人	1960—1966年
大徐人民公社卫生所	龚根月	女	浙江象山	负责人	1966—1968年
大徐人民公社卫生所	吴培火	男	浙江象山	负责人	1968—1972年
大徐乡卫生院	蒋成立	男	浙江象山	院长	1972—1980年
大徐乡卫生院	蒋成鹤	男	浙江象山	院长	1980—1984年
大徐乡卫生院	朱从华	男	浙江象山	院长	1984年8月至1986年4月
大徐镇卫生院	徐振华	男	浙江象山	院长	1986年10月至2005年5月
大徐镇卫生院	陈琪	男	浙江象山	院长	2005年5月至2009年12月
大徐镇卫生院	朱才福	男	浙江象山	院长	2009年12月至2011年8月
大徐镇卫生院	郭富荣	男	浙江象山	院长	2011年11月至2014年12月

雅林溪乡卫生院　前身是许国生老中医负责的诊所。1961—1983年一直是雅林溪公社卫生所，撤社建乡后，更名为雅林溪乡卫生院。大徐、雅林溪2个乡合并后，成为大徐镇卫生院雅林溪分院。雅林溪乡卫生院一直位于虎啸铺村，合并至大徐镇卫生院成为雅林溪分院后，于1995年在旧址上重建雅林溪分院。

表1-38　雅林溪乡卫生院机构沿革及历任行政负责人一览表

机构名称	姓名	性别	籍贯	职务	任职时间
雅林溪公社卫生所	谢全文	男	浙江象山	负责人	1960—1969年
雅林溪公社卫生所	陈玲芳	女	浙江象山	负责人	—
雅林溪公社卫生所	周舜谟	男	浙江象山	负责人	—
雅林溪公社卫生所	俞国	男	浙江象山	负责人	1973—1980年
雅林溪公社卫生院	蒋成立	男	浙江象山	负责人	1980—1982年
雅林溪乡卫生院	周伦伟	男	浙江象山	院长	1982—1993年

新桥镇卫生院（新桥镇社区卫生服务中心）

机构沿革　前身是新桥卫生院，始建于20世纪50年代。1966年6月，更名新桥区卫生院。1974年5月，新桥公社有2家医疗单位，一家是原新桥区卫生院，属全民事业单位性质，已不属区级医院；另一家是新桥公社保健所，属集体事业性质，只有夫妻两人，后雇用一人管理账目。此后，遵照毛泽东主席“精兵简政”“精简机构”指示精神，撤销新桥公社保健所（集体），该所人员和药械等财产一同并入东溪公社保健所（包括新桥牙科），保留全民事业单位性质并更名为新桥卫生院。1975年5月，随着行政区域的变更，原新桥区人民卫生防治院更名为定山区卫生院新桥分院，隶属定山区卫生院领导。1992年，撤区扩镇并乡后，新桥卫生院更名为新桥镇卫生院，东溪卫生院为新桥镇卫生院的分院。1997 年搬迁至新院址宁丰路 41 号。

人员床位　组建初期为两夫妻。1991 年，卫技人员增至 8 名，分别有牙科技师、医师、护士、助产士等。1993 年，有卫技人员 12 名，床位 10 张。1993 年，有卫技人员 11 名，床位 8 张。1999 年，先后有部分医科学院毕业生分配到新桥。2014 年底，有职工 48 名，其中在编在岗 34 名，编外 6 名，返聘 2 名，外包 4 名，外借 2 名。至 2018 年，有职工 52 名，其中在编 42 名，卫技人员 45 名，中级以上职称 10 名，执业医师 12 名，注册护士 12 名，其他卫技人员 18 名，具有大专及以上学历 45 名。设床位 5 张。

科室设置　建院时未明确科室。1991 年，设有内外科、妇保科、口腔科。1993 年，开设行政、医政、药政、初保、财务、妇保等。2018 年，设预防保健科、全科医疗科、内科、外科、妇产科、妇女保健科、儿童保健科、口腔科、精神科、急诊医学科、康复医学科、医学检验科、医学影像科、中医科、中西医结合科、药房、社区综合办公室等。

医疗设备　建院初期仅有体温计和血压计。2001 年，医院自筹资金，引进日本 SYSMEXT-820 血液分析仪 1 台。2005 年，有柴油发电机组、心电监护仪器、牙科综合治疗机等设备。2009 年，购入全自动血液分析仪。2010 年，投入 30 多万元购置全自动生化分析仪、诊断 X 线机等。2018 年，购置 50 万余元的彩色多普勒超声诊断仪。截至 2018 年底，总计固定资产 700 余万元。

医疗技术　建院时，以开展农村常见病防治为主。往后，能处理一般外科急诊手术、下腹部手术等。多年后，能对急腹症和突发事件作医疗处理。

基本建设　建院时，租用民房。1966 年，征用新桥电灯山脚土地一亩建造新院。1984 年，征用土地 0.99 亩，自筹资金建职工宿舍 300 平方米。1995 年，建筑面积为 1082 平方米。1998 年，占地面积 2100 平方米，建筑面积 850 平方米。2001 年，征用 1.2 亩建造 500 平方米集体宿舍。

财务管理　1993 年，有会计 1 名。至 2017 年，一直有 1 名会计。年门急诊 57373 人次，年总收入 1400 万余元。

表 1-39　新桥镇卫生院机构沿革及历任行政主要领导一览表

机构名称	姓名	性别	籍贯	职务	任职时间
新桥人民公社卫生所	刘龙江	男	浙江象山	负责人	—
新桥人民公社卫生所	黄家亮	男	浙江象山	负责人	—
新桥人民公社卫生所	吴茂年	男	浙江象山	负责人	—
新桥人民公社卫生所	李伟兴	男	浙江象山	负责人	—
新桥分院	吴良玉	男	浙江象山	负责人	1975 年
新桥人民公社卫生院	李永新	男	浙江镇海	院　长	1979 年 6 月
新桥人民公社卫生院	石亚梅	女	浙江象山	院　长	1979 年 7 月至 1981 年 4 月
新桥人民公社卫生院	郑学良	男	浙江象山	院　长	1981 年 5 月至 1989 年 10 月
新桥人民公社卫生院	王志达	男	浙江象山	院　长	1989 年 11 月至 1993 年 4 月
新桥镇卫生院	史济忠	男	浙江象山	院　长	1993 年 5 月至 1995 年 4 月
新桥镇卫生院	邵升方	男	浙江象山	院　长	1995 年 4 月至 1999 年 10 月
新桥镇卫生院	杨志会	男	浙江象山	院　长	1999 年 10 月至 2000 年 12 月
新桥镇卫生院	鲍于会	男	浙江象山	院　长	2000 年 12 月至 2002 年 6 月
新桥镇卫生院	邱国仕	男	浙江象山	院　长	2002 年 6 月至 2006 年 10 月
新桥镇卫生院	屠云雷	男	浙江象山	院　长	2006 年 10 月至 2010 年 11 月
新桥镇卫生院	虞国剑	男	浙江象山	副院长	2010 年 11 月至 2012 年 11 月
新桥镇卫生院	虞国剑	男	浙江象山	院　长	2012 年 11 月至 2014 年 12 月

东溪乡卫生院　前身为东溪保健所，建于20世纪50年代。1966年，县人民委员会批准招聘史素娥为正式职工。1967年之前一直租用民房，后租借新桥区委空房。撤区扩镇并乡后，东溪卫生院转为新桥镇卫生院东溪分院，将原东溪乡政府的办公用房调换一部分给卫生院。1993年，东溪分院设有床位4张，职工2名，其中一名为助产士。1995年，东溪分院建筑面积为256平方米，床位4张，职工5名。1998年，东溪分院占地面积470平方米，建筑面积220平方米。1999年属集体事业性质。后机构撤并，人员并入新桥镇卫生院，设东溪服务站，有工作人员3名。

表1-40　东溪乡卫生院机构沿革及历任行政主要领导一览表

机构名称	姓名	性别	籍贯	职务	任职时间
东溪人民公社保健所	戴君文	男	浙江象山	负责人	—
东溪人民公社卫生所	吴锦波	男	浙江象山	负责人	1970年
东溪乡卫生院	谢志林	男	浙江象山	院长	1983年
东溪乡卫生院	曹志裕	男	浙江象山	负责人	1984—1991年
东溪乡卫生院	史济忠	男	浙江象山	负责人	1991年至1993年4月
东溪分院	胡余忠	男	浙江象山	负责人	1993年4月至2000年4月
东溪分院	谢世良	男	浙江象山	负责人	2000—2011年
东溪服务站	冀　峰	男	浙江象山	负责人	2011—2016年
东溪服务站	陆　燕	女	浙江象山	负责人	2016—2018年
东溪服务站	阮旖旎	女	浙江象山	负责人	2018年起

东陈乡卫生院（东陈乡社区卫生服务中心）

机构沿革　始建于1951年5月，前身是南堡中西医联合诊所，系集体所有制性质。1956年10月，更名为南庄中西医联合诊所南堡分所。20世纪60年代初，在西庄村设分点。1967年10月20日，更名为东陈保健所。同年，又更名为东陈公社卫生院。1978年，搬迁至东陈乡沙岗村兴岗西路13号，设南堡、岳头、洋里3个分点。1983年，撤公社置乡，更名为东陈乡卫生院（2005年，增加第二名称为东陈乡社区卫生服务中心）。2004年，旦门乡卫生院并入。2011年7月，搬迁至东陈乡东陈村，原东陈乡卫生院（沙岗村兴岗西路13号）为沙岗村社区卫生服务站，另设旦门服务站、南堡村卫生室、南堡（西山）村卫生室、岳头村卫生室等2个服务站、3个村卫生室。2014年12月，在滨海工业园区金商路241号设立滨海工业园区服务站，职工2名。2017年1月，在松岙村设一体化村卫生室1家，职工1名。2018年6月，去除第二名称，将3个下属服务站、4个一体化村卫生室统一更名为东陈乡卫生院沙岗社区卫生服务站、东陈乡卫生院旦门社区卫生服务站、东陈乡卫生院滨海工业园区社区卫生服务站、东陈乡南堡村卫生室、东陈乡南堡（西山）村卫生室、东陈乡岳头村卫生室、东陈乡松岙村卫生室。

人员床位　建所初期人员3名。1969年，增至8名。1988年，增至12名。1999年，有17名。2008年，有38名。2009年，有36名。2010年，有42名。2011年，有49名。2012年，有46名。2013年，有52名。2014年，有53名。2015年，有54名。2016年，有55名。2017年，有53名。2018年12月，有59名。1997年，留观床5张（设定床位数20张）。1999年，留观床5张（设定床位数16张）。2018年，留观床5张。

科室设置　建所时设有中医科、内科、外科、中西药房、注射室。1969年，增设妇产科。后期增设儿科、B超室、心电图室、检验科、妇保、孕保、防保科、放射科（X光）。

医疗设备　建所时只有体温计、血压计和听诊器。1984 年，有显微镜、离心机。1992 年 4 月，有心电图机。1992 年 5 月，有 50 毫安医用诊断 X 线机。1994 年 4 月，检验科有光电比色计。1995 年 1 月，检验科有水温箱，内科有电动洗胃机。1995 年 10 月，有婴儿输氧头罩、婴儿复苏器、低压吸引器、电动人流吸引器、多功能加温器。1997 年 8 月，检验科有分光光度计。1998 年 1 月，有 100 毫安 X 光机，同年 2 月，有阿洛卡黑白 B 超机 SSC-210。

医疗技术　建所时，以中医为主，开展农村常见病治疗。1969 年，开展妇产科分娩接生工作。

基本建设　建所时，院址不详。1967 年 10 月，建造医院，征用水田 0.5 亩，1968 年 7 月，又加征 0.3 亩。1978 年，搬迁至沙岗村兴岗西路 13 号，建筑面积 400 平方米。1989 年，扩建医疗用房，建筑面积 900 平方米，业务用房 500 平方米，总占地面积 2000 余平方米。2011 年，搬迁至东陈乡东陈村，总用地 6.7 亩，业务用房 2639 平方米，附属用房 1099 平方米。

财务管理　建所初期无会计。2004 年之前，南庄区中心卫生院设联办会计，所有账目全部交于南庄区中心卫生院管理。2005 年，县卫生局成立财务核算中心，单位账目交财务核算中心。2007 年下半年，成立财会室，由会计郑艳担任东陈乡卫生院主办会计。2018 年 12 月，会计为林瑶瑶。

表 1-41　东陈乡卫生院历机构沿革及任行政主要领导一览表

机构名称	姓名	性别	籍贯	职务	任职时间
南堡中西医联合诊所	董兆康	男	浙江象山	院长	1952 年至 1956 年 9 月
南堡中西医联合诊所南堡分所	黄耀仁	男	浙江象山	所长	1956 年 10 月
东陈保健所	黄耀仁	男	浙江象山	所长	1967 年 10 月
东陈乡卫生院	黄耀仁	男	浙江象山	院长	1983 年
东陈乡卫生院	张梅香	女	浙江象山	院长	1984 年 7 月至 1988 年 4 月
东陈乡卫生院	章社会	男	浙江象山	院长	1988 年 4 月至 2004 年 10 月
东陈乡卫生院	徐苗国	男	浙江象山	院长	2004 年 10 月至 2006 年 10 月
东陈乡卫生院	朱财福	男	浙江象山	院长	2006 年 10 月至 2009 年 12 月
东陈乡卫生院	胡晓华	男	浙江象山	院长	2009 年 12 月至 2014 年 2 月
东陈乡卫生院	马力	男	浙江象山	院长	2014 年 2 月至 2014 年 12 月

旦门乡卫生院　前身是旦门诊所，建于 1952 年，系集体所有制，地址旦门乡旦仁张坑，有职工 1 名，设有中医科、西医科、中西医药房、注射室。1968 年，搬迁至旦门乡双桥村北。1969 年，有妇产科，配有产床。1974 年，设防保科、儿保科、孕保科。1976 年，更名为旦门公社卫生保健所，有职工 5 名。1983 年，更名为旦门乡卫生院，有职工 7 名。1992 年 5 月，旦门乡与东陈乡合并。1989 年 9 月 18 日，旦门乡卫生院迁建，投资 13 万元，征用土地 2 亩，总规模为 1350 平方米，其中：主楼医疗用房 500 平方米，附属用房（包括食堂、厕所）50 平方米，病人活动场地 600 平方米，停车场 150 平方米，绿化 50 平方米。1994 年，搬迁至旦门双桥村南。2004 年，旦门乡卫生院并入东陈乡卫生院，更名为东陈乡旦门分院，设有全科、药房、注射室，后更名为东陈乡社区卫生服务中心旦门服务站，有职工 6 名。

历任院长（负责人）：包晓青、吴昌祥、蔡在斌、茅百令、徐兴再。

晓塘乡卫生院（晓塘乡社区卫生服务中心）

机构沿革　前身是晓塘公社卫生所，地址在晓塘乡励家坪村，属定山区联合卫生院。1979年12月，更名为晓塘公社卫生院。1983年，改公社为乡，称晓塘乡卫生院。1985年，被评为省级“文明卫生院”。1992年，晓塘、后岭合并，后岭乡卫生院机构被撤销，改为晓塘乡后岭卫生院，址晓塘乡三眼溪。1994年5月，晓塘乡卫生院更名为晓塘乡晓塘卫生院（现分院），晓塘乡后岭卫生院更名为晓塘乡卫生院（现总院）。1995年，晓塘分院从励家坪村搬迁至顾家村，租用民房。2006年，晓塘分院门诊新大楼建成，地址在晓塘乡顾家村29号。2005年，增挂社区卫生服务中心牌子。2013年，门诊新大楼建成，搬迁至现址晓城故事旁。

人员床位　建所初期，人员3名。1985年，有7名正式工和2名临时工，其中医生4名，收费1名，卫生防疫员1名，药房2名，另有1名外出学习。1993年10月，共有医务人员7名，床位10张。其中晓塘乡卫生院卫生技术人员3名，西医士、西医药剂士、其他初级卫计人员各1名，床位4张；晓塘乡卫生院后岭分院卫生技术人员4名，包括西医士2名、西医药剂士1名、其他初级卫计人员1名，床位6张。1994年底，医务人员增至11名，病床9张，其中晓塘分院人员6名，病床5张；晓塘乡卫生院人员5名，病床4张。2006年，人员增至16名，其中晓塘分院5名。至2014年，有在编职工26名，其中中级职称4名，设病床5张。

科室设置　建院时设有诊疗室、药房、注射室等科室。1985年，除原有的外科、内科、妇幼科、X光室外，新增急救室、儿保门诊、防疫室和化验室。1988年，建立医药器材服务部作为“象山分部”。2014年，增设中医科。至2014年，设办公室、社区办、医务科、护理部、财务科、后勤科6个机构，共有行政、临床、医技科室12个。

医疗设备　建院初仅有体温计、听诊器、血压计。1985年，增加X光设备，配备氧气瓶等。1986年，增加简易检验仪器。至2014年底，配有彩色B超机、心电图机、心电监护仪、除颤仪、洗胃机、全自动生化仪、血尿分析仪等设备。

医疗技术　建所时主要开展农村常见病防治、卫生防疫、计划生育等初级卫生保健工作。1985年，开展X光技术。1986年，开展三大常规化验及心电图项目。2014年，开展中医针灸业务。

基本建设　建所时，租用民房，面积150平方米。1993年，晓塘乡后岭卫生院扩建医疗用房100平方米，建筑面积540平方米，业务用房250平方米。1997年，扩建晓塘乡卫生院，新建建筑面积172.41平方米，升层建筑面积109.69平方米。2006年，完成晓塘分院门诊楼建设，占地面积624平方米。2013年建造新大楼，占地面积4500平方米，建筑面积2950平方米。

财务管理　建所时无专职会计。设财会室后，有专职财会人员1名。至2014年，有会计2名、兼职出纳1名，年门诊41648人次，年总收入921.96万元。

晓塘乡卫生院机构沿革及历任行政主要领导一览表

表1-42

机构名称	姓名	性别	籍贯	职务	任职时间
晓塘公社卫生所	董平汉	男	浙江象山	所长	—
晓塘公社卫生所	陆正方	男	浙江象山	所长	—
晓塘公社卫生院	黄行土	男	浙江象山	院长	1980年8月至1984年7月
晓塘乡卫生院	朱祖盛	男	浙江象山	院长	1984年7月至1991年7月
晓塘乡卫生院	黄安明	男	浙江象山	院长	1991年7月至1994年5月
晓塘乡后岭卫生院	黄美珠	女	浙江象山	院长	1992—1993年

续表 1-42

机构名称	姓名	性别	籍贯	职务	任职时间
晓塘乡卫生院	黄声全	男	浙江象山	院长	1994年至2004年9月
晓塘乡卫生院	胡忠盈	男	浙江象山	副院长（主持工作）	2004年10月至2005年11月
晓塘乡卫生院	胡忠盈	男	浙江象山	院长	2005年11月至2006年5月
晓塘乡卫生院	俞春伟	男	浙江象山	副院长（主持工作）	2006年5月至2007年6月
晓塘乡卫生院	俞春会	男	浙江象山	院长	2007年6月至2008年10月
晓塘乡卫生院	蒋睿	男	浙江象山	副院长（主持工作）	2008年10月至2010年10月
晓塘乡卫生院	郑兴会	男	浙江象山	院长	2010年11月至2014年12月

后岭乡卫生院　前身是后岭公社卫生所，定山区联合卫生院所设的一个医疗点，建于1965年，系集体所有制，址晓塘乡黄埠村，有人员2名。1979年12月，更名为后岭公社卫生院。1983年，改公社为乡，更名为后岭乡卫生院。同年，迁址至三眼溪，并扩建医疗用房100平方米，总造价8500元。1988年，后岭乡卫生院业务收入54624元。1992年扩镇并乡，后岭乡卫生院机构撤销，改为晓塘乡后岭卫生院。

历任主要行政领导：鲍梅卿、郑禾协、王志达、黄美珠等。

黄避岙乡卫生院（黄避岙乡社区卫生服务中心）

机构沿革　前身是1952年建立的西山下联合诊所。1955—1957年，借用龙屿村乡政府办公室建立龙屿医疗站。1958—1960年，原岑晁人民公社在龙屿村下园内设立龙屿卫生保健站。1959年，建立黄避岙卫生院。1964年10月，在黄避岙村成立公社医院，租用民房2间。1970年，医院迁到黄避岙村郑家祠堂，租用民房3间。1972年，在黄避岙村建造医院，面积180平方米，开设病床。1982年，迁到龙屿村，借用原龙屿初中校舍为医疗用房，面积300平方米。1992年，迁入新造医院，面积620平方米。2018年以前，医院第一名称为黄避岙乡卫生院，第二名称为黄避岙乡社区卫生服务中心。2018年6月，取消第二名称，挂牌黄避岙乡卫生院。

人员床位　建所初期，医技人员3名。1959—1964年，医技人员增至4名。1970年，医技人员6名。1972年，开设病床，医技人员7名。1980年前，医技人员都是初中及以下学历。1981年，中专及高中毕业3名。1982年，病床5张，医技人员10名。1989年前，无初级职称及以上的医技人员。1989—1994年，有初级职称医技人员1名。1995年，初级职称医技人员8名。1998年，医技人员9名，其中本科学历1名，中级职称1名。2005年，医技人员增至11名，其中本科学历2名。2007年，医技人员13名，其中中级职称3名，初级职称7名。2014年，职工27名，其中中级职称4名，初级职称19名。核定床位5张，无实际开放床。

科室设置　建院时只有注射室、中医科、中西药房等。1998年，增设注射室、中西药房、中医科、防保科、检验科、收费挂号室等。2009年，增设口腔科。至2016年，有行政、临床、医技等18个科室。

医疗设备　建院初期，仅有体温计和血压计。1998年，增置B超机、血常规分析仪、尿常规分析仪。2005年，增置便携式多参数监护仪。2006年，增置全自动洗胃机、模式电动吸引器。2008年，增置换尿液分析仪。2009年，增置全自动血液细胞分析仪。2010年，增置全自动生化仪。2011年，增置低速离心机。2012年，增置心电图机、彩色B超机。2013年，增置心电监护仪、除颤监护仪、超声波清洗机、银汞调和机、连体式牙科治疗机、压力蒸汽灭菌器、牙根管长度测定仪、紫外线消毒车。2014 年，增置冷光单孔照明灯、免疫定量分析仪、裂隙灯显微镜、生物显微镜、红外乳腺诊断仪、医用推车、血糖测试仪。2015 年，增置尿液化学分析仪、全自动血液细胞分析仪。2016 年，增置数字式十二道心电图机、医用全自动电子血压计、身高体重秤。2017 年，增置全自动洗胃机、免疫荧光检测仪、化学发光免疫分析仪、手摇式病床、医用冷藏箱、耳鼻喉科综合治疗台、彩色多普勒超声系统。

医疗技术　建院初期，医务人员只能医治简单的伤风感冒、种痘、接生等。1998 年以后，能进行血液化验等。

疾病预防控制　1940 年，横里、周家、大斜桥等村发生霍乱，那时无防疫措施，发病死亡 80 多例。20 世纪 50 年代，开展卫生防疫工作及爱国卫生运动，“预防为主”，农村开始接种疫苗，霍乱、天花得以控制。特别是丝虫病，俗称“大脚风”，患者占成年人口的 11%（男性多）。20 世纪 60 年代，无新发生丝虫病患者。改革开放以后，防疫工作日益重视，对少年儿童的防疫更重视。1989 年，流脑接种疫苗 743 人次，乙脑接种疫苗 1232 人次。小学生卡介苗结素试验 509 人次，阴性 496 名，接种卡介苗 496 人次，麻疹接种 274 人次，糖丸加种 1822 人次，去蛔人数初中 513 名，小学 1100 名。

2006 年，全乡发生 2 起突发公共卫生事件。3 月 5 日，中心小学多名学生发生呼吸道感染，7 月 5 日，发生一例无痛性腹泻病例。由于及时上报县 CDC（疾病预防控制中心）进行现场处理，事件得到及时解决。同年，发生传染病 66 例，其中梅毒 12 例，病毒性肝炎 11 例，肺结核 10 例，伤寒 2 例，淋病 8 例，细菌性痢疾 1 例，其他感染性腹泻 17 例，流行性感冒、流行性腮腺炎、风疹、水痘等其他疾病各一例，均得到及时控制。同年，开展疫苗接种：水痘疫苗 52 人次、HIB 疫苗 62 人次、麻腮风疫苗 38 人次、甲肝疫苗 35 人次、无细胞百白破疫苗 163 人次。在做好疫苗接种的同时，还对小学生进行全面体检。同时，摸清心脏病、高血压老年患者人数并建立档案，每月一次入门检查。

基本建设　建院初期租用民房。1972 年，在黄避岙村建造医院，面积 180 平方米。1982 年迁到龙屿村，医院用房借用原龙屿初中校舍，面积 300 平方米。1992 年迁入新造医院，面积 620 平方米。

财务管理　2009 年以前，医院没有专职会计，与贤庠医院共用 1 名会计，只有兼职出纳。2009 年，设立财务科，有专职会计 1 名，兼职出纳 1 名。

表 1–43　黄避岙乡卫生院机构沿革及历任行政主要领导一览表

机构名称	姓名	性别	籍贯	职务	任职时间
联合诊所	贺云贵	男	浙江象山	负责人	1952—1959 年
黄避岙人民公社卫生所	白式号	男	浙江象山	负责人	1959—1961 年
黄避岙人民公社卫生院	王秀娣	女	浙江象山	负责人	1961—1983 年
黄避岙乡卫生院	陈志昂	男	浙江象山	院长	1983 年至 1984 年 7 月
黄避岙乡卫生院	王增明	男	浙江象山	院长	1984 年 7 月至 1986 年
黄避岙乡卫生院	白岳明	男	浙江象山	院长	1986 年至 1994 年 11 月
黄避岙乡卫生院	俞国	男	浙江象山	副院长	1994 年 11 月至 1996 年 10 月
黄避岙乡卫生院	林声昂	男	浙江象山	院长	1996 年 10 月至 1997 年 10 月
黄避岙乡卫生院	孙忠敏	男	浙江象山	院长	1997 年 10 月至 2002 年 11 月
黄避岙乡卫生院	冯嘉臣	男	浙江象山	院长	2002 年 11 月至 2008 年 10 月
黄避岙乡卫生院	俞全明	男	浙江象山	院长	2008 年 11 月至 2009 年 10 月
黄避岙乡卫生院	屠振宙	男	浙江象山	院长	2009 年 11 月至 2014 年 12 月

茅洋乡卫生院（茅洋乡社区卫生服务中心）

机构沿革　前身是始建于1953年的郑家庄联合诊所。1956年，县人民政府卫生科正式批准成立集体性质的溪口乡联合诊所。1957年，由郑家庄村迁至溪口街上街头村，更名为溪口乡医院。1959年，更名为新兴人民公社溪口大队保健所。1962年，更名为溪口人民公社卫生所。1963年，由溪口街上街头迁至溪口朱家村。1979年12月23日，更名为溪口人民公社卫生院。1981年11月，更名为茅洋公社卫生院。1983年9月，更名为茅洋乡卫生院。

人员床位　建院初期，人员4名。1956年，5名。1959年，8名。1967年，因人员变动减少至4名。1969年，增至8名。1972年，11名。1976年，12名。1993年，7名，床位6张。2010年，核定床位5张，实际开放3张。2012年，人员24名。2013年，人员26名。2014年，人员22名。

科室设置　建院时，设综合门诊，后陆续分中医科、西医科、中西药房、注射室、防疫科、妇产科。1984年，增设内外科。1993年，增设预防保健科。1995年，增设放射科（2010年后，因人员变动未开设）。2011年，新增针灸推拿科。2013年，新增口腔科。

医疗设备　建院初期仅有体温计、血压计、听诊器、显微镜。1959年，新增引产器。1995年，新增50毫安放射X光机、妇产科全套基本设备。1997年，购置3个氧气瓶。2000年，新增头部操纵式手术台及九孔无影灯。2008年，更新200毫安放射X光机1台。2009年，新增全自动血液细胞分析仪、迈瑞黑白B超机。2010年，新增全自动生化分析仪、全自动洗胃机、膜式电动吸引器。2011年，新增颈腰椎治疗多功能牵引床、中频治疗仪、除颤仪。2013年，新增彩色多普勒超声诊断仪、数字式六道心电图机、胎心多普勒仪、牙科综合治疗仪。2014年，新增红外线乳房检测仪、雾化吸入机、裂隙灯显微镜。

医疗技术　建院时，中西医兼顾，并进行预防接种及接生等工作。1954年，开展外科脓肿切除术及清创缝合。1959年，开展引产术。1995年，开展初级卫生保健、疾病控制、妇幼卫生、普及健康教育等工作。2005年，开展健康体检、妇女促进工程，为新农合医疗定点机构。2008年，开展B超检查。2011年，开展针灸推拿技术；同年12月，通过省规范化乡镇卫生院评审。2013年，开设口腔科，开展口腔疾病基本治疗；同年9月24日，通过省三星级规范化预防接种门诊评审。2014年7月15日，通过三星级儿童保健门诊评审；同年12月24日，通过省一级乙等卫生院评审。

基本建设　建院时，租借郑家庄村150平方米民房。1957年，由郑家庄村迁至溪口街上街头村，医疗用房160平方米。1963年，由溪口街上街头村迁至溪口朱家村，购买200平方米仓库为医疗用房。1976年，增建150平方米简易瓦房作为医疗用房。1984年6月，翻建医疗用房500平方米。1991年8月，将原150平方米简易瓦房改建为预防保健用房。1995年4月，在预防保健用房上加建154平方米为妇幼保健用房。2000年7月，由茅洋乡人民政府向朱周村征用870平方米土地，建造2层共计800平方米医疗用房。2009年11月，原址重建，2010年10月竣工，总占地面积675.85平方米，建筑面积1779平方米，其中新建1041平方米，改造门诊楼738平方米。2011年，增建辅助用房120平方米。

财务管理　建院时，配有兼职会计1名，兼职出纳1名。2010年12月，专职会计1名，兼职出纳1名。2014年，门诊20275人次，年总收入197.77万元。

茅洋乡卫生院机构沿革及历任行政主要领导一览表

表 1-44

机构名称	姓名	性别	籍贯	职务	任职时间
郑家庄联合诊所	吴学年	男	浙江象山	负责人	1954—1955 年
溪口乡联合诊所	祝财林	男	浙江象山	院长	1956—1957 年
溪口乡医院	祝财林	男	浙江象山	院长	1957—1958 年
新兴人民公社溪口大队保健所	祝财林	男	浙江象山	院长	1959—1961 年
溪口人民公社卫生所	祝财林	男	浙江象山	院长	1962—1966 年
溪口人民公社卫生所	方碧良	女	浙江象山	院长	1967—1971 年
溪口人民公社卫生所	陈菊花	女	浙江象山	院长	1972—1976 年
溪口人民公社卫生所	张兴凡	男	浙江宁波	院长	1977—1978 年
溪口人民公社卫生院	吴爱玉	女	浙江象山	院长	1979—1980 年
溪口人民公社卫生院	应济平	男	浙江象山	院长	1980 年 8 月至 1981 年 10 月
茅洋公社卫生院	应济平	男	浙江象山	院长	1981 年 11 月至 1983 年 8 月
茅洋乡卫生院	应济平	男	浙江象山	院长	1983 年 9 月至 1984 年 7 月
茅洋乡卫生院	鲍志明	男	浙江象山	院长	1984 年 7 月至 1985 年月
茅洋乡卫生院	蒋振华	男	浙江象山	院长	1986—1987 年
茅洋乡卫生院	黄政仁	男	浙江象山	院长	1987 年至 1990 年 4 月
茅洋乡卫生院	屠永全	男	浙江象山	院长	1990 年 4 月至 1992 年 8 月
茅洋乡卫生院	严维贤	男	浙江象山	院长	1992 年 8 月至 2010 年 11 月
茅洋乡卫生院	孙嘉国	男	浙江象山	院长	2010 年 11 月至 2013 年 5 月
茅洋乡卫生院	吴富海	男	浙江象山	副院长	2013 年 5 月至 2013 年 12 月
茅洋乡卫生院	吴富海	男	浙江象山	院长	2013 年 12 月至 2014 年 12 月

高塘岛乡卫生院（高塘岛乡社区卫生服务中心）

机构沿革　1954 年 10 月，为象南联合诊所高塘分点，有医务人员 5 名。1958 年，更名为高塘保健所。1961 年，更名为高塘公社卫生院。1979 年，更名为高塘人民公社卫生院。1984 年，更名为高塘乡卫生院。1992 年，更名为高塘岛乡卫生院。

人员床位　组建初期，人员 5 名。1958 年，增至 7 名。1989 年，先后有 6 名医科中专生分配至高塘，共有医务人员 9 名。1991 年，有医务人员 8 名，其中 6 名系正规三年制或四年制中专毕业生。1993 年，设床位 9 张。1994 年，医务人员 11 名，床位 5 张。2001 年，医务人员 13 名。2012 年，积极实行海岛人才引进计划，先后引进 2 名副主任医师。2013 年，引进 1 名主管技师、1 名主管药师。至 2014 年，有职工 52 名，其中卫技人员 41 名，高级职称 2 名，中级职称 5 名，床位 10 张，实际开放 0 张。

科室设置　建院时仅有治疗室和药房。1974 年，设有内科、外科、妇产科、检验科、药房共 5 个科室。1983 年，增设 X 光室。1985 年，增设 B 超室。2008 年，增设口腔科。2012 年，增设中医科。2014 年，有内科、外科、口腔科、中医科、检验科等 14 个科室。

医疗设备　建院初期，仅有体温计和血压计。1996 年，仅有手动显微镜和离心机等设备。1998 年，购进黑白 B 超机和 X 光机。2001 年，自筹 4.5 万元购进血球计数仪。2002 年，购进尿液分析仪。2006 年，购进彩色 B 超机。2012 年，投入 52.4 万元购进 CR 及 500 毫安 X 光机。截至 2014 底，5 万元以上医疗设备 8 件，总价值 114.3 万元。

医疗技术　建院时，以开展农村常见病防治为主。1981 年设手术室，能开展一般性普通手术；1992 年，妇产科能开展下腹部手术。1993 年，对口挂钩单位县二院对妇产科、外科进行技术支持。

基本建设　1967年建医疗用房，位于江南村文化宫。1983年，建医疗用房600平方米。1989年，投资2.9万元扩建职工宿舍162.68平方米。1990年，总占地面积800平方米，门诊用房达430平方米，职工宿舍360平方米。1997年，投资65万元迁至高塘江北村新街，总面积1863平方米，其中医疗用房1000平方米。1999年，投资建成行政楼。2001年，投资建成职工宿舍楼。

财务管理　1994年，实施《高塘岛乡卫生院工资分配制度改革方案》，实行绩效工资制。至2014年，有会计1名，出纳1名。年门急诊59612人次，年总收入1209万元。

表1–45

高塘岛乡卫生院机构沿革及历任行政主要领导一览表

机构名称	姓名	性别	籍贯	职务	任职时间
高塘保健所	翁彤甫	男	浙江象山	负责人	
高塘人民公社卫生所	张先立	男	浙江象山	所长	1974年
高塘人民公社卫生院	金法根	男	浙江象山	副院长	1980年
高塘人民公社卫生院	邹乾兴	男	浙江象山	院长	1981—1984年
高塘乡卫生院	刘创建	男	浙江象山	院长	1984—1986年
高塘乡卫生院	陈定华	男	浙江象山	院长	1986—1987年
高塘岛乡卫生院	曾世忠	男	浙江象山	院长	1987—1998年
高塘岛乡卫生院	朱才福	男	浙江象山	院长	1998—2006年
高塘岛乡卫生院	林辉强	男	浙江象山	院长	2006—2011年
高塘岛乡卫生院	陈健	男	浙江象山	副院长	2011—2012年
高塘岛乡卫生院	陈健	男	浙江象山	院长	2012年至2014年3月
高塘岛乡卫生院	黄维蘅	男	浙江象山	院长	2013年4月至2014年12月

表1–46

象山县1979年公社卫生单位印模名称更换情况一览表

旧印模名称	新印模名称
象山县珠溪公社贫下中农管理医院委员会	象山县珠溪人民公社卫生院
象山县涂茨公社贫下中农管理医院委员会	象山县涂茨人民公社卫生院
象山县雅林溪人民公社卫生所	象山县雅林溪人民公社卫生院
象山县贤庠人民公社卫生所	象山县贤庠人民公社卫生院
象山县民主人民公社卫生所	象山县民主人民公社卫生院
象山县黄皮岙人民公社卫生所	象山县黄皮岙人民公社卫生院
象山县大徐人民公社卫生所	象山县大徐人民公社卫生院
象山县西周人民公社卫生所	象山县西周人民公社卫生院
象山县马岙人民公社卫生所	象山县马岙人民公社卫生院
象山县泗洲头人民公社卫生所	象山县泗洲头人民公社卫生院
象山县下沈公社合作医疗卫生所	象山县下沈人民公社卫生院
象山县莲花人民公社卫生所	象山县莲花人民公社卫生院
象山县儒雅洋人民公社卫生所	象山县儒雅洋人民公社卫生院
象山县后岭人民公社卫生所	象山县后岭人民公社卫生院
象山县旦门人民公社卫生所	象山县旦门人民公社卫生院
象山县东溪人民公社卫生所	象山县东溪人民公社卫生院
象山县中娄人民公社卫生所	象山县中娄人民公社卫生院
象山县晓塘人民公社卫生所	象山县晓塘人民公社卫生院
象山县新桥人民公社卫生所	象山县新桥人民公社卫生院
象山县大塘人民公社卫生所	象山县大塘人民公社卫生院

续表 1-46

旧印模名称	新印模名称
象山县昌国人民公社卫生所	象山县昌国人民公社卫生院
象山县樊岙人民公社卫生所	象山县樊岙人民公社卫生院
象山县东门人民公社卫生所	象山县东门人民公社卫生院
象山县柽头山卫生所	象山县柽头山人民公社卫生院
象山县高塘人民公社卫生所	象山县高塘人民公社卫生院
象山县番头人民公社卫生所	象山县番头人民公社卫生院
象山县金星人民公社卫生所	象山县金星人民公社卫生院
象山县岳浦公社卫生革命领导小组	象山县岳浦人民公社卫生院
象山县溪口人民公社卫生所	象山县溪口人民公社卫生院
象山县林海人民公社卫生所	象山县林海人民公社卫生院
象山县垟头人民公社卫生所	象山县垟头人民公社卫生院
象山县东陈人民公社卫生所	象山县东陈人民公社卫生院
象山县南庄区联合卫生院	象山县南庄人民公社卫生院
象山县亭溪公社贫下中农管理卫生委员会	象山县亭溪人民公社卫生院
象山县勺溪人民公社卫生所	象山县勺溪人民公社卫生院
象山县定塘人民公社卫生所	象山县定塘人民公社卫生院

注：资料来源象卫〔1979〕100号文件。

县卫生系统事业单位机构编制一览表

表 1-47　　单位：人

单位名称	机构编制文号	成立时间	所有制性质	经费形式	编制数	实有人数	通信地址
县爱卫办	象编字〔1989〕3号	1990年1月1日	全民	全额	4	3	丹城镇塔山路39号
县卫生保健委办	事登2029号	1997年11月24日	全民	全额	2	1	丹城镇塔山路39号
县红十字会	象编字〔1991〕10号	1990年12月24日	全民	全额	1	1	丹城镇塔山路39号
县献血办	象编字〔1999〕9号	1999年7月23日	全民	全额	3	3	丹城镇城东路1号（县第一人民医院内）
县卫生监督所	象编字〔2002〕3号	2002年6月11日	全民	全额	35	31	丹城新丰路165号
县疾病预防控制中心	象编字〔2002〕3号	2002年6月11日	全民	全额	35	33	丹城丹峰东路162号
县妇幼保健院	—	2002年8月	全民	全额	20	27	丹城东街18号
县卫生进修学校	浙卫计〔1981〕353号	1981年4月	全民	全额	16	17	丹东街道体育场路6号
县爱心医院	象卫医〔1999〕33号	1999年11月10日	全民	差额	11	11	丹西街道樟树下村
县第一人民医院	象革〔1979〕59号	1979年4月19日	全民	差额	401	401	丹城城东路1号
县红十字台胞医院	象政复〔1992〕23号	1992年8月	全民	差额	240	240	石浦凤栖路86号
县中医医院	象政〔1985〕11号	1985年3月25日	全民	差额	181	181	丹城镇建设路110号
丹城中心卫生院	象政发〔1992〕53号	1992年10月15日	全民	差额		89	丹城丹峰西路101号
鹤浦中心卫生院	象政发〔1992〕53号	1992年10月15日	全民	差额	46	50	鹤浦镇永安路16号
贤庠中心卫生院	象政发〔1992〕53号	1992年10月15日	全民	差额	25	25	贤庠镇岑西村
西周中心卫生院	象政发〔1992〕53号	1992年10月15日	全民	差额	49	49	西周镇西瀛大街390号

续表 1–47

单位名称	机构编制文号	成立时间	所有制性质	经费形式	编制数	实有人数	通信地址
定塘中心卫生院	象政发〔1992〕53 号	1992 年 10 月 15 日	全民	差额	37	37	定塘镇浮礁路 79 号
新桥镇卫生院	象政发〔1992〕53 号	1992 年 10 月 15 日	全民	差额	14	14	新桥镇
石浦镇檀头山卫生院	象政发〔1992〕53 号	1992 年 10 月 15 日	全民	差额	1	1	石浦镇檀头山
爵溪街道卫生院	—	2001 年 6 月 16 日	集体	差额	27	27	爵溪杏林路 2 号
丹城镇林海卫生院	象政发〔1992〕53 号	1992 年 10 月 15 日	集体	差额	20	20	丹东街道大碶头
东陈乡卫生院	象政发〔1992〕53 号	1992 年 10 月 15 日	集体	差额	12	12	东陈乡沙岗村
东陈旦门卫生院	象政发〔1992〕53 号	1992 年 10 月 15 日	集体	差额	4	4	东陈乡双桥村
茅洋乡卫生院	象政发〔1992〕53 号	1992 年 10 月 15 日	集体	差额	8	8	茅洋乡溪口村
墙头镇卫生院	象政发〔1992〕53 号	1992 年 10 月 15 日	集体	差额	12	12	墙头镇观海路
墙头镇亭溪卫生院	象政发〔1992〕53 号	1992 年 10 月 15 日	集体	差额	5	5	墙头镇大蒋村
贤庠镇珠溪卫生院	象政发〔1992〕53 号	1992 年 10 月 15 日	集体	差额	5	5	贤庠镇珠溪村
黄避岙乡卫生院	象政发〔1992〕53 号	1992 年 10 月 15 日	集体	差额	7	7	黄避岙乡龙屿村
大徐镇卫生院	象政发〔1992〕53 号	1992 年 10 月 15 日	集体	差额	13	13	大徐镇大徐村
涂茨镇卫生院	象政发〔1992〕53 号	1992 年 10 月 15 日	集体	差额	8	8	涂茨镇涂茨村
涂茨镇东港卫生院	象政发〔1992〕53 号	1992 年 10 月 15 日	集体	差额	4	4	涂茨镇前山姚村
西周镇莲花卫生院	象政发〔1992〕53 号	1992 年 10 月 15 日	集体	差额	7	7	西周中心卫生院
西周镇下沈卫生院	象政发〔1992〕53 号	1992 年 10 月 15 日	集体	差额	12	12	西周镇下沈卫生院
西周镇儒雅洋卫生院	象政发〔1992〕53 号	1992 年 10 月 15 日	集体	差额	2	2	西周镇儒雅洋卫生院
泗洲头镇卫生院	象政发〔1992〕53 号	1992 年 10 月 15 日	集体	差额	11	11	泗洲头镇卫生院
泗洲头镇灵南卫生院	象政发〔1992〕53 号	1992 年 10 月 15 日	集体	差额	2	2	泗洲头镇灵南卫生院
晓塘乡卫生院	象政发〔1992〕53 号	1992 年 10 月 15 日	集体	差额	7	7	晓塘乡三眼碶村
晓塘乡晓塘卫生院	象政发〔1992〕53 号	1992 年 10 月 15 日	集体	差额	3	3	晓塘乡李家坪村
定塘镇大塘卫生院	象政发〔1992〕53 号	1992 年 10 月 15 日	集体	差额	4	4	定塘镇大塘卫生院
定塘镇中娄卫生院	象政发〔1992〕53 号	1992 年 10 月 15 日	集体	差额	1	1	定塘镇田洋湖村
新桥镇东溪卫生院	象政发〔1992〕53 号	1992 年 10 月 15 日	集体	差额	2	2	新桥镇东溪村
石浦中心卫生院	象政发〔1992〕53 号	1992 年 10 月 15 日	集体	差额	103	103	石浦镇人民路 34 号
石浦镇昌国卫生院	象政发〔1992〕53 号	1992 年 10 月 15 日	集体	差额		13	石浦镇昌国
鹤浦镇樊岙卫生院	象政发〔1992〕53 号	1992 年 10 月 15 日	集体	差额	5	5	鹤浦镇大南田村
高塘岛乡卫生院	象政发〔1992〕53 号	1992 年 10 月 15 日	集体	差额		12	高塘岛乡江北村

注：2002 年檀头山、儒雅洋、珠溪、樊岙、灵南已作为非独立法人的卫生院或分院管理。除爱卫办、保健办、红十字会作为局机关科室管理外，直属单位 9 家，中心卫生院 7 家，镇乡卫生院 12 家，卫生分院 9 家，共 37 家。本表依据“2002 年编制报表三”汇总。

表 1-48

2002 年全县医疗卫生单位一览表

编号	单位	编号	单位	编号	单位	编号	单位	编号	单位
	直属单位	9	县献血办		镇乡卫生院	25	晓塘乡卫生院	33	旦门卫生分院
1	县第一人民医院		中心卫生院	17	墙头镇卫生院	26	高塘岛乡卫生院	34	东溪卫生分院
2	县红十字台胞医院	10	丹城中心卫生院	18	东陈乡卫生院	27	石浦昌国卫生院	35	中娄卫生分院
3	县中医医院	11	石浦中心卫生院	19	茅洋乡卫生院	28	西周下沈卫生院	36	晓塘卫生分院
4	县疾控中心	12	西周中心卫生院	20	大徐镇卫生院		卫生分院	37	大塘卫生分院
5	县卫生监督所	13	贤庠中心卫生院	21	黄避岙乡卫生院	29	东港卫生分院		其他
6	县妇幼保健院	14	定塘中心卫生院	22	涂茨镇卫生院	30	林海卫生分院	38	海申医院
7	县卫生进修学校	15	鹤浦中心卫生院	23	泗洲头镇卫生院	31	亭溪卫生分院		
8	县爱心医院	16	爵溪街道卫生院	24	新桥镇卫生院	32	莲花卫生分院		

第七节　农村卫生室

农村卫生室是分布在各镇乡、街道土生土长、集体性质的医疗机构，是三级医疗网络的基础。其成长发展经历保健站（保健员）—合作医疗（赤脚医生）—农村卫生室（乡村医生）3 个历史阶段。

保健站　20 世纪 50 年代，农村实行农业合作化，各农业生产合作社设有农村保健站。1954 年，县卫生院从农村初级农业合作社与农业互助组中挑选 400 名具有一定文化的男女青年，分 2 批进行为期 2 个星期保健员业务知识培训，当年 47 个农业合作社都设立保健站。1956 年发展到 210 个合作社保健站。1966 年，卫生室增至 800 个。其任务是为社员医治小伤小病、消毒包扎和开展预防接种工作。医疗卫生部门举办学习班，短期培训农村保健员，传授消毒灭菌、外科小伤包扎、皮下和肌肉注射等技术。政府发给每个保健员一只保健药箱，配有一些消毒棉花、红药水、紫药水、碘酒、胶布（橡皮胶）等简单药械 。保健员身背保健箱，与社员一起出工劳动。社员发生外伤，即在田间给予治疗。一般每个农业生产合作社配保健员 1 名，规模大的配 2 名以上。保健员和社员同工同酬，药械费用由农业生产合作社开支，是农村卫生室的前身。

合作医疗站　1958 年 10 月，全国实现人民公社化，农村人民公社下设生产大队，大队保健员实施工分补贴，一般每年补 60 天（工）左右。20 世纪 60 年代初，大队设合作医疗站，保健员改称半医半农人员（后改称赤脚医生）。

1965 年 6 月 26 日，毛泽东主席发出“把医疗卫生工作的重点放到农村去”的指示。为贯彻落实“6·26”指示，全县掀起兴办农村合作医疗站和培训赤脚医生的热潮。但在以后的几年里，由于忙于搞“文化大革命”，兴办农村合作医疗站进展缓慢。1969 年 11 月 8 日，下沈公社官山大队建立第一个合作医疗站。县里在该大队召开“大办合作医疗现场会”，总结推广他们举办合作医疗站经验。1970 年，毛泽东主席批示“照办”的中共中央〔1970〕2 号文件指出，“合作医疗和赤脚医生是贫下中农依靠集体力量向疾病作斗争的伟大创举”。县“革命委员会”根据中央精神和上级要求，在全县推广合作医疗制度，采取多种途径，培养一支以赤脚医生为主的医疗队伍。各公社（镇）医疗卫生机构纳入合作医疗，并明确规定，农村合作医疗必须坚持“五个为主”，即以预防为主、以自力更生为主、以土为主、以赤脚医生为主、以新针草药为主。1970 年 10 月，县“革命委员”会发出《关于加速普及农村合作医疗的通知》，要求各地“继续大学习、大宣传、大落实毛主席‘6·26’指示”“切实加强领导，健全组织，把农村合作医疗工作作为主要议事日程”

“依靠群众，培训骨干，积极开展群众性的办医活动，培养一支革命化的‘赤脚医生’队伍”。至1976年，全县有合作医疗站679个，赤脚医生1202名。分大队办、大队联办、社队联办3种形式。

赤脚医生是当时农村防病治病、办好农村合作医疗的主要力量。由于历史原因加上条件限制，初期的赤脚医生（保健员）一般未经过正规培训。合作医疗的开展，给赤脚医生的业务技术提出新的要求。1970年，县“革命委员会”决定在原培养大队保健员的基础上，首先在五七政治技校举办首期赤脚医生培训班，培训学员61名。1971年2月，县“革命委员会”批转县卫生办公室、县五·七政治技校《关于招收“赤脚医生”专业第二期学员的报告》，学习培训6个月，学习内容除毛泽东主席著作外，业务上着重学习农村常见病、多发病、传染病的防治知识技能，重点是应用中医草药和新针新医疗法，坚持教育与生产劳动相结合、师生与工农相结合、理论与实践相结合的“三结合”方法。学员实行队来队去，工分计酬。1973年，县“革命委员会”发出《关于开办“半医半读”学校和做好招生工作的通知》，招收学员85名。1975—1976年，地区卫生局与县人民医院先后开办赤脚医生函授教育班。通过各种培训渠道，使全县778名赤脚医生受到轮训，基本掌握农村常见病、多发病的防治以及静脉注射、中西医结合、新针草药、卫生防疫、妇幼卫生和计划生育等方面的工作技能。

农村卫生室 1978年12月，农村实行承包责任制，合作医疗逐渐解体。1979年，合作医疗站改建为村卫生室，赤脚医生改称乡村医生。各行政村为乡村医生提供卫生室用房及必要的设备(部分村也有办在乡村医生自己家里的)，实行谁看病谁付钱的政策，所在村诊病一般不收挂号费与手续费，医药费自理，少数村给予少量药费报销。当时大多数村均办起农村卫生室。20世纪90年代，农村全面开展初级卫生保健工作，县卫生行政部门对农村卫生室进行全面整顿提高，加强对乡村医生的业务培训和管理，并开始业务考核，实行执业许可证制度，要求卫生室用房至少有3间，即诊疗室、药房和治疗室。药物配备在120种以上。乡村医生考试合格方可执业。对各项要求，经检查不符合标准的限期整改，不合要求不准营业，农村卫生室纳入规范化轨道，达到三级医疗预防网的要求。为提高乡村医生的业务水平，县卫生局于1992年10月19日发出《关于乡村医生、村卫生员函授教育招生工作的通知》，并在县卫校成立“浙江省乡村医生培训学校象山辅导站”。1993—1997年，共培训乡村医生215名。1999年，举办社区医师函授班，有61名学员参加学习。2001年9月，对乡村医生进行为期2年的全科教育，共139人参加，并到市卫校参加省统考。1999年6月，推行乡村卫生一体化管理。至2001年，有157名乡村医生通过正规化系统培训。随着《象山县区域卫生规划〈2001—2005〉》出台，全县18个镇乡（街道）的238家村卫生室全面开展村卫生室规范化社区卫生服务站的创建改造工作。2006年，社区卫生服务全面启动，镇乡卫生院与社区卫生服务中心，村卫生室与社区卫生服务站实行一套班子，两块牌子模式。至2014年，全县镇乡卫生院（社区卫生服务中心）下延的社区卫生服务站31家，村卫生室186家，其中注册登记的村卫生室162家。

表1-49

1977年全县农村生产大队实行合作医疗情况一览表

行政区域	生产大队数（个）	实行合作医疗的大队数（个）	占生产大队总数的比例（%）	按举办形式分（个）			
				社办		社队联办	大队办
				公社数	大队数	大队数	大队数
南庄区	165	129	78.2	—	—	—	129
定山区	142	66	46.48	—	—	—	66
石浦区	152	86	56.51	—	—	—	86

续表 1–49

行政区域	生产大队数	实行合作医疗的大队数（个）	占生产大队总数的比例（%）	按举办形式分（个）			
				社办		社队联办	大队办
				公社数	大队数	大队数	大队数
大徐区	150	124	82.67	—	—	—	124
西周区	105	102	97.14	—	—	—	102
石浦镇	7	5	71.40	—	—	—	5
丹城镇	12	12	100.00	1	12	—	—
合　计	733	524	71.48	1	12	—	512

1977 年全县农村赤脚医生、卫生员、接生员情况一览表

表 1–50

行政区域	生产大队数（个）	有赤脚医生的大队数（个）		无赤脚医生大队数（个）	有赤脚医生大队数（个）	赤脚医生数（人）	其中						生产队卫生人员数（人）	农村接生员人数（人）
		计	其中：无女赤脚医生的大队数				党团员数（人）	女赤脚医生数（人）	会接生数（人）	经过复训数（个）		生产队数（个）		
										计	其中：一九七七年复训数			
西周区	105	102	48	3	—	167	47	43	15	11	2	693	—	61
南庄区	165	163	85	2	—	328	117	73	41	176	35	553	40	86
定山区	142	124	106	18	—	185	55	21	9	49	3	586	—	65
大徐区	150	138	87	9	—	230	61	55	13	74	22	584	—	80
石浦区	152	142	63	10	—	243	78	76	11	35	26	482	—	80
石浦镇	7	7	—	—	—	15	—	10	—	—	—	19	—	—
丹城镇	12	12	3	—	—	25	13	12	2	5	3	63	—	4
合　计	733	691	392	42	—	1193	371	290	91	350	91	2680	40	376

1977 年全县农村赤脚医生参加农业集体生产劳动、生产大队合作医疗情况一览表

表 1–51

行政区域	合　计（人）	参加农业集体生产劳动人数			实行合作医疗的大队数			
		120 天以上（人）	120~150 天（人）	150 天以上（人）	合　计（个）	好（个）	中（个）	差（个）
西周区	167	84	21	62	102	36	44	22
南庄区	326	92	85	149	129	71	38	20
定山区	184	26	42	116	66	37	17	12
大徐区	230	100	41	89	124	39	53	32
石浦区	238	83	36	119	86	25	45	16
石浦镇	15	10	—	5	5	3	1	1
丹城镇	25	25	—	—	12	12	—	—
合　计	1185	420	225	540	524	223	198	103

卫生院下属村卫生室一览表

表 1–52　　单位：平方米

乡　镇	下属村卫生室	面　积	负责人	备　注
丹城中心卫生院 法人代表康伟勤	岙里村	65	袁爱青	2006 年 6 月成立，地址在袁家村 75 号
	梅溪村	67	张志武	2006 年 6 月成立，地址在梅溪村 328 号
	后山村	67	叶霖	2006 年 6 月成立，地址在后山村 150~152 号
	下半河村	95	郑丹红	2006 年 6 月成立，地址在下半河村 190 号
	大碶头村	66	钱振江	2006 年 6 月成立，地址在大碶头村 518 号
	河东村	79	郑云才	2006 年 6 月成立，地址在丹东街道河东路
	后洋村	112	倪益飞	2006 年 6 月成立，地址在后洋村 266 号
	上余村	47	蔡和志	2006 年 6 月成立，地址在上余村 114 号
	下余村	150	余宗芳	2006 年 6 月成立，地址在下余村农民会所东首
	潘家桥村	60	沈卫力	2006 年 6 月成立，地址在丹西街道潘家桥村 168 号
	白石村	45	吴宝国	2006 年 6 月成立，地址在白石村 037 号
	珠水溪村	90	钱根良	2006 年 6 月成立，地址在珠水溪村 112 号
	路下林村	94	史美刚	2007 年 8 月成立，地址在路下林村建业路 168 号
	杨家村	86	张永絮	2006 年 6 月成立，地址在上吴村 254–2 号
	南沙村	86	屠菊香	2006 年 6 月成立，地址在南沙村 70 号
	菱河头村	90	罗宝敏	2007 年 8 月成立，地址在菱河头村 73 号旁
	六升村	65	卢雪芬	2006 年 6 月成立，地址在六升村 135 号
	董何碶村	147	俞景芳	2006 年 6 月成立，地址在董何碶村老年协会
	樟树下村	96	史元栋	2008 年 11 月成立，地址在樟树下村 59–1 号
	西港村	64	章美娟	2006 年 6 月成立，地址在丹西街道西港村 88 号
石浦镇中心卫生院下属村卫生室（社区卫生服务站） 法人代表郑义军	晓湾村	60	叶成万	1987 年 1 月成立医疗站，地址在晓湾村 151 号，面积 30 平方米。2002 年 10 月，更名为象山县石浦镇晓湾村社区卫生服务站
	横峙村	100	陈兆燕	1976 年 10 月，成立医疗站，地址在孟康才家，面积 25 平方米。1987 年 1 月搬迁至知青宿舍，面积 30 平方米。1982 年 2 月搬迁至横峙村陈兆燕家。2002 年 10 月，更名为象山县石浦镇横峙村社区卫生服务站
	东边村	100	陈雪峰	1993 年 5 月，成立医疗站，地址在东边村 122 号，面积 35 平方米。2002 年 10 月，更名为象山县石浦镇东边村社区卫生服务站
	下塘村	40	葛兆俊	2002 年 10 月成立，地址在陈爱娟家。2016 年 10 月，迁至下塘村 191 号
	下金鸡村	50	张仁辉	1974 年 1 月，成立医疗站，地址在大队屋，面积 20 平方米。1983 年 3 月，面积 25 平方米。1987 年 2 月，迁至金星蜘蛛山街。2002 年 10 月，迁至下金鸡村，面积 40 平方米，更名为象山县石浦镇下金鸡村社区卫生服务站。2011 年 6 月，迁至下金鸡村毛振法家，面积 50 平方米

续表 1–52

乡　镇	下属村卫生室	面　积	负责人	备　注
石浦镇中心卫生院下属村卫生室（社区卫生服务站） 法人代表郑义军	五爱村	120	史伟春	1989 年 1 月，成立医疗站，地址在五爱桥，面积 20 平方米。2002 年 10 月，迁至象山二中旁，面积 80 平方米，更名为象山县石浦镇五爱村社区卫生服务站。2012 年 10 月，迁至渔港北路 57 号，面积 120 平方米
	上金鸡村	45	徐国辉	1974 年 1 月，成立医疗站，地址在上金鸡叶家大队，面积 25 平方米。1995 年 1 月，迁至徐国辉家，面积 45 平方米。2002 年 10 月，更名为象山县石浦镇上金鸡村社区卫生服务站
	东卫村	58	石开忠	1977 年 3 月，成立医疗站，地址在东卫村大街大队，面积 45 平方米。2002 年 10 月，更名为象山县石浦镇东卫村社区卫生服务站。2006 年 6 月，迁至东卫村村委会一楼，面积 58 平方米
	上塘村	80	梅万里	2010 年 9 月，成立卫生室，地址在上塘路 58 号，面积 110 平方米。2018 年 6 月迁至金山路 78 号，面积 80 平方米
	平阳厂村	45	娄国平	1981 年 4 月，成立医疗站，地址在平阳厂下街头，面积 25 平方米。1995 年 12 月，迁至蜘蛛山街娄国平家，面积 45 平方米。2005 年 5 月，更名为象山县石浦镇平阳厂村社区卫生服务站
	文旦港村	120	徐美春	1993 年 5 月，成立医疗站。2002 年 10 月，更名为象山县石浦镇文旦港村社区卫生服务站
	东港村	38	金云彩	1972 年 1 月，成立医疗站，面积 20 平方米，地址在东港村。2002 年 10 月，更名为象山县石浦镇东港村卫生服务站，迁至东港村陈根土家，面积 38 平方米
	北山村	35	陈亚素	1986 年 8 月，成立村医疗站，地址在北山村 205 号。2002 年 3 月，迁至北山村 201 号。2002 年 10 月，更名为象山县石浦镇北山村卫生服务站
	半岭村	96	陈忠元	2002 年 10 月成立，地址在半岭村，面积 28 平方米。2004 年 6 月，迁至石浦安居巷 79 号，面积 96 平方米
	渔村	40	梁金华	1976 年 5 月，成立医疗站，地址在延昌海丰街，面积 30 平方米。1979 年 5 月，迁至大队屋，面积 32 平方米。1988 年，扩大到 40 平方米。2002 年 10 月，迁至延昌道头街 35 号，并更名为象山县石浦镇渔村社区卫生服务站
	东门渔村	60	王行理	1984 年 5 月，成立医疗站，地址在东门横街，面积 35 平方米。2002 年 10 月，迁至东门渔村沿港西路 23 号，面积 60 平方米，并更名为象山县石浦镇东门村社区卫生服务站
	下洋墩村	60	程玉琴	1974 年 5 月，成立医疗站，地址在下盐村大队，面积 25 平方米。1976 年 5 月，迁至程玉琴家，面积 28 平方米。1990 年 6 月，迁至黄松岳家，面积 60 平方米。2002 年 10 月，更名为象山县石浦镇下盐村社区卫生服务站。2012 年 8 月，迁至村会所，并更名为象山县石浦镇下洋墩村社区卫生服务站，面积 150 平方米。2013 年 4 月，迁回黄松岳家，面积 60 平方米
	兰家村	68	史天勇	1993 年 5 月，成立医疗站，地址在永安路 18 号，面积 40 平方米。1998 年 8 月，迁至兰家村海滨路 38 号，面积 68 平方米。2002 年 10 月，更名为象山县石浦镇兰家村社区卫生服务站

续表 1-52

乡　镇	下属村卫生室	面　积	负责人	备　注
石浦镇中心卫生院下属村卫生室（社区卫生服务站） 法人代表郑义军	鸡鸣村	100	林桂仁	1974 年 1 月，成立医疗站，地址在老大队，面积 25 平方米。1975 年 1 月，迁至大树堂，面积 28 平方米。1980 年 2 月，迁至鸡鸣村玉溪路大队屋，面积 40 平方米。2002 年 10 月，更名为象山县石浦镇鸡鸣村社区卫生服务站。2015 年 10 月，迁至鸡鸣村凤鸣路菜场，面积 100 平方米
	星塘村	63	郑美祖	1979 年 9 月，成立医疗站，地址在星塘村。2002 年 10 月，更名为象山县石浦镇星塘村社区卫生服务站，迁至星塘村 79 号
	番头岙村	35	王和平	1978 年 6 月，成立医疗站，地址在大队，面积 20 平方米。2002 年 10 月，更名为象山县石浦镇番头岙村社区卫生服务站，面积 35 平方米
	汝溪村	45	史亚萍	1987 年 5 月，成立医疗站，地址在五爱桥，面积 25 平方米。1989 年 5 月，迁至小桥头，面积 28 平方米。1997 年 1 月，迁至石浦渔港北路 117 号，面积 45 平方米。2002 年 10 月，更名为象山县石浦镇汝溪村社区卫生服务站
西周中心卫生院 法人代表卢继华	牌头村	60	阮云祥	1993 年成立，地址在牌头中路 1 号。2017 年 6 月歇业，2018 年 7 月重新开业
	瀛广村	70	张德峰	1968 年 10 月成立，1989 年迁入新址西瀛大街 277 号
	文岙村	55	欧荣梅	1978 年 4 月成立，地址在文岙村百合路 47 号。1993 年，欧荣梅接手
	湖边村	40	翁旭光	1969 年成立，地址在湖边村村委会。2008 年，翁旭光接手
	杰下村	40	赖裕林	1968 年 6 月成立，地址在杰下村昌盛路 10 号。1994—1999 年停业
	夏叶村	100	赖海成	1969 年 6 月成立。地址在夏叶村卫生室。1999 年何嫣薇接手
	儒雅洋村	150	何嫣薇	地址在儒雅洋村卫生室
	陈隘村	45	何月明	1978 年 8 月成立，地址在陈隘村何月明家。1974 年 2 月陈爱国接手
	柴溪村	130	陈爱国	1958 年成立，地址在柴溪村卫生室
	官山村	70	夏月兰	1969 年 7 月成立，地址在官山村康平路 75 号。1977 年 7 月，周喜君接手
	弘瀛村	70	周喜君	地址在弘瀛村弘瀛路 5 号，1986 年伊亚娣接手，2009 年由伊家迁至滨江小区
	伊家村	80	伊亚娣	1966 年成立，地址在滨江小区富源路 96 号，1972 由翁云定接手
	莲花村	60	翁云定	原址在莲花村花柴门弄 1 号。2012 年迁入赖岙村村委会
	赖岙村	50	邹兰杏	1963 年 3 月成立，地址在赖岙村村委会
	勤丰村	80	蔡杨津	1989 年 2 月成立，地址在勤丰村农民会所
	下芭蕉村	55	赖大飞	1971 年成立，地址在下芭蕉村赖大飞家
	庆丰桥村	50	张雅平	1969 年 6 月成立，地址在庆丰桥村张雅平家

续表 1–52

乡 镇	下属村卫生室	面 积	负责人	备 注
鹤浦中心卫生院 法人代表王孝云	鹤南村	60	金海军	2006 年 6 月，在鹤南村大湾塘 150 号设立象山县鹤浦中心卫生院鹤南村卫生室，2017 年 7 月更名为鹤浦镇鹤南村卫生室
	杨柳坑村	30	陈雪琴	2006 年 6 月，在杨柳坑村陈雪琴家设立象山县鹤浦中心卫生院杨柳坑村卫生室，2017 年 7 月更名为鹤浦镇鹤南村卫生室
	五利村	60	章阿友	2006 年 6 月，在五利村南五 181 号设立象山县鹤浦中心卫生院鹤浦村卫生室，2017 年 7 月更名为鹤浦镇杨柳坑村卫生室
	樊岙村	150	林正国	2006 年 6 月，在樊岙村社区服务中心内设立象山县鹤浦中心卫生院樊岙村卫生室，2017 年 7 月更名为鹤浦镇樊岙村卫生室
	大南田村	200	郑明国	2006 年 6 月，在大南田村水井头 75 号设立象山县鹤浦中心卫生院大南田村卫生室，2017 年 7 月更名为鹤浦镇大南田村卫生室
	小百丈村	180	赵万方	象山县鹤浦中心卫生院百丈服务站，2017 年 9 月服务站注销，设立鹤浦镇小百丈村卫生室
	商贸区	150	李君龙	2008 年 12 月，在湾塘路 106 号设立象山县鹤浦中心卫生院新区服务站，地址在鹤浦镇港兴路 23 号；2014 年 5 月迁址鹤浦镇湾塘路 106 号；2017 年 9 月服务站注销，设立鹤浦镇商贸区村卫生室
贤庠中心卫生院下属村卫生室 法人代表冯嘉臣	着衣亭村	—	易继恩	2006 年 6 月，在着衣亭村白家成立。2016 年 12 月变更着衣亭村村委会
	碶头陈村	—	陈大刚	2006 年 6 月成立，地址在碶头陈村凤栖路 73 号
	溪沿村	—	易爱平	2006 年 6 月成立，地址在溪沿村朝阳路 30 号
	贤庠村	—	王乃玉	2006 年 6 月成立，地址在贤庠村王乃玉家
	乌屿山村	—	岑忠品	2006 年 6 月成立，地址在乌屿山村村委会。原屠爱娥主管，2013 年 3 月变更岑忠品
	沈家洋村	—	黄传林	2006 年 6 月成立，地址在沈家洋村黄传林家
	蒲门村	—	骆卫国	2006 年 6 月成立，地址在蒲门村长虹路 9 号，原骆卫国主管，2006 年 11 月变更为陆燕，2009 年 6 月，变更骆卫国
	西山下村	—	周成儒	2006 年 6 月成立，地址在西山下村雄枫路 8 号
	海墩村	—	贺国达	2006 年 6 月成立，地址在海墩村中横 200 号
	珠北村	—	姚志达	2006 年 6 月成立，地址在珠北村
	盐厂村	—	董亚月	2009 年 6 月成立，地址在盐厂村中心路 135 号
定塘中心卫生院 法人代表胡忠盈	下营村	150	张玉根	2006 年 6 月成立，地址在下营村农民会所
	白墩村	150	林玉法	2009 年 10 月成立，地址在白墩村
	中垙村	150	周飞峰	2009 年 1 月成立，地址在中垙村 100 号
	礁横村	—	—	2006 年 6 月成立，地址在礁横村 116 号
	叶口山村	—	—	2006 年 6 月成立，地址在叶口山村村委会
	洋岙村	—	—	2006 年 6 月成立，地址在洋岙村 79 号
	金牛港村	—	—	2006 年 6 月成立，地址在金牛港村 196 号
	镜架岙村	—	—	2006 年 6 月成立，地址在镜架岙村 27 号
	外塘村	—	—	2006 年 6 月成立，地址在外塘村粮站
	竿头村	—	—	2006 年 6 月成立，地址在竿头村 166 号
	花港村	—	—	2007 年 8 月成立，地址在花港村三岔路口
	方前村	—	—	2006 年 6 月成立，地址在方前村 138 号

续表 1–52

乡 镇	下属村卫生室	面 积	负责人	备 注
爵溪街道卫生院 法人代表徐建华	公屿农村	60	冯雁萍	1967 年，成立公屿大队保健站，地址在公屿生产队，负责人盛钱庄；1984 年 1 月 1 日迁至公屿村冯雁萍家，名称为公屿大队保健站，负责人冯雁萍；2006 年 6 月 25 日，更名为象山县爵溪街道卫生院公屿农村卫生室，地址在冯雁萍家，负责人冯雁萍；2017 年 7 月 5 日，更名为象山县爵溪街道公屿农村卫生室，地址在冯雁萍家，负责人冯雁萍
	公屿渔村	60	戴汝贤	1967 年，成立公屿大队保健站，地址在公屿生产队，1984 年 1 月 1 日，迁至公屿村戴汝贤家，名称为公屿大队保健站，2006 年 6 月 25 日，更名为象山县爵溪街道卫生院公屿渔村卫生室，地址在戴汝贤家，2017 年 7 月 5 日，更名为象山县爵溪街道公屿渔村卫生室，地址在戴汝贤家
墙头镇卫生院 法人代表胡晓华	吊水岩村	150	姚国良	1991 年成立，地址在村办大楼内
	方家岙村	150	潘善法	1991 年成立，地址在方家岙村花园路 8 号
	雷港村	150	鲍梅素	1998 年成立，地址在雷港村戴港 28 号
	洋北村	150	俞尚火	1991 年成立，地址在洋北村办公大楼内
	舫前村	150	王卫东	1991 年成立，地址在舫前村王卫东家
	岭下村	150	陈裕良	1991 年成立，地址在岭下村办公大楼内
	黄溪村	—	—	2006 年 6 月成立，地址在黄溪村董方伟家
	亭岙村	—	—	2006 年 6 月成立，地址在亭岙村沈阿明家
	蔡家岙村	—	—	2006 年 6 月成立，地址在蔡家岙村鲍才宝用房
	孙家村	—	—	2006 年 6 月成立，地址在孙家村孙世杰家
泗洲头镇中心卫生院 法人代表余兴定	杨大场村	90	柳允全	1961 年成立，原乡村医生柳小康等两人，村里老房子 30 平方米，1976 年 5 月村里学校旁新建 80 平方米房子，柳允全接手至今，2013 年农村会所新大楼成立，二楼 90 平方米作为村卫生室
	肖胡村	80	肖光辉	1971 年成立，原村里祠堂边 30 平方米房子，2013 年 5 月新建农民会所旁二层楼房作为村卫生室
	下马岙村	60	王斯国	1973 年 5 月成立，原村里 30 平方米房子，乡村医生黄永全，2005 年新建村卫生室并接手
	上马岙村	45	叶松盛	1973 年成立
	下峙后村	60	袁宝竹	1960 年成立，原乡村医生金志祥，1974 年由现负责人袁宝竹接手，2004 年新建村卫生室
	苏岙村	80	吴斯林	1973 年 2 月，原址为村里地主房子（60 平方米），2007 年 10 月在农村会所旁新建村卫生室
	塘岸村	80	朱仁根	1973 年 5 月，原址为村里 30 平方米房子，1988 年迁至朱仁根家里（30 平方米），2015 年在原址旁新建村卫生室
涂茨镇卫生院 法人代表欧灵忠	屿岙村	80	丁红敏	2006 年 6 月成立，地址在屿岙村 26 号
	毛湾村	100	程亮	2006 年 6 月成立，地址在原毛湾村小学
	珠山村	86		2009 年 7 月成立，地址在珠山村村委会原址
	汤岙村	100	谢孝定	2006 年 6 月成立，地址在汤岙村村委会
	旭拱岙村	80	徐亚琴	2013 年 6 月成立，地址在旭拱岙村村委会
	钱仓村	100	叶惠永	2006 年 6 月成立，地址在钱仓村盛钱路 13 号
	长沙村	—	—	2006 年 10 月成立，地址在长沙村杨根娣家
大徐镇卫生院 法人代表陈琪	陈山村	—	钱良位	2006 年 6 月成立，地址在陈山村老年会所
	安东村	—	谢勇建	2006 年 9 月成立，地址在安东村罗生国房屋
	上岙村	—	俞祯国	2006 年 6 月成立，地址在上岙村俞祯国家
	铁丈岙村	—	李信国	2006 年 6 月成立，地址在铁丈岙村李信国家
	拾亩田村	—	许光照	2006 年 6 月成立，地址在拾亩田村许光照家
	杉木洋村	—	—	2006 年 6 月成立，地址在杉木洋村

续表 1–52

乡 镇	下属村卫生室	面 积	负责人	备 注
新桥镇卫生院 法人代表邱国仕	高湾村	120	王云平	2006 年 6 月成立，地址在高湾村卫生室房子
	海台村	50	韩锡通	2006 年 6 月成立，地址在海台村
	下七里村	55	奚士胡	2006 年 6 月成立，地址在下七里村 120 号村委会
	中灵岙村	40	俞青东	2006 年 6 月成立，地址在中灵岙村 33 号
	高塘村	40	褚全良	2006 年 6 月成立，地址在高塘村办公楼
	井头村	60	顾水祥	2006 年 6 月成立，地址在井头村望春路 82 号
	关头村	50	史秀月	2006 年 6 月成立，地址在关头村集福路 25 号
	关头村	90	史美成	2006 年 6 月成立，地址在关头村龙春路 29–2 号
	黄公岙村	60	邵亚苏	2006 年 6 月成立，地址在黄公岙村黄新路 127 号
东陈乡卫生院 法人代表徐苗国	岳头村	—	孙武宁	2005 年 1 月成立，地址在岳头村办公大楼
	南堡村	—	鲍满昌	1978 年成立，地址在南堡村卫生院房子
	南堡（西山）村	—	王爱萍	2012 年 8 月成立，地址在南堡村卫生院房子
	松渔村	—	管念飞	2016 年 1 月成立，地址在松岙村村委会旁
	樟岙村	—	—	2006 年 6 月成立，地址在樟岙村鲍兴忠家
	松农村	—	—	2006 年 6 月成立，地址在松农村村委会
	王家村	—	—	2006 年 6 月成立，地址在王家村胡友昌家
晓塘乡卫生院 法人代表郑兴会	龙江村	—	杨瑞苗	1965 年成立，地址在胡家峙村 26 号
	竹峙村	—	蒋秋军	1975 年成立，地址在竹峙村 163 号。成立时由蒋全福负责，1995 年起由其儿子蒋秋军接手
	光明村	—	徐亚红	1991 年成立，地址在新厂村 308 号
	后岭村	—	陈绍钱	1965 年成立，地址在后岭村陈绍钱家
	新厂村	—	张则连	1967 年成立，地址在新厂村 330 号
	月楼村	—	黄声乐	1976 年成立，地址在月楼村 189 号
	黄埠村	—	潘孝禹	1978 年成立，地址在黄埠村 53 号
	西边塘村	—	黄声明	1987 年成立，地址在西边塘村南平路
黄避岙乡卫生院 法人代表屠振宙	白屿村	—	黄祥兴	地址在白屿村原小学
	高泥村	—	乐文如	地址在里高泥村 133 号
	兵营村	—	林唯进	地址在兵营村会所
	大林村	—	林英豪	地址在大林村 368 号
	谢家村	—	—	2014 年 4 月成立，地址在谢家村农民会所一楼

续表 1-52

乡 镇	下属村卫生室	面 积	负责人	备 注
茅洋乡卫生院 法人代表严维贤	南充村	—	祝彩芳	1965 年建南充村保健站；1974 年创办南充村合作医疗站；1979 年，乡村医生祝彩芳将医疗服务站迁至自家办村卫生服务站；2011 年，迁至村农民会所，更名为象山县茅洋乡南充村卫生室
	屠家园村	—	石美凤	1965 年设溪口公社屠家园大队保健站；1973 年创办农村合作医疗站；1979 年，迁至石美凤家办医疗站；2013 年，更名为象山县茅洋乡屠家园村卫生室，迁至屠家园村农民会所
	小白岩村	—	周金叶	1965 年，于小白岩村祠堂成立保健站，负责人黄信伟；1973 年与张爱梅办大队合作医疗站；1979 年解体，黄信伟在自家办卫生室至 2006 年死亡，张爱梅在自家办卫生室至 1992 年死亡，后周金叶于 1997 年在自家办卫生室；2012 年，村卫生室迁至村农民会所，更名为象山县茅洋乡小白岩村卫生室
	杨家岙	—	应俊杰	1965 年，设杨家岙大队保健站；1974 年，创办杨家岙大队合作医疗站；1979 年，搬迁至应俊杰家；1995 年，更名为杨家岙村卫生室，2011 年，迁至杨家岙村农民会所，更名为象山县茅洋乡杨家岙村卫生室
	茅洋村	—	鲍于林	1961，年设茅洋大队医疗保健站；1972 年，由乡医鲍于林接手；1979 年，更名为茅洋村卫生室，2011 年，更名为象山县茅洋乡茅洋村卫生室
	台头村	—	赖大根 石桂花	1968 年，设台头大队保健站；1973 年，更名为溪口公社台头大队合作医疗站，地点迁至台头大队办公处；1979 年，设台头大队医疗站；1995 年，更名为象山县茅洋乡台头村卫生室；2013 年，将由石桂花负责的台头村卫生室和赖大根负责的台头村卫生室一体化合并后更名为象山县茅洋乡台头村卫生室，地点迁至台头村农民会所
	白岩下村（胡家村）	—	胡余培 韩梦飞	1965 年，设溪口公社胡家大队保健所；1972 年，更名溪口公社胡家大队合作医疗站；1979 年，分别设象山县溪口公社胡家大队医疗站，地点迁至胡余培家，白岩下韩郑大队医疗站，地点韩梦飞家；1995 年，分别更名象山县茅洋乡胡家村卫生室和白岩下韩郑村卫生室；2012 年，两家村卫生室合并一体化更名为象山县茅洋乡白岩下村卫生室，办公地点迁至白岩下村农民会所
高塘岛乡卫生院 法人代表朱才福	林港村	—	芦娅红	2006 年 6 月成立，地址林港村社区兴港村 28 号
	孝贤湾村	—	杨纯来	2006 年 6 月成立，地址孝贤湾村村委会
	杏八村	—	俞大庆	2006 年 6 月成立，地址杏八村村委会
	三五村	—	史久华	2006 年 6 月成立，地址三五村村委会
	乌岩头村	—	倪得春	2009 年 1 月成立，地址乌岩头村村委会
	中江村	—	沈万昌	2006 年 6 月成立，地址中江村村委会
	罗元村	—	江兴法	2006 年 6 月成立，地址罗元村村委会
	花岙村	—	潘先福	2006 年 6 月成立，地址花岙村村委会
	珠益村	—	—	2006 年 6 月成立，地址珠益村

注：根据当时的管理体制，村卫生室（社区卫生服务站）的法人代表由镇乡街道卫生院院长兼任。除以上 164 家村卫生室外，尚有镇乡（街道）卫生院下延的社区卫生服务站 25 家：亭溪、东港、延昌、东门、金星、昌国、晓塘、珠溪、旦门、沙岗、黄避岙、北路、公园、林海、文旦、工业园区、蓬莱、滨海工业园区、东溪、莲花、中娄、下沈、灵南、雅林溪、大塘。

第八节 民营医疗卫生机构

翁敬堂骨伤医院 前身为翁敬堂骨伤诊所，1986年开业。址设丹城羊行街，医疗用房400余平方米，属民营医疗机构，翁敬堂任法人代表兼院长。1996年，搬迁至丹城南街，更名为翁氏骨伤诊所，翁滨丹任法人代表兼院长，医疗用房1000平方米左右。2001年2月，因业务量及社会知名度提高，原业务用房不够，迁址丹城新丰路298号，投资2000余万元，建设用房3000余平方米。2005年5月，由象山工商部门核准成立"象山翁敬堂骨伤医院"，法人代表翁滨丹兼院长，系个人独资企业，营利性医疗机构。

人员床位 建院时有职工8名，未设置床位。1996年，职工26名，开放床位30张。2018年年底，员工总数为78名，其中卫生技术人员31名，中高级职称2名，开放床位80张，全年门诊3.3万人次，住院1391人次，手术730人次。

科室设置 2005年，开设骨伤科、中医科、内科、外科、妇科、耳鼻喉科、口腔科、皮肤科、麻醉科、医学检验科、医学影像科。2010年，增设颈腰椎专科、手足显微外科。2017年，增设脊柱科。2018年，增设关节科、中医馆（内含针灸推拿、中医内科）。2019年，增加体检中心。

医疗设备 建院时，有200毫安X光机、B超机、骨科手术器械及理疗设备。2005年，购置C型X光机、全自动麻醉机、500毫安X光机、血球计数仪。2010年，购置DR、全自动生化分析仪、彩色B超机、核磁共振。2015年，购置德国狼牌椎间孔镜。2017年，购置德国狼牌C型X光机。2018年，购置发光仪、关节镜等。至2018年底，医院拥有万元及以上设备80余件。

医疗技术 中医骨伤科继承和发扬"翁氏伤科"中医手法正骨、小夹板固定等，采用精心研制的伤药外敷、内服方药治疗各种骨折及扭伤、颈肩腰腿疼痛。建院初期，诊所曾以"中医正骨加中草药外敷建医院"，成为当时社会上广为流传的一段佳话。而翁老先生在祖传技术的基础上延伸发明的"以筋正骨、晃脊疗法、顶胯法"等独特的中医正骨理论和技法，深受学术界赞誉与百姓认可。随着科学技术的日益发展，为了适应广大患者的需求，翁敬堂骨伤医院在传统技术的支撑下，通过人才引进、与国内外知名骨科三级医院开展技术合作，走中西医结合之路，造福广大患者。目前，创伤骨科在传统技术治疗的基础上，对一些复杂的骨折病人能开展常规手术治疗；手足显微外科能开展断指（趾、臂、掌、腕）再植术、手部肌腱、血管、神经损伤修复术、手部及四肢软组织缺损皮瓣修复术及手足常规疾病手术（腕管综合征、肩峰撞击综合征、拇外翻等）；脊柱外科能开展神经根松解术、椎间孔镜技术、椎间盘融合术、PKP（经皮椎体后凸形成术）等；关节外科能治疗老年膝关节痛、股骨头坏死、运动损伤、骨质疏松症等，能开展关节镜技术、半髋置换术、全髋置换术、单膝关节置换术。

表1–53 翁敬堂骨伤医院机构沿革及历任行政主要领导一览表

机构名称	姓名	职务	任职年限
翁敬堂骨伤诊所	翁敬堂	法人代表、院长	1986—1996年
翁氏骨伤诊所	翁滨丹	法人代表、院长	1996—2005年
象山翁敬堂骨伤医院	翁滨丹	法人、董事长、院长	2005年5月起
象山翁敬堂骨伤医院	丁可平	业务院长	2012年4月至2014年12月

星城医院 2010年筹建，2012年6月开业。址设丹东街道丹河东路1086号。占地面积10亩，建筑面积10700平方米，实际医疗用房8000余平方米。属县医保定点单位。董事长、法人代表沈聚星。

人员床位 医院大楼1~3层为门诊科室，计31间，4~5层为住院部，计80张床位。现有职工70名，其中高级职称3名，中级职称7名，多点执业注册专家21名，执业医师、执业护士24名。年门诊量66097人次，出院576人次，手术130人次。

科室设置 目前业务科室有内科、外科、骨科、妇科、耳鼻喉科、中医科、皮肤科、口腔科、医学检验科、医学影像科、中西医药房、输液室、手术室、住院部、体检中心、针灸理疗室；行政科室有院办、护理部、院感科、医务科、总务科。

医疗设备 建院时有高频数字诊断X射线机、DR数字摄片机、西门子彩超机、耳鼻喉诊疗设备、妇科手术器械及理疗设备。2014年，购置尿液分析仪、全自动生化仪、液基薄层细胞自动制片机、呼吸机、麻醉机、C臂机、新华脉动灭菌器等。2015年，增购数码电子阴道镜、医用内窥镜、迪瑞600生化仪、全自动发光免疫分析仪、尿液分析仪、心电图机等。2016年，增购幽门螺杆菌检测仪、电子阴道镜、医用内窥镜摄像系统、LED（发光二极管）医用冷光源、心电监护仪、心脏除颤仪等。2017年，增购16排螺旋CT机、日立数字化彩超、关节镜、全自动血液分析仪、宫腔检查镜等。至2018年初，共有医疗设备百余件，其中万元以上设备11件。

医疗技术 是一所综合性医院，其中中医骨伤、针灸为特色科室。中医骨伤科擅长治疗颈椎病、腰椎病、腰椎间盘突出症、老年骨质疏松症等关节疾病；针灸科对治疗颈椎骨质增生、腰椎间盘突出、胃痛、乳房小叶增生、关节炎、头痛、牙痛、中风、偏瘫、小儿脑瘫、内分泌失调等均有一定疗效。

第九节　机关企事业单位医务室

中华人民共和国成立后，县内部分企事业单位为方便职工常见病、多发病诊治以及开展卫生防疫工作，配备卫技人员，成立医务室。1953年，象山一中首先建立医务室，1956年，石浦中学医务室建立。1962年以后，珠溪、东溪、儒雅洋等中学相继建立医务室。至1984年，共有11所学校建有医务室。1959年，金星公社设立盐民卫生所。1962年，石浦机械厂建立了厂医务室。1975年，厂矿医务室发展到9家，1984年发展到24家，有医务人员31名。90年代发展较为迅速，工厂医务室达三四十家，参加“厂医协会”的就有30家。此后，随着对外开放，一些企事业单位转制、承包。1995年，卫生部颁发执业许可制度，对企事业单位医务室设置明确标准要求。1999年5月，《中华人民共和国执业医师法》颁布实施，对以前存在的医务室进行重新审核登记、注册发照。按法律规定，医务室至少有一位具有执业医师资格的从业人员，否则不予注册、登记，一些医务室由于不具备条件而歇业。2002年，实行医疗机构分类管理制度，核定政府办非营利性、非政府办非营利性与非政府办营利性三类医疗机构。至2002年底，全县共有机关、企、事业单位医务室26家。随着改革的不断深入，公、私立医疗机构发展迅速，企事业单位医务室逐渐萎缩，至2014年底，全县正式注册登记的医务室只有县人民政府医务室、县看守所医务室2家。

表 1-54 2002 年全县机关、企事业单位医务室一览表

编　号	名　　称	地　　址	法人代表/负责人
1	县人民政府医务室	丹城后堂街 21 号	徐未华/孙才毛
2	县供电局医务室	丹城城西路 77 号	周永宝/候玲娟
3	象山中学医务室	丹城靖南东路 485 号	蒋　亮/钱英萍
4	县第三中学医务室	丹城西街 57 号	邱争光/袁能能
5	县滨海学校医务室	丹城天安路	郑　敏/孙长新
6	丹城第二小学医务室	丹城东塘山路 40 号	贺岗亮/李　彬
7	丹城第三小学医务室	丹城莱薰路 18 号	俞忠诚/虞亚群
8	丹城第二中学医务室	丹城新丰路 71 号	鲍金康/周赛君
9	丹城春晖幼儿园医务室	丹城文靖巷 10 号	翁珍英/周来素
10	县文峰学校医务室	丹城靖南路	林永建/李　利
11	县社会福利院医务室	丹城塔山路上进新村	郑士国/林赛兰
12	宁波环宇耐火材料有限公司医务室	丹城岳头嘴	张家章/史蕊蕊
13	县机械厂医务室	丹城城西路 58 号	董再跃/杨菊花
14	宁波天安集团股份有限公司医务室	丹城天安路 118 号	蒋保民/史月皎
15	县大港实业公司白岩山盐场医务室	涂茨镇碶门头白岩山盐场	徐振任
16	县滨海纺织有限公司医务室	丹城城西路 22 号	王云侠/徐玲玲
17	宁波金宝达工艺品有限公司医务室	鹤浦镇浦江路 2 号	叶良平/卢贤锋
18	宁波乐惠食品设备制造有限公司医务室	西周镇镇安路 15 号	赖云来/郑亚芳
19	宁波市三浪润滑元件有限公司医务室	晓塘乡励家坪村	黄德贤/葛校芬
20	县东风针织厂医务室	丹城建设路 365 号	贺华源/王　敏
21	县职业高级中学医务室	丹城育才路 29 号	陈林德/陈文君
22	县丹城中学医务室	丹城建设路 277 号	钱英承/陈瑾瑾
23	县金海润滑油有限公司医务室	石浦镇横峙村	陈立民/许吉华
24	县石浦中学医务室	石浦镇后街 74 号	陈孝松/王立红
25	县公路运输股份有限公司医务室	丹城城西路 87 号	吴增国/潘爱国
26	象山黄金海岸大酒店医务室	象山黄金海岸大酒店	陆吉良/王学书

第十节　诊　所

个体诊所　中华人民共和国成立后，在政府的鼓励和引导下，个体诊所纷纷联合成联合诊所，继而改组成镇乡保健所。卫生行政部门对个体开业行医严格控制、限量放行。1978 年以后，国家政策逐步放开，诊所数量有所增加。1981 年，省卫生厅发出《关于加强个体医务人员管理的通知》后，卫生行政部门对个体行医人员进行医疗技术水平考核，考核合格者，发给开业执照，准其行医。1994 年 9 月 1 日，《医疗机构管理条例》实施后，全县注册登记的个体诊所只有 62 家。到 1996 年，个体诊所换证的只有 57 家。且大部分一家一人，规模不大，医疗技术水平和社会知名度不高。

20 世纪 90 年代以后，国家对个体医开业管理有所加强。1999 年 5 月，《中华人民共和国执业医师法》颁布实施，对以前存在的个体诊所重新进行审核登记注册。按《中华人民共和国执业医师法》规定，诊所必须有一名具有执业医师资格的从业人员，否则一律不予注册登记。至 2002

年，全县有牙科诊所 31 家，西医诊所 19 家，中医及其他诊所 12 家。

2014 年底，全县正式注册登记的私人诊所有中医诊所 11 家，西医诊所 11 家，口腔诊所 11 家，牙科诊所 2 家，中西医诊所 2 家。

表 1–55

象山县 2014 年个体诊所一览表

机构名称	机构地址	法人姓名	机构类别
爵溪本草内科诊所	爵溪街道商贸城 135~137 号	江雪娟	普通诊所
石浦柯广全中医诊所	石浦镇塘头港永安路 20 号	柯广全	中医诊所
丹城董金贵中医诊所	丹东街道东谷路 74 号	董金贵	中医诊所
石浦荔港西医诊所	石浦镇荔港路 188 号	汪效秋	普通诊所
石浦史悠聪中医诊所	石浦镇上塘路 119 号	史悠聪	中医诊所
石浦惠仁妇科诊所	石浦镇渔丰街 43 号	袁官玉	普通诊所
丹城华美医疗美容诊所	丹西街道天安路 180 号	隋立强	医疗美容诊所
丹城舒馨口腔诊所	丹东街道丹峰东路 145 号	卢海凤	口腔诊所
丹城常美口腔诊所	丹东街道建设路 225 号	钱丹霞	口腔诊所
嘉禾口腔诊所	丹东街道丹峰东路 66 号	陈珊芬	口腔诊所
新桥史悠林中医诊所	新桥镇宁丰路 71 号	史悠林	中医诊所
城安泰中医诊所	丹西街道小河头村 3 号	周伦伟	中医诊所
城东和口腔诊所	丹东街道塔山路 233 号	孙志友	口腔诊所
石浦陈芝岳中医诊所	石浦镇天门路 58 号	陈芝岳	中医诊所
石浦吴以诺中医诊所	石浦镇荔港路 108 号	吴以诺	中医诊所
西周倪海琪西医诊所	西周镇镇安路 26 号	倪海娣	普通诊所
养生堂丹城中医坐堂医诊所	丹西街道天安路 90~110 号	姜天文	中医诊所
石浦镇叶雅卿牙科诊所	石浦房院弄 1 号	叶雅卿	口腔诊所
博艾口腔诊所	石浦镇大庆路 68 号	潘　珲	口腔诊所
丹城俞文西医诊所	丹西街道顺达路 81~83 号	俞　文	普通诊所
石浦科瑞口腔诊所	石浦镇金山路 380、382 号	崔国安	口腔诊所
丹城励茂男中医诊所	丹东街道丹峰东路 219 号	励茂男	中医诊所
丹城东升西医诊所	丹东街道白起路 15 号	鲍烈兴	普通诊所
丹城陈傅成西医诊所	丹东街道靖南大街 773 号	陈傅成	普通诊所
丹城虹海口腔诊所	丹东街道东风路 15~5，15~6 号	王盛坤	口腔诊所
县第一人民医院老干部局诊所	丹东街道金辉路 17 号	左　伟	普通诊所
丹城吴林国西医诊所	丹西街道新丰路 176 号	吴林国	中西医结合诊所
金港口腔诊所	丹西街道象山港路 248 号	徐雪敏	口腔诊所
丹城咏晶口腔诊所	丹东街道涌金广场 1~13 号	张文文	口腔诊所
丹城潘爱国西医诊所	丹西街道建设路 7~2 号	潘爱国	普通诊所
丹城华渊口腔诊所	丹东靖南大街 716–718 号	庞尔军	口腔诊所
丹城白绪云中医诊所	丹西街道象山港路 450 号	白绪云	中医诊所
红十字台胞医院石浦老城区诊所	石浦镇人民路 54 号	吴才娟	综合门诊部
石浦潘仁标中医诊所	石浦镇南关桥路 32 号	潘仁标	中医诊所
石浦回浦口腔诊所	石浦镇昌锦家园街 2 号楼商铺 8~9	李宝华	口腔诊所
丹城沈秋瑾牙科诊所	丹东街道靖南路 301 号	沈秋瑾	口腔诊所
丹城黄道德中西医诊所	丹东街道步南路 29 号	黄道德	中西医结合诊所

联合诊所 1950年5月，省卫生厅召开全省卫生行政会议，在政府的引导下，县内一些个体开业医生纷纷联合建立联合诊所，走上合作办医道路。联合诊所经济上自负盈亏，利润分配上由联合诊所的业务人员协商分成。1951—1963年，全县先后建立近20家联合诊所及其分所。由于各方面原因，部分联合诊所建立不久便歇业，少部分联合诊所一直坚持到1966年“文化大革命”开始。1958年，在大办乡医院的形势下，把象丹、象西、墙头、西周、南庄、溪口、泗洲头、涂茨、西山下、珠溪、定塘、石浦（二所）、高塘、南田等联合诊所改组为分医院，从而实现了乡乡有医院。

表1–56

全县联合诊所一览表

名　　称	建立时间	地　点	备　　注
长生在普联合诊所	1951年	东街	由赖在浦、赖长生开办。1952年，刘雪航、张宝庆加入，同年更名为“象城”联合诊所。负责人：刘雪航
南堡中西医联合诊所	1951年5月	南堡街	负责人：董兆康。1956年10月，更名为南庄中西医联合诊所南堡分所，负责人：黄耀仁。1967年10月，更名为东陈保健所
丹城联合诊所	1952年		由王福庆、徐丹英、候云卿、徐天逸开办。负责人：王福庆。不久，陆志璋、黄家良加入
南庄联合诊所	1952年	南庄	负责人：郑鼻峰
西山下联合诊所	1952年	西山下	负责人：贺云贵，系黄避岙卫生院前身
珠溪联合诊所	1952年	珠溪老街	1957年，改成保健所，系珠溪乡卫生院前身
东海乡联合诊所	1953年	涂茨老街	负责人：王乐成。1956年，迁至涂茨黄泥塘，1963年，改名为涂茨乡卫生院
郑家庄联合诊所	1953年	郑家庄	由个体医、药店组成，负责人：吴学年。1956年改建为“溪口乡联合诊所”，负责人：祝财林。1957年，迁至溪口街上街头村，更名为溪口乡医院
南田区联合诊所	1954年10月	鹤浦，1957年10月迁至永安路16号	1979年，并入石浦区卫生院
象南联合诊所	1954年10月	樊岙	管辖高塘、鹤浦、四都（南田）
石浦镇中西医联合诊所	1956年4月	石浦福建街	由魏刚、陆永成、史悠生、卓恺烈等7家私人诊所和1家药店组成，共13人，负责人：卓恺烈。此为石浦镇医院前身
象丹联合诊所	1956年5月		由“象城”与“丹城”联合诊所合并而成。负责人：王福庆。陆志璋、黄家良合并前退出诊所。此为丹城镇医院前身
南庄区联合诊所爵溪分所	1956年	爵溪东门郑家（曾迁至十字东街林家）	所长：蔡仁泽。此为爵溪镇卫生院前身
定塘联合诊所	1956年10月	定塘	1966年，并入定山区卫生院
象西联合诊所	1956年	西周街	负责人：武东旭。此为西周镇卫生院前身
墙头中医联合诊所	1957年	墙头街	负责人：杜卜斋。此为墙头卫生院前身
石浦江心寺针灸联合诊所 石浦江心寺牙科诊所 延昌联合诊所	1957年	石浦江心寺、延昌	由楼文宝、康宝玉、陈彩娥等数家专科个体诊所组合后分设，1958年，并入石浦镇中西医联合诊所
丹城镇牙科联合诊所	1963年2月	十字街	由将人杰、应惠珠、丁跃华个体牙科组成。共有医生6名，邱永华、将人杰任正、副所长。于1969年并入丹城镇卫生院
泗洲头联合诊所	1952年	泗洲头	在原仇维嵩诊所基础上建立，后成为泗洲头卫生所前身

第十一节　其他涉卫生机构

育婴堂　据民国《象山县志》载："在城南慕勋祠下。清道光年间，被焚，善举中止。其址改建普济堂。迨同治七年（1868），邑令黄丙坤议复之。首捐廉钱一百千文，置活契田3亩，并移拨养济院大泥塘田一百亩，又先后由邑人助田276亩5分8厘，又地3亩5分……由是育婴之义举复成，而办事地附设于普济堂。每月朔，各乳媪抱孩看验，以觇勤惰，并给乳资。每年冬夏，按名分给棉、单衣各1件。选董经管。"

育婴所　据民国《象山县志》记载，育婴所共2处。

一是在邑东磐安乡（今贤庠镇）沈家洋度济岭，成立于民国9年（1920）。主任朱葆华，施送所主任王世祺。由施相钰、施相钿建屋5间助为所址，相钰助田40亩，其弟相钿助田10亩，以产息充作常费。另据沈家洋村老人回忆，当时称该所为"养育堂"。20世纪40年代初，因当时珠山学堂读书要收"学米"，一些交不起"学米"的农家子弟，就到"养育堂"读书，因为那里不收费。在养育堂教书的是郑和浒老师，系黄避岙人。郑老师在学堂两边写上"马列主义立天下，泽东思想救中国"，横批开始是"一心为公"，后改为"为人民服务"。大约于民国32年（1943）12月除夕晚上在回黄避岙路上被国民党杀害，后被评为烈士。

二是在石浦北门。由忙三治等发起，初具规模，尚未筹有款。俟正式成立，呈县立案。

普济堂　据民国《象山县志》记载，普济堂共3处。

一是在县治南，即育婴堂旧址。先于清嘉庆年间（1796—1820），里人陈谟等设义馆会，举行甚善，而集资甚劳，且无公所停贮棺木。道光六年（1826）里人马丙书等具呈邑令吴锡畴，建普济堂。又在丹山陶贞白祠北购置义冢地一区，并由邑人先后助入及董事置进，共计田210.5亩，又地1.7亩。

二是在东乡珠溪，于清光绪七年（1881），里人黄炳然、黄旭峰、黄谓文、陈鼎新等捐资创设，置有田产48亩。

三是在东乡着衣亭东张庵，由五境下于民国8年（1919）设立。以珠山庙端午牒资余仗充费。

敦仁堂　址设石浦城隍庙后厢。清同治八年（1869），绅商郑泰焉、赵世阜等捐资创设，办理施医舍药、给棺、掩露、惜字、恤孤等善举。又于除日赈放年米一次。中经堕废，至光绪三十四年（1908），绅商称钧、赵远熙等捐资复设，并立同善会于堂内。旧置屋产计17间，田地山场共10亩，南田龙泉塘田地共170亩，常年经费600余元，选董经理。

仁济堂　址在盐仓前。民国13年（1924）2月创办，为救济病人起见。发起人纪子庚、朱惠铭、何锦荣、董阿夏、方嘉玲等。

乐善堂　址在羊角湾。民国13年（1924）8月13日创办。其宗旨为救济贫苦。发起人林永贵、陈汝森、施济春、杨溢庭、丁从云、马杏生、毛永顺等，兼为出资施主。

济生堂　址在石浦城外泥鳅塘。清光绪十八年（1892）官绅捐资创办。为侨民、过客患病养息之所。后因经费困难而废。

养济院　宋曰居养。元曰孤老。明洪武十四年（1381），诏改为养济，以处孤、贫、残、疾无依者。象山县养济院，北宋建中靖国元年（1101），以籍设民房改造。崇宁四年（1105），以地远移东亭庙西偏。明嘉靖间（1522—1566），邑令史簠改置邑东城隍庙前，令毛德京又造房屋8间。万历年间(1573—1620)，令吴学周修葺。清康熙间，令马受曾重建。乾隆八年（1743），令张绣改建南门外，月给薪、米、布、银。道光九年（1829），院被火焚。后令童立成复建。同治二年（1863），令王嘉福复建。至民国，官给革除而废。

此外，全县还建有“义祠”“孤魂祠”“义冢”“孩儿塔”等卫生机构。

救济院 南田县救济院址设樊岙，成立于民国19年（1930）10月。院长叶青，副院长包德才。救济院包括“贷款所”和“施医所”，其中施医所设在樊岙白鹤庙内。各所主任由院长选任后报县。费用由南田县第二次卫生委员会议决，将鹤浦安怀仁义会会款及龙泉塘善举款作为该院基金，每年的利息充足开支。施医所经费不足部分由就地募集。

救济院创设伊始，多未完备，一切设施应由县政府照章次第改进，以期周密。

第二章　县级卫生机构

中华人民共和国成立后，党和政府十分关注和重视公共卫生工作。1952 年 4 月，成立县防疫委员会。1953 年 1 月，县人民政府卫生院内设防疫股，1956 年 5 月，成立县防疫站。1953 年 3 月，成立县妇幼保健站。1968 年 10 月，县防疫、妇保两站合并，至 1979 年又分别成立县卫生防疫站和县妇幼保健站。1980 年 3 月，筹建县卫生进修学校，1981 年 4 月，经省卫生厅批准，设立象山县卫生进修学校。1999 年 5 月，省卫生厅批复，同意设置象山县中心血库，同年 7 月，县编委批复，同意成立县献血办公室。1989 年 11 月，隶属于县计划生育委员会的县计划生育服务站正式成立，2007 年 4 月，更名为县计划生育宣传技术指导站和县生殖健康服务中心，实行两块牌子、一套班子。2002 年 6 月，撤销县卫生防疫站，建立县疾病预防控制中心和县卫生监督所。自 2003 年“非典”疫情暴发以后，根据中央、省、市有关加强公共卫生体系建设的政策性、指导性文件，全县逐步建立健全突发公共卫生事件应急指挥、疾病预防控制、卫生监督执法、医疗救治以及疫情和公共突发事件监测、预警、报告网络等五大体系。

第一节　县疾病预防控制中心

机构沿革　民国 29 年（1940），县政府内设防疫委员会，但无专职人员和专项经费，徒有虚名。1952 年 4 月，县防疫委员会成立。1955 年 11 月，县人民政府卫生院内设防疫股。改称爱国卫生股，有专职防疫人员 5 名。

1956 年 5 月 4 日，根据中央政务院第 167 次会议精神，经县人民委员会批准，县防疫站成立，当时，有工作人员 7 名，办公地址在原卫生院内（丹城镇长寿庵），同年 6 月，迁址到丹城镇南街。1957 年，又迁回卫生院内。1959 年 1 月，象山县与宁海县合并，县防疫站由丹城镇南街迁至宁海县历洋镇，不久又从历洋镇迁入宁海县城关镇。1961 年 9 月，象山、宁海两县分开，县防疫站从宁海县城关镇迁至丹城镇长寿庵。1963 年 9 月，从长寿庵迁至圆峰庙。1964 年，省卫生厅拨专款 3 万元，在丹城镇东塘山路 21 弄 10 号（现东后巷 19 号）建造 468 平方米化验及办公楼一幢，县防疫站从圆峰庙迁到这里。1968 年 10 月，经县“革命委员会”批准，县防疫站、县妇保站合并，成立县防疫妇保站“革命委员会”。1968 年底，经县“革命委员会”批准，县人民医院、县防疫妇保站合并，成立县人民卫生防治院，防疫站职能停止。1971 年初，县防疫妇保站从县人民卫生防治院中分出，再次成为独立单位，恢复原职能，并建立党支部。1979 年，经县人民政府批准，县防疫妇保站被拆分，分别成立县卫生防疫站和县妇幼保健站。根据工作需要，县卫生防疫站设防疫组、卫生组、检验组和办公室。1996 年 3 月，县政府投资 300 余万元，批准在丹峰路建造3500余平方米化验、办公用房。1997年10月20日，县防疫站从东后巷19号搬到丹峰东路162号办公。

2002年6月11日，经县编委批准，县疾病预防控制中心正式成立，编制35名，内设办公室、传染病防制科、慢性非传染性疾病防制科、检验科、卫生监测科、预防医学门诊部（结核病防治中心、性病防治中心）共6个科室。2003年11月，“卫生监测科”更名为“公共卫生科”；“性病防治中心”更名为“性病、艾滋病防治中心”。2006年7月，增设健康教育与促进科。2014年，县疾控中心编制增加到40名，正式在编在岗人员45名（5名借入，1名借出），其中卫生专业技术人员41名，非卫生专业技术人员4名；硕士研究生7名，本科毕业生28名，大专毕业生7名，中专毕业生及以下3名；高级职称16名，中级职称20名，初级职称9名。

设备、设施 县疾控中心有实验用房950平方米，拥有高效液相色谱仪、离子色谱仪、气相色谱仪、原子吸收分光光度计、流动注射分析仪、二路低本底α和β测量仪、全自动酶标仪、全自动细菌鉴定仪等一批高精尖仪器设备，设有生物安全P2实验室。中心实验室于2003年11月，取得省质量技术监督局计量认证资质，2004年10月，取得国家认可实验室资质。2010年11月，通过省计量认证扩项和国家实验室认可的扩项及现场监督“二合一”评审。2012年4月，通过计量认证与实验室认可扩项、复查评审及食品检验机构资质认定首次“三合一”评审，项目扩项至417项，是全县首家通过食品安全检验机构资格认定单位。

计划免疫 1979年，全县开始试行计划免疫，建立总户口册、成人和儿童预防接种卡（册）等，开展一年两次的预防接种。1983年开始，装备镇乡一级冷链设备，并在墙头、爵溪、东门等地开展按月接种试点。1984年，全县统一对卡介苗、脊灰糖丸、百白破、麻疹四苗实施按月接种，并每年进行二次专项性计划免疫工作的检查考核，提高生物制品接种质量。1988年，开展计划免疫保偿制度和乙肝疫苗接种工作，进一步巩固计划免疫工作。1989年、1991年先后通过世界卫生组织、卫生部组织的以省、县为单位的两个85%评审。2002年，根据省政府文件精神，全县取消儿童计划免疫保偿费的收取，对一类疫苗全部实行免费接种（包括疫苗费、针筒费、注射费等）。2004年7月，全县计划免疫报告系统进入信息化管理。2005年，实现全县19家医疗卫生单位接种门诊计划免疫网络信息化。2006年，象山县代表省免疫规划较好地区接受并通过卫生部的检查。2007年，全县17家接种门诊启用“短信催叫”预约接种新模式。2014年，启用全县冷链监测系统。

强化免疫 脊髓灰质炎是人类最古老的疾病之一，大多是儿童患病，因此也被称为小儿麻痹症。象山县自1993年12月开始至2000年的每年12月5日及次年的1月5日，连续7年开展儿童脊灰疫苗强化免疫活动。其间，县政府、县人大常委会、县政协、县委宣传部等主要负责人到服苗现场，为儿童喂服糖丸，支持、推动免疫工作。通过脊灰疫苗强化免疫，脊髓灰质炎在全县得到很好控制，再也没有发生自然感染病例。

表2-1　县疾病预防控制中心历任行政主要领导一览表

姓　名	性　别	籍　贯	职　务	任职时间
张全华	男	浙江宁波	副站长	1956年9月至1968年
于茂森	男	山东胶南	站长	1963年3月至1971年6月
吴明溶	男	浙江海宁	站“革委会”第一副主任	1969年1月至1978年
吴明溶	男	浙江海宁	县人民卫生防治院负责人	1969年4月至1970年6月

续表 2-1

姓 名	性 别	籍 贯	职 务	任职时间
徐义来	男	安徽	站“革委会”主任（“文革”期间为党政一把手）	1971 年 6 月至 1978 年 11 月
于茂森	男	山东胶南	站长	1978 年 11 月至 1984 年 3 月
张全华	男	浙江象山	副站长	1979 年至 1984 年 7 月
薛成宗	男	浙江宁海	副站长	1979—1980 年
徐明奎	男	浙江慈溪	副站长	1981 年至 1984 年 2 月
褚宝林	男	浙江象山	副站长	1982 年至 1984 年 3 月
张全华	男	浙江象山	副站长级协理员	1984 年 7 月至 1985 年 6 月
胡国泉	男	浙江象山	站长	1984 年 5 月至 1986 年 8 月
傅焕乎	男	浙江诸暨	副站长	1984 年 5 月至 2000 年 2 月
任西根	男	浙江象山	副站长	1984 年 5 月至 1998 年 8 月
蔡海珊	男	浙江宁波	站长	1986 年 8 月至 2000 年 10 月
叶 众	男	浙江象山	副站长	1999 年 8 月至 2000 年 12 月
叶 众	男	浙江象山	站长	2000 年 12 月至 2002 年 6 月
张 荣	男	浙江象山	副站长	2000 年 12 月至 2002 年 6 月
叶 众	男	浙江象山	中心主任	2002 年 6 月至 2014 年 12 月
杨存军	男	浙江象山	中心副主任	2004 年 1 月至 2007 年 9 月
石忠校	男	浙江象山	中心副主任	2007 年 9 月至 2008 年 10 月
钱秀娟	女	浙江象山	中心副主任	2006 年 11 月至 2014 年 2 月
徐建荣	男	江西东乡	中心副主任	2009 年 4 月至 2014 年 12 月
林 朝	男	浙江象山	中心副主任	2009 年 4 月至 2014 年 12 月
林国建	男	浙江慈溪	中心副主任	2010 年 9 月至 2014 年 12 月

第二节 县妇幼保健院

机构沿革 1938 年设立的象山县公立医院，内设产科，周麟玉担任妇婴卫生工作，但业务很少。1941 年 2 月，并入民国政府象山县卫生院。另外，尚有 3 家私人诊所（其中 2 家领有助产士证书），开展接生业务，但也是为当地的少数城市居民服务。

为了加强落后地区妇幼卫生工作，1951 年 8 月，华东区统一分配助产士方伟娟到象山县，1952 年 3 月，省高级医士卫校毕业的助产医士王碧蓉至象山县，1952 年 4 月，竺淑英、方伟娟、王碧蓉组成县人民卫生院妇产科，院址东塘山长寿庵，占房 2 间，1 间为产科病房，半间作分娩室，半间办公室，开展妇产科门诊及住院接生。1952 年 6 月，接受舟山专署培训初级妇幼保健员任务，由方伟娟、王碧蓉担任教员，共培训 14 名，1952 年 12 月，结业 11 名，由舟山地区专署统一分配。象山县留用 6 名，分配县卫生院 4 名，南庄卫生所、金星盐场卫生所各 1 名。

1953 年 3 月，根据卫生部颁布的妇幼保健组织条例，象山县筹建妇幼保健站，并明确妇幼保健站的具体任务，人员由县人民卫生院内调配。1954 年 10 月，迁县南街（原佛华银楼店屋），正式成立县妇幼保健站，内设门诊室、候诊室、检查室、宣教室、简易药房、分娩室、办公室、厨房兼消毒室，有病床 7 张、产钳 1 把、产床 1 张、接生器械 10 套、人体磅秤 2 台、骨盆测量器 2 副、高压消毒锅 1 只，主要开展产前检查、产后访视、新法接生（多以出诊接生为主）、科学卫生知识宣教、培训接生员和保育员、婚前检查等业务，社会反响较好，业务量大大超过县卫生院妇产科。1956 年，象山遭台风侵袭，县妇幼保健站调 2 名人员至大徐卫生所、南田卫生所，并在石浦建立妇幼保健站分站，兼管石浦镇妇幼保健工作。

1957 年，县妇保站迁人民医院重新开展业务。1958 年 7 月，宁海、象山两县合并，妇幼保健站合并统一管理。1959 年，石浦分站撤销。1962 年，县妇幼保健站迁至县西街（原胡锡章诊所）开展以计划生育技术指导为主的门诊，进行人工流产、放环、培训接生员的工作。县站内有工作人员 6 名，全县妇幼保健人员 21 名，接生员 343 名，初步形成县、区、乡妇幼保健网。1963 年，由于业务用房不够，迁县前街林家道地开展住院接生。1966 年，与防疫站合署办公，停止业务，器械、财产均并入县人民医院。1968 年底，县人民卫生防治院成立，县人民医院、县防疫站、县妇幼保健站合并，人员统一使用，全县妇幼保健工作受到极大影响，老法接生率上升，产院、托儿所解散，接生员队伍不能有效管理。1970 年，县人民卫生防治院被撤销，县防疫站、县妇幼保健站合并成立县防保站，原妇保站人员组成其中科室，分管全县妇幼工作。1979 年 4 月，恢复县妇幼保健站，实行站长负责制，人员增加，技术力量扩充，妇幼保健工作开始走向正规化、正常化。截至 1984 年底，全站人员 13 名，分设妇女保健、儿童保健、计划生育技术指导、行政后勤 4 个组，建立健全科室及个人岗位责任制。全县 39 个区、镇、乡卫生院均有专职保健人员，村接生员 111 名。

1990 年 12 月，经县人民政府批准，更名为县妇幼保健所，于 1991 年 5 月，搬迁至丹城东街 18 号（原中医院用房）办公，下设儿保科、妇保科、检验室、注射室、婚检室、B 超室、药房等科室，有办公用房和业务用房 665 平方米。人员 19 名，包括专业人员 15 名，其中主管医师 1 名，医师 8 名，医士 5 名，护理员 1 名。专业设备 2.9 万元。设所长、书记 1 名，副所长 1 名。

2002 年 8 月，县妇幼保健所变所为院（一级妇幼保健院）。2003 年 6 月 28 日，迁至东谷路 289 号开诊运行。新大楼建筑面积 3000 余平方米，其中门诊业务用房 1500 余平方米，投入资金近 500 万元，并按照省一级妇幼保健院评审标准要求进行科室设置。同时，在原有设备的基础上添置一些医疗仪器，如妇科内窥镜、胎心监护仪、心电多相信息鉴别诊断仪、彩色红外线乳腺扫描仪、听力筛查仪、血球计数仪等，扩大服务项目和范围。

2005 年，因人民医院在该院的院址设立感染科，为此，对城东路 1 号的原人民医院门诊楼进行改造，10 月 10 日迁入。新院占地 5986.96 平方米，建筑面积 4738 平方米，其中业务用房3701 平方米，行政用房 1040 平方米，辅助用房 1187 平方米。装修后新址环境优越，并新增内科、外科、五官科等的社区服务门诊。

县妇幼保健院机构沿革及历任行政主要领导一览表

表 2–2

机构名称	姓名	性别	籍贯	职务	任职时间
象山县妇幼保健站	竺淑英	女	浙江象山	负责人	1953—1956 年
象山县妇幼保健站	王碧蓉	男	浙江象山	站长	1956—1958 年
象山县妇幼保健站	李行侠	男	浙江象山	负责人	1958—1959 年
象山县妇幼保健站	陆新梅	男	浙江象山	负责人	1959—1960 年
象山县妇幼保健站	陈赛荣	男	浙江象山	负责人	1960—1967 年

续表 2–2

机构名称	姓名	性别	籍贯	职务	任职时间
象山县妇幼保健站	欧友玉	男	浙江象山	副站长	1979—1985 年
象山县妇幼保健站	方姮娟	女	浙江象山	副站长	1979—1984 年
象山县妇幼保健站	吴秀清	女	浙江象山	站长	1982—1984 年
象山县妇幼保健站	方姮娟	女	浙江象山	站长	1984 年至 2002 年 11 月
象山县妇幼保健站	王　健	男	浙江象山	副站长	1995 年 5 月至 1997 年 7 月
象山县妇幼保健站	鲍亚萍	女	浙江象山	副站长	1986 年 8 月至 2002 年 11 月
象山县妇幼保健院	王亦明	男	浙江象山	院长	2002 年 11 月至 2008 年 10 月
象山县妇幼保健院	张林敏	女	浙江象山	副院长	2002 年 11 月至 2005 年 12 月
象山县妇幼保健院	贺丽萍	女	浙江象山	副院长	2006 年 6 月至 2008 年 4 月
象山县妇幼保健院	吴美飞	女	浙江象山	副院长	2008 年 4 月至 2009 年 4 月
象山县妇幼保健院	沈朝霞	女	浙江象山	院长助理	2008 年 4 月至 2009 年 4 月
象山县妇幼保健院	沈朝霞	女	浙江象山	副院长	2009 年 4 月至今
象山县妇幼保健院	陈家荣	—	浙江象山	院长	2008 年 10 月至 2013 年 2 月
象山县妇幼保健院	史济忠	—	浙江象山	院长	2013 年 2 月至 2014 年 12 月
象山县妇幼保健院	朱子情	男	浙江象山	院长助理	2013 年 7 月至 2014 年 12 月

注：1968—1970 年县人民医院、县防疫站、县妇幼保健站合并成立县人民卫生防治院，负责人吴明溶。1970—1978 年，县防疫站、县妇幼保健站合并成立县防保站，负责人徐义来。

第三节　县计划生育宣传技术指导站

成立于 1984 年 5 月，原隶属于县计划生育委员会。初建时地址在白象路 34 弄 9 号，与当时的计划生育委员会合署办公。1988 年 11 月初，在原址动工新建门诊服务楼，建筑面积 960 平方米，内设手术室、化验室、引流产室、理疗室、X 线室等科室，有康复病床 25 张。聘请胡良舫、盛智煜、朱爱玉、蔡鹤、蔡瑾、许祖黄、蒋宗木共 7 人为特邀技术顾问，妇科副主任医师盛智煜为名誉站长。1989 年 11 月 9 日，更名为县计划生育服务站，1989 年 11 月 10 日，正式接待计划生育节育手术对象。县计划生育服务站下设政策宣传、节育技术、避孕药具、后勤管理 4 个科室，系县属全民事业单位，行政上仍接受县计划生育委员会领导，其中宣传科办公地点在县计划生育委员会内。县计划生育服务站卫技人员的技术指导、职称评定、有关考核等列入卫生局的日常管理。1998 年 6 月， 在新华路 228 号动工兴建县计划生育综合楼，占地面积 4449 平方米，建筑面积 4400 平方米，投入资金 784.88 万元，2001 年 3 月 16 日投入使用。指导站设办公室、宣教、技术、药具管理 4 个科室，设有住院床位 20 张，具有计划生育宣传教育、技术服务、优生指导、药具管理、生殖健康、信息咨询、随访服务、人员培训 8 项功能。2007 年 4 月 9 日，县计划生育指导站更名为县计划生育宣传技术指导站和县生殖健康服务中心，实行两块牌子、一套班子模式，原财政核算形式和人员编制不变。2011 年 2 月，开展国家免费孕前优生健康检查项目，2011 年 11 月，引进英国玛丽斯特普国际合作项目。2014 年底，有工作人员 26 名，其中专业技术人员 25 名，床位 20 张，全年门诊 22539 人次，住院出院病人 25 人次。

县计划生育宣传技术指导站获得众多称号，如1997年市计划生育工作先进集体、1999年市示范服务站、2007年省人口计生系统“群众满意基层站所（办事窗口）”创建工作先进单位、2008年市人口和计划生育科技比武团体一等奖、2008年市计生药具知识竞赛一等奖、2009年市人口和计划生育科技比武团体三等奖、2009年市巾帼文明岗、2010年12月全国计划生育科技大练兵活动先进单位、2012年1月省巾帼文明岗、2011—2012年度市人口和计划生育工作先进集体、2013年玛丽斯特普国际合作项目获市计划生育公共服务体系创新项目一等奖。

表2-3　县计划生育宣传技术指导站历任行政主要领导一览表

机构名称	姓名	性别	籍贯	职务	任职时间
县计划生育宣传技术指导站	徐婷婷	女	浙江象山	副站长	1985年4月至1989年11月
	吴秀清	女	浙江象山	站长（兼任）	1988年5月至1990年8月
	徐汉英	女	浙江桐乡	副站长	1990年9月至1997年8月
	李秀春	女	浙江象山	副站长	1990年12月至1993年8月
	李秀春	女	浙江象山	站　长	1993年9月至1997年9月
	梁晓明	女	浙江象山	副站长	1995年6月至1996年8月
	徐汉英	女	浙江桐乡	站　长	1997年9月至2009年2月
	裘亚娟	女	浙江象山	副站长	1999年11月至2009年2月
	童亚芳	女	浙江象山	站长助理	1999年11月至2002年2月
	王巧月	女	浙江象山	站长助理	2005年10月至2007年12月
	王巧月	女	浙江象山	副站长	2008年1月至2009年2月
	俞海亚	女	浙江象山	站　长	2009年2月至2014年12月
	沈映红	女	浙江象山	副站长	2009年2月至2014年12月
	朱春芬	女	浙江象山	副站长	2009年2月至2012年1月
	于赛芬	女	浙江象山	副站长	2012年1月至2014年12月

第四节　县献血办公室

1999年5月3日，省卫生厅批复，同意设置象山县中心血库。

1999年7月1日，县卫生局对县原中心血库管理人员作出调整。主任：徐成国兼任，成员：谢海宝、陈海敏、任西根、徐爱军、朱娴、周连凤。

县中心血库不核定人员编制，所需专职技术人员在县人民医院内部调剂解决，人事关系不变。其职责是：负责全县血液管理、助血员体检、采血、初检、复检、血液成分制备、贮血发血、质量控制和输血研究等工作。

1999年7月23日，县编委批复，同意成立县献血办公室，为全民事业单位，隶属县卫生局管理，具体负责全县公民无偿献血的日常管理。核定编制3名，经费全额纳入财政预算。

2000年4月27日，省卫生厅批复，县中心血库执业评审合格（浙卫〔2000〕128号）。

2001年5月28日，县卫生局发出《关于县献血办公室和血库统一管理的通知》，决定将原附属在县第一人民医院的血库划归县献血办公室统一管理，实行两块牌子、一套班子管理模式。

2004 年 11 月 17 日，县编委核定县中心血库全额拨款事业编制 6 名。

2006 年 12 月 25 日，省卫生厅发出通知，同意撤销县中心血库，设置市中心血站象山采供血点，为市中心血站的分支机构，不得开展血液检测业务。

2012 年 3 月 13 日，县卫生局批复同意设立县献血办公室内设机构的方案，设立综合管理科、采供血管理科和质量管理科。

表 2-4 县献血办公室历任行政主要领导一览表

机构名称	姓名	性别	籍贯	职务	任职时间
县献血办公室	任西根	男	浙江象山	主任	1999 年 7 月至 2006 年 11 月
	徐爱军	男	浙江象山	主任助理	2005 年 11 月至 2006 年 11 月
	陈家荣	男	浙江象山	副主任	2005 年 11 月至 2006 年 11 月
	陈家荣	男	浙江象山	主任	2006 年 11 月至 2008 年 10 月
	徐爱军	男	浙江象山	副主任	2006 年 11 月至 2007 年 9 月
	娄卫平	男	浙江象山	主任助理	2008 年 4 月至 2009 年 4 月
	石忠校	男	浙江象山	主任	2008 年 10 月至 2010 年 11 月
	娄卫平	男	浙江象山	副主任	2009 年 4 月至 2014 年 2 月
	钱春林	男	浙江象山	主任	2010 年 11 月至 2014 年 12 月

第五节 县卫生进修学校

机构沿革 县卫生进修学校前身是 1958 年成立的县初级卫生人员培训班。1959 年 5 月，宁海、象山合并，与宁海卫生学校合并，改名为县卫生学校。1961 年 10 月，学校精简停办。1974 年 2 月至 6 月，建立“半农半医”学校，址设县第一人民医院。1980 年 3 月，筹建县卫生进修学校。1981 年 4 月，省卫生厅批准挂牌县卫生进修学校，址设泗洲头人民医院。1982 年，迁址丹城建设路中医院门诊楼 3~4 层。1985 年 6 月，省教育厅、卫生厅批准挂牌宁波卫生学校象山教学点。1985 年 8 月，迁址至丹城镇城西路 2 号。1988 年 8 月，迁址至丹城镇体育场路 6 号。1992 年 10 月，挂牌浙江省乡村医生培训学校象山辅导站。1992 年 12 月，挂牌县卫生技术人员医学继续教育培训基地。2002 年 2 月，增设浙江大学、宁波大学教学点。2009 年 6 月，挂牌市职工职业技能培训基地。2012 年 7 月，挂牌职业技能培训基地。

科室设置 筹建之初，只有负责人、班主任、会计各 1 名，老师多为外聘。1989 年 9 月，成立门诊部。1995 年，经县卫生局核准，设置教务科。1998 年，增设办公室，后增加内设机构财务科、总务科。2014 年，设置办公室、教务科、学生科、门诊部、财务科、保卫科等 6 个职能科室。

师资力量 1998 年，有教职工 21 名。2000 年，有教职工 20 名。2005 年，有教职工 20 名。2010 年，有教职工 23 名。2014 年，有教职工 21 名。其中管理岗位 5 名，专技人员 15 名，高级职称 7 名，中级职称 6 名，初级职称 2 名。

教学设备设施 2014 年，有图书 5386 册，建成信息中心 1 个，护理模拟病房 2 个，解剖实验室1 个，生化实验室 1 个，病理、生物实验室 1 个，临床实验室 1 个，多媒体教室 3 个，电化教室1个，篮球场1个，排球场1个。

教学业绩 县卫生进修学校成立后，培养中专、大专、本科层次医学毕业生2891名，培训23979人次，在各类国家级期刊中发表专业论文25篇。自2012年起，护理专业在校生可以参加全国护士执业资格考试。2013年起，开展考前集中培训。2012—2014年，即2009级至2011级护理专业在校生考试通过率分别是81.6%、96.4%、96.1%。

学校门诊部 1989年9月，经县卫生局批准，县卫生进修学校自建门诊用房138.71平方米，成立门诊部，为县卫生进修学校内设部门。门诊工作人员多为学校老师兼任。直到1998年，门诊固定从业人员5名。2000—2014年，门诊固定从业人员一直保持在3~5名。2014年，门诊固定从业人员2名，具有医学专业技术职称的学校老师同时在门诊执业的有11名。

门诊部刚成立时，设有骨伤科、糖尿病科，后根据业务需要调整科室，增设检验科、放射科、B超室、中药房、注射室等。业务减少后，部分科室撤并。2014年，有中医骨伤科、内科、检验科、西药房、挂号室共5个科室。

医疗设备方面早期仅有血压计、体温计等基础工具，后增置X光机、B超机、离心机等，无大型医疗设备。平时开展业务以西医为主，兼顾中医，提供内科、外科、儿科、医学检验科、中医科相关的诊疗服务。

门诊部财务由学校财务科统一管理，有会计1名，出纳1名。2014年，年度门诊业务量1532人次，门诊年总收入40.89万元。

表2-5

县卫校历任行政主要领导一览表

姓　名	性　别	籍　贯	职　务	任职时间	姓　名	性　别	籍　贯	职　务	任职时间
许祖黄	男	浙江象山	校　长	1984年5月至1991年8月	陈行贵	男	浙江象山	校　长	1991年11月至2004年4月
陈行贵	男	浙江象山	副校长	1991年8月至1991年11月	张道理	男	浙江象山	校　长	2005年1月至2014年12月

第三章　医疗与护理

象山的西医起源于民国元年（1912），以后有诊所陆续开业应诊。中华人民共和国成立后，人民政府注重卫生事业发展，提倡中西医协调发展，医疗技术水平不断进步提高，先进医疗设备不断添置使用，医疗机构规模不断扩大，门诊及住院治疗能力逐渐增强。与此同时，护理队伍、管理水平也相应不断扩大和提高，基本满足不同时期全县人民群众不断增加的医疗服务需求。

民国元年（1912），石浦史悦道首开卫生医局，后称保康诊所。民国10年（1921），胡坤祥在丹城始办象山诊所［民国15年（1926年）迁镇海］。民国13年（1924）及民国14年（1925），石浦先后开办同春医院和荔江诊所。民国16—18年（1927—1929），丹城相继开设天逸、广耀和济生等诊所。其后陆续开办志华、石浦、象南、三多、广安等诊所。民国26年（1937），全县有医师5名，药师3名。民国27年（1938），姜绍祖等集资创办县公立医院，医务人员9名。民国29年（1940），县卫生院成立，另有私人诊所6家，医务人员18名。翌年2月，县公立医院并入县卫生院。中华人民共和国成立前夕，计医务人员63名。

1950年，人民政府接管县卫生院。1952年，墙头、南庄、石浦、新桥4个区成立卫生院，15个镇乡开办联合诊所，有医务人员94名。1956年5月，县人民政府卫生院改称县人民医院。1958年，石浦卫生院改称石浦人民医院。至1966年，有县级医院2家，镇医院3家，公社医院39家，计西医人员376名。1976年，医院增至49家，有医务人员690名。1979年以后，西医事业有新的发展。1985年，有县级医院2家，区医院5家，镇乡卫生院32家，另有校、厂、矿医务室22家，西医师112名，药剂师6名，检验师9名，护理师15名，医士169名，护士116名。至20世纪90年代末，有医务人员1280名，其中主任医师2名，副主任医师14名，主治（管）126名，中医师42名，西医师282名，护师101名，药师32名，检验师27名，士级卫技人员584名，员级卫技人员70名。截至2014年底，全县卫生系统在编职工2651名，其中卫技人员2473名，包括高级职称人员326名，中级职称人员797名，初级职称人员1183名，无职称人员167名。

第一节　医疗技术

中华人民共和国成立前，医疗技术落后，内科仅能诊治一般常见病，外科做些脓肿切除及外伤缝合等小手术，妇产科处理一般难产。中华人民共和国成立后，医学科学发展，医疗队伍素质提升，医疗设备更新。至2014年，县级医院形成门类齐全、设备先进的医疗体系，利用微创技术，普遍能做上腹部、肝叶切除、肿瘤清除、颅内血肿清除等手术，能应急救治内科危急重症，开展消化道早癌及癌前病变治疗等。

外科 20世纪50年代，县级医院外科能做脓肿切排、清创缝合、大隐静脉结扎、阑尾切除、疝气修补、剖宫产等手术。60年代，县级医院能做胆、胃、脾等上腹部手术，区镇医院能做输卵管结扎等手术。70年代，县级医院能做脑外科及泌尿外科等手术，区卫生院能做下腹部手术。90年代，县级医院能做肝叶切除、门静脉分流、直肠癌根治、脊柱骨折施行SAF（山特维克双相钢）钢板固定、脑膜瘤切除、全肺切除、右半肝脏切除、脑质瘤切除、内镜下胃肠息肉扎除、食道胃底静脉曲张套扎等手术。2007年，首次做胸腔镜下肺大泡切除术、全膝关节置换术，并实施自体颅骨植骨术、膀胱全切和肠袋膀胱输尿管移植术、人工晶体移植术等。全县危重病人抢救成功率达86.9%，出入院诊断符合率达97.6%，术前术后诊断符合率达99.6%。2008年，县第一人民医院外科能做肝叶切除术、胰十二指肠切除术和门脉高压症的脾肾分流术、膀胱全切术、肠代膀胱术、肾部分切除术、半尿路切除术；对食道、胃、肠、肺、胰腺、乳房等恶性肿瘤进行治疗；能熟练操作胸腔镜、腹腔镜等微创手术。2013年，县第一人民医院成功实施首例腹腔镜下胰十二指肠切除术+左肝外叶切除术。2014年，县第一人民医院成功开展首例经胸乳腔镜下甲状腺切除术。

内科 20世纪50年代，县级医院已能诊治常见多发病，做三大常规检验。20世纪60年代，县级医院可诊治疑难杂症。2008年，县第一人民医院内科能诊断与治疗各种疑难杂症，开展消化道内镜常规检查、急诊内镜下止血治疗、食管静脉曲张结扎及急诊硬化剂注射治疗、消化道异物钳取、消化道息肉摘除、经内镜胃黏膜剥离术和经皮胃造瘘等疾病的内镜治疗；开展ERCP（内镜下逆行性胰胆管造影）和EST（内镜下十二指肠乳头括约肌切开术）、ENBD（经内镜鼻胆引流）、ERBD（塑料胆道内置管引流术）、EMBD（内镜下胆道内塑料支架植入术），应用内镜治疗胆总管结石、急性胆道梗阻；开展脑梗死溶栓治疗、脑脊液置换治疗、超声生物电反馈治疗；能做永久性心脏起搏器植入术及冠状动脉造影术、食道调搏术等。2013年，县第一人民医院心内科首例急诊冠脉介入治疗取得成功。消化内科在上级医院医师指导下，为1名贲门失弛缓症患者成功实施内镜下肌切开术（POEM）。消化内科成为省首批县级医学龙头学科。

妇产科 20世纪80年代，县级医院能做卵巢肿切除、子宫全切、绝育等手术。至2014年，县级医院能诊治妇科疑难杂症；开展腹腔镜下子宫肌瘤、子宫切除术、各类型剖宫产、各种难产阴道手术；治疗各种妊娠合并症及产科并发症。

五官科 20世纪80年代，县级医院眼科能较正确诊断角膜、泪道、虹膜睫状体、视神经、眼底病、结核病，可做角膜移植、白内障、青光眼、斜视矫正、近视矫正、冷冻治疗等手术。五官科能做鼻、声带息肉切除、扁桃腺切除、乳炎、上额窦筛根治、中、甲切除、耳瘘管切除、食道异物取出等手术。至2014年，县级医院眼科能熟练开展白内障超声乳化加人工晶体植入术、角膜移植术、视网膜剥离术、青光眼小梁切除术、眼球扎除、联合义眼座植入术等。

口腔科 2014年，县人民医院能进行口腔颌面部肿瘤切除术，下颌骨折缝合术，先进烤瓷牙、全瓷牙、铸造金属支架活动牙安装，全口牙修复，种植牙等。

放射科 县第一人民医院放射科是全县唯一的市医学重点（扶植）学科。2014年，能独立开展多种介入治疗，包括肝动脉插管化疗加栓塞治疗晚期肝癌、部分性脾动脉栓塞治疗脾功能亢进、胃癌根治术后动脉插管局部治疗、消化道大出血栓塞介入治疗等。

病理科 2014年，县第一人民医院除开展常规切片检验外，还开展冰冻切片，脱落细胞学、免疫组化、特殊染色、液基薄层细胞学检验等。

检验科 20世纪80年代，县第一人民医院检验科能做电解质、血清脂类、血清酶类测定，血液及其他生物化验，免疫学检查和细菌培养、药敏试验、脂蛋白测定等。2014年，开展各类常规及 GPT（谷丙转氨酶）、GOT（血清中谷草转氨酶）、血脂分析、尿素氮、肌酐、淀粉酶、乙肝三系、乳酸脱氢酶、胆碱酯酶、纤维蛋白原、糖化血红蛋白等检验项目 400 余项。

儿科 1988 年，创建儿科病房和儿科门诊，1990 年，使用暖箱治疗新生儿硬肿症、早产儿。2011 年开展无创、有创呼吸支持通气治疗新生儿各种呼吸衰竭。

ICU 2002 年创设。2014 年有国内最先进的抢救及治疗设备，如监护站、进口呼吸机、除颤仪、纤维支气管镜、床边 X 线摄片机、床边 B 超机、中心吸引等。具备床旁中心静脉压监测、建立各种人工气道、机械辅助通气等先进技术。

第二节　医疗设备

民国时期，医疗设备奇缺。中德医院仅有西德赖氏显微镜 1 架，县卫生院仅有一张简易手术床，蒸气消毒器 1 具，86 件外科器械，一组产科器械和几副听诊器、体温计。1952 年，县卫生院设化验室，有老式显微镜 1 台、手摇式离心机 1 台、培养箱、分析天平等一些简单的化验设备。1956 年，县人民医院正式成立外科，具有简易手术室、九孔无影灯、万能手术床、高压消毒器等仪器设备。1957 年，县人民医院设立放射科，省卫生厅调拨 30 毫安 X 机 1 台。1963 年，购置 200 毫安 X 光机 1 台。1970 年以后，县人民医院门诊增设五官科、心电图室、急诊室，增加心电图机，配备救护车和沈阳产 200 毫安 X 光机等。

20 世纪 80 年代后，购置 B 超机、纤维胃、肠镜、脑电图、病理切片机、电动洗胃机、激光治疗仪、心电监护仪、人工呼吸机、体外反搏等基本医疗仪器设备。

20 世纪 90 年代，大批国产名牌和进口先进设备运用于临床，如麻醉机、全身 CT 机、彩超机、全自动生化分析仪、人工肾、高压氧舱、电子胃镜肠镜等。

2010 年底前，按照省社区卫生服务中心的要求，配备必要的全部设备，诊疗设备有诊断床、听诊器、血压计、体温计、观片灯、体重身高计、出诊箱、治疗推车、供氧设备、电动吸引器、简易手术设备、可调式输液椅、手推式抢救车及抢救设备、脉枕、针灸器具、火罐等。辅助检查设备有心电图机、B 超机、显微镜、离心机、血球计数仪、尿常规分析仪、生化分析仪、血糖仪、电冰箱、恒温箱、药品柜、中药饮片调剂设备、高压蒸汽消毒器等。预防保健设备有妇科检查床、妇科常规检查设备、身长和体重测查设备、听（视）力测查工具、电冰箱、紫外线灯、冰藏包、运动治疗和功能测评类等基本康复训练和理疗设备。其他设备有健康教育影像设备、计算机及打印设备、电话等。中心卫生院和规模较大的镇乡卫生院还配置多功能手术床、麻醉机、洗胃机、呼吸机、X 光机、CR 机、彩色 B 超机等中高档医疗设备。

2014 年县内医疗单位尚在使用、价值 50 万元以上的医疗设备一览表

表 3-1

配置时间	单位名称	设备名称	购置金额（万元）	数量（件、套）
2002 年	县第一人民医院	C 型臂 X 光机	62.83	1
2003 年	县中医医院	数字胃肠机（800 毫安）	138	1
2004 年	县中医医院	螺旋 CT	305	1
2005 年	县中医医院	C 臂机	56.5	1
2006 年	县第一人民医院	血管造影 X 射线机	505.408	1
	县第一人民医院	电子胃肠镜	56.5	1
	县第一人民医院	彩色多普勒超声诊断仪	70.035	1
	县第一人民医院	彩色多普勒超声诊断仪	203	1

续表 3-1

配置时间	单位名称	设备名称	购置金额（万元）	数量（件、套）
2007 年	县第一人民医院	伊莱达数字医学影像系统	55.36	1
	县第一人民医院	B 型超声波诊断仪	97.92	1
	县中医医院	彩色多普勒超声诊断扫描仪	120.5	1
	县红十字台胞医院	彩色多普勒超声诊断仪	126.8	1
2008 年	县第一人民医院	直接数字成像系统 DR	163.76	1
	县第一人民医院	全自动血气分析仪	64.8	1
	县第一人民医院	眼科进口立体显微镜	65.7038	1
	县第一人民医院	核磁共振	1116.96	1
	县红十字台胞医院	全自动生化分析仪	78	1
	县妇幼保健院	日本阿洛卡	64.95	1
	县爵溪街道卫生院	迈迪逊彩超机	55	1
	县西周镇中心卫生院	彩超	55.825	1
	县石浦镇中心卫生院	彩色超声诊断系统	93	1
	县鹤浦镇中心卫生院	进口彩色多普勒 B 超机	87	1
2009 年	县第一人民医院	超声内镜系统	79	1
	县第一人民医院	电子内窥镜系统	69	1
	县中医医院	超声诊断系统	113.6	1
	县红十字台胞医院	电子胃镜	70.8	1
2010 年	县第一人民医院	钬激光治疗机	139.6	1
	县第一人民医院	全自动生化分析仪	119	1
	县第一人民医院	全高清腹腔镜摄像系统及附件	61	1
	县第一人民医院	移动式数字摄影 X 线系统	146	1
	县第一人民医院	超声眼科治疗仪	93.5	1
	县第一人民医院	胎儿中央监护系统	59.8	1
	县第一人民医院	16 排螺旋 CT 机	457	1
	县第一人民医院	多功能数字胃肠机	160	1
	县第一人民医院	彩色超声诊断系统	195	1
	县中医医院	过氧化氢低温等离子灭菌系统	75	1
	县计生站	西门子彩色 B 超机	82.8	1
	县妇幼保健院	西门子彩色 B 超机	82.8	1
	县红十字台胞医院	日本佳能数字 X 射线成像装置	79.6	1
	县红十字台胞医院	飞利浦彩超机	148	1
	县疾控中心	荧光 PCR 仪	53	1
	县丹城中心卫生院	彩色多普勒超声诊断仪	87.29	1
	县石浦镇中心卫生院	胃镜图像处理装置	66	1
	县大徐卫生院	飞利浦彩超机	56	1

续表 3–1

配置时间	单位名称	设备名称	购置金额（万元）	数量（件、套）
2011 年	县第一人民医院	人工心肺机	154	1
	县第一人民医院	中央监护系统	127	1
	县第一人民医院	中央监护系统	170	1
	县第一人民医院	全自动单剂量药品分包机	103	1
	县第一人民医院	X 射线骨密度仪	61	1
	县第一人民医院	热断层扫描（TTM）	238	1
	县第一人民医院	全自动微生物鉴定及药敏分析系统	71.8	1
	县第一人民医院	手术显微镜	70	1
	县第一人民医院	彩色超声诊断系统	157	1
	县红十字台胞医院	移动式 C 形臂影像系统	55	1
2012 年	县第一人民医院	高清腹腔镜摄像系统	71.8	1
	县第一人民医院	染色机	65.8	1
	县红十字台胞医院	关节镜	158.8	1
	县妇幼保健院	日本阿洛卡彩色 B 超机	149	1
	县第三人民医院	全自动生化分析仪	59.8	1
	县第三人民医院	飞利浦彩超机	82	1
	县中医医院	全自动生化分析仪	142	1
	县中医医院	高清电子胃肠镜	169.5	1
	县石浦镇中心卫生院	彩色多普勒超声诊断系统	120	1
	县贤庠镇中心卫生院	全自动生化分析仪	60	1
	县西周镇中心卫生院	彩色 B 超机	115	1
	县定塘镇中心卫生院	全自动生化分析仪	59.8	1
2013 年	县第一人民医院	彩色超声诊断系统	179.6	1
	县中医医院	腹腔镜系统	73.8	1
	县中医医院	移动式 C 形臂 X 射线机	63	1
	县红十字台胞医院	除颤仪	295	1
	县红十字台胞医院	多参数监护仪	78.25	1
	县疾控中心	原子吸收光谱仪	56.8	1
	县西周镇中心卫生院	DR 仪	123	1
	县西周镇中心卫生院	全自动生化仪	68	1

续表 3–1

配置时间	单位名称	设备名称	购置金额（万元）	数量（件、套）
2014 年	县第一人民医院	数字 X 射线摄影系统	125	1
	县第一人民医院	C 型臂 X 光机	89.5	1
	县第一人民医院	彩色多普勒超声诊断仪	110	1
	县第一人民医院	彩色多普勒超声诊断仪	220	1
	县第一人民医院	酶联免疫分析系统	148	1
	县第一人民医院	全自动血细胞分析系统	129.8	1
	县中医医院	数字化医用 X 射线摄影系统	228	1
	县妇幼保健院	飞利浦彩色 B 超机	160	1
	县妇幼保健院	美国 GE 彩超机	184	1
	县妇幼保健院	全自动酶免工作系统	82.8	1
	县计生站	飞利浦彩色 B 超机	160	1
	县计生站	全自动酶免工作系统	82.8	1
	县康复医院	数字化 X 射线摄影系统	65	1
	县康复医院	全自动生化分析仪	59.8	1
	县康复医院	全数字化彩色多普勒超声系统	79.8	1
	县贤庠镇中心卫生院	彩色多普勒超声系统	79.8	1
	县石浦镇中心卫生院	数字医用 X 射线摄影系统	130	1
	县鹤浦镇中心卫生院	全自动生化分析仪	71.9	1
	县鹤浦镇中心卫生院	彩色多普勒诊断 B 超机	119.2	1

第三节　医疗急救

急诊　20 世纪 50 年代，所有医疗单位就诊患者多数随到随看，即使病患较多，遇到后到的急重病人可以照顾提前诊治。急诊急救无专门管理。病患在医院非上班时间就诊，统称急诊，安排人员值班，其数量和力量按急诊量大小而异。乡村卫生室多数以出诊上门为主，卫生所和以后的镇乡卫生院，只安排值班医生 1 名，看病、挂号、发药、打针、收费乃至夜间开门、保卫、接电话一条龙全包到底。中心卫生院一般配备医生、护士各 1 名。部分医院急诊班子由内、外两科住院部安排，以处理内、外、骨科与犬伤门诊，另有产科及挂号、收费、药房、放射等相应科室的值班体系。20 世纪 70 年代起，县人民医院、石浦人民医院（二院）先后设立急诊室，专门开展对急诊病人的诊疗救治，配有专职医生与护士，并设有病人留观室，配备救护车辆，用于急救病人的接送，使急重患者直入绿色通道以免延误救治。因条件限制，县人民医院传达室的电话兼作急救联系电话。1998 年底，县第一人民医院发扬“爱岗敬业、求精争先、团结奉献、开拓进取”16 个字医院精神，推出挂牌亮相服务、一卡通服务、绿色生命卡服务。急诊室开设“绿色通道”，由专门人员引导。2002 年，县第一人民医院开设 ICU，下设两人监护室 1 个，单人监护室 1 个，病床 7 张。急诊从人员配备到仪器设备日趋完善。各镇乡卫生院也普遍设立抢救室，配备洗胃机、呼吸机、心电监护仪、除颤仪等设备。各医疗单位梳理出急诊服务理念，树立“以病人为中心”的医学模式，消除推诿现象，提高抢救成功率，急诊科的整体优势得到充分发挥。

院前急救（出诊） 危重病患在进入医院前，由家属或医务人员实施的院外救护活动称院前急救，包括原始方式的背、抬病人去医院，或医务人员上门救治。20世纪50年代，县内急重病人，由家属背着、抱着、抬着到医疗单位。难产妇女顾虑途中有险情，就打电话或由家属跑至卫生所面请出诊。在山区、海岛，不仅白天，夜间翻山越岭也被视为常事。1970年，县人民医院配备“长春”牌救护车一辆，用于丹城地区的抢救护送，将急病患者送往宁波地区级医院或县级医院救治。随着医疗急救体系的不断完善，县、镇乡医院医生出诊逐步减少。

象山县院前医疗急救体系始建于2005年。根据县人民政府办公室专题会议纪要，2005年4月28日，县“120”急救系统正式启动。县“120”急救系统由县卫生局负责牵头，指挥调度工作由县公安局负责，在县第一人民医院和县红十字台胞医院分片设立“120”急救分中心，院前急救工作由县第一人民医院和县红十字台胞医院负责。根据《关于加强象山县院前急救体系建设实施意见》，2012年9月19日，鹤浦、定塘、西周、贤庠四个镇乡中心卫生院急救点正式投入使用，每个急救点配一辆救护车，标志着象山县以县级急救分中心为龙头，急救点为基础的全县院前急救网络体系得到完善。

根据市人民政府办公厅《关于加强宁波市院前急救体系建设实施意见的通知》《象山县人民政府办公室关于印发〈关于加强象山县院前急救体系建设的实施意见〉的通知》、县机构编制委员会《关于同意设立象山县急救站的批复》，于2015年10月依法设立市急救中心县急救站（分中心），2016年11月23日正式独立运行。卢继华任站长，郭富荣任党支部书记。根据县卫生和计划生育局党委《关于急救站党支部换届选举结果的批复》，卢继华兼任县急救站党支部书记。

县急救站是公益二类财政差额补助事业单位，隶属于县卫生和计划生育局，是专业担负县域内院前急救任务的医疗机构，坐落在丹东街道新华路228号，占地面积4449平方米，实用建筑面积2264平方米，其中553平方米为公用部分，1040平方米为急救业务用房，671平方米为行政办公用房。设置院前急救相关科室，如调度科、调度中心、急救科、车管科、药械室、氧气室、应急物资室、医疗垃圾房等。核定编制31名，编外46名，共计职工77名。其中高级岗位3个，中级岗位8个。核定急救车辆12辆，车上配有先进的医疗器械，如心电图、除颤机、呼吸机、心电监护仪等，基本满足院前急救需要。通信调度采用“120”智能化计算机网络专线电话，具有录音、录时及主叫号码、姓名、地址显示、电子地图定位等功能。还建成与各大医院急诊室、移动中的救护车相联系的全市无线急救通信网络；同时，随车人员配备对讲设备，使急救车辆与医院保持密切联系，有利于提高危重病人的抢救成功率。下设的石浦、鹤浦、定塘、西周、贤庠等5个医疗急救点，分布全县各地主要中心位置。

县急救站的设立，标志着象山县院前急救体系更加完善，有力保障了人民群众的生命安全。如2017年1—12月，总接警27481次，总出车9426次，有效出车7625次，转运1634次，大型活动医疗保障40次，急救业务总收入172万元。

第四节　医疗安全与医疗事故

医疗安全管理 国家对医疗事故的处理经历着一个从主要依靠行政手段到逐步使用行政和法律手段相结合的发展过程。

旧时，县内无专门的医疗安全管理机构，发生医疗事故、事件，政府亦不作相应处理。中华人民共和国成立后，医疗事故安全逐渐引起政府重视。1952 年 9 月，县人民政府正式设置卫生科，医疗事故、事件由县卫生科负责调查处理，涉及犯罪的，由县人民法院判决。1966 年后，由于“文化大革命”影响，医疗事故的技术鉴定和处理工作基本中断。党的十一届三中全会以后，医疗事故处理立法开始起步，全县医疗事故处理开始进入法治化轨道。

1980 年，实施《浙江省医疗事故处理暂行办法》。随后，成立县医疗事故鉴定委员会，负责全县的医疗事故技术鉴定工作，鉴定办公室设在县卫生局内。后因人事变动等原因，县医疗事故鉴定委员会组成人员数次变动，但因档案缺失，记载不详。

1993 年，县人民政府批复县卫生局《关于调整县医疗事故技术鉴定委员会成员的通知》，决定适当调整县医疗事故技术鉴定委员会组成人员。

2002 年 9 月，新的国务院《医疗事故处理条例》（以下简称《条例》）实施，《条例》规定，首次医疗事故技术鉴定工作由地、市级医学会进行，县（市）级不再进行医疗事故鉴定。当年，县卫生局组织全县医疗单位负责人学习新颁发的《条例》，县内各医疗机构组织各科主任、护士长学习《条例》，并进行知识竞赛、考试等活动。县卫生局还组织邀请上海、宁波等地法律专家给相关人员讲课、培训，分析案例。县卫生局发文把医疗安全作为医疗单位综合目标责任制的重要内容。是年，还开展“医疗安全百日无差错”竞赛活动。2003 年 2 月 10 日，成立县医疗事故判定小组，组长贺国恩。是年，根据《医疗事故处理条例》（国务院令第 351 号）要求，制定《象山县重大医疗纠纷紧急处置预案》，成立县重大医疗纠纷处置领导小组，组长是分管卫生副县长。

2005 年 1 月，市公安局、市卫生局联合颁布《重大医患纠纷处置暂行办法》，明确规定警方可介入因医患纠纷引起的重大恶性事件，明确公安机关、卫生行政部门及医疗机构在处置重大医疗纠纷中的职责和程序。2007 年，县卫生局每季度对县级医院进行医疗质量评估，出台《象山县三家县级医院医疗安全考核奖励办法》和《象山县卫生局关于实施医疗事故（纠纷）责任追究制度的通知（试行）》，草拟《象山县重大医患纠纷紧急处置预案（修订稿）》《象山县医疗纠纷人民调解委员会管理办法》《象山县医疗责任保险实施意见》等文件。2008 年，根据《宁波市医疗纠纷预防与处置暂行办法》，修订出台《象山县医疗纠纷处置预案》，调整“象山县重大医疗纠纷处置工作领导组”，建立医疗纠纷第三方调处机制，全县医疗机构均进入市医疗责任保险，分别设立“市医疗纠纷理赔与处理中心象山工作站”“县医疗纠纷调解委员会”（简称调委会，下设调解工作室）、“县人民法院医疗纠纷巡回法庭”，并于 6 月 28 日合署办公。至是年底，共受理医疗纠纷 26 起，办结 19 起，未出现投诉事件。2008 年 12 月 12 日，省司法厅和卫生厅在宁波联合召开“全省人民调解化解医患纠纷工作机制现场会”，推广医疗纠纷“宁波解法”，来自全省各地卫生、司法系统的 50 余名代表参加。

表 3–2

象山县医疗事故技术鉴定委员会组成人员一览表

日　期	主　任	副主任	委　员
1993 年	吴秀清	陈善校、许祖黄、王健	蔡瑾、朱爱玉、韩荷玉、陈爱菊、陈晓奇、任西根、刘锋利
1996 年	吴秀清	陈善校、许祖黄	刘锋利、张礼才、陈爱菊、朱爱玉、韩荷玉、陈晓奇、任西根、王健

表 3-3　象山县医疗事故鉴定委员会历任组成人员一览表

日　期	主任委员	副主任委员	委员
2003 年	贺国恩	王健、左伟、叶国良、蒋杰峰	张礼才、吴琳、朱爱玉、胡元达、钱列民、李永华、夏贵华、钱国

表 3-4　象山县重大医疗纠纷处置工作领导小组组成人员一览表

组　长	金红旗、王安静
副组长	干维岳（县委政法委）、陆新学（县政府办公室）
成　员	张明跃（县维稳办）、曾伟标（县公安局）、鲍春华（县卫生局）、胡阿潮（县人民法院）、黄金明（县司法局）、奚民驹（县民政局）、樊敬平（县维稳办）、朱海东（丹东街道）、姜乐平（丹西街道）、邢世杰（爵溪街道）、孙文明（石浦镇）、芦祖水（西周镇）、朱永祥（鹤浦镇）、胡金女（贤庠镇）、苏　峰（定塘镇）、黄晟贤（墙头镇）、沈成浩（泗洲头镇）、娄海东（涂茨镇）、俞　湛（大徐镇）、唐骏汉（新桥镇）、干　焊（东陈乡）、孙松娥（晓塘乡）、谢台干（黄避岙乡）、干文熙（茅洋乡）、张伦娟（高塘岛乡）

领导小组下设办公室，张明跃兼任办公室主任，曾伟标、鲍春华兼任办公室副主任。

象山县医疗纠纷调解委员会主任是黄金明（县司法局），成员是何日龙（县司法局）、陆振宇（县人民法院）、史济忠（县卫生局）。

调解委员会下设调解工作室及医学、法律专家库。

医疗纠纷“宁波解法”　2008 年 3 月 1 日，以市政府令的形式，颁布实施《宁波市医疗纠纷预防与处置暂行办法》。2012 年，经市人大常委会批准，升格为《宁波市医疗纠纷预防与处置条例》，成为全国首部关于医疗纠纷预防与处置的地方性法规。以往，处理医疗纠纷有三条途径——“私了”“官了”“官司了”。“宁波解法”用一句话来概括就是“一条原则”（遵循预防为主、依法处置、公平公正、及时便民的原则），“两个机制”（实施医疗责任保险理赔协商机制和医疗纠纷人民调解机制），“三点突破”（统一赔偿标准；设置协商赔付界限；加大医闹打击力度），“四方合作”（明确公安、司法、卫生、保监等政府部门职责）。“宁波解法”创新性地把保险理赔和人民调解引入医患纠纷处置，通过独立、公正的第三方力量，提高医疗纠纷处置的公平性、专业性和规范性，形成了一套预防处置医患纠纷的长效机制。是年，象山县全年共受理医疗纠纷 51 起，处理完结 32 起，实际赔偿 95 万元。

第五节　护理

护理队伍　据民国 28 年（1939）统计，全县公、私立医院、诊所仅有护士 4 名，助产士 3 名，其中象山公立医院护士 3 名，助产士 1 名，天逸诊所助产士 1 名，保康医院护士、助产士各 1 名。中华人民共和国成立前夕，全县有医务人员 63 名，护士屈指可数。1960 年，象山卫生学校（址设宁海城关）招收 3 个护士班，1962 年，因国家经济困难停办。1979 年 2 月，宁波卫校 78 级护士班分 3 批到象山县县级医院进行理论与实践一体化教学，教学点设在县第一人民医院。1980 年 12 月，县卫校办初级护理班，学员 44 名。此后，县卫校陆续培养出一大批护士、助产士。

1986年，全县有护士207名，至2005年达到457名，至2014年，全县有注册护士1137名。如县第一人民医院，1961年，护理人员9名，大部分为护校中专毕业生。1980年，从社会上招工16名，经一年培训后担任护理员工作，其中8名先后考入宁波等地卫校，取得中专学历。1988年，有护理人员89名，其中主管护师7名，护师34名，护士（助产士）48名。1999年，护理人员增加至146名，其中主管护师22名，护师91名，护士33名，主管护师、护师占护理人员总数的77.4%。截至2014年12月，护理人员增加至488名。又如县第三人民医院，从一个偏远农村医院发展而来，护理队伍随着医院的变迁、规模的不断扩大而持续发展壮大。1978年，定山区卫生院仅有1名护士，约20余名患者。1997年8月，新分配1名精神科男护士，也是全县第一名男性护士。至1999年搬迁至南庄樟树下村，精神科专科病房初步形成，以封闭式管理为主，患者人数增至80人左右，护士增至10名，其中男护士3名，护工5名，患者的基础护理安全得到有效保障。2012年10月，医院搬迁新址后，精神科病区床位增至120张。至2014年，精神科住院患者人数增至约每天200人次，注册护士42名，其中男护士4名，护工20余名。

护理单元 1958年，县第一人民医院规模较小，床位50张，设综合性病房。1974年，床位发展到142张，设内科、外科、妇产科三个护理单元。1983年，全院床位增加到180张，设内科、外科、妇产科、传染科4个护理单元。1988年，床位又增加到220张，设内科、外科、妇产科、传染科、儿内科5个护理单元。1993年3月，新大楼落成，开放床位270张，护理单元增加到6个，每个护理单元床位45张。

护理体制 县第一人民医院在建院初期，护理人员由院长直接领导。1960年前后，医院设护士负责人，在院长领导下具体负责护理工作。1980年10月，建立护理部，设副总护士长1名，负责具体工作。1984年1月，护理部设正副总护士长各1名。1994年，护理部设主任1名，实行在院长领导下的护理部主任—科护士长二级领导体制。2010年，医院实行三级护理管理体制。

护理制度 1960年前后，县第一人民医院开始制定内、外、儿、妇各科护理常规，对危重病人进行护理查房和护理会诊，并逐步掌握实施输氧、输液、输血、十二指肠引流等技术。1980年10月建立护理部后，医院实行以疾病为中心的功能制护理模式，改变原来简单执行医嘱和护理常规的护理方法。同时，完善值班、查对、陪客、病房管理、消毒隔离、抢救、查房等工作制度。1988年，护理人员从功能制护理转向责任制护理。1998年，根据修改后的新四分册，重新制定护理质控制度（六项）。如交接班制度：建立危重交班本，强调“三交清”，即口头交清、交接本写清、床头交接清；差错事故登记制度：建立差错事故登记本，统一发放，自觉登记，护士长把关、督促，每百日汇总分析，并采取奖罚措施；护理查房制度：由护理部组织护士长参加质控查房，相互检查、随时检查、定时检查相结合，查危重病人护理、基础护理、护理技术操作、消毒隔离、交叉感染情况等，每月进行一次疾病查房，查危重疑难病人病情、治疗、护理、掌握情况等，由病区护士长进行一周一次夜查房制度，查夜班各种制度执行情况，查岗位责任制落实情况；查对制度：医嘱必须每班核对、有签名，输液、输血必须双签名，重症医嘱必须双签名，重症医嘱须经两人核对，每周总查医嘱一次，建立查对登记本，麻、毒、限药，每班交清并上锁，处理医嘱打钩正确，红、蓝笔使用正确，抄写清楚，字迹端正，每班要求签全名；差错事故管理制度：1997年，成立百日无差错领导小组，制定安全护理评分标准，统一发放登记本，制定差错事故分类，每百日汇总分析，结果红榜公布，优秀者奖励。

护理质量 20世纪40年代以前，护理工作除进行皮下、肌肉、静脉穿刺外，主要为生活护理。1950年以后，护理工作逐步进入正规化建设轨道，开始制定并实施护理报告、无菌操作、晨晚间护理等护理制度。各级医疗机构在护理人数不断增加的同时，护理质量也在不断提升。如县第一人民医院，中华人民共和国成立初期，护理工作极其简单，护理人员仅做些注射发药工作。1956年，开始涉及住院病人的基础护理和治疗护理，但仅限于执行医嘱，以打针、发药、输液、护理疾病为主。20世纪60年代扩大到手术前后护理。1983年，除了基础护理，还增加了生活护理。1987年开始实施责任制护理，护理范围包括病人从入院到出院的全过程。1999年开始实施整体护理，服务方向从治疗扩大到预防，从生理扩大到心理。2002年，医院成立ICU，对全县危重病人进行集中治疗和护理。护理人员掌握床边监护仪、中心监护仪、多功能呼吸治疗机、除颤仪、起搏器、输液泵、微量注射器、血气分析仪等仪器，并进行器官插管及器官切开病人的护理和病情观察。

第六节　健康体检

征兵体检　1954年9月，《中华人民共和国兵役法（草案)》公布。同月，县兵役局成立，李长江任局长。11月，政务院发布征集补充兵员命令，开始实施义务兵役制。12月，成立县人民武装委员会，设立征兵办公室。每年征兵体检工作由卫生局抽调人员组建征兵体检组。体检组一般有体检组长1名，主检2名，统计1名，内科2名，护士2名，外科3名（包括测身高、体重)，五官科3名，视力、听力、嗅觉各1名，化验3名，共20名左右。实行由体检组长领导下的主检医师负责制及各科岗位责任制。

1986年新修订的《应征公民体格条件》颁布实施。

1986年10月6日至10月21日，在县征兵办公室和人武部、卫生局的直接领导下，由全县医疗卫生单位抽调27名医务人员组成征兵体检小组，分别在丹城、石浦两个地区进行体检。

1992年，县卫生局组织人员参观学习鄞县模范体检站，借鉴、吸取他站的经验，采取一整套从上到下、从左到右的体检工作程序，有效地防止了疏忽、漏检。

1995年，继续进行征兵改革，强调兵役登记，落实预征对象，目测初检等基础工作规范化，坚持依法征兵。

担任历年征兵体检组主检医师的有蔡瑾、王碧蓉、孙晓东、王健、叶国良、徐江勇、王爱菊、林建宇等。

招生体检　1953—1975年，高校、中专招生体检工作一般在省级卫生和教育行政部门指定的县级以上医院或相应的医疗单位进行。非指定的医疗机构为考生作出的体检结论无效。

1977年高校招生恢复后，高校、中专招生体格检查工作由各级招生委员会负责，卫生厅(局）直接组织每年的招生体检工作。由卫生部门负责体检队伍组建和体检质量把关；招生办配合卫生部门做好参检人员的培训、体检站的封闭式管理和有关招生体检的保障工作。体检站设体检组长、主检各1名，另有内科、外科、五官科、眼科等若干名。1999年起，要求由副主任医师以上人员担任主检医师。体检医生均由相关的专科医师担任。招生体检工作实行体检组长领导下的主检医师负责制，疑难问题采取集体会诊制和市中心体检组主检复审制，体检不合格者履行县(区)、市、省三级复审制。

体检站按照省、市（地）招生办和县卫生局的部署，在规定时间内组织参检医务人员及体检站工作人员上岗培训，学习并执行教育部、卫生部颁发的普通高等院校、中等专业学校“招生体检标准”和总参谋部、总政治部、总后勤部颁发的“中国人民解放军院校招收学员体格检查标准”，按时完成体检任务。普通高等院校、普通中等专业学校体检标准均分不合格与限考两部分。

表 3–5　象山县 1977—1988 年高校与中专体检合格录取人数一览表

单位：人

年份	高校录取人数	中专学校录取人数			初高中技学校录取数	年份	高校录取人数	中专学校录取人数			初高中技学校录取数
		高中中专	初中中专	合计				高中中专	初中中专	合计	
1977	63	114	—	114	—	1983	144	49	39	88	44
1978	163	89	58	147	—	1984	171	55	68	123	14
1979	107	57	18	75	—	1985	192	44	139	183	70
1980	86	31	22	53	25	1986	234	50	160	210	53
1981	95	29	38	67	19	1987	221	62	160	222	92
1982	112	41	40	81	47	1988	282	71	219	290	53

招干招工体检　县、镇乡机关招收干部（含以工代干人员）和县级企事业单位招收职工，必须经由县级以上医院体格检查合格后才能录用。

招干对象由县委组织部门与医院商定体检事宜，按体检表逐项体检，由医院填写体检结论后交组织部。招工对象由县劳动人事部门和工业、二轻部门与医院联系落实体检事宜。承担体检任务的医院组织体检班子，按招干、招工标准要求进行体格检查。

“文化大革命”后期，各部门恢复招工，在城镇待业青年、闲散劳力和返城支边支农知青中招工数量大，由劳动人事部门与卫生局商议体检事宜。在 1975—1981 年招工对象集中时期，县卫生局组织两家县级医院，组建招工体检班子，设立由主检和各科医生组成的体检组，在劳动人事部门的协助组织下按时完成任务。

表 3–6　象山县 2008—2018 年机关事业单位体检录用人数一览表

单位：人

年份	事业单位招聘人数					公务员招考
	小计	教育系统	卫生系统	全县性	其他	
2008	366	—	—	—	—	39
2009	255	—	—	—	—	68
2010	439	109	—	—	—	87
2011	358	97	180	73	8	94
2012	496	204	172	100	20	95
2013	456	179	177	84	16	111
2014	367	199	109	46	13	86
2015	360	178	122	51	9	78
2016	404	186	153	65	—	82
2017	409	190	110	89	20	111
2018	346	163	125	33	25	118

干部职工体检 1955年，县级机关和区、乡干部进行体检，发现疾病，实施矫治。1956年，在干部中进行丝虫病普查和肠道寄生虫病检查。1963年，对干部多发慢性病进行检查，重点检查结核病、肝病、肠道寄生虫、妇女泌尿系感染及高血压病、溃疡病等，发现空洞性肺结核的转送宁波疗养院治疗。1964年，对机关干部多发病进行重点体检。1973年，干部体检除一般项目和胸透外，对肿瘤、麻风、高血压、冠心病进行重点检查。20世纪80年代，老干部、离休干部由组织部门列入每年一度常规检查。

1986年，县级机关干部体检，项目有内科、外科（包括身高、体重）、五官科（包括视力）、口腔科、肝功能、乙肝表面抗原等，根据需要做心电图、脑电图、超声心动图、B超、胃肠道造影及胸部X线摄片、血脂等检查，妇科有白带常规及宫颈刮片检查。离休干部根据病情做眼底、血脂、心电图、B超等检查。

1991年以后，干部体检由县委组织部组织，由县卫生局把任务落实到县第一人民医院。医院抽调有关科室医生由防保科牵头组建体检组。体检项目由公费办通过卫生局布置到医院。体检结果由医院防保科交给有关部门，体检档案由医院防保科留存。机关各部门干部（包括退休干部）和高级职称以上知识分子两年体检一次，离休干部每年体检一次。以后体检对象逐步扩大到全体机关干部和中、小学教师、事业单位人员及退休干部。体检经费由县公费办与财政局商定，财政拨专款，不列入公费医疗支出。

企业单位干部与职工的体检，由单位与县第一人民医院、县中医院或县防疫站、县妇保所直接联系，费用企业自负。

2010年4月，县第一人民医院设立健康体检中心，常年开展健康体检。中心专门建立健康档案室保存体检资料，把体检结果返回各部门转交给体检者本人。离休干部体检由县委老干部局组织，退休干部体检由相应的退休干部管理部门组织。

第七节　医用血源管理

1999年7月，县献血办公室成立，设在县第一人民医院内（丹城镇城东路1号），属县卫生局下设的一个办公室，编制3名。同年7月，县人民政府成立无偿献血工作领导小组，董也琴副县长任组长，程舟群局长任副组长，办公室设在县卫生局内。当年，宣传并采取相应措施，推行无偿献血。2000年，无偿献血量占临床用血总量的96%，2001年达到98%。

2002年上半年，县中心血库与县第一人民医院分离，由县献血办公室统一管理。2002—2003年，临床用血全部来自无偿献血。2004年3月，象山县被省人民政府授予“2002—2003年度省无偿献血先进县”称号。2004年1月1日，县献血办公室和县中心血库迁到老人民医院门诊大楼内（城东路1号），用房面积550平方米。当年，象山县荣获“市献血管理工作先进单位”称号。2005年7月1日，县献血办公室和县中心血库迁到县第一人民医院新址（东谷路299号）。同年6月，县中心血库6名工作人员被县人事局批准为全额事业单位编制。2004年和2005年，象山县再次获“浙江省无偿献血先进县”称号。

2007年1月，县中心血库撤销，更名为“宁波市中心血站象山县采供血点”，地点仍在县第一人民医院内。采供血点不得开展血液检测业务，所有血液质量检测集中到市中心血站完成。2007年，县献血办公室被市献血领导小组办公室授予“宁波市献血管理先进单位”称号。2006—2007年，第三次获“浙江省无偿献血先进县”称号。

2010 年 8 月 26 日，县献血办公室由县第一人民医院急诊室二楼迁到县第一人民医院行政综合楼二楼。2012 年 12 月 10 日，位于象山剧院东首的爱心献血屋正式启用，面积 90 余平方米，设备齐全。2012—2014 年，县献血办公室连续 3 年被市献血领导小组办公室授予“宁波市献血管理先进单位”称号。

截至 2014 年，县献血办公室有工作用房 680 平方米，内设综合管理科、采供血科、质量管理科，有具备全国采供血机构上岗证职工 15 名，其中执业医师 2 名，执业护士 3 名，检验师 4 名。配有离心机 3 台，贮血冰箱 9 台，血小板恒温箱 1 台，采血秤 8 台，干式生化分析仪 5 台，全自动血压计 3 台，热合机 5 台，流动采血车 1 辆，送血车 1 辆。

象山县部分年份医学临床用血采供血情况一览表

表 3–7

年份	采供血人数（人）	临床用血量（毫升）	年份	采供血人数（人）	临床用血量（毫升）	年份	采供血人数（人）	临床用血量（毫升）
1999	1425	309000	2005	2934	813900	2011	4422	1139560
2000	2679	708360	2006	3688	981480	2012	4536	1057080
2001	3099	637600	2007	3803	1032860	2013	4846	1023800
2002	3490	663970	2008	3793	1149340	2014	5125	1100900
2003	4015	795950	2009	3988	1201600			
2004	2997	709480	2010	3805	1156600			

截至 2014 年底象山县部分爱心人士无偿献血情况一览表

表 3–8　　单位：毫升

姓名	献血量	荣誉	姓名	献血量	荣誉
朱家杰	31000	2004—2005 年度浙江省无偿献血奉献奖	张靖宇	14100	2004—2005 年度浙江省无偿献血奉献奖
		2008—2009年度浙江省无偿献血之江杯			2012—2013年度全国无偿献血奉献奖银奖
		2008—2009年度全国无偿献血奉献奖金奖			2010—2011年度浙江省无偿献血奉献奖
		2010—2011年度全国无偿献血奉献奖铜奖	练武	14000	2002—2003 年度浙江省无偿献血奉献奖
		2012—2013年度全国无偿献血奉献奖金奖			2006—2007年度浙江省无偿献血之江杯
卢坚强	26000	2006—2007年度浙江省无偿献血奉献奖			2006—2007年度全国无偿献血奉献奖金奖
		2008—2009年度浙江省无偿献血之江杯			2008—2009年度全国无偿献血奉献奖铜奖

续表 3–8

姓 名	献血量	荣 誉
卢坚强	26000	2008—2009年度全国无偿献血奉献奖金奖
		2010—2011年度全国无偿献血奉献奖金奖
		2012—2013年度全国无偿献血奉献奖金奖
史丹阳	22600	2002—2003 年度浙江省无偿献血奉献奖
		2006—2007 年度浙江省无偿献血之江杯
		2010—2011年度全国无偿献血奉献奖金奖
倪伟明	18900	2002—2003 年度浙江省无偿献血奉献奖
		2006—2007 年度浙江省无偿献血之江杯
		2006—2007年度全国无偿献血奉献奖金奖
		2008—2009年度全国无偿献血奉献奖铜奖
		2012—2013年度全国无偿献血奉献奖金奖
吴荷芳	18800	2002—2003 年度浙江省无偿献血奉献奖
		2008—2009年度浙江省无偿献血之江杯
		2008—2009年度全国无偿献血奉献奖金奖
		2010—2011年度全国无偿献血奉献奖铜奖
王永桂	18400	2004—2005 年度浙江省无偿献血奉献奖
		2008—2009年度浙江省无偿献血之江杯
		2008—2009年度全国无偿献血奉献奖金奖
		2010—2011年度全国无偿献血奉献奖铜奖
		2012—2013年度全国无偿献血奉献奖金奖
刘金阳	15200	2006—2007年度浙江省无偿献血奉献奖
		2008—2009年度浙江省无偿献血之江杯
		2010—2011年度全国无偿献血奉献奖金奖
		2012—2013年度全国无偿献血奉献奖银奖
袁世敏	14900	2006—2007年度浙江省无偿献血奉献奖
		2010—2011年度全国无偿献血奉献奖金奖
涂立新	14600	2004—2005年度浙江省无偿献血奉献奖
		2010—2011年度浙江省无偿献血之江杯
		2010—2011年度全国无偿献血奉献奖银奖
		2012—2013年度全国无偿献血奉献奖银奖
沈伟杰	10400	2006—2007 年度浙江省无偿献血奉献奖
		2010—2011年度全国无偿献血奉献奖银奖
		2010—2011年度全国无偿献血奉献奖银奖
		2012—2013年度全国无偿献血奉献奖金奖
陈月林	10200	2002—2003 年度浙江省无偿献血奉献奖

姓 名	献血量	荣誉
陈晗	12800	2004—2005 年度浙江省无偿献血奉献奖
		2006—2007年度全国无偿献血奉献奖金奖
		2008—2009年度浙江省无偿献血之江杯
		2012—2013年度全国无偿献血奉献奖铜奖
朱敏志	12500	2006—2007年度浙江省无偿献血奉献奖
		2008—2009年度全国无偿献血奉献奖银奖
		2010—2011年度浙江省无偿献血奉献奖
史鹏程	12500	2008—2009年度浙江省无偿献血之江杯
		2008—2009年度全国无偿献血奉献奖金奖
		2010—2011年度全国无偿献血奉献奖铜奖
鲍银坊	11200	2006—2007年度浙江省无偿献血奉献奖
		2006—2007年度全国无偿献血奉献奖铜奖
		2010—2011年度全国无偿献血奉献奖金奖
石伟富	11000	2006—2007年度浙江省无偿献血奉献奖
		2008—2009年度全国无偿献血奉献奖金奖
顾光亮	11000	2006—2007年度浙江省无偿献血奉献奖
		2008—2009年度浙江省无偿献血之江杯
		2008—2009年度全国无偿献血奉献奖金奖
励 刚	10800	2006—2007 年度浙江省无偿献血奉献奖
		2008—2009年度全国无偿献血奉献奖铜奖
		2010—2011年度全国无偿献血奉献奖银奖
		2010—2011年度浙江省无偿献血之江杯
		2012—2013年度全国无偿献血奉献奖金奖
徐爱军	10800	2002—2003 年度浙江省无偿献血奉献奖
		2006—2007 年度浙江省无偿献血之江杯
		2008—2009年度全国无偿献血奉献奖金奖
徐荣华	10800	2002—2003 年度浙江省无偿献血奉献奖
		2006—2007 年度浙江省无偿献血之江杯
		2008—2009年度全国无偿献血奉献奖铜奖
		2010—2011年度全国无偿献血奉献奖金奖
朱彩香	8200	2008—2009年度全国无偿献血奉献奖银奖
		2010—2011年度全国无偿献血奉献奖银奖
吴宗喜	8100	2008—2009年度浙江省无偿献血奉献奖
		2010—2011年度全国无偿献血奉献奖铜奖
		2006—2007 年度浙江省无偿献血之江杯

续表 3-8

姓　名	献血量	荣　誉	姓　名	献血量	荣誉
陈月林	10200	2006—2007 年度浙江省无偿献血之江杯	邱文艳	7700	2006—2007 浙江省无偿献血奉献奖
		2008—2009 年度全国无偿献血奉献奖金奖			2010—2011 年度全国无偿献血奉献奖铜奖
石增光	10200	2006—2007 年度浙江省无偿献血奉献奖			2012—2013 年度全国无偿献血奉献奖银奖
		2008—2009 年度浙江省无偿献血之江杯	吴常成	7300	2008—2009 年度全国无偿献血奉献奖铜奖
		2008—2009 年度全国无偿献血奉献奖金奖			2012—2013 年度全国无偿献血奉献奖银奖
袁天明	10200	2004—2005 年度浙江省无偿献血奉献奖	徐永利	6900	2008—2009 年度全国无偿献血奉献奖铜奖
		2008—2009 年度全国无偿献血奉献奖银奖			2012—2013 年度全国无偿献血奉献奖银奖
		2010—2011 年度全国无偿献血奉献奖铜奖	欧益敏	6800	2008—2009 年度浙江省无偿献血奉献奖
郑　永	10000	2006—2007 年度浙江省无偿献血奉献奖			2010—2011 年度全国无偿献血奉献奖铜奖
		2010—2011 年度全国无偿献血奉献奖银奖			2012—2013 年度全国无偿献血奉献奖银奖
		2010—2011 年度浙江省无偿献血之江杯	林大国	6800	2006—2007 年度浙江省无偿献血奉献奖
		2012—2013 年度全国无偿献血奉献奖金奖			2008—2009 年度全国无偿献血奉献奖铜奖
袁　波	9800	2004—2005 年度浙江省无偿献血奉献奖			2012—2013 年度全国无偿献血奉献奖银奖
		2006—2007 年度浙江省无偿献血之江杯	黄建波	6700	2008—2009 年度浙江省无偿献血奉献奖
		2006—2007 年度全国无偿献血奉献奖金奖			2010—2011 年度全国无偿献血奉献奖铜奖
徐　凯	9100	2008—2009 年度全国无偿献血奉献奖银奖			2012—2013 年度全国无偿献血奉献奖银奖
		2012—2013 年度全国无偿献血奉献奖金奖	史悠宇	5400	2006—2007 年度浙江省无偿献血奉献奖
史海平	8600	2006—2007 年度浙江省无偿献血奉献奖			2010—2011 年度全国无偿献血奉献奖铜奖
		2010—2011 年度全国无偿献血奉献奖金奖	林若汐	4300	2010—2011 年度浙江省无偿献血奉献奖
梁东英	8600	2004—2005 年度浙江省无偿献血奉献奖			2012—2013 年度全国无偿献血奉献奖铜奖
		2008—2009 年度全国无偿献血奉献奖铜奖			
		2010—2011 年度全国无偿献血奉献奖银奖			
		2012—2013 年度全国无偿献血奉献奖金奖			

第八节　人员与床位

中华人民共和国成立前夕，县内有私人诊所 17 家，卫技人员不足百名，共有床位 121 张。之后，医疗机构和病床数逐渐增加。卫技人员的来源主要通过留用原医疗机构人员、吸收社会医务人员、中医药学徒出师、医学院校毕业生分配、外地医务人员调入等。20 世纪 70 年代中后期至 80 年代初，陆续办理招工就业、离退休职工子女顶职。20 世纪 80 年代，对分配在集体所有制单位的大中专卫生技术人员改为全民所有制，推行岗位化和合同化管理。2001 年起，推行公开招收医药院校大中专毕业生。至 2014 年底，全县有医疗卫生机构 295 个，床位 1709 张，人员 3329 名，其中卫技人员2970 名。

民国 28 年（1939）象山县医疗机构床位数一览表

表 3-9

单位：张

医疗机构名称	床位数	医疗机构名称	床位数	医疗机构名称	床位数	医疗机构名称	床位数
保康诊所	6	公立医院	65	天逸诊所	6	三多医院	10
同春医院	4	荔江诊所	4	石浦医院	6	中德医院	20
合计	121						

象山县 1949—1977 年卫生机构与床位数一览表

表 3-10

单位：张

年份	合计	县级医院	公社医院（包括卫生院、所）	城镇医院	县防疫站	县妇幼保健站	卫校	年份	合计	县级医院	公社医院（包括卫生院、所）	城镇医院	县防疫站	县妇幼保健站	卫校
1949	2	1	1	—	—	—	—	1964	46	2	39	3	1	1	—
1950	1	1	—	—	—	—	—	1965	46	2	39	3	1	1	—
1951	1	1	—	—	—	—	—	1966	46	2	39	3	1	1	—
1952	20	1	19	—	—	—	—	1967	46	2	39	3	1	1	—
1953	21	1	19	—	—	1	—	1968	45	2	39	3	1	—	—
1954	21	1	19	—	—	1	—	1969	45	2	39	3	1	—	—
1955	21	1	19	—	—	1	—	1970	49	3	42	3	1	—	—
1956	25	1	22	—	1	1	—	1971	49	3	42	3	1	—	—
1957	25	1	22	—	1	1	—	1972	49	3	42	2	1	—	—
1958	43	2	36	3	1	1	—	1973	49	3	42	2	1	—	—
1959	44	2	36	3	1	1	1	1974	49	3	42	2	1	—	—
1960	44	2	36	3	1	1	1	1975	49	3	42	2	1	—	—
1961	43	2	36	3	1	1	—	1976	49	3	42	2	1	—	—
1962	44	2	37	3	1	1	—	1977	49	3	42	2	1	—	—
1963	46	2	39	3	1	1	—	—	—	—	—	—	—	—	—

象山县 1978—2003 年卫生机构与床位数一览表

表 3-11

年份	卫生机构数（个）			医疗床位数（张）	年份	卫生机构数（个）			医疗床位数（张）
	合计	医院	卫生院			合计	医院	卫生院	
1978	74	—	—	630	1985	69	—	—	630
1979	80	—	—	567	1986	68	3	36	617
1980	78	—	—	562	1987	70	3	36	639
1981	75	—	—	552	1988	75	3	36	664
1982	72	—	—	576	1989	83	3	36	698
1983	71	—	—	616	1990	83	3	36	736
1984	71	—	—	640	1991	83	3	36	781

续表 3-11

年份	卫生机构数（个）			医疗床位数（张）	年份	卫生机构数（个）			医疗床位数（张）
	合计	医院	卫生院			合计	医院	卫生院	
1992	91	3	36	797	1998	42	3	35	922
1993	91	3	36	854	1999	41	3	35	922
1994	91	3	36	842	2000	41	3	35	985
1995	91	3	36	900	2001	37	3	31	985
1996	43	3	36	900	2002	38	4	28	962
1997	43	3	36	922	2003	38	4	28	980

表 3-12

象山县 2004—2014 年卫生机构与床位数一览表

年份	机构数（个）				医院病床数（张）	年份	机构数（个）				医院病床数（张）
	县级医疗卫生单位	镇、乡卫生院	其他	合计			县级医疗卫生单位	镇、乡卫生院	其他	合计	
2004	10	17	394	421	1077	2010	10	17	280	307	1425
2005	10	17	268	295	1130	2011	10	17	280	307	1425
2006	10	17	275	302	1040	2012	10	17	261	288	1416
2007	10	17	265	292	1320	2013	10	17	265	292	1634
2008	10	17	280	307	1320	2014	11	17	267	295	1709
2009	10	17	287	314	1314	—	—	—	—	—	—

表 3-13

象山县 1949—2004 卫生事业技术人员情况一览表

单位：名

1949—1977 年卫生事业技术人员							1978—2004 年卫技人员情况				
年份	合计	其中					卫生技术人员				
		中医	西医师	中级卫生技术人员	初级卫生技术人员	行政管理人员	时间	合计	医生	护士	其他
1949	10	—	2	3	1	3	1978	679	282	—	—
1950	4	—	—	2	1	—	1979	720	255	—	—
1951	16	—	1	4	1	3	1980	759	273	—	—
1952	89	20	4	15	28	3	1981	783	291	—	—
1953	119	20	5	21	46	7	1982	825	297	—	—
1954	126	22	4	28	41	10	1983	859	312	—	—
1955	153	25	4	29	65	10	1984	852	325	—	—
1956	225	40	5	37	97	13	1985	854	323	—	—
1957	233	37	5	51	99	13	1986	877	328	207	342

续表 3-13

1949—1977 年卫生事业技术人员							1978—2004 年卫技人员情况				
年份	合计	其中					卫生技术人员				
		中医	西医师	中级卫生技术人员	初级卫生技术人员	行政管理人员	时间	合计	医生	护士	其他
1958	233	33	7	73	90	12	1987	934	340	178	416
1959	266	33	9	78	115	12	1988	968	413	212	343
1960	263	34	8	76	113	15	1989	1044	429	269	346
1961	324	35	13	81	155	14	1990	1090	431	319	340
1962	388	35	10	114	182	20	1991	1137	548	341	248
1963	423	72	19	147	152	21	1992	1143	586	351	206
1964	431	72	24	142	153	21	1993	1155	499	302	354
1965	434	69	30	150	153	21	1994	1162	521	322	319
1966	438	62	29	168	130	25	1995	1191	538	333	320
1967	404	57	28	185	101	18	1996	1132	530	349	253
1968	448	64	40	196	103	31	1997	1165	564	363	238
1969	475	65	46	217	102	31	1998	1219	637	360	222
1970	514	61	46	255	100	43	1999	1229	607	382	240
1971	519	62	52	233	115	35	2000	1261	585	378	298
1972	554	68	56	243	126	36	2001	1270	595	384	291
1973	539	68	62	255	114	40	2002	1282	584	378	320
1974	585	66	63	271	118	41	2003	1357	635	408	314
1975	605	64	61	286	125	42	2004	1409	667	411	331
1976	734	68	68	400	128	44	—	—	—	—	—
1977	750	64	69	426	115	47	—	—	—	—	—

象山县 2005—2014 年卫生人员情况一览表

表 3-14

单位：名

年份	卫生人员总数	卫生技术人员							其他技术人员	管理人员	乡村医生
		合计	执业医师	执业助理医师	注册护士	药剂师	技师	其他			
2005	1618	1491	533	122	457	141	71	167	30	97	—
2006	1706	1609	601	173	533	150	79	73	29	68	—
2007	1997	1854	632	166	594	144	85	233	81	62	—
2008	2091	1960	601	172	649	149	119	270	73	58	—
2009	2167	2029	654	163	674	159	126	253	62	76	—
2010	2684	2469	791	201	884	159	130	304	140	75	—
2011	2760	2643	867	188	968	200	140	280	63	54	—
2012	3028	2708	907	196	1022	199	141	243	75	61	184
2013	3262	2907	985	221	1098	232	151	220	80	94	181
2014	3329	2970	1021	190	1137	231	156	235	93	87	179

注：表 3-11、表 3-12 资料来源于《象山改革开放 30 年》，表 3-13 资料来源于县计委统计资料、《象山年鉴》，表 3-14 资料来源于《“十一五”统计资料》《“十二五”统计资料》。

第四章 中医 中药

相传秦时安期生（前246—前206）到象山，在蓬莱、金钟、蒙顶、道人山一带隐居，炼丹、制药、行医，普救众生。梁人陶弘景（456—536），宋黄长睿《东观余论》："陶隐居，天监七年东游海岳。"陶弘景，谥号贞白先生。王象之《舆地纪胜》："梁陶贞白有修炼之所在象山。"曹学佺《名胜志》："炼丹山，陶贞白修炼于此。"隐居于"炼丹山，又名蓬莱山"，在蓬莱观址上凿井，潜心修炼，堪称境内早期的中医药活动。南宋绍兴年间（1131—1162），泰州人卞大亨，隐居象山钱仓，于医药"尤极其妙"。明宣德二年（1427），县设"惠民局""督医制药"。清代以来，名医众多。民国时期，中医人员逐渐增多，时有中医师刘竹亭、林钟辉、王九维、舒敬斋、魏刚、刘雪航、郑杰甫、郑鼻峰、王灯甫、王乐成、俞荣、陆昌世等，在境内外有一定名望。全县有中药店（铺）65家。

中华人民共和国成立后，人民政府重视发展中医药事业，贯彻"团结中西医"卫生工作方针。1985年3月，县政府决定成立"象山县中医医院"。1997年10月，县委、县政府发出《关于贯彻〈中共中央、国务院关于卫生改革与发展的决定〉的实施意见》，提出"贯彻中西医并重方针，促进中医药发展"的三条意见。2011年，县卫生局出台《象山县乡镇（街道）卫生院中医科建设标准》和《象山县乡镇（街道）卫生院中医药医师技术培训实施方案》。2013年5月，县政府在《象山县创建省卫生强县实施意见》中，把"实施中医药服务提升工程"作为七大主要任务之一。至2014年，有中医医院1家，中医诊所11家，有中医人员100名，中药人员56名（不含个体诊所员工）。

第一节 中医

概况 旧时，象山县中医皆自立门户，互不联络，或家设诊所，或药铺坐堂，或集市挂牌，或医药兼行，也有少数以"走江湖"流浪行医。清代，知名医生有钱捷、袁应榏、李如珠、韩之瀚、钱志朗、史节音、欧承天、王莳蕙、王大川、史亦书等，皆"以术济世"，各显其能。西乡杰岙赖积忠，为人诊病，药一帖即愈，号赖一帖，且长针灸。又有太学生潘其钊，工外科。其族叔潘必钵善内科，"延之治疾，应手立愈，不受酬谢"，并注《金匮要略》《本草纲目》等书。清末民国初，东乡夏雨岙刘竹亭精于医道，闻名远近。民国三四十年代，大林林钟辉、墙头舫前王九维、溪沿舒敬斋、石浦魏刚、夏雨岙刘雪航与刘东山、半河郑鼻峰、丹城王灯甫、涂茨王乐成（上海中国医学院毕业）等，各有所长，行医乡里。民国18年(1929）前后，政府崇尚西医，排斥中医，然县内西医极少，药费昂贵，民间治病仍以中医为主。其时，中医30余名。民国28年

(1939)，增至60名。翌年，郑鼻峰、刘雪航等在释传常支持下创办中德医院。有医务人员16名，病床20张，民国37年（1948）停办。至中华人民共和国成立前夕，全县有中医90名。

中华人民共和国成立初，中医多改学西医，丹城仅有余庆堂、杏林春、同泰和、义成四家中药店，并有几位私人开业医生。1951年，赖在甫、赖长生2名个体医生积极响应县政府号召，走集体化道路，经县政府批准，开办“长生在普”联合诊所，地址在现东街17~18号。1952年，中医刘雪航、张宝庆参加联合诊所。同年，经县卫生科批准，改名为“象城”联合诊所。诊所成立不久，受其影响，王福庆、徐丹英、候云卿、徐天逸4名医生经批准成立“丹城”联合诊所。诊所开设内科、外科、妇科、眼科、注射科、西药房等科室，实行24小时门诊。那时中医仅20名。1953年，贯彻中央关于保护中医的指示，各医院、卫生院相继开设中医科或中医门诊，“象城”联合诊所扩大并吸收阮梅儿、许国生二人，同时经县卫生科批准，何惠芳、刘素梅、张福梅、王家芬拜老中医刘雪航为师。1956年，又选中医经杏林等5人赴省进修，学有所成。县卫生科同意将“象城”与“丹城”2个联合诊所合并成立“象丹”联合诊所。1959—1960年，由经杏林医师对当时郑鼻峰、刘雪航所带的中医学徒进行满师统考，统考合格后由县人民政府卫生科于1963年统一颁发中医学徒出师证明书。1966年，全县有中医62名。1979年增至88名。1981年起，一批个体中医登记开业。至1984年，有个体中医25名。1985年3月，县中医院成立，聘郑鼻峰为名誉院长，副院长陈行贵、陈嘉勉。有中医师26名，中医士14名。是年，全县有中医师76名，中医士64名，初级中医28名，中药剂师（士）12名。设中医科29家。1995年，全县有高级中医师5名，中医师（士）96名，设中医科29家。中药剂师（士）27名。

2011年，县卫生局出台《象山县镇乡（街道）卫生院中医科建设标准》和《象山县镇乡（街道）卫生院中医药医师技术培训实施方案》，在东陈乡卫生院召开中医科中药房建设推进会，要求基层卫生院普遍开展中医科中药房建设。是年底，全县有11家卫生院设置中医科，基层中医科中药房建设逐步得到规范。2012年，又完成16家镇乡卫生院中医科建设。至2013年，镇乡卫生院中医科建设全面完成。为提升基层中医药服务能力，颁布《象山县基层中医药人才素质提升方案(2013—2014)》。截至2014年底，全县所有社区卫生服务中心（镇乡卫生院）、部分社区卫生服务站(村卫生室）能够提供4种以上的中医药服务。全县有高级中医师28名，中医师（士）19名，中药剂师（士）37名。与此同时，社会办的中医医疗机构也有了较快发展。截至2014年底，全县有私人中医诊所11家。

中医专科

县第一人民医院中医科 中医科包括中医门诊和针灸理疗科。1984年，由王香云负责，1985年到1987年改革承包期间，中药房划归中医科，先后由裘鹤勇、卢颖、陈嘉勉、钱娟娟任主任。

中医门诊 建院初期，无中医门诊。1959年，据“中国医药学是一个伟大的宝库，应当努力发掘，加以提高”的精神，特聘老中医刘雪航到该院中医内科应诊，始设中医科，当时年门诊量1万人次左右。1969年，中医门诊随迁至老门诊二楼西侧，用房2间，共30平方米。1988年，又迁入新门诊二楼，用房仍为2间，共30平方米。1965年，第一位中医本科生裘鹤勇分配来院，以后又陆续调入本科生陈嘉勉、冯湛兰，并招收中医学徒卢颖。1981年，晋升中医主治医师2名，医疗技术有新的提高。1995年，有副主任中医师2名，主治中医师1名。由于退休和调动，截至1999年底，专业人员3名，其中主治医师2名（留聘1名)，中医师1名。

中医门诊业务以内科为主。1983—1985年，开设中伤科门诊，其中小夹板治骨折疗效显著。1993—1995年，开设中医妇科门诊，主治肝、肾、胃病，辨证论治，理、法、方药严谨求实。为贯彻中西医结合方针，中医门诊兼职病房会诊。1972 年，担负县工农兵技校西医结合中医班教学任务。

中医科历史悠久，老中青三代同堂，技术力量较强，在象山享有很高的信誉，至 2014 年，有主任中医师 2 名、副主任中医 3 名、主治中医师 2 名、中医师 1 名。

中医科特色是以中医、中西医结合治疗各种消化系统疾病，如对消化性溃疡、各种功能紊乱性疾病、反流性食管炎、溃疡性结肠炎、各种急慢性胃炎、慢性肝病、肝硬化的治疗均效果显著；胃肠肿瘤的术后调理及放化疗的辅助治疗，各种久治不愈的疑难杂症，也有其独具一格的治疗手段，并逐步开展中西医结合治疗免疫性疾病、妇科病等，深受患者信任。

针灸理疗科　1963 年，选送培养针灸医师王香云，是年，建立针灸室，用房 15 平方米，开展新针疗法。1969 年，迁至老门诊二楼南排，用房 30 平方米，人员增加到 2 名。1972 年，开展电疗和理疗业务。1988 年，迁入新门诊大楼二楼南排，用房 40 平方米，室内有治疗床 4 张，配有中医、针灸师 3 名。有专业人员 3 名，其中主治医师 1 名、医师 2 名。

针灸设备除银针、艾条和穴位封闭器具外，仅有红外线灯和音频治疗仪。1989 年，购置超短波治疗仪。2014 年有电脑中频治疗仪 3 台，其中温热式低周波治疗仪为日本进口，6805 电针治疗仪 3 台，日产腰椎牵引床，多功能电疗负压按摩仪和颈椎牵引器等各 1 台，开展针灸、理疗、推拿业务。室内还装有立式空调，改善诊疗环境。针灸、推拿、理疗科继承了沪杭针灸各家经验，保留了传统的针刺、推拿、艾灸等疗法，借助中西药物，运用针灸仪器等综合手段，配备产自日本伊滕公司的颈腰椎牵引床，中低频电疗仪、电脑仿生治疗仪等各种常用理疗设备。治疗各种常见病，如腰腿痛、颈椎病、周围性面瘫、神经性头痛、肩周炎、带状疱疹、失眠、关节和软组织损伤、各种劳损、颈腰椎疾病、中风后遗症、慢性盆腔炎及痛经等，临床疗效显著。近年来，在县内率先开设了针灸减肥门诊，深受患者欢迎。

县红十字台胞医院中医科　在职医生 5 名，其中针灸理疗科 2 名。其中有主任中医师 2 名，副主任中医师 1 名，主治中医师 2 名；另有退休返聘坐诊老中医 3 名。设有针灸室、艾灸室等中医适宜技术特色治疗室。配备有针刺、艾灸、刮痧器具、火罐、易罐、电针治疗仪、中频、低频治疗仪等治疗必需设备。科室始终坚持“以病人为中心，以质量为核心”的服务理念，落实“一切为了患者，为了患者的一切”的使命，充分发挥中医药优势，采用内服外治并举，传统治疗与现代技术相结合，开展中医内科、中医妇科、中医儿科、中医皮肤、颈肩腰腿痛及各种关节和软组织损伤疾病的治疗。中医科定期开展业务学习，提升业务技能，为患者健康保驾护航。

县中医医院　创建中医心血管科等多种中医特色科室。

中医心血管科　建于 1990 年，是成立较早、技术力量雄厚的临床科室之一，2003 年被省卫生厅列入省中医药重点专科。该科既有鲜明传统中医特色又有较高现代医学技术水平，拥有先进诊断、治疗和监护设备，是集医疗、教学、科研于一体的专业学科。有医生 7 名，其中主任中医师2 名，副主任中医师 2 名，主治医师 1 名，主管技师 2 名，并配有专科护士。开设病床 20 多张，床位使用率达 90%以上，年门诊量 15000 多人次，在各专业学术刊物及学术会议发表或交流学术论文 20 篇。

中医骨伤科　是全县重点学科，医疗技术跨入省市先进行列。拥有一支合理的人才梯队，多人曾赴上海、杭州大医院深造，并得到省中医院技术指导。诊疗设备先进，有磁共振、C 臂机、床边 X 光机、骨折治疗仪、手提 X 光机、CPM 机等，为骨伤疾患精确诊治打下良好基础。开放床位50 张。在诊疗四肢、脊椎各型骨折、腰突症和骨关节疾病上，走中西医结合发展道路，既突出中医辨证论治、中药内服外敷、手法复位、小夹板内固定，发挥中医中药优势，又运用西医现代内固定技术和现代先进的手术方法，取得满意疗效，对髋关节粉碎性损伤等疾病诊治有很深造诣，并自拟有“芪术汤”“镇眩汤”“四黄散”等中药应用于临床。中西医结合治疗股骨转子间骨折曾被县科学技术部门立项。

中医针推科　是中医院传统医疗优势之一，分推拿和针灸 2 个专科。拥有丰富的临床实践经验，善于运用针灸、推拿、气功、理疗、牵引、火罐、小针刀等疗法，对颈椎病、腰腿痛、各种关节炎、骨质疏松症、中风偏瘫、面瘫、偏头痛等具有神奇疗效。

中医妇科　以中医治疗为主、中西医结合，因人因病而异。中医妇科主任中医师陈晓霞擅长运用中医、中西医结合治疗妇科常见病、疑难杂症，如月经病、痛经、闭经、更年期综合征、白带病等，特别对妇女不孕不育、先兆流产、习惯性流产、产后病等有较高诊疗水平。

中医儿科　采用中医药外治、内服及中西医结合等方法，治疗小儿内科疾病如疳积、腹痛、厌食、贫血、麻疹、腮腺炎等，疗效显著，尤其擅长治疗小儿呼吸科疾病，如哮喘、支气管炎、肺炎等。中医儿科主任中医师王赛飞，从事儿科工作 20 多年，拜 “全国名中医”、上海董氏儿科第五代传人董幼祺主任中医师为师，继承和发扬董氏儿科的学术精华，对纠正小儿体质偏差，提高抗病能力方面如易感儿的调治上颇具特色。

中医肝科　是建科较早的特色专科。采用辨病与辨证相结合，擅长以中医药辨证施治为主，配合西医检查，中西医结合治疗各型急、慢性肝炎，酒精性肝病，肝硬化，脂肪肝，胆囊炎，胆石症等，具有改善临床症状和肝功能损害、增强患者自身免疫力的效果，同时该科还对脂肪肝进行深入研究，开设脂肪肝专病门诊，此外还向患者提供饮食及预防方面的咨询和指导。

中医肾病科　以中医治疗为主，中西医结合治疗为辅，配合现代化检查技术，诊断治疗各种肾脏病。设有门诊和病房，收治急、慢性肾炎，肾病综合征，肾功能衰竭病人。学科带头人、主任中医师曾慧莲，从事肾脏病临床治疗多年，经验丰富，擅长运用中西医结合方法治疗慢性肾炎、肾病综合征、糖尿病肾病、尿酸性肾病等各种肾脏疾病。

中医消化内科　以治疗消化系统疾病为专长，设有专科门诊及设备先进的胃镜、肠镜等内窥镜室。消化科医生具备扎实的中医理论功底及丰富的临床经验，除能够运用中医理论对疾病进行辨证论治外，并能掌握现代医学诊断与治疗方法，形成以中医辨证与西医辨证相结合、宏观辨证与微观辨证相结合、中医理论与现代医学理论相结合的独特优势，擅长治疗胆囊炎、慢性浅表或萎缩性胃炎、消化性溃疡等多种疾病，临床疗效可靠。

外科　技术力量雄厚，在普外、肝胆、肿瘤、泌尿、肛肠外科治疗方面卓有建树。日常开展一类至三类手术外，还开展高难度四类手术，如胰十二指肠、甲状腺叶切除术，乳腺癌、肝癌、前列腺癌根治术，睾丸肿瘤后腹膜清扫术，胆总管囊肿切除+ROUX-Y 吻合术，宫颈癌、卵巢癌根治术等。除开展各种形式的继续教育外，还与上海、杭州、宁波等各大医院建立医疗合作，不定期请专家在院会诊及进行手术指导，在肝胆手术方面达到市内领先水平。

耳鼻喉科　是县内具有较高知名度的科室，曾多次获市级先进集体称号。以中西医结合治疗为主，拥有电视光导纤维鼻咽喉镜、鼻内窥镜、电脑成像检查系统、全电脑控制微波治疗仪等先进仪器设备，能开展耳鼻咽喉常见疾病、多发病及疑难病的各种检查、治疗，尤其对颈部及耳鼻咽喉的肿瘤诊断率高，并能开展各类耳鼻咽喉部手术。

口腔科　拥有进口牙科综合治疗机、X 光牙科摄片机、进口高压灭菌消毒炉、塑封机等高档先进设备，治疗时机头喷水、气机冲洗、病人漱口等全部采用医用超纯净水供水，除常规开展口腔内科疾病的诊断与治疗，对龋齿、牙髓病、根尖周病、牙周病、口腔黏膜病都能进行很好治疗，能熟练开展口腔颅面外科常见手术，如各种牙拔除术、牙槽骨手术、先天性唇腭裂修补术、颌骨囊肿摘除术、颅骨骨折切开固定术等，技术水平、医疗设备居前列。

中医诊所 明代，境内已有医户从事中医药诊疗活动。至清代，从事医药者潜增，或自开药店自开处方，或受聘于药店坐堂。有儒医者，或专设医寓，或在家设诊。少有游方郎中行医。至中华人民共和国成立前夕，中医诊所都以个体开业的形式存在。1950 年底，省卫生厅召开全省卫生行政会议，在政府的引导下，县内一些中医人员开始组建或参加各类联合诊所。1951 年至 1963 年，全县先后建立 19 家联合诊所及其分所。1958 年在大办乡医院的前提下，大多联合诊所并入乡卫生院。20 世纪 80 年代以后，个体中医诊所重新出现并纳入管理。至 2006 年，全县中医诊所有董金贵、吴以诺、黄道德、史悠聪、励茂男等 5 家。至 2014 年底，全县有中医诊所 11 家。

表 4–1 象山县 2014 年中医个体诊所情况一览表

诊所名称	法人代表	科 别	开诊（或注册）时间	设诊地点
象山县董金贵中医（综合）诊所	董金贵	中医科	1983 年 6 月	象山县丹东街道东谷路 74 号
象山石浦陈芝岳中医诊所	陈芝岳	中医科	1986 年 10 月	象山县石浦镇天门路 58 号
象山县石浦史悠聪中医（综合）诊所	史悠聪	中医科	2006 年 6 月	象山县石浦镇上塘路 117 号
象山黄道德中医（综合）诊所	黄道德	中医科	2006 年 6 月	象山县丹东街道步南路 29 号
象山县丹城励茂男中医（综合）诊所	邓丽霞	中医科	2006 年 6 月	象山县丹东街道丹峰东路 219 号
象山县石浦吴以诺中医诊所	吴以诺	中医科	2006 年 6 月	象山县石浦镇荔港路 96 号
象山县潘仁标中医诊所	潘仁标	中医科	2009 年 7 月	象山县石浦镇南关桥路 32 号
象山县新桥史悠林中医（综合）诊所	史悠林	中医科	2009 年 8 月	象山县新桥镇宁丰路 71 号
象山白绪云中医（综合）诊所	白绪云	中医科	2012 年 9 月	象山县丹西街道象山港路 450 号
象山丹城安泰中医诊所	周伦伟	中医科	2012 年 6 月	象山县丹西街道小河头村 3 号
象山养生堂丹城中医坐堂诊所	姜天文	中医科	2014 年 10 月	象山县丹西街道天安路 90~110 号

中医世家

旧时，中医师主要通过师承教育而成医者。由于师资稀少，有些家族有“传内不传外”“传男不传女”等家规，于是就出现一个家族连续几代学医世代相沿续的情况。象山境内有郑氏、俞氏、王氏、陆氏和陈氏等家族均连续三代以上学医，且具较高声望。

郑氏中医世家

第一代：郑占瑞，已故，读书习医，在丹城镇一带行医，方便乡邑。

第二代：郑杰甫，清光绪年间出生，自小跟从父亲习医，1914 年病殁。

第三代：郑鼻峰，清光绪二十六年（1900）出生，2003 年 3 月去世。童龄随读孔孟经典，兼听讲中医经典理论，14 岁父殁后，考入宁波甲种商校就读，毕业后由友人介绍随从浙东大儒杨霁园专攻古文辞 5 年。因同门师兄受业于宁波名医范文甫，阅其医案，多次受教于范文甫，但于疾病之症结，未能明晰，于是就读上海汪洋医学讲习班学习 2 年，中西医学理论才得理合贯通，并终生运用在临床。在他半个多世纪的医疗生涯里给后人留下许多宝贵的诊疗经验。（见第十六章的“人物传”)

遗稿有《中医经典著作是很先进而很具实效的科学结晶》《粗说一些临床经验》《西医学习中医讲稿》《中药经验歌解》《鼻峰诗文集》。

第四代：肖海平，女，1943 年 9 月出生。1979 年 12 月在县第一人民医院参加工作，1985 年调入县中医医院，1999 年 12 月退休，返聘至 2009 年。中医师职称，师从郑鼻峰老先生，县中医药学会会员，擅长中医内科、肝科诊断治疗。

俞氏中医世家

第一代：俞荣（1900—1968），又名俞启雄，原象山珠溪下庄人，中华人民共和国成立前在东乡一带为江湖郎中。1951 年，同李贤本、朱从怀等组建珠溪联合诊所；1956—1965 年先后在岑晁、亭溪、大徐等保健站（卫生院）工作，擅长运用中草药、针灸治疗妇科经、产、胎、带及儿科麻、痘、疮、疖，尤其对民间痧气的治疗独有见长，在东乡一带颇有名气，培养挑痧徒弟数名。至今留存手抄本《痧症合璧》《疗痧治验》《民间单方录》《俞氏验方》《陈修园四十八种医书》等古医籍。

第二代：俞明德，1951 年 10 月出生，1966 年，因“文化大革命”学校停课，开始受父传习民间挑痧及伤痛证等针灸技法；1969—1976 年，知青回队在丹城镇五丰大队，被推荐为大队赤脚医生；1976—1979 年，丹城镇联办合作医疗站继任赤脚医生；1979—1984 年，雅林溪公社卫生院从医；1984—1985 年，丹城镇医院从医；1985 年 5 月调入县中医医院至退休。擅长中医针灸，是象山县“俞氏民间挑痧”“非遗”传承人。

第三代：俞铬一，1976 年 6 月出生，浙江中医学院灸针拿推专业毕业，从小受父俞明德的耳濡目染，对祖传针灸挑痧已有所了解；1998 年至 2014 年，在丹城中心卫生院针灸推拿科从医。

王氏中医世家

第一代：王乐成（1912—2001），17~20 岁赴宁波药王庙拜张志济为师。20 岁考入上海中国医学院，时任校长严苍山，教务长秦伯未，王乐成学习期间，跟随秦伯未、祝味菊、包天白等教授实习抄方近 1 年。王乐成从医 40 余载，他学验俱丰，对《黄帝内经》《伤寒论》《温病学》等经典古籍颇多研究。临证重视辨证论治，治病强调审证求因，毕生专研内儿杂病。（见第十六章的“人物传”）

肖莲芳（1913—1990），王乐成之妻。1951 年，夫妻俩和顾老先生一起开办了象山县涂茨联合诊所。当时王乐成以看病为主，肖莲芳以助产为主。1956 年肖莲芳接管了当时的仁济堂，1960 年，开始学习中药，她勤奋好学，熟读《神农本草经》《药性赋》《雷公炮炙论》等中药专著，后成为象山东乡一带名老药工。1977 年 11 月，收徒弟张海波，手把手地教，3 年出师，为象山培养首位师承中药士，2006 年晋升为副主任中药师，2018 年被评为宁波市基层名中药师。1980 年在涂茨卫生院中药房岗位上退休。

第二代：王晓曙，1938 年 8 月出生，1955 年随父待诊，1959 年在父亲指导下试诊，深得病家肯定和赞许。之后在大徐、黄避岙等镇乡卫生院工作，20 世纪 60 年代，卫生工作中防疫工作比较薄弱，农村中各种传染病广泛流行，如麻疹、小儿麻痹症、乙脑、白喉、痢疾等。最严重一次发生在黄避岙乡，1 个月内，流脑发病患者 100 余人，乡卫生院仅 3 名医务人员，没有精良的设备、足够的病房和充足的药资，对于突如其来的瘟疫，束手无策。短短一周时间就死亡7 人。王晓曙与其他 2 名医务人员不分昼夜无休止地工作，挽救了一大批患者。等省防疫大队到来时，病灾已接近尾声。这次流脑共死亡 10 余人，在治疗传染病患者时，一般都采用中西医结合综合治疗。1981 年，县卫生局选送王晓曙去杭州，参加由省中医协会举办的中医学习班，主修中医妇科。理论学习结束后，在省中医研究所，跟随陈尚志等名师轮流抄方，学习各家之长，并得到带教老师临证指点释疑。王晓曙退休后，继续从事中医事业。擅长治疗各种疑难杂症，致力于肾病研究，对慢性肾炎、慢性肾功能不全患者，采用益肾健脾活血泄浊等方法治疗，对缓解病情恶化、降低肾功能异常指标、降低血压、减少尿蛋白有显著疗效。

第三代：王宪宏，1946 年 10 月出生，1979 年进泗洲头卫生院中药房工作。他继承母业，从小跟随母亲学习中药，熟读《药性赋》，1980 年 5 月至 1981 年 6 月进入象山县卫生进修学校药剂班学习，1998 年 12 月取得中药师职称，1999 年 6 月至 2002 年 5 月任县中医院中药房副主任，中医药学会会员，2006 年 11 月退休，后返聘继续从事中药工作，从事中医药工作四十余年，专业知识扎实，指导用药精准合理。

第四代：王辉，1992 年 7 月出生，自 2013 年 5 月随祖父王晓曙到爵溪卫生院抄方实习，学习中医基础理论、中药学、方剂等专业知识。2016 年 10 月取得执业药师资格，2017 年 5 月取得传统医学师承出师证书，2018 年 10 月取得执业助理医师资格，2019 年 1 月取得北京中医药大学网络教育本科学历，同年 4 月，就职于象山县康复医院中医科。

陆氏中医世家

第一代：陆昌世（1899—1954），精于眼科，兼治大小方脉、妇科、针灸、骨科。20 世纪初，西学东渐，陆老自学西药理论，自创中西医汇通眼科，名声享誉县内外。有达官贵人邀请出诊，用大轿来请，有贫病者邀请，视其家徒四壁，不收报酬，甚至以药相赠。遇病急来邀诊者，虽子夜严寒，必揭被而起，从不推迟。诊后常半夜翻山越岭，披星戴月而归。陆老在阴阳、八卦、相术多有涉猎，胡琴、素描、泥塑颇有建树（见第十六章的“人物传”）。

第二代：陆志璋（1934—2016）女，幼承庭训，好事岐黄，仰承先志，克绍箕裘，是其父陆昌世唯一衣钵传人。幼年即背诵《医学三字经》《汤头歌歌诀》，稍长即朝夕诵读《黄帝内经》《伤寒杂病论》《金匮要略》《银海指南》《审视瑶函》，后又研学《近世眼科学》《中医眼科大成》，打下扎实的理论基础。15 岁起随父侍诊，抄方、做简单眼科手术，整理病案，还兼做护工、护理病人，配制家传眼科秘方，逐渐积累临床经验。她治病以中西医结合，汤药、针灸、手术、针剂灵活运用，创新层出不穷，疑难杂症，莫不应手辄效。（见第十六章的“人物传”）

第三代：黄益民，1954 年 12 月出生，1970 年象山中学初中毕业，1970 年 11 月参加工作，至 1979 年 10 月在浙江建设兵团及象山泗洲头林场，于 1979 年 11 月进入象山县林海卫生院工作，1982 年调入象山中医院（眼科），与母亲一起工作；1981 年在宁波地区眼、五官科提高班学习 1 年，1982 年去余姚人民医院眼、五官科实习 1 年。1995 年 10 月取得中医师职称，2005 年 2 月退休，退休后继续返聘近 8 年，是母亲陆志璋的衣钵传人，从事眼科临床 50 余年，经验丰富，善于发挥传统医学特色，运用眼科针灸、针刺等中医手段治疗眼底病、角膜炎、干眼综合征等疾病，尤其擅长眨眼症的诊治。

第四代：黄睿，陆志璋之孙女，1993 年 3 月出生，2012 年 7 月毕业于宁波光华学校，2015 年 7 月毕业于上海震旦职业学院，2015 年 9 月就业于象山县中医院。从小时起受奶奶影响很深，耳濡目染，对祖国传统医学产生浓厚兴趣，就职后在中医骨伤科从事膏药四黄散的制作，主治骨折、伤筋、跌打损伤等症。

陈氏中医世家

第一代：陈鸣皋（1898—1998），象山东陈乡人，祖上行医，受“不为良相，当为良医”的祖训，少年好文墨，笃学医药，攻读大量中医经典著作，如《黄帝内经》《金匮要略》《温病学说》《伤寒杂病论》等名著。因医学知识扎实，在施诊时，每获良效。他擅长中医内、妇、儿科，特别对不孕不育症、急重症能随机应变灵活运用中西医结合诊治，疗效显著；学术上善于吸收民间有效验方，取长补短，自成一家；根据现代医学诊疗技术，他识证遣药，自出机杼。中华人民共和国成立后加入象山南堡联合诊所，后调入爵溪卫生院。20 世纪 60 年代，爵溪所属公屿村设立医疗点，年事已高的陈鸣皋二话不说去了这个交通不便的穷乡僻壤，当时那边一无像样的医疗用房，二无像样的医疗器械，在简陋农房里独当一面建起了只有一个人的医疗站。他是极其难得的全科医生，不光中医西医内科技术精湛，还打针输液样样都得心应手。他不怕吃苦受累，为病人诊治不分昼夜，随时随地，只要有病人便马上诊治，或是背起药箱上门去看……他一直在那里工作到 70 多岁才退休。退休后还是不休息，受邀去各个乡村免费为人诊疗治病，还常常对贫困者免费施医施药，直到一百岁无疾而终才停止他所热爱的事业。

第二代：陈嘉勉（1938—1998），陈鸣皋之子，副主任中医师，1966 年毕业于浙江中医药学院(六年制大学本科）中医专业。一生从事中医临床工作，曾任象山县第一人民医院中医科主任、象山县中医院副院长等职，曾被邀请到宁波卫校和象山卫校西学中班授课，带教浙江中医学院学生，无私传授毕生所学。1989 年，由中医药管理局编入“浙江省当代中医名人志”。（详见第十六章的“人物传”）

吴美娟，1940 年生（陈嘉勉之妻)，籍贯宁波。1960 年宁波效实中学高中毕业后考入浙江中医学院六年制本科，1966 年毕业后就职于舟山岑港医院搞临床工作，退休前任职于象山县卫生局医政科。曾任象山中医学会副秘书长、象山县医学会秘书长、象山县科协第四届和第五届代表。临床医疗以中医内、妇科为主，后因需要与宁波地区医药卫生科技情报研究所协作，搞老年慢性支气管炎研究工作，后入职县卫生局从事医教及中医工作。1979—1980 年受象山科委、卫生局委托，编撰象山科技（医药卫生）专辑。

第三代：陈钧彦，陈嘉勉女儿（1975 年生)。就职于象山县中医院中药房， 1998 年毕业于北京中医药大学大专班，2007 年北京中医药大学本科毕业，2013 年获副主任中药师职称。自小熟读《黄帝内经》《温病条辨》《本草纲目》《千金要方》等名著，1993—1997 年曾随父临诊学习中医。多篇学术论文在省中医学术年会上交流，如 1996 年撰写的《东风菜的生药鉴定》与 2006 年《甘草及其制剂中有效成分的含量测定》在会上交流；2012 年《中医药治疗老年黄斑变性的临床应用价值》，在省级期刊上发表。

第二节 中药材

中药材种植与采购

象山县中草药材，民国《象山县志》记载 70 余种。传统产品有茯苓、天南星、麦门冬、苦参、百合、枸杞、半夏、细辛、牵牛、车前子、苍耳、何首乌、覆盆子、菖蒲、狗脊、艾、菊花、附子、蓖麻、香薷、薄荷、山栀、稀莶、羊蹄草、金银花、红花、干葛、罂粟壳、紫苏、益母草、地肤子、蔓荆子、草乌头、桔梗、皂角、商陆、芭蕉、夏枯草、土牛膝、青木香、鹤虱、络石、茅根、女贞子、马鞭草、金樱子、栝楼、山楂、白术、大小蓟、贝母、松花、樟脑、六月霜、五加皮、丁公藤、蒲公英、旋覆花、接骨草、穿山甲、牡蛎、蜥蜴、文蛤、海螵蛸、半边花、三七、荆芥、山黄金、前胡、白芨等。最著名者为贝母，中药材浙贝原产于象山县，故称“象贝”，与川贝齐名，列入清乾隆赵学敏著《本草纲目拾遗》。中华人民共和国成立前夕几绝。

象山县以采集野生中药材为主，人工栽培中药材虽在明代就有，但面积不大，且呈零星分布。从古代至近代，全县中药材种植面积几乎无历史资料。当代，其种植面积亦缺少系统的历史资料。1949—1958年，无统计资料。1959年，全县仅白术61亩，其中西周公社41亩，新兴公社20亩。1963—1969年，年平均种植69亩。1970—1979年，年平均种植120亩。1980—1986年，年平均种植124亩。1987—2002年，无统计资料。2003—2008年，年平均种植2133亩，其中2005年达5000亩。种植品种主要有象贝、杭白芍、元胡、白术、太子参等。

表4-2　象山县历年中药材种植面积

单位：亩

年份	面积	年份	面积	年份	面积	年份	面积
1959	61	1972	75	1985	100	1998	—
1960	—	1973	116	1986	200	1999	—
1961	—	1974	143	1987	—	2000	—
1962	—	1975	122	1988	—	2001	—
1963	41	1976	137	1989	—	2002	—
1964	8	1977	96	1990	—	2003	500
1965	39	1978	151	1991	—	2004	1900
1966	41	1979	185	1992	—	2005	5000
1967	196	1980	140	1993	—	2006	2600
1968	86	1981	126	1994	—	2007	1600
1969	72	1982	100	1995	—	2008	1200
1970	80	1983	100	1996	—	—	—
1971	95	1984	100	1997	—	—	—

资料来源：历年《象山统计年鉴》《象山改革开放30年（1978—2008）》。

表4-3　2003—2007年象山县地产中药材收购情况一览表

单位：千克

年　份	2003	2004	2005	2006	2007
山　枝	1200	1300	800	500	300
陈　皮	3600	3000	2500	1200	1000
益母草	500	400	500	350	300
墨旱莲	2000	1900	1500	1200	800
平地木	1300	1100	800	670	380
蛇舌草	2000	1800	1200	1100	1200
枇杷叶	6000	6500	4800	4200	3800
络石藤	1100	900	750	350	200
地肤子	500	400	430	230	300
急性子	500	450	350	200	100
女贞子	500	2300	4000	9000	9000

续表 4–3

年 份	2003	2004	2005	2006	2007
小青皮	12000	11000	8000	3000	600
蔓荆子	380	350	200	100	100
海 螵	3000	2800	1000	1200	800
蛤 壳	900	4000	0	0	0
昆 布	8000	300	400	300	0
接骨草	520	500	300	200	100

资料来源：《象山县志（2008）》。

主要中药材

象贝 象贝为百合科多年生草本。因形如聚贝子，故名贝母，又称浙贝、元宝贝、大贝。贝母喜温暖湿润的海洋性气候，原产象山。清初，始有象山县农民由野生贝母移植为家种，故名象贝，并驰誉县外。清乾隆《象山县志》载："药之属：有白百合、紫苏。邑产之最良者贝母……"道光《象山县志》载："药之属：茯苓、天南星、麦门冬……贝母，象山出者曰象贝，异他处……"清康熙时传入鄞县樟村一带种植，后扩种成为重要家庭副业。清代以后，象贝种植面积逐渐减少，20 世纪 50—90 年代呈零星种植。进入 21 世纪以后，由于药材市场炒作，部分农户扩种贝母。2007 年，全县种植面积达 500 亩。主要分布于泗洲头、西周、大徐、涂茨、贤庠、墙头、新桥等镇乡。翌年，种植面积又减少到 350 亩。

贝母药用部分主要是干鳞茎。花蕾、贝芯、贝芯蒂也都用作成药原料，可全株入药，以提取生物碱。象贝主含生物碱类物质，味苦性寒，有清热润肺、化痰止咳、散结消肿的功效，用于治疗感冒咳嗽、咽喉肿痛、支气管炎、肺热咳嗽、胸闷痰黏、胃肠溃疡、淋巴结核、全身肿痛等常见病症。

形态特征 贝母成年植株的茎高 40~70 厘米，茎粗 0.3~0.5 厘米，直立圆柱形，内侧空腔，外侧光滑无毛，稍带蜡质，上部绿色，下部稍带紫色。二秆出自主秆基部的邻侧，高 30~40 厘米，具绿色。叶片呈披尖形，叶长 6~15 厘米，叶宽 0.5~1.5 厘米，茎下部叶较宽，茎上部叶渐狭，顶端叶呈长条卷曲状，单叶为全缘，具平衡脉。花为淡黄或黄绿色，单生于茎顶或上部叶腋，一般每株有花 3~9 朵，呈总状排列，为无限花序。花梗长 1~2 厘米，花长 2.5~2.8 厘米，宽约 1 厘米，向下垂，单花似钟形。花瓣 6 枚，排成 2 轮，内侧具有紫绿色网状斑点。雄蕊 6 枚，长于花被内，花粉肾形。雌蕊 1 柱，柱头呈 3 裂，受精后成三室膨大，内成胚珠。果实为卵圆形蒴果，径 2~3 厘米，具有 6 枚较宽的纵翼，翅宽 0.6~0.8 厘米。成熟时棕黄色，背裂。种子扁平瓜子形，胚芽的一端较细，长 0.5~0.7 厘米，宽 0.5 厘米，千粒重 3~3.5 克，边缘有膜状翼翅，浅棕色。鳞茎多为扁圆形，直径 3~5 厘米，高 2~3 厘米，个重 20~50 克，有 2~3 瓣肥大的肉质鳞瓣和有数片鳞片的心芽抱合而成。

生长特性 贝母为多年生草本植物，生产上多采用无性繁殖，即鳞茎繁殖。一般每个鳞茎仅有2 个心芽，老鳞茎种植以后到翌年生长 2 株，又结新鳞茎 2 个，与原鳞茎同大或更大些，鳞茎增殖率为 1∶2，繁殖系数很低。每年种植一次，播种以后在土中缓慢长根发芽越冬需 3 个多月，出苗以后全生长期仅 100 天左右，枯秆以后休眠越夏需近 4 个月。一般在 9 月下旬至 10 月上旬播种，翌年立春前后出苗，3 月中旬开花，并长二秆，5 月上中旬枯秆成熟。植株生长发育阶段以花为界，分营养体生长阶段和鳞茎膨大阶段，老鳞茎种植以后，在土壤中吸取养分很少，主要吸取水分供淀粉转化为葡萄糖，作为养分供应植株生长发育，随着植株逐渐长大，由根系向土壤中吸取养分越来越多，直到开花时老鳞茎的养分供应将尽，植株全部靠根系向土壤中吸取养分，植株光合作用所制造的养分下输供新鳞茎生长发育膨大，直到植株老枯，新鳞茎停止膨大。植株枯萎越迟，养分制造越多，鳞茎越能膨大。贝母的地上茎叶和地下根系均无再生能力，若有毁损，影响极大。

杭白芍 白芍亦名芍药，为毛茛料多年生草本，常冠以产地名。相传古代杭州产的白芍颇有声誉，故将浙江产的白芍统称杭白芍。浙江产杭白芍具有粗直而长，两端等大整齐、体重、坚实、粉性足、表面粉性的特点。杭白芍是著名中药材“浙八味”之一。以根供药用，内含芍药甙和牡丹酚等成分。能养血柔肝，缓急止痛。治头痛眩晕、胸肋疼痛、泻痢腹痛、胃肠痉挛疼痛、手足痉挛疼痛、腓肠肌痉挛、月经不调、痛经、崩漏等症。明嘉靖《象山县志》将芍药归到花之类记载，可见象山县种植芍药历史悠久。1970年，儒雅洋公社（今西周镇）曾为医药公司种植过杭白芍。2004—2005年，县时珍中药材专业合作社引进杭白芍种苗，在西周镇田岙村等地种植250亩。2008年，全县种植350亩，分布在西周镇田岙村、伊家村、西岙郑村及墙头镇大岙村等地。

形态特征 杭白芍根肥大，呈圆柱形或圆锥形；外皮褐色或略带粉红；茎丛生直立，紫色或青紫绿色；株高60~80厘米，光滑无毛；叶互生，具长柄，茎下部叶为二回三出复叶；小叶3~5片，长椭圆至披针形，全缘；春季萌发时茎叶紫红色，渐变为绿色；花大，重瓣或单瓣，顶生并腋生，白色或粉红色；果实内含种子3~5粒，黑褐色。

生长习性 杭白芍喜温和、雨量适中、阳光充足的气候；也具有较强的耐寒性和抗旱性，但怕湿，降水过多有碍生长。杭白芍的根入土较深，宜栽在土层深厚、疏松肥沃、排水良好的沙质土壤；土壤过瘦太薄及过于黏重不宜栽种。杭白芍地下部分于9月下旬至10月发根，翌年3月露红芽出苗，3月下旬至4月现蕾，4月下旬至5月上旬为开花期，5—6月根膨大生长最快，7月下旬至8月上旬种子成熟，8月以后生长缓慢，10月以后植株地上部枯死倒苗，进入越冬期。

元胡 元胡又称延胡索、玄胡，为罂粟科多年生草本，以块茎入药。具有活血、行气、散瘀、止痛的功效，用于心腹腰膝诸痛、跌打损伤、淤血作痛、月经不调、冠心病等症。20世纪60年代初，元胡主要分布在新兴公社（今泗洲头镇、茅洋乡）。现为零星种植，面积不上百亩。

形态特征 元胡株高9~20厘米，全株无毛，茎纤细质脆，单生或上部分枝。其上着生三四片长柄叶，叶片轮廓三角形，二回三出羽状分裂。总状花序顶生，花瓣紫红色，圆筒形，子房柱形，花柱细短，花期在4月，4—5月结蒴果，种子肾形，紫红色或黑色。地下块茎球形或不规则球形，直径0.5~2.5厘米，外表棕黄色，内部黄色。

生长习性 元胡喜温暖湿润的气候条件，以富含腐殖质的疏松沙土壤最为适宜，忌连作。元胡地下部分有根状茎、块茎和须根。每个母块茎长出根状茎2~4只，长度为3~12厘米。每只具有根状茎节2~5个，根状茎节膨大成块茎，同时长出新根和分枝。整个生长期约100天，播种后10月初萌芽，12月至翌年1月生长迅速。元胡地上部分1月下旬至2月上旬出苗，3—4月生长最快，整个生长期约90天左右。元胡地下块茎分“母元胡”和“子元胡”，种块茎2月下旬重新形成母元胡后，子元胡开始逐步形成，3月下旬至4月下旬为膨大期，重量增长最快，子元胡形成和发育约需50天。

白术 白术为菊科多年生草本植物，又名于术、冬术、浙术。以根状茎供药用，主要成分为挥发油、苍术醇、苍术酮等，能健脾燥湿，治脾虚食少、腹胀、腹泻、痰饮眩晕、水肿、胎动不安等症。

白术最早记载在《神农本草经》，将术列作上品。晋代许迈曰：“术初挖于桐庐县之恒山。”最早用术不分苍术、白术。南朝·宋，寇宗奭根据药性的燥缓，始将术分为苍术、白术。南朝·梁，陶弘景曾谓术有白术及赤术两种，“尔雅所谓桴蓟，即白术也”“扬州之域多种白术，其状如桴”。南宋《剡录》（高似孙，1214）记载：“剡山有术”，至明代文献记载“白术产浙江者渐多”。“白术生杭越，以大块紫花为胜，产于潜者最佳，诸方并珍之”（明万历《钱塘县志》）。明、清以来，於术和白术均列为贡品。主产地为新昌、天台、温岭、仙居、东阳、永康等县，象山县也有种植。清道光《象山县志》载：“药之属：茯苓……白术鄞象同（《嘉靖府志》），大小蓟其根即白术，大者如小儿拳。”20 世纪 60 年代初，白术主要分布在西周、丹城、新东、新兴公社，以山地套种为主。现为零星种植，面积百亩上下。

形态特征　白术株高 30~80 厘米，茎直立，上部分枝，基部木质化，表面略有不明显的纵浅槽。茎下部的叶互生，有长柄，叶片 3 裂或偶有 5 深裂，茎部的叶柄较短，叶片不分裂，叶片椭圆形至卵状披针形，叶面绿色，背面色稍浅，叶脉显著突起。头状花序生于枝端，为管状花，花冠紫色。瘦果长圆状椭圆形，被有黄白色茸毛，花期 9—10 月，果期 10—11 月。根茎肥厚，略呈拳状或鸡腿状，有不规则分叉，外皮灰黄色。

生长习性　白术喜凉爽气候，怕高温多湿，耐寒。对土壤要求不严，但以疏松肥沃的沙土为宜，不能连作，最好在新垦地种植。白术种子在 15℃左右萌发出苗，5 月中旬初萌花蕾，7 月上旬为萌蕾盛期，9 月为开花盛期，11 月果实成熟。5 月中旬根茎开始生长发育，8 月下旬至 10 月中旬生长较快，12 月中旬后停止生长。

鹿霍　鹿霍又名鹿豆、篁豆、野绿豆、野黄豆、老鼠眼、老鼠豆、野毛豆、酒壶藤、藤黄豆、乌睛珠、光眼铃铃藤、鬼眼睛、一条根等。以茎叶入药。味苦、酸，性平，归胃、脾、肝经。具有祛风除湿、活血、解毒，消积散结、消肿止痛、舒筋活络功效，常用于治疗风湿痹痛、头痛、牙痛、腰脊疼痛、瘀血腹痛、产褥热、瘰疬、痈肿疮毒、跌打损伤、烫火伤、小儿疳积、颈淋巴结结核、风湿关节炎、腰肌劳损、蛇咬伤、血吸虫、女子腰腹痛等症。国内主要分布于江南各省，如江苏、安徽、浙江、江西、福建、台湾、湖北、湖南等地。象山县灵岩山一带有较多生长。

形态特征　多年生缠绕草本。各部密被淡黄色柔毛。茎蔓长。3 出复叶，顶生小叶近于圆形，长 2.5~6 厘米，宽 2.5~5.5 厘米，先端急尖或短渐尖；侧生小叶斜阔卵形，或斜阔椭圆形，长 2~6 厘米，宽 1.5~2.5 厘米，先端急尖，基部圆形；叶片纸质，上面疏被短柔毛，背面密被长柔毛和橘黄色透明腺点；托叶线状披针形，不脱落。总状花序腋生，花 10 余朵；长约 7 毫米；花萼钟状，5 裂；花冠黄色，龙骨瓣有长喙；雄蕊 10，二体，花药 1 室；子房上位，胚珠 2，花柱长，基部弯曲，被毛，柱头头状。荚果短，长圆形，红紫色，长约 1.5 厘米，阔约 9 毫米；种子 1~2 粒，黑色，有光泽。

生长习性　鹿藿常生于海拔 200~1000 米的山坡路旁、竹林、灌丛、林边、渠道田埂及多年撂荒地的杂草丛中或者缠绕于邻近树木的枝干上，喜光耐半阴，喜温暖湿润，适应性较强，在肥沃疏松壤土中生长良好。鹿藿植株 2 月上旬开始萌动，2 月中旬开始展叶，基叶长出 28 天后进入生长旺盛时期，4 月中旬进入花期，花期持续 3~4 个月，8 月下旬进入结果期，一直持续至 11 月中旬。11 月上旬植株上已有部分叶子发黄脱落，12 月上旬叶片全部脱落，12 月至第二年的 2 月休眠。

千里光　千里光又名九里明、九里光、黄花母、九龙光、九岭光。以全草入药。其性寒，味苦，具有清热解毒、明目退翳、杀虫止痒之功效，多用于风热感冒、目赤肿痛、泄泻痢疾、皮肤湿疹疮疖等症。国内主要分布于河南、陕西、江苏、浙江、广西、四川一带。象山县灵岩山一带有较多生长。

形态特征　千里光属多年生攀缘草本植物，高2~5米。根状茎木质，粗，茎曲折，多分枝，初常被密柔毛，后脱毛，变木质，皮淡褐色。叶互生，具短柄；叶片披针形至长三角形，先端渐尖，基部宽楔形、截形、越形或稀心形，边缘有浅或深齿，或叶的下部2~4对深裂片，稀近全缘，两面无毛或千面被短柔毛；羽状脉，叶脉明显。头状花序，多数，在茎及枝端排列成复总状伞房花序，总花梗常反折或开展，被密微毛，有细条形苞叶；总苞筒状，长5~7毫米，宽3~6毫米，基部有数个条形小苞片；总苞片1层，12~13个，条状披针形，先端部渐尖；舌状花黄色，8~9个，长约10毫米；筒状花多数。瘦果，圆柱表，有纵沟，长3毫米，被柔毛；冠毛白色，长7.5毫米，约与筒状花等长。

生长习性　生长在海拔50~3200米的森林、灌丛中，攀援于灌木、岩石上或溪边、路旁及旷野间，适应性较强，耐干旱，又耐潮湿，对土壤条件要求不严，但以沙质土壤及黏土壤生长较好。花期10月到翌年3月，果期2—5月。

大吴风草　大吴风草 又名八角乌、活血莲、金钵盂、独角莲、一叶莲、大马蹄香、大马蹄等。以全草入药。大吴风草味辛、甘、微苦，性凉，根含千里光酸（二甲基丙烯酸），主治咳嗽、咯血、便血、月经不调、跌打损伤、乳腺炎。叶含挥发油约1%，主要成分为乙烯醛，用于杀虫。国内主要分布于湖北、湖南、广西、广东、福建和台湾一带。象山县灵岩山一带有较多生长。

形态特征　大吴风草是菊科大吴风草属植物，多年生莛状草本。根茎粗壮，直径达1.2厘米。花莛高达70厘米，幼时被密的淡黄色柔毛。叶全部基生，莲座状，有长柄，柄长15~25厘米，幼时被与花莛上一样的毛。头状花序辐射状，在顶端排列成伞房状。花序梗长2~13厘米，被毛。瘦果圆柱形，长达7毫米，有纵肋，被成行的短毛

生长习性　生长于低海拔地区的林下，山谷及草丛。喜半阴和湿润环境，忌干旱和夏季阳光直射，生长适宜温度为12℃~25℃，可忍耐夏日38℃的高温，耐寒能力尤为突出，在中国江南地区可露地过冬，冬季地上部叶片枯死，第二年春天仍能萌发。对土壤适应性较强，以肥沃疏松、排水良好的土壤为宜，它也是优良的耐盐碱地被植物，可在盐碱地生长。花果期8月至翌年3月，生长力旺盛，覆盖力强，株型饱满完整，一年四季皆有观赏价值。

树参　树参又名枫荷梨、鸭掌菜。其根、茎、叶可入药。味甘、微辛，性温，归肝、肺经。具有祛风除湿、舒筋活络、壮筋骨、活血功效。常用于瘫痪、偏头痛、臂丛神经炎、风湿性及类风湿性关节炎、扭伤、痈疖、小儿麻痹后遗症、月经不调等症。国内主要分布于浙江东南部、安徽南部、湖南南部、湖北、四川东南部、广西、广东、江西等地。象山县灵岩山一带有较多生长。

形态特征　树参是五加科，属乔木或灌木，高可达8米。叶片厚纸质或革质，叶形变异很大，不分裂叶片，先端渐尖，分裂叶片倒三角形，两面均无毛，基脉三出，叶柄无毛。伞形花序顶生，有花，总花梗粗壮，苞片卵形，小苞片三角形，宿存；花瓣三角形或卵状三角形，果实10月成熟，长圆状球形，稀近球形，颜色呈紫色，长5~6毫米，有5棱，每棱又各有纵脊3条；宿存花柱长1.5~2毫米，在上部1/2、1/3或2/3处离生，反曲；果梗长1~3厘米。

生长习性　生长在海拔几十米至1800米的常绿阔叶林或灌丛中。喜温暖、潮润和适当庇荫的环境。要求酸性土壤。忌积水。畏寒冻。花期8—10月，果期10—12月。

南五味子　南五味子又名红木香、紫金藤、紫荆皮、盘柱香、内红消、风沙藤、小血藤等。

以干燥的成熟果实入药。味酸、甘，性温，归肺、心、肾经，具有收敛固涩、益气生津、补肾宁心之功效，常用于久咳虚喘、梦遗滑精、遗尿尿频、久泻不止、自汗盗汗、津伤口渴、内热消渴、心悸失眠等症。国内主要分布于山西、陕西、甘肃、山东、江苏、安徽、浙江、江西、福建、河南等地。象山县灵岩山一带有较多生长。

形态特征　落叶木质藤本，全株无毛。叶长圆状披针形、倒卵状披针形或卵状长圆形，长 5~13 厘米，宽 2~6 厘米，花单生于叶腋，雌雄异株；雄花：花被片白色或淡黄色，8~17 片；雌花：花被片与雄花相似，雌蕊群椭圆体形或球形，具雌蕊 40~60 枚；子房宽卵圆形，花柱具盾状心形的柱头冠，胚珠 3~5 叠生于腹缝线上。聚合果球形，径 1.5~3.5 厘米；小浆果倒卵圆形，时显出种子，长圆体形或肾形，长约 4 毫米，宽 3~3.8 毫米，高 2.5~3 毫米，种脐斜“V”字形，长约为种子宽度的 1/3；种皮褐色光滑，或仅背面微皱。

生长习性　南五味子喜温暖湿润气候，适应性很强，对土壤要求不太严格，喜微酸性腐殖土。野生植株生于海拔 1000 米以下。在山区的杂木林中、林缘或山沟的灌木丛中，缠绕在其他林木上生长。 其耐旱性较差。自然条件下，在肥沃、排水好、湿度均衡适宜的土壤上发育最好。种子 2—3 月，花期 6—9 月，果期 9—12 月。

羊乳　羊乳又名山海螺、角参、轮叶党参、萝卜党参、山地瓜秧、山胡萝贝、四叶参、通乳草等，根、茎、叶可入药。羊乳性味甘、平，无毒，有益气养阴、润肺止咳、排脓解毒、催乳等功效。主治病后体虚、咳嗽、肺痈、疮疡肿毒、乳痈、瘰疬、产后乳少等证。国内主要分布于东北、华北、华东和中南各省区。象山县灵岩山一带有较多生长。

形态特征　为桔梗科党参属的植物，多年生蔓生草本。根肥厚为倒卵状纺锤形，茎缠绕，多分枝，长达 2 米以上，全株都含有乳白色的液汁和特殊的臭味。叶通常 2~4 片，轮生，广披针形或菱形、椭圆形，长 3.5~7.5 厘米，宽 2~3.5 厘米，基部楔形，有短柄，先端尖，全缘或具不明显的锯齿，沿边缘有短刚毛。花黄色，有暗紫色斑点，着生在小枝的末端，有短梗，萼 5 裂，萼片三角形，锐尖，花冠钟形，浅 5 裂，尖端向外反卷，雄蕊 5 枚，子房上位，3 室。蒴果圆锥形，有宿萼。

生长习性　常见生长于山地灌木林下沟边阴湿地区或阔叶林内、荒山草地、路边。羊乳喜凉爽气候，生长期遇高温，地上部分易枯萎和感染病害。羊乳幼苗喜阴，成株期喜充足的阳光。花果期 7—8 月。

绞股蓝　绞股蓝又名天堂草、福音草、超人参、公罗锅底、遍地生根、七叶胆、五叶参和七叶参等，以全草入药。绞股蓝性寒、味苦，具有清热解毒、止咳清肺祛痰、养心安神、补气生精之功效，可用于降血压、降血脂、护肝、促进睡眠以及肠胃炎、气管炎、咽喉炎的治疗，并用于多种癌症的抗癌临床治疗。国内主要分布于陕西、四川、重庆、云南、湖北、河南禹州市、湖南、广东、广西、福建等地。象山县灵岩山一带有较多生长。

形态特征　草质攀缘植物；茎细弱，具分枝，具纵棱及槽，无毛或疏被短柔毛。叶膜质或纸质，鸟足状，具 3~9 小叶，通常 5~7 小叶，叶柄长 3~7 厘米，被短柔毛或无毛；小叶片卵状长圆形或披针形，中央小叶长 3~12 厘米，宽 1.5~4 厘米，侧生枝较小，先端急尖或短渐尖，基部渐狭，边缘具波状齿或圆齿状牙齿，上面深绿色，背面淡绿色，两面均疏被短硬毛，侧脉 6~8 对，上面平坦，背面凸起，细脉网状；小叶柄略叉开，长 1~5 毫米。卷须纤细，2 歧，稀单一，无毛或基部被短柔毛。花雌雄异株。雄花圆锥花序，花序轴纤细，多分枝，长 10~15 厘米，分枝广展，长 3~4 厘米，有时基部具小叶，被短柔毛；花梗丝状，长 1~4 毫米，基部具钻状小苞片；花萼筒极短，5裂，裂片三角形，长约0.7毫米，先端急尖；花冠淡绿色或白色，5深裂，裂片卵状披针形，长2.5~3毫米，宽约1毫米，先端长渐尖，具1脉，边缘具缘毛状小齿；雄蕊5，花丝短，连合成柱，花药着生于柱之顶端。雌花圆锥花序远较雄花之短小，花萼及花冠似雄花；子房球形，2~3室，花柱3枚，短而叉开，柱头2裂；具短小的退化雄蕊5枚。果实肉质不裂，球形，径5~6毫米，成熟后黑色，光滑无毛，内含倒垂种子2粒。种子卵状心形，径约4毫米，灰褐色或深褐色，顶端钝，基部心形，压扁，两面具乳突状凸起。。

生长习性　多生长于海拔300~3200米的山谷密林中、山坡疏林、灌丛中或路旁。绞股蓝喜阴湿环境，忌烈日直射，耐旱性差，常见于落叶林，落叶阔叶与常绿阔叶混交林、针阔混交林及杉木林、毛竹林下生长。春季绞股蓝萌发覆盖地面以后，依靠它的卷须和缠绕茎，迅速把灌木层盖住，并沿着每株乔木的树干，不断向上攀援，直到晚秋停止生长为止。此外，在寺庙周围、路旁草丛、农园篱笆边及人造林和次生林中也常有绞股蓝分布。这些地方土壤疏松肥沃，空气湿度较大，上层有覆盖，中层有灌木或篱笆可支持和攀援，具有通风透气、保持一定温湿的优越的小气候环境条件，绞股蓝往往成片覆盖地面。花期3—11月，果期4—12月。

败酱　又名鹿酱、马草、酸益、野苦菜、苦菜、苦藏、女郎花等，以干燥全草入药。性凉，味辛、苦。具有清热解毒、祛痰排脓之功效，常用于肠痈、肺痈、痢疾、产后瘀血腹痛、痈肿疔疮。国内主要分布于江苏、浙江、江西、安徽、河南、湖北、湖南、广东、广西、贵州和四川一带。象山县灵岩山一带有较多生长。

形态特征　多年生草本，高30~100厘米；根状茎横卧或斜生，节处生多数细根；茎直立，黄绿色至黄棕色，有时带淡紫色，下部常被脱落性倒生白色粗毛或几无毛，上部常近无毛或被倒生稍弯糙毛，或疏被2列纵向短糙毛。基生叶丛生，花时枯落，卵形、椭圆形或椭圆状披针形，长3~10.5厘米，宽1.2~3厘米，不分裂或羽状分裂或全裂，顶端钝或尖，基部楔形，边缘具粗锯齿，上面暗绿色，背面淡绿色，两面被糙伏毛或几无毛，具缘毛；叶柄长3~12厘米；茎生叶对生，宽卵形至披针形，长5~15厘米，常羽状深裂或全裂具2~3对侧裂片，顶生裂片卵形、椭圆形或椭圆状披针形，先端渐尖，具粗锯齿，两面密被或疏被白色糙毛，或几无毛，上部叶渐变窄小，无柄。花序为聚伞花序组成的大型伞房花序，顶生，具5~6级分枝；花序梗上方一侧被开展白色粗糙毛；总苞线形，甚小；苞片小；花小，萼齿不明显；花冠钟形，黄色，冠筒长1.5毫米，上部宽1.5毫米，基部一侧囊肿不明显，内具白色长柔毛，花冠裂片卵形，长1.5毫米，宽1~1.3毫米；雄蕊4，稍超出或几不超出花冠，花丝不等长，近蜜囊的2枚长3.5毫米，下部被柔毛，另2枚长2.7毫米，无毛，花药长圆形，长约1毫米；子房椭圆状长圆形，长约1.5毫米，花柱长2.5毫米，柱头盾状或截头状，径0.5~0.6毫米。瘦果长圆形，长3~4毫米，具3棱，2不育子室中央稍隆起成上粗下细的棒槌状，能育子室略扁平，向两侧延展成窄边状，内含1椭圆形、扁平种子。

生长习性　多生于海拔400~1500米的山地林下、林缘或灌丛中、草丛中。败酱比较耐寒，田间栽培在-6℃仍能正常生长，但以20℃~30℃生长最适宜。喜湿不耐旱，败酱草根系发达，土壤保水透气需兼顾，否则不利于根系生长。耐阴，以林间坡地或背阴山垄田种植为佳，忌暴晒，夏季平原田块种植要搭建遮阳棚。以腐殖质丰富的壤土或沙壤土为适，pH值6~6.5。花期7—9月。

紫珠　又名杜虹花、大叶紫珠、裸花紫珠、紫珠草、止血草、紫荆、雅目草、白毛柴、白奶雪草等。以根或全株入药。性平，味苦，能凉血止血，治外伤出血，消化道出血，衄血，妇女崩漏，月经不调、虚劳、白带、产后血气痛、感冒风寒；调麻油外用，可治缠蛇丹毒。国内主要分布于河南南部、江苏南部、安徽、浙江、江西、湖南、湖北、广东、广西、四川、贵州、云南一带。象山县灵岩山一带有较多生长。

形态特征　为马鞭草科紫珠属落叶灌木，株高 1.2~2 米，叶柄和花序均被粗糠状星状毛。叶片卵状长椭圆形至椭圆形，长 7~18 厘米，宽 4~7 厘米，顶端长渐尖至短尖，基部楔形，边缘有细锯齿，表面干后暗棕褐色，有短柔毛，背面灰棕色，密被星状柔毛，两面密生暗红色或红色细粒状腺点；叶柄长 0.5~1 厘米。聚伞花序宽 3~4.5 厘米，4~5 次分歧，花序梗长不超过 1 厘米；苞片细小，线形；花柄长约 1 毫米；花萼长约 1 毫米，外被星状毛和暗红色腺点，萼齿钝三角形；花冠紫色，长约 3 毫米，被星状柔毛和暗红色腺点；雄蕊长约 6 毫米，花药椭圆形，细小，长约 1 毫米，药隔有暗红色腺点，药室纵裂；子房有毛。果实球形，熟时紫色，无毛，径约 2 毫米。

生长习性　紫珠属亚热带植物，喜温、喜湿、怕风、怕旱，适宜气候条件为年平均温度 15℃~25℃，年降雨量 1000~1800 毫米，土壤以红黄壤为好，在阴凉的环境生长较好。常与马尾松、油茶、毛竹、山竹、映山红、尖叶山茶、山苍子、芭茅、枫香等混生。花期 6—7 月，果期 8—11 月。

土茯苓　又名禹余粮、白余粮、草禹余粮、刺猪苓、过山龙、硬饭、仙遗粮等，以干燥后的根茎入药，常于夏、秋二季采挖，除去须根，洗净后干燥入药；或趁鲜切成薄片后干燥、入药。性味甘、淡，平，归肝、胃经。有解毒、除湿、通利关节之功效，主要用于梅毒及汞中毒所致的肢体拘挛、筋骨疼痛、湿热淋浊、带下、痈肿、瘰疬、疥癣等症。国内主要分布于甘肃（南部）、长江流域以南以及海南、云南、浙江、江西、福建、湖南、广东、广西、贵州和云南等地。象山县灵岩山一带有较多生长。

形态特征　攀缘灌木，长 1~4 毫米，根茎块根状，光滑，无刺，常由匍匐茎相连接，粗 2~5 厘米。叶互生；叶柄长 5~15 毫米，约占全长的 3/5~1/4，具狭鞘，常有纤细的卷须 2 条，脱落点位于近顶端；叶片薄革质，狭椭圆状披针形至狭卵状披针形，长 6~12 厘米，宽 1~4 厘米，先端渐尖，基部圆形或钝，下面通常淡绿色。伞形花序单生于叶腋，通常具 10 余朵花；雄花序总花梗长 2~5 毫米，通常明显短于叶柄，极少与叶柄近等长，在总花梗与叶柄之间有 1 芽；花序托膨大，连同多数宿存的小苞片多少呈莲座状，宽 2~5 毫米，花绿白色，六棱状球形，直径约 3 毫米；雄花外花被片近扁圆形，宽约 2 毫米，兜状，背面中央具纵槽，内花被片近圆形，宽约 1 毫米，边缘有不规则的齿；雄花靠合，与内花被片近等长，花丝极短；雌花序的总梗长约 1 厘米，雌花外形与雄花相似，但内花被片边缘无齿，具 3 枚退化雄蕊。浆果直径 6~8 毫米，熟时黑色，具粉霜。

生长习性　生长于海拔 1800 米以下的林下、灌木丛中、河岸或山谷中，也见于林缘与疏林中、林边的半阴地。喜温暖湿润气候，耐干旱和荫蔽，沙质壤土或黏壤土均可栽培。花期 5—11 月，果期 11 月至次年 4 月。

杏香兔耳风　又名一支香、兔耳风、兔耳一支香、朝天一支香、四叶一支香、扑地金钟等，以全草入药。性味苦、辛，平，有清热解毒、消积散结、止咳、止血功效，主治上呼吸道感染、肺脓疡、肺结核咯血、黄疸、小儿疳积、消化不良、乳腺炎；外用治中耳炎、毒蛇咬伤。国内主要分布于台湾、福建、浙江、安徽、江苏、江西、湖北、四川、湖南、广东、广西等省区。象山县灵岩山一带有较多生长。

形态特征　多年生草本。根状茎短或伸长，有时可离地面近 2 厘米，圆柱形，直或弯曲，直径1~3 毫米，根茎被褐色茸毛，具簇生细长须根。茎直立，单一，不分枝，花莛状，高 25~60 厘米，被褐色长柔毛。叶聚生于茎的基部，莲座状或呈假轮生，叶片厚纸质，卵形、狭卵形或卵状长圆形，长 2~11 厘米，宽 1.5~5 厘米，顶端钝或中脉延伸具一小的凸尖头，基部深心形，边全缘或具疏离的胼胝体状小齿，有向上弯拱的缘毛，上面绿色，无毛或被疏毛，下面淡绿色或有时多少带紫红色，被较密的长柔毛，脉上尤甚；基出脉5条，在下面明显增粗并凸起，中脉中上部复具1~2对侧脉，网脉略明显，网眼大；叶柄长1.5~6厘米，稀更长，无翅，密被长柔毛。头状花序通常有小花3朵，具被短柔毛的短梗或无梗，于花莛之顶排成间断的总状花序，花序轴被深褐色的短柔毛，并有3~4毫米长的钻形苞叶；总苞圆筒形，直径3~3.5毫米；总苞片约5层，背部有纵纹，无毛，有时顶端带紫红色，外1~2层卵形，长1.8~2毫米，宽约1毫米，顶端尖，中层近椭圆形，长3~8毫米，宽1.5~2毫米，顶端钝，最内层狭椭圆形，长约11毫米，宽约2毫米，顶端渐尖，基部长渐狭，具爪，边缘干膜质；花托狭，不平，直径约0.5毫米，无毛。花全部两性，白色，开放时具杏仁香气，花冠管纤细，长约6毫米，冠檐显著扩大，于管口上方5深裂，裂片线形，与花冠管近等长；花药长约4.5毫米，顶端钝，基部箭形的尾部长约2毫米；花柱分枝伸出药筒之外，长约0.5毫米，顶端钝头。瘦果棒状圆柱形或近纺锤形，栗褐色，略压扁，长约4毫米，被8条显著的纵棱，被较密的长柔毛。冠毛多数，淡褐色，羽毛状，长约7毫米，基部联合。

生长习性　常生长在海拔30~850米的山坡灌木林下或路旁、沟边草丛中，山地阴湿林下。花期11—12月。

三叶青　又名金线吊葫芦、蛇附子、土经丸、石老鼠等。其全草均可入药，以地下块根药用效果最好。味苦，性寒，归脾、胃经，具有清热解毒、活血散结、消炎止痛、祛风化痰、理气健脾等功效，常用于小儿高热惊厥、痢疾、支气管炎、肺炎、咽喉炎、肝炎、病毒性脑膜炎、毒蛇咬伤、扁桃体炎、蜂窝织炎、跌打损伤等疾病的治疗。国内主要分布于山西、陕西、甘肃、江苏、安徽、浙江、江西、福建、台湾、湖北、四川、贵州等地。象山县灵岩山一带有较多生长。

形态特征　三叶青是珍贵的林下药材，为葡萄科崖爬藤属多年生常绿草质蔓生藤本植物。茎褐色具槽棱，光滑无毛。叶具3小叶；叶柄圆柱形，长6~8厘米，有条纹，无毛。小叶披针状椭圆形或椭圆形至卵形，两面无毛，纸质至亚革质，长6~9厘米，宽3.5~6厘米，先端突然短渐尖，基部圆形，侧脉3~4对，与中脉成45度的角；小叶柄长0.8~2厘米，无毛。苞片长椭圆形，长约2.5毫米，被黄褐色短柔毛。聚伞圆锥花序腋生，被黄褐色短柔毛。花紫绿色或绿色，萼片5，长6~7毫米，外面被褐黄色极短之柔毛；花瓣与萼片同形稍短，长5~6毫米；雄蕊与花瓣等长，附属物长椭圆形，膜质，长达4毫米，具柄，背部张口状，先端阔楔形；花柱长5~6毫米；子房下位，四棱形，密被黄褐色极短之柔毛。果具2翅，翅近圆形，径4~4.5厘米。

生长习性　三叶青喜凉爽气候，多生于海拔300~1000米山谷、灌丛、林间、山坡丛林下或路旁旷野等阴凉的环境中，喜疏松肥沃富含腐殖质的沙质壤土。花期8—3月，果期1—9月。

威灵仙　又名铁脚威灵仙、百条根、老虎须、铁扫帚、能消、灵仙、黑脚威灵仙、黑骨头等。以干燥的根和根茎入药，味辛、咸，性温，归膀胱经，具有祛风湿、通经络、消骨梗之功效，用于治疗胆结石、跟骨骨刺、足跟痛、食管癌等，但用药中须注意的是，气血亏虚及孕妇慎服。国内主要分布于云南南部、贵州、四川、陕西南部、广西、广东、湖南、湖北、河南、福建、台湾、江西、浙江、江苏南部、安徽淮河以南等。象山县灵岩山一带有较多生长。

形态特征　多年生木质藤本。干后变黑色。茎、小枝近无毛或疏生短柔毛。一回羽状复叶有5个小叶，有时3个或7个，偶尔基部一对以至第二对2~3裂至2~3个小叶；小叶片纸质，卵形至卵状披针形，或为线状披针形、卵圆形，长1.5~10厘米，宽1~7厘米，顶端锐尖至渐尖，偶有微凹，基部圆形、宽楔形至浅心形，全缘，两面近无毛，或疏生短柔毛。常为圆锥状聚伞花序，多花，腋生或顶生；花直径1~2厘米；萼片4，开展，白色，长圆形或长圆状倒卵形，长0.5~1厘米，顶端常凸尖，外面边缘密生绒毛或中间有短柔毛，雄蕊无毛。瘦果扁，3~7个，卵形至宽椭圆形，长5~7毫米，有柔毛，宿存花柱长2~5厘米。

生长习性　威灵仙野生于富含腐殖质的山坡、林缘或灌木丛中，以采伐迹地、稀疏林下及沟谷旁生长较多。对气候、土壤要求不严，但以凉爽、湿润的气候和富含腐殖质的山地棕壤土或沙质壤土为佳。过于低洼、易涝或干旱的地块生长不良。威灵仙属攀援植物，靠叶柄弯曲攀附于其他植物向水平方向生长。其根茎部潜伏芽较多，当主芽被破坏之后，潜伏芽便迅速萌发出土。主茎生长点受破坏停止生长后，可再从叶腋生出侧枝继续生长。花期6—9月，果期8—11月。

粗糠柴　又名香桂树、香檀、痢灵树、吕宋楸荚粉，以果实表面的粉状毛茸和根入药。根随时可采，腺毛及毛茸秋季采收，晒干。性味微苦、微涩，凉。为有毒植物，其毒性为果实和叶背的红色粉末状小点有毒。中毒症状为呕吐和腹泻。功能主治上，根能清热利湿，用于急、慢性痢疾、咽喉肿痛。果上腺体粉末能驱绦虫、蛲虫、线虫。国内主要分布于四川、云南、贵州、湖北、江西、安徽、江苏、浙江、福建、台湾、湖南、广东、广西和海南。象山县灵岩山一带有较多生长。

形态特征　小乔木或灌木，高2~18米；小枝、嫩叶和花序均密被黄褐色短星状柔毛。叶互生或有时小枝顶部的对生，近革质，卵形、长圆形或卵状披针形，长5~18厘米，宽3~6厘米，顶端渐尖，基部圆形或楔形，边近全缘，上面无毛，下面被灰黄色星状短茸毛，叶脉上具长柔毛，散生红色颗粒状腺体；基出脉3条，侧脉4~6对；近基部有褐色斑状腺体2~4个；叶柄长2~5厘米，两端稍增粗，被星状毛。花雌雄异株，花序总状，顶生或腋生，单生或数个簇生；雄花序长5~10厘米，苞片卵形，长约1毫米，雄花1~5朵簇生于苞腋，花梗长1~2毫米；雄花：花萼裂片3~4枚，长圆形，长约2毫米，密被星状毛，具红色颗粒状腺体；雄蕊15~30枚，药隔稍宽。雌花序长3~8厘米，果序长达16厘米，苞片卵形，长约1毫米。雌花：花梗长1~2毫米；花萼裂片3~5枚，卵状披针形，外面密被星状毛，长约3毫米；子房被毛，花柱2~3枚，长3~4毫米，柱头密生羽毛状突起。蒴果扁球形，直径6~8毫米，具2个分果爿，密被红色颗粒状腺体和粉末状毛；种子卵形或球形，黑色，具光泽。

生长习性　中国长江流域以南，生于海拔300~1600米山地丘陵次生林中或林缘。喜光，耐干旱瘠薄，在钙质土、酸性土或岩石露头处均能生长，但在肥沃沙壤土上生长最好，在旷野、沟谷或山坡向阳处习见。花期4—5月，果期5—8月。

麦冬　又名沿阶草、书带草、麦门冬、寸冬，以干燥块根入药。味甘，微苦，性微寒。归心、肺、胃经，有养阴生津、润肺止咳功效，常用于肺胃阴虚之津少口渴、干咳咯血、心阴不足之心悸易惊及热病后期热伤津液等证。配沙参、川贝可治肺阴虚干咳。国内主要分布于广东、广西、福建、台湾、浙江、江苏、江西、湖南、湖北、四川、云南、贵州、安徽、河南、陕西南部和河北（北京以南）等地。象山县灵岩山一带有较多生长。

形态特征　根较粗，中间或近末端常膨大成椭圆形或纺锤形的小块根；小块根长1~1.5厘米，或更长些，宽5~10毫米，淡褐黄色；地下走茎细长，直径1~2毫米，节上具膜质的鞘。茎很短，叶基生成丛，禾叶状，长10~50厘米，少数更长些，宽1.5~3.5毫米，具3~7条脉，边缘具细锯齿。花莛长6~15厘米，通常比叶短得多，总状花序长2~5厘米，或有时更长些，具几朵至十几朵花；花单生或成对着生于苞片腋内；苞片披针形，先端渐尖，最下面的长可达7~8毫米；花梗长3~4毫米，关节位于中部以上或近中部；花被片常稍下垂而不展开，披针形，长约5毫米，白色或淡紫色；花药三角状披针形，长2.5~3毫米；花柱长约4毫米，较粗，宽约1毫米，基部宽阔，向上渐狭。种子球形，直径7~8毫米。

生长习性　麦冬喜温暖湿润，降雨充沛的气候条件5℃~30℃能正常生长，最适生长气温15℃~25℃，低于0℃或高于35℃生长停止，生长过程中需水量大，要求光照充足，尤其是块根膨大期，光照充足才能促进块根的膨大。麦冬对土壤条件有特殊要求，宜于土质疏松、肥沃湿润、排水良好的微碱性沙质壤土，种植土壤质地过重影响须根的发生与生长，块根生长不好，沙性过重，土壤保水保肥力弱，植株生长差，产量低，最适宜种植在河流冲积坝的一、二级阶地，河流冲积坝地势平坦，土壤多为新冲积土，土壤黏沙适中，能满足麦冬生长需要，河流一、二级阶地多能形成自流灌溉渠道网，其灌溉条件能提供麦冬生长的水分需求。麦冬花期5—8月，果期8—9月。

天葵　又名紫背天葵、雷丸草、夏无踪、小乌头、老鼠屎草、旱铜钱草等。以块根入药。性甘、寒，有清热解毒、消肿止痛、利尿等作用，常治乳腺炎、扁桃体炎、痈肿、瘰疬、小便不利等症；全草又作土农药。国内主要分布于四川、贵州、湖北、湖南、广西北部、江西、福建、浙江、江苏、安徽、陕西南部等地。象山县灵岩山一带有较多生长。

形态特征　多年生草本，高15~40厘米。块根灰黑色，略呈纺锤形或椭圆形。茎丛生，纤细，直立，有分枝，表面有白色细柔毛。根生叶丛生，有长柄；一回三出复叶，小叶阔楔形，再分裂3次，裂片先端圆，或有2~3个小缺刻，上面绿色，下面紫色，光滑无毛；小叶柄短，有细柔毛；茎生叶与根生叶相似，唯由下而上，渐次变小。花单生叶腋，花柄果后伸长，中部有细苞片2枚；花小，白色；萼5片，花瓣状，卵形；花瓣5片，楔形，较萼片稍短；雄蕊通常10枚，其中有2枚不完全发育者；雌蕊3~枚4，子房狭长，花柱短，向外反卷。蓇果3~4枚，荚状，熟时开裂。种子细小，倒卵形。

生长习性　天葵是耐寒怕热的植物。适宜生长的平均温度是0℃~25℃，国内北部为温带，冬季可达-40℃，天葵无法生长；南部为热带和南亚热带，终年较炎热，天葵也不适应生长。所以天葵只能分布在国内中部的北亚热带，长江流域一线，安徽是天葵分布的北缘。喜阴湿，常野生于低山区路边和隙地荫蔽处。忌积水，以排水良好、疏松、肥沃的土壤栽培为好。花期3—4月，果期5—6月。

羊耳蒜　又名见血清、立地好、矮胖儿、肉螃蟹、铁耙疏、倒岩提、走子草等。以带根全草入药。味甘、微酸，性平，归脾、肝、胆经，具有活血止血，消肿止痛功效，主治崩漏、产后腹痛、白带过多、扁桃体炎、跌打损伤、烧伤等症。国内主要分布于东北、西北及安徽、湖北、四川、贵州、云南等地。象山县灵岩山一带有较多生长。

形态特征　地生草本。假鳞茎卵形，长5~12毫米，直径3~8毫米，外被白色的薄膜质鞘。叶2枚，卵形、卵状长圆形或近椭圆形，膜质或草质，长5~10厘米，宽2~4厘米，先端急尖或钝，边缘皱波状或近全缘，基部收狭成鞘状柄，无关节；鞘状柄长3~8厘米，初时抱花莛，果期则多少分离。花莛长12~50厘米；花序柄圆柱形，两侧在花期可见狭翅，果期则翅不明显；总状花序具数朵至10余朵花；花苞片狭卵形，长2~3毫米；花梗和子房长8~10毫米；花通常淡绿色，有时可变为粉红色或带紫红色；萼片线状披针形，长7~9毫米，宽1.5~2毫米，先端略钝，具3脉；侧萼片稍斜歪；花瓣丝状，长7~9毫米，宽约0.5毫米，具1脉；唇瓣近倒卵形，长6~8毫米，宽4~5毫米，先端具短尖，边缘稍有不明显的细齿或近全缘，基部逐渐变狭；蕊柱长2.5~3.5毫米，上端略有翅，基部扩大。蒴果倒卵状长圆形，长8~13毫米，宽4~6毫米；果梗长5~9毫米。

生长习性　多生于海拔2400~2600米的常绿阔叶林、松林及灌丛中。花期6—8月，果期9—

10月。

石蒜 又名老鸦蒜、乌蒜、银锁匙、独蒜、山鸟毒、九层蒜、鬼蒜、龙爪花、蟑螂花、彼岸花。以鳞茎入药。味辛、甘，性温，归肺、胃、肝经。具有祛痰催吐、解毒散结之功效。常用于治疗喉风、单双乳蛾、咽喉肿痛、痰涎壅塞、食物中毒、胸腹积水、恶疮肿毒、痰核瘰疬、痔漏、跌打损伤、风湿关节痛、顽癣、烫火伤、蛇咬伤等症。国内主要分布于山东、河南、安徽、江苏、浙江、江西、福建、湖北、湖南、广东、广西、陕西、四川、贵州、云南等地。象山县灵岩山一带有较多生长。

形态特征 石蒜是多年生草本植物，鳞茎近球形，直径1~3厘米。秋季出叶，叶狭带状，长约15厘米，宽约0.5厘米，顶端钝，深绿色，中间有粉绿色带。花茎高约30厘米；总苞片2枚，披针形，长约35厘米，宽约05厘米；伞形花序有花4~7朵，花鲜红色；花被裂片狭倒披针形，长约3厘米，宽约0.5厘米，强度皱缩和反卷，花被筒绿色，长约05厘米；雄蕊显著伸出于花被外，比花被长1倍左右。

生长习性 石蒜野生品种生长于阴森潮湿地，其着生地为红壤，因此耐寒性强，喜阴，能忍受的高温极限为日平均温度24℃；喜湿润，也耐干旱，习惯于偏酸性土壤，以疏松、肥沃的腐殖质土最好。有夏季休眠习性。石蒜属植物的适应性强，较耐寒。对土壤要求不严，以富有腐殖质的土壤和阴湿而排水良好的环境为好，pH值在6~7。在自然界常野生于缓坡林缘、溪边等比较湿润及排水良好的地方。还能生长于丘陵山区山顶的石缝土层稍深厚的地方。花期8—9月，果期10月。

紫金牛 又名小青、矮茶、短脚三郎、不出林、凉伞盖珍珠、矮脚樟茶、老勿大、平地木等。以全株及根入药。性味苦、平，治肺结核、咯血、咳嗽、慢性气管炎效果很好；亦治跌打风湿、黄疸肝炎、睾丸炎、白带、闭经、尿路感染等症。国内主要分布于陕西及长江流域以南各省区，如福建、江西、湖南、四川、江苏、浙江、贵州、广西、云南等地。象山县灵岩山一带有较多生长。

形态特征 小灌木或亚灌木，近蔓生，具匍匐生根的根茎；直立茎长达30厘米，稀达40厘米，不分枝，幼时被细微柔毛，以后无毛。叶对生或近轮生，叶片坚纸质或近革质，椭圆形至椭圆状倒卵形，顶端急尖，基部楔形，长4~7厘米，宽1.5~4厘米，边缘具细锯齿，多少具腺点，两面无毛或有时背面仅中脉被细微柔毛，侧脉5~8对，细脉网状；叶柄长6~10毫米，被微柔毛。亚伞形花序，腋生或生于近茎顶端的叶腋，总梗长约5毫米，有花3~5朵；花梗长7~10毫米，常下弯，二者均被微柔毛；花长4~5毫米，有时6数，花萼基部连合，萼片卵形，顶端急尖或钝，长约1.5毫米或略短，两面无毛，具缘毛，有时具腺点；花瓣粉红色或白色，广卵形，长4~5毫米，无毛，具蜜腺点；雄蕊较花瓣略短，花药披针状卵形或卵形，背部具腺点；雌蕊与花瓣等长，子房卵珠形，无毛；胚珠15枚，3轮。果球形，直径5~6毫米，鲜红色转黑色，多少具腺点。

生长习性 多见于海拔约1200米以下的山间林下或竹林下，阴湿的地方。喜温暖、湿润环境，喜荫蔽，忌阳光直射。适宜生长于富含腐殖质、排水良好的土壤。花期5—6月，果期11—12月，有时5—6月仍有果。

海金沙 又名金沙藤、左转藤、竹园荽等，是植物的干燥成熟孢子，植物的藤也可入药。味甘、咸，性寒。归膀胱、小肠经，具有清利湿热，通淋止痛功效，主治热淋、石淋、血淋、膏淋、尿道涩痛等症。国内主产广东、浙江、江苏、江西、湖南、湖北、四川、广西、福建、陕西等地亦产。象山县灵岩山一带有较多生长。

形态特征　多年生草质藤本，长 1~5 米。根状茎横走，生黑褐色有节的毛；根须状，黑褐色，坚韧，亦被毛。叶多数，对生于茎上的短枝两侧，二型，纸质，连同叶轴和羽轴有疏短毛；营养叶尖三角形，长、宽各 10~300px，二回羽状，小羽片掌壮或 3 裂，宽 3~8 毫米，边缘有不整齐的细钝锯齿，孢子叶卵状三角形，长、宽各 10~500px，多收缩而呈深撕裂状。夏末，小羽片下面边缘生流苏状的孢子囊穗，穗长 2~5 毫米，黑褐色，孢子表面有小疣。

生长习性　多生于路边、山坡灌丛、林缘溪谷丛林中，常缠绕生长于其他较大型的植物上。喜温暖湿润环境，空气相对湿度 60%以上，喜散射光，忌阳光直射，喜排水良好的沙质壤土，为酸性土壤的指示植物。

朱砂根　又名大罗伞、红铜盘、八角金龙、金玉满堂、黄金万两等。以根、叶入药。性味苦辛、凉。具有祛风除湿、散瘀止痛、通经活络功效，常用于跌打风湿、消化不良、咽喉炎及月经不调等症。国内主要分布于西藏东南部至台湾，湖北至海南岛等地区。象山县灵岩山一带有较多生长。

形态特征　灌木，高 1~2 米，稀达 3 米；茎粗壮，无毛，除侧生特殊花枝外，无分枝。叶片革质或坚纸质，椭圆形、椭圆状披针形至倒披针形，顶端急尖或渐尖，基部楔形，长 7~15 厘米，宽2~4 厘米，边缘具皱波状或波状齿，具明显的边缘腺点，两面无毛，有时背面具极小的鳞片，侧脉 12~18 对，构成不规则的边缘脉；叶柄长约 1 厘米。伞形花序或聚伞花序，着生于侧生特殊花枝顶端；花枝近顶端常具 2~3 片叶或更多，或无叶，长 4~16 厘米；花梗长 7~10 毫米，几无毛；花长 4~6 毫米，花萼仅基部连合，萼片长圆状卵形，顶端圆形或钝，长 1.5 毫米或略短，稀达 2.5 毫米，全缘，两面无毛，具腺点；花瓣白色，稀略带粉红色，盛开时反卷，卵形，顶端急尖，具腺点，外面无毛，里面有时近基部具乳头状突起；雄蕊较花瓣短，花药三角状披针形，背面常具腺点；雌蕊与花瓣近等长或略长，子房卵珠形，无毛，具腺点；胚珠 5 枚，1 轮。果球形，直径 6~8 毫米，鲜红色，具腺点。

生长习性　生长于海拔 90~2400 米的疏、密林下阴湿的灌木丛中。喜温暖、湿润、荫蔽、通风良好环境。适宜生长温度。不耐旱瘠和暴晒，在全日照阳光下生长不良，亦不适于水湿环境。对土壤要求不严，但以土层疏松湿润、排水良好和富含腐殖质的酸性或微酸性的沙质壤土或壤土上并有荫蔽下生长良好。花期 5—6 月，果期 10—12 月，有时 2—4 月。

中药店铺（房）

清咸丰元年（1851），延昌赵秀筠开设大元堂中药店。宣统年间，丹城翁氏在东街开设“同泰和国药号”。相继开业者有义成与福庆堂。墙头、西周、泗洲头、南堡、岳头、东溪、新桥、爵溪、岑晁、涂茨、励家坪、昌国卫以及鹤浦等地，均有中药铺。民国 3 年（1914），丹城胡余庆堂、石浦大皆春国药号先后开业。民国 16 年（1927），天逸诊所兼营西药，品种仅阿司匹林、双桃丸(奎宁丸）等。民国 26 年（1937），又有杏林春药店开业。至此，全县先后有中药铺 63 家，中途歇业甚多。至中华人民共和国成立前夕，丹城、石浦两镇仅存 6 家。1958 年，中药店铺并入联合诊所，成为诊所中的中药房，私人中药店铺全部消失。医疗机构中的中药房，成为中药销售的主渠道。1982 年，丹城西街开设“孙记药店”（系同仁堂大药房前身），以中药配方为主，个体中药店铺又重新出现。

表 4–4

清末（1336—1909）药店（铺）主要商号情况一览表

姓 名	商 号	业 别	地 址	开设时间	备 注
薛昌远	薛诚意	膏药铺	丹城东街 18 号	清雍正元年（1723）	全县首家膏药铺
赵秀筠	大员堂	国 药	石浦延昌前	清咸丰元年（1851）	全县首家国药店
傅善良	香山堂	国 药	涂茨	清光绪二年（1876）	全县第二家国药店
丁志文	丁德元	国 药	石浦昌国卫	清光绪二十七年（1901）	
黄杏馨	同泰和	国 药	城区东街	清光绪三十四年（1908）十月	
夏发森	夏存仁	国 药	石浦金星	清光绪三十四年（1908）	
	大皆春	国 药	石浦中街 51 号	清末	股份制
屠是标	万全堂	国 药	石浦新道头	清末民国初	

表 4–5

民国象山药店（铺）主要商号情况一览表

姓 名	商 号	业 别	地 址	姓 名	商 号	业 别	地 址
胡企本	胡余庆堂	国 药	丹城西街	杨 霖	乾宁堂	国 药	石浦福建街
何绍本	胡余庆堂	国 药	丹城西街	胡乐侬	同保和	国 药	石浦福建街
董亨咸	杏林春	国 药	丹城西街	王荣炎	大皆春	国 药	石浦中街
俞官华	杏林春	国 药	丹城西街	林光雄	同延春	国 药	爵溪八村
张庆章	义成	国 药	丹城东街	贺荣淮	生荣堂	国 药	五汉乡西山下
张继尧	义成	国 药	丹城东街	陆养心	树德堂	国 药	五汉乡西山下
翁 涛	同泰和堂	国 药	丹城东街	柳 东	树德堂	国 药	贤庠西山下
赵洁轩	同泰和堂	国 药	丹城东街	庞忠琴	吉庆堂	国 药	五汉乡西山下
翁象庆	荣寿康	国 药	丹城东街	张博生	吉庆堂	国 药	贤庠西山下
薛盛华	薛诚意	国 药	丹城东街	陆如心	天德堂	国 药	五汉乡陈晁
薛水谷	薛诚意	膏 药	丹城东街	贺绥圣	回生堂	国 药	五汉乡陈晁
薛盛华	薛诚意	膏 药	丹城东街	黄性翔	广生堂	国药贳器	林溪乡溪沿
鲍永成	大家春	国 药	石 浦	袁肇鋆	利生堂	国 药	林溪乡珠溪
魏赞侬	同德堂	国 药	石 浦	周肇洵	保康斋	国 药	林溪乡珠溪
丁湘泉	同德堂	国 药	石浦九市曲	虞东乡	仁济堂	国 药	涂茨乡涂茨街
赖达元	大元堂	国 药	石 浦	姜子和	同仁堂	国西药	靖河乡
陈美珍	万年春	国 药	石 浦	潘云卿	同寿昌	国 药	泗灵乡泗洲头
奚松茂	万全堂	国 药	石 浦	包筱青	包灏春	国 药	泗灵乡泗洲头
邵冯生	天生德	国 药	石 浦	郑兆璜	存德堂	国 药	溪口乡郑家庄
楼瑞春	楼同盛	国 药	石浦中街	王卿生	天德堂	国 药	溪口乡溪口街
楼瑞津	楼同盛	国 药	石浦中街	卢财宝	周人和	国 药	钱仓乡崔家岙
陈文卿	存仁堂	国 药	石浦福建街	刘德刚	寿庆堂	国 药	虎山乡虎啸铺
陈兰生	存仁堂	国 药	石浦福建街	黄祥瑞	黄卫堂	国 药	虎山乡大徐街
马静斋	松茂堂	国 药	沪西乡墙头	陈中葵	颐寿堂	国 药	西陲乡下沈
周道南	仁寿堂	国 药	西瀛乡西周	王 璋	太和堂	国 药	西陲乡下沈
谢飏初	美成堂	国 药	西瀛乡西周	俞丁祚	延龄斋	国 药	西瀛乡西周
林兴泉	福庆堂	国 药	丹城南街 28 号	胡秀淦	同永和	国 药	靖南二乡洋心
金杏林	生生堂	国 药	石浦江心街	董兆康	龙德堂	国 药	南堡街
宋立人	中西药房	国 药	丹城南街 15 号	孙贤员	同仁堂	国 药	下沈
穆阿三	广和堂	国 药	丹城羊行街 7 号	吴伯平	大生堂	国 药	东麓大街
杜朴齐	柏龄堂	国 药	墙 头	董保生	乾德堂	国 药	东陈南堡
肖实生	益 泰	国 药	民主崔家岙	何兰芬	存仁堂	国 药	西周庆丰桥
赖景芳	平民诊所	西 医	西瀛乡西周	姜子和	同仁堂	国 药	泗灵乡泗洲头

注：民国前后，尚有东海乡时新堂，爵溪庆龄堂、同延堂，林溪乡庆生堂，下沈关山杏龄斋等，店主及建立时间不详。

第三节 海洋药物

贝壳类药物

锈凹螺 俗名：马蹄螺。药用部位：壳。味咸，性寒。功效：平肝潜阳。主治高血压、慢性肝炎。

角螺 俗名：郎君子、拳螺。药用部位：厣。味苦，性寒；归脾、肾经。功效：燥湿收敛。主治白带、头疮、下肢溃疡、中耳炎等。《中国药用动物志》：有燥湿、收敛、解毒的功能。主治白带、头疮、下肢溃疡、中耳炎等；厣可催产。

疣荔枝螺 俗名：辣螺。药用部位：壳、肉。味咸、性平，归肝、脾经。功效：壳治疗皮肤病；肉治胆囊炎、降血压。

泥螺 俗名：黄泥螺。药用部位：肉。味甘、咸，性寒；归肺、肝经。功效：补肝肾、益精髓、明目、生津润燥。主治明目视物不清、咽喉炎、肺结核等。《本草从新》：补肝肾，益精髓，明耳目。《本草纲目拾遗》：润喉燥，生津。

泥蚶 俗名：蚶子。药用部分：壳、肉。贝壳即中药“瓦楞子”，味甘、咸，性平；归肝、脾、胃经。功效：消痰化瘀、软坚散结、制酸止痛。主治瘰疬、瘿瘤、症瘕痞块、顽痰久咳、胃痛吐酸、牙疳、外伤出血、冻疮及烫火伤。蚶肉：味甘、咸；性温，归脾、胃、肝经。功效：补益气血、健脾益胃、散结消痰。用于症瘕痞块、老痰积结、胃痛泛酸等。《日华子诸家本草》：烧过醋淬，醋丸服，治一切血气，冷气，症癖。《日用本草》：消痰之功最大，凡痰隔病用之。可和胃止酸、化痰软坚。《四声本草》：温中消食，起阳。《医林纂要》：补心血，散淤血，除烦醒酒，破结消痰。

毛蚶 俗名：蚶子。药用部分：贝壳、肉。蚶肉：味甘、性平；归脾、胃经。功效：补血、温中、健胃。主治血虚痿痹、胃痛、消化不良、下痢脓血等。壳：味甘、咸，性平；归肝、脾、胃经；功效：化痰散淤、软坚消积，主治症瘕痞块、痰结等。

厚壳贻贝 俗名：淡菜。药用部位：肉。味甘、咸，性温；归肝、肾、脾经。功效：益阴补血、益气填精、消瘿散结、止痢。主治虚劳消瘦、阳痿不举、腰膝酸软、疼痛、瘿气、久泻久痢等。

栉江珧 俗名：江珧柱、马甲柱、江瑶。药用部位：肉柱。味甘、咸、性平；归脾、肾经。功效：滋阴补肾、调中消食。主治消渴、小便频数、宿食停滞等。《本草从新》：下气调中，利五脏，疗消渴，消腹中宿食。《本草求真》：滋真阴，止小便。

栉孔扇贝 俗名：扇贝、海扇。药用部位：肉及闭壳肌（又称干贝）、卵巢。功效：肉及闭壳肌可滋阴、补肾、调中。卵巢提取物可治疗白血病。

长牡蛎 俗名：蛎黄。药用部位：肉、壳。味咸，性微寒，归肝、肾经。功效：肉可滋阴补血、镇惊，主治眩晕耳鸣、惊悸失眠等。壳可镇静健汗、滋阴潜阳、化痰软坚、固精止带，主治瘰疬瘿瘤、症瘕痞块、自汗盗汗、遗精、崩漏、带下等。《汤液本草》：入足少阴，咸为软坚之剂，以柴胡引之，故能去胁下之硬；以茶引之，能消结核；以大黄引之，能除股间肿；地黄为之使，能益精收涩、止小便，本肾经之药也。

文蛤 俗名：蛤皮。药用部位：壳。味咸，性平；归肺、脾、肾经。功效：清热利湿、化痰散结。主治口渴烦热、咳逆胸痹、瘰疬、痰核、崩漏、痔瘘等。《神农本草经》：主恶疮蚀，五痔。《别录》：咳逆胸痹，腰痛胁急，急瘘，大孔出血，崩中漏下。

日本镜蛤　俗名：沙蛤。药用部位：壳。味苦、咸，性寒。归肺、胃经。功效：软坚散结，解毒消肿。主治瘿瘤、痰核、疮疖肿毒等。

菲律宾帘蛤　俗名：花蛤、杂色蛤。药用部位：壳。味甘、咸、性寒。功效：清热解毒。主治臁疮、黄水疮等。

四角蛤蜊　俗名：蛤蜊。药用部位：壳。功效：清热利湿、化痰软坚。主治口渴烦热、瘿瘤、痰核等。

缢蛏　俗名：蜻子。药用部位：肉、壳。肉味咸、寒；归心、肝、肾经。功效：滋阴、清热、除烦、化痰。主治产后虚损、烦热口渴、盗汗等。壳可治咽喉肿痛。《本草求真》：性体属阴，故能解烦涤热，然惟水衰火盛者则宜。若使脾胃素冷，服之必有动气泄泻之虞矣。《嘉祐本草》：补虚，主冷痢。煮食之，主妇人产后虚损，胸中邪热烦闷。

龟足　俗名：佛手。药用部位：肉。味甘、咸，性平；归脾、肾经。功效：利小便，消痞积。主治小便不利、癖积、水肿、胀满等。《本草纲目》：利小便。

鱼类药物

灰星鲨　俗名：灰皮鲨、白布鲨。药用部位：肉、胎。味甘，性温；入脾经。功效：肉健脾益气、托毒生肌。主治脾虚气虚、气血不足所致之痈疽不溃或溃久不敛等。胎健脾止泻、养血调经。主治小儿腹泻、妇女经痛等。《本草纲目》：鲨鱼，暖中益气。

扁头哈那鲨　俗名：哈那鲨、花七鳃鲨、六鳃鲨。药用部位：肝、胎。味甘，性温；归肝、脾、肾经。功效：健脾补气、养肝明目、解毒敛疮。主治眼结膜干燥症、夜盲症、软骨病、烫火伤、皮肤溃疡、外伤创面久不愈等。胎可养血调经。

鲸鲨　俗名：大鲨鱼。药用部位：肝、翅。味甘，性温；归脾、肝、肾经；功效：益气养血、滋肾补肺。主治久病体虚、食欲不振、营养不良、佝偻病、软骨症、肺痨咳嗽等。

中国团扇鳐　俗名：黄甫、赤。药用部位：肉、尾刺、肝。味甘、咸，性平；归脾经。功效：肉有补气之功效，用其熬油，主治小儿疳积。尾毒的毒液其性咸、寒、有小毒，有清热解毒、化痰散积之功效；尾刺研末入药，治胃癌、食道癌、肺癌、乳腺癌、咽喉炎、疟疾、牙痛；肝治夜盲症。

金色小沙丁鱼　俗名：沙丁、黄鳟。药用部位：肉。味甘，性平；归肝、脾经。功效：利湿、解毒。主治海蛇咬伤、缠腰火丹。《中国药用海洋生物》：解毒。

鲥鱼　俗名：时鱼。药用部位：肉、油。味甘，性平；归脾、肺经。功效：健脾补肺、行水消肿。主治虚劳、久咳、水肿。油可治疗水火烫伤。《食疗本草》：补虚劳。《日用本草》：快胃气。

斑鰶　俗名：小鲥鱼、时鱼。药用部位：肉。味甘，性平；归肝、脾经。功效：健脾生肌、滋补强身。主治病后体虚、纳呆少食等。《海洋药物与效方》：健脾生肌、滋补强身等。

鰣鱼　俗名：香鱼、鲞鱼。药用部位：全鱼。味甘、咸，性平；归心、肺、脾经。功效：养心安神、健脾益胃。主治脾虚纳差、慢性腹泻、心悸怔忡等。《本草纲目》：开胃暖中。《药性功用》：调中开胃。

海鳗　俗名：狗鳗、鳗鱼。药用部位：肉、鳔、卵。味甘，性温；归肺、肝、肾经。功效：补虚损、润肺、祛风通络、解毒。主治病后、产后体虚、遗精、贫血、神经衰弱、气管炎、面神经麻痹、骨节疼痛、急性结膜炎、疮疖、痔瘘等。《日华子诸家本草》：治皮肤恶疮，疥，疳积，痔瘘。《本草纲目》：所主诸病，其功专在杀虫祛风耳，与蛇同类，故主治近之。《本草汇言》：食之又能补肾脏，壮虚羸。

龙头鱼 俗名：虾潺、豆腐鱼、龙头烤（干品）。药用部位：肉。味甘，性平；归脾经。功效：健脾益气、滋补肝肾、利水止血。主治小儿营养不良、水肿、鼻衄等。《中国海洋药物》：健脾益气、滋补肝肾。

黄唇鱼 俗名：黄唇、金钱鮸。药用部位：鳔。味甘、咸，性平；归肝、肾经。功效：滋补肝肾。主治肝肾阴虚、头晕目眩、腰膝酸软、遗精、消渴。象山县民间列为高等补品。鳃：味甘、咸，性平；归肝、肾经。功效：止血化瘀、活血调经、滋补肝肾。主治妇人血崩、肾虚腰痛。

黄姑鱼 俗名：黄婆鸡。药用部位：鳔、油。功效：味甘、咸，性温；入肾经；利水消肿、补肾。主治小便不利、水肿、肾虚腰痛、产后腹痛等。《中国药用海洋生物》：补肾利水消肿。《中华本草》：补肾、利水、活血。

鮸鱼 俗名：米鱼。药用部位：肉、鳔。功效：味甘、咸，性平；归脾、胃经。功效：养血止血、补肾固精、润肺健脾。主治再生障碍性贫血、吐血、肾虚遗精、疮疖、痈肿、无名肿毒、乳腺炎等。鳔俗称“鳘肚”，养血、补肾、润肺健脾。耳石能清热去瘀、利尿。《随息居饮食谱》：鮸鱼，其鳔煨烂食之，补气填精，止遗带，大益虚损。

大黄鱼 俗名：大鲜、大黄花。药用部位：鳔、肉。味甘，性平；归脾、胃、肝、肾经。功效：滋补强壮、补脾益气、暖中开胃、调中止痢、明目安神、填精壮阳、散瘀止血、清热利水。主治病后、产后体虚、面黄羸瘦、缺乳、肾虚腰痛、腹胀水肿、视物昏化、头晕失眠、胃痛泻痢、贫血、吐血、小便不利、瘰疬久溃不收、恶疮。鱼脑石：味甘、咸、微涩，性平、无毒；归肾、膀胱经。功效：清热祛瘀、化石通淋、平肝熄风、消炎解毒。主治泌尿道结石、小便不利、中耳炎、鼻炎、脑漏。黄鱼不能与中药荆芥及荞麦同食。《本草纲目》：主难产……止呕血，散瘀血、消肿毒……黄鱼饮咸水而性不热，且无脂不腻，故无热中之患，而消食利肠胃也。

小黄鱼 俗名：小鲜。药用部位：鳔、肉。味甘、咸，性平；归脾、胃、肝、肾经。功效：健脾益气、开胃和中、明目安神、止血散瘀。主治体虚纳呆、消化性溃疡、肺痨、失眠、视物昏化、哮喘、滑精、崩漏、中耳炎、小便不利、淋症、痔疮等。

棘头梅童鱼 俗名：大头梅童。药用部位：肉。味甘，性温；归脾、胃经。功效：益气养血、健脾开胃。主治病后体虚、消化不良、贫血、少儿发育不良、遗尿等。《海洋药物与效方》：健脾开胃，养血补肾。

横带髭鲷 俗名：海猴、十六枚。药用部位：肉。味甘，性温；归脾经。功效：补气活血、清热解毒。主治气虚体弱、贫血、腮腺炎等。《中国药用海洋生物》：生用清热解毒，熟用补气活血。

真鲷 俗名：铜盆鱼。药用部分：鳔。味甘，性温；归脾、胃经。功效：健脾利水、益气活血、补肾利水。主治久病体虚、食欲不振、盗汗、腰痛、水肿、产后瘀血等。《中国中药资源》：健脾利水，补肾益气，养血活血，祛风湿止痛。

带鱼 俗名：白带鱼。药用部位：肉、磷、油。味甘、咸，性平；归胃、肝、脾经。功效：和中开胃、补脾益气、养肝补血、祛风杀虫、解毒止血、抗癌消瘿、养发乌发。主治病后体虚、食少便溏、腰膝酸软、血虚头晕、气短乏力、毛发干枯、产后缺乳汁、疮疖痈肿、外伤出血、带下等。《本草从新》：补五脏，祛风杀虫。《随息居饮食谱》：暖胃、补虚、泽肤。

鲐鱼 俗名：青鲐。药用部位：肉、肝、胰腺、精巢。味甘、性平；入脾、肺经。功效：滋补强壮。主治脾胃虚弱、消化不良、肺痨虚损、神经衰弱等。

蓝点马鲛　俗名：马鲛鱼、马交。药用部位：肉。味甘，性平；归脾、肺、肾经。功效：滋补强壮、健脾提神、止咳平喘。主治病后或产后体虚、早衰、神经衰弱。鳃治肺虚体弱之咳喘。《海洋药物民间应用》：强壮、提神、防老。

日本鲭　俗名：青占鱼。药用部位：肉。味甘，性平；归脾、肺、肾经。功效：滋补强壮、益肺补肾、健脾开胃。主治产后体虚、肺痨虚损、神经衰弱、食欲不振等。《中国药用海洋生物》：滋补强壮。

银鲳　俗名：车扁鱼、鲳鱼。药用部位：肉。味甘，性平；入脾、胃经。功效：益气养血、舒筋利骨。主治消化不良、贫血、筋骨酸痛、四肢麻木等。《本草拾遗》：肥健，益气力。《本经逢原》：益胃气。

灰鲳　俗名：长鳞、婆子。药用部位：肉。味甘，性平；归脾、胃、肾经。功效：健脾益胃、益气养血、舒筋利骨、充精壮阳。主治脾胃虚弱、泄泻、消化不良、神疲乏力、血虚眩晕、心悸失眠、筋骨酸痛、四肢麻木、阳痿早泄、肾虚精少等。《杏林春满集》：健脾补肾、兴阳。

绿鳍马面鲀　俗名：剥皮鱼、橡皮鱼、绿剥皮、马面鱼。药用部位：肉。味甘、性平；归肝、脾、胃经。功效：健胃消食、清热解毒、止毒养阴。主治胃病、慢性胃炎、消化道溃疡、出血、乳腺炎等症。

蓝圆鲹　俗名：黄占。药用部位：肉。味甘，性平；归脾、胃经。功效：健脾益气、消食化积。主治脾虚乏力、食欲不振、九痢、咳血等。《中华本草》：健脾益气、消食化积。

黄鮟鱇鱼　俗名：海蛤蟆、海蛤巴。药用部位：头骨。味苦、咸，性寒；归胃、肾经。功效：消肿解毒、消炎止酸。主治疮疖、牙痛、牙龈脓肿、胃炎、胃酸过多等症。《中国药用海洋生物》：消炎制酸、清热解毒。

黄鲫　俗名：黄鲫烤。药用部位：肉。味甘、咸，性寒；归脾、胃、心经。功效：补气活血、健脾开胃。主治体虚乏力、消化不良、便秘等。《全国中草药名鉴》：补气活血、益胃润肠、助消化。

青石斑鱼　俗名：青斑、石斑鱼。药用部位：肉。味甘，性平；归脾、心经。功效：养血、安神、潜阳。主治血虚头晕、心悸健忘、神志不安、失眠等。《海洋药物与效方》：主治神经衰弱、头晕。《中国本草》：养血安神。

鳀　俗名：大海蜓、烂船钉、离水烂。药用部位：肉、鱼肠内脏。味甘，性平；归脾经。功效：健脾强体、补气活血。主治久病体虚。《中国有毒及药用鱼类新志》：健脾益气、补气活血。

弹涂鱼　俗名：弹胡、跳跳鱼。药用部位：肉。味甘、咸，性微温；归脾、胃、肾经。功效：补肾壮阳、温中益气、补脾消食、强筋骨、通血脉。主治中焦虚寒、胃腹疼痛、体虚乏力、关节痹痛、消化不良、小儿疳积、阳痿早泄、遗精淋病等。《中国海洋药物》：滋补益气。《中华本草》：补肾助阳。

褐牙鲆　俗名：上船蓝、牙鲆、左口鱼。药用部位：肉。味甘，性平；归脾、胃、大肠经。功效：健脾补气、益胃和中、解毒。主治急慢性胃炎、久痢、劳伤、久病体虚、消化不良、食河豚中毒等。《本草纲目》：补虚益气，多食动气。

大牙斑鲆　俗名：地鱼、斑鲆、比目鱼。药用部位：肉。味甘，性平；归脾、胃、大肠经。功效：杀虫、消疳、催吐、解毒。主治急慢性胃炎、小儿疳积、蛔虫病、食河豚中毒等。《海洋药物与效方》：杀虫、消疳、催吐、解吃河豚中毒。

带纹条鳎　俗名：花鳎、条鳎、花沙鳎。药用部位：肉。味甘，性平；归脾、肾经。功效：滋补强壮、健脾补肾。主治病后体虚、气血不足、食欲不振等。《中国海洋药物》：健脾补肾。《海洋药物与效方》：滋补强壮，益气健脾。

半滑舌鳎　俗名：玉秃、舌鳎、细鳞。药用部位：肉。味甘，性平；归脾、胃经。功效：补虚健脾、益气养血。主治病后体虚、营养不良、脾虚泄泻、小儿疳积等。

角木舌鲽　俗名：田鸡眼、角鲽。药用部位：肉。味甘，性平；归脾、肾经。功效：健脾益气、壮阳解毒。主治脾胃虚弱、消化不良、急性肠胃炎、食河豚中毒等。《中国药用海洋生物》：消炎解毒。《食疗本草》：补虚，益气力。

斑海马　俗名：海马。药用部位：全体入药。味甘、咸，性温；归肝、肾经。功效：补肾壮阳、散结消肿。主治肾虚阳痿、宫冷不孕、遗尿、虚喘、症瘕积聚、跌打损伤、痈疮肿毒等。《本草纲目拾遗》：海马，雌雄成对，其性温暖，故难产及阳虚多用之，如蛤阶、郎君子之功也。

藻类药物

坛紫菜　俗名：紫菜。药用部位：全藻。味甘、咸，性寒；归肺、脾、膀胱经。功效：化痰软坚、利咽止咳、养心除烦、利水除湿。主治瘿瘤、脚气、水肿、咽喉肿痛、咳嗽、烦躁失眠、小便淋痛、泻痢等。《本草经集注》：治瘿瘤结气。

海萝　俗名：鹿角菜、鹿角。药用部位：全藻。功效：味咸，性寒；归肺、脾、大肠经。功效：清热、消食、祛风除湿、软坚化痰。主治骨蒸潮热、泄泻、痢疾、风湿痹痛、咳嗽、瘿瘤、痔疾等。

海带　俗名：昆布（中医入药时叫法）。药用部位：全藻。味咸，性寒；归肝、肺经。功效：清热化痰、止咳、平肝。主治痰热咳嗽、头晕头痛、急躁易怒、少寐多梦等。《嘉祐本草》：催生，治妇人及疗风，亦可作下水药。《本草纲目》：治水病，瘿瘤，功同海藻。

浒苔　俗名：苔条。药用部位：全藻。味咸，性寒，有小毒；归肺、脾、肾经。功效：软经散结、化痰消积、解毒消肿。主治瘿瘤瘰疬、痈肿疮疖、食积虫积、脘腹胀闷、鼻衄等。《本草拾遗》：心腹烦闷者，（干苔）冷水研如泥，饮之。

其他类药物

海蜇　俗名：虾蛇。药用部位：全体。味咸，性寒；归肝、脾经；功效：清热解毒、化痰软坚。主治消化不良和高血压等。《本草纲目》载："碱温无毒，主治妇人劳损，积血带下。"

金乌贼　俗名：墨鱼、乌贼。药用部位：背壳（又名海螵蛸）、墨、肉、蛋。背壳味咸、涩，性温；归脾、肾经。功效：收敛止血、涩精止带、制酸、敛疮。主治胃酸过多、吐血衄血、崩漏便血、遗精滑精、赤白带下、胃痛吞酸，外治损伤出血，疮多脓汁。墨可活血化瘀，温经，收敛止血。主治吐血便血、肺痨咳血，妇人崩漏等。肉可养血滋阴。蛋可开胃、利水。《本草拾遗》："主血刺心痛。"

巨枪乌贼　俗名：句公。药用部位：肉。味甘、咸，性温；归脾、肾、膀胱经。功效：健脾止泻、利水通淋。主治小儿腹泻、石淋、沙淋、下肢溃疡，并可预防产后风。

太平洋褶柔鱼　俗名：鱿鱼。药用部位：肉。味咸，性平；归脾、肾经。功效：健脾益气、祛风利湿、清热解毒。主治腰肌劳损、风湿腰痛、肌肉痉挛、产后体虚、小儿疳积、带下、疮疖等。

长蛸　俗名：章鱼、章干。药用部位：肉。味甘，性平；归脾、肺、肝经。功效：补气养血、通经下乳。主治气血亏虚、面色萎黄、心慌心悸、产妇乳汁不足等。

中国对虾 俗名：对虾、大虾、青虾、黄虾。药用部位：全体。味甘、咸；性温。功效：补肾壮阳、滋阴熄风。主治肾虚阳痿、阴虚风动、手足搐搦、中风半身不遂、乳疮、溃疡日久不敛等。《中国药用动物志》：有补肾壮阳、健胃补气的功能。

三疣梭子蟹 俗名：白蟹、膏蟹。药用部位：肉、壳。肉味辛，性凉；归肝、肾、心经。功效：清热凉血、祛风止痒。主治热入营血所致高热、痛疮、疮疡疥癣及烫伤等。壳味辛，性温；功效：活血祛瘀、解毒生肌。主治妇人瘀血腹痛、痛经、外伤瘀血、伤处红肿热痛等。

锯缘青蟹 俗名：青蟹、朝蟹。药用部分：全体。味甘、咸，性寒；归肝、肾经。功效：化瘀止痛、利水消肿、滋补强壮。主治产后腹痛、乳汁不足、体虚水肿等。《中国药用动物志》：有活血化瘀、利水消肿，滋补等作用。

中华绒螯蟹 俗名：毛蟹、河蟹、湖蟹。药用部位：全体。味咸，性寒。功效：破血、通经。主治堕胎、慢性肾炎、产后血闭、妇女闭经。尚可治神经性牙痛、风火牙痛、扭伤、腰痛、子宫下垂等。壳治疥癣和疮。

中国鲎 俗名：两公婆。药用部位：全体入药。肉味辛、咸，性平，有毒，归脾、大肠经。功效：清热明目、解毒消肿。主治目赤肿痛、翳膜遮睛、痔疮、脓疱疮等。壳味咸，性平，归肺、肝经；功效：止咳化痰、续筋接骨、凉血止血。主治咳嗽，跌打损伤，创伤出血，烫伤。鲎尾炭味咸，性温。功效：止血。主治咯血吐血；外用治外伤出血。鲎珠味涩，性凉；功效：清热解毒。主治咽喉痛。《本草纲目》载：鲎肉清热解毒，与猪肝同煮可治白内障。

口虾蛄 俗名：虾蛄、虾爬子、虾蛄兰虫。药用部位：全体。味咸，性温；归肝、肾经。功效：益肾固精、缩尿。主治小儿夜间尿多、遗尿。

刺参 俗名：海参。药用部位：全体。味甘、咸，性微寒；归肺、肾、大肠经。功效：补肾益精、养血润燥、止血。主治眩晕耳鸣、腰酸乏力、梦遗滑精、小便频数、肠燥便秘、肠风便血、肺虚咳嗽、咯血、外伤出血等。《本草从新》：补肾益精，壮阳疗痿。《脉药联珠药性考》：降火滋肾，通肠润燥，除劳怯症。

海龟 俗名：绿海龟。药用部位：板、掌。味甘、咸，性寒；归肝、肾、心经。功效：滋阴潜阳、柔肝补肾、清火明目、祛风除湿、止咳化痰。主治虚风内动、风湿痹证、关节疼痛、咳嗽等。《中国药用动物志》：海龟板与掌，有滋阴潜阳、柔肝补肾、清火明目的功效。主治阴虚内热，阳亢眩晕，目赤目暗以及肝硬化、气管炎、风湿性关节炎等。

江豚 俗名：拜江猪。药用部位：肝、脂肪。肝味甘、咸，性寒；归肝、肾经。功效：养肝明目。主治阴血亏虚、夜盲、青盲等症。脂肪味苦，性寒；归心、脾、肝经；功效：解毒消炎、清热止痛。外用瘌痢头、疮疖、水火烫伤等。

日本刺杀蚕 俗名：海蚂蟥、沙虫、沙蚕。药用部位：全体。味甘，性温；归脾、胃经。功效：补脾胃、益气血、利水消肿。主治脾胃虚弱、泄泻、血虚、水肿等。《本草纲目拾遗》：补脾胃，生血，利湿，行小便。

第四节 中西医结合

民国初期，西医渐兴，中医破门户之见，学习西医，指导诊治。郑鼻峰主持的中德医院，以中医为主，辅之西医。民国 35 年（1946）成立县中医师公会，亦有西医师、护士参加，如史悠扬、史陈贞文、姚旭等。会员们统一认识，中医西医各有所长，中医药同人应该用科学求得发展改良。

中华人民共和国成立后，提倡中西医结合，人民政府以“团结中西医”作为卫生工作方针之一。各医院、卫生院普设中医门诊。遇疑难病症，常组织中西医会诊，综合治疗。1971 年 7 月，市卫生局召开中西医结合工作会议，讨论制订中西医结合工作规划。1971—1978 年，市举办离职、在职西医学习中医班 10 期，壮大中西医结合队伍。全县有 15 名西医人员先后赴省地参加“西医离职学习中医班”学习。翌年，县自办西医学习中医班，19 人参加学习。1973 年，县第一人民医院始于宁波、宁海等地医疗部门联合研究“东莨菪碱”抗休克治疗。1984 年，经外科 116 例临床应用，治愈率达 88%，为中草药抗休克麻醉闯出新路。以后陆续充实中西医毕业生，至 2014 年，已有中西医结合副主任医师 1 名、主治医师 4 名、医师 12 名，开设中西医结合专家门诊，并用中西医结合治疗原发性高血压、消化性溃疡、上消化道出血、慢性肾小球肾炎、肾病综合征、慢性乙型肝炎、骨折、腰椎间盘突出症、乳腺增生病、功能性子宫出血、子宫内膜异位症、围绝经期综合征等。同时用中西医结合抢救治疗休克、心脏骤停与心肺脑复苏等各种疑难杂症，取得较好疗效。2006 年，县中医院心血管内科“中西医结合治疗颈动脉粥样硬化斑块的研究”科研项目通过了省级专家组的评审验收，并于 2009 年获县科学技术奖二等奖。2007 年 7 月 11 日，县中医院与省中医院就“浙江省中医、中西医结合急诊临床基地建设”合作项目达成协议。

至 2014 年底，中医院开设的 31 个专科中，均施行中医辨证、中西医结合诊治模式，尤以中医中药及中西医综合疗法治疗肿瘤、乳腺病、心脑血管疾病、面瘫、中风、肝病、男性病、皮肤病、肛肠病、脑病、肺病、耳鼻咽喉疾病、妇科病、不孕不育等，疗效显著。骨伤科，一直走中西医结合发展道路，既突出中医辨证论治、中药内服外敷、手法复位、小夹板内固定充分发挥中医中药优势，又运用西医现代内固定技术和现代先进的手术方法，在县内深具影响力，科研项目“中西医结合治疗桡骨远端粉碎性骨折”“锁定钢板治疗老年肱骨近端骨折”均被县科委立项。针灸推拿科，擅长运用针灸、推拿、气功、理疗、牵引、火罐、小针刀等对颈椎病、腰腿痛、各种关节炎、骨质疏松症、中风偏瘫、面瘫、偏头痛进行治疗，被列为 2010 年农村医疗机构针灸理疗康复特色专科，是象山及周边地区规模大影响力强具权威性的康复治疗中心。中医妇科，擅长运用中医、中西医结合治疗妇科常见病、疑难杂症。外科对各种肿瘤采用手术根治和术后的中西医结合治疗，在县内处于领先水平。

第五章　药品　医疗器械

民国以前，象山县缺医少药，西药更少。民间传统多用中草药治病。药品和医疗器械（简称药械）是防病治病的特殊商品，历来由卫生行政部门监管。民国时期，西医西药渐入。中华人民共和国成立后，人民政府重视医药事业，象山药业有所发展。至1978年改革开放后，药械生产、经营企业发展迅速，城乡遍布药房，民众用药较为方便。

第一节　药品生产

象山县制药，始于明宣德二年（1427），县设惠民局“督医制药”。后经历民间传统作坊、公私合营再到企业化生产过程。其间，县级医院也生产过制剂。

传统作坊生产　民间传统药店（作坊）制药，最早记载见于清雍正元年（1723），设于丹城东街薛诚意膏丹铺。创始者为应姓外地郎中，故世后，传给其徒薛昌远。据2008年版《象山县志》载，薛氏原籍鄞县，在象山定居后，专营膏丹。自己配制、销售，代代相传，配制各类膏丹，按应氏秘传生产。其生产膏药取中药材20多味，用麻油加少量猪油，在大铁锅里煎制两天，其间，去药渣，加铅膏松香，煎成膏汁或块，用井水浸入，长年贮存。糊制各类膏药时，再切块熔解使用。配制、加工和贮存皆十分讲究。头风膏药，加五香散，用于产妇；暖脐膏药，加肉桂粉，用于出生婴儿；麝香膏药，加麝香，用于治伤；樟冰膏药，加樟冰，用于发散；咬头膏药，加蓖麻子，用于疮毒；绿头膏药，加蓖麻油、松香、铜绿，用于清凉、清肿热疖；抽脓涨肉膏药，加生肌散，用于疮毒抽脓涨肉；珍珠百宝膏药，加珍珠百宝丹，用于大疮；疔疮膏药，加疔疮药，用于各种疔疮等。

清咸丰年间，延昌大元堂、宣统年间丹城同泰和国药号、清末石浦同饮和药店（后为大皆春）均加工生产中草药。民国3年（1914），丹城胡余庆堂等，均为前店后坊（厂），自制丸、散、膏、丹等成药近百种。胡余庆堂制药配有头刀手、二刀手、三刀手，制作精细。石浦大皆春，设于中街，里三间为工厂，加工成药，生产丸、散、膏、丹、酒。硬膏有驴皮膏、龟板膏、虎骨膏，软膏有枇杷膏、雪梨膏。丸有十全大补丸、全鹿丸、八珍丸、六味地黄丸、桂附八味丸、杞菊地黄丸等。散有诸葛行军散、红灵丹、七星散、霜枣散、锡类散。丹有紫金锭、小儿回春丹、紫雪丹、黄升丹、红升丹等。酒有周公百岁酒、五加皮、玫瑰酒等。

企业化生产　中华人民共和国成立以后，不少药店仍沿旧习，前店后厂，制作成药。1956年，公私合营后，药店（作坊）减少，药材统一管理，种类增加。1970年，县医药公司成立中药加工部，加工中药饮片。1972年4月，建县制药厂，厂址在丹城建设路43号，主要生产204胃药片、十全大补酒、半夏露糖浆等中成药制剂和各种规格大容量输液的西药制剂。1986年，县医药药材公司建中药饮片厂。1987年，中药饮片生产销售量7.3万余千克，销售额100万元。2001年，中药饮片生产销售量为29万千克，销售额为710万元。2002年2月，在中药饮片厂基础上，建立“宁波神农中药饮片有限公司”，生产中药饮片达35万千克，年销售额811万元。2007年12月31日，宁波神农中药饮片有限公司注销，停止生产。

1993年，县制药厂在城西路建成大输液车间。2000年1月，转制为股份制企业，厂址迁爵溪前岙工业区，并更名为“宁波正大药业有限公司”。2003年4月，又更名为“宁波长富药业有限公司”。公司占地面积58000平方米，建筑面积6000平方米，主要生产医用大输液产品，2008年以后停产。

医疗机构制剂 1968年6月，经县人武部生产办公室批复同意县人民医院增设制剂室，并新建用房272平方米。1970年1月，县人民医院制剂室开始生产5%葡萄糖液、5%葡萄糖盐水、10%葡萄糖液、50%葡萄糖液、0.9%氯化钠液、复方氯化钠液、5%碳酸氢钠液、0.5%普鲁卡因、1%地卜因、0.25%氯霉素、10%胎盘组织液以及当归、草乌、丹参、红花、红茴香、柴胡等中药材制剂。外用药有红汞、甲紫、碘酊等多种药水、软膏等，供医院自用，不对外销售。其后，石浦人民医院亦仿效自制。石浦人民医院（后改为县红十字台胞医院）与县第一人民医院分别于2002年与2005年停止生产自用制剂。

表5-1 1979—1996年象山县中成药产量一览表

单位：吨

年　份	1979	1980	1981	1982	1983	1984	1985	1986	1987
产　量	37	62	100	74	120	140	154	150	223
年　份	1988	1989	1990	1991	1992	1993	1994	1995	1996
产量	273	208	137	153	171	160	126	174	199

表5-2 1997—2007年象山县国有及年销售收入500万元以上医药制造业情况表

年　份	1997	1998	1999	2000	2001	2002	2003	2004	2005	2006	2007
单位数/家	1	1	0	0	0	0	1	1	2	1	2
平均人数/人）	220	120	0	0	0	0	163	142	159	146	298
总产值/万元	718	221	0	0	0	0	1992	1445	2627	1513	7902
销售收入/万元	674	249	0	0	0	0	1882	1623	2563	1541	7567
资产合计/万元	1668	1334	0	0	0	0	3838	6879	3934	3391	6099

资料来源：《象山改革开放30年》统计资料汇编。

第二节　药品经营

药品零售 西药传入之初，主要由境内各中药店铺兼售。清雍正元年（1723），有应姓外地郎中开设药材店铺。应死后传其徒弟薛昌远，商号薛诚意膏丹铺，是全县第一家膏丹铺。

胡余庆堂于民国2年（1913）由泗洲头胡姓地主集股创办，店主胡企本出资最多，占7/10股份，创办时因慕杭州“胡庆余堂”牌号，故移用为“胡余庆堂”。地址选在丹城西街171号。药店首任经理何燕堂，丹城北门人，经营有方，十分重视药材管理。一是采购地道药材，严堵伪、劣药材；二是配备头刀手、二刀手、三刀手，进行精细制作，凡应炙、炒药味必须按规定执行；三是设置坐堂中医师，先后有林参三、刘东山、王福卿、蒋葆青等著名中医师坐堂；四是柜台设头柜、二柜、三柜，所有配方撮药均经校对、复核并签名盖章后才能出店，也就是目前管理的审方、校对、复核、签名的管理模式；五是对缺味须加补的、先煎后下的禁忌证、注意事项都向顾客仔细交代。

至1948年，全县有中药铺29家，较著名的药店有胡余庆堂、杏林春、义成、同泰和堂、福庆堂、荣寿康、广和堂、薛诚意膏丹铺、同饮和等。其中，胡余庆堂规模最大，有职工十余名。胡余庆堂药店经理何燕堂儿子何绍本，开在丹城西街；杏林春药店经理董亨咸，开在丹城西街；松茂堂经理马静斋、柏龄堂经理杜朴齐，开在墙头；庆生堂开在林溪乡；义成号张庆璋开在丹城东大街；荣寿康药店翁象庆，开在丹城东大街；保康斋药铺周肇洵，开在林溪乡珠溪；同仁堂姜子和，开在靖河乡；大生堂吴伯平，开在东麓大街；天德堂王卿生，开在溪口；寿庆堂刘德刚，开在虎山；薛昌远儿子薛盛华药店，开在丹城东大街；同泰和堂翁涛，开在丹城东大街；乾德堂董保生，开在南堡；生荣堂贺荣淮、树德堂陆养心，吉庆堂庞忠琴，均开在西山下；回生堂开在岑晁；益泰开在东港乡；时新堂开在东海乡；庆龄堂、同延春开在爵溪乡；美成堂、延龄斋开在西周；杏龄斋开在关山；存仁堂药铺开在庆丰桥；颐寿堂、太和堂开在下沈。

1950年，由于政策关系，经私私合营，这十余家药店纳入卫生系统称为联合诊所，如石浦的生生堂、下沈的太和堂、南堡的乾德堂、西山下的生荣堂、涂茨的仁济堂等。1952年，宋立人在丹城南街开设中西药房，专营西药近300种，为全县首家西药店。1954年“商改”，全县国新药业改造成国营或供销社门市部的专柜。1960年并入县医药公司后，全县没有私营药店。1981年，丹城首开个体药店，此后医药药品经营企业发展较为迅速。截至2014年底，全县有药品生产经营企业139家。

表5-3　　象山县2014年药品生产经营企业一览表

单位类型	单位名称（排名不分先后）
药品生产企业（1家）	宁波长富药业有限公司（停业）
药品批发企业（2家）	宁波久久医药药材有限公司、象山医药药材有限公司（停业）
药品连锁企业（26家）	象山养生堂药品连锁有限公司（总部下属医药广场、石浦店、公园店、爵溪店、康达店、新港店、蓬莱店、大皆春药店、医药商店、城东店、定山怡康药店、定山颐寿店、靖西店、颐心店、岐黄店、白石店、六升店、林海店、悦康店、石浦渔港店）、象山仁济堂自家人大药房、象山新桥自家大药房、宁波海王星辰健康药房有限公司象山大润发店、宁波美德信药房有限公司爵溪店、象山石浦正源药品零售店（普通合伙）

续表 5-3

单位类型	单位名称（排名不分先后）
药品零售企业（106 家）	象山同福堂大药房、象山同康药房、象山开源大药房、象山生生堂大药房、象山天成药房、象山县祥和平价大药房荔港分部、象山鹤浦一心堂大药房、象山天天佳大药房、象山方舟药房、象山济民药房、象山县高塘灵通药店、象山城站方便药房、象山广顺大药房、象山众生药房、象山爵溪同济堂大药房、象山顺心大药房、象山振益大药房、象山高塘爱康药房、象山天欣大药房、象山可仁大药房、象山县汇丰药房、象山定塘开心人大药房、象山小郑药房、象山青松堂大药房、象山西瀛药房、象山德康大药房、象山福康源大药房、象山宝健药房、象山天天好大药房有限公司、象山同和堂中西大药房、象山开沁药房、象山强生大药房、象山德胜大药房、象山汪家河大药房、象山康仁药房、象山县靖南大药房、象山君健大药房、象山金瀛堂大药房、象山溪口便民大药房、象山县二元堂大药房、象山康庆药房、象山联西药房、宁海县深甽镇九州大药房西周分店、象山心和大药房、象山县诚心堂大药房、象山金丰大药房、象山同心堂大药房、象山康乐馨大药房、象山百草堂大药房、象山爵溪东塘大药房、象山仁爱大药房、象山益民大药房药业有限公司大和店、象山民众平价大药房、象山春秋堂东溪大药房、象山一笑堂大药房有限公司、象山兴康大药房有限公司、象山兴洲药店、象山恒生堂大药房药业有限公司、象山元亨大药房有限公司、象山石浦昌国大药房、象山民心堂大药房、象山顺宏堂大药房有限公司、象山拉法大药房、象山蓬莱大药房、象山鹤浦大众药房、象山太和堂大药房、象山瀛洲大药房、象山康百岁大药房、象山彤安大药房、象山平康大药房、象山益民大药房药业有限公司、象山同仁堂大药房药业有限公司、象山延昌大药房有限公司、象山石浦金星大药房、象山泰康大药房、象山石浦长春堂大药房、象山石浦新春堂药店、象山贤庠仁寿堂药房、象山县祥和平价大药房、象山老寿星大药房、象山长生堂大药房有限公司、象山五福大药房有限公司、象山县康复大药房、象山石浦平安药店、象山宁泰大药房有限公司、象山石浦白云大药房、象山县惠民祥和大药房、象山平民药品零售有限公司象山石浦延春堂药店、象山永安药房有限公司、象山宏丰工贸实业有限公司金山大药房、象山延昌大药房有限公司石浦利民大药房、象山龙海大药房、象山佳谊大药房、象山丹峰大药房、象山同兴大药房、象山鹤浦百姓大药房、象山县石浦联和大药房、象山益寿堂大药房、象山同德堂药店、象山华塘药店、象山民康大药房、象山靖东药店、象山竣景堂药业有限公司、宁波一二山药品有限公司、象山隆顺大药房
乙类非处方药店（4 家）	象山石浦五星药店、象山县岑晁诚群药房、象山葆春堂贸易有限公司、三江购物俱乐部股份有限公司丹东分公司

资料来源：县市场监管局。

药品批发　1956 年，药品纳入国家计划控制。同年 6 月，县百货公司设药品批零兼营西药门市部。1958 年，县土特产公司兼营中药材（原药）批发。1960 年 7 月 14 日，县中西药公司（后改称县医药公司）成立。同年 10 月，公司在丹城、石浦设立批发部，承担县内中西药批发业务，县百货公司和县土特产公司兼营的药品批零业务同时终止。县医药公司为药品批发三级站，按国家药品计划管理办法，其货源向宁波二级站采购。1979 年起，医药公司采购进货范围从宁波扩大至全国各地。

中华人民共和国成立初期至 20 世纪 70 年代末，全县各医疗卫生单位和医药经销企业所需药品均从计划流通渠道进货。20 世纪 80 年代以后，药品进货渠道逐步放开，个体药贩和医药代表开始介入药品销售领域，医疗卫生单位除主要从当地医药公司进货外，同时亦向外地药品生产、经销企业进货。至1985 年，中西药店有县医药公司批发部 3 家，门市部 5 家，干部职工 120 名；供销社系统8 家；个体户 5 家。1990 年 8 月，针对药品进货渠道混乱的局面，县医药市场整顿办、卫生局、工商行政管理局联合开展对全县医药市场整顿，取缔无证经营药品企业，规定各医疗单位使用的计划药品（西药25种、中成药10种、生化5种）应全部向县医药公司进货，其他药品从县医药公司进货量必须达80%以上。

1995年，全县镇乡卫生院以上医疗单位采购药品实行“计划采购、择优定点、院长审批、药（库）房把关、财务结算、回扣归公”的管理办法，确定县医药公司为购药定点单位，县级医疗单位向县医药公司进货额必须达70%以上，其他单位向县医药公司进货额必须达80%以上。同时规定每家医疗单位向外地进货的定点医药公司不得超过5家。

2000年11月，开始推行药品集中招标采购。次年6月起，县级医院统一参加市药品集中招标采购。

2005年10月26日，宁波久久医药药材有限公司成立，经营范围有中药材、中成药、抗生素、生化药品等3000余个品种。仓库面积达2000平方米，是一家具有半自动化现代物流的新型医药批发企业。同年，县卫生局成立医疗卫生单位药品联合采购中心，印发《象山县医疗卫生单位药品及材料联合采购办法》。

至2014年底，县内有药品批发企业2家，县级医疗单位全部参加市药品集中招标采购。

象山医药药材有限公司 1993年，县医药公司改名县医药药材公司。1997年10月，县医药药材公司与石浦医药公司合并，成立县医药药材总公司。2000年6月，县医药药材总公司完成股份制改制，更名为象山医药药材有限公司，并由宁波医药股份控股（51%），下设药品经营部、石浦分公司、中药饮片分公司3家分支机构，8家零售药店，分别为象山医药商店、象山中药店、象山康乐药店、象山益寿堂药店、象山靖东药店、象山石浦药店、象山石浦大皆春药店、象山石浦延春堂药店，职工206名。公司经营中药材、中药饮片、中成药、化学原料药、化学药制剂、抗生素、生化药品、生物制品、医疗器械、医疗防疫康复保健商品及化学危险药品的批发、零售。

宁波久久医药药材公司 2005年10月成立，址县工业园区西谷路309号，是一家具有半自动化现代物流的新型医药批发企业，公司总面积2250平方米。其中，办公营业用房250平方米，仓库总面积2000平方米（冷库24平方米，阴凉库1000余平方米）。仓库配备横梁式高位货架、电动堆高车、电子标签、手持无线终端、计算机、运输车等物流设备。经营中药材、中成药、中药饮片、化学原料药、化学药制剂、抗生素、生化药品、生物制品、第二类精神药品等300余种。

象山养生堂药品连锁有限公司 前身为宁波象山养生堂药店，创办于1992年7月，隶属宁波象山大目涂经济开发总公司，址天安路21~27号。1994年2月，由个人承包。2000年，企业转制，更名为象山养生堂药品零售有限公司。2002年兼并康达药店，并迁天安路90~110号。2005年4月，更名为象山养生堂药品连锁有限公司。2006年7月，养生堂石浦店开业。象山养生堂药品连锁有限公司营业面积1000平方米，仓储面积500平方米，从业人员100余名。

象山同仁堂大药房 前身系成立于1982年的孙记药店。址丹城西街，以中药配方为主，西药零售为辅。1988年，迁丹城南街114号，经营转向西药、中成药为主，中药配方为辅。2000年11月，迁天安路111号，改名为象山同仁堂大药房，营业面积500平方米，仓库面积1000平方米，员工50余名，为象山药品零售行业中龙头企业。

第三节 医疗器械生产经营

医疗器械生产 在象山经济发展中，医疗器械产业成为全县工业门类之一，衍生出象山县医疗器械的新兴行业。早在1976年8月，黄避岙公社黄避岙大队开办医疗器械五金厂，属生产大队，企业负责人蒋忠根，厂区面积180平方米，厂房120平方米，工人12名，从上海请来陈培新、黄宝珍两名师傅，指导生产技术，把好质量关。主要产品有医疗针头、氧化铈（俗称抛光粉，使金属器材光亮不锈）。年产值3万~5万元，年利润0.6万~0.8万元。由于产品需要不断更新，队办企业资金不足，设备无法更新，于1992年停业。至2014年底，全县有医疗器械生产企业8家，其中三类2家，即宁波戴维医疗器械股份有限公司、宁波光太医疗器械有限公司；二类4家，即宁波新晶美医疗器械有限公司、宁波安诺医疗器械科技有限公司、象山华美塑料制品有限公司、宁波博盛医疗科技有限公司；一类2家，即象山亿新医疗器械有限公司、宁波威利马医疗器械有限公司。其中宁波戴维医疗器械股份有限公司为县“强势型企业”。

表5–4

象山县2014年医疗器械生产企业一览表

序　号	单 位 名 称	类　别	序　号	单 位 名 称	类　别
1	宁波戴维医疗器械股份有限公司	三类	5	象山华美塑料制品有限公司	二类
2	宁波光太医疗器械有限公司	三类	6	宁波博盛医疗科技有限公司	二类
3	宁波新晶美医疗器械有限公司	二类	7	象山亿新医疗器械有限公司	一类
4	宁波安诺医疗器械科技有限公司	二类	8	宁波威利马医疗器械有限公司	一类

资料来源：县市场监管局。

医疗器械经营　1960年10月，县医药批发门市部成立后，经营少量医疗器械，医疗机构所需的医疗器械大多需到上海、宁波等地采购。1972年，象山医药公司经营的医疗器械品种有所增加，以小型医疗器械和玻璃仪器的批发零售为主。进入20世纪90年代末，经营医疗器械的企业逐渐增多。至2014年，有医疗器械经营企业25家。

表5–5

象山县2014年医疗器械经营企业一览表

序号	单位名称	监管类别	序号	单位名称	监管类别
1	宁波久久医药药材有限公司	三类	14	象山丹城视爵眼镜店	三类
2	宁波市捷美医疗器械有限公司	三类	15	象山正峰眼镜有限公司（原大光明眼镜）	三类
3	宁波中瑞医疗器械有限公司	三类	16	象山石浦东方钟表眼镜店	三类
4	宁波戴维医疗器械股份有限公司	三类	17	象山博士眼镜商行	三类
5	宁波长生医疗器械有限公司	已注销	18	象山丹城云兴眼镜有限公司公园分公司	三类
6	象山丹城精益眼镜有限公司建设路分公司	三类	19	象山丹城云兴眼镜有限公司靖南分公司	三类
7	象山丹城精益眼镜有限公司天安路分公司	三类	20	象山石浦云兴眼镜有限公司	三类
8	象山丹城精益眼镜有限公司	三类	21	象山如意眼镜有限公司	三类
9	象山丹城百宜秀眼镜店	三类	22	象山如意眼镜商店	三类
10	象山丹城雪亮眼镜店	三类	23	上海惠耳听力技术设备有限公司象山分公司	一类
11	长兴精益眼镜店石浦店	三类	24	杭州杰闻听力设备有限公司石浦分公司	一类
12	宁波市象山宝厚眼镜有限公司	三类	25	杭州惠耳听力技术设备有限公司象山分公司	一类
13	象山东升上海吴良材眼镜加盟店	三类			

资料来源：县市场监管局。

宁波戴维医疗器械股份有限公司 宁波戴维医疗器械股份有限公司成立于1992年9月，是婴幼儿急救护理设备专业制造商，婴儿保育设备细分行业的龙头企业，高新技术企业，省重点婴儿培育研究基地。公司主要产品有：婴儿培养箱、婴儿辐射保暖台、新生儿黄疸治疗箱等20余个系列40多种产品。公司于2012年5月8日在深交所创业板上市。经过20余年的开拓与发展，公司注册资金已达28800万元，员工400余名，在石浦科技园区拥有建筑面积34551平方米新厂房。公司产品在国内市场占有率名列前茅，产品覆盖国内31个省、市、自治区的各级医院，深得客户信赖。与此同时，公司的产品也深得国际市场广泛认可，在全球发展40多家稳定代理商，产品远销亚洲、非洲、欧洲、南美洲的100多个国家。

第六章　医案医话及单验方

医学在实践中不断发展。在长期医疗实践中，人们总结许多有效医疗方案，也留下许多治病救人佳话。由于个体内因与环境外因千差万别，某种药物对某种疾病能起到特殊疗效。俗话说“单方一味，气杀名医”，有些疾病，当专业医生束手无策时，土办法却能出人意料得以治愈。单验方在民间源远流长，有的在临床上已被应用，证实其疗效。但有的单验方在选用时，必须与医生共同探讨，求其科学性和适应性，避免盲目性。

第一节　医案医话

不寐病　　　县第三人民医院　杨红娣

案例一：张女士，42岁，美容院投资人，2018年5月30日初诊。该女士谈到平时自律性很强，非常注重保养与锻炼身体，但这次因家中遇事，一夜未眠，连续几周未安睡，后又值经期5天，竟然日夜不眠，任凭自己调整，均未得效，因此就诊。刻诊：肤白形体好，3周未能睡好，加重一周未眠，心烦躁，两嘴角布满暗红色疱疹，因影响形容，张女士特意戴口罩，舌质红、苔黄厚腻，舌面干，心下痞纳差、大便不爽，诊脉滑而稍有力。

病证：不寐病，心火上炎证。

治则：引火归原、交通心肾。

治法：方药+针法。

汤药处方：黄连8克、肉桂10克、党参15克、姜半夏10克、生甘草8克、均姜片10克、藿香20克、当归10克、白芍20克、川芎20克、白术15克、茯苓15克、陈皮10克、大枣15克，5剂。

用法：水煎1次，日服二次。

用针处方：巨阙、中脘、气海、公孙毫针穴，留针30分钟，嘱留针期间闭目养神。

治疗后反馈：疗效满意，当天即午睡香甜，竟错过晚饭时间，5剂服完，脸上疱疹无影踪，且能吃能睡，状态非常放松。

按：近年，不寐病在中青年人群中尤为多见，究其原因为情志所伤、饮食不节、劳逸失调等，引起气血不和、阴阳失调、阳不入阴等一系列病症。本案患者现为整夜不寐，其中烦躁、失眠、舌红苔黄、心下痞为黄连证的中药指征，方用黄连汤，易桂枝为肉桂，意为引火归原，通阳温中，同时顾及经后期气尽血弱合方当归芍药散加减。加用广藿香，既对症，也对应暑月节气。此案用针开郁除烦为要以快速起效，后期用药巩固疗效。

案例二：W 女士，26 岁，结构学硕士研究生，2018 年 5 月 30 日初诊。刻诊：体瘦长，肤黄，脉沉滞紧细，两腹弦紧伴纳差，平时对声音与气味敏感，月经不准，色暗，近期因应考工程师与环境改变睡不好，已 20 余天，近日几乎整夜未眠，自感手心发烫，神情紧张焦虑，因此就诊。

病证：不寐病，气滞血瘀证。

治则：疏肝解郁，行气活血。

治法：方药+针法。

汤药处方：柴胡 12 克、黄芩 5 克、党参 10 克、姜半夏 10 克、生甘草 10 克、均姜片 10 克、泽泻 10 克、当归 10 克、白芍 30 克、川芎 15 克、白术 15 克、茯苓 15 克、大枣 20 克，5 剂。

用针处方：合谷、太冲、中脘、膻中、气海、足三里穴，留针 30 分钟，嘱留针期间闭目养神。

治疗后反馈：第 1 晚，便酣然大睡，5 剂后脸色红润，气定神闲。

按：此案为不寐病。此患者为黄煌经方医学体系中所描述的典型柴胡人（柴胡体质），其中柴胡带、柴胡证在望闻问切中体现得淋漓尽致，如腹弦紧、纳差、对环境敏感，正应了张仲景在《伤寒论》中小柴胡汤“胸胁苦满”“往来寒热”“默默不欲饮食”主证条文，该患者体质整体偏弱，同时又有月经问题，因此处方小柴胡合当芍药散，用针处方以调理情志为要，更是加强了上述经方的疗效，才有“方证对应，效若桴鼓”的临床经验。

头痛案　　　茅洋乡卫生院　林荫

周某，女，52 岁，反复头痛半年余。头痛日久，遇劳或情志刺激而发作，病来痛如针刺，位于头顶及两侧，时有呃逆干呕，急躁易怒，入目潮热，唇黯、两目黯黑，胃纳一般，常失眠多梦，大小便无殊。病势缠绵，时休时止，至多处诊疗未见明显效果，否认心脑血管系基础疾病。

中药：桃仁 10 克、红花 10 克、当归 15 克、赤芍 15 克、川芎 10 克、生地 15 克、柴胡 10 克、枳壳 10 克、甘草 6 克、牛膝 10 克、桔梗 10 克、黄芩 10 克、藁本 10 克，每日一剂，早晚温服。

取穴：百会、四神聪、风池、率谷、太阳、合谷、血海、太冲、膈俞。膈俞刺络拔罐，余穴毫针针刺，留针 30 分钟，三日一次。针药结合，连用半月，病情缓解。续用上法，嘱调情志、慎起居、避风寒。

按：此病患功能性头痛，属中医“内伤头痛，瘀血证”，以自觉头部疼痛为主证，情志内伤日久，致瘀血阻络，气机升降失司，兼见肝郁气滞之证。治以活血化瘀，行气止痛；方拟血府逐瘀汤加减，同时配合针灸以增强疗效。

咳喘肺胀　　　县第一人民医院　陈晓奇

朱某，男，65 岁，护林员。1984 年 12 月 29 日急诊入院。症见咳逆喘促不能平卧，痰黄白相间，不易咯出，胸闷心悸，脘痞便溏，纳呆溲少，面浮色紫，口唇紫绀，颈脉怒张，表情淡漠，神志恍惚，嗜睡，苔白腻，舌淡紫，脉弦滑重按无力。有气管炎病史 20 余年，屡发，此次发作已延一周。此肺脾肾俱虚，心脉瘀阻，复感外邪，痰浊蒙蔽心窍，阻塞气道，乃本虚标实重症。治拟标本兼顾，补肺脾以升清气，降痰浊以宣通气机，并佐以益心祛瘀，补肾利水，使痰浊水饮不得相干。药用太子参 30 克、姜半夏 15 克、五味子 10 克、桑皮叶各 10 克、苏子 30 克、炒白术 15 克、猪苓 12 克、茯苓 12 克、泽泻 15 克、丹参 30 克、桃仁 10 克、桂枝 10 克、橘红 3 克。三天后精神有所好转，痰多易咯出，胸闷稍舒，浮肿略退。续服 5 剂，浮肿全消，咳喘上气基本缓解，能平卧，神志清晰，纳谷增加，咯痰白沫状。口唇转红润，面有起色，苔白稍腻，舌淡，脉弱。痰浊欲消，清气已升，拟健脾益气补肾，佐以化痰下气。药用党参、白术、砂仁、茯苓、桂枝、肉桂、丹参、桃仁、五味子、黄芪、紫菀、款冬、半夏、橘红，附片出入加减，调治1月余，始告缓解。

按：仲景曰："咳而上气者，此为肺胀。"本例患者年老久咳，肺气必伤，肺气虚弱，更由于反复感邪，而使病情进行性加重，首先病位在肺，继而影响脾肾，后期及心和脑。此次寒邪引动伏饮，又失于调摄，痰浊阻肺，肺气宣降失常；肾虚则不纳气；脾虚聚湿生痰，更阻碍肺气的宣肃。诸种因素均影响气机的升降出入，此所谓清气不升，浊气有余也。治疗上采用二陈汤加参术补肺益气，健脾化痰，以清生痰之源，以升宗气之本，痰浊消则气机宣畅；桑皮叶泻肺平喘，五味子敛肺止咳，一泻一敛以防过耗正气；猪苓、茯苓、泽泻利尿升清降浊；桂枝、桃仁、丹参活血化瘀。合而为用，使气机宣通，升降如常，痰、血、湿，瘀各有所归，咳喘上气肺胀因而缓解。

关　格　　　　县第一人民医院　陈晓奇

张某，男，61岁，农民。1983年11月3日下午3时初诊。上腹胀痛，频繁呕吐三日，头痛，腰痛，目赤，面红若醉，饮食未进，便秘5日未行，小便30小时滴点全无，苔黄厚腻，舌红少津，脉弦滑。体温36.8℃，血压11/9千帕。血红蛋白132克/升，白细胞21.8×10^9/L；分类，中性59%，淋巴20%，异淋细胞21%，血小板86×109/L。

此为疫毒深伏，浊邪壅遏三焦，正气不得升降，阴阳闭绝，格阻不通，血脉凝滞，且伤肾阴，即关格危症。急拟通下降浊，以宣通气机，佐益阴升清，以调和阴阳。

药用生军30克（后入），玄明粉10克（冲），厚朴、枳壳各10克，玄参，生地各30克，麦冬20克，白茅根50克，丹皮15克，知母10克。水煎服。17时服中药，至19时仍无小便，呕吐频作，面部浮肿，精神极差。19时服第2剂，服后约半小时许，泻下燥屎极多，之后2小时又泻下3次，自觉腹痛明显好转，呕吐次数减少。当晚约解小便400毫升，色黄，可见白色膜状物2块。至午夜，烦躁止，安然入睡。翌日，酒醉貌已消大半，呕吐止，唯觉乏力，腰痛，小便量少。尿检：蛋白(+++)，红血球少数，白血球（+），颗粒管型（+），细胞管型少数，透明管型(+)。血压19/11千帕，苔薄黄，舌红少津，脉细软。阳明热结已除，阴阳格拒已得通调，三焦气机疏通，清阳回升，浊阴已降但肾阴亏损较甚。前方去玄明粉、厚朴、枳壳以防化燥伤阴；生军改制军，加天花粉、川石斛、太子参、车前子，以益气生津利尿。服药3剂，顺利进入多尿期。后改用补肾益阴固涩法加减治疗10余日，诸症好转，复查血、尿，均正常，痊愈出院。

按：本例患者为湿热疫毒浊邪充斥三焦，气机阻滞不通，升降逆乱反作而成，邪盛阴伤，气滞血瘀，若不及时救治或误治，则可导致气血两燔或阴阳离决，病情甚为凶险。治疗上抓住了"浊邪阻遏三焦，气机升降逆乱"这个关键，则可对症下药。法当祛疫毒浊邪，开郁结，疏气机；增液汤养津，以升津降浊；茅根、丹皮、知母辈清热凉血，利尿润燥。

左上肺肺癌治验　　　　县第一人民医院　陈晓奇

2002年秋，友龚某父亲，时年65岁，干咳少痰，痰中带血，低热头晕，乏力2月余，渐至声音嘶哑不扬，体重短期减轻15公斤，茶饭不思。友与吾商治。嘱其先行CT胸部扫描，结果CT诊断为左上肺Ca。为慎重起见，又转省肿瘤医院作进一步检查，检查结果与本院完全相同。吾友来电泣告，问：尚能活命乎？因其母亲早亡，父子三人相依为命，得此绝症，甚为焦急、心疼、伤悲。吾犹豫良久，回话：按理当先作手术治疗。但其父坚决不肯，宁死不愿手术，无奈归家，遂由我作主诊治。虽知手术治疗也凶多吉少，或以中医治疗尚能祛病延年。龚父平素甚为康健，此次患病，缠绵不愈，根深蒂固。四诊相参，诊为痰郁气阻，发为肺积，治拟解郁化痰，软坚散结。拟方：浙贝母 15 克、姜半夏 10 克、广郁金 10 克、全栝楼 15 克、白芨片 10 克、百部 15 克、白茯苓30 克、北沙参 15 克、山海螺 15 克、薏苡仁 60 克、蛇舌草 30 克、广陈皮 6 克、猫爪草 15 克、焦山栀 10 克、仙鹤草 30 克。7 剂后复诊，干咳减轻，热已退，痰血比前减轻。又给以上方半个月，复诊时精神显著好转，痰血已止，咳嗽偶作，纳谷增加，发音较前清晰，并欲再去工作，问余可否？吾曰：暂不能，宜在家静养，力戒烟酒辛辣之品及海鲜。按上方出入治疗半年余，诸症悉平，面色红润，体重增加，声音洪亮，遂赴省肿瘤医院复诊，CT 显示：肺部占位病灶显著缩小。又给以上方继续服用一年余，2004 年春季省肿瘤医院 CT 再次复查：病灶实体已疏松，呈空洞蜂窝状。以后以扶正祛邪法治疗 3 年。病情一直稳定，后复去某单位做门卫工作。

按：肺积一证，《中医内科学》定为是正气内虚，痰浊瘀毒胶结于肺所致的肺部原发性恶性肿瘤，以咳呛、痰血或咯血、胸痛、发热、声音嘶哑，消瘦为主要临床表现。本病的主证几乎与此完全吻合，所以诊断明确。龚父中年丧妻，性情怫郁，复加劳倦过度，60 岁以后年迈体衰，并有长期吸烟及饮酒史。由于正气虚弱，邪毒痰湿乘虚浸润犯肺，日久痰浊瘀血毒邪胶结，肺络受损，气滞血瘀，痰凝毒聚，形成积块，积块既成，肺气日耗，肺阴日灼，病渐加重，遂至上述诸证相间出现。治疗上则按照其发病的病因病理，辨证施治，扶正祛邪，长期调治，绝症终得治愈。

第二节　单验方

医生献方

过敏方　　献方人：县第三人民医院　杨红娣

主治：食用章鱼皮肤过敏。

处方：樟树皮 50 克。

用法：水煎服。或皮肤过敏处反复擦洗。

湿疹方　　献方人：县第三人民医院　杨红娣

主治：皮肤湿疹。

处方：艾叶 30 克。

用法：煎浓汤外洗。

小儿感冒方　　献方人：县第三人民医院　杨红娣

主治：风寒感冒初期。

处方：葱白 5 根、生姜 5 片、陈皮 2 个。

用法：感冒初期，头痛发热恶寒流涕，加红糖适量，加水快煎，频饮，伴咳嗽，加大蒜头 1 个，热高加芫荽 1 小把。成人可加量服用。

盗汗方　　献方人：贤庠中心卫生院　周长庆

主治：入睡汗出，睡后汗止。

处方：仙鹤草 30 克（脱力草）。

用法：水煎服，一日二次。

齿衄方　　献方人：贤庠中心卫生院　周长庆

主治：胃肾阴虚、口干、齿衄、倒经。

处方：枸杞子 30~50 克。

用法：水煎服。

便秘方 献方人：贤庠中心卫生院 周长庆

主治：脾虚、腹胀、老年便秘。

处方：生白术 40 克。

用法：水煎服，一日两次，疗程 3~5 天。

疔疮痈肿毒方 献方人：贤庠中心卫生院 谢东旭

主治：疔疮、疖、痈、无名肿毒，皮肤外伤感染，红肿热痛。

处方：断血流（风轮菜）。

用法：春夏季取新鲜断血流（风轮菜）适量捣碎，患处外敷，一日一次。

咳嗽咽痛方 献方人：贤庠中心卫生院 谢东旭

主治：咳嗽，咽痛，咯黄痰，或发热，胸闷心烦，口苦，小便灼热赤痛。

处方：栀子花 3~10 克。

用法：水煎服，一日两次。儿童不耐药味者，可煎好后加少量冰糖服用。

小儿烂下巴方 献方人：贤庠中心卫生院 谢东旭

主治：小儿口疮，痱疮，唇炎，湿疹。

处方：山羊胡须。

用法：剪取公山羊胡须一束，火煅（烧存性），羊须灰末调少量芝麻油，外敷，一日两次。

肾、输尿管结石梗阻绞痛方 献方人：西周中心卫生院 陈恩伟

主治：肾、输尿管结石梗阻绞痛。

处方：威灵仙 30 克。

用法：水煎服，一日三次。

神经痛、风湿痛方 献方人：西周中心卫生院 陈恩伟

主治：神经痛；风湿痛。

处方：制附子 30 克。

用法：水煎，大火煮沸后转小火一小时，以口不麻为止。

三两半方 献方人：鹤浦中心卫生院 项玲玲

主治：气血不足、四肢疼痛、感受风湿、筋脉拘挛等。

处方：黄芪、当归、党参、防风。

用法：水煎服，一日二次。

治则：活血通络。

止血散方 献方人：鹤浦中心卫生院 吴珊珊

主治：咯血、吐血、皮肤皲裂、烧烫伤等。

处方：白芨单味。

用法：外敷。

治则：收敛止血、消肿生肌。

驱蚊包方 献方人：鹤浦中心卫生院 求廉媚

主治：驱赶夏季蚊子。

处方：艾草、白芷、石菖蒲、藿香、佩兰、薄荷、公丁香。

用法：外放。

治则：芳香驱蚊。

泡脚方 献方人：鹤浦中心卫生院 万里云

主治：关节疼痛、风湿、手脚冰冷等寒湿引起的疾病。

处方：红花、艾叶、干姜、细辛、肉桂、川芎。

用法：外用。

治则：温经活血通络。

治疗流鼻血方 献方人：定塘中心卫生院 冯科

主治：治疗流鼻血。

处方：紫皮独头蒜。

用法：捣烂贴敷脚底涌泉穴。

带状疱疹前期（皮损未破者）方 献方人：定塘中心卫生院 冯科

主治：带状疱疹前期（皮损未破者）。

处方：新鲜地龙。

用法：新鲜地龙捣烂，加新鲜鸡蛋清，混合后涂抹上即可。

过敏性鼻炎方 献方人：定塘中心卫生院 冯科

主治：过敏性鼻炎。

处方：棉签。

用法：先清洁下鼻腔，用棉签涂两侧鼻腔，留 15 分钟，每天晚上一次。

女性急性乳腺炎方 献方人：定塘中心卫生院 冯科

主治：女性急性乳腺炎。

处方：蒲公英 20 克，紫花地丁 20 克。

用法：煎水内服。

小儿消化不良方 献方人：定塘中心卫生院 冯科

主治：小儿消化不良。

处方：鸡内金 10 克。

用法：捣碎，与粥拌在一起，服下即可。

风湿性感冒方 献方人：定塘中心卫生院 冯科

主治：风湿性感冒。

处方：新鲜橘子。

用法：将新鲜橘子放火上煨十分钟，去掉果皮剩下果肉，直接食用即可。

过敏性鼻炎方 献方人：定塘中心卫生院 冯科

主治：过敏性鼻炎。

处方：苍耳子。

用法：苍耳子 30 克捣碎，过筛去细毛，取 200 克芝麻油煎，煎到苍耳子焦黄，去渣留油放冷备用。先清理患者两侧鼻腔，后用无菌棉签蘸油涂抹一侧鼻腔内壁，再用无菌棉球塞住，保持 20 分钟左右。20 分钟后，再换另一侧鼻腔，如上法操作。

痈疖方 献方人：大徐镇卫生院 吴培火

方子：用漆树叶晒干后研磨成粉末状，加入适量水和鸡蛋清调和成膏状。具有收敛、排脓、抗炎等功效。

主要治疗：背部多发性痈疖。

用法：外用，每天 2 次，早晚各一次。

狗咬伤方 献方人：新桥镇卫生院 褚全良

主治：狗咬伤。

处方：长茅草。

用法：将药物加盐碾敷于伤口处。

外伤方 献方人：新桥镇卫生院 史秀月

主治：出血性外伤创口。

处方：檵木的茎、叶以及花。

用法：将檵木的茎、叶或花碾成粉外敷于伤口处。

小儿腹泻脐贴方 献方人：茅洋乡卫生院 林荫

主治：小儿腹泻，由外感六淫、内伤饮食、脾胃气虚引起者。

处方：五味子、五倍子。

用法：五味子、五倍子等量以醋调成糊状，取适量敷于神阙穴处，日 1~2 次。

扁平疣方 献方人：县第一人民医院 陈晓奇

主治：扁平疣。

处方：白毛藤 30 克，大青叶 15 克，板蓝根 30 克，白芷 10 克，牡丹皮 10 克，焦山栀 10 克，土茯苓 20 克。

用法：煎成 200 毫升，用纱布浸汁，用力搽擦患处，每次 3 分钟，日 3~4 次。

民间单方

带状疱疹方 民间单方

主治：带状疱疹（俗称缠身龙）。

处方：陈年粪缸圈。

用法：将陈年粪缸圈烧炭调麻油，外涂患处，数日便能消退。

水火烫伤方 民间单方

主治：水火烫伤。

处方：拜江猪（江豚）油。

用法：将拜江猪（江豚）肉用纯火熬油，皿具盛装备用。用拜江猪（江豚）油轻涂患处，一日数次，至创面结痂愈合。

干性中耳炎方 民间单方

主治：干性中耳炎。

处方：田螺肉汁。

用法：将活田螺养于清水中备用。使用时取清洁活田螺一只，在田螺厣上放少许冰片，便可见田螺内有清汁流出，直接将此清汁滴入患耳内，一日 2~3 次，至疼痛消失。

心悸方 民间单方

主治：各种原因引起的心悸。

处方与用法：

1. 猪心 1 个、大枣 15 克。制用法：猪心带血剖开，放入大枣，置碗内加水蒸熟，每日中午食之。

2. 猪腰 500 克、山药 20 克、当归 10 克、党参 20 克、油、盐、酱油、醋、葱、姜适量。制用法：将猪腰对半剖开，取去网膜及导管，洗净加入山药等3味中药，清炖至熟，将猪腰取出晾凉，切成腰花放盘浇上调料即成，当菜食之。

3. 百合60~100克、糖适量。制用法：用百合加糖水煎，每日一剂，食百合饮汤。

痛风方 民间单方

主治：通风。

处方：七星鱼卤（兴业公司产的鱼酱油）、大头青椒。

用法：青椒洗净切成小块，用七星鱼卤浸五小时后取青椒生食，每天三餐饭当菜吃。

便秘方 民间单方

主治：便秘。

处方：

1. 菠菜200克、猪血150克、盐少许。

2. 黑芝麻、胡桃仁、松子仁各25克、蜂蜜适量。

3. 松仁15克、粳米30克。

用法：1. 将菠菜、猪血同煮后加盐饮汤。2. 将上药共捣烂，加蜂蜜调服，每日1次，早晨空腹服。3. 先煮粳米成粥后，将松仁入粥内煮三两分钟，空腹食用。

药物性静脉炎方 民间单方

主治：注射药物引起的静脉炎，局部组织肿胀、灼痛、疼痛，沿静脉走向出现条状红线，有明显触痛。

处方：土豆数枚。

用法：取土豆洗净去皮、切片，覆盖静脉炎红肿范围，再用纱布宽松包扎，以免土豆片脱落，每次贴敷2~3小时，每日2次。

治高血脂方 民间单方

主治：高血脂

处方：绿茶150克、蜂蜜250克、米酒1000毫升。

用法：将绿茶、蜂蜜浸入米酒内密封，置于阴凉处，每日摇晃2次，过15日后饮服，每次饭后饮10~20毫升，每日三次。

治流行性腮腺炎方 民间单方

主治：腮腺炎。

处方：冰硼散3克，冷开水备用。

用法：冰硼散加冷开水拌匀后敷于肿胀处，纱布固定，2~3天换一次，一般敷药5天左右即可消肿治愈。

快速止泻方 民间单方

主治：腹泻。

处方：蒜头一个（切片）、茶叶、水。

用法：将蒜头切片和少量茶叶，加一大碗水，烧开即止，温时带渣服下，两三次即可使腹泻止。

治脚癣方 民间单方

主治：足癣。

处方：蒜秸、艾叶、刘寄奴各120克、水2500毫升。

用法：蒜秸、艾叶、刘寄奴加水，浸泡后煮沸 5~10 分钟，取药夜洗患脚，每日 1 次，每 6 次为一个疗程，每剂可用 2~3 次。

治鼻膜炎方　　民间单方

主治：鼻膜炎。

处方：丝瓜根 4~5 个，大蒜头 4~5 只，捣烂敷足底，包扎 2 小时换一次，两次即愈。

《民间单验方集锦》辑录

感冒方　　主治：风寒感冒。

处方 1　　献方人：伊旭东

西河柳枝叶 9 克。

用法：煎汤一大碗，服后盖被汗出。

处方 2　　献方人：俞明德

艾蒿 9 克、黄酒适量。

用法：将艾蒿水煎取汤液，加入适量黄酒温服。

处方 3　　献方人：吴百灵

葱白十根，生姜三片。

用法：水煎汁，趁热服，服后盖被汗出。

处方 4　　献方人：徐亚琴

苏叶 9 克，生姜 6 克。

用法：水煎热服。

处方 5　　献方人：俞侦国

紫苏 6 克、陈皮 4.5 克、生姜 3 片、葱白 3 根。

用法：每日一剂，水煎服。

处方 6　　献方人：邱振焕

紫苏 10 克，艾叶 3 克，冬桑叶 5 克，菊花 10 克，生姜 3 片。

用法：每日一剂，水煎，分两次服。

处方 7　　献方人：奚贵通

一枝黄花 15 克，白英 9 克，大葱带根三根，大枣 10 枚，红糖适量。

用法：将上药水煎，取汁用红糖冲服后，盖被睡汗出。

处方 8　　献方人：陈行贵

生姜 9 克，加红糖适量。

用法：将生姜切碎，加入红糖开水冲泡代茶饮服。

处方 9　　献方人：张全华

生姜，食盐和醋适量。

用法：将生姜浸于热开水中，水以能浸到踝骨为宜。浸泡两脚时，可在热姜水中加盐和醋，并不断添加热水，浸泡到脚面发红为止。

感冒方　　主治：风热感冒。

处方 1　　献方人：陈行贵

牡蒿 9 克，老酒适量。

用法：水煎服。

感冒方 主治：流行性感冒。

处方 1 献方人：吴百灵

贯众 15 克。

用法：水煎服，日一剂，连服 3~5 天。

处方 2 献方人：俞明德

大青叶 18 克。

用法：每日一剂，水煎服。

处方 3 献方人：陈行贵

鲜茅草根 60 克。

用法：把鲜茅草根洗净入锅加水煎液饮服。

处方 4 献方人：伊旭东

葱白八茎、生姜三片、茶叶一撮。

用法：水煎汤服。也可加白糖调味服。

处方 5 献方人：张全华

野菊花 9 克、冬桑叶 9 克、枇杷叶三片（去毛）。

用法：水煎，日分两次服，每日一剂。

处方 6 献方人：陈行贵

白菊花 5~6 克、莲子心 1~3 克、甘草 3 克。

用法：将上药泡水代茶饮服，连服 1~2 周。

咳嗽方 主治：咳嗽。

处方 1 献方人：张全华

胡颓子叶 30 克，红糖 15 克。

用法：水煎服，日一剂。

处方 2 献方人：张全华

生姜（去皮）9 克、红糖 9 克。

用法：将生姜和红糖同入锅内，加适量水，文火炖半小时，取药汁热饮，盖被微汗出。

处方 3 献方人：伊旭东

芥菜（鲜品）80 克、生姜（鲜品）10 克。

用法：加水若干碗，煎服。每日一剂，一日二次，连服 3 剂。

处方 4 献方人：陈行贵

金疮小草（鲜品）60 克。

用法：水煎服，日一剂。

处方 5 献方人：俞明德

枇杷叶 10~15 克、冰糖少量。

用法：将枇杷叶（去毛）放锅内加冰糖和水，文火炖 30 分钟左右，取药汁饮服，日一剂。

处方 6 献方人：吴百灵

蔊菜 30 克、鱼腥草 30 克、蒲公英 30 克。

用法：每日一剂，水煎，日分二次服。

处方7　　　　　　　献方人：陈行贵

佛手10克、生姜6克、白砂糖适量。

用法：水煎去渣，加白砂糖温服。

处方8　　　　　　　献方人：伊旭东

黄精30克、冰糖50克。

用法：将黄精用冷水浸泡入锅加入冰糖和水适量，以文火熬至黄精烂熟。吃黄精，饮汤，日二次。

处方9　　　　　　　献方人：陈行贵

花生15克、冬桑叶15克、冰糖15克。

用法：将上药入锅加水同煮至花生熟后，去冬桑叶，食花生喝汤。每日一剂。

处方10　　　　　　献方人：吴百灵

胖大海5枚。

用法：沸水泡代茶饮，日一剂。

处方11　　　　　　献方人：张海波

大蒜10瓣、冰糖适量。

用法：将大蒜，捣成泥状放入杯中，加入冰糖，用开水冲泡，温服当茶饮，每日一次，咳嗽严重者每日二次。

气管炎方　　　　　主治：急性支气管炎。

处方1　　　　　　　献方人：张全华

枇杷叶（鲜品去毛）60克。

用法：水煎服，每日一剂。

处方2　　　　　　　献方人：陈行贵

抱石莲15克。

用法：水煎服，每日服两次。

处方3　　　　　　　献方人：张全华

野枇杷叶（去毛）9克、冬桑叶9克、野菊花9克。

用法：水煎服，一日一剂。

处方4　　　　　　　献方人：周飞峰

鱼腥草（鲜品）250克、枇杷花50克、川贝粉3克（冲）。

用法：将鱼腥草，枇杷花（去毛）洗净，加水煎煮成药汁加川贝粉后，温服，每日一剂。

处方5　　　　　　　献方人：伊旭东

车前草6克。

用法：煎汤，当开水服。

处方6　　　　　　　献方人：陈行贵

经霜萝卜240克、白糖30克。

用法：将萝卜切碎，煎汁代茶饮。

气管炎方　　　　　主治：慢性支气管炎。

处方1　　　　　　　献方人：钱星德

鱼腥草（鲜品）1000克。

用法：将上药加水2500毫升，煎至1250毫升，取一汁药液装瓶备用。二次再加水1000毫升再煎至500毫升药液，并把两次药液合并用文火煎熬3~4小时，取药汁约300毫升，每次20毫升，日服三次。

处方2　　献方人：陈行贵

白花夏枯草12克。

用法：水煎服。

处方3　　献方人：张全华

白毛夏枯草（鲜品）60~90克（干品：15~30克）。

用法：水煎，日分两次服。

处方4　　献方人：张全华

马兰（鲜品）120克。

用法：将上药洗净后加水200毫升，煎煮过滤，浓缩至60毫升，加些糖，每次服20毫升，日服3次，6天为一疗程。

处方5　　献方人：伊旭东

百合120克、冰糖12克。

用法：早、晚两次煎服，连服10日为一疗程。

处方6　　献方人：张海波

陈海蜇120克、荸荠250克。

用法：将海蜇（洗净盐未），荸荠去皮切，放入砂锅煎三杯，频频饮服，日一剂。

处方7　　献方人：张海波

芥菜适量。

用法：加水煮煎，吃菜，喝汤。

处方8　　献方人：陈行贵

落花生60~90克、冰糖适量。

用法：二药煎汤调服。（也可用单味花生生食）

溃疡病方　　主治：胃溃疡，又名消化性溃疡、胃十二指肠溃疡。

处方1　　献方人：陈行贵

金不换15克。

用法：每日一剂，水煎服。

处方2　　献方人：肖赛梅

鸡蛋壳3个、白糖少许。

用法：蛋壳炒脆磨成细粉末，每次10克，早、晚饭前各服一次，用白糖水送服。忌酸、辣。

处方3　　献方人：陈行贵

生地瓜粉适量。

用法：每日3次，第一次服120克，以后每次服60克，用温开水调服。

处方4　　献方人：陈行贵

仙人掌（鲜品）30~60克。

用法：每日一剂，水煎服。

处方 5　　　　　　　　献方人：陈行贵

甘草 180 克、乌贼骨 90 克。

用法：将二药研粉均匀，每晨二茶匙，用开水调成糊状，饭前空腹时服。吃完再制一剂。

处方 6　　　　　　　　献方人：伊旭东

乌贼骨 180 克、决明子 60 克、甘草粉 90 克。

用法：共研细末，装瓶备用。每次服 3 克，每日三次。

处方 7　　　　　　　　献方人：陈行贵

生姜（鲜品）250 克、猪肚 1 个。

用法：先将新鲜猪肚用面粉及米醋洗净，生姜（去皮）切片，然后把姜塞入猪肚内，猪肚两端扎紧，放入煲内加水 2500 升，文火慢煲。煲至约 1500 毫升，将猪肚捞起，倒出姜渣。猪肚切片食用，日二餐，每 4~5 天煲一个猪肚，一般煲 3~4 个。

处方 8　　　　　　　　献方人：俞明德

重楼 20 克、猪肚（鲜品）1 个。

用法：将重楼洗净切成碎片，用水浸透，猪肚用米醋洗净，然后把重楼塞入猪肚内，两端扎好，放煲内加水 2500 毫升，文火慢煲，煲至约 1500 毫升，捞出猪肚，去重楼药渣。猪肚切成片，再放入煲内，待沸，可分二次服用。每隔 4 天一剂，一般服 4 剂，严重者可服 4~5 剂。

处方 9　　　　　　　　献方人：吴百灵

马铃薯适量（鲜品不去皮）、蜂蜜适量。

用法：将马铃薯洗净，切碎，用水煮至马铃薯粥状即可，服用时加蜂蜜，每日早晨空腹服用，连服半个月。

便秘方　　　　　　　主治：便秘。

处方 1　　　　　　　　献方人：陈行贵

芦荟 6 克。

用法：将芦荟研细末，分装在 6 只空心胶囊内，成人每次 2~3 丸，用温开水送服，每日二次。小孩每次一丸，每日两次。如无胶囊装药末，亦可用白糖温开水吞服，成人每次 2~3 克。

处方 2　　　　　　　　献方人：张全华

炒莱菔子 30 克。

用法：水煎服，每日一剂。

处方 3　　　　　　　　献方人：陈行贵

阿胶块 250 克。

用法：将阿胶块烊化，每次 1~2 汤匙，一日两次服。

处方 4　　　　　　　　献方人：陈行贵

大枣 10 枚。

用法：将大枣加入一碗半水，煮到仅剩一碗水，临睡前，连枣（去核）带水一起吃下去，连服 3 次，排便就会正常。

处方 5　　　　　　　　献方人：陈行贵

桃树花（鲜品）30 克。

用法：将桃树花剪碎，水煎服。

处方 6　　　　　　　　献方人：张金文

大柚子 1 只。

用法：选择皮厚汁多的大柚，连瓤进食。

处方 7　　　　　　献方人：陈行贵

核桃仁 15 克。

用法：每日早、晚吃几块核桃仁，也可闲时随意吃。

处方 8　　　　　　献方人：陈行贵

海带 60 克。

用法：将海带温水浸泡几分钟，放入锅中，加水煮沸，然后取出晾凉。拌入作料即可。食用，一次吃完，每日一次。

处方 9　　　　　　献方人：陈行贵

竹笋（鲜品）100 克。

用法：鲜竹笋切成薄片，放入开水中煮片刻，捞起放入清水浸泡，加入植物油爆炒，加适量食盐调味。常食。

处方 10　　　　　　献方人：陈行贵

鲜马铃薯 500 克、蜂蜜。

用法：将生鲜马铃薯洗净捣烂绞汁，将汁液放入锅内以小火煎熬至黏稠状时加入倍量的蜂蜜，熬成稠如蜜，冷却后装瓶，每次 1 匙，每日两次，用开水冲服。

处方 11　　　　　　献方人：魏汉荣

菠菜 200 克、猪血 150 克、食盐少许。

用法：将菠菜猪血同煮后加盐入味，饮汤。

处方 12　　　　　　献方人：陈行贵

黑芝麻适量、粳米 100 克、蜂蜜适量。

用法：将黑芝麻适量炒热研碎，每次 30 克，同粳米煮粥，服时放入蜂蜜适量。

处方 13　　　　　　献方人：陈行贵

番泻叶 6~9 克。

用法：将番泻叶放在瓷杯里，用开水浸泡约半小时，取汁分两次服。隔 4~5 小时服一次［服第一次如即有泻下，第二次即可停服，如习惯性便秘者可睡前（或早晨）服一次］。也可用番泻叶适量（约 1.5~3 克）泡茶饮用。

处方 14　　　　　　献方人：张理福

胖大海 2 只。

用法：将胖大海，泡开水 3 杯，待其发大后，代茶饮服。

处方 15　　　　　　献方人：王玉钰

甘蔗汁 60~120 毫升。

用法：将市售甘蔗去皮绞汁饮服，一日两次。

处方 16　　　　　　献方人：陈行贵

食盐适量。

用法：每早晨服一杯淡盐水。

肝炎方　　　　　　主治：急性黄疸性肝炎。

处方 1　　　　　　献方人：吴百灵

黄毛茸草（鲜品）60~120 克。

用法：每日一剂，水煎，日分两次服。

处方 2　　　　　　献方人：陈行贵

芦根（鲜品）60~150 克。

用法：每日一剂，水煎服，儿童酌减。

处方 3　　　　　　献方人：陈行贵

糯稻草 60 克、蒲公英 60 克。

用法：每日一剂，水煎，日服两次。

处方 4　　　　　　献方人：冯雁萍

玉米须 60 克、茵陈 15 克、蒲公英 15 克。

用法：每日一剂，水煎，日服两次。

处方 5　　　　　　献方人：陈行贵

番薯适量。

用法：煮食服或粥服。

处方 6　　　　　　献方人：陈行贵

鸡骨草 60 克（儿童 30 克）、瘦猪肉 60 克。

用法：两药入锅加水 1000 毫升，同煎，沸后文火再煎至 300 毫升，每日分 3 次服，直至痊愈为止。

处方 7　　　　　　献方人：陈行贵

蛤蜊 500 克。

用法：将鲜活蛤蜊割开倒出壳中汁并取肉，入碗存放，先在锅中放入少许油炼熟，再将蛤蜊汁及肉倒入，加入点水，待汤沸后起锅，连汤带肉吃，分两次吃，连用三天，黄疸可退。

处方 8　　　　　　献方人：陈行贵

活田螺 10~20 个。

用法：先将田螺养在清水中吐出泥，然后捶碎田螺壳，取螺肉入锅加黄酒数杯，再加入适量清水炖熟，食其汤，每日一次。

肝炎方　　　　　　主治：慢性肝炎。

处方 1　　　　　　献方人：陈行贵

葡萄（鲜品）100~150 克。

用法：用绞榨机绞汁液，饮服。

处方 2　　　　　　献方人：冯雁萍

泥鳅（鲜活）若干条。

用法：取活泥鳅放入清水中养 1 天，使其肠内容物排净，然后放入烘箱烘干，研成细粉末，每次服 9 克，每日服 3 次，饭前服，小儿酌减。

处方 3　　　　　　献方人：俞明德

甘草 20 克。

用法：泡水代茶饮用，日一剂。

肝方　　　　　　主治：脂肪肝。

处方 1　　　　　　献方人：陈行贵

鳖甲 30 克。

用法：每日一剂，水煎服。

处方 2　　　　　　　　献方人：伊旭东

桑葚适量、白蜜适量。

用法：单味桑葚水煎过滤取汁加适量蜂蜜熬膏，每次服 30 克，温开水冲服，日服两次。

处方 3　　　　　　　　献方人：陈行贵

苦丁茶 9 克、西洋参 6 克、参三七 4.5 克。

用法：每日一剂，水煎，日服两次。

处方 4　　　　　　　　献方人：励茂夫

杞子 10~20 粒。

用法：每日一剂，用开水泡，代茶频饮。

处方 5　　　　　　　　献方人：陈行贵

葡萄（鲜品）100~200 克。

用法：洗净，用榨汁机榨汁或捣烂过滤取汁，用瓦罐熬稠饮用，也可加些蜂蜜调匀饮服。

肝方　　　　　　　　主治：肝硬化（腹水）。

处方 1　　　　　　　　献方人：伊旭东

半枝莲（鲜品）120 克、马蹄金（鲜品）30 克。

用法：每日一剂，水煎服，分两次服。

处方 2　　　　　　　　献方人：俞明德

蛤蟆 7 只、广砂仁 49 粒。

用法：每只蛤蟆嘴内塞 7 粒砂仁，用黄泥将蛤蟆裹住，用火烤至泥干，去掉泥土，研为细末。每日空腹服 1 个，黄酒送下。用药后忌食盐 100 天。

处方 3　　　　　　　　献方人：陈行贵

玉米须 60 克、冬瓜子 15 克、赤小豆 30 克。

用法：每日一剂，水煎服，日两次，连服 15 天。

处方 4　　　　　　　　献方人：陈行贵

决明子 15 克。

用法：水煎汤，代茶饮，日一剂。

胆方　　　　　　　　主治：胆结石。

处方 1　　　　　　　　献方人：陈行贵

蒲公英 60 克。

用法：水煎服，日一剂。

处方 2　　　　　　　　献方人：吴百灵

金钱草 60~240 克。

用法：水煎服，日一剂。

处方 3　　　　　　　　献方人：陈行贵

酢浆草，象山民间叫蒲瓜酸、鹁鸪酸（鲜品）60~120 克。

用法：水煎服或用冷开水洗净，捣汁服。

处方 4　　　　　　　献方人：董娟娟

田七 250 克、米醋 2500 毫升。

用法：将田七浸泡在装有 2500 毫升米醋的玻璃瓶中，3~6 个月，然后取出田七阴干，研磨成细粉，备用。每日上、下午各服用一勺，用温开水送服。

处方 5　　　　　　　献方人：陈行贵

芦根（鲜品）160 克。

用法：水煎，当茶饮，日一剂。

处方 6　　　　　　　献方人：陈行贵

萝卜（鲜品）250 克。

用法：将萝卜洗净切碎，煎汁代茶饮服。

胆方　　　　　　　主治：胆囊炎。

处方 1　　　　　　　献方人：陈行贵

金钱草 60 克（鲜品加倍）。

用法：水煎服，日一剂。

处方 2　　　　　　　献方人：陈行贵

蒲公英（鲜品）60 克。

用法：水煎服，日一剂。

处方 3　　　　　　　献方人：伊旭东

白毛夏枯草 30 克、海金沙草 30 克、马蹄金 15 克。

用法：每日一剂，水煎，分两次服。

处方 4　　　　　　　献方人：胡富银

穿心莲 15 克。

用法：开水冲泡，代茶饮服，日一剂。

尿路感染方　　　　主治：尿路感染。

处方 1　　　　　　　献方人：陈行贵

灯芯草（鲜品）30 克。

用法：水煎服，日一剂。

处方 2　　　　　　　献方人：周飞峰

雉鸡花菜（鲜品）250 克。

用法：每日一剂，加入适量水煎至 1 碗，待凉喝下即可。

处方 3　　　　　　　献方人：郑丽敏

车前草 15 克。

用法：每日一剂，水煎服。

处方 4　　　　　　　献方人：陈行贵

灯芯草 30 克、车前草 30 克、凤尾草 30 克。

用法：水煎服，一日一剂。

处方 5　　　　　　　献方人：石桂花

苦丁茶 10 克。

用法：将苦丁茶泡茶饮服，3~5 天。

处方 6　　献方人：伊旭东

玉米须 50~100 克。

用法：煎水代茶饮。

肾、输尿管结石方　　主治：肾、输尿管结石。

处方 1　　献方人：冯雁萍

向日葵梗心 15~30 克。

用法：水煎二沸，一日三次。

处方 2　　献方人：伊旭东

薏苡仁 60 克。

用法：水煎服，日一剂。

处方 3　　献方人：陈行贵

酢浆草（鲜品）60~120 克。

用法：水煎服，或用冷开水洗净，捣汁服。

处方 4　　献方人：陈行贵

石榴树根 30 克、金钱草 30 克。

用法：每日一剂，水煎服。

处方 5　　献方人：陈行贵

胡桃仁 120 克、白糖。

用法：将胡桃仁用食油炸酥加糖适量混合研磨，练成乳剂或膏状，于 1~2 天内分次服完，小儿酌减。连续服药至结石排出，症状消失为止。

处方 6　　献方人：陈行贵

连钱草 15 克、龙须草 15 克、车前草 15 克。

用法：水煎服，日一剂。

处方 7　　献方人：陈行贵

金钱草（鲜品）240 克。

用法：水煎汤液代茶频频饮服，日一剂。

高血压方　　主治：高血压。

处方 1　　献方人：陈行贵

野菊花 18 克。

用法：每日一剂，水煎服或代茶饮服。

处方 2　　献方人：陈行贵

生山楂 30 克。

用法：每日一剂，水煎服。

处方 3　　献方人：冯雁萍

海蜇皮 30 克、马蹄草（鲜品）250 克。

用法：将上药洗净，入锅加适量水煮煎，食其汁，日分两次服。

处方 4　　献方人：陈行贵

野菊花 12 克、夏枯草 15 克、臭梧桐 15 克、四季青 30 克。

用法：每日一剂，水煎，日两次服。

处方 5　　　　　　　　献方人：陈行贵

生葵花子 50~100 克。

用法：可生吃葵花子。

处方 6　　　　　　　　献方人：陈行贵

柿饼 10 个。

用法：将柿饼加水煎，一日分两次食。

处方 7　　　　　　　　献方人：张海波

海蜇 120 克、荸荠 250 克。

用法：将海蜇漂洗，荸荠洗净去皮，加水 1000 毫升，煎煮至 200 毫升左右，空腹顿服或分两次服。

血脂方　　　　　　　　主治：血脂异常（高脂血症）。

处方 1　　　　　　　　献方人：陈行贵

山楂 30 克、毛冬青 60 克。

用法：每日一剂，分两次煎服。

处方 2　　　　　　　　献方人：陈行贵

鲜荷叶 1 张、甘草、玫瑰花各适量。

用法：将上三药水煎服，日一剂，喝一个夏季。

处方 3　　　　　　　　献方人：励壮云

山楂 30 克、小麦芽 90 克。

用法：水煎服，每日一剂。

处方 4　　　　　　　　献方人：张海波

茄子适量。

用法：茄子浇橄榄油适量蒸熟食用。

处方 5　　　　　　　　献方人：陈行贵

大豆 120 克。

用法：将大豆煮熟，每餐 40 克，每日三餐。

处方 6　　　　　　　　献方人：陈行贵

苹果 1 个。

用法：取苹果洗净后，剔除皮核，将苹果放在盘中入微波炉中加热 5 分钟，每天吃一个。

处方 7　　　　　　　　献方人：陈行贵

洋葱 120 克。

用法：将洋葱去外皮，洗净，切丝。旺火热锅加食油，放入洋葱翻炒后加入食盐、酱油、香醋、白糖少许即可。作为佐餐食用。

处方 8　　　　　　　　献方人：陈行贵

红枣 10~20 粒、旱芹根 30~50 克。

用法：每天煎水，喝汤食枣，也可生食红枣，每次 10 粒，日三次。

处方 9　　　　　　　　献方人：陈行贵

黄瓜（鲜品）120 克、食盐 6 克、蒜泥 25 克，辣椒油、醋拌匀即成。

处方 10　　　　　　　　献方人：张海波

冬瓜（鲜带皮）100 克、粳米 30 克、米仁 30 克。

用法：煮粥食用，每日一剂，常食之。

糖尿病方　　主治：糖尿病。

处方 1　　献方人：陈行贵

仙人掌球果（鲜品）2~3 个。

用法：剥去外皮生吃，每天 2~3 个，7 天为一疗程。

处方 2　　献方人：陈行贵

马齿苋 9~15 克（鲜品 60~120 克）。

用法：每日一剂，水煎，日分两次服。

处方 3　　献方人：张海波

菠菜根 100 克、银耳 10 克。

用法：二味洗净，同放入锅内，加适量水煎汤。吃菜喝汤，2 剂/天，连用 5 天。

处方 4　　献方人：张海波

山药 60 克、南瓜 100 克、粳米 100 克。

用法：将山药、南瓜切成丁与粳米加适量水煮粥。

处方 5　　献方人：陈行贵

鹅肉适量。

用法：加水炖，喝汤食肉，一日一次。

处方 6　　献方人：陈行贵

山鸡 1 只。

用法：煮汤，吃肉，饮汤，常吃。

处方 7　　献方人：陈行贵

鳖 1 只。

用法：用水炖，加调料，常食之。

处方 8　　献方人：陈行贵

蚌肉 90~150 克。

用法：煮食，一日量。

处方 9　　献方人：陈行贵

冬瓜 60~120 克。

用法：煎汤，喝汤，食瓜。

处方 10　　献方人：陈行贵

番薯叶适量。

用法：炒菜食用。

失眠方　　主治：失眠。

处方 1　　献方人：伊旭东

花生叶 50 克。

用法：水煎去渣，临睡前服。

处方 2　　献方人：陈行贵

三七适量。

用法：将三七研成极细粉末，装瓶备用，临睡前 10 分钟含服三七粉 0.1~0.2 克。

处方 3　　　　　　　献方人：陈行贵

灵芝 6~12 克。

用法：水煎服，日一剂。

处方 4　　　　　　　献方人：陈行贵

仙人掌（鲜品）60 克、冰糖 30 克。

用法：先把仙人掌洗净，去刺捣烂冲泡开水杯内闷 10 分钟后绞汁加入冰糖，每晚睡前服，连服 5~7 天为一疗程。

处方 5　　　　　　　献方人：陈行贵

花和叶 15 克、淮小麦 30 克、红枣 10 枚。

用法：将上药煎一碗汤液，临睡前服，连服 7 天。

处方 6　　　　　　　献方人：伊旭东

花生仁 40 克、大米 40 克、花生叶（鲜品）50 克、米醋 1 汤匙。

用法：先将花生仁、大米捣碎为细末，再加花生嫩叶，共捣研，放入锅内，加水煮粥一碗，加入米醋，每晚睡前一次服完。

处方 7　　　　　　　献方人：王冰芝

黄花菜 50 克、冰糖适量。

用法：将黄花菜水煎煮半小时去渣，加入冰糖再煮 2 分钟，睡前 1 小时服。

自汗、盗汗方　　　　主治：自汗、盗汗。

处方 1　　　　　　　献方人：陈行贵

韭菜根 49 根。

用法：取出韭菜根入锅，加水适量，煮沸，一次服下，每日一次，2~4 次即愈。

处方 2　　　　　　　献方人：陈行贵

桑枝 75 克（鲜品 100 克）。

用法：每日一剂，水煎服，5 天为一疗程。

处方 3　　　　　　　献方人：陈行贵

经霜桑叶适量。

用法：将经霜桑叶晒干研末备用。每次 3~4 克，饭后 2 小时用米汤送服，一日两次。

处方 4　　　　　　　献方人：冯雁萍

桂圆肉 15 克、枇杷叶 15 克。

用法：加水一杯半，煎成九分，临睡前半小时温服。

处方 5　　　　　　　献方人：张海波

泥鳅（鲜品）150 克。

用法：将泥鳅剖腹去肠杂，入油锅内，煎至金黄色时，加入少许姜酒清水，适量糖盐调味，煮熟食用。

处方 6　　　　　　　献方人：张海波

猪肚一个、糯米 500 克。

用法：将猪肚洗净后，糯米装入其内，两切口部结扎，加水适量，一起放锅中煮。然后从猪肚中取出糯米，只吃猪肚。再将糯米阴晒干燥后研成细末，每次 30 克，煮粥食用。

中暑方 主治：中暑。

处方 1 献方人：俞明德

小金钱草（鲜品）30~60 克。

用法：水煎服。

处方 2 献方人：陈行贵

丝瓜（鲜品）60~120 克。

用法：水煎汤，吃瓜喝汤。

处方 3 献方人：陈行贵

水蓼根 15 克。

用法：水煎服。

处方 4 献方人：俞明德

金银花 10 克、菊花 10 克、山楂 10 克、蜂蜜 100 克。

用法：加水适量，煎煮 30 分钟，滤出药汁饮服，每日一剂，连服 3~5 天为一疗程。

戒酒方 主治：醉酒（酒精中毒）。

处方 1 献方人：陈行贵

芦根 15~30 克（鲜品可用 60~120 克）。

用法：水煎汤服。

处方 2 献方人：陈行贵

甘蔗汁 60~120 克。

用法：将新鲜甘蔗去皮，绞汁饮服。

处方 3 献方人：陈行贵

绿豆粉 30 克。

用法：温开水调服。

前列腺方 主治：良性前列腺增生。

处方 1 献方人：伊旭东

南瓜仁 30~60 克。

用法：水煎，每日服两次。

处方 2 献方人：陈行贵

棕榈根 100 克、红糖适量。

用法：水煎分两次服用，日一剂。

处方 3 献方人：陈行贵

向日葵茎髓 30 克、猪瘦肉 100 克。

用法：同煎，待猪肉熟，喝汤食肉，日两次服完。

处方 4 献方人：徐先法

夏枯草 10~30 克。

用法：煎汤代茶饮服，每日一剂。

备注：《民间单验方集锦》，县中医药学会陈行贵主编。

第三节　民间医药

蛇伤秘方　旧时穷苦农民，整天忙于农作，常常会被毒蛇所伤，由于缺医少药，一般情况下都采用草药内服外敷的方法医治。这种医治方法，在茅洋乡郑家庄比较有代表性。

史料载，茅洋乡郑家庄治疗毒蛇咬伤的方法，在明清时期就有。茅洋乡郑家庄村医治蛇伤第四代传人郑和方说：中华人民共和国成立前，茅洋乡郑家庄村驻进一批外地来的“红头兵”（头上都扎红巾）。春耕时，本乡南充村有一农民腿肚被蛇咬伤，肿胀疼痛难受，到处求医无药，性命危在旦夕。凑巧这天“红头兵”查夜经过他家，听到哭声悲切，进内问明情由后，对这位受伤农民的老婆说，大嫂你放心，你丈夫是被犁头朴蛇咬的，我保证治好他。这位红头兵就用自带的蛇药医治，没出两周，这位农民就痊愈。郑和方的爷爷向这位红头兵要了蛇药秘方，从此以后，秘方就留了下来。

郑和方的爷爷凭此药方，救了当地很多百姓的命。此后这秘方作为祖传秘方，在郑家家族内部流传下来，从郑和方爷爷，传到郑和方爸爸，又传给了郑和方兄弟俩。

毒蛇咬伤后，如立刻可见伤口发黑、发肿，这说明它毒性较强，不立即医治，不出 12 小时毒液攻心，就会危及性命。如果毒蛇咬伤后伤口出血，说明蛇已吃过其他食物，毒性相对较弱，因此中毒状况也相对较轻。用此秘方，一般一周后即能痊愈。

毒蛇种类不同，咬伤时间、地点及身体部位不同，最后导致中毒程度也不同，因此可根据各种情况采取相应措施。

毒蛇咬伤后，如果全身起黑色血泡，口中出血，牙关已硬，但心跳还没停止，又来不及采药求医，就速唤多人，一起动手，采一种有清凉作用的树叶铺在潮湿的泥地上，再浇清水，然后把伤者放到树叶上面，这样能使患者多活三四小时，然后立即配制秘方医治；如果一人外出，被毒蛇咬伤而无人帮助，这时受伤者千万不可快跑，而应自己当场及时处理，将身上衣裤撕成布条，离伤口位置上方 10~20 厘米处快速扎紧，可以延缓毒液攻心，再用秘方施治；如果高山采药或砍伐时，手指、脚趾等部位被毒蛇所伤，应立即用随身快刀划破伤口，挤出毒血，一面采取应急措施，通知家属或缓步往回走，这样虽然会在伤口处留下疤痕，但却为医治赢得时间，便于保住性命。总之有了蛇伤，要沉着冷静，采取适当措施自救。

郑和方治蛇伤方法如下：

先用清水洗清伤口，并将病人安排在空气流通的房屋里，千万不可随便躺在有霉气、潮湿和阴暗房子里。彻底排净体内所有毒液，万万不可存留丝毫，以免复发。

蛇药看来只是草根树皮，十分简单，但解毒性较高。病人用药量，应根据年龄大小和身体状况而定，切不可大意。伤口肿、毒血缓退时，可用自制毛竹刀割开伤口，排除毒血，不可用铁器快刀（三面针等），以防痊愈后留下疤痕。如果治得迟，医治时间也要长一些。如有伤者已毒水滴流不止，还有的五指烂断，手掌里都是虫。此类严重情况，一般需要两个月左右时间方能痊愈。

墙头镇丁家村郑兆元医生（生于 1940 年 11 月），十几岁时向其懂草药的小学老师学草药，二十几岁开始行医，30 岁左右被村里培养为赤脚医生，对治疗蛇伤特别有研究，是远近闻名治疗蛇伤民间医生。郑医生说，被毒蛇咬伤时，首先要判断蛇的种类，进而确定中的是血循毒还是神经毒。如果是血循毒如烙铁头蛇咬伤，首先是在每一个牙印上画一个十字，在伤口上滴入续随子（千金子）叶子乳汁，然后内服郑医生自配六味祛毒散等药。如果是神经毒如被银环蛇咬伤，或滴入续随子（千金子）乳汁，或用铁刀蘸白矾水处理伤口，然后内服郑医生自配五味消毒饮或黄连解毒汤、鬼针草等药。在用药期间，伤者不能喝酒或食用油炸煎炒等一切荤腥鱼肉，同时还要禁房事。如此治疗，一般轻度伤者可在三至四天痊愈，重度伤者基本在七八天内痊愈。

吊篮膏药　“吊篮膏药”是石浦一带较有影响民间膏药。据传承人管玉英介绍，为家传秘方，已有200余年的历史。目前，制作膏药传承人已传至第八代。

第七代传承人管玉英说，其公公陈小狗先祖为福建泉州人，曾任朝中医官，会牵线把脉，也会把多味中药配伍煎胶做成膏药（传承至今的“吊篮膏药”）。公公从祖上得此秘方，也常自制膏药治病。渔船出海作业时，凡船民有患疮疡者，都向他讨膏药贴敷。后来，公公陈小狗在海上遇到风暴，连船带人没有音讯，其婆婆葛氏当时才20余岁，为生计卖起丈夫陈小狗传下来的膏药。因婆婆葛氏长相美艳，一些好色男子常来店中相扰。为避男女授受之嫌，婆婆葛氏把所制膏药搬到楼上，售卖时，把膏药装进一只竹篮子，从窗口吊下来给顾客。这种从窗口拉上吊下卖膏药的特殊方式，慢慢在石浦流传开来，人们索性把它叫作“吊篮膏药”。

吊篮膏药在石浦陈家代代相传，家喻户晓。这只小竹吊篮也成为众所周知的百年老招牌。现在石浦福建街陈家仍开着秘传“吊篮膏药店”。因“吊篮膏药”是独家秘方，且严守“传媳不传囡”的家规，葛氏后来就将制作膏药的秘方传给了媳妇管玉英。管玉英于2010年3月17日去世，时年98岁。其一生育有9个子女，生前已将吊篮膏药秘方传给第四子陈金国。

吊篮膏药的药牌号为“天一斋”。因药料配伍不同，所制膏药功效也不同。基本上分为：头疯膏药，咬头膏药，呼脓、拔脓膏药，跌打损伤膏药，疔疮膏药等。

头风膏药：妇女生小孩坐月子时，如有头痛，可用一对头风膏药贴在头部两侧太阳穴上。

咬头膏药：被蚊子、跳蚤、虱子叮咬，因吃食不卫生，血液循环不顺畅，或因不洗澡而致毛孔堵塞等原因生疮疖者，初期疮疖红肿胀痛而无脓，治疗时要打散疮疖肿，不使其发脓，此时须用咬头膏药。

呼脓、拔脓膏药：如疮疡已至中晚期，疮疡已肿大且有脓包者，势必要将其脓毒拔出，方能解其痛楚。此时要用呼脓、拔脓膏药。

跌打损伤膏药：用以治疗各种劳肌损伤、筋骨挫伤。

疔疮膏药：专门为疔疮患者制作。

吊篮膏药作为一剂独特而传统验方秘方，因其独特传承形式和浓厚地方特色，长期流传于民间。过去，因其价格低廉疗效良好，在石浦地区供不应求。近年来，随着社会经济发展，老百姓生活水平提高，人们卫生习惯改变，疮疖甚少。即使生了疮疖，也为了考虑美观，不再喜欢买膏药贴，而是去医院打针吃药。现在石浦地区只有极少数老年人得了相关病，还坚持去买“吊篮膏药”敷贴。新一代青年，甚至没听说过此药。吊篮膏药日益受到冷落，面临着失传的危机。

烫伤偏方　烫烧伤，又称水火灼伤，是外科诊治中较为常见疾患，多因不小心或意外被沸水、沸油和烈火烫伤所致。临床上一般分为水烫、油烫、烧伤（火烫）三大类。其病情与水、油、火和烫伤面积、大小及深浅有关，若不及时处理与合理治疗，有时可危及生命。85%左右灼伤都不严重，可以在家里、诊所或医院急诊室治疗。

以前乡村生活条件贫穷艰苦，很少建有医疗所和卫生院。老百姓若在日常生活和劳动作业中碰到烫伤、烧伤、灼伤等事故，大多依靠祖传偏方进行治疗。

历经数千年实践，象山县民间流传一些治疗烧、烫灼伤偏方、方剂丰富多样，配方简单，疗效神奇。这些治烧、烫灼伤偏方在当地群体间相互流传而延续，现主要流布于境内各镇乡50岁至

80岁人群中。

既是偏方，其疗效会因时令、地域和个人身体状况差异而有所不同。因此，采用偏方时，要根据地域和每个人身体情况，有选择地选用合适方剂治疗。

根据采访资料所得，现介绍西周、丹城几例治烧、烫灼伤偏方。

处方一：地榆治疗

地榆（中药），味苦酸，性微寒，归经于肝和大肠。功效：凉血止血，消炎解毒，燥湿敛疮。

用地榆治疗烧、烫灼伤偏方，由西周周华安提供。据他描述，这类偏方针对身体患处出血症，如胃肠便血、血痢、尿血、经多崩漏等症。

地榆治疗分为两种疗法：第一种为生用。取生地榆适量煎汤洗患处，或者可将生地榆研末调麻油，外敷，可治烫伤、皮肤溃烂流脂水、湿疹等症，亦可加入少量的生军、黄柏（中药）等。另一种是炒用。将生地榆炒成外表炭状（内部性状不变），内服。或将10~20克炒熟地榆煎汤，也可与其他清热解毒药合用，但虚寒者须与滋补药配伍慎用。

处方二：连麻皮治疗

将连麻皮研末，撒于患处，20分钟后，立即止痛退热，并可活血生肌。如未损破皮肉，可用药末煎浓汁涂之。此偏方由西周沈鹏延先生提供。

处方三：烫伤纱布治疗

用紫草、虎杖、地榆、冰片等十余种中草药，加麻油研制成烫伤纱布，对于1~2度烧伤患者有独特的疗效。此偏方由丹城周宝来先生提供。周宝来自15岁开始学医，是丹城著名治疗烫伤民间中医，于1997年12月获宁波市卫生局民间中医（烧伤科）一技之长人员证书。

经调查，现在较为常用的是采用地榆和烫伤纱布进行治疗。以下是几例成功病例：

病例一　王某某，男，受医时60岁，西周弘瀛村人。因胳膊烫伤后，用红汞水外敷而致过敏，致皮肤糜烂流脂水，日夜不止。去医院用青霉素和葡酸钙针等注射无效。据其妻诉说，某夜流汗不歇，用毛巾拭揩无济于事，竟用了11件旧衣衫连续擦拭。之后经他人介绍，采用生地榆偏方，其妻按照被告知的方法煎汤药，对患者伤口进行外敷。日敷10余次后，皮肤糜烂湿水止住，后来渐渐病愈。

病例二　周某某，男，受医时50岁，因右下肢脚骨被水泥池磕去1.5×20厘米外皮而发炎，致流脂水三四天，也是经医院正常诊断医治无明显进展后，用生地榆煎汤外敷而痊愈。

病例三　王某某，男，受医时48岁，快餐厨师，1997年5月被滚油烫伤右脸，伤口面积约4×5厘米，疼痛异常。到周宝来诊所医治，经常规消毒处理，用烫伤纱条包敷，4次痊愈，至今未留任何疤痕。

病例四　郑某某，女，受医时60岁，茅洋乡小白岩村人。2011年10月，右脚背面被开水烫伤后制土药自己敷用，无效，后溃烂，创面出水流脓，行走困难。到周宝来诊所医治，清理创口后用烫伤纱条包敷11天痊愈。

偏方特点就是在民间流传并广泛应用，但不见于古典医药著作。上述几项民间治疗烧、烫灼伤偏方，与当地其他一些珍贵偏方一样，因年久不用，几乎失传，亟待有关部门收集和保存，以为现代医学治疗提供临床研究依据。

针灸治中暑　炎热天气，人若是长时间待在烈日底下，很容易中暑。过去，农村交通不便，一旦中暑，在医药条件较差情况下，常采用针灸治疗办法来为患者解暑去热。此种疗法简便有效，是象山县各镇乡百姓治疗中暑首选方法。

针灸治疗中暑办法自古就有，较早见于《千金翼方》：“治热竭，灸两乳头七壮”；宋《医心方》记录了脐部热敷之法；金元时期，张子和以头部穴刺血治“大暑”；明清时期，有汇集前人经验和成方而编成的针灸著作。

中暑是盛夏感受暑邪引起，以高热出汗或肤燥无汗、烦躁、口渴、神昏抽搐或呕吐腹痛为主要表现，因病情轻重程度不同而表现出不同症状。其临床表现为大量出汗、口渴、头昏耳鸣、胸闷、心悸、恶心、四肢无力、皮肤灼热，严重者则猝然昏倒，不省人事。依临床表现不同，可分为轻症和重症两类。

轻症中暑主要症状：头昏头痛、胸闷呕吐、高热汗闭、烦躁不安、脉洪数、舌苔黄腻。

重症中暑主要症状：除有上述症状外，还有神昏喘促、转筋抽搐等症。如属气阴两伤，则面色苍白，汗出气短，四肢厥冷，猝然昏迷，脉象虚细，舌质淡白等。

民间针灸治疗中暑方法很多，最普遍方法有：

一、轻症中暑者宜将病人迅速置于阴凉通风处，解开衣衫，先以三棱针点刺双侧太阳，挤去恶血，余穴均施凉泻法。留针至症状明显变好，亦须间断运针。

二、重症中暑者治疗方法为：先刺水沟，深刺至齿，针芒向上，施以泻法。委中、十宣均以三棱针泻血，余穴亦用泻法，强度宜适当加大。留针至神清抽搐止，须间断运针。

针灸治疗后，最好能同时配以一些中草药治疗，以巩固疗效。

以下为一则治疗中暑的偏方：鲜芦根 60 克，鲜藕（去节）、荸荠（去皮）各 90 克，雪梨 10 克，鲜麦冬 60 克。入水中约煮 30 分钟，口服汤药。

除了正确预防与治疗中暑以外，夏季的健康饮食也较为重要。平时要注意饮食卫生，应适当多吃些清淡而易消化的食物，多喝水，从根本上预防才是消除暑气的关键。采用针灸治疗只是一种辅助手段。

象山县农村擅长针灸、中草药治疗中暑的土医生很多，丹东街道后山村周离春便是其中一位。其针灸、中草药治疗中暑知识技能由其父周良玉传授。周良玉是当地较有声望的农村土医生，其医药知识也是从祖辈那里传习下来。

随着社会经济发展，人们工作环境得到明显改善，即使发生中暑现象，相关预防救治技术也日趋高明简便，这让土医生针灸治疗技术日渐淡出人们生活，但从将医学技术发扬光大角度说，传统针灸治疗中暑良好方法，仍有保留和传承价值。正是这些有保留和传承价值的良好方法，为现代医学研究与发展，提供充分依据。

选自《宁波市非物质文化遗产大观》（象山卷）

民间常见病诊治

历史上，民间重疾病诊疗，并不断积累经验。由于缺少文化知识，对某些疾病病因存有错误认知。现今，科学知识普及，多相信医院诊断，旧时做法基本不用。

天花（痘） 俗称“出痘”，谚云“麻要藏，痘要晾”。出痘时，浑身长出水泡，患者应在空气流通之地，暴露皮肤，不吹风。小孩出痘，需大人照看，长脸上水疱奇痒无比，防孩子手搔破水疱，成麻点。“麻皮”（麻脸）皆因出痘时搔破脸上水疱所致。天花“过”（传染）人，民间并没采取隔离措施，不分食。清末民国初，天花死亡率高。民国初，卫生部门推行天花疫苗，小孩五六岁时，左臂外侧注疫苗，外衣臂膀佩戴一红布记号，防他人触碰，俗称“种痘”。20 世纪 50 年代后，境内基本消灭天花。今小儿患“水痘”及麻疹，亦称出痘。

出麻（麻疹） 民间认为人一辈子出一回“麻”，在世不出，去世后棺里也出。“出麻”先从头和脸部出红疹，渐向身体蔓延，至脚底。前后七至十日，有“三夜有麻四夜痘”之说。患者肌身发热，不用药，不能吹风，一旦“出麻”中断，民间称“麻出不出”，会有生命危险。旧时“出麻”死亡率高，后期并发肺炎，东乡民间谓，“麻”从肺部始发。“出麻”后，一月内不能“落水”（碰水），否则全身发痒。民间认为“出麻”会传染，但不“过”给出过麻者。旧时，民间有一生未“出麻”者被引为奇事。农村孩子出麻时，家里会买“麻糕”给孩子吃。多个孩子家庭，一孩“出麻”，会把“出麻”孩吃剩麻糕分享给没出“麻”孩子，望能“过”开，一次出尽，省却大人伺候误工。高塘岛流传“不出麻不算成人”民谚。民国时，丹城周英文诊所善治“麻痘”闻名遐迩。旧时，富家孩儿患“麻痘”，常雇轿夫抬至周英文家中就诊。20 世纪 80 年代后，实施疫苗预防，“出麻”渐消。

痨病 旧时称“肺痨”，病症“日轻夜重”，上午较轻，中午后加重，咳嗽气急，盗汗咯血。民国时，农村视“痨病”为“阴气跟着”，病家请巫婆“扛筒”，茅洋、墙头等地有“抢精怪”治痨病方式。早时，民间知痨病易传染，但不采取隔离措施，不与患者分食，故一旦患病，传染面广，死亡率高。痨病死者，家人会在其口盖一煎蛋，传煎蛋如被狗食用，狗会死。中华人民共和国成立初，有抗痨药“雷米风”，得以治疗。1951 年，用链霉素治疗。现今用“利福平”医治。

“抢精怪”治痨病 民国 29 年（1940）前后，西一乡某村有一女儿患“肺痨”，家人决定“抢怪精”治病。事先安排四个人，不通知患者，在半夜时分，手拿“狗狸叉”（农村抓野兽的工具），突然闯入屋内，将患者抱起就走，飞奔而去，抱到庵里，早已等候的尼姑马上对患者做法事祛邪。而家人在患者被“抢”走后，马上拿起一瓷器，用力摔在院子里，摔成粉碎，寓意病情消散。抢“怪精”后，病女病情没有好转。家人又将患者抬到南庄请医生诊治，由于当年无有效药物，最终不治。后将病传染给其母，其母又将病传染给小女儿，小女儿又将病传染给其弟，一家四口都死于痨病。

瘪脶痧 霍乱，中华人民共和国成立后一度称“二号病”，俗称“发人瘟”。传染性强，无腹痛，上吐下泻。大便如米泔水，民间传有霍乱患者一次大便拉半便桶水状物，致身体脱水，指肚干瘪，眼眶内陷，不日便亡。民间称“瘪螺痧”（方言称手指纹为螺）。民国 27 年（1938），霍乱暴发，发病 1034 例，死亡 59 例，波及半县。疫区百姓求神祛病，时年 6 月 25 日《时事公报》载：“象山石浦发生霍乱症，连日颇为猖獗，死亡抚籍，尤以该处南关桥，死亡更厉……一般无知愚民，祈求神祛病，很是可怜，当局若不及早设法灭，后患不堪设想。”旧时，除求神外，乡间多刮痧治疗，以碗边或调羹（小汤匙）蘸水或油，刮患者背部脾俞穴、胃俞穴、肾俞穴，效果不佳。东乡有患者喝自配淡盐水，将养在水缸中田螺壳套十个指头，防手指干瘪，有一定治疗效果。中华人民共和国成立前，涂茨发生霍乱疫情，村民俞金水妻传染，俞把龙糠加热，装满大碗，反扣背部脾俞穴、胃俞穴、肾俞穴，病愈，逃过一劫。旧时，有人患霍乱，引发恐慌，妇女老少躲山上，村留青壮年处理遗体。发病高峰，部分村死者无数，来不及割棺材（制作棺材），埋葬土里，处理遗体青壮年亦被传染，死者男多女少。民间传说，瘪脶痧不传染“四大金刚”（民间指出殡时抬棺材的 4 个人），无征。

卖柴病 疟疾，民间称“卖柴病”。患者发高热，寒战，通常下午 2 时左右发病，一小时后症状消失，次日同一时间再发作，称“一潮”。有些患者隔日发作，称“间疟”。民间认为是“卖柴病鬼附身”。俗将患者抬海边，浸泡海水中，以驱散“卖柴病鬼”。重者转化伤寒，无法治疗。谚云“卖柴转伤寒，快快进堂前”。

稻瘟病 钩端螺旋体病，一般割早稻时发病流行，也称“打谷黄”。1957 年前，境内无此病记载。病者肌身发热，小脚肚（小腿）疼痛。一般认为呼吸道无感染，属伤风感冒，用伤风感冒药治之。

杨梅疮 梅毒，俗称“杨梅疮”。中华人民共和国成立前，境内梅毒流行严重。患者无药可医，村民避之不及。民众知“杨梅疮”为性行为传染，患“杨梅疮”者是去宁波等地寻花问柳“过”来。患者生殖器长红色皮疹，逐渐蔓延全身，始羞于启齿，病症到三期，几乎不治。患者居单独房间，或安置远离村落废旧破屋内，日常三餐用专门碗筷。中华人民共和国成立后，取缔妓院，禁止卖淫，查治性病。至20世纪50年代末，梅毒得以控制。20世纪80年代后，随性生活观念改变，梅毒死灰复燃，得病者多去医院诊治。

白喉 系扁桃体发炎，成白色假膜，大都喉及气管堵塞窒息死。20世纪60年代，境内流行，死亡率高。新桥石柱里村一妇治白喉，远近闻名。自制小弯刀，大小如拇指，长柄。患者就医，将弯刀伸进喉咙，扁桃体“割”几下，待肿块变小，呼吸顺畅，可缓解病情。

流行性乙型脑炎 往昔农村卫生条件差，人畜共居普遍，引发流行性乙型脑炎。主要在蚊蝇人畜间传播。发作时，患者高热昏迷，村民惊慌失措，以为中邪，在患者额头点鸡血，绑皇历于患者身上，患者枕边置柴刀以驱邪。也有去庙里求神，患者喝香灰水。中华人民共和国成立后，交通、医疗改善，患者送医院就治，部分病家仍迷信喝香灰水。

大脚风 俗称“橡皮腿”，血丝虫引发淋巴管堵塞发病，脚和腿部肿胀如柱，重者不能穿裤鞋，长年穿短裤赤脚，冬季只穿草鞋。旧时，“大脚风”基本没治，俗谓“大脚风吃‘家资’(方言，指财产)”。民间亦用来讽刺腿脚不勤、懒惰者为“大脚风”。患者不能下地干活，吃老本。农村患者以青壮年为主，家中主要劳力，只能拖着病腿下地劳作，痛苦不堪。民间也称大脚风为“流火”。大腿根部淋巴结发炎始，后出现“红筋”（淋巴管），直达小腿肚，似一条“流火”。刚发时，可用中药杀灭，后期医治困难。

瘌头 旧时卫生条件差，“瘌头”患者众多，头发脱落，头皮出脓，奇痒无比。“瘌头”受歧视，直呼“瘌头”为名。民国期间，有用蜡烛医治“瘌头”，明矾涂于患处，烧热成液状蜡烛油浇，十分有效。也有民间医生介绍，有人用“板油”（生猪油）捣黄糖敷患处。旧时常见“瘌头”，患者头发所剩无几，头顶红秃秃，因无生命之忧，大都不医治，顺其自然。20世纪60年代起，卫生条件改善，新一代人“瘌头”减少，医治较易。20世纪80年代后，因头上长疮成“瘌头”极少。

大头颈 民间称腮腺炎和甲状腺引起脖子肿大为“大头颈”。旧时常见，民众分不清腮腺炎、甲状腺，只知井泥可治。民间医生认为井泥治“大头颈”有效，但非所有井泥均可治。旧时，郎中常用靛青，也称靛蓝。有植物在河中年长月久腐烂后沉淀成靛青，旧时常用来染布；井边是乡村洗衣之地，井底年长月久沉淀有靛青。用表层河泥、井泥治“大头颈”有疗效，泥中靛青含量高，疗效明显。

化食痨 糖尿病，旧称“化食痨”。病人感觉饥饿，吃越来越多，人越来越瘦。患“化食痨”者，街坊邻居同情送食物，素不晓有害无益。20世纪80年代后，方知是糖尿病。

浮肿病 20世纪50年代末流行，为营养不良。手、脚水肿，面色蜡黄，浑身无力。医学分析，浮肿病由缺乏维生素B引起。面对饥荒，食不果腹，众以乌糯根、番薯藤粉、野菜、米糠等充饥，导致浮肿病暴发。1959年，蔡家岙村暴发浮肿病，有村民死亡。县卫生部门派医疗队进村，4名医生，每天两次派发“米粞糠”、黄豆粉，重症患者每日增一咸带鱼、几两白糖，增加患者营养。医疗队驻村半年。

汗厥 汗厥病多发生夏秋之交，患者突昏迷猝死。旧时，农村称此病遇“七煞”，患者往往来不及抢救就去世。1972 年 8 月，茅洋南充 40 岁女子溪坑洗衣，突晕倒不省人事，村民见状抬至屋内，请赤脚医生，打强心针不见效，身上罩渔网。中医石荣亘路过，见状予人工呼吸，灌入生姜捣碎汁。铺撒盐于患者肚脐，灸艾蒿，始苏醒。

头旋病 发作时旋转性晕眩，天旋地转，不明病因。反复发作，病后身体无大碍，习以为常。20 世纪 90 年代，丹城西门一老人，一生无疾病，唯患头旋病。发病时，无法站立，躺床上闭目养神，一睁眼，屋顶旋转。持续半天恢复，一两年偶发一次。民间吃孵胎蛋（未孵化出的禽蛋）医治，无证明有疗效。民众归结脑部病症，以吃天麻补脑防治。今知为眩晕症。

困不搕 即失眠。以前，失眠不认为是病，大多以为是“依蚤”（民间谓牛鬼蛇神）跟着，重时请道士辟符，符咒烧灰喝下有效。后医家分析，符咒有朱砂，可治失眠。民间医生介绍，可用猪心（未落水）加适量朱砂，蒸熟后蘸酱油食用。

依蚤风 不明原因周身不适，时冷时热，背部红褐斑，旧称“依蚤风”。“依蚤”通指肮脏、不洁不净之物。民众“抲”“依蚤风”时，患者站立，施术者念咒语，用三棱针或缝衣针刺两腋，至出血。也有按摩不点刺，一般点刺一次即可。今此类疾病都送医治疗。

止血 旧时，民间认为出鼻血因过度劳累所致，抠鼻腔也会引发鼻子出血。出鼻血后，先让患者仰起头，轻拍额头，用棉絮塞入鼻孔。也有冷水浸毛巾，拧干后贴敷鼻腔上方，反复多次。若出鼻血正在野外，摘少量长毛蒿叶，搓成食指大小颗粒状，塞入鼻孔。此方法沿用至今。

另外，不小心手脚被利器所伤导致出血，以前都剥“火柴盒绒”（火柴盒上有磷的一面）贴于伤口止血。也有将钞票撕角包于伤口，外面用绳子绑扎止血。在田野干活手脚被割破，如能找到青蛙，就会剥青蛙皮来蒙在伤口处。20 世纪 80 年代开始，用磺胺结晶止血，当时家家都备有此药，碰到手脚出血，将磺胺结晶散于伤口，出血严重的外面包扎纱布。

骨折 20 世纪 80 年代前，境内医院无骨科，伤筋断骨由民间“接骨人”轻捏患者断骨，凭手感确定断骨位置方向，用力将断骨就位，用小杉树皮作夹板固定，活血化瘀。民间传“伤筋动骨一百天”，休养三个月方愈。民间又说，骨折后捏骨就位，把煮熟糯米饭和拔毛后童子鸡捣烂，包于患处，夹板固定。也有“黄栀子加麦粉”包患处，夹板固定，几天后患处变黑，逐渐痊愈。

牙病 坏牙须拔去。旧无牙科医生，儿童拔乳牙由家长或邻居胆大者为之，乳牙松动，家长用缝衣线绑住牙齿，一手拍孩子脑门，一手轻轻一拉，乳牙落下。上排牙让孩子扔屋顶，下排牙扔床底。扔牙时，孩子双脚并拢，预示换牙后长出牙齿整齐。民国时期，中医有用“离骨散”拔牙，河鲫鱼不去鳞，包一种有毒的化学物于鲫鱼肚里，晾在通风阴暗处，49 天后鱼表面出现一层白霜，即“离骨散”，刷下后密封保存。拔牙时放“离骨散”少量于牙齿根部，稍后筷子一点，牙齿就落。中华人民共和国成立后此法不用。

旧时，百姓认为蛀牙乃“蛀虫”引起，无刷牙习惯，蛀牙后勤漱口。后有牙医，用石膏填补蛀牙。

疮疖毒 皮肤生疮疖，且红肿溃脓。旧时多以三棱针、眉刀等刺破皮肤，挤出脓水，也有用竹签、缝衣针代替。排脓时挤出“脓细头”排干净，疮疖愈合。排脓后土医生嚼烂一新鲜草药，敷患处，消肿吸脓。

毒蛇咬伤 民间有专业蛇医治疗，平时上山采集蛇药备用。云“七叶一枝花”可治蛇伤，民间传“有了七叶一枝花，不怕上山斗大蛇”说法。但非所有毒蛇咬伤均能治得。

畸形 民间称“胎里病”，传妇女怀孕 6 月后，去某场所或做某事，中邪气，场所内某器具或行为“意印”出生孩子身上，致畸形。如孕妇怀孕，看杀猪，婴儿某部位可能“印上”刀疤。旧时女子结婚，嫁妆有一手巾，怀孕时系上并放置铁器，可避邪。怀孕女子衣服别别针，此风俗延续至今。如孩子生下，手有六根指头，包生婆见之，用剪刀剪去多余手指，免得知晓后受歧视。

弱智 民间称“疙乱（方言）”，先天或后天因病所致。妇女怀孕时生病或吃药，会导致先天性智障。旧时无孕检，出生时难辨智障与否，一岁左右，发现婴儿目光呆滞，为时已晚。也有认为，孩子高热持续多天，烧坏脑子，变成“疙乱”。20世纪80年代前，弱智儿童较多。

癫人瓯 精神病患者，民间分文癫、武癫。文癫游走街道，对行人不会暴力。“癫人瓯”背后均有故事，常饭后茶余，津津乐道，口口相传，真假难分。文癫有失恋受精神刺激成病，亦称花癫。传花癫季节性发病，春暖花开易发作。有暴力倾向称武癫，一般囚禁家中，不外出游荡，防伤害行人。

拖儿袋 即子宫下垂。旧时妇女生头胎后，会患“拖儿（方言读若‘吂’）袋”。民间认为，产后气虚所致，喝高丽人参汤，子宫会回收。普通家庭不治疗，二胎产后自然痊愈。

坠生　保胎 旧时称小产为坠生、坠产。旧时置剩饭于“饭筲箕”里，吊挂厨房梁下，孕妇做饭时取“饭筲箕”会坠生。民国时期，老人给孕妇喝“小针丝汤（小松树叶）”保胎，也有喝“千麻（益母草）汤”或“苎麻汤”。

七日风 旧时农村卫生知识匮乏，产妇生产大都用“碗利锋”（破瓷片）割脐带，引发破伤风，七日后病情发作，俗称“七日风”。死亡率高，谚云“生一间，死一山”。

疳积 小孩消化不良，面黄肌瘦，称疳积。传统找人“挑”，针刺关节等部位，俗称“华佗夹背”。民间有专“挑”疳积，疳积孩子手指第一关节处针刺后，渗出淡黄色液体。或用三棱针挑刺在四缝穴（经外奇穴），挤出少量血液或黄色黏液，连续3~5次，轻者隔日1次，重者8次，前三天每日1次，后隔日1次。也有用渍菜油绳子在患儿背部上下刮痧，热毛巾擦拭。有用“倒挂刺”枝干内“虫”治之。虫状如春蚕，放酒里吐尽肚中物烘干食用。

蛔虫病 旧时，使用人粪为肥料，导致蛔虫病流行。农村生吃番薯和萝卜，人粪蛔虫卵附于果蔬，进入人体。旧时不知蛔虫传染途径是“虫卵”，小孩喊肚子痛，家长认为“生蛔虫”，去副食品店买“红毛糖”，促蛔虫大便排出，也有蛔虫从孩子肛门或口中爬出。“红毛糖”含“山道年”（化学物质）成分，能麻痹蛔虫，随大便排出体外。蛔虫病流行时，患者常因蛔虫进入胆管，引发胆囊炎钙化胆结石。也有蛔虫穿胆引发死亡。西乡曾有一个八九岁孩子得蛔虫病，喊肚子痛，母亲以为孩子顽皮讨零食，给几分钱打发。后孩子脸色发白，急送卫生院。医生一摸，小孩肚子鼓胀，诊断患蛔虫性肠梗阻，即送县城医院。半途断气，医生确诊蛔虫引起胃穿孔。20世纪80年代以后，蛔虫病少见。

选自《象山县志（2008）》

民间传统疗病方式

民间传统疗病，有精神、物理、药物和综合性疗法等。有时混合使用，手法有异，用药基本同。“抠田秀渍”（也称“揢田秀渍”）、“揢田鸡秀”最流行，是典型物理、精神、药物疗法综合。“田秀渍”即单纯性疱疹，民间用“抠”（抓、揢）法，用筷子夹住一烧红木炭，在田秀渍上熏炙，木炭距皮肤3~5厘米，念口诀：“西，西，皮上嬉，莫吃黄帝子孙皮，要吃西山上木树皮，去，去。”念完3次，用痱子粉在门上画一蜘蛛图样，反复二至三遍。后用草药“五爪金龙”捣汁外敷患处。一天即痊愈，最多3天。此法念口诀、画蛛是故弄玄虚假象，熏炙、用痱子粉才是实际医疗。

近年，百姓注重既传统又具时代特色健身、饮食疗法。参加体育运动，活络筋脉，愉悦身心；

饮食调节，有利健康。坊间说法：吃苦瓜清凉，芦笋防癌，南瓜利血压控制、降血糖，豆类防骨质疏松、便秘，竹笋纤维类通肠胃，野猪肚治胃病，猪肝益血。提倡少喝酒，少吃油肉，膳食低盐、低脂、低糖。其实都是生活经验总结。

精神疗法 亦称心理疗法，民间谓“心理作用”。但很多是迷信活动，属于糟粕。患病时至寺庙、道观问菩萨，卜病情趋势，讨香灰吞服，焚烧经文，恳求神佛祛邪除病。有将病者问巫觋，诸如降童、上坛、肚里仙、算命、撮字、看相等。又有敬鬼神，敬一切可能之神，如树神、山神、孤魂野鬼等。民国《象山县志·风俗考·古今习俗》载：“‘降童’之事虽由花会而起，然花会即止，而‘降童’仍有以疾病而求神方者，不问寒热外感或内伤诸症，一切假神话，取医生所不常用之药，或非《本草》所有，杂用以投病人之口，病人之死于童身者不知其凡几也。是亦弊俗宜禁也。”《说文解字》：“觋，能斋肃事神明也。在男曰觋，在女曰巫。”徐锴注巫觋：“能见鬼神。”巫觋亦人亦神，二重身份，有“又做师娘又做鬼”之谚。

寄拜 民间认为生于农历初一、十五或身体虚弱的孩子“难养”，多灾多难，易患病，父母多选择寄拜。选一生肖契合长辈为孩子义父或义母。举行隆重仪式，孩子携礼品至义父母家行叩头礼，义父母回礼。20世纪70年代后，民间仍流传，不注重仪式，与疾病防治渐远，多注重感情联结。

街头贴纸 小儿夜啼不休，写一纸条，贴大路边墙头上、厕墙上、亭子间、路廊、庙边等行人往来地。上写：“天皇皇，地皇皇，小儿啼哭在娘房，行路君子念一遍，一夜睡到大天亮。”(不具姓名)

物理疗法 传统为手术疗法，借用针、刀、火罐等诊疗工具，也含医师用手、臂、肘等体位实施医疗，有针灸、刺血、推拿按摩、刮痧、贴敷、拔罐、火疗、气功等，含脓肿开刀、接骨、拔牙等。

不少传统疗法经现代中医学继承与发展，结合现代医学、中西医结合理论，继承基础上有创新，如腹针、平衡针、热敏灸、雷火灸、穴位埋线、电热针疗等，新有紫外线、红外线、激光等。20世纪后期，增部分自然物理疗法，有矿泉、气候、空气、日光、海水疗法等。县人普遍接受。

药物治疗 民间首选新鲜草药，其次中药店干药。中药三大类：一是原药材，包括植物药、动物药、矿物药、合成药等；二是丸、丹、粉等；三是内服外用膏、药酒、膏药等。有煎服、外敷、研磨后吞服及调和后外敷、涂抹。红糖姜茶治“伤风气”（感冒）流行。中药著者有“象贝”、石浦“吊篮膏药”、大皆春药房“金鹿丸”等。保健药品“十全大补酒”，由灵芝、何首乌、黑枣、红枣等浸泡，另有桂圆、荔枝、核桃之类。旧俗谓，寺庙所讨香灰驱邪治病，吃供过佛的水果有益健康。

综合性疗法 如腰扭伤，请针灸师针灸，贴膏药；卧床不起，请道士作法捉妖祛病，吃中草药。今提倡中西医结合治疗。

选自《象山县志（2008)》

第七章　疾病预防与控制

象山县属传染病、地方病高发县之一。过去，由于疫情报告系统不健全，漏报现象比较普遍，同时，由于“文化大革命”时期对疫情资料保管不当，致疫情报表丢失，经查阅历年疫情资料，发现民国28年（1939）、民国29年（1940）、民国30年（1941）及1969年无疫情，而1949年全年仅发生28例传染病，这显然与事实不符，究其原因：一是医院门诊医生对传染病报告观念不强，发现传染病没有及时上报；二是疫情管理体制不健全，没有履行检查、管理职能；三是对疫情资料保管不当，使疫情资料丢失；四是1969年防疫站与人民医院合并，全年无疫情资料。随着卫生防疫工作不断加强、疫情报告网络不断完善、诊断技术及防治技术不断提高，疫情资料存档制度逐步建立。在防治上，先后采取大规模的查治，使传染病发病得到有效控制，先后消灭天花、丝虫病，基本消灭疟疾、地氟病、麻风病等。

第一节　传染病防治

传染病发病概况

民国时期发病情况　民国期间，象山县流行的急性传染病主要是霍乱、登革热、肠炎、狂犬病、炭疽、天花、麻疹、流脑、痢疾、伤寒、斑疹伤寒、回归热、白喉、百日咳、疟疾等15种。由于当时疫情报告管理制度不健全，漏报现象比较普遍，故报告数与实际发病数不符，据民国27年（1938）至1949年疫情资料记载，全县共发生各类传染病5701例，死亡1099例，分别为霍乱2822例，死亡892例；流脑176例，死亡74例；猩红热3例；痢疾834例，死亡21例；伤寒135例，死亡4例；斑疹伤寒7例；疟疾1226例，死亡3例；天花463例，死亡105例；白喉7例；回归热28例。其中霍乱、天花、流脑、痢疾、疟疾流行最广，死亡率最高，危害最大。

民国27年（1938），霍乱大流行，全县发病1034例，死亡59例，疫情波及丹城、石浦两镇及东陈、西沪（含墙头）、溪口、旦门、东溪、昌国等地。

民国31年（1942），又发生霍乱大流行，全县发病943例，死亡790例，死亡率达83.8%，其中象东区（今大徐镇）死亡680例，分别为虎山乡（今雅林溪）死亡196例，涂茨乡死亡30例，钱仓乡死亡95例，林溪乡（今珠溪）死亡216例，五汉乡（今贤庠）死亡143例。奠安乡（今黄避岙乡）高泥村百余户人家死亡60余例。

民国34—35年（1945—1946），天花发病421例，死亡97例；流脑发病121例，死亡36例；疟疾发病320例，死亡2例。

中华人民共和国成立后发病情况

20世纪50年代发病情况　20世纪50年代，全县共发生各种急性传染病8种50904例，死亡722例。分别为流脑391例，死亡21例；百日咳3635例，死亡24例；麻疹30233例，死亡592例；脊灰2例；乙脑154例，死亡28例；疟疾16265例，死亡12例；天花1例；白喉223例，死亡45例。其间，麻疹、百日咳、疟疾、乙脑等疾病流行较为猖獗，几乎年年发生麻疹大流行。

20世纪60年代发病情况　1969年，因防疫站被撤并，全年无疫情资料。9年间，全县共发生各种急性传染病12种50092例，死亡363例。分别为流脑10310例，死亡207例；百日咳2617例，死亡7例；麻疹28590例，死亡91例；流感157例；痢疾1410例，死亡1例；伤寒127例；病毒性肝炎387例，死亡2例；脊灰41例；乙脑815例，死亡47例；疟疾2300例；钩端螺旋体病721例，死亡1例；百日咳2617例，死亡7例。另外，急性肠炎报告发病4934例。其间，流脑、百日咳、麻疹、疟疾等病种流行比较广泛，危害较大，特别是1967年全县性流脑大流行，死亡159例；1963年，本县首次发现钩端螺旋体病。

20世纪70年代发病情况　由于“文化大革命”影响传染病报告管理制度的运行，传染病漏报、误报现象较明显。此阶段共报告各类传染病15种35695例，死亡99例。分别为霍乱2例；流脑383例，死亡12例；猩红热7例；麻疹3528例，死亡27例；流感1307例；痢疾2014例；伤寒28例；病毒性肝炎2958例；脊灰47例；乙脑513例，死亡39例；疟疾2157例；流行性出血热84例，死亡4例；钩端螺旋体病755例，死亡9例；白喉132例，死亡8例；急性肠炎21780例。

20世纪80年代发病情况　共报告各类急性传染病16种54078例，死亡36例，分别为霍乱379例，死亡2例；流脑332例，死亡5例；百日咳1876例，死亡1例；猩红热5例；麻疹1643例；痢疾11823例；病毒性肝炎14169例，死亡2例；伤寒195例；脊灰76例；乙脑290例，死亡12例；疟疾58例；流行性出血热1112例，死亡14例；钩端螺旋体病26例；白喉3例；性病112例；急性肠炎21979例。

麻疹、白喉、疟疾等疾病得到初步控制，并于1988年通过基本消灭疟疾考核。但霍乱、痢疾、病肝等肠道传染病发病率较高，并于1983年发生霍乱局部流行，连续几年甲肝流行。1984年以后，出血热发病率持续升高，范围不断扩大，发病率持续徘徊在30/10万左右。改革开放以后，绝迹多年的性病死灰复燃，发病率急剧上升。

20世纪90年代发病情况　20世纪90年代，共发生各类急性传染病13种12845例，死亡14例，分别为霍乱156例；流脑30例，死亡4例；百日咳6例；麻疹27例；痢疾3252例；伤寒、副伤寒263例；病毒性肝炎4591例，死亡3例；脊灰1例；乙脑38例，死亡1例；疟疾5例，死亡1例；流行性出血热1666例，死亡5例；性病2156例；肺结核654例。

2000年后发病情况　2000—2004年，共发生各类急性传染病14种4481例，死亡1例，分别为霍乱8例；流脑4例；百日咳2例；猩红热9例；麻疹77例；痢疾428例；伤寒、副伤寒58例；病毒性肝炎1528例；乙脑1例；疟疾3例；流行性出血热225例；狂犬病1例，死亡1例；性病1362例；肺结核775例。

2005—2014年，发生甲、乙类传染病总计15种12657例，死亡21例，分别为霍乱8例；病毒性肝炎3371例，死亡1例；麻疹415例；出血热269例，死亡1例；乙脑9例，死亡1例；痢疾410例；肺结核2510例，死亡8例；伤寒、副伤寒39例；流脑2例；百日咳2例；猩红热164例；性病5108例；艾滋病及感染者112例，死亡7例；疟疾44例；甲型H1N1流感194例，死亡3例。

传染病防治

中华人民共和国成立前，由于军阀混战，政府腐败，漠视群众的疾苦，在瘟疫来临时，致使家破人亡，妻离子散，人民群众处于水深火热之中。

中华人民共和国成立后，党和政府十分重视卫生防病工作，开展以除“四害”为中心的爱国卫生运动，并筹集大量的药品和疫苗，用于传染病的防治。特别是县防疫站建立后，充分发挥卫生防疫预防作用，使霍乱、天花、麻疹、疟疾等传染病发病迅速得到控制，有力地保护人民群众的身体健康。

完善传染病报告管理制度　中华人民共和国成立后，全县各级医疗单位逐步建立疫情报告管理制度，尤其是《中华人民共和国传染病防治法》颁发后，使传染病报告管理走上法制轨道，各级医疗单位加强内部管理，建立领导责任制，落实疫情管理人员，建立奖惩制度，县卫生防疫站依法定期进行传染病执法检查，保证传染病报告的正确性和及时性。县疾控中心成立后，沿袭原有的传染病报告管理制度，并进一步完善相关体系。2004 年，在省疾控中心的统一部署下，开始启用“中国疾病预防控制信息系统”，实行以传染病个案报告为基础的传染病和突发公共卫生事件的网络直报，提高传染病疫情和突发公共卫生事件报告的及时性、敏感性和准确性。近些年，全县传染病漏报率均保持在 5%以下。

各种传染病防治情况　1952 年以后，全县每年逢元旦、国庆等重大节日，均开展以“除四害”为中心的爱国卫生运动，发动群众清扫垃圾，疏通阴沟，铲除蚊、蝇滋生地。1963 年以后，开展以管水、管粪及改良水井、厕所、畜圈、炉灶、环境（“两管五改”）为中心的爱国卫生运动。1982 年，爱国卫生运动与“五讲四美”活动相结合，以治脏、乱、差为重点，改善公共卫生。

在 1998 年之前，县卫生防疫站每月一次对南大河、大塘港等重要河水采样检验，并采集部分海产品及部分厕所粪便，进行监测检验，提高疫情预测预报能力。

2008 年 4 月 20 日开始试运行传染病自动预警信息系统，大大提高传染病的防治效率。

天花　天花是由天花病毒通过空气飞沫传播的烈性传染病，多发于孩童，死亡率极高。中华人民共和国成立前，全县乃至全国对于天花的防治水平低下，每逢天花流行，便会有众多孩童夭亡。1949 年以后，全县采取以种痘为主的综合防疫措施，自 1950 年以后无天花报告。1982 年，全县正式停止接种牛痘。

钩端螺旋体病　1957 年以前，由于技术、设备条件所限，常将该病误诊为流感等其他疾病。1958 年，对一例疑似病人血液标本经动物接种，出现典型病理改变得到初步证实，1959 年，从病人血液标本中分离出病原体而被证实。1966 年，全县有较大流行，发病 475 例，发病率 1.2926‰，波及 15 个镇乡；1971 年以后，在全县范围内开展调查，证实除石浦镇、东门、檀头山外，其余乡镇均有病例发生，并且调查清楚流行的毒株分型，于 1973 年开始扩大钩端螺旋体菌苗预防接种范围，把 6 周岁以上儿童全部列为接种对象。1973—1983 年的 11 年间，预防注射人数累计达到 277 万人。1989 年，已控制该病的发生，1990 年以后无该病的报告。

流行性出血热　是一种自然疫源性传染病，主要由鼠类传播。由于该疾病症状重，病死率高，加之当时又缺乏有效防治手段，严重危害人民身体健康。自 1973 年在爵溪出现首例病人以后，虽采取灭鼠等综合性防治措施，但全县发病仍难以控制，有逐年上升趋势。1998 年左右，疫情已波及到全县 22 个镇乡 70 多个村，发病率达 0.3046‰。为切实降低流行性出血热发病率，1995 年开始在机关单位进行出血热疫苗接种工作，1995 年、1996 年、1997 年，每年接种 2000 人份以上。

1998 年，在县委、县政府统一领导下，在全县范围接种 3 万人份以上，取得较好社会效益，流行性出血热的预防和控制取得瞩目的成果。2014 年，全县流行性出血热发病率为 0.0238‱。

霍乱　民国 27 年（1938），霍乱大流行，全县发病 1034 例，死亡 59 例，疫情波及丹城、石浦两镇及东陈、西沪（含墙头）、溪口、旦门、东溪、昌国等地。据《时事公报》记载，该年 6 月 25 日，“象山石浦发生霍乱症，连日颇为猖獗，死亡抚籍，尤以该处南关桥，死亡更厉，因该处系贫民窟，不注意卫生，一般无知愚民，祈求神祛病，很是可怜，当局若不及早设法灭，后患不堪设想……”中华人民共和国成立后，在县委、县政府领导下，全县重点落实以切断传播途径为主的综合性防控措施，并带动其他肠道传染病防制工作，结合年度健康体检，对饮食、饮水加强食品卫生监测力度，防止食源性疫情暴发。结合爱国卫生运动，加快农村改水改厕工作，改善农村环境卫生。在高温季节，利用广播、电视、黑板报等多种宣传形式，加强宣教，提高群众自我保护意识。在三家县级医院开设肠道门诊，加强腹泻病人监测与治疗。县卫生防疫站每年6—10 月开展外环境水样、大便、小海产品监测，加强疫情预测预报。通过综合性防控措施，有力控制住霍乱的流行。但由于全县居民生食、半生食海产品习惯根深蒂固，危险因素仍然存在。1994 年，霍乱在丹城、石浦的局部地区流行，发病 115 例。在县政府领导下，各级部门迅速采取措施，隔离治疗病人，消毒疫点，处理不合格食品，禁销生吃小海产品，很快扑灭疫情，有力地防止疫情蔓延。但由于食品卫生管理工作量日益增大，食源性、水源性疫情可能随时暴发，防控形势不容乐观。

肺结核　俗称“痨病”，在旧社会严重危害人民身体健康，病死率较高。中华人民共和国成立后，特别是改革开放以后，随着人民生活水平的提高，肺结核发病率明显下降。1982 年起，全县开始由专人负责登记结核病疫情报告。但进入 20 世纪 90 年代后，肺结核发病率又有抬头趋势。1995 年，象山县被卫生部列为第二批结核病控制项目县，同年 12 月，县政府成立“象山县结核病防治领导小组”。1997 年，国家正式把肺结核纳为乙类传染病，并正式进行疫情统计上报工作。2001 年 12 月，县疾控中心结核病防治所（原县卫生防疫站结核病防治所）为全县结核病防治业务的归口管理单位，负责全县的结核病诊断、治疗、管理及有关技术规范，进行业务指导和督导等相关工作。全县自 2014 年开始将普通结核病纳入新农合特殊病种，门诊按住院报销 75%，肺结核(包括耐多药肺结核）治疗纳入特殊病种，城镇职工医疗保险门诊治疗和住院报销比例均为 92%，无封顶线。具有象山特色的“政府主导、医防合作、全面防控结核病”的结核病防治模式，有效提高督导管理水平和病人的服药依从性。2014 年，世界卫生组织、美国疾控中心、中国疾控中心在象山调研结核病控制项目，对象山县的医防模式表示肯定。近年，耐药性结核病病人的增多和结核病迅速向艾滋病病人传播，以及流动人口结核病跨区域管理困难等新问题，加重结核病的防治难度，结核病发病率下降依然比较缓慢，“消除结核病”的目标任重而道远。

艾滋病　卫生防疫站成立至 1997 年，全县未发现艾滋病。改革开放以后，社会上“卖淫嫖娼、贩毒吸毒”丑恶现象屡禁不止，性病发病率上升已提醒我们不能放松警惕。由于艾滋病目前无特效治疗药物及预防疫苗，因此各级部门提高认识，加强宣传，打击“卖淫嫖娼”等丑恶现象，严格管理血液血制品，落实各项防治经费，加强疫情监测，防止艾滋病流行。2003 年 11 月 18 日，象山县发现首例新疆籍输入性 HIV 感染者。2004 年 3 月 22 日，全县正式启动 HIV 抗体监测工作。2007 年，对新入县看守所的重点人员进行 HIV 筛查，共采血 150 份，初筛报告检出 1 例艾滋病抗体阳性者，经市疾病预防控制中心确认为 HIV 抗体阳性。这是象山县首次检出艾滋病病毒感染者，该感染者的发现为全县艾滋病防治工作敲响警钟。同年，人民医院初筛实验室检测 1 例临床可疑阳性，经确认阳性并流调上报。至2014年底，全县在管HIV/AIDS共87人，其中66人接受正规免费抗病毒治疗。

狂犬病　2002年7月15日，象山县发生一例狂犬病死亡病例，该病例属中华人民共和国成立后县境内首例狂犬病病例。之后未报告狂犬病例。

登革热　登革热是登革病毒经蚊媒传播引起的急性虫媒传染病。中华人民共和国成立前有发病，中华人民共和国成立后经广泛开展爱国卫生运动，消灭蚊媒滋生地，1949年之后到2012年，登革热在全县未有报告。随着对外经济与文化交流的日益频繁，2013年4月，全县接报并处置1例登革热输入病例。2014年10月，又报告1例输入性登革热病例。随着国际贸易、旅游业、建筑业、劳务输出和渔业的发展，象山县与国内外登革热流行地区商贸旅游频繁，人员往来密切，境外输入的风险非常大，登革热防控工作任务相当艰巨。

禽流感　2004年，部分省市及周边一些国家发生高致病性禽流感疫情。象山县高度重视，在全县27家医疗单位严格执行“零报告”制度和重大事件直报制度，在县级医疗单位启动死亡病例和不明原因肺炎病例报告管理工作。对43家禽类养殖户中76名接触者开展医学观察，重点对象为医务人员、涉粤流动人员、不明原因发热及有禽类动物接触史人员，共监测呼吸道发热病人88人次、流感样病例2334例。2006年，开展人禽流感病例主动监测，在全县11家医疗单位设立流感（禽流感）监测点，共监测297次，报告流感样病例723例，均排除；对全县各医疗单位中的发热门诊、内科、儿科等科室和乡镇313家禽类养殖场1113名工作人员开展人禽流感病例、不明原因肺炎病例的主动搜索，未发现可疑症状病例。2014年初，市内多地发生人感染H7N9禽流感疫情，由于防控得当，全县未发生疫情。

甲型H1N1流感　2009年，象山县甲型H1N1流感疫情严重，全县报告甲型H1N1流感确诊病例167例，其中163例为轻症，2例为重症，1例为危重病例，1例死亡。通过开展重点人群应急接种，共接种18598人，接种率100%；开展健康教育，利用电视、报纸、广播、网络广泛开展健康教育宣传，提高居民防控意识，引导群众科学防治疾病，有效维护社会稳定。2011年，又报告甲型H1N1流感病例9例，其中死亡1例，发生聚集性疫情1起。

麻风病　20世纪50—70年代，全县共发现5例麻风病病例，后无病例报告，1996年通过基本消灭麻风病考核。2007年8月，全县发现一例新发麻风病人，省皮防所和市、县疾控中心专业人员对病例开展调查处置，并对患者实施规则化疗。随着麻风病联合化疗药物的出现，麻风病已成为一种可防可治的疾病。

病毒性肝炎　病毒性肝炎是象山县重点防治传染病之一。从1961年开始，有病毒性肝炎发病报告，1986年，发病率最高，达到3.8592/‰，报告病例数4403例。2004年8月30日至10月15日，象山县局部地区甲型肝炎（甲肝）暴发，共报告甲肝172例，与近5年同期相比上升760%，波及全县15个乡镇，无死亡病例。县疾控中心在全县范围内通过各种形式开展卫生防病知识宣传，共发放各类甲肝宣传资料近4万余份，刊出“甲肝”防治专辑2期；出动医务人员180人次，为5万余名学生开展甲肝疫苗应急接种；对疫点实施终末消毒处理，消毒面积约1万平方米。经流行病学调查并结合临床表现和实验室检验，结果证实是一起由甲型肝炎病毒污染棒冰引起的疫情。经采取综合性控制措施后，短时间内疫情回落到正常水平。该次甲肝疫情的流行病学调查控制和方法被列为全省高级流行病学现场培训班的范例。随着甲肝活疫苗在人群中推广使用后，甲肝发病率逐年下降。

乙肝是一种通过血液、母婴传播的疾病，安全有效的疫苗对控制乙肝病毒的传播起到决定性作用。为尽快推广新生儿乙肝疫苗接种工作，象山县于 1989 年确定丹城、石浦、爵溪为乙肝疫苗试点乡镇。1992 年起，在全县开展乙肝疫苗接种工作，并纳入计划免疫管理。2002 年 10 月 1 日开始，对新生儿乙肝疫苗接种实行免费接种。通过疫苗接种，乙肝得到有效控制。

麻疹　1950 年以后，象山县的麻疹病例每年均有发生。20 世纪 50—60 年代，麻疹几乎年年暴发流行，发病率在 10‰以上，其中 1965 年报告发病率最高，达 30.0453‰。自从开展计划免疫工作以来，全县儿童普种麻疹减毒活疫苗，麻疹疫情得到有效控制。2008 年，象山县麻疹疫情发生较大范围的流行，发病率为 0.4131‰。实施强化免疫和应急接种后，麻疹疫情明显下降。2011 年，全县将初三学生麻腮风疫苗接种纳入常规免疫管理，进一步减少麻疹发病。

流行性脑脊髓膜炎　流行性脑脊髓膜炎简称流脑，多发于儿童，是一种可以用疫苗预防的疾病。象山县自 1944—2006 年时有发生，1967 年发生过大流行，发病 8145 例，发病率 2.1963‰，死亡 159 例。自 1982 年开始接种 A 群流脑多糖疫苗，使流脑的发病率大幅下降。

第二节　地方病防治

在象山县流行的地方病有丝虫病、疟疾、肺吸虫病、地氟病等，尤其是丝虫病和疟疾。丝虫病在中华人民共和国成立前和中华人民共和国成立初期流行非常广泛，但具体情况记载甚少。1950 年开始进行丝虫病防治工作以后，摸清该病的流行情况，属丝虫病中轻度流行区，以马来丝虫为主，后通过多年的普查普治，于 1986 年通过省、市的基本消灭丝虫病考核验收。

20 世纪 50 年代发病情况（1950—1959 年）：疟疾 16265 例，死亡 12 例。

20 世纪 60 年代发病情况（1960—1969 年）：疟疾 2300 例；钩体病 721 例，死亡 1 例，1963 年，全县首次发现钩体病。

20 世纪 70 年代发病情况（1970—1979 年）：疟疾 2157 例；钩体病 755 例，死亡 9 例。

20 世纪 80 年代发病情况（1980—1989 年）：疟疾 58 例；钩体病 26 例，1988 年，经省、市考核达到“基本消灭疟疾”标准。

20 世纪 90 年代发病情况（1990—1999 年）：疟疾 5 例，死亡 1 例，疟疾得到全面控制，处于散发状态，无钩体病发病记录。

2000 年初发病情况（2000—2004 年）：疟疾发病 3 例。

2000 年中期发病情况（2005—2014 年）：疟疾发病 44 例，无钩体病发病记录。

血吸虫病　1973 年，象山县发动全县医务人员和广大群众，历时近一个月，在全县范围内对病人及中间宿主钉螺进行实地调查，查得各种“螺丝”数十种，经鉴定未发现携带血吸虫的中间宿主——钉螺，同时还查阅疫情报告和医院就诊登记，未发现本地血吸虫病患者，从而证实，象山县为非血吸虫病流行区。

肺吸虫病　1964 年开始证实象山县有肺吸虫病存在。1965 年，调查 1070 人的痰液，发现肺吸虫病人 53 例，占 4.95%，从而证实丹城镇、亭溪、雅林溪、大徐乡为流行区。1981 年，再一次组织调查儒雅洋乡芭蕉下岙、芭蕉上岙、山后胡 3 个村的 787 人，成人皮试阳性 167 例，占 21.22%。肺吸虫病的中间宿主调查工作也颇为成功，1981 年，在儒雅洋等 7 个乡的溪坑里共捕捉 2398 只石蟹进行剖检，发现囊蚴蟹 788 只，阳性率 32.68%，从而确定儒雅洋、莲花、下沈、西周、泗洲头、马岙等 9 个乡镇为肺吸虫病新疫区，对新发现病人全部免费药物治疗并教育疫区人员不要生吃石蟹。通过一系列的防治和宣传，该病在象山已得到控制。

表 7-1

象山县 1938—2014 年传染病发病、死亡一览表

单位：人

年份	霍乱		流脑		百日咳		猩红热		麻疹		流感		痢疾		伤寒		班疹伤寒		脊灰		乙脑		疟疾		出血热		钩体病		天花		白喉		回归热		合计	
	患	死	患	死	患	死	患	死	患	死	患	死	患	死	患	死	患	死	患	死	患	死	患	死	患	死	患	死	患	死	患	死	患	死	患	死
1938	1034	58	—	—	—	—	—	—	—	—	—	—	180	—	—	—	—	—	—	—	—	—	—	—	—	—	—	—	—	—	—	—	—	—	1214	58
1939	—	—	—	—	—	—	—	—	—	—	—	—	—	—	—	—	—	—	—	—	—	—	—	—	—	—	—	—	—	—	—	—	—	—	—	—
1940	—	—	—	—	—	—	—	—	—	—	—	—	—	—	—	—	—	—	—	—	—	—	—	—	—	—	—	—	—	—	—	—	—	—	—	—
1941	—	—	—	—	—	—	—	—	—	—	—	—	—	—	—	—	—	—	—	—	—	—	—	—	—	—	—	—	—	—	—	—	—	—	—	—
1942	943	790	—	—	—	—	—	—	—	—	—	—	—	—	—	—	—	—	—	—	—	—	—	—	—	—	—	—	—	—	—	—	—	—	943	790
1943	370	—	—	—	—	—	3	—	—	—	—	—	29	—	31	—	5	—	—	—	—	—	272	—	—	—	—	—	4	—	2	—	19	—	735	—
1944	422	17	12	11	—	—	—	—	—	—	—	—	208	5	21	1	1	—	—	—	—	—	174	—	—	—	—	—	—	—	—	—	4	—	842	34
1945	14	4	102	28	—	—	—	—	—	—	—	—	17	—	8	—	—	—	—	—	—	—	61	—	—	—	—	—	156	60	—	—	—	—	358	92
1946	39	23	19	8	—	—	—	—	—	—	—	—	82	1	42	2	1	—	—	—	—	—	320	2	—	—	—	—	265	37	—	—	5	—	773	73
1947	—	—	37	27	—	—	—	—	—	—	—	—	205	12	11	—	—	—	—	—	—	—	177	—	—	—	—	—	7	2	—	—	—	—	437	41
1948	—	—	6	—	—	—	—	—	—	—	—	—	113	3	19	1	—	—	—	—	—	—	197	1	—	—	—	—	31	6	5	—	—	—	371	11
1949	—	—	—	—	—	—	—	—	—	—	—	—	—	—	3	—	—	—	—	—	—	—	25	—	—	—	—	—	—	—	—	—	—	—	28	—
合计	2822	892	176	74	—	—	3	—	—	—	—	—	834	21	135	4	7	—	—	—	—	—	1226	3	—	—	—	—	463	105	7	—	28	—	5701	1099

续表 7-1

年份	霍乱		流脑		百日咳		麻疹		流感		痢疾		伤寒		病肝		脊灰		乙脑		疟疾		出血热		钩体病		天花		白喉		急肠		合计	
	患	死	患	死	患	死	患	死	患	死	患	死	患	死	患	死	患	死	患	死	患	死	患	死	患	死	患	死	患	死	患	死	患	死
1950	—	—	2	1	—	—	—	—	—	—	4	1	10	—	—	—	—	—	—	—	—	—	—	—	—	—	1	—	—	—	—	—	17	2
1951	—	—	—	—	—	—	94	—	—	—	9	—	2	2	—	—	—	—	—	—	224	—	—	—	—	—	—	—	3	—	—	—	332	2
1952	—	—	—	—	—	—	3691	173	—	—	231	3	9	—	—	—	—	—	14	3	1341	1	—	—	—	—	—	—	15	2	—	—	5301	182
1953	—	—	11	1	25	—	1812	101	—	—	606	—	8	—	—	—	—	—	66	8	1805	—	—	—	—	—	—	—	15	2	—	—	4348	112
1954	—	—	11	2	281	—	1450	31	—	—	777	4	30	2	—	—	—	—	1	1	7912	8	—	—	—	—	—	—	21	8	—	—	10483	56
1955	—	—	—	—	1512	16	5861	123	—	—	493	2	4	1	—	—	—	—	—	—	3651	2	—	—	—	—	—	—	7	1	—	—	11528	145
1956	—	—	—	—	193	1	1932	39	—	—	1043	2	10	—	—	—	—	—	10	4	1031	1	—	—	—	—	—	—	10	6	—	—	4229	53
1957	—	—	23	2	320	1	7618	77	—	—	400	—	3	—	—	—	2	—	11	5	239	—	—	—	—	—	—	—	11	2	—	—	8627	87
1958	—	—	14	1	341	—	4606	17	—	—	235	1	16	1	—	—	—	—	52	7	62	—	—	—	—	—	—	—	17	—	—	—	5343	27
1959	—	—	330	14	963	6	3169	31	—	—		—	—	—	—	—	—	—	—	—	—	—	—	—	—	—	—	—	124	24	—	—	4586	75
合计	—	—	391	21	3635	24	30233	592	—	—	3798	13	92	6	—	—	2	—	154	28	16265	12	—	—	—	—	1	—	223	45	—	—	54794	741

续表 7-1

年份	霍乱		流脑		百日咳		麻疹		流感		痢疾		伤寒		病肝		脊灰		乙脑		疟疾		出血热		钩体病		白喉		急肠		合计	
	患	死	患	死	患	死	患	死	患	死	患	死	患	死	患	死	患	死	患	死	患	死	患	死	患	死	患	死	患	死	患	死
1960	—	—	36	6	158	—	638	—	—	—	—	—	—	—	—	—	—	—	—	—	—	—	—	—	—	—	103	34	—	—	935	40
1961	—	—	6	2	177	3	2402	23	—	—	57	—	16	—	45	1	2	—	4	—	19	—	—	—	—	—	39	11	—	—	2767	40
1962	—	—	14	4	116	—	7068	25	—	—	71	—	40	—	31	1	—	—	4	—	165	—	—	—	—	—	24	4	—	—	7533	34
1963	—	—	41	5	412	4	3572	15	—	—	233	—	29	—	42	—	6	—	11	—	200	—	—	—	2	—	28	—	1560	—	4576	24
1964	—	—	51	1	336	—	1822	5	149	—	436	1	22	—	81	—	12	—	39	1	271	—	—	—	3	—	38	4	1108	—	3260	12
1965	—	—	102	1	402	—	10549	23	8	—	292	—	8	—	84	—	9	—	73	—	191	—	—	—	93	1	48	6	1110	—	11859	31
1966	—	—	276	13	981	—	2202	—	—	—	234	—	7	—	67	—	10	—	147	16	800	—	—	—	475	—	49	1	971	—	5248	30
1967	—	—	8145	159	29	—	4	—	—	—	73	—	3	—	33	—	—	—	394	30	454	—	—	—	124	—	78	4	184	—	9337	193
1968	—	—	1639	16	6	—	333	—	—	—	14	—	2	—	4	—	2	—	143	—	200	—	—	—	24	—	19	1	1	—	2386	17
1969	—	—	—	—	—	—	—	—	—	—	—	—	—	—	—	—	—	—	—	—	—	—	—	—	—	—	—	—	—	—	—	—
合计	—	—	10310	207	2617	7	28590	91	157	—	1410	1	127	—	387	2	41	—	815	47	2300	—	—	—	721	1	426	65	4934	—	47901	421

续表 7-1

年份	霍乱		流脑		百日咳		猩红热		麻疹		流感		痢疾		伤寒		病肝		脊灰		乙脑		疟疾		出血热		钩体病		白喉		急肠		喘性肺炎		合计	
	患	死	患	死	患	死	患	死	患	死	患	死	患	死	患	死	患	死	患	死	患	死	患	死	患	死	患	死	患	死	患	死	患	死	患	死
1970	—	—	84	2	96	2	—	—	205	—	—	—	64	—	2	—	27	—	4	—	82	5	105	—	—	—	87	2	5	2	8	—	—	—	761	13
1971	—	—	39	1	114	—	—	—	278	—	—	—	120	—	1	—	20	—	2	—	157	13	95	—	—	—	92	2	40	2	57	—	42	3	958	18
1972	—	—	20	—	69	—	—	—	245	—	435	—	265	—	5	—	368	—	3	—	54	3	533	—	—	—	241	2	11	—	119	—	4	—	2249	5
1973	—	—	25	1	289	—	2	—	2645	27	386	—	158	—	3	—	189	—	2	—	51	—	895	—	7	2	264	3	4	1	63	—	—	—	4920	34
1974	—	—	6	1	118	—	—	—	5	—	164	—	61	—	—	—	34	—	—	—	67	13	251	—	13	2	18	—	9	—	183	—	1	—	746	16
1975	—	—	14	1	139	—	3	—	4	—	160	—	177	—	—	—	57	—	—	—	19		158	—	2	—	80	—	1	—	456	—	22	2	814	1
1976	—	—	8	1	71	—	—	—	4	—	82	—	384	—	8	—	60	—	1	—	32	1	51	—	13	—	24	—	8	3	2137	—	—	—	746	5
1977	—	—	21	—	171	—	—	—	30	—	66	—	270	—	—	—	60	—	23	—	8	—	25	—	7	—	31	—	52	—	1132	—	—	—	764	—
1978	2	—	70	1	107	—	1	—	111	—	14	—	151	—	—	—	379	—	9	—	19	—	28	—	21	—	18	—	1	—	14855	—	—	—	931	1
1979	—	—	96	4	213	—	1	—	1	—	—	—	364	—	8	—	1764	—	3	—	24	4	16	—	21	—	—	—	1	—	2770	—	—	—	2512	8
合计	2	—	383	12	1387	2	7	—	3528	27	1307	—	2014	—	28	—	2958	—	47	—	513	39	2157	—	84	4	755	9	132	8	21780	—	69	5	15401	101

续表 7–1

年份	霍乱		流脑		百日咳		猩红热		麻疹		流感		痢疾		病肝		伤寒		脊灰		乙脑		疟疾		出血热		钩体病		白喉		性病		急肠		合计	
	患	死	患	死	患	死	患	死	患	死	患	死	患	死	患	死	患	死	患	死	患	死	患	死	患	死	患	—	—	死	患	死	患	死	患	死
1980	79	1	47	—	455	—	2	—	14	—	2	—	345	—	2185	1	2	—	3	—	18	2	12	—	44	—	5	—	—	—	—	—	7053	1190	3213	4
1981	72	1	23	—	34	—	—	—	272	—	32	—	617	—	235	—	2	—	—	—	21	—	9	—	20	—	2	—	—	—	—	—	2372	7246	1339	1
1982	2	—	12	—	51	—	—	—	3	—	50	—	1072	—	339	—	10	—	61	—	21	—	14	—	50	2	5	—	—	—	—	—	4118	—	1691	2
1983	222	—	17	—	207	1	—	—	1	—	115	—	1751	—	818	—	12	—	10	—	24	1	10	—	79	—	5	—	1	—	—	—	—	—	3273	2
1984	2	—	23	—	797	—	—	—	203	—	118	—	871	—	792	1	14	—	1	—	55	2	4	—	139	—	7	—	2	—	—	—	—	—	3026	3
1985	1	—	35	3	21	—	—	—	393	—	77	—	1207	—	1348	—	6	—	—	—	35	2	6	—	157	6	—	—	—	—	—	—	21979	—	3286	11
1986	—	—	92	1	119	—	3	—	572	—	234	—	2488	—	4403	—	15	—	—	—	22	—	—	—	188	4	—	—	—	—	—	—	—	—	8136	5
1987	—	—	55	1	142	—	—	—	170	—	41	—	1864	—	2034	—	5	—	—	—	57	5	1	—	147	1	1	—	—	—	5	—	—	—	4522	7
1988	—	—	18	—	49	—	—	—	2	—	16	—	964	—	1435	—	15	—	—	—	32	—	1	—	123	—	—	—	—	—	25	—	—	—	2680	—
1989	1	—	10	—	1	—	—	—	13	—	—	—	644	—	580	—	114	—	1	—	5	—	1	—	165	1	1	—	—	—	82	—	—	—	1618	1
合计	379	2	332	5	1876	1	5	—	1643	—	685	—	11823	—	14169	2	195	—	76	—	290	12	58	—	1112	14	26	—	3	—	112	—	—	—	32784	36

续表 7–1

年份	霍乱		流脑		百日咳		猩红热		麻疹		流感		痢疾		伤寒		脊灰		病肝		乙脑		疟疾		出血热		钩体病		肺结核		性病		合计	
	患	死	患	死	患	死	患	死	患	死	患	死	患	死	患	死	患	死	患	死	患	死	患	死	患	死	患	死	患	死	患	死	患	死
1990	—	—	3	1	—	—	—	—	—	—	—	—	378	—	46	—	1	—	593	1	22	1	—	—	160	2	—	—	—	—	143	—	1346	5
1991	—	—	3	—	2	—	—	—	2	—	—	—	374	—	29	—	—	—	608	—	3	—	—	—	183	—	—	—	—	—	110	—	1314	—
1992	2	—	12	2	2	—	—	—	6	—	—	—	132	—	20	—	—	—	506	—	5	—	—	—	128	—	—	—	—	—	138	—	951	2
1993	—	—	6	—	1	—	—	—	9	—	—	—	135	—	26	—	—	—	432	1	3	—	—	—	221	1	—	—	—	—	165	—	998	2
1994	115	—	4	1	—	—	—	—	7	—	—	—	588	—	12	—	—	—	446	1	4	—	2	—	207	—	—	—	—	—	179	—	1564	2
1995	7	—	2	—	1	—	—	—	1	—	—	—	566	—	27	—	—	—	348	—	—	—	—	—	189	—	—	—	—	—	283	—	1424	—
1996	7	—	—	—	—	—	—	—	2	—	—	—	339	—	27	—	—	—	507	—	—	—	2	1	153	—	—	—	—	—	248	—	1285	1
1997	2	—	—	—	—	—	—	—	—	—	—	—	279	—	34	—	—	—	393	—	—	—	1	—	162	—	—	—	242	—	309	—	1422	—
1998	21	—	—	—	—	—	—	—	—	—	—	—	273	—	34	—	—	—	419	—	1	—	—	—	162	—	—	—	193	—	296	—	1399	—
1999	2	—	—	—	—	—	—	—	—	—	—	—	188	—	8	—	—	—	339	—	—	—	—	—	101	2	—	—	219	—	285	—	1142	2
合计	156	—	30	4	6	—	—	—	27	—	—	—	3252	—	263	—	1	—	4591	3	38	1	5	1	1666	5	—	—	654	—	2166	—	12845	14

续表 7-1

年份	霍乱		白喉		流脑		百日咳		猩红热		麻疹		痢疾		伤寒		病肝		脊灰		乙脑		疟疾		出血热		钩体病		狂犬病		性病		肺结核		合计	
	患	死	患	死	患	死	患	死	患	死	患	死	患	死	患	死	患	死	患	死	患	死	患	死	患	死	患	死	患	死	患	死	患	死	患	死
2000	1	—	—	—	—	—	—	—	—	—	—	—	131	—	23	—	415	—	—	—	—	—	—	—	52	—	—	—	—	—	165	—	210	—	997	—
2001	1	—	—	—	—	—	1	—	1	—	3	—	115	—	18	—	349	—	—	—	—	—	—	—	76	—	—	—	—	—	348	—	184	—	1096	—
2002	—	—	—	—	—	—	1	—	—	—	47	—	77	—	7	—	285	—	—	—	—	—	1	—	32	—	—	—	1	1	295	—	162	—	908	1
2003	—	—	—	—	2	—	—	—	—	—	23	—	75	—	8	—	297	—	—	—	1	—	—	—	51	—	—	—	—	—	268	—	170	—	895	—
2004	6	—	—	—	2	—	—	—	8	—	4	—	30	—	2	—	182	—	—	—	—	—	2	—	14	—	—	—	—	—	286	—	49	—	585	—
合计	8	—	—	—	4	—	2	—	9	—	77	—	428	—	58	—	1528	—	—	—	1	—	3	—	225	—	—	—	1	1	1362	—	775	—	4481	1

续表 7-1

年份	霍乱		肝炎		麻疹		出血热		乙脑		痢疾		肺结核		伤寒		流脑		百日咳		猩红热		性病		艾滋病及感染者		疟疾		甲型 H1N1 流感		合计	
	患	死	患	死	患	死	患	死	患	死	患	死	患	死	患	死	患	死	患	死	患	死	患	死	患	死	患	死	患	死	患	死
2005	7	—	371	—	48	—	32	—	1	—	123	—	311	—	10	—	1	—	1	—	23	—	614	—	—	—	3	—	—	—	1545	—
2006	1	—	488	1	14	—	27	—	1	—	82	—	252	—	9	—	1	—	—	—	21	—	549	—	—	—	8	—	—	—	1453	1
2007	—	—	378	—	18	—	40	—	2	—	92	—	232	—	6	—	—	—	—	—	35	—	513	—	—	—	6	—	—	—	1322	1
2008	—	—	363	—	221	—	25	—	1	—	35	—	231	—	3	—	—	—	—	—	18	—	686	—	8	1	15	—	—	—	1606	1
2009	—	—	322	—	28	—	23	—	1	—	28	—	238	1	7	—	—	—	—	—	21	—	593	—	3	—	3	—	171	1	1438	2
2010	—	—	266	—	—	—	35	—	—	—	28	—	288	1	—	—	—	—	—	—	6	—	679	—	6	1	—	—	13	1	1321	3
2011	—	—	271	—	4	—	32	—	1	1	16	—	246	3	—	—	—	—	1	—	13	—	459	—	12	1	—	—	9	1	1064	6
2012	—	—	282	—	—	—	24	—	—	—	2	—	243	—	—	—	—	—	—	—	14	—	388	—	17	1	2	—	—	—	972	1
2013	—	—	418	—	8	—	19	—	1	—	2	—	231	3	2	—	—	—	—	—	5	—	383	—	34	1	7	—	1	—	1111	4
2014	—	—	212	—	74	—	12	—	1	—	2	—	238	—	2	—	—	—	—	—	8	—	244	—	32	2	—	—	—	—	825	2
合计	8	—	3371	1	415	—	269	1	9	1	410	—	2510	8	39	—	2	—	2	—	164	—	5108	—	112	7	44	—	194	3	12657	21

本表资料出自原象山县卫生防疫站编的《象山县卫生防疫志》和历年的《象山县疾病预防控制工作年鉴》和综合档案室档案。

地方性氟中毒　1981年，在大塘乡中站村发现首例以斑釉症为主要特征的氟中毒病例。1982年，组织相关专业人员对全县各乡镇8~15岁儿童进行普查，共调查58142人，查出患氟斑牙者1055例，重点分布在大塘、晓塘、定塘、中娄、茅洋5个乡的23个村，是饮用当地深水井中含高氟水所致。为此，党和政府于1984年首先在大塘投资进行改水工程，而后在定塘、中娄等地也进行改水工程，通过改水降氟解决当地群众的饮水问题，氟中毒得到控制。1992年，象山通过省、市考核，地方性氟中毒达到基本控制标准。通过30余年的改水降氟等综合性防治措施，象山县地方性氟中毒达到非病区标准。此后，全县地方性氟中毒病防治进入巩固、监测阶段。

疟疾　疟疾为象山县主要寄生虫病之一，曾严重危害全县人民身体健康。象山县属间日疟流行区，流行虫种为间日疟原虫，主要传播媒介为中华按蚊。中华人民共和国成立前，由于历史原因无记载可查。据资料记载，象山县疟疾从20世纪50年代初起每年均有病例发生，但发病率每年常有波动，每十年出现一次高峰。经过几十年积极有效防治，从1977年开始到1988年，疟疾年发病率逐年下降，由1954年的2.8958‰下降到1988年的0.0019‰。1988年，经省、市考核达到“基本消灭疟疾”标准。1989年，进入基本消灭疟疾后的监测阶段，主要开展对疟疾“三热”病人、外来人群、复退军人以及劳务输出回归人群的监测。1989—2003年，全县疟疾疫情基本稳定，1989年报告了1例输入性疟疾病例后，全县陆续共报告了6例输入性病例。随着市场经济的不断开放，外来人员逐年增加，输入性疟疾病例也逐年增多。从2004年开始，全县疟疾发病率有回升趋势，特别是2008年，在大徐镇政府所在地邻近5个自然村发生以当地居民为主的疟疾散发疫情，警示全县疟疾防治形势十分严峻，任务仍很艰巨，消除疟疾工作任重而道远。2015年经市考核达到消除疟疾标准。

丝虫病　丝虫病在中华人民共和国成立前和中华人民共和国成立初期流行非常广泛，但具体情况记载甚少。自1950年开始进行丝虫病防治工作以来，摸清了全县该病的流行情况，属丝虫病中轻度流行区，以马来丝虫为主，后通过多年的普查普治，于1986年通过省、市的基本消灭丝虫病考核验收。1997年，通过市消灭丝虫病达标考核。

碘缺乏病　1994年，象山县被列为轻度碘缺乏地区，1995年，全面实行食盐加碘。同时开展病情监测、健康教育等综合性防治措施，取得显著成效。甲状腺肿大率逐年下降，尿碘中位数逐步提高，1999年，通过省、市消除碘缺乏病阶段性目标评估考核。2011年3月22日，象山县通过消除碘缺乏病目标省级现场考评。

第三节　传染性非典型肺炎防控

2003年春季，广东发现由SARS病毒引起的传染性非典型肺炎（下简称“非典”），逐渐向全国多省份蔓延，2003年4月，传入浙江省杭州市。该病传染性强，死亡率高，且无特效防控药物。党中央、国务院和各级党委、政府高度重视，采取最严密的防控措施，全民行动，人人参与，科学防治，非典疫情最终得到有效控制。象山县未出现非典病例。

紧急防控　自非典疫情警报拉响后，象山县迅速成立非典防治指挥部，由县长任总指挥，实行24小时值班指挥，协调各单位、部门的非典防治工作。各单位、部门均成立相应的工作组，制订防治应急预案，明确部门职责，实行群防群控。县疾控中心成立非典防治领导小组，建立突发事件机动队，组成流调、消毒、信息、疫情统计、后勤保障等7支队伍。起草《象山县预防控制传染性非典型肺炎应急预案》《象山县疾病预防控制中心传染性非典型肺炎应急处置方案》《传染性非典型肺炎流行病学调查原则》《象山县预防控制传染性非典型肺炎疫情处置》等10多种技术方案，为全县预防和控制传染性非典工作奠定技术基础。

常态管理 建立健全疫情监测系统，按照“横向到边，纵向到底”的原则进行全方位疫情监测，全县实行传染性非典零报告和日报告制度，及时掌握非典及其他传染病的动态；对基层防疫人员进行非典防治相关知识的强化培训3500余人次，并开展突发事件应急演练。全体一线人员实行24小时待命，出车300余次，出动流调人员350人次，掌握外出人员34704名，监测返乡抵象人员177490人次。监测发热病人6448名，护送可疑病人60人次，收治医学留观病例9例，留观对象52人，均排除非典疑似。撰写流行病学个案调查报告38份，完成消毒总面积9万多平方米，组织各种消毒原液10余吨，紫外线灯管200支，各种隔离衣、口罩、雨靴等个人防护用品25000余件，采购消毒喷雾器400余只，配制消毒液200余吨。

通过各种渠道开展宣传工作，向全县发放非典防治宣传单、防治手册、健康墙报、宣传画等各类宣传资料25万余份，接待电话咨询900余人次，接待来访350余人次，刊出非典防治专辑10期。

第四节　慢性非传染性疾病防治

居民死因调查与期望寿命 象山县于1977年7—11月对全县1974—1976年死因进行回顾性调查，三年的总死亡率为6.4715‰，男性死亡率高于女性，为108（女=100）。各类死因中，以心血管系统病死亡率居首位，死亡率为1.3725‰，占总死亡率的21.09%，其次为恶性肿瘤、呼吸系统疾病、意外死亡及中毒、消化系统疾病。该五类疾病的死亡人数占总死亡人数的72.78%。

市死因调查统计工作从1987年起在市内三区（海曙、江东、江北）及余姚市（县）的134.9844万人中开展，2000年，象山县开展死因监测工作。县疾控中心制定县居民病伤死亡原因报告制度及考核标准、死因资料建档保管制度、死因培训、考核月会制度、与公安部门按月（或季）核对、互补死亡制度等，形成较为健全的死因报告网络和报告制度。

随着社会经济条件和医疗水平的改善，象山县居民期望寿命逐年提高。从2000年的73.89岁增加到2014年的80.42岁。

表7-2　2000—2014年象山县居民死亡一览表

年份	总死亡率（1/10万）	男性死亡率（1/10万）	女性死亡率（1/10万）	婴儿死亡率（‰）	年份	总死亡率（1/10万）	男性死亡率（1/10万）	女性死亡率（1/10万）	婴儿死亡率（‰）
2000	552.16	624.61	475.40	9.75	2008	632.90	737.37	523.39	7.12
2001	526.12	618.57	427.60	5.93	2009	617.80	707.18	524.33	6.35
2002	711.38	824.98	590.40	4.92	2010	639.09	738.66	535.20	3.64
2003	703.00	810.42	588.55	3.75	2011	615.89	720.95	506.67	5.50
2004	594.46	705.88	476.10	5.58	2012	648.05	716.26	577.30	2.09
2005	667.71	759.28	570.95	5.73	2013	619.47	704.00	531.79	1.30
2006	630.55	745.41	509.52	3.86	2014	627.24	733.49	517.45	2.15
2007	635.65	728.36	538.27	5.51					

表 7-3 2000—2014 年象山县居民死因调查统计一览表

单位：1/10 万

类别 / 年份	呼吸系统死亡率		恶性肿瘤死亡率		脑血管疾病死亡率		损伤和中毒死亡率		心脏病死亡率	
	男性	女性	男性	女性	男性	女性	男性	女性	男性	女性
2000	181.06	169.48	161.06	87.07	103.98	87.07	69.8	43.54	30.9	25.27
2001	78.05	59.47	226.49	103.01	110.88	95.24	87.53	16.26	31.28	28.38
2002	85.87	82.28	297.7	163.39	147.57	132.59	98.87	48.75	53.46	42.12
2003	88.21	95.15	293.66	150.76	142.6	114.34	84.9	52.86	54.76	50.51
2004	72.1	65.21	255.88	107.63	132.01	105.67	78.02	41.64	41.04	36.92
2005	76.67	84.92	280.38	122.88	135.19	115.44	87.78	55.96	51.48	43.05
2006	76.35	68.96	272.94	109.21	137.57	127.48	86.68	57.52	45.74	36.14
2007	66.21	68.39	277.36	137.18	139.79	123.27	84.98	45.6	41.57	41.35
2008	70.33	50.69	265.94	126.72	137.73	128.25	89.38	39.55	54.58	46.08
2009	67.87	62.97	255.07	118.68	130.64	117.54	75.9	51.9	54.01	52.66
2010	72.34	62.21	274.09	133.89	145.41	117.2	78.88	53.1	55.62	56.52
2011	55.85	49.38	273.44	123.65	137.81	123.65	86.31	52.56	67.45	59.56
2012	65.71	47.07	255.27	135.57	143.03	139.34	72.24	68.54	61.35	58.75
2013	59.42	45.48	266.31	127.03	130.08	133.79	69.93	59.38	71.74	67.27
2014	57.64	49.88	275.24	131.78	142.66	107.21	70.61	62.54	79.26	65.15

表 7-4 2000—2014 年象山县居民期望寿命一览表

单位：岁

年　份	男　性	女　性	平　均	年　份	男　性	女　性	平　均
2000	71.58	76.67	73.89	2008	74.07	79.79	76.68
2001	71.90	78.10	74.65	2009	76.23	81.36	78.63
2002	72.72	77.84	75.01	2010	76.14	81.33	78.55
2003	72.81	78.24	75.29	2011	76.86	82.70	79.56
2004	74.38	80.35	77.07	2012	77.81	82.08	79.81
2005	73.38	78.80	75.98	2013	78.35	82.99	80.53
2006	74.16	79.71	76.65	2014	77.91	83.31	80.42
2007	74.07	79.24	76.45				

心脑血管病及糖尿病 2008年7月1日起，象山县开始对新发糖尿病、冠心病急性发作、脑卒中发作、新发恶性肿瘤4种慢性病进行报告管理工作。成立慢性病防治领导小组，印发《关于印发象山县慢性病综合防治技术方案的通知》《象山县慢性病发病报告管理工作规范》（试行）等技术方案。2009年6月，开始启动慢性病网络监测管理工作，于是6月16日开始全面开展新发糖尿病、冠心病急性发作、脑卒中发作、新发恶性肿瘤4种慢性病的网络直报与网络管理工作。至2009年12月31日，全县网络直报糖尿病417例、肿瘤802例和心脑血管疾病572例。2011年印发《象山县慢性病监测网络直报工作方案》，至2012年，四种慢性病数量达到历史最高(12584例)。2013年，开始紧抓慢性病监测质量，实施“双通道”监测，即县疾控中心每月反馈监测报告质量，镇乡每月上报辖区慢性病监测报告及社区随访管理质量，双向促进工作开展。至2014年，全县慢性病监测与报告工作数量和质量均维持在较高水平，工作重心逐渐由监测转向慢性病综合防治，尝试建立慢性病规范化试点工作，组建成立慢性病防治指导机构，形成了“1+4+1”防治模式。2017年，象山县成为全市第一个建成慢性病区域三级网络直报平台的县，各镇乡居民的糖尿病、高血压等慢性病情况可通过网络“分秒直达”。

表7–5 2008年7月1日至12月12日象山县4种主要慢性病分性别发病数及性别构成一览表

病种	男		女		性别合计	
	例数	构成（%）	例数（例）	构成（%）	例数（例）	构成（%）
糖尿病	58	36.25	102	63.75	160	100
冠心病	5	62.50	3	37.50	8	100
脑卒中	43	55.13	35	44.87	78	100
肿瘤	59	62.11	36	37.89	95	100
合计	165	48.39	176	51.61	341	100

精神病 1999年，县精神卫生领导小组成立，程舟群局长任组长，成员由财政、民政、公安、慈善、卫生、残联、教育局、工会、妇联等部门有关负责人组成，未开展实际工作。2007年，根据上级政府和市精神卫生办公室要求，对精神病患者进行管治，对全县精神病患者开展线索调查，历时3个月，共检出精神病患者3188例，检出率达6.0‰，达到上级指标（部分轻度精神发育迟滞者统计在内）。各镇乡街道社区卫生服务中心建立精神病防治档案，配备专（兼）精防医生，负责辖区内精神病患者诊治、随访、康复、管理等工作。

2011年是《重性精神疾病管理治疗项目实施方案》的第一年，对重性精神病人管理前后的肇事肇祸等级进行评估，对重性精神病人实行医院、社区一体化管理模式。2011年，各类登记在册的精神病患者3465例，检出率6.5‰；显好人数2157例，显好率65%；监护人数3305例，监护率95.3%；社会参与人数1882名，参与率57%；乡镇达标数15个，千人单位达标数188个，达标率95%；肇事、肇祸2例，肇祸率0.06%；精神分裂症检出1915例，检出率3.6‰；重性精神病患者2285例，检出率4.2‰；规范管理率86%；治疗率72%；解除关锁1例。2013年，实施镇乡精神药品即时结报一站式服务，精神病防治药品由专人专线管理。每年县精神卫生办公室都会组织严重精神障碍患者专项排查工作，制定排查行动实施方案，对在册管理的精神病人、疑似患者逐一摸排和危险性评估，对知情同意纳入社区管理的患者实施监护、治疗、康复等管理。按照“预防为主，防治结合，重点干预，广泛覆盖，依法管理”原则，做好严重精神障碍患者管理治疗工作。按规范要求建档立卡，实行信息化管理。截至2014年，全县有2378例严重精神障碍患者，

表 7-6

2010—2014 年象山县慢性病发病报告一览表

单位：例

男性主要慢性病发病报告

病种	病名	2010		2011		2012		2013		2014	
		发病数	死亡数	发病数	死亡数	发病数	死亡数	发病数	死亡数	发病数	死亡数
脑卒中	蛛网膜下腔出血	12	7	14	0	19	0	10	3	14	2
	脑出血	121	62	160	47	168	63	155	62	180	109
	脑血栓形成	26	1	15	0	131	4	129	7	293	8
	脑梗死	283	43	428	26	416	41	566	38	458	103
	分类不明	23	26	20	20	26	21	26	7	42	15
	小计	465	139	637	94	760	129	886	117	987	237
冠心病	急性心梗	36	18	148	24	314	38	78	21	85	47
	冠心病猝死	1	3	1	1	0	0	4	2	2	2
	分类不明	3	7	4	4	—	3	—	49	—	31
	小计	40	28	153	29	314	41	82	72	87	80
糖尿病	1 型	3	0	8	0	9	1	24	0	5	0
	2 型	260	9	1217	10	1838	17	1444	7	1497	13
	其他	5	0	28	0	10	0	24	0	15	0
	小计	268	9	1253	10	1857	18	1492	7	1517	13

女性主要慢性病发病报告

病种	病名	2010		2011		2012		2013		2014	
		发病数	死亡数	发病数	死亡数	发病数	死亡数	发病数	死亡数	发病数	死亡数
脑卒中	蛛网膜下腔出血	14	0	18	1	26	0	17	3	21	1
	脑出血	77	38	100	40	88	42	110	62	120	76
	脑血栓形成	26	2	17	0	80	3	82	7	202	12
	脑梗死	214	23	303	17	320	48	407	38	350	80
	分类不明	29	45	30	28	28	27	19	7	32	17
	小计	363	108	468	86	542	120	635	117	725	186
冠心病	急性心梗	16	11	128	21	237	22	33	21	34	22
	冠心病猝死	1	0	0	0	0	0	2	2	1	1
	分类不明	3	5	4	4	—	7	—	49	—	18
	小计	20	16	132	24	237	29	35	72	35	41
糖尿病	1 型	0	0	2	0	3	0	30	0	3	0
	2 型	305	18	1678	6	2241	14	1606	7	1571	9
	其他	40	1	7	0	80	0	101	0	147	1
	小计	345	19	1687	6	2324	14	1737	7	1721	10

主要慢性病发病报告

病种	病名	2010		2011		2012		2013		2014	
		发病数	死亡数	发病数	死亡数	发病数	死亡数	发病数	死亡数	发病数	死亡数
脑卒中	蛛网膜下腔出血	26	7	32	1	45	0	27	3	35	3
	脑出血	198	100	260	87	256	105	265	140	300	185
	脑血栓形成	52	3	32	0	211	7	211	13	495	20
	脑梗死	500	66	731	42	736	89	973	4	808	183
	分类不明	52	71	50	48	54	48	45	84	74	32
	小计	828	247	1105	180	1302	249	1521	244	1712	423
冠心病	急性心梗	52	29	276	45	551	60	111	58	119	69
	冠心病猝死	2	3	1	1	0	0	6	6	3	3
	分类不明	6	12	8	8	—	10	—	80	—	49
	小计	60	44	285	54	551	70	117	144	122	121
糖尿病	1 型	3	0	10	0	12	1	54	0	8	0
	2 型	565	27	2895	16	4079	31	3050	20	3068	22
	其他	45	1	35	0	90	0	125	0	162	1
	小计	613	28	2940	16	4181	32	3229	20	3238	23

注：数据出自县疾控中心历年的《象山县疾病预防控制工作年鉴》和综合档案室档案。

报告患病率 4.34‰，管理率 99.89%；规范管理 2087 例，规范管理率 91.5%；接受药物治疗 1418 例，治疗率 71.1%；稳定率 91.26%。

美沙酮维持治疗门诊服药点 为杜绝毒品滥用造成的危害，做好全县滥用阿片类物质成瘾者社区药物维持治疗工作，根据市委办公厅、市政府办公厅《关于进一步加强禁毒工作的意见》，2009 年 9 月，县疾控中心在县爱心医院开设美沙酮维持治疗县服药点。服药点各项设施齐全，主要负责来自全县各乡镇街道的阿片类成瘾者的维持治疗工作。

根据医疗服务需要，配备相应资质的医师、护士、药剂师、医技、心理咨询等专业技术人员和保安、工勤人员；按要求给服药者建立相应的病历档案，按时上报相关资料，完成各项咨询、宣传、检测、诊疗、救治等任务，有力控制海洛因成瘾者毒品滥用，预防艾滋病等血源性疾病传播。

美沙酮门诊服药点，实施奖惩长效机制，对坚持连续服药及配合门诊工作的患者，药费全免。2009 年 9 月至 2014 年底，总服药数 26097 人次，总服药量 1978743 毫升，大大提高病人的服药依从性，减少服药期间偷吸毒品，减轻吸毒人员的经济负担和健康危害。

第五节 卫生宣传教育

县卫生防疫站建站初，每年在重大节日都进行卫生宣传。当时，主要采取卫生标语、集会、广播、传单等一系列传统宣传手段，大幅提高广大群众的卫生意识。计划免疫开始初，积极宣传计划免疫的好处，为推行计划免疫起到积极作用。20 世纪 80 年代，站内成立宣教科，专门负责卫生宣教工作。基层卫生院为适应卫生宣教工作，相继开辟宣传橱窗、贴报栏及黑板报等，每年定期开展卫生宣传教育。随着经济状况的好转和投入的增加，卫生宣教条件逐渐得到改善。1989 年，县卫生防疫站购入 1 台彩电和放像机。1991 年，又购入 1 台摄像机，使卫生宣教进入了电化教育时代。据 1992 年统计，录像电化教育 111 场次，受教育者达 2.8 万人次，刊出橱窗宣传栏 93 期，黑板报 831 期，卫生墙报 352 期，自编黑板报资料 12 期，共 600 册，连环画 168 期。同时，还根据各个宣传日，如计划免疫宣传日、儿童爱牙日、爱眼日、结核病日、艾滋病日等开展宣传工作。2006 年，县疾控中心增设 “健康教育与促进科”，具体负责实施全县健康教育与促进规划，开展日常性的健康教育工作。积极参与 “亿万农民健康促进行动”。同年，县疾控中心网站建立并开通，为群众提供卫生科普知识。从此，健康教育工作逐渐步入网络化教育时代。

进入 21 世纪以后，健康促进在全球广泛开展，象山县也开展健康促进行动和健康促进场所建设工作，包括创立健康促进学校、控制烟草、创建无烟单位等，使广大群众受益。

第八章　卫生监督

中华人民共和国成立初，县卫生院内有 2 名卫生警，监督城镇公共卫生。1953 年，卫生监督职能由县卫生院防疫股行使。1956 年，县卫生防疫站成立，全面履行卫生监督职责。2002 年 6 月，县卫生监督所成立，卫生监督进入规范化、法制化阶段。

第一节　卫生法律法规和卫生监督网络

卫生法律法规主要有《中华人民共和国传染病防治法》《中华人民共和国职业病防治法》《中华人民共和国执业医师法》《医疗机构管理条例》《公共场所卫生管理条例》《消毒管理办法》《学校卫生管理条例》《爱国卫生条例》等，其执法主体为县级以上卫生行政部门。《公共场所卫生管理条例》在 2002 年前的执法主体为县以上卫生防疫部门，此后是县级以上卫生行政部门。其执法者为符合各有关法律法规要求的卫生监督员。

象山县卫生监督所于 2002 年 6 月 28 日挂牌成立，8 月 1 日起正式运行，是县卫生局直属独立法人单位，并受委托承担卫生综合执法职责。2005 年 9 月 23 日，城区、城郊、东郊、石浦、西周、定山等 6 个卫生监督分所挂牌成立，实施卫生监督队伍一体化管理，县卫生局—县卫生监督所—卫生监督分所的三级卫生监督网络形成，实现卫生监督重心下移目标。

2010 年 10 月，随着全国卫生监督体制改革的进一步深入，县卫生监督所 54 名人员过渡为参照公务员法管理。2011 年 12 月 30 日，按照机构改革“三定”方案要求，餐饮服务、化妆品卫生监管职能划转给食药监局接管，人员编制分流 23 名，撤销 6 个卫生监督分所。2012 年 8 月 6 日，重新设立石浦、西周、贤庠、定山 4 个卫生监督分所。2015 年 1 月 20 日，县卫生监督所内设机构调整为办公室、法制稽查科、卫生监督一科、卫生监督二科、卫生监督三科。

第二节　卫生监督执法

食品卫生监督　中华人民共和国成立前，食品卫生监督基本无人过问。中华人民共和国成立初期，县人民政府在县卫生院内设有 2 名卫生警监督城镇公共卫生，兼管饮食店卫生。1953 年，卫生警编制被撤销，食品卫生由县卫生院防疫股监管，施行对饮食行业进行一般的卫生检查。1956 年，县卫生防疫站成立，开始对丹城、石浦两镇的饮食行业进行专业管理，如食品从业人员健康检查和食品卫生知识教育等。1982 年，经县府批准，颁布《象山县食品、饮食、服务行业卫生管理暂行规则》，对食品卫生实施全面管理，在全县范围内贯彻执行食品加工、销售、饮食卫生

“五四”制，并对部分食品开展卫生检验。1983 年 7 月 1 日，全国开始实施《中华人民共和国食品卫生法（试行)》，县政府根据工作需要增设相应的食品卫生科，全面负责该项工作。1984 年，开始检测各种食品、饮料 429 份，合格 244 份，总合格率 56.88%，并对 4580 名食品卫生从业人员进行健康检查，核发卫生许可证 1096 份。至 1992 年，核发卫生许可证 5000 余份，从业人员体检 1 万余人，监督检查 1793 家，检测各类食品 683 件，合格 580 件，合格率 84.92%。至 1997 年，全县有各类食品生产经营单位 5792 户，从业人员 9271 名，检测各类食品 996 件，合格 866 件，合格率 86.95%。至 2001 年，全县食品生产经营户 5616 户，实际监督 12343 户次。全年共收到食品卫生许可证申请 757 家，审核 757 家，审核率 100%，共检测食品 816 件，合格 714 件，总合格率 87.5%。

2002 年 6 月，县卫生监督所成立，卫生监督员执行监督执法任务，将日常监督与专项整治相结合，以食品、饮用水卫生安全为重点，加强对重点地区、重点行业和重点产品的监管，杜绝不合格食品流入市场，减少食源性疾病发生，保障人民群众健康。

表 8–1　2002—2011 年象山县卫生监督情况汇总表

年份	食品经营单位（家）	监督数量（户次）	从业人员健康体检			抽检食品样品			查处食品经营违法案件		
			总人数（人）	“五病”人员（人）	调离人员（人）	样品（份）	合格（份）	合格率（%）	数量（件）	销毁违法食品（公斤）	罚款（万元）
2002	5661	12919	9688	41	41	835	732	87.66	28	0.5	1.85
2003	5726	13049	10172	29	29	310	270	87.1	68	850	7.8
2004	5292	11584	10308	58	58	205	179	87.32	166	525	20.886
2005	6112	1496	12209	37	37	49	43	87.76	96	305	12.9
2006	6209	16451	12167	38	38	124	108	87.1	108	381	31.89
2007	5841	—	11680	55	55	215	188	87.44	143	420	21.02
2008	5924	11848	12680	36	36	210	183	87.14	285	702	82.28
2009	1674	4014	3805	10	10	163	107	65.64	224	656	67.855
2010	1394	3788	3326	8	8	303	226	74.6	72	242	23.35
2011	1543	3956	3507	6	6	307	305	99.35	79	327	42.72

2011 年 12 月 30 日，按照机构改革“三定”方案要求，餐饮服务、化妆品卫生监管职能划转给食药监局接管，人员编制进行划分和分流，部分财产进行分割，至此，象山县卫生监督所监管食品卫生职能画上句号。

公共场所卫生监督　1987 年，国务院颁发《公共场所卫生管理条例》，公共场所 7 类 28 个行业的卫生监督管理迈入法制轨道。

表 8-2 象山县 2002—2008 年公共场所卫生监督情况一览表

年份	经营单位（家）	从业人员			监督人员、户次		监督项次（样品）			行政处罚	
		人数（人）	体检培训（人）	合格（人）	调离“五病”人员（人）	数量（户次）	数量（件）	合格（件）	合格率（%）	件数（件）	罚款（万元）
2002	809	1873	1873	1856	17	1618	3475	3031	87.22	2	0.7
2003	850	2167	2167	2153	14	850	285	259	91	1	0.2
2004	1015	2450	2450	2433	17	1015	208	175	84	3	0.38
2005	1116	2939	2939	2924	15	1116	196	169	86	2	0.16
2006	1255	4083	4083	4073	10	1255	210	185	88	9	0.48
2007	1460	4084	4084	4084	0	1469	174	160	92	23	3.185
2008	1116	3414	3414	3406	8	1116	408	219	54	2	0.35

2009 年开始，开展公共卫生场所卫生监督量化分级管理，并加强对艾滋病防治工作等的督查。

表 8-3 象山县 2009—2014 年公共场所卫生督查情况（部分）一览表

年份	经营单位（家）	量化分级			督查重点	行政处罚	
		应量化分级（家）	完成量化分级（家）	量化分级率（%）		件数（件）	罚款（万元）
2009	1087	617	468	76	艾滋病防治、控烟、足浴场所、游泳场所、保健场所、美容美发场所、经济型快捷酒店	4	1.2
2010	1135	821	790	96		2	0.5
2011	1216	969	894	92		29	5.72
2012	1445	919	621	68		61	17.73
2013	1651	1130	1130	100		43	8.19
2014	1691	1168	1168	100		92	24.371

学校卫生监督 民国 25 年（1936），国民政府虽曾颁发过《乡村小学、城市小学卫生暂行标准》，因人员、经费不落实，结果仅流于形式，实施甚少。

1953 年，县第一中学设立第一所医务室，配备专职医务人员，对学生定期开展各种预防接种、健康检查和卫生宣教。1956 年，县第二中学设立医务室，开展经常性的学校卫生工作，而后在各乡镇组建中学时相继设立医务室，配备专职或兼职保健教师，加强学校卫生工作的开展。

1979 年，县卫生防疫站配备专职人员抓学校卫生工作，部分学校被定为重点监测学校，每年定期对学生进行健康检查，并对检查中发现的疾病给予矫治。据历年资料统计，每年体检人数在 2 万~3 万人，对肠道寄生虫、视力不良、龋齿等 10 余种常见病给予矫治。

2002 年，全县共有中心小学以上学校及普通中学 53 所，全部完成建档，开展学校经常性监督 6 所，其中城镇学校 2 所，覆盖率 25%，农村学校 4 所，覆盖率 10%，开展学校预防性卫生监督 1 所。

2003 年，全县共有中小学校（含职业高中）107 所，监督覆盖率 100%，因当年旱情扩大，卫生监督员对学校饮用水情况和食堂基本情况进行调查摸底。

2004—2011 年，学校卫生工作围绕食品卫生展开，重点是学校食堂、中高考保障等，监督检查 1542 家次，出动卫生监督员 3800 人次，限期整改 31 户，行政处罚 12 户，取缔 2 户。

2012—2014 年，以“校园卫生安全健康系列行动”为主线，开展以春季传染病及常见病防控、教学环境卫生、饮用水卫生为主的校园卫生安全健康 1 号、2 号、3 号行动，共出动卫生监督员 1800 余人次，检查学校 1035 家次，对 26 家学校开展教学生活环境监测，合计 172 项次，合格 125 项次，合格率 72.67%；指导 60 家学校配备直饮温水机 400 余台，并开展水质检测；新增 33591 套符合国家标准（GB/T 3976—2014）的新课桌椅。

劳动卫生监督 为改善劳动条件、加强劳动保护，1974 年以后，象山县对境内工厂、作业点开展硅肺和职业中毒的防治工作，定期对接触粉尘的工人进行 X 光拍片检查和对接触噪声、有毒有害物质等工人进行建卡检查，并建立健康档案。1974 年，X 光拍片 98 名，发现“0—Ⅰ”期 5 名；1980 年，拍片 360 名，发现“0—Ⅰ”期 14 名、“Ⅰ”期 1 名、“Ⅱ”期 1 名；1984 年，拍片 295 名，发现“0—Ⅰ”期 11 名、“Ⅰ”期 11 名、“Ⅱ”期 1 名，较好地保护广大工人的身体健康。

2002 年 5 月 1 日，《中华人民共和国职业病防治法》颁布实施，职业病防治范围不断扩大，涉及粉尘、铸造、电镀、船舶、化工、印染等项目和行业。根据工作需求，县卫生监督所着手制订职业病防治计划、实施方案、应急预案、各行业操作规程、岗位警示标识、合同告知内容样式等参考模板，要求企业建立职业危害档案，及时申报职业危害因素项目。开展对全县企业的调查摸底，基本确定 135 家企业存在职业病危害，其中作业危害粉尘类 69.6%（94/135），有毒有害物质类 83.70%，对 98 家职业危害企业进行监督检查，调查 15687 名职工，从事职业危害职工 12.70%（1992/15687），对接触职业危害的 645 名职工进行职业健康检查，体检率 97.6%（645/661），根据现有的体检项目和水平未检出职业病。

直到 2015 年初，职业病卫生监管职能移交安全生产监管部门前，共举办《中华人民共和国职业病防治法》宣传周活动 12 期，知识培训及现场咨询活动 50 场次，发放《中华人民共和国职业病防治法》法律读本 2450 本，知识问答手册等 1200 余份，其他宣传折页等 45000 余份，张贴宣传画 745 幅，制作展板或黑板报280 块，悬挂横幅 164 条，电子显示屏滚播宣传标语 20 条，以及其他有关申报资料约 2000 份；建立职业卫生管理台账 178 家，督促用人单位与职业技术服务机构签订作业场所危害因素检测145 家，应体检人数 20704 名，实际体检人数 20008 名，检出疑似职业病 3 例，职业性尘肺病 3 例，禁忌证 50 例，其中 2004 年调查处理一起渔船急性硫化氢中毒事件。2002—2015 年，作出警告 17 家，行政罚款 5 家，罚款 11 万元。

2015 年，职业卫生监管职能移交安监部门后，县卫生监督所只负责监管职业健康检查机构。

传染病防治监督 象山县位于沿海地带，中华人民共和国成立前传染病流行猖獗，严重威胁着人民群众的生命和身体健康。中华人民共和国成立后，县政府十分重视公共卫生工作，1952 年 4 月，成立县防疫委员会，1953 年起，逐步开展传染病管理、疾病监测、预防接种、计划免疫、饮食和饮水卫生及杀灭病媒昆虫等工作，群众性爱国卫生运动不断深入，鼠疫、天花、古典型霍乱三大烈性传染病绝迹，重点传染病的控制工作也取得一定成绩。1985 年，基本消灭疟疾、麻风病。1997 年，通过消灭血吸虫病和丝虫病的达标考核。1996 年开始，肺结核防治工作实行项目管理，全县计划免疫接种率达 85%以上，疫苗针对性疾病发病率大幅度下降。2000 年，完成无脊灰证实工作，2014 年，无白喉病例报告。“政府领导、部门合作、全社会参与”的综合防治格局逐步完善。

2002 年 6 月县卫生监督所成立以后，承担起全县传染病防治监督职责，依照《中华人民共和国传染病防治法》，根据不同季节、不同疾病的流行特点，开展传染病防控工作。

2003 年发生的非典疫情，将《中华人民共和国传染病防治法》执法工作推到前所未有的重要地位，县卫生监督所调动全所力量投入预防非典工作，被评为县卫生系统防非先进集体和宁波市卫生监督系统抗击非典思想政治工作先进集体，1 人被评为市防非先进个人和宁波市卫生系统抗击非典优秀思想政治工作者，3 人被评为县防非先进个人。

2004 年 9 月，象山县暴发甲肝、霍乱疫情，卫生监督员出动 400 余人次，检查经营单位 1000 余家次，查获可疑食品 391 箱，对餐具消毒效果监测采样 270 份，加强医疗机构消毒隔离、医疗废物无害化处理监督检查，强化饮用水卫生监管，有效控制甲肝和霍乱疫情的进一步扩散。

2005 年，全县部分学校出现流行性腮腺炎、水痘等呼吸道传染病高发现象，夏秋季又出现散发霍乱疫情，卫生监督员严格贯彻落实《中华人民共和国传染病防治法》，对各类传染病防控措施依法进行监督，对 3 家县级医院的手术室、污水处理等抽样监测，共采样 11 份，合格 6 份，合格率仅为 54.55%；完成 120 余家单位一次性医疗用品使用后无害化处理、回收等情况的检查，纠正违法行为。严格按不同行业要求抓好餐饮业卫生、学校卫生、饮用水卫生工作，控制传染病的传播。

2006 年以后，县卫生监督所主要开展以人感染 H7N9 禽流感、霍乱、麻疹、手足口病、甲型 H1N1 流感、登革热等传染病为主的疫情防控督查，开展传染病漏报情况监督检查，共出动卫生监督员 3800 人次，检查 5218 户次，行政处罚 30 户次，罚款 3.3 万元。加强医疗机构发热门诊、肠道门诊、临床用血、医疗废物、医学微生物实验室的专项监督检查，督促医疗机构严格落实消毒管理、法定传染病报告制度，严格规范处置医疗废物。

医疗市场监督　2002 年，县卫生监督所挂牌成立，依据《医疗机构管理条例》《中华人民共和国执业医师法》《中华人民共和国执业护士法》《中华人民共和国传染病防治法》等法律法规，依法监督全县医疗市场。

医疗机构监督　2002 年，全县共有医疗机构 400 家，重点开展一次性使用无菌医疗器械专项整治，并对部分医疗机构重点环境、采供血场所进行抽样监测，共采样品 147 份，合格 136 份，合格率 92.52%。2003 年，SARS 突袭而至，县卫生监督所加大医疗机构监督频次，重点对 3 家县级医院污水进行抽样监测，抽检样品 23 份，均合格。全年作出行政处罚 100 件，罚款 20.93 万元。2004 年，对全县 423 家医疗机构人员执业、对外科室承包、合作医疗、超科目诊疗、医疗广告以及消毒卫生等内容加强检查，责令整改 150 余家，作出行政处罚 34 家，罚款 2.41 万元。2005 年，全县建立和完善二级卫生监督网络，6 个卫生监督分所挂牌成立，执法人员对全县 398 家医疗机构进行全面调查，县卫生局提交《关于规范象山县医疗机构的请示》，针对调查到的不同情况分别提出合理处置措施、建议。因行政村合并、自然消亡等客观原因，2006 年，全县医疗机构减少至280 家，执法人员开展“地毯式”检查，查处超科目单位 2 家，无医师执业资格 198 名，无护士执业资格 3 名，分别作出相应处理，并对 2 家多次使用非卫技人员的单位作出行政处罚。2007 年，全县共有医疗机构 295 家。县卫生监督所对 92 家医疗机构执业范围和执业资格进行监督检查，对使用非卫技人员、超科目经营、出租承包科室的单位作出行政处罚，罚款 2 万元。全年共作出行政处罚 13 件，罚款 5.43 万元。2008 年，重点开展 299 家医疗机构依法执业专项检查，发现非卫技人员 140 名，警告、处罚医疗机构 15 家，罚款 2.05 万元。对 142 家中小医疗机构进行分级监管，评定规范 6 家，合格 133 家，不合格 3 家，作出警告 6 家，责令整改 7 家，执业许可证暂停校验 3 家，罚款 1.25 万元。2009 年，开展 122 家中小医疗机构专项检查，合格 88 家，合格率 72.13%。2010 年，对全县 318 家医疗机构开展依法执业监督检查，依法查处 4 家。对 3 家县级医院和 1 家乡镇卫生院的内窥镜开展监督监测，抽检 10 条内窥镜，均符合卫生要求。对 3 家监测试点医疗机构开展监测，采集样品 200 份，合格 165 份，合格率 82.5%。2011 年，对全县294 家医疗机构实施省医疗机构不良执业行为记分管理。2012 年，全县 286 家医疗机构中有 196 家完成信誉公示栏上墙。2013 年，对 21 家医疗机构给予不良执业行为记分 56 分，对 1 家超科目行医的医疗机构作出行政处罚，共作出行政处罚 10 件，罚款 11.76 万元，没收违法所得 2.54 万元。2014 年，全县共有医疗机构 293 家，对 19 家医疗机构给予不良执业行为记分 52 分，作出行政处罚 24 件，罚款 11.91 万元，没收违法所得 6.66 万元。

打击非法行医 建所初，成立由公安等 8 个部门 80 余人组成的综合执法队伍，联合打击非法行医，暂扣或没收药品器械价值 10 万余元，作出行政处罚 14 件。2003 年，县卫生监督所对全县 65 家美容店医疗美容专项摸底检查，1 家美容院未取得医疗机构执业许可证开展创伤性修复，予以立案查处。2004 年，非法行医的势头得到明显遏制，无证行医从 2002 年 199 家减到 18 家。2005 年，县卫生监督所开展非法行医集中打击行动 3 次，查扣药品及医疗器械 62 箱，作出行政处罚 4 件，罚款 4.7 万元，取缔 13 家。2006 年，查处非法行医 62 家，缴获药品、器械 106 箱，作出行政处罚 12 家，没收违法所得 1.09 万元，罚款 7.1 万元。查获 2 起非法接生案件，其中一起造成婴儿伤害案件移送司法机关追究刑事责任。2007 年，联合公安、药监部门开展“打非 6 号”集中行动，查扣器械、药品 15 箱，作出行政处罚 7 起，罚款 5.8 万元；对 58 家生活美容店（馆）进行检查，未发现医疗美容现象。2008 年，查处非法行医 23 家，收缴药品、器械 12 箱，作出行政处罚 8 家，罚款 4.05 万元。2009 年，查处非法行医 10 家，查扣药品 12 箱，取缔 10 家，作出行政处罚 19 件，罚款 7.11 万元。2010 年，成立县打击非法行医工作协调小组，工作联络室设在县卫生监督所，查处无证行医 16 家，作出行政处罚 8 件，罚款 5 万余元。2011 年，联合公安机关，对丹城、石浦地区的非法行医进行重点打击，同时结合农村集市游医出现较多的情况加强监督检查，共查处无证行医 20 户次，移送刑事案件 2 件，作出行政处罚 9 件，罚款 3.99 万元，没收违法所得 6.05 万元。2012 年，利用与公安联合设立的打非工作联络室和县“两非”办，查处无证行医 44 起，取缔 21 家，没收牙科治疗仪 15 台、器械药品 173 箱，作出行政处罚 36 件，罚款 15.66 万元，没收违法所得 4.08 元。2013 年，制定《象山县打击非法行医操作规程》《象山县打击非法行医试点工作规范》。全年共查处无证行医 35 起，取缔 11 家，作出行政处罚 9 家，移送公安机关 1 起。2014 年，开展医疗美容专项监督检查，检查 211 家生活美容机构，查处非法行医 33 件，作出行政处罚 22 件，移送公安机关 3 件，没收药品 8 箱、针灸器械 164 盒。

医疗废物处置监督 2002 年，围绕县《一次性医疗器具监督管理实施办法》，重点对一次性使用无菌医疗器械的采购、索证、使用后毁形、消毒和回收处理等进行检查，共检查 115 家单位，对 7 家个体医疗机构作出行政处罚。2003 年，重点对 3 家县级医院污水进行抽样监测，抽检样品 23 份，均合格。2004 年，加强医疗废弃物处置及消毒管理工作，重点对较大医院内的手术室、供应室、妇产科、传染病病区的灭菌和消毒以及医疗废弃物处置进行抽样监测。2005 年，完成 120 余家单位一次性医疗用品使用后无害化处理、回收等情况检查，纠正违法行为。对 17 个镇乡卫生院设置规范医疗废物暂存处进行指导，组织有关负责人到宁波李惠利医院参观学习。5 月起，全县医疗废物由北仑枫林公司统一回收处理。2006 年，各医疗卫生单位设立医疗废物临时储存点，将 17 家个体医疗机构、厂矿医务室和镇乡社区服务站纳入统一管理，做到统一回收处置。7 月，组织医疗废物专项整治，作出行政处罚 12 家，罚款 2.4 万元。加强对医院污水处理的监督监测，对有污水处理系统的几家县级医院每季度进行抽样监测，共监测 39 份，合格 15 份，合格率 38.46%。2007 年，开展医院污水、医疗废物处置专项检查，282 家医疗机构建立从收集、运送、暂存、登记、交接到事故应急处理的管理体系。定期开展监督检查，共作出行政处罚 2 家，罚款 4500 元。2009 年，开展 175 家医疗卫生机构医疗废物处置监督检查，作出行政处罚 4 家。2010 年，开展医疗机构医疗废物处置专项整治，5 家县级以上医疗卫生单位均达标，乡镇卫生院达标 14 家，占 82.35%，城镇社区卫生服务站达标 30 家，占 81.08%，作出行政处罚 1 家。2011 年，对 289 家医疗机构进行专项检查，1 家医疗机构将医疗废物混入生活垃圾，予以立案查处。2012 年，开展医疗废物无缝化收集试点推广工作。4 家县级医院均已达到规范要求；17 家镇乡卫生院中达规范要求的 16 家，达标率 94.12%。2013 年，发现 7 家单位医疗废物暂存点选址未完全符合规定，4 家单位医疗废物运送工具的消毒和清洁未完全符合要求，予以立案查处。二级以上医疗机构医用污水均已定期监测并按规定排放，县第一人民医院已实施医疗废物集中处置全过程电子监控。2014 年，重点督促医疗机构建立健全医疗废物管理责任制，配备专（兼）职管理人员，规范医疗废物分类、收集、贮存、处置等重点环节。同时，推进县第一人民医院在全省率先实施医疗废物处置信息化管理。

饮用水卫生监督 中华人民共和国成立前，丹城镇半数以上群众取风跃溪、衢缨溪、东澄河等几条山溪水作饮用水，高塘、檀头山、鹤浦、大塘、爵溪等沿海地区，水源缺少、水质更差，群众多数饮用塘水或高氟水，因此肠道传染病常年流行或造成氟中毒，1968 年 9 月，丹城北门建成自来水厂后，丹城镇的供水问题得到解决，1981 年开始向南庄、林海等延伸。此后全县各镇乡和村相继建立自来水厂，基本解决人民群众的饮水问题。至 1997 年底，全县有各级自来水厂 18 家，村级饮用水普及率达 80%以上。

生活饮用水监测从 1979 年开始，对各种不同类型的饮用水水源及管网水进行监测，由于自来水厂重视饮用水的余氯消毒，饮用水的合格率逐年提高，1992 年，水质综合合格率达 83.28%。1997 年，集中式供水管网水质监测综合合格率达 93.2%（按六大指标）。

2002 年 6 月，县卫生监督所成立后，开始监管全县生活饮用水卫生安全，保障全民健康权益。2002 年，全县共有水厂 16 家，自备水 1 家，二次供水点 203 个，全年开展对丹城、石浦两家水厂的水质监测，6—10 月对其他供水单位和 10 个二次供水点开展水质监测，共抽检、分析65 份，合格 65 份；管网水样品 384 份，合格 339 份；自备水 8 份，合格 8 份；二次供水 40 份，合格 40 份。水厂从业人员 73 名，健康体检全部合格。

2003 年，新增供水从业人员 36 名，共 109 名，全部持证上岗。全年抽检样品 400 份，合格 380 份，监测结果表明全县饮用水水质不合格项目主要为微生物超标。二次供水系统定点监测率为 100%。

2004 年，全县 16 家集中式供水监督覆盖率 100%，从业人员 142 名，共抽检水样 390 份，检测合格 358 份，合格率为 91.79%。

2005 年，从业人员减至 90 名，体检合格 90 名，未检出五病人员。

2006 年，集中式供水单位新增 3 家，共 19 家，其中市政供水 2 家，乡镇供水 17 家，持有效卫生许可证 11 家，无卫生许可证 8 家，从业人员 124 名，体检培训合格率 100%，监测样品 258 件，合格 228 件，合格率 88.37%。

2007 年，全县共有 19 家集中式供水单位和 9 家二次供水单位，应体检培训 107 名，体检培训合格率 100%，全年监测样品 260 件，合格 236 件，合格率 90.77%。

2008 年，全县共有集中式供水单位 16 家，供管水人员 140 名，均持证上岗，共抽检样品 307 份，合格 193 份，合格率 62.87%。

2009 年，全县共有集中式供水单位 14 家，共抽检出厂水、管网水 202 份，合格 100 份，合格率为 49.50%。同时将检验结果向各水厂、镇乡政府、主管部门通报，并提出整改意见。

2010 年，全县共有供水单位 16 家，拥有水质检验室的 13 家，有日常水质检验记录或报告的 12 家。抽检城镇供水单位 52 份，合格 51 份，合格率 98.08%；镇乡 305 份，合格 242 份，合格率79.34%。

2011 年，全县共有 18 家集中式供水单位，从业人员 115 名，均取得健康证明；二次供水单位 10 家，从业人员 20 名，均持有健康证明。全年共检测城镇水厂管网水 50 份，合格 49 份，合格率 98%；乡镇水厂管网水 195 份，合格 136 份，合格率 69.74%；出厂水 30 份，合格 30 份，合格率 100%；水源水 31 份，合格 31 份，合格率 100%。抽检 10 家二次供水单位水样 20 份，合格 19 份，合格率 95%。

2012 年，全县共有集中式供水单位 18 家和二次供水单位 8 家，全年共抽检水质样品 408 份，其中水源水 21 份，合格 20 份，合格率 95.24%；出厂水 52 份，合格 21 份，合格率 40.38%；管网水 335 份，合格 174 份，合格率 51.94%。抽检二次供水水样 24 份，合格 20 份，合格率 83.33%。

2013 年，共采集水源水 19 份，合格率 100%；管网末梢水 348 份，合格率 72.70%；出厂水 58 份，合格率 77.59%；二次供水水样 24 份，合格率 83.33%。另采集 5 家水厂的 5 份出厂水送浙江省疾病预防控制中心进行非常规指标检验，结果均合格。

2014 年，16 家水厂卫生监督覆盖率 100%。共采集水源水 32 份，合格 30 份，合格率 93.75%；出厂水 83 份，合格 70 份，合格率 84.34%；管网末梢水 311 份，合格 256 份，合格率 82.32%；二次供水 26 份，合格 22 份，合格率 84.62%。

2012 年开始，每年 5 月的第三周被定为“生活饮用水卫生安全宣传周”，自宣传周活动开展以后，共出动执法人员 150 人次，发放宣传资料 1750 份，悬挂横幅 56 条，户外显示屏滚播标语 15 条，展出展板 28 块，举办培训 3 期，接受咨询 600 余人次。

2015 年开始完善饮用水水质在线监测网络。全县两家量化分级 A 级单位滨海水厂和石浦水厂的水质在线监测设备已投入使用，均与省卫生计生委和市卫生监督综合管理系统联网，进一步完善全县水质检测预警体系。

灾后和节日卫生监督

灾后卫生监督　1956 年的“八一”中国人民解放军建军节，2005 年的“麦莎”“卡努”，2012 年的“海葵”，2013 年的“菲特”，2014 年的“凤凰”等 6 次台风袭击象山，导致多个镇乡受灾。灾后，卫生监督员加班加点，深入基层，及时掌握灾情，发现危险环节，加强经常性卫生监督力度。如 1956 年 8 月 1 日，12 级以上强台风袭击象山县，使南庄、林海塘堤倒塌，海水倒灌，死亡干部群众 3000 余人，受伤群众5000 余人，房屋倒塌 77395 间，还有大量牲畜被冲溢死，灾区卫生状况极端恶劣。在县委统一领导下，成立“灾区卫生办公室”，组织 1 个中心防疫组、3 个防疫小组、1 个巡回急救队、4 个医疗防疫组、4 个医疗站，共有 65 名医务人员参加。历时 2 个月，开展消毒杀虫，清除垃圾、烂草等防病工作，其间共开展清扫活动 19 次，16900 余人参与，清除垃圾等 1250 万余千克，疏通阴沟 1166 条，饮水井消毒 2340 口次，消毒河床 17 条，面积 16040 平方米，环境消毒 207910 平方米，住宅面积 266800 平方米，诊疗灾民 33300 余人次，坚持饮水消毒等。在如此大的灾害下，全县传染病发病无明显上升，更无“瘟疫”流行，从而打破“大灾之后必有大疫”的论断，受到卫生部和省、市有关部门的好评。2005 年，受“麦莎”

“卡努”袭击，县卫生监督所特别要求基层卫生院防保科对全县17家集中式供水单位设点进行每日余氯监测，每周上报县卫生监督所，根据动态监测结果对水厂发放通报和下达监督意见书督促保证饮水安全，确保大灾之后无大疫。2012年台风“海葵”来袭，灾后向群众下发洪涝灾害卫生防病知识要点等卫生宣传资料500余份，并在《象山报》、县电视台刊（播）出相关卫生宣传内容。在2013年台风“菲特”来袭期间，发扬“一方有难，八方支援”的传统美德，募集抗洪救灾捐款4100元，并先后派遣7名卫生监督员参加全县卫生防疫应急小分队，进驻余姚大隐镇开展抗洪救险，全面督导当地医疗机构、公共场所、生活饮用水卫生，有效杜绝疫情发生。2014年“凤凰”台风灾害后，共计现场快速检测样品64份，合格63份，对不合格的新桥自来水公司采集出厂水、管网水送县疾控中心实验室检测。

重大活动和节假日卫生安全保障 2002年，县卫生监督所挂牌成立以后，每年分别在春节、元旦、“五一”国际劳动节、中秋、国庆、两会、高考、“开渔节”、各类庙会等重大节日或活动期间开展卫生安全保障，组织卫生监督员对全县的食品卫生和公共场所、医疗机构进行卫生安全大检查，派遣人员入驻会议或活动接待单位进行全程指导，确保节日和各项重大活动期间无重大突发公共卫生事件发生。

第三节　卫生许可

1983年11月，根据《中华人民共和国食品卫生法》，实行食品卫生许可制度。1987年4月，根据《中华人民共和国公共场所管理条例》，实行公共场所卫生许可制度。2001年10月，根据《放射工作卫生防护管理办法》，对放射工作实行卫生许可制度。1994年，根据《医疗机构管理条例》，对医疗机构实施“医疗机构执业许可证”制度。1995年6月，根据《中华人民共和国母婴保健法》，对医疗保健机构开展婚前医学检查、遗传病诊断、产前诊断以及施行结扎手术和终止妊娠手术的单位和个人实行许可制度。1996年7月，根据《生活饮用水卫生监督管理办法》，对供水单位实行“卫生许可证”制度。1999年5月，《中华人民共和国执业医师法》发布，实行医师执业注册制度。2004年1月，根据《乡村医生从业管理条例》，实行乡村医生执业注册制度。2005年11月，根据《麻醉药品和精神药品管理条例》，对医疗机构使用麻醉药品和第一类精神药品实行许可制度。2007年1月，根据《医疗广告管理办法》，对医疗广告实行许可制度。2008年5月，国家实行乡村医生执业注册制度。2011年12月，根据《浙江省餐饮具集中消毒卫生规范(试行)》和《浙江省餐饮具集中消毒卫生监督合格证发放管理办法》，对餐饮具集中消毒服务经营单位实行许可制度。

随着社会的发展以及国务院对“减证放权”“先证后照”工作的开展，对相关的法律法规进行修改和完善，取消餐饮具集中消毒服务单位等部分事项许可，公共场所卫生许可等部分事项改变了许可范围，委托下放部分事项许可权限，如护士注册等，部分事项行政许可被改变方法，如公共场所卫生许可变成告知承诺制。尤其是2014年实行权力清单制度和2017年实施“最多跑一次”改革工作以后，进一步精简材料，优化流程，压缩承诺时间，方便群众企业办事。

2000年，县便民服务中心成立时县卫生局窗口进驻。2006年，县卫生局设立行政许可科。2014年12月，由于机构改革，原县卫生局与县计划生育局合并后改名为县卫生计生局行政许可科。原属于计划生育局的许可事项也同时纳入。

2014年底，共有行政许可事项13个主项42个子项，其他行政权力事项6项。

第九章　妇幼保健

中华人民共和国成立前，象山县妇女、儿童以家庭和个人自我保健为主，整体保健水平低，孕产妇、新生儿死亡率高。中华人民共和国成立后，政府重视妇女、儿童保健工作，专门设立妇幼保健机构，重视妇女病普查和儿童健康体检、计划生育技术指导，妇幼保健水平显著提高。1995 年 6 月，《中华人民共和国妇婴保健法》实施，全县妇幼保健工作依法全面开展。至 2014 年，全县已无孕妇死亡发生。当地户籍围产儿、婴儿及 5 岁以下儿童死亡率分别为 2.98%、1.74%和3.48%。随着时代发展、就诊环境改善、医疗技术提高、大量高级妇幼保健人员涌现，有力保障本县妇女、儿童健康。截至 2014 年底，妇保院在编职工 53 名，其中卫技人员 49 名，高级职称人员 18 名，中级职称人员 16 名。妇幼保健院承担全县妇幼保健管理、技术指导， 常年开设：预防保健科、妇科、妇女保健科、儿科、儿童保健科、婚姻保健科、围产保健科、乳腺保健科、儿童五官保健科等科室，拥有宫腔镜、阴道镜、三维彩超、多普勒微波治疗仪、自动输卵管通液仪、LEEP（宫颈环形电切术）刀、X 光机等。

第一节　妇女保健

妇女病查治　中华人民共和国成立前，广大妇女卫生知识缺乏，个人卫生条件差，常见病和多发病如子宫颈炎、阴道炎较为普遍。历史遗留的子宫脱垂、尿瘘，严重危害妇女健康，对生产和家庭生活都有极大影响。

中华人民共和国成立后，党和政府重视和关怀广大妇女的健康，各级妇幼保健机构，主动与妇联配合，宣传和发动群众，陆续开展妇女病防治工作。

1964 年以前，对农村妇女进行“三病”（浮肿、子宫脱垂、闭经）调查的同时，在亭溪乡和大徐区为子宫脱垂患者进行治疗，采用中草药、拔火罐、宫颈注射无水酒精、上子宫托、手术修补等多种治疗措施，其中有 121 名患者上托，疗效显著。病人之间也进行实效介绍、现身说法。1973 年开始，进行妇女病普查普治，由县、社（镇）妇幼保健人员到户或在大队设点进行普查。1973 年至 1978 年，共查 18551 例，查出各种妇科疾患 7795 例，患病率 42.02%。1979 年，对全县 26 个公社、1 个镇的 60 岁以下已婚妇女进行普查普治工作，共查 15334 例，受查率 40%，查出各种妇科疾患 8658 例，患病率 56.46%，治疗 6843 例，治疗率 79%。对阴道炎、宫颈糜烂、息肉等进行一次性治疗，并自制宫颈炎药栓上药（金霉素、乙底酚、PP 粉），疗效满意。1973—1983 年，累计查治妇女病患者 34705 例，治疗 12973 例，治疗率37.38%。

全县在开展妇女病普查普治和复查复治过程中，把严重危害妇女健康的子宫脱垂和尿瘘两种疾病作为防治工作重点，坚持反复查治。1960—1983年，对历史遗留的1634例子宫脱垂患者中的884例，进行各种治疗，治疗率54.1%。

1980年，遵卫生部通知，全县开展“二病”免费治疗工作，全县共有子宫脱垂患者248例，治疗104例，其中上托80例，手术治疗7例，上药17例（中药川乌、白及丸合成金满丸塞药），治疗率41.94%。经两年后观察，子宫脱垂患者一、二度上托效果显著，三度上托有一定收效，尿瘘2例，手术治疗痊愈一例。南庄乡新碶头村妇女胡某某，曾患重度子宫脱垂20年之久，经常因下身感染流臭水，周围人不愿接近她，家庭也不和睦，经妇幼保健站和当地卫生所多方治疗而痊愈，原来一些患“吊茄带”“漱尿病”的妇女治愈后十分激动地说：“以往患这些病羞人，自己受痛，现在医好了病，后辈子干净利索了。”1985年，全县仍有“二病”患者177例，上托治疗134例，手术治疗5例，中草药治疗14例。至1989年，尚有患者91例，上托治疗60例。近几年无新发病人，对未好转病人继续进行治疗和随访。

1985年以后，开展以防宫颈癌为主的妇女病普查普治，每年均安排一定的时间、人力、物力，完成一定范围的查治任务，除常规妇科检查外，均做宫颈刮片等治疗、追踪和随访。1997年以后，新增乳腺检查，以防治乳腺癌。近年来，所有镇乡卫生院均对辖区妇女陆续建立妇女病健康档案。

2008年，实施妇女健康促进工程项目，全县共有47174名已婚育龄妇女进行妇科常见病、多发病的普查普治，普查率达40.61%，查出生殖系统疾病17967例，发病率38.09%，对病人均进行治疗、追踪、随访。

2010年，为探索农村妇女宫颈癌和乳腺癌的有效防治方法，提高农村妇女健康水平，实施县“两癌”普查工作。

孕产妇管理 1982年，全县展开孕产妇系统管理试点工作，对孕妇做到早建卡、系统管理、专门造册登记。1982年，全县建卡584例，建卡率7.1%，产前检查人均4.54次，查出高危孕妇77例，纠正59例，纠正率76.62%。此后三年，妇幼保健站会同全县妇幼保健人员，走村访户，逐渐推开孕产妇系统管理工作。1984年，全县建卡1747例，建卡率23.76%，产前检查人均2~5次，全县新法接生7338例，新法接生率99.78%，住院分娩5263例，住院分娩率71.58%，围产儿死亡率由1983年的20.51‰下降到16.86‰。1986年，新招收28名妇幼保健人员，充实基层外线工作力量，解决人员紧缺问题。孕产妇建卡率从1983年9.49%上升到1989年77.66%。1988年，在全县推行母婴保偿制。

1989年，为改变孕产妇系统管理工作进展缓慢局面，在当地政府的重视下，逐步建立村级妇幼保健网络，村计划生育联络员、村妇女主任和乡村医生担任村级妇幼保健员。至1990年，已有村级妇幼保健员754名。同年，按县卫生局计划，在南庄区搞防保中心试点，区成立防保中心，各乡卫生院成立防保小组，全区防保人员统一使用，防疫妇幼一条龙服务。当年7月以后，全区工作有明显进展，孕妇建卡率达86%，住院接生率93.9%。此后，各区陆续建立起防保科，带动孕产妇系统管理工作顺利开展。

为进一步提高孕产妇系统管理相对薄弱的卫生院的工作水平，1990年，县妇幼保健站抽调8名专业技术人员，进驻东溪、茅洋、高塘3个乡卫生院开展支农工作，历时3个月，成效明显，受到好评。1991年，全县乡卫生院把血常规、血色素、尿常规、尿糖列为常规检查，区（镇）以上医院把血型、肝功能列为常规检查，扩大和固定检查项目，对外乡孕产妇进行建卡，把她们列入孕产妇系统管理，提高孕产妇系统管理率。

高危孕产妇管理是孕产妇系统管理中历来强调的重点，做好高危妊娠的监测，能有效降低孕产妇和围产儿死亡率。1989 年规定，乡级卫生院凡遇到有妊高症、妊娠合并症、胎位异常、妊娠晚期出血等情况，均转上级医院治疗和分娩。1992 年起，全面开展高危孕妇筛选，做好转诊、诊治及追踪、随访，全县共筛选出高危孕妇 425 例，纠正 184 例，纠正率 43.3%，使胎位性难产率控制在 2.7%。1993 年，全县统一使用高危孕妇转诊及回执卡，县第一人民医院和红十字台胞医院设立高危门诊，各医疗单位在做好筛选、转诊、诊疗及追踪的基础上，进行三次评分。1994 年，贯彻实施《浙江省高危妊娠管理办法（试行）》，实行高危妊娠首诊负责制，重度高危孕妇由主治医师及以上的医师专人管理。县妇幼保健所和红十字台胞医院划片对怀孕 28 周以上的孕妇进行一次县级水平筛选管理。1999 年以后，此项工作作为产前检查的常规工作在全县推广，筛选率不断提高。1998 年，制定《象山县县、镇（乡）分级高危管理办法》，规定 13 种高危症状患者应立即向上级医院转诊，县级医院高危门诊专人负责、常日开诊，接受全县高危孕妇的转诊和会诊。2003 年，全县实施新的《孕产妇高危因素评分标准》，统一高危孕产妇转诊回执单。

2003 年，根据《宁波市流动孕产妇儿童管理办法》，从年初开始，对外来孕产妇及儿童提供与本地居民同等的保健服务，要求各镇乡卫生院及时掌握外来人口动态，提供相应保健服务，并纳入年终考核。据统计，当年已有 200 余例外来孕妇在象山县建册享受服务。流动人口中孕产妇、儿童因流动性大，成为妇幼保健的重点和难点。2006 年起，各镇乡均建立社区卫生公共网络体系，利用村级网络掌握流动人口的基数及当地孕妇、儿童的流向等情况来加强管理。

2007 年起，实施宁波市妊娠合并心脏病及产后出血报告制度，对妊娠合并心脏病孕妇的个案进行管理，并于 2008 年 1 月 1 日起使用宁波市产科病历。在完善孕产妇死亡评审的基础上，2012 年，建立危重孕产妇监测评审制度，将控制孕产妇死亡的关卡前移。启动县危重孕产妇抢救预案，成立县级抢救小组，切实保障孕产妇生命安全。2013 年，为保障贫困高危孕产妇住院分娩，降低孕产妇死亡率和婴儿死亡率，由县红十字会、慈善总会、卫生局出资，建立县贫困高危孕产妇救助基金。当年，对 20 例产妇进行相应补助。

引进合作项目，加大硬件投入，改善现有就诊环境，是确保“儿童优先，母亲安全”的关键，能不断满足人民群众日益增长的保健需求，提高全县妇女保健水平。1998 年，象山县向北京医科大学项目办提交要求参加中美预防出生缺陷和残疾合作项目，当年共发现出生缺陷儿 41 例，其中活产 32 例，死胎 6 例，死产 3 例，并在 1999 年列入项目。经项目办批准，为有效预防神经管畸形，向要求婚检的育龄妇女推行服用小剂量叶酸片，随着《婚姻登记管理条例》的颁布，婚检率的降低，服用叶酸片的范围大大缩小。

2000 年，在县政府的重视下，全县 19 个镇乡设立 24 个网点，装备 51 套计算机和 1 个中心机房，应用生育健康电子监测系统，系统、连续不断地对人群中有关妇女结婚、怀孕、分娩以及 6 岁以内儿童各期生长发育、保健服务有关数据进行收集、整理、分析和反馈，及时发现病例，开展病因研究，提高保健质量。经过几年升级和完善，已并入宁波市局域网，达到数据共享。

为预防先天缺陷儿的出生，2003 年，象山县率先在丹城地区推行产前筛查试点工作，共筛查孕妇 656 例，查出高风险病例 45 例，其中，21-三体 41 例、NTD（神经管缺陷） 3 例、18-三体 1 例，所有高风险病例均进行进一步市级产前诊断。2004 年，在试点的基础上，又在 6 家单位推广合作项目。

为提升全县妇保门诊能力，2004 年，在全县 19 个镇乡启动宁波市规范妇保门诊创建活动，为期 3 年。首批石浦、贤庠等 6 家中心卫生院开展创建，改造现有设施，投入硬件设备，狠抓人员业务培训。至2007年，全县所有规范妇保门诊创建结束。县妇幼保健院作为全县业务指导中心，为进一步提高门诊能力，于2006年创建省级保健门诊成功。2008—2010年，各镇乡开展示范保健门诊创建，2011年开始推行“孕妇学校”和“育儿学校”的市级规范两校创建工作。从2013年开始，推行市星级保健门诊创建工作。

针对艾滋病日渐流行的趋势，为阻断艾滋病三大传播途径之一的母婴传播，从2007年7月1日起，全面开展孕产妇免费艾滋病自愿咨询检测，为顺利推进此项工作开展，规定全县提供孕产期保健、助产技术服务的医疗保健机构，在坚持自愿、保密原则下，为孕产妇进行免费咨询及艾滋病病毒（HIV）抗体检测，并印发《象山县预防艾滋病母婴传播工作实施方案（试行）》及《象山县孕妇艾滋病免费咨询检测操作规范》。2007年，共检测3203例，未发现艾滋病抗体阳性病例。

2007年，按北京大学医学部中美预防出生缺陷和残疾合作项目办公室要求，各级医疗卫生单位为准备怀孕的夫妇提供健康教育与咨询、健康状况评估、健康指导为主要内容的保健服务，根据全县实际情况，确定在县妇幼保健院及石浦中心卫生院首批开展。

2009年底，启动农村孕产妇住院分娩补助和免费发放叶酸工作，推进重大公共卫生项目的实施。

自2014年起，逐步实施基本公共卫生妇幼免费项目，免费项目包括新生儿疾病筛查、产前免费筛查、其他早孕建卡、产前检查4次、产后访视1~2次、产后42天检查、孕中期产前筛查、儿童体检12次、儿童血常规检查6次、新生儿访视等项目。

1980年以后，随着住院分娩推行、产科质量不断提高和接生员精减，住院分娩率逐年递增，孕产妇和围产儿死亡得到有效控制。1984年，县、区、镇级医院应用产程图全产程接生，有条件的乡医院也试行产程图接生。1985年以后，实行分床分室，并逐渐完善各项规章制度。

1989年，为加强高危妊娠的筛选和监护，降低孕产妇死亡率，成立县围产保健协作组，对全县围产儿死亡进行评审，2所县级医院成立产科抢救小组，由领导和有关职能科室人员组成，并分片负责基层上送病人的抢救，各区乡单位也相应成立产科抢救小组，提高抢救产妇的应急能力和高危妊娠的处理水平。同时，县级医院应用妊娠图加强胎儿宫内生长发育的监护，有效杜绝交叉感染。1993年，全县推广使用一次性产包和一次性妇科检查垫，产科服务质量得到明显提高。

提倡母乳喂养，实行母婴同室，进行产科制度改革，是推动妇幼卫生保健工作的新措施。1993年，县第一人民医院按要求率先实行母婴同室，开展母乳喂养。1994年，红十字台胞医院、贤庠中心卫生院也建立母婴同室。1996年，县第一人民医院及鹤浦中心卫生院创建爱婴医院成功。到1998年，全县共有7家单位创建爱婴医院。为规范催产素的正确使用，1995年，对全县妇幼保健人员进行培训，首次采用“催产素引产记录单”，统一产科病历。

为提高产科质量，1999年开始，根据各镇乡接生实际情况，优化资源，对产科布局调整，并按照《象山县镇乡卫生院合格产科基本标准》，集中力量进行为期3年的合格产科建设。至2007年，全县有县一院、红十字台胞医院、丹城中心卫生院、鹤浦中心卫生院、定塘中心卫生院设有产科。2011年，要求有条件的单位积极推行无痛分娩和导乐分娩，努力降低剖宫产率。到2013年，全县镇乡卫生院产科全部合并完成，全县仅留县一院、红十字台胞医院2家县级助产机构。

妇女接生　推广新法接生是保护产妇生命安全和健康、大力减少新生儿破伤风、降低新生儿死亡率的一项重要措施。

中华人民共和国成立前及成立后的初期，全县城乡特别是农村，由于封建迷信思想影响，群众普遍缺乏科学卫生知识。绝大多数产妇生产都是靠旧产婆接生，一无医疗器具，二不施行消毒，三不懂接生技术，母婴死亡率极高。虽然丹城、石浦二镇设有私人诊所，但由于收费昂贵，“一个低位产钳收费8石米”“平产收2石米”，一般老百姓请不起医生，遇难产只能凭旧产婆用秤钩将胎儿碎成块状娩出，甚至母亲因产道严重损伤而死亡。象山还采用坐着、蹲着、跪式分娩方式，滞产、吊产、难产、会阴严重撕伤的情况屡见不鲜。

1951年10月开始宣传、推广新法接生。从调查旧产婆着手，配合妇联，举办第一批改造旧产婆训练班，经过半月训练，20名旧产婆认识到旧法接生的害处，结业后发给接生用具、产包、听筒、消毒盒、面盆、钳子、剪刀、消毒用品等。1951—1953年，共办土产婆训练班5期，培训土产婆31名，建立基层妇幼卫生网。大徐区受训土产婆42名，新法接生1166例，婴儿死亡12例，死亡率从受训前的60‰，下降到10‰；无新生儿破伤风发生。全县新法接生1982例，新法接生率8.94%，推广使用脐带包702只。

县妇幼保健站成立后，在县人民政府和卫生科的领导下，抽出专门卫生技术人员，紧密配合当时中心工作，采取开会、办卫生训练班、利用实物模型、小型展览会、放幻灯、街头演戏说唱、巡回医疗队等多种形式宣传旧法接生的危害性和实行新法接生的意义。同时，对困难产妇免费接生，1953年，妇幼保健站向30余名接生员发放接生补助。1958年，随着形势发展，新法接生逐渐普及，以丹城镇羊行街为起点，全县先后成立36个产院，母子康乐院4所，推广住院接生，把“一躺三消毒”作为新法接生的规程。开办产院，给群众带来不少方便，受到群众好评。1962年前后，产院陆续解散，昌国产院坚持至1964年才被迫解散。全县的住院接生就限于两个人民医院及区卫生院。1970—1984年，县妇幼保健站坚持狠抓新法接生的巩固和产科质量的提高，重新整顿接生员队伍，推行住院全产程接生，产褥热、产妇死亡、新生儿破伤风得到有效控制，新生儿死亡率大幅度下降，1981年，经宁波地区卫生局验收，象山县获新法接生合格证。

为进一步提高产科质量和住院分娩率，1985年以后，逐年加大接生员的管理和精减力度，并在1985年创办西周镇西七村接生站1所，开展接生工作并配合西周卫生院开展孕产妇系统管理。1989年，改接生员为妇保员，从单一的接生转向孕管、产访为其主责。至1990年，从1985年的35个乡167名接生员，逐步清理，保留14个乡16名接生员，发给合格证的14名。1992年，对16名接生员进行全部清理，并回收接生用具和许可证，至此，由接生员接生的历史终结。

第二节　儿童保健

儿童保健管理　中华人民共和国成立以后，在党和人民政府的关怀下，象山县采取一系列儿童保健措施，同时，随着计划生育“大力提倡和推行一对夫妇只生一个孩子”工作的深入开展，从1978年起，各级卫生机构，组织队伍，培训儿保医生，建立儿保门诊，进一步加强儿童保健工作。

加强托幼机构的管理，历来是儿童保健的重点工作。1953年，配合县妇联举办1期规模较大的农村保育员训练班，100名受训人员来自全县各乡，为期1周，结业后发送常用保健袋1个，对已建立的幼托所还赠送小毛巾、小茶杯，使小朋友从小养成卫生习惯。1953年，组建托儿所26所，入托儿童269名。1958年，在亭溪乡仓岙村、丹城镇10村、泗洲头塘岩村、定山区晓塘乡办起4所母子康乐院，根据农村条件，利用竹棍铜炭行流水洗手，入托儿童个个健康活泼。全县还成立不少农忙托儿所，以保障妇女出满勤。1978年，全县幼托组织35个，入托儿童1561名，长托1074名，短托487名。1981年，全县幼儿班40班，入托儿童2134名，托儿所3班，入托儿童 40 名。1980 年以后，城镇机关、工厂和绝大多数农忙托儿所、幼儿园，基本建立卫生保健制度，做到小朋友一人一巾一杯和流水洗手，防止儿童易感疾病的交叉感染。

1984 年，在县妇联和丹城镇委的配合下，办起一所示范性托儿所，入托儿童 43 名，配备保育员 3 名。

从 1987 年开始，全县各级各类幼儿园在办理儿童入托入园时都要凭当年符合要求、检查项目完整的健康证。无健康证的必须在入园前进行全身检查，健康的发给健康证。对入园后的儿童还每年进行 1~2 次的健康体检。1988 年，工作人员在上岗前必须进行健康体检，体检合格并无严重生理缺陷者，发给健康证方可从教，每年检查一次，患有传染病者及时调离岗位，工作人员体检一律由县妇幼保健站指定的单位负责。1993 年开始，对城镇托幼园所儿童建立健康档案，除一般体检项目外，还检测肝功能，发现乙肝三系阳性的儿童不能入园或劝其出园。

1988 年，根据卫生部颁布的《托儿所、幼儿园卫生保健制度》规定，结合象山县实际，制订《象山县幼儿园卫生保健年度考核评分册》，每年按评分册要求对幼儿园进行检查考核，考核方式由各乡镇卫生院自查或对口检查，在自查和对口检查的基础上，县妇幼保健所组织人员进行抽查，或由县卫生局、教委、妇联和当地政府联合检查。

1988 年，颁布《象山县幼托机构卫生许可证发放管理暂行办法》，对符合要求的幼托机构发放“卫生许可证”，有效期一年，年底进行验证贴花，审查发证，不符合要求的，提出改进措施，等合格后再发证或贴花。当年对全县 62 所幼儿园进行整顿，发放许可证 57 所。

1993 年，制定《保育员上岗培训制度》，开展保育员培训工作，保育员持证上岗。1992 年，由卫生局、教委联合举办一期保育员上岗培训班，共培训 66 名各幼儿园专职或兼职保育员，合格率 100%。

1996 年，为提高幼托机构保健质量，对幼儿园工作人员进行乙肝疫苗的接种，加强园内传染病管理，要求幼儿园配备紫外线灯和消毒柜。

2007 年，开展托幼机构创建工作。滨海、海韵幼儿园于 3 月通过市级专家组验收，获得“宁波市托幼机构示范卫生保健单位”称号，石浦、机关、塔山、丹瀛、东陈中心幼儿园获得“宁波市托幼机构规范卫生保健单位”称号。

2009 年，建立全县中心级以上幼儿园保健医师例会制度，要求每 3 个月召开一次全县中心级以上幼儿园保健医师会议。

2010 年，联合教育、街道、卫生监督等部门加强新申办托幼园所审批管理。家庭“作坊式”幼儿园已不能满足家长日益增长的需求，因此，对新办幼儿园的规模、房屋选址、结构、相关硬件配套设施都有进一步要求，并将此作为审批幼儿园卫生保健合格单位主要条件。

2012 年，幼儿园引进上海臻鼎托幼保健信息管理系统软件。县妇幼保健院组织“移动课堂”，举办针对儿童家长的卫生知识讲座。

2014 年，采用理论与实践操作相结合的方法，推广试行保健人员岗前培训新模式，新岗员到县妇幼保健院进行为期一个月的临床培训。

县妇幼保健站和各卫生所配合卫生防疫部门做好儿童预防接种工作。1957 年，县妇幼保健站专派一名助产士去省城学习卡介苗接种术，以后每年两次组织人员完成对婴幼儿卡介苗接种。1984 年，县妇保站每月发放一次卡介苗，县、区、乡卫生院做到生一个种一个，接种率由 1983 年的 75.9%提高到 1984 年的 94.6%。同年，为了解全县卡介苗初种的质量情况，提高接种效果，对丹城镇和下沈乡进行卡介苗阳转率测定，共测 90 名儿童，阳转率 36.67%。县妇幼保健站从

1964 年起，配合县防疫站按预防医学和免疫学的规定，定期给婴幼儿普种牛痘、发放小儿麻痹糖丸、注射麻疹疫苗等。1986 年以后，此项工作移交县防疫站。

健康监测及新生儿疾病筛查 为了切实抓好儿童常见病和多发病的调查，从 1953 年开始，经常在“六一”国际儿童节前后对儿童进行体格检查，采取边查边治的方法，预防和矫治儿童常见病。1978 年以后，县妇幼保健站配合各乡卫生所，按照六项体格发育指标，对集居儿童、散居独生子女进行大规模儿童体格检查。1980 年，对全县 1148 名独生子女实行免费驱蛔虫治疗，发放驱蛔灵糖片 14 万片，驱虫净片 30 万片，驱虫率占儿童总数的 12.9%。1981 年，免费驱虫 1491 人。从 1981 年起，在抓好 0~7 周岁普通集居儿童健康检查的基础上，还重点抓 0~14 周岁独生子女”的健康普查，县妇幼保健站和各镇、公社医院设立“儿童健康档案”“独生子女健康检查登记簿”，做到普通儿童有专卡，独生子女有专册。1982 年至 1984 年，全县儿童健康检查 12147 人次，查出各种疾病患儿 476 例，有缺点儿童 6357 例，都及时进行治疗。

1982 年 12 月至 1984 年 2 月，县妇幼保健站儿保科在林海乡进行 0~1 岁儿童系统健康管理试点，加强对科学育儿技术指导，基本控制住儿童常见病、多发病的流行，保障新一代健康成长。

1985 年 5 月，举办 1 期儿保医生培训班。同年 6 月，县一院、中医院、石浦、西周、爵溪、东陈卫生院相继开设儿保门诊。至年底，共有 27 个镇乡开设儿保门诊，并同时开展儿童系统管理。当年，全县儿保门诊 5185 人次，全县 0~3 岁儿童 29327 名，系统管理率 2.08%。

1988 年，为提高保健质量，保障妇女儿童健康，在南庄、爵溪两卫生院试行母婴保偿制，在试点的基础上，7 月向全县推广，到 11 月底，全县共有 24 个单位先后实施，占全县镇乡 64.86%，入保人数共 1140 名，其中儿童入保 1055 名。1994 年，制定《象山县婴幼儿保健责任制实施办法》并组织实施，婴幼儿保偿工作进展明显。

1989 年，根据省卫生厅的通知和全国乙肝疫苗接种试行办法精神，对表面抗原阳性孕妇及新生儿进行乙肝母婴阻断，均按常规接种乙肝免疫球蛋白和乙肝疫苗，并在丹城试行。

1990 年，全县有 32 家单位开展儿童保健门诊，开诊面达 86%，其中 10 家单位做到“三定”(定时、定室、定人)，有专兼职的儿保医生。1985 年至 1989 年，共开诊 3078 次，门诊 82022 人次，0~3 岁儿童系统管理的建卡率从 1985 年 2.08%上升到 1989 年 75.82%。门诊中重点抓好体弱儿童的管理，对筛查出的体弱儿进行专案管理、专册登记、追踪治疗和“四病”（缺铁性贫血、活动性佝偻病、小儿肺炎、小儿腹泻）防治工作。

1993 年，全县撤并为 19 个镇乡，每个镇乡卫生院均开设儿保门诊。经过几年发展，至 2000 年，丹城、石浦、鹤浦、西周常日开展儿保门诊，其余各镇乡除预防接种日外又补增每月 10 日、20 日、30 日为开诊日。

1997 年，制定《象山县儿童保健监测实施细则》，对 1997 年 1 月 1 日后出生户口在本地区的儿童进行婴儿保健（0~1 岁）、幼儿保健（1~3 岁）、学龄前保健（3~7 岁）3 个阶段定期和延续性监测。

2001 年，为加强儿保工作，提高儿保门诊质量，根据《宁波市镇（乡）、街道规范儿保门诊评审标准》，分批分期开展为期 3 年的宁波市规范化儿保门诊创建活动，凡创建单位均常日开展儿保门诊，市级规范化儿保门诊创建成功极大提升儿保门诊质量，改善儿保门诊软硬条件。

儿童死亡监测 从 80 年代开始，儿童保健工作逐步开展各类专题调查，查找问题，落实措施，保障婴儿及儿童的健康安全，降低死亡率。1982 年 10 月，在县卫生局的领导下，开展围产儿死因回顾性调查，重点对 1981 年 1 月 1 日至 1982 年 12 月 31 日死亡儿童死因进行分析，西周、昌国、南庄、林海 4 个乡 97 个生产大队共查围产儿 1238 名，死亡 24 例，死亡率 19.39‰，其中死胎 3 例，死产 6 例，0~7 天内死亡 15 例。

在西周、昌国、南庄、林海 4 个乡调查的基础上，1985 年开展全县性的婴儿死亡及死因调查，查找死亡原因，制定相应措施，并逐年开展。当年，全县全年婴儿死亡 100 例，占全年出生数的1.3%，其中新生儿死亡 83 例，占全部死亡数的 83%。

1998 年，根据市《关于做好围产儿及 5 岁以下儿童死亡评审工作的通知》要求，成立评审小组，在全县范围内逐年开展围产儿及 5 岁以下儿童死亡调查，积极创造条件避免围产儿及 5 岁以下儿童死亡。

儿童保健中外合作项目　1980 年以后，因工作或科研需要，开展众多协作项目，这是象山县儿童保健的一大特色。通过这些协作项目，积极引入科技元素，注入人力、物力，培训相关业务知识，为促进儿童保健作出贡献。

从 1985 年起，每年配合计生部门，对一些独生子女中患有非遗传性疾病、不能成为正常劳动力的患儿进行体格检查，以便判断能否生育第二胎。另外从 1995 年起，每年配合民政部门对残疾人进行智力鉴定。

1987 年 3 月，在杭州西湖区医院协助下，在丹城、石浦二地随机抽样 0~12 岁 694 名儿童进行发锌检查，检查结果表明发锌含量在 100PPM 以下者有 223 名，锌营养缺乏症发生率占 32.13%。并对 223 名儿童进行补锌治疗，疗程 3 个月，根据临床表现，绝大多数均有好转。

1989 年，甲型肝炎流行。为防止肝炎在幼儿园内传播，县妇幼保健站对丹城地区幼儿园进行卫生检查和甲肝防治知识指导，对丹城镇机关幼儿园 123 名儿童作尿三胆测定，尿三胆阳性者复查肝功能，未发现肝功能阳性患者。同时对丹城、石浦二镇幼儿园教师举办甲肝防治知识学术讲座，印发《托幼机构甲肝防治措施》等宣传资料。

1992 年，成立县急性呼吸道感染、新生儿疾病防治技术指导小组，县级医院建立新生儿监护室，添置必要抢救设备，乡镇卫生院列入计划，逐步安装。全县实行急性呼吸道感染标准病历管理，专册登记，专案管理。1994 年，在定塘、爵溪等 10 个单位设立急性呼吸道疾病防治监测点，1995 年和 1996 年，在西周和贤庠设立急性呼吸道疾病防治监测点，继续监测 2 年。

1999 年，象山县率先在县一院、红十字台胞医院和丹城中心卫生院开展新生儿疾病筛查试点工作，在试点基础上又增加西周、鹤浦、贤庠等 5 个镇乡卫生院为新生儿疾病筛查定点单位，对新生儿进行先天性甲状腺低下和苯丙酮尿症筛查工作。经过几年发展和完善，呈现出高筛查率、高复查率、高合格率等良好势头。

1999 年，象山县加入“中美预防出生缺陷和残疾合作项目县”。2000 年，在全县范围建立生育健康电子监测系统，儿童保健监测进入电子化管理新阶段。

2000 年，与北京医科大学医学院中美预防出生缺陷和残疾合作项目办公室合作项目“妇女增补叶酸对儿童生长发育和健康影响的随访研究”，第二阶段经随机抽样确定在大徐镇开展，以 1994 年至 1996 年出生的儿童及其母亲为对象，在圈定的 200 户家庭内进行看图片、讲词汇、做游戏等智力测试，为期 2 个月。

2003 年，与北京大学医学部新协作项目儿童先心病监测 2 月 1 日起启动实施。1 月 14 日在县卫校举办各镇乡卫生院负责出生缺陷监测医务人员、儿保医生以及从事新生儿体检的临床医生培训班，同时制定《象山县先天性心脏病监测实施细则》，成立儿童先心病监测项目办公室，下设专家组。至年底，已发现先天性心脏病 51 例，相比上年的 11 例，先心病监测率大幅提高。

2004 年，为适应市场需求，配合妇联举办 “好月嫂” 培训，县妇幼保健院负责月嫂体检和相关育儿保健知识培训，培训合格后发给上岗证，至 2008 年，一共培训 4 期。

2005 年，成立 “象山县听力筛查管理中心”，在全县各镇乡卫生院均设立了儿童听力筛查点，开展儿童听力筛查工作。

2005 年，县妇幼保健院根据日益增长的儿童保健需求，开设婴幼儿游泳抚触特需门诊。

2007 年，为掌握全县儿童生长发育、营养和健康状况的变化趋势，按照市要求，于 5—8 月开展体格发育调查工作，预计调查 9000 名儿童，下发调查表格 1 万份，回收后，进行数据审核，实际符合要求并上机 7924 份。

2007 年 4 月 1 日开始，各乡镇对辖区内 0~2 岁常住与流动儿童进行营养性疾病监测，对营养不良、维生素 D 缺乏性佝偻病、缺铁性贫血与肥胖症儿童进行监测管理。半年里，全县共监测儿童 15678 名，筛查出营养不良 337 例、佝偻病 56 例、缺铁性贫血 658 例、肥胖 67 例，发生率分别为 2.1%、0.4%、4.2%、0.4%。对筛查出的患上述疾病儿童，各镇乡均作监测登记，并作有效干预。

2009 年，辖区内高危新生儿有专人访视，专案管理。对 5 岁以下儿童先心进行专案管理，所有先心儿童都进行 B 级或 C 级管理，针对家庭困难儿童，帮助家长联系慈善总会，进行免费救助。在儿童保健中增加尿常规检查及发育行为筛查等项目；按照婴儿期保健的要求把定期检查时间改为生后 1 个月、2 个月、4 个月、6 个月、9 个月、12 个月。

2012 年起，全县启动儿童星级保健门诊创建。2013 年，在全县启动儿童孤独症筛查工作。2014 年，在全县范围内对各月龄段儿童家长免费进行中医药健康指导。

第三节　婚前检查

做好婚前医学检查是提高人口素质的关键，能减少和预防先天性病残儿童的出生，实现 “优生、优育、优教”。1985 年，根据上级要求，结合象山实际，石浦镇、爵溪镇、妇幼保健站等 11 个单位初次开展婚前医学检查，自 8 月开始，通过遗传咨询和体格检查，全年检查男 222 名，女 225 名。1985 年以后，婚检工作逐步完善，对来检查的青年男女进行计划生育、优生优育、新婚卫生知识宣教。1989 年，为使广大青年男女掌握性卫生知识和优生优育知识，编撰《青年情侣必读》卫生系列保健手册，供新婚男女青年阅读。截至 1989 年，共检查 1570 对，患病 174 例，暂缓结婚 2 例，同意结婚不生育 1 例。

1992 年，《浙江省优生保健条例》实施，按规定，凡结婚男女青年均要接受婚前体检和健康教育。当年，经卫生局与民政局协商，在全县确定 11 个婚检点开展婚检工作，全县共检查男女青年 3737 名，婚检率 91.75%，婚检工作得到大力发展。在实施过程中，由于法治意识淡薄、管理制度不严、一味追求经济效益思想的影响，出现婚检标准不一、婚检项目不全、婚检质量不高等现象。1995 年 6 月 1 日，《中华人民共和国母婴保健法》施行，1996 年，县人民政府发出《关于调整婚前医学检查点和严格凭证结婚登记的通知》，把原 11 个婚检单位削减为 1 个单位 2 个点（县妇幼保健所和县妇幼保健所石浦婚前医学检查分点），重新统一婚检程序和项目，县妇幼保健所新开展弓形虫检测项目，从事婚检的医生全部经市级培训取得上岗证。1999 年，石浦中心卫生院婚前医学检查点创建文明合格婚检单位成功。

2003 年，《婚姻登记管理条例》颁布和实施成为婚检工作的分水岭，婚前医学检查由强制性变为知情自愿，婚前医学检查率急剧下降，全县婚检率从 2003 年 93.98%下降到 2004 年 0.7%，并导致早孕建卡率的下降，影响孕管质量。

2005 年 5 月 1 日起，实行免费婚孕期医学检查，实行政府买单、自愿检查，开展宣传活动，婚检率有所提高。2005 年至 2008 年，全县婚检率分别为 3.63%、7.29%、9.03%、17%。

2009 年 6 月，启动婚孕前一站式服务模式，启动集宣教、咨询、婚检于一体的“婚姻登记免费婚检一站式服务”，同时开展对目标人群免费优生监测并发放叶酸，婚检率由上半年 24.75%上升到全年 60.98%。

第四节　出生医学证明管理

出生医学证明是依据《中华人民共和国母婴保健法》出具的证明新生儿出生状态、血亲关系，申报国际、国内户籍，取得居民身份证号码的法定医学证明。出生医学证明作为“人生第一证”具有重要意义。根据省出生医学证明管理实施办法，对于 1996 年 1 月 1 日前出生的新生儿，不再签发出生医学证明。

办证对象为 1996 年 1 月 1 日以后在象山县助产机构内出生、助产机构外出生但拟在象山县落户的新生儿。

出具出生医学证明法定依据　卫生部、公安部联合发文规定：1996 年 1 月 1 日（边远地区 3 月 1 日）起，凡中华人民共和国境内出生的人口，统一使用依法制发的出生医学证明，即第一版出生医学证明。卫生部、公安部联合发文规定：2001 年 2 月，对出生医学证明的换发、补发，非父母户籍所在地出生的新生儿如何办理出生登记等问题予以明确规定， 即第二版出生医学证明。2003 年 1 月 1 日，启用具有新防伪标识的第三版出生医学证明。卫生部、公安部联合发文规定：2004 年 12 月 1 日，开始启用统一制发的新版出生医学证明，即第四版出生医学证明，并要求落实由助产单位直接签发出生医学证明。卫生部规定：2014 年 1 月 1 日起启用新版出生医学证明，即第五版出生医学证明。

出生医学证明申领

首次申领　所需资料包括“浙江省出生医学证明申领登记表”及新生儿父母的有效身份证原件。新生儿父母离婚且抚养权归属父亲、新生儿母亲不配合提供有效身份证件的，可由新生儿父亲申领，并提供离婚协议和离婚证，或人民法院生效裁判文书。孕产妇及家属事先商定新生儿姓名，按户口登记规定，可随父姓或随母姓，尽量在出生 30 天内办理出生医学证明，未提供新生儿姓名的不能办理出生医学证明。

产妇住院期间，必须提供夫妻双方真实信息，若与实际情况有误（如身份证号码不一致、姓名同音不同字等），则办理出生医学证明时，需要进行亲子鉴定。

补发　所需资料包括“浙江省出生医学记录补领登记表”及父母双方身份证原件，补领副页的，还需提供父母双方居民户口本。2006 年 10 月之前出生的还需提供原分娩机构的产时记录及公安系统出具的出生证副页复印件，并要求签阅“与原件一致”字样并加盖公章。

其他规定　出生医学证明一经打印，信息不能更改，申领出生医学证明后需要变更新生儿姓名的，可以在出生登记时向公安派出所申请。

出生医学证明严禁涂改，一旦涂改，视为无效；严禁私自拆切出生医学证明正页和副页。出生医学证明是证明新生儿出生地和申报户籍的有效法律材料，须妥善保管。

第十章　爱国卫生运动

民国时期，丹城城区由清道夫清理垃圾。民间在春节、端午等传统节日搞卫生外，没有统一的卫生运动。民国29年（1940），县曾设防疫委员会，但经费、人员均无着落，徒具虚名。

1952年4月，县成立防疫委员会，城乡普遍开展以反对细菌战为中心的爱国卫生运动，消灭鼠、蝇、蚊、蚤、虱“五毒”。此后，每逢元旦、春节、五一国际劳动节、国庆等重大节日，均发动群众清扫。1953年8月，县卫生防疫委员会改称县爱国卫生运动委员会。1956年，县成立除“四害”指挥部，1958年改称“除‘四害’讲卫生”指挥部。1963年3月，县重新成立爱国卫生运动委员会，开展以“两管五改”为中心的爱国卫生运动。以后又陆续开展饮用水改造、二次改水、城乡供水联网、环境卫生整治、管粪改厕以及创建全国、省、市卫生单位等工作，卓有成效，多次受到中央、省、市表彰。

第一节　组织机构

1952年，美国在朝鲜战场使用细菌武器。同年12月，毛泽东主席为全国第二届卫生会议题词：“动员起来，讲究卫生，减少疾病，提高健康水平，粉碎敌人的细菌战。”此后，从中央到地方建立各级爱国卫生组织。是年，象山县成立防疫委员会，县长念方之任主任。1953年8月，县卫生防疫委员会改称县爱国卫生运动委员会。1956年，县成立除“四害”指挥部。1958年，县除“四害”指挥部改称“除‘四害’讲卫生”指挥部。1963年3月，县重新成立爱国卫生运动委员会，副县长宋琴堂、周联娥分别担任主任、副主任。“文化大革命”期间，爱国卫生组织停止活动。1978年，重建爱国卫生运动委员会，以除害灭病为主要工作内容。1982年后，爱国卫生运动与“五讲四美”“文明礼貌月”活动结合，以治理脏、乱、差为重点，改善公共卫生。其间，爱卫会主任由分管文教卫生的副县长担任，副主任由宣传部副部长（后改为县政府办公室副主任）和县卫生局局长担任。县爱卫会下设办公室，简称“爱卫办”，设在县卫生局。

表10-1　象山县历任爱国卫生运动委员会负责人一览表

任职时间	爱卫会主任	爱卫会副主任
1963—1966年	宋琴堂	周联娥
1991—1995年	陈世灿	郦伟山、胡良舫、褚宝林
1996—2002年	董也琴	沈需范、胡良舫、褚宝林
2003—2007年	戴　瑜	陈兴达、孔森山、叶为民
2008—2011年	王安静	陆新学、孔森山
2012—2015年	王安静	陆新学、陈淑萍、翁英豪

第二节　除“四害”

1952年4月，为响应毛泽东主席发出的“动员起来，讲究卫生，减少疫病，提高健康水平，粉碎敌人的细菌战”号召，县成立卫生防疫委员会，城乡普遍发动群众开展卫生大扫除，扑灭“五毒”（鼠、蚊、蝇、虱、臭虫）。1956年，《全国农业发展纲要四十条（草案）》颁布，明确提出将除“四害”工作作为爱国卫生运动重要内容之一。1963年3月，中央发出《关于卫生工作的指示》，指出：将“四害”中的麻雀以臭虫代之。

自此，除“四害”工作每年按季节特点开展，冬季以灭鼠为重点；春季以消灭过冬蚊蝇和第一代蚊蝇为主；夏秋季以灭蝇、蟑螂、臭虫为重点。经过几年努力，城区病媒生物防制工作整体水平显著提高，鼠、蟑螂、蚊蝇密度控制在全国爱卫会规定的标准内。1991年、1992年分别被市爱卫会命名为“灭鼠先进城区”和“灭蟑先进城区”，2004年、2009年、2014年通过复查确认，2012年被市爱卫会命名为“灭蚊灭蝇先进城区”。

灭鼠　1987年，东谷湖宾馆首先提出“创建无鼠害宾馆”申请，在县爱卫办指导下，全面开展灭鼠活动。1988年，全县开展1次春季大面积毒鼠活动，共耗敌鼠钠盐68.4公斤，配制毒饵68400公斤，县政府专门召开灭鼠电话会议，进行宣传发动。全县平均鼠密度从灭鼠前的室内28%、野外10.5%，分别下降到8%和0.93%。灭鼠率分别为71.4%和87%。1989年，继续开展春季灭鼠活动。丹城镇开展创无鼠害城镇。1990年3月，在县政府的领导下，开展声势浩大的全县性灭鼠达标活动，共发放溴敌隆毒饵916吨，灭鼠户数15.7万户，农田灭鼠35.1万亩。经测定，鼠密度从灭前室内7.2%、野外6%分别下降到室内0.76%、野外1.3%，灭鼠率分别为89.4%和79.8%。7月，市灭鼠指挥部考核鉴定小组对全县灭鼠达标活动进行全面考核，结果表明，各项指标均达到要求。1991年，县城虽然已被市爱卫会命名为“灭鼠先进城区”，但灭鼠工作仍不放松，在县政府重视下，做好灭鼠前后宣传活动、鼠密度监测和灭鼠技术指导等工作，巩固农村灭鼠达标成果。在春季灭鼠活动中，配制毒饵74225公斤，投放面积分别占农田总面积的94.5%和家庭总户数的95%，平均鼠密度分别从灭鼠前的室内6.4%（夹日法）、农田11.9%，下降到灭鼠后的1%和1.45%。此后，灭鼠作为爱国卫生运动的一项正常性工作，实行常态化管理。

灭蟑、灭臭虫　20世纪80年代前，在群众性除“四害”活动中，采用人工方法消灭大量蟑螂。1990年开始，国务院批准对全国445个城市开展卫生检查评比活动，检查内容规定：凡评为国家卫生城市，除“四害”一定要除“二害”达标；评为国家卫生城市，以除“四害”全部达标作为硬指标。为此，县爱卫会将除“四害”工作作为常年工作重点，常抓不懈，反复整治。1991年，全县在巩固灭鼠成果的同时，开展大规模灭蟑、灭臭虫双达标活动。各级政府召开灭蟑、灭臭虫动员会议，举办灭蟑技术培训班，发动家家户户开展卫生大扫除，清除“四害”滋生地，整治环境，投药消灭。1994年夏、秋两季，开展灭蚊、蝇、蟑活动，丹城、石浦、爵溪成立消杀专业队，坚持每日消杀2次。石浦镇投放蟑螂药1520余支、敌敌畏150公斤、灭蝇灵30公斤，有效降低害虫密度。2004年10月27—28日，市检查组通过对全县灭鼠、灭蟑工作复查和达标验收，在继续保持“灭鼠先进城区”称号的同时，又获得“灭蟑先进城区”称号。

灭蝇　中华人民共和国成立后，卫生部门对灭蝇工作极为重视，从治标到治本，从城市到农村，发动群众持续开展灭蝇工作。1997年1月，全国爱卫会公布除“四害”标准。同年，市政府发布第55号令（宁波市除“四害”管理规定）。全县再次全面发动群众开展除“四害”活动，县卫生部门全面开展蚊蝇滋生地调查，制订灭蝇实施方案，开展“创灭蝇先进城区”活动。各单位全方位做好周围环境的消杀工作，食堂、食品仓库采取包铁皮门（离地 70 厘米），做纱窗，配纱门等一系列防蝇措施，居民垃圾实行袋装化，外环境配密封垃圾箱，动员城区内养猪户迁至城外。对滋生地喷药，大面积用药物喷洒灭蝇。2012 年，市爱卫会组织灭蝇达标考核组对象山县灭蝇工作进行考核检查，授予“灭蝇先进城区”称号。

灭蚊 自 20 世纪 50 年代起，丹城城区发动全镇卫生大扫除，由灭蚊专业队伍采用“二二三”乳剂、“六六六”粉剂等药液喷洒。2003 年，按照《宁波市创建国家卫生城市除“四害”标准和要求》，县爱卫会再次全面发动城乡开展杀灭“四害”和环境整治活动，突出整治蚊子滋生场所，发动居民住宅小区翻缸倒甏，疏通阴沟、下水道，不留积水。同时，城区内大面积喷洒药物，包括花园、绿化带。2012 年，市爱卫会有关专家对创灭蚊城区进行考核检查，丹城城区被命名为“灭蚊先进城区”。

第三节　饮用水改造

县境地处半岛，山区、半山区多用溪水、井水，平原多用塘水、河水。遇旱，居民往往起早摸黑，瓢刮肩挑，甚至渡江过海，到外地运水，海岛尤甚。

清嘉庆十六年（1811），在大塘逸狗山西凿井取淡水，以供汲饮。民国 36 年（1947）9 月，丹城城隍庙释传常出资于东门外北首，建饮水池 1 口，容积 525 立方米，供一村、二村、三村、四村村民 3000 多人饮用。

中华人民共和国成立后，在解决农用水的同时，兴建一批生活用水工程。20 世纪 50 年代，首先解决城镇用水。1956 年冬，兴建石浦北门饮水库，至翌年竣工，蓄水 2.5 万立方米。1958 年 9 月，兴建丹城西寺饮水库，1963 年 8 月竣工，蓄水 4 万立方米。同年 8 月，南庄公社洋心大队试打全县第一口管子井成功。井深 84.43 米，井下 60 米处，装 13 厘米口径无缝钢管，以下为 8 厘米。流量每秒 0.15 立方米。耗资 3900 元。能供 200 人饮用。此后，南庄、晓塘、大塘、定塘、中楼、鹤浦、高塘等地打深井 22 口，解决 36 个村 5584 户 24754 人生活用水。1965 年，石浦兴建文昌阁水库，1972 年竣工，蓄水 15.7 万立方米。不久，石浦、丹城两地建立自来水厂，供应居民用水。

20 世纪 70 年代，先后在渔山、檀头山、东门诸岛及沙塘湾、半边山、杨柳坑等渔村兴建坑道井 12 口，蓄水量 11860 立方米。后岭、中楼、定塘、雅琳溪等地部分村用大锅锥和冲抓锥打筒井 41 口。井深 10~20 米，井口直径 70 厘米。至 1979 年，开掘水井 4575 口，其中地下深机井 61 口，灶边井 1247 口。

一次改水 20 世纪 80 年代，继续开发水资源，改良水质和用水条件，兴建自来水厂。1981 年统计，全县饮用自来水仅 5 万人，占总人口的 10.87%；饮用井水、溪水 26 万人，占 99.99%；饮用河塘水 15 万人，占 32.6%。工业废水、生活污水大量排放，农药化肥过量使用，导致地面水污染日益严重。部分地区群众饮用深井地下水，引起氟中毒。1984 年 10 月，普查大塘乡 10 个村，发现不同程度氟中毒村民 1316 人，发病率 16.6%。1981 年开始，农村有计划改水。县政府成立由水利、卫生、计划、财政、城建、物资等部门负责人组成的县水改领导小组，副县长任组长，下设办公室，县水利局局长兼主任。1988 年 12 月起，改属县卫生局，增设水改服务站，编制 3 人。次年初，制订全县改善饮水卫生十年规划。1984 年 8 月，县十届人大一次会议上列水改工程为县政府工作二十件大事之一。根据群众自办为主、国家适当补助方针，新建一批饮用水工程。形式因地制宜，土洋结合，多种多样。山区（丘陵地带）以拦溪筑坝、建造小水库和堰坝为主，利用自然落差，直接引水至村、户；海岛地区以造坑道井为主，利用泉水和岩石断层裂隙渗水引饮；平原以挖深井和利用就近水库河塘为主，净化后用压力罐或高位水塔加压输送村、户。输水管道有自应力水泥管和聚乙烯塑料管等。供水有集中式和分散式两种。集镇和人口稠密地区以集中式为主，即第一步输给水站，第二步分送各村、户。

1981—1985 年，全县累计建成各种自来水厂（站）92 座，饮用自来水的有 224 村 42813 户、19.92 万人，占总人口的 38.9%，其中农村 13.84 万人，占农村人口的 31.4%。投资 343.83 万元，其中国家补助 155.66 万元，群众集资 188.17 万元。

1986 年以后，采用饮用水水源卫生防护、净化消毒、水质监测、水厂人员体检等措施，加快改水进度，提高水质。至 1990 年，新建自来水厂（站）140 座，其中乡镇级 13 座，惠及 225 个村 164252 人。是年，全县有自来水厂（站）214 座，其中镇乡级 16 座，村级水站 188 座，惠及 457 个村，占总数的 61.42%，人口 371137 人，占总人口 71.06%；加其他形式清洁水有 104002 人饮用，总计惠及 475139 人，占总人口 90.98%。卫生防疫部门统计，主要肠道传染病发病率，1985 年比1983 年下降 31%，1989 年比 1985 年下降 25.8%，氟病得到有效防治。水改累计投资 2664.95 万元，其中国家补助 238.8 万元，占 8.96%（省市 40.15 万元、县 157 万元、县级部门资助 41.65 万元）；世界银行贷款 110 万元，占 4.13%；其他 257.7 万元，占 9.67%；乡镇、村集资 2058.45 万元，占 77.24%。

二次改水　象山县从 2002 年开始逐步进入二次改水。重点是提高水厂（站）供水保证率、出厂水质，确保群众饮用水安全卫生。2002 年，全县新建村级水站 2 座，改造工程项目 57 项，投入改水经费 1778 万元，完成 2976 人的一次改水任务和 22503 人的二次改水任务。加强水质监测，添置、改装部分水厂的消毒设备，提高饮用水质量，镇乡级水厂水质四大指标监测合格率达到 86.7%。对全县 9 家饮用水生产企业、20 余家桶装饮用水销售单位开展专项整治“回头看”。实施饮用水生产企业量化分级管理。2003 年，改造村级水站 38 座，新建 8 座，累计投入改水资金 1910 万元，完成二次改水人口 27560 人。截至是年底，全县共建镇乡级水厂 18 座，村级水站 304 座。有 647 个村普及自来水，普及率达 92.5%。2004 年，完成 15 个镇乡二次改水工程规划，共投入农村改水资金 2608.2 万元。新建水厂 3 座、水站 40 座，改造水厂 7 座、水站 18 座。加大水质监测力度，水质监测综合合格率达 87.23%。2006 年，县爱卫会与县卫生局对全县镇乡级水厂开展水质专项检查，对水厂环境卫生、消毒制度、消毒设备、制水工艺和流程等进行察看，对存在问题的水厂发出整改通知书，督促其限期改正。实施水厂内部出厂水消毒登记制度，规范操作行为，努力做到出厂水符合国家标准。2007 年，全县共投入饮用水工程建设资金 4555.2 万元，改建 5 家水厂和 109 个村的供水设施，为 40 家村级水站配置净化消毒设备，8.36 万人口的供水设施得到改造（改善 6.62 万人，解困 1.74 万人），完成市、县政府下达的年度任务。同时加强生活饮用水的监测，采样 305 份，监测 4575 项次，合格 3889 项次，综合合格率 85.01%。至此，基本完成了二次改水任务。至 2007 年，共投入 1 亿多元资金，解决 10 万户 30 万人口一户一表问题。

城乡联网　象山县人均水资源占有量 1762 立方米，为全国平均水平的 77.52%，是全市缺水最严重的地区之一，是影响民生和当地经济发展的“瓶颈”。为建立安全供水机制，县委、县政府决定在全县范围内实施城乡区域联网供水工程。2008 年 4 月 1 日，县委、县政府召开全县联网供水工程动员大会，拉开城乡区域联网供水工程建设序幕。为确保联网供水工程顺利推进，县政府颁发《关于加快推进象山县城乡区域联网供水工程的实施意见》，明确工程建设内容、计划、投融资办法和实施主体。工程分两个阶段实施，第一阶段（2008—2011）为区域联网供水全面覆盖阶段，基本完成联网供水任务，工程估算投资4.15亿元（不包括中水回用管网及政策处理费），主要实施东北部区域、南部区域、西周片、新桥片、茅洋片和泗洲头片等供水工程。第二阶段（2011—2016）为供水完全阶段，工程估算投资3.83亿元，主要实施滨海水厂二期、西周水厂三期、鹤浦水厂及管线、旦门至新桥水厂管线、石浦至鹤浦海底供水管线等工程。

截至2011年底，概算投资3.8亿元的一期工程基本建成，其中石浦至高塘岛乡管线工程、东陈加压泵站、新桥供水工程、西周水厂二期和泗洲头至墩岙塘管线等六项工程全部建成，东北部工程进入扫尾阶段；估算2.2亿元的二期工程全面开展，其中鹤浦供水工程、墙头供水工程、茅洋供水工程和石浦水厂改扩建工程全面开工建设，爵溪水厂改扩建工程、泗洲头供水二期工程进入前期准备阶段。

截至2011年底，县域内西水北调、北水南调为主体的城乡区域联网供水工程基本建成，县水源联网、供水联网框架全面搭建，集中式供水率达到97%，取得里程碑式成果，城乡一体化供水较全国提前一个五年计划建成。

表10-2 全县自来水情况分时期汇总表

时期	建厂（站）数（座）			受益行政村数（个）			受益人口（人）		
	总数	乡镇级	村级	总数	乡镇级	村级	总数	乡镇级	村级
“七五”期间	140	13	127	225	86	139	164252	76816	87436
	7个工厂单位						1710		
“六五”期间	70	10	60	204	137	67	151777	110573	41204
	14个工厂单位						5185		
“六五”以前	4	3	1	28	27	1	48213	46042	2171
全县合计	214	26	188	457	250	207	371137	233431	130811

表10-3 1981—1990年全县农村改水情况分析表

乡镇	累计受益人口（人）	受益率（%）	其中			
			自来水受益人口（人）	受益率（%）	非管道受益人口（人）	受益率（%）
全县合计	475139	90.98	371137	71.06	104002	19.91
丹城镇	31095	100.00	31095	100.00	—	—
石浦镇	36744	91.29	36210	89.97	534	1.33
爵溪镇	12868	92.90	12868	92.90	—	—
西周镇	13622	95.31	12118	84.79	1504	10.52
鹤浦镇	16487	83.62	13287	67.39	3200	16.23
墙头镇	10634	88.04	8828	73.09	1806	14.96
贤庠镇	17862	100.00	17862	100.00	—	—

续表 10-3

乡　镇	累计受益人口（人）	受益率（%）	其中			
			自来水受益人口（人）	受益率（%）	非管道受益人口（人）	受益率（%）
泗洲头镇	12612	95.55	7973	60.41	4639	35.15
定塘镇	11129	93.44	10229	85.89	900	7.56
昌国镇	12379	90.19	7650	55.80	4720	34.39
10 个镇小计	175432	93.33	158129	84.17	17303	9.20
大徐乡	11343	90.92	5302	42.50	6041	48.42
雅林溪乡	6633	86.00	2794	36.22	3839	49.77
涂茨乡	7949	75.66	689	6.56	7260	69.10
东港乡	18710	90.39	5255	37.37	7455	53.02
珠溪乡	13452	76.91	11.77	63.33	2375	13.58
黄避岙乡	8763	60.08	2608	17.88	6155	42.43
南庄乡	17832	97.27	12432	67.81	5400	29.46
林海乡	16290	98.77	11698	70.90	4600	27.88
亭溪乡	10286	83.00	6803	54.89	3483	28.10
东陈乡	14160	100.00	14160	100.00	—	—
茅洋乡	14529	92.64	8334	53.14	6195	39.50
旦门乡	6750	80.57	6305	75.26	445	5.31
下沈乡	13652	85.29	13152	82.16	500	3.12
儒雅洋乡	7362	88.01	7101	84.89	261	3.12
莲花乡	9539	87.41	5047	46.25	4492	41.16
灵南乡	5283	89.28	4463	75.43	820	13.86
东溪乡	11530	92.00	4004	31.95	7526	60.05
新桥乡	11988	70.50	9519	55.98	2468	14.51
中楼乡	11035	89.00	10332	83.33	703	5.67
大塘乡	11261	100.00	11261	100.00	—	—
晓塘乡	13003	100.00	13003	100.00	—	—
后岭乡	6653	100.00	6653	100.00	—	—
樊岙乡	11386	80.70	1628	11.54	9750	69.10
高塘岛乡	18820	92.65	16322	80.35	2496	12.29
东门乡	6426	91.60	6426	91.60	—	—
檀头山乡	3140	100.00	3140	100.00	—	—
金星乡	11029	82.44	6605	49.37	4424	33.07
27 个乡小计	292812	87.59	206113	61.66	86699	25.94
19 个场厂等单位	6895	—	6895	—	—	—

表 10-4

全县第六个五年计划（1981—1985）期间自来水情况一览表

乡　镇	建厂（站）数（座）			受益行政村（个）			受益人口（人）		
	总数	乡镇级	村级	总数	乡镇级	村级	总数	乡镇级	村级
石浦镇	5	1	4	26	21	5	36210	33432	2778
西周镇	5	—	5	5	—	5	1541	—	1541
鹤浦镇	1	—	1	1	—	1	951	—	951
墙头镇	2	—	2	2	—	2	1693	—	1693
泗洲头镇	1	—	1	1	—	1	857	—	857
昌国镇	1	—	1	1	—	1	568	—	568
6 个镇小计	15	1	14	36	21	15	41820	33432	8388
东港乡	2	—	2	2	—	2	2335	—	2335
黄避岙乡	1	—	1	2	—	2	595	—	595
南庄乡	1	1	—	23	23	—	11675	11675	—
林海乡	1	1	—	22	22	—	11698	11698	—
亭溪乡	3	—	3	3	—	3	1428	—	1428
东陈乡	1	—	1	1	—	1	569	—	569
下沈乡	5	—	5	10	—	10	9316	—	9316
儒雅洋乡	10	—	10	10	—	10	4730	—	4730
灵南乡	4	—	4	4	—	4	3337	—	3337
新桥乡	5	1	4	6	2	4	2738	1443	1295
中楼乡	2	1	1	15	14	1	8853	8207	646
晓塘乡	3	1	2	17	15	2	12789	10554	2235
后岭乡	6	1	5	11	6	5	5881	3375	2506
大塘乡	1	1	—	12	12	—	11261	11261	—
樊岙乡	3	—	3	3	—	3	1304	—	1304
高塘岛乡	1	1	—	16	16	—	12620	12620	—
东门乡	1	—	1	1	—	1	326	—	326
金星乡	1	1	—	6	6	—	6308	6308	—
檀头山乡	4	—	4	4	—	4	2194	—	2194
19 个乡小计	55	9	46	168	116	52	109957	77141	32816
全县合计	70	10	60	204	137	67	151777	110573	41204

全县第六个五年计划以前（1981—1985）自来水情况一览表

表 10-5

乡镇	建厂（站）数（座）			受益行政村（个）			受益人口（人）		
	总数	乡镇级	村级	总数	乡镇级	村级	总数	乡镇级	村级
丹城镇	1	1		12	12		31095	31095	
西周镇	1		1	1		1	422		422
鹤浦镇	1	1		9	9		8847	8847	
3 个镇小计	3	2	1	22	21	1	40364	39942	422
莲花乡（四八一九工厂）							1749		1749
东门乡	1	1		6	6		6100	6100	
2 个乡小计	1	1		6	6		7849	6100	1749
全县合计	4	3	1	28	27	1	48213	46042	2171

全县第六个五年计划（1981—1985）期间工厂（单位）自来水情况一览表

表 10-6　　单位：人

工厂（单位）名称	建厂年份	受益人口	工厂（单位）名称	建厂年份	受益人口
象山糖厂	1985	350	定塘镇农场	1983	60
林海乡食品厂	1983	150	金星乡农场	1983	60
林海赤坎水库	1984	30	石浦镇番头农场	1983	60
旦门乡盐场	1983	100	昌国镇盐场	1983	100
下沙部队	1983	3500	高塘岛花岙山盐场	1983	120
东港乡东屿山茶场	1983	60	象山县陈山砖瓦厂	1985	45
白岩山盐场	1983	500	石浦渔需经理部	1985	50
合计		5185			

全县第七个五年计划（1986—1990）期间工厂（单位）自来水情况一览表

表 10-7　　单位：人

工厂（单位）名称	建厂年份	受益人口
黄避岙中学	1986	500
象山渡轮公司	1987	60
象山蜜饯厂	1986	300
新桥盐场	1988	70
爵溪荣达厂	1989	500
爵溪东兴公司	1990	200
象山大目涂工程指挥部	1988	80
合计		1710

表 10-8

1990 年全县各乡镇自来水情况一览表

乡镇名称	水厂（站）座数	行政村		居民区		人口			工程投资（万元）	
		总数（个）	受益数（个）	总数（个）	受益数（个）	1989 年底总人口（人）	受益人口（人）	受益率（%）	总额	自筹
丹城镇	1	12	12	7	7	31095	31095	100	90	67
石浦镇	5	34	26	17	17	40248	36210	89.97	205.4	7.05
爵溪镇	3	10	6	—	—	13852	12868	92.9	353.55	329.55
西周镇	13	23	18	2	2	14292	12118	84.79	88.332	79.79
鹤浦镇	7	30	17	4	4	19717	13287	67.39	231.55	228.15
墙头镇	8	14	8	—	—	12078	8828	73.09	100.66	45.41
贤庠镇	2	23	23	—	—	17862	17862	100	188.4	183.55
泗洲头镇	10	22	12	—	—	13199	7973	60.41	47.45	41.55
定塘镇	7	19	16	—	—	11910	10229	85.89	51	42.8
昌国镇	2	14	7	—	—	13726	7659	55.8	51.65	46.15
大徐乡	6	24	9	—	—	12476	5302	42.5	30.65	28.4
雅林溪乡	4	11	4	—	—	7713	2794	36.22	19.7	18.7
涂茨乡	1	19	1	—	—	10506	689	6.56	3.5	3.25
东港乡	6	21	6	—	—	14061	5255	37.37	21.9	20.79
珠溪乡	4	26	12	—	—	17490	11077	63.33	40.07	35.37
黄避岙乡	3	27	4	—	—	14585	2608	17.88	26.9	26.4
南庄乡	3	35	25	—	—	18332	12432	67.82	74.9	61.3
林海乡	1	30	22	—	—	16500	11698	70.9	69.25	56
亭溪乡	8	25	13	—	—	12393	6803	54.89	26.05	22.6
东陈乡	11	22	22	—	—	14160	14160	100	79.78	72.98
茅洋乡	12	33	15	—	—	15683	8334	53.14	39.95	35.6
旦门乡	5	17	10	—	—	8378	6305	75.26	23.65	19.65
下沈乡	10	22	15	—	—	16007	13152	82.16	68.55	62.7
儒雅洋乡	15	20	15	—	—	8363	7107	84.89	30.57	27.19
莲花乡	3	12	—	—	—	10913	5047	46.25	20.8	19. 2
灵南乡	6	9	6	—	—	5917	4463	75.43	31.5	24.15
东溪乡	8	20	8	—	—	12533	4004	31.95	19.11	18.06
新桥乡	14	23	15	—	—	17005	9519	55.98	45.5	40.48
中楼乡	4	19	17	—	—	12399	10332	83.33	135.5	117.7
大塘乡	1	12	12	—	—	11261	11261	100	65	45
晓塘乡	4	18	18	—	—	13003	13003	100	70	64.1
后岭乡	9	14	14	—	—	6653	6653	100	49.55	38.8
樊岙乡	4	17	4	—	—	14109	1628	11.54	7.3	5.7
高塘岛乡	5	28	20	—	—	20313	16322	80.35	56.6	45.8
东门乡	2	10	7	—	—	7015	6426	91.6	8.69	6.39
金星乡	2	21	7	—	—	13378	6605	49.37	17.1	12.3
檀头山乡	5	8	8	—	—	3140	3140	100	19.84	14.54

表 10-9

1990 年全县乡镇水厂情况一览表

序号	名称	受益范围				投资（万元）			
		村（个）	居民（人）	户（户）	人（人）	总投资	自筹	补助	其他
1	丹城水厂	12	7	11806	31095	90	40	23	27
2	石浦水厂	21	17	9982	33432	195	—	195	—
3	爵溪水厂	2	—	3421	10288	330	248	22	60
4	西周水厂	6	2	2446	6446	51.192	13.99	5.142	32.06
5	鹤浦水厂	9	4	2908	8847	202	34	2	166
6	贤庠水厂	22	—	4779	16089	180.1	125.6	4.5	50
7	墙头水厂	1	—	1073	3158	32	23	3.5	5.5
8	泗洲头水厂	2	—	948	1857	18	16	2	—
9	定塘水厂	10	—	2339	6400	35	23	7	5
10	昌国水厂	6	—	2348	7091	49	44	5	—
11	大徐水厂	4	—	1066	2818	14	12.3	1.7	—
12	珠溪水厂	6	—	2046	6123	23.6	20	3.6	—
13	南庄水厂	23	—	3750	11675	68.2	55	13.2	—
14	林海水厂	22	—	3407	11698	69.25	56	13.25	—
15	亭溪水厂	6	—	1678	4283	16.3	14	2.3	—
16	东陈水厂	12	—	2244	7093	32.6	30.6	2	—
17	茅洋水厂	4	—	803	1958	8.5	7	1.5	—
18	旦门水厂	5	—	1044	3212	14.5	12	2.5	—
19	新桥水厂	2	—	686	1443	10	8.5	1.5	—
20	中楼水厂	14	—	2502	8207	124	107	17	—
21	晓塘水厂	15	—	3348	10554	65	60	5	—
22	后岭水厂	6	—	981	3375	34.55	27	7.55	—
23	大塘水厂	12	—	3536	11261	65	45	20	—
24	东门水厂	6	1	1927	6100	6.89	4.89	2	—
25	金星水厂	6	—	2145	6308	15.6	11	4.6	—
26	高塘岛水厂	16	—	3812	12620	34.5	25	9.5	—
合计		249	31	77052	233431	1784.782	1062.88	376.342	345.56

表 10-10

1990 年全县村级水站情况一览表

序号	乡镇名称	水站座数（座）	受益村数（个）	受益户数（户）	受益人口（人）	投资（万元）	
						总额	自筹
1	石浦镇	4	5	821	2778	10.4	7.05
2	爵溪镇	2	4	854	2580	23.55	21.55
3	西周镇	12	12	1759	5672	37.14	33.74
4	鹤浦镇	6	8	1212	4440	29.55	28.15
5	墙头镇	7	7	1818	5670	68.66	16.19
6	贤庠镇	1	1	504	1773	8.3	7.95
7	泗洲头镇	9	10	1834	6116	29.45	25.55
8	定塘镇	6	6	1132	3829	16	14.8
9	昌国镇	1	1	157	568	2.65	2.15
10	大徐乡	5	5	754	2484	16.65	16.1
11	雅林溪乡	4	4	841	2794	19.7	18.7
12	涂茨乡	1	1	207	689	3.5	3.25
13	东港乡	6	6	1562	5255	21.9	20.79
14	珠溪乡	3	6	1455	4954	16.47	15.37
15	黄避岙乡	3	4	874	2608	26.9	26.4
16	南庄乡	2	2	235	757	6.7	6.3
17	亭溪乡	7	7	785	2520	9.75	8.6
18	东陈乡	10	10	2201	7067	47.18	42.38
19	茅洋乡	11	11	1893	6376	31.45	28.6
20	旦门乡	4	5	934	3093	9.15	7.65
21	下沈乡	10	15	4073	13152	68.55	62.7
22	儒下洋乡	15	15	2105	7101	30.57	27.19
23	莲花乡	3	3	1558	5407	20.8	19.2
24	灵南乡	6	6	1334	4463	31.05	24.15
25	东溪乡	8	8	1137	4004	19.11	18.06
26	新桥乡	13	13	2420	8076	35.8	31.98
27	中楼乡	3	4	630	2125	11.5	10.7
28	晓塘乡	3	3	676	2449	5	4.1
29	后岭乡	8	8	947	3278	15	11.8
30	樊岙乡	4	4	446	1628	7.3	5.7
31	高塘岛乡	4	4	958	3702	22.1	20.8
32	东门乡	1	1	96	326	1.8	1.5
33	金星乡	1	1	80	297	1.5	1.3
34	檀头山乡	5	8	916	3140	19.84	14.54
合　计		188	207	39208	130920	724.97	605.71

表 10-11

1990 年全县村级水站概况一览表

序号	建站年限	乡村名称	工程受益			投资（万元）		工程概况
			村数（个）	户数（户）	人口（人）	总额	自筹	
1	82	石浦镇沙塘湾村	1	243	913	4.5	2.15	坑道井 2600 立方米经管道送入各户
2	83	石浦镇蒋家湾村	1	141	462	2	1.9	高山水库经管道送入各户
3	84	石浦镇渔山村	1	90	331	1.2	0.7	坑道井（3 只）2800 立方米经管道送入各户
4	84	石浦镇峙渔农村	2	347	1072	2.7	2.3	化肥厂水管引水入池泵入水塔入户
5	89	爵溪镇牛丈岙村	1	242	615	8.05	7.55	高山拦水坝引水到村入户
6	90	爵溪镇公屿/地厂三村联办	3	612	1965	15.5	14	大口井泵入水塔经管道入村到户
7	83	西周镇大岙村	1	67	241	1.3	1.15	大口井压力罐经管道送入各户
8	84	西周镇土上村	1	154	489	2	1.5	高山溪水筑坝经管道直送各户
9	89	西周镇琴诗岙村	1	127	434	4.92	4.5	高山溪水筑坝经管道直送各户
10	84	西周镇山头村	1	69	221	0.85	0.85	高山溪水筑坝经管道直送各户
11	90	西周镇土下村	1	169	534	5	4.8	拦水坝经减压池入管道入村进户
12	87	西周镇新屋村	1	93	281	1.43	1.3	大口井及压力罐泵入村到户
13	87	西周镇白月岙村	1	75	261	2.2	2.05	筑水坝高位水库接着各户
14	85	西周镇沙泉村	1	92	298	0.84	0.69	高山水库引水入减压池经管道入村进户
15	81	西周镇上谢村	1	90	292	2.1	2.1	溪井水入水塔经管道入村进户
16	89	西周镇车一村	1	143	455	0.4	0.4	山坑引水经管道入村进户
17	80	西周镇下叶村	1	136	422	1.1	0.9	高山溪水筑坝经管道直送各户
18	88	西周镇文岙村	1	544	1744	15	13.5	高位水库经过滤入总管送入各户
19	85	鹤浦镇小百丈村	1	265	951	2.5	2.2	引水库水经管道送入各户
20	88	鹤浦镇峙湾村	1	47	160	1.55	1.25	水库水泵入高位水塔经管道入村进户
21	88	鹤浦镇前龙头农渔村	2	174	654	4	3.5	高位水库经过滤入总管送入各户
22	90	鹤浦镇小网巾村	1	198	747	2	2	部队管道延伸
23	90	鹤浦镇大百丈村	1	340	1229	14.3	14	高山拦水坝经管道入村到户
24	90	鹤浦镇大沙（文沙联办）	2	188	699	5.2	5.2	建饮水库经过滤到户
25	82	墙头镇朱家村	1	171	546	1.4	1.05	泉水引入水池经管道送入各户
26	83	墙头镇下沙村	1	380	1147	52	2	高位水库引水入村
27	86	墙头镇方家岙村	1	656	2015	5.86	5.26	高位水库经蓄水池入总管送入各户
28	88	墙头镇屠家村	1	65	212	2	1.7	高位泉水引入高位水塔经总管送入各户
29	89	墙头镇丁家村	1	139	431	4.5	4.2	高山拦水过滤引水入减压池，经管道入村进户
30	89	墙头镇岭下村	1	285	928	1.2	1.2	溪坑引水入村到户
31	90	墙头镇盛王张村	1	122	391	1.7	1.5	引泉水入塔经管道入村到户

续表 10–11

序号	建站年限	乡村名称	工程受益			投资（万元）		工程概况
			村数（个）	户数（户）	人口（人）	总额	自筹	
32	87	贤庠镇盐厂村	1	504	1773	8.3	7.95	高位水库及压力泵并用经总管入村到户
33	85	泗洲头镇西洋村	1	265	857	4.45	3.45	大口井压力罐入村到户
34	86	泗洲头镇田边、中央岙村联办	2	201	726	5.5	5	溪水拦蓄过滤，经总管入村到户
35	86	泗洲头镇东联村	1	386	1332	6	5.5	大口井及高山引水减压池结合入村到户
36	87	泗洲头镇凤村	1	78	265	1	0.75	水库引水入减压池经总管入村到户
37	86	泗洲头镇横埕村	1	289	931	2.4	1	高位水库与压力罐并用经总管入村到户
38	86	泗洲头镇肖胡村	1	303	926	2.3	1.8	高位水库与压力罐并用经总管入村到户
39	87	泗洲头镇何婆岭村	1	126	431	3	2.75	高山拦水坝引水入减压池经总管入村到户
40	90	泗洲头镇路西跳村	1	71	263	1.8	1.65	拦水坝减压池经管道入村到户
41	87	泗洲头镇井坑村	1	115	385	3	2.75	拦水坝引水经总管入村到户
42	88	定塘镇上营村	1	50	196	1.4	1.2	高位水库经过滤入总管进村到户
43	86	定塘镇庙山村	1	106	380	2.5	2.3	大口井压力罐入村到户
44	88	定塘镇地垄村	1	93	325	3.4	3.2	高位水库经过滤入总管进村到户
45	87	定塘镇沙地村	1	241	846	4	3.6	高位水库经过滤入总管进村到户
46	88	定塘镇方前村	1	280	861	1.7	1.5	高位水库经过滤入总管进村到户
47	87	定塘镇下营村	1	262	1221	3	3	高位水库经总管入村到户
48	82	昌国镇半边山村	1	157	568	2.65	2.15	坑道井经管道入村到户
49	88	大徐乡三角地村	1	110	391	2.5	2.3	水库水经过滤入村到户
50	89	大徐乡沙田村	1	42	154	3.15	3	高山拦水经管道入村到户
51	89	大徐乡拾亩田	1	149	448	5.2	5	大水井泵入高塔经管道入村到户
52	90	大徐乡相思岭村	1	136	448	0.6	0.6	井水缸吸经管道入村到户
53	90	大徐乡山木洋村	1	317	1043	5.2	5.2	拦坝建饮水库经过滤池及管道入村到户
54	86	雅林溪乡里考坑村	1	250	801	6	5.75	溪流筑坝蓄水过滤入村到户
55	88	雅林溪乡虎啸铺村	1	177	660	3.6	3.4	大口井泵入高位水塔经总管送入各户
56	89	雅林溪乡上岙村	1	225	711	6.3	6	水库水经减压池入管道到户
57	89	雅林溪乡新罗岙村	1	180	622	3.8	3.55	水库水经减压池入管道到户
58	86	涂茨乡下盆岙村	1	207	689	3.5	3.25	水库水经过滤入村到户
59	82	东港乡新塘村	1	103	317	0.2	0.1	大水井泵入水塔经管道入村到户

续表 10-11

序号	建站年限	乡村名称	工程受益			投资（万元）		工程概况
			村数（个）	户数（户）	人口（人）	总额	自筹	
60	85	东港乡前仓村	1	602	2018	11	10.5	大口井与水库并用，经高压泵入水塔经总管入村到户
61	89	东港乡黄沙村	1	330	1151	1.2	1.2	地下水泵入高塔经管网入村到户
62	90	东港乡中堡村	1	259	861	5.3	4.9	高山拦水经过滤入管道入村到户
63	90	东港乡潘家坎村	1	128	426	3	2.89	水库水经过滤入管道送入各户
64	89	东港乡大岭后农村	1	140	482	1.2	1.2	高山引水经管网入村到户
65	86	珠溪乡下庄村	1	414	1398	3.57	3.17	高位水库经过滤入总管进村到户
66	88	珠溪乡溪沿四村联办	4	820	2767	12	11.3	高位水库经过滤入高位水塔经总管进村到户
67	89	珠溪乡常乐村	1	221	789	0.9	0.9	冷水孔引水经管道入村到户
68	85	黄避岙乡横里渔农村	2	187	595	3.3	3	建大口井用压力罐经管道入村到户
69	90	黄避岙乡谢家村	1	77	264	2.6	2.4	水库水经过滤到管道入村到户
70	90	黄避岙乡龙屿村	1	610	1749	21	21	建饮水库经过滤入村到户
71	86	南庄乡冷水潭村	1	130	419	3.2	3	高山引水入减压池经总管入村到户
72	87	南庄乡杨蓬岙村	1	105	338	3.5	3.3	大坑引水入减压池经总管入村到户
73	85	亭溪乡周家路村	1	183	589	1.3	1.1	利用仓岙水库水井管道入村到户
74	85	亭溪乡麻车岭村	1	103	327	1.6	1.6	接仓岙水库水经过滤入村到户
75	85	亭溪乡白墩村	1	165	512	1.1	0.75	利用后山塘水库水经管道入村到户
76	87	亭溪乡吊水岩村	1	120	413	1.2	1	高位水库水经过滤入总管进村到户
77	87	亭溪乡桃湾村	1	80	225	0.7	0.6	高位水库水经过滤入总管进村到户
78	87	亭溪乡沈山岙村	1	103	345	2.8	2.55	大口井与泉并用，高位水塔经管道入村到户
79	88	亭溪乡毛洋岭村	1	31	109	1.05	1	泉水引入水池经管道入村到户
80	89	东陈乡西山村	1	261	828	8	7	高山筑坝拦水入大口井蓄水经管道入村到户
81	84	东陈乡海墩村	1	169	569	5.3	3.8	大口井加压力罐经管道入村到户
82	87	东陈乡樟岙村	1	702	2194	16.05	15.3	大口井及集水沟泵入水塔经总管入村到户
83	87	东陈乡南堡黄村	1	211	637	3.2	3	大口井加压力罐经管道入村到户
84	87	东陈乡普陀何村	1	54	199	1.58	1.48	大口井加压力罐经管道入村到户
85	87	东陈乡南堡村	1	343	1074	4.7	4.25	高山水库经过滤入总管送入各户
86	87	东陈乡马岗村	1	245	792	3	2.75	大口井泵入高位水塔，接入各户
87	87	东陈乡叶家山村	1	68	234	3	2.85	大口井泵入高位水塔，接入各户

续表 10–11

序号	建站年限	乡村名称	工程受益			投资（万元）		工程概况
			村数（个）	户数（户）	人口（人）	总额	自筹	
88	87	东陈乡悬基坪村	1	45	156	1.2	1.1	大口井泵入高位水塔，接入各户
89	87	东陈乡南盘村	1	103	384	1.15	0.85	利用山塘水库并用自然过滤经压力罐送水到户
90	86	茅洋乡茅洋村（砩坑）	1	210	688	5.3	4.9	溪水引流过滤入高位清水池经总管入村到户
91	86	茅洋乡潭头村	1	270	885	2.15	1.95	高位水库水经过滤经总管入村到户
92	86	茅洋乡杨岙山村	1	91	323	1.9	1.6	溪水引流过滤入高位清水池经总管入村到户
93	87	茅洋乡南充村	1	460	1586	5.95	5.45	高位水库水经过滤经总管入村到户
94	90	茅洋乡缸窑俞村	1	65	218	3.05	2.8	高山拦水经过滤入总管入村到户
95	87	茅洋乡屠家园村	1	275	953	4.85	4.55	高山拦水坝引水入减压池经总管入村到户
96	87	茅洋乡石鼓岭脚村	1	31	111	0.55	0.45	泵水入水池经总管入村到户
97	87	茅洋乡徐家岙村	1	135	458	1.45	1.25	高位水库水经总管入村到户
98	87	茅洋乡陈家村	1	79	246	2.55	2.25	高山引水入减压池入村到户
99	87	茅洋乡溪东村	1	214	686	3.2	2.9	高山引水入减压池入村到户
100	87	茅洋乡花露山村	1	63	222	0.5	0.5	接溪口水库管理处自来水
101	86	旦门乡上周村	1	134	470	1.75	1.55	高位水库水经过滤经总管入村到户
102	86	旦门乡松岙渔农村联办	2	698	2262	5	4	溪流筑坝蓄水经过滤入村到户
103	87	旦门乡乌岩村	1	66	239	1.9	1.7	高山溪流筑坝蓄水经过滤入村到户
104	87	旦门乡梅岭村	1	36	122	0.5	0.4	溪流拦蓄过滤入村到户
105	83	下沈乡关山（仙人岩）村	1	641	2020	7.5	6	溪井、大口井泵入高位水塔经管道接入各户
106	84	下沈乡柴溪村	1	923	3004	8	6.5	高山水库经管道入村到户
107	85	下沈乡下沈（八亩、利山）村联办（扫箕湾、白岩后）、上山迁入	6	967	2722	23.65	22	大口井泵入高位水塔经管道接入各户
108	85	下沈乡杰上村	1	214	724	4	3.8	溪坑打大口井及集水廊道用压力罐入村到户
109	88	下沈乡杰下村	1	224	785	4	3.8	溪坑打大口井及集水廊道用压力罐入村到户
110	90	下沈乡普塘村	1	116	388	2.5	2.5	土坝水库水入过滤池经管道入村到户
111	90	下沈乡外静村	1	135	481	2.5	2.5	坑水入水塔经管道入村到户
112	84	下沈乡杭头村	1	230	846	4	4	大口井泵入高位水池经总管入村到户

续表 10–11

序号	建站年限	乡村名称	工程受益			投资（万元）		工程概况
			村数（个）	户数（户）	人口（人）	总额	自筹	
113	90	下沈乡埠头村	1	598	2089	12	11.2	高山拦水经过滤入总管入村到户
114	90	下沈乡万金山村	1	25	93	0.4	0.4	原水经管道入村到户
115	84	儒下洋乡上芭蕉村	1	177	666	2	1.6	高山拦水经过滤入总管入村到户
116	84	儒下洋乡横山村	1	135	464	2.5	2.1	高山拦水经过滤入总管入村到户
117	84	儒下洋乡山顶岭村	1	103	368	2	1.7	溪流引水入高位水库经管道入村到户
118	84	儒下洋乡尖岭头村	1	143	548	1	0.7	溪水引入池入村到户
119	84	儒下洋乡赖家村	1	84	265	1	0.85	泉水经管道入村到户
120	85	儒下洋乡下芭蕉村	1	255	962	3	2.7	高位水库水过滤入村及两处溪水入池送入各户
121	85	儒下洋乡山后胡村	1	176	567	2	1.87	利用两处溪水入山塘水库经管道入村到户
122	85	儒下洋乡西岙郑村	1	106	351	1.3	1.15	利用高位水库水经减压池入管道入村到户
123	85	儒下洋乡倪家村（乡政府）	1	192	438	2.7	2.4	龙潭坑拦水过滤经减压池入村到户
124	85	儒下洋乡半坑于村	1	28	101	0.42	0.42	溪流拦蓄经管道入村到户
125	86	儒下洋乡儒下洋村	1	431	1404	7	6.45	溪流筑坝蓄水过滤经减压池入总管入村到户
126	86	儒下洋乡大竹园村	1	46	159	0.85	0.85	溪坑引水送入各户
127	86	儒下洋乡尖坑村	1	43	146	1	1	高山水库引水入村送户
128	87	儒下洋乡隔溪张村	1	102	347	3	2.7	高位水库引水入减压池入村到户
129	90	儒下洋乡金竹坑村	1	84	315	0.8	0.7	高山拦水经过滤入总管到村入户
130	87	莲花乡勤丰村	1	245	784	6	5.5	高山水库压力罐并用经总管入村到户
131	87	莲花乡莲花村（四八一九工厂）	1	888	2980	6.5	6	高位水库经过滤入村到户
132	90	莲花乡伊家村	1	425	1283	8.3	7.7	拦水坝经减压池及管道入村到户
133	83	灵南乡上马岙村	1	345	1173	15	10	以水库水源泵入高位水塔入村到户
134	85	灵南乡下马岙村	1	238	773	2.9	2.5	高位水库引水入减压池入村到户
135	85	灵南乡侍前村	1	159	562	1.4	1.05	高位水库引水入减压池入村到户
136	85	灵南乡大麦塘村	1	262	829	9	8.4	河水经砂滤井和压力过滤器加压力罐入村到户
137	86	灵南乡墩岙村	1	197	721	1.6	1.3	高位水库水经过滤入村到户
138	86	灵南乡墩岙塘村	1	133	405	1.15	0.9	灵南乡自来水延伸接入各户

续表 10-11

序号	建站年限	乡村名称	工程受益			投资（万元）		工程概况
			村数（个）	户数（户）	人口（人）	总额	自筹	
139	87	东溪乡山根村	1	367	1288	7	6.6	高位水库水经过滤入村到户
140	87	东溪乡龙洞村	1	45	153	1	0.93	高位水库经总管入村到户
141	87	东溪乡横山村	1	63	216	1.15	1.07	高位水库水经过滤入村到户
142	87	东溪乡外韩村	1	81	241	1.6	1.4	高山泉水引入水塔经总管入村到户
143	90	东溪乡庙高杨村	1	104	367	4.5	4.5	拦坝蓄水入水塔经管道入村到户
144	87	东溪乡外岙村	1	115	423	2.5	2.4	高位水库水经总管入村到户
145	87	东溪乡里岙村	1	94	375	0.86	0.76	高位水库水经总管入村到户
146	87	东溪乡洋坑村	1	268	941	0.5	0.4	溪流截水经过滤入管道入村到户
147	82	新桥乡下灵岙村	1	40	130	0.95	0.7	大口井压力罐经管道入村到户
148	82	新桥乡石柱里村	1	195	695	4	3.3	高山水库管路直送接入各户
149	84	新桥乡中灵岙村	1	60	202	0.55	0.3	高山水库管路直送接入各户
150	85	新桥乡上灵岙村	1	80	268	1	0.75	山塘水库及溪流引水经管道入村到户
151	86	新桥乡高湾（丁家塘）村	1	25	107	0.3	0.25	高位水库经过滤入村到户
152	86	新桥乡下七里村	1	376	1184	2.5	2.28	水库引水经过滤入村到户
153	86	新桥乡关头村	1	864	2776	13.5	12.5	高山拦蓄水库引水入减压池入村到户
154	86	新桥乡上盘村	1	232	818	2.05	1.85	冷水孔引水建蓄水池与原水库配合引水入村到户
155	87	新桥乡双岙村	1	81	293	1	0.9	高位水库水经总管入村到户
156	87	新桥乡黄吉岙村	1	170	565	2.5	2.3	高位水库引水入村到户
157	87	新桥乡石柱外村	1	196	654	5	4.75	高位水库引水入减压池入村到户
158	87	新桥乡蛤沙村	1	53	217	1.05	0.9	溪流拦蓄过滤入村到户
159	90	新桥乡弹涂岙村	1	48	167	1.4	1.2	水库水经过滤入管道入村到户
160	83	中楼乡楼下啥村	1	202	646	1.7	1.4	高山水库管路直送接入各户
161	89	中楼乡岙底村	1	298	1070	7.3	6.8	水库水经过滤入管道入村到户
162	89	中楼乡斜岙村	1	130	409	2.5	2.5	水库水经过滤入管道入村到户
163	85	晓塘乡西边塘村	1	389	1452	1.9	1.45	利用废石板为水塔经总管入村到户
164	85	晓塘乡双联峙村	1	234	783	1.1	0.8	利用水库水经总管入村到户
165	88	晓塘乡鹁鸪头村	1	53	214	2	1.85	蓄水井泵入高位水塔经总管入村到户
166	84	后岭乡湾边村	1	63	226	1.2	0.95	溪坑筑库经管道入村到户
167	84	后岭乡支坑村	1	174	547	2	1.6	水库引水经管道入村到户
168	84	后岭乡山岙村	1	63	214	5	3.2	分散泉水入池经管道入村到户

续表 10–11

序号	建站年限	乡村名称	工程受益			投资（万元）		工程概况
			村数（个）	户数（户）	人口（人）	总额	自筹	
169	86	后岭乡黄岙村	1	58	218	0.6	0.5	水库引水经管道入村到户
170	85	后岭乡黄埠村	1	340	1195	4	3.7	利用山塘水库经 CW 压力罐入村到户
171	85	后岭乡青脚村	1	91	324	0.35	0.3	利用黄泥头水经管道入村到户
172	86	后岭乡岭头村	1	98	340	1.25	1.05	溪水过滤引入池经总管入村到户
173	87	后岭乡邓家村	1	60	214	0.6	0.5	原水库水过滤经管道入村到户
174	81	樊岙乡杨柳坑村	1	153	566	2.1	1.5	利用坑道井水经管道入村到户
175	81	樊岙乡金七门渔村	1	76	308	1.3	0.8	大口井水经管道入村到户
176	83	樊岙乡南田墩村	1	128	430	1.8	1.3	大口井水泵入高位水塔经管道入村到户
177	90	樊岙乡小岙村	1	89	324	2.1	2.1	引泉水经总管入村到户
178	87	高塘岛乡杏八村	1	266	1044	2.6	2.3	筑坝蓄水过滤入村到户
179	90	高塘岛乡渔潭村	1	201	783	6	5.7	水库高位水塔经管道入村到户
180	90	高塘岛乡孝贤湾村	1	296	1177	6	5.7	高山拦水引入减压池经管道入村到户
181	90	高塘岛乡沙帽录村	1	195	698	7.5	7.1	高山拦坝经管道入村到户
182	84	东门乡胡椒湾渔村	1	96	326	1.8	1.5	坑道井水经管道入村到户
183	86	金星乡司前村	1	80	297	1.5	1.3	筑山塘饮水库经过滤入村到户
184	81	檀头山乡双前村	1	182	682	0.5	0.5	坑道井水经管道入村到户
185	81	檀头山乡长坑村	1	122	417	0.5	0.5	坑道井水经管道入村到户
186	81	檀头山乡六股头村	1	40	140	0.2	0.2	坑道井水经管道入村到户
187	82	檀头山乡前卫（大王宫）	1	282	955	10	5.5	水库水经管道入村到户
188	90	檀头山乡小沙头（大沙头、东卫、小宫后）村联办	4	290	946	8.64	7.84	水库水经管道入村到户

第四节　管粪改厕

象山县以农业为主兼营渔、林、牧、副业。多数农户家庭室内放粪桶，户外是露天粪缸（坑）和路边茅厕。农民把人畜粪便作为农作物主要肥料。春季雨水多，粪缸外溢，粪水遍地，臭气冲天。夏秋季蝇蛆成团乱爬，苍蝇蚊子满天飞，传染病流行，严重影响人们身体健康。

粪便管理　中华人民共和国成立后，人民政府重视爱国卫生工作，贯彻以预防为主的卫生工作方针。1950 年 1 月 1 日，县委发出《关于立即开展以控制冬春传染病为中心的爱国卫生运动的通知》，就传染病防控、除“四害”讲卫生、环境改善、地方病防治及人员培训等作出全面部署。

全县人民初步树立卫生观念，城乡环境卫生有较大改善。1965年，党中央发出通知，在农村结合积肥，开展“两管五改（饮用水与粪便管理，改良水源、厕所、畜圈、炉灶和环境）”工作。倡导露天粪缸小型集中，远离水源（30米以上），加盖搭棚，用“六六六”或“二二三”定期灭蛆等办法，效果虽较好，但未能普及。

1978年，整顿爱国卫生运动组织，开展以治理脏、乱、差为重点的城乡环境卫生整治活动。粪便革命从生产化肥开始，引导农民使用化肥，减少用人粪便当肥料。1989年，开展第一个爱国卫生月活动，参加突击治脏活动15698人次，清理垃圾1320吨，迁移露天粪坑278只，疏通阴阳沟756条，清理不卫生死角422处、蚊蝇滋生地939处。在1990年开展的第二个爱国卫生月活动中，新建、翻修刷新公厕6所。自1991年开展“农村初级卫生保健”到1996年初级卫生保健达标（象山县被市政府授予“农村初级卫生保健工作优胜单位”称号），全县基本完成露天粪缸（坑）的拆迁工作，建造三格式蓄粪池，改善农村环境卫生。

厕所改造 过去人们都是用粪桶（也叫便桶，无盖）、马桶（也叫夜桶，有盖）当厕所，既臭且脏，苍蝇满屋飞，蛆虫往往从便桶里往外爬。

1990年，结合粪改工作，发动人民群众取缔粪桶，建造家庭卫厕。有些村拨出经费，对建造卫生厕所的农户补助100元。当时，建造一座卫生厕所需经费200多元（包括在室外建造一个小三格化粪池）。此后，全县各镇乡政府把改厕工作列入议事日程。初期，有些镇乡还采取一些强制措施：凡农村新建房屋到镇乡政府办审批手续时，要预付300元押金，待新房和卫生户厕同时建造，验收合格后退还押金。后因建造户厕已成为村民的自觉行为，这一举措随之取消。至1996年“农村初级卫生保健”达标时，全县“卫生厕所”普及率已达60%以上。

为彻底改变农村环境卫生状况，加快现代化建设进程，县委、县政府将农村改厕工作列入县委、县政府重要议事日程，列入对镇乡党委、政府工作目标考核内容。自2000年1月起，经过3年艰苦努力，截至2002年底，全县共拆迁露天粪缸21784个，建造无害化公厕73座，大型三格式无害化倒粪池207个。改厕工作取得阶段性成果。此后，结合创建卫生县城，改厕工作得到进一步深化，截至2014年底，全县农村卫生厕所普及率达95.18%。

第五节　农村初级卫生保健

1978年9月，世界卫生组织和联合国儿童基金会在苏联阿拉木图召开的国际初级卫生保健会上，提出“2000年人人享受卫生保健”战略目标。1983年，国务院总理李鹏代表中国政府作出承诺。1986年，实现“2000年人人享受卫生保健”的目标被列为全国经济和社会发展总体目标的组成部分，纳入国民经济和社会发展十年规划和“八五”计划。

1990年3月15日，卫生部、国家计划委员会、农业部、国家环境保护局、全国爱卫会联合发出《关于下发我国农村实现“2000年人人享受卫生保健”规划目标的通知》。1991年7月23—24日，象山县十二届人大常委会第九次会议审议通过《象山县初级卫生保健实施规划》，确定目标是在1995年以前，基本达到省卫生厅制定的“最低标准”。同年8月9日，县政府印发《象山县实施初级卫生保健规划》。

规划目标 初级卫生保健目标和标准共十六条，分别是把初级卫生保健纳入县、乡（镇）政府工作目标和当地社会经济发展规划达100%；县、乡（镇）政府卫生事业拨款逐年增长，1995年力争达到同级财政总支出的8%以上；行政村卫生室覆盖率达100%，其中合格村卫生室达

80%；集资医疗覆盖率达 50%；“安全水”普及率达 85%；“卫生厕所”普及率达 60%；食品卫生抽检、送检合格率达 80%；孕产妇系统管理普及率 80%；儿童“四苗”单苗接种率达 90%；0~7 岁儿童卫生保健普及率达 70%；年婴儿死亡率 25‰；年孕产妇死亡率 3.5/万；法定传染病年总发病率 610/10 万；乡镇企业主要职业危害监测合格率达 60%；有关地方病达到控制标准；健康教育普及率达 90%。

组织机构 1990 年 6 月 30 日，县政府发出《关于成立象山县卫生保健委员会的通知》，主任：陈世灿，副主任：胡良舫（卫生局）、郦伟山（县委宣传部）。成员由县政府办公室、县计委、农经委、纪委、教委、计生委和县财税局、城建局、商业局、供销社、乡镇企业局、文广局、卫生局、总工会、妇联、团委等部门的有关负责人组成。委员会下设办公室，由卫生局副局长张生标兼任办公室主任，办公室设在县卫生局内。1991 年 8 月，县政府再次发出《关于调整“象山县卫生保健委员会”和“象山县爱国卫生运动委员会”组成人员的通知》，其中明确县保健委员会主任：陈世灿，副主任：郦伟山、胡良舫，委员仍由相关部门的有关负责人组成，增加县财办、工商、土管三个部门的负责人。1991 年 8 月 9 日，县政府在印发《象山县实施初级卫生保健规划》的通知中，明确各镇乡政府都要依照规划要求，建立组织，并随着换届或人员变动而及时调整。

实施阶段 根据市政府“八五”规划要求，象山县初级卫生保健的目标是在 1995 年以前，基本达到省卫生厅制定的最低标准。具体任务分解为规划试点阶段（1990—1991）与全面普及阶段（1992—1995）。1995 年以前，各镇乡分期分批达标。

1991 年，在东陈乡樟岙村开展初保试点工作，重点探索改厕管粪、合作医疗保健和健康教育经验。4 月下旬，组织 7 名专家进驻试点村，经过 2 个月工作，203 户建成标准小三格式或三缸式家庭卫生厕所，另建无害化公厕 1 座；迁移露天粪坑 375 个；建立福利风险型合作医疗保健制度，落实资金、村卫生室和医务人员；制订医疗费用报销管理等制度，首批参加集资医疗的群众达 771 名，占樟岙村常住户口人数的 43.5%。是年 8 月 23—24 日，召开县初保工作会议，使初保工作由点到面逐渐铺开。全县有 26 个区镇乡成立初保领导小组，制订《初级卫生保健实施规划》，落实试点村，确立示范户。县卫生局和县城建局、县土地管理局联合发文，规定新建房子必须做到与建卫生厕所同时设计、同时审批、同时施工、同时验收。全县全年共建家庭入户式卫生厕所 277 座，迁移露天粪坑 987 个。

1992 年，着重抓丹城、石浦、爵溪、墙头 4 个镇的初级卫生保健工作。首先，县卫生局组织四镇分管领导和有关人员赴初保先进地区参观学习，增强他们对初保的感性认识。其次，分别于4 月中旬和 8 月中旬，先后抽调人员组成工作组进驻 4 个镇，协助当地政府开展初保工作。经过努力，是年底，该 4 个镇基本达标。

1993 年，结合第五个爱国卫生月活动，初级卫生保健规划得到继续实施。全县新建公厕 10 座，总投资 23.5 万元，新建卫生户厕 1115 座，迁移露天粪坑 470 余个。灭鼠灭蟑与农村改水等取得新进展。

1994 年，把“2000 年人人享受初级卫生保健”纳入全县卫生事业发展“九五”计划。共拆迁露天粪坑 575 个，新增各类卫生厕所 10908 座，公厕普及率达 43.3%，家庭卫生厕所普及率达到 19.1%。全县新增村级水站 6 座，增加受益村 23 个，受益人口 12595 人。“安全卫生水”普及率超过初保目标 90%的要求，其中自来水普及率达 84.1%，比上年增长 2.4%。初保考核评估分达 75 分以上，实现年初制订的计划目标。

1995 年是象山县实施初保规划目标的最后一年，把初保工作列入各级政府的主要工作目标之一，同时列入精神文明建设和奔小康的重要内容。健康教育和管粪改厕工作全面普及、有序推进。全县各地拆迁露天粪坑 750 个，新建各类卫厕 2 万余个。全县 158 个村的卫生室核发新行医许可证，19 个村办起甲级卫生室。全县初保基本达到国家目标要求。

1996 年是初级卫生保健工作的达标年。年初，县卫生局组织 35 个工作组，分片包干，到各乡镇，会同当地政府和卫生院，上山头、下海岛，在全县 732 个行政村，将各项指标一一落实，从而使 13 项卫生方面的指标达标。省审评组认为："象山县的初保工作领导重视，认识一致，部门配合，规划目标明确，组织机构健全，经费投入保证，资料数据完整，特别是县卫生行政主管部门发挥主力军作用。"在翌年 7 月 8 日召开的全市卫生工作会议上，象山县被市政府授予"农村初级卫生保健工作优胜单位"称号，丹城镇、黄避岙乡被授予市级先进集体，爵溪、泗洲头镇被授予优胜单位，20 位同志被评为先进个人。

1997 年，为了使农村初级卫生保健工作迈上一个新台阶，象山县又制订以镇乡为单位的初级卫生保健达标"九五"规划。要求在实现以县为单位初保达标的低限目标基础上，进一步提高水平，争取在 2000 年前分期分批完成以镇乡为单位的达标任务。

通过各镇乡的共同努力，至 2001 年，全县 19 个镇乡都实现初级卫生保健达标"九五"规划。其中 1998 年达标的有墙头镇、石浦镇、爵溪镇、晓塘乡；1999 年达标的有丹城镇、大徐镇、贤庠镇、鹤浦镇、东陈乡；2000 年达标的有西周镇、下沈镇、昌国镇、新桥镇、黄避岙乡；2001 年达标的有定塘镇、泗洲头镇、涂茨镇、高塘岛乡、茅洋乡。

2001 年后，初级卫生保健工作作为正常的卫生工作进行部署，初保达标工作暂时告一段落。

第六节 卫生城市（镇、单位、村）创建

创建卫生城市（镇、单位、村）工作是一项综合性的治理工作，是为民办实事、好事的有效举措，是一项能较好地改善人民群众生活环境、提高人民生活质量、造福人民的事业。改革开放以后，特别是近 20 年，在县委、县政府领导下，各创卫单位通过各种渠道开展多种形式的创卫宣传、卫生防病教育，提高居民卫生意识，改变不良卫生习惯，发动人民群众参与创建卫生城市活动，切实改善农村环境卫生。同时，以创建文明卫生村镇和卫生单位为载体，全面推进爱国卫生工作，取得可喜成绩。1984 年，首次命名爵溪边防派出所等 21 家单位为县级文明卫生单位，县政府招待所（象山宾馆）为省级文明卫生单位。1995 年，丹城镇被命名为省级卫生镇，1996 年被授予省级卫生县城称号。2013 年 12 月，象山县成功创建国家卫生县城，2016 年通过复审。截至 2014 年底，全县 39 家单位被省爱卫会命名为省级卫生先进单位，定塘镇定山村等 68 个行政村被评为省级卫生村；丹东、丹西、爵溪等 3 个街道被命名为市级卫生街道，西周镇、鹤浦镇被命名为省级卫生镇。

省级卫生先进单位、省级卫生先进乡村一览表

表 10-12

省级先进单位		省级先进乡村			省级先进乡村		
单位名称	命名时间	从属街道	村落名称	命名时间	从属乡镇	村落名称	命名时间
象山县东谷湖宾馆	1988	丹东街道	河东村	2008 年 12 月	石浦镇	东门渔村	2010 年 10 月
石浦镇后街居委会	1988		桥头胡	2008 年 12 月	西周镇	官山村	2009 年 10 月
象山宾馆	1989		桥头林	2008 年 12 月		潘埠村	2013 年 12 月
象山巨鹰集团	1992		丹峰社区	2008 年 12 月		儒雅洋村	2014
象山县春晖幼儿园	1997		文峰社区	2008 年 12 月	鹤浦镇	马小坦村	2010 年 11 月
宁波石油分公司石浦油库	1997		新华社区	2008 年 12 月	贤庠镇	盐厂村	2006 年 10 月
象山县自来水厂	1999		东街社区	2008 年 12 月		东风村	2008 年 12 月
象山县丹城第三小学	1999		公园社区	2008 年 12 月		沈家洋村	2009 年 10 月
象山县疾控中心	2000		城东村	2009 年 10 月		碶头陈村	2010 年 11 月
象山县第三中学	2000		南门村	2009 年 10 月	定塘镇	定山村	2006 年 10 月
象山国家税务局丹城分局	2000		田洋里	2009 年 10 月		宁波站村	2008 年 12 月
象山财政税务局丹城分局	2000		西林村	2009 年 10 月		沙地村	2010 年 11 月
宁波申菱电梯有限公司	2000		城新村	2009 年 10 月		洋岙村	2010 年 11 月
浙江省通讯有限公司象山分公司	2003 年 12 月		塔山社区	2009 年 12 月		叶口山村	2013 年 12 月
象山塔山幼儿园	2003 年 12 月		金秋社区	2009 年 12 月		英山村	2014
象山县中医院	2003 年 12 月		东门外村	2010 年 11 月	墙头镇	墙头村	2006 年 10 月
象山县卫生进修学校	2003 年 12 月		上进村	2010 年 11 月		方家岙村	2008 年 12 月
象山县国家税务局	2003 年 12 月		庄穆镜	2010 年 11 月		黄溪村	2009 年 10 月
象山县新港小学	2004 年 12 月		陆家村	2010 年 11 月		溪里方村	2012 年 12 月
象山县第一人民医院	2004 年 12 月		后洋村	2010 年 11 月	泗洲头镇	塘岸村	2011
象山县妇幼保健院	2006 年 12 月		寨里村	2010 年 11 月		墩岙村	2012 年 12 月
象山县人民法院	2006 年 12 月		梅岙村	2010 年 11 月	涂茨镇	黄沙村	2013 年 12 月
石浦中心幼儿园	2007 年 12 月		梅园社区	2011	新桥镇	板岭村	2010 年 11 月
象山县港航管理处	2007 年 12 月	丹西街道	横墙弄村	2008 年 12 月	黄避岙乡	周家村	2012 年 12 月
象山县海韵幼儿园	2007 年 12 月		菱河头村	2008 年 12 月		鲁家岙村	2013 年 12 月
象山海事处	2008 年 12 月		方井头村	2009 年 10 月	茅洋乡	李家弄村	2010 年 11 月
象山县技工学校	2008 年 12 月		北门村	2009 年 10 月		花墙村	2012 年 12 月
中国农业银行象山支行	2009 年 12 月		董何契村	2009 年 10 月		溪东村	2014
象山县卫生监督所	2009 年 12 月		樟树下村	2009 年 10 月	高塘岛	江北村	2007 年 12 月
石浦镇延昌小学	2009 年 12 月		九顷村	2010 年 11 月		金高椅村	2012 年 12 月
定塘镇中心幼儿园	2009 年 12 月		五丰村	2011			
东陈乡中心小学	2009 年 12 月		韩家村	2011			
高塘学校	2009 年 12 月		仇家山村	2011			
石浦镇政府	2011 年 12 月		小河头村	2011			
西周镇政府	2011 年 12 月		小东洋村	2011			
象山县财政税务局	2011		小斤村	2011			
象山市场监督管理局	2012 年 12 月		西港村	2013 年 12 月			
象山县石浦社区教育学院	2012 年 12 月		南沙村	2013 年 12 月			
象山县邮政局	2012 年 12 月						

第十一章 渔区卫生与海港检疫

象山海岸曲折，岛礁星列。于农林之外，更有渔盐之饶，市舶之利。塔山文化遗址发掘有石网坠，揭示先民耕海牧渔历史可上溯至6000年前的新石器时代。得天独厚的渔业自然资源，加之在历代辛勤劳作中积累的丰富渔事经验，不断推进渔业生产的发展。中华人民共和国的建立，为渔业提供更大的发展空间。特别是渔业股份制的实施，为渔民造大船、闯大海、赚大钱创造条件。随着1998年始办中国开渔节，2002年石浦渔港扩展为中心渔港，2004年韭山列岛海洋生态自然保护区的成立，以及人工鱼礁的投放，逐渐确立象山海洋大县、渔业大县的地位。与此同时，省、市、县医疗卫生机构和苏、闽、沪等省市，均派出医疗队赴渔场为渔民和支汛人员开展医疗卫生保健服务。

第一节 渔船卫生

渔船灭害 1956年，石浦镇成立除“四害”指挥部，开始部署灭鼠等工作。1956—1979年，冬季鱼汛开捕前，在渔船及交通运输船上进行一次普遍的灭鼠活动。1989年以后，渔业公司与下属单位、部门签订灭鼠承包责任书，开展“一役达标”，使鼠密度保持在1%以下。

渔船常年在海洋捕捞，船员们深受蟑螂之害，甚至影响正常生产。1958年开展渔船灭蟑试验。1967年起，开展渔轮灭蟑工作，先后用敌敌畏、灭害灵、烟熏弹等进行灭蟑。经过几年努力，取得较好效果。1988年起，渔轮每年有组织、有步骤开展灭蟑工作，使渔船基本达到无蟑害。

20世纪90年代后，由于渔船绝大部分个体经营，灭鼠灭蟑工作基本处于“各自为战”状态。好在随着船员卫生意识的增强和灭鼠灭蟑用药的更新换代，尚不构成鼠、蟑之害。

渔船饮水消毒 渔民出海捕鱼，生活必需品中淡水尤为重要。一艘大捕船，前后两只水舱，可注入水2立方米左右，独捞船如上北洋捕带鱼，所带淡水与大捕船相同。红头船一对两只，注水1立方米左右。20世纪50年代，渔船淡水均取自家用水，以就近方便为原则，水源有井水、山塘水等，或向卖水舢板补充淡水。由于渔区淡水资源短缺，故渔民在海上用水十分节约。当时县水产供销公司遵照象渔指挥部通知，水鲜船在上海、宁波卸鱼后，必须装满淡水，在海上免费供给作业渔船。1967年，石浦北门水库和文昌阁水库先后建成，而石浦沿港马路还在陆续修建，未接通水管。县水产局会同石浦水厂在向省水产局要求拨修路资金时，一并要求解决渔民出海淡水供给问题，在沿港马路敷设自来水管，得到省局支持。1971年，石浦沿港马路初步形成，当即安装上5个水阀（延昌段2个、石浦段3个）专给渔船充水之用（收取适当费用）。其他小岛渔船补水，还是沿袭挑取敞天井潭水，水质好坏不一。遇有副霍乱等疫情发生，卫生防疫部门及时培训一批渔船饮水卫生消毒员，对饮用水、压舱水用漂白粉消毒。每次台风过后，对船上用水再次消毒。

1980年以后，渔船淡水供应逐渐得到改善。渔船在石浦港靠埠不论在哪个冷库卸、售鱼货或冲水，就由该单位免费供给淡水，随意补充。一艘撑梁6.5米的外海大功力渔船，能容淡水30~40立方米。外海木质机船贮水5立方米。2000年以后，随着渔村开展改水和兴建自来水厂（站），渔民饮用水条件显著改善，渔船用上安全卫生水。

硫化氢中毒　硫化氢是一种具有窒息性和刺激性的有毒气体，常存在于池、灌、地窖等密闭空间，接触高浓度硫化氢可迅速危及生命。象山县渔业发达，渔船在海上停留时间较长，船舱冰块融化，海鲜腐烂变质，可产生大量硫化氢气体，渔民进入船舱密闭空间发生中毒死亡事件时有发生。曾经是危害渔民生命健康主要安全事故之一。2000—2010年石浦等地发生渔民硫化氢中毒9起，7人死亡，有的出现神经损害，留下后遗症。2010年以后，通过采取强化安全生产宣传和硫化氢中毒健康教育干预等举措，收到较好效果，未发生硫化氢中毒死亡事件。

渔船卫生员　象山渔民是一支庞大的队伍。1949年，全县渔区渔户4312户。1959年突破5000户，1976年突破6000户，1989年突破10000户，2002年突破20000户。渔业劳动力1949年3772人，1960年突破6000人，1978年突破10000人，1994年突破20000人，2003年突破40000人。他们的卫生状况如何，与全县人民的各项健康指标达成密切相关。渔民常年生活在船上，就医用药多有不便。1955年开始，县卫生部门开始培训渔船保健员、饮水消毒员等，实施一般急救处理和开展卫生防疫。至20世纪70年代基本达到每对渔船有一名兼职保健员（渔船卫生员）。20世纪80年代中期后逐渐减少，少数渔船配有保健药箱。

第二节　渔民卫生

卫生习俗　渔民常年在船上，海洋捕捞跟随潮汐涨落和鱼群走向，常与风浪搏斗，性格豪爽强悍，饮食起居无规律可循。由于长期形成的生活习惯，渔民普遍嗜饮黄酒和抽烟，且日耗量很大。渔船开洋前，将整坛黄酒往船上扛。渔船老大（船长）置酒坛于舵杆下，随时大碗喝酒，以祛寒活血，消除疲劳。吸烟一般每天3包以提神并计时计程。尤其是冬汛捕带鱼时，日夜作业不间断，白天45分钟起网一次，到深夜2小时起网一次，只要海上没有8级以上大风，夜以继日作业不停，劳动强度大。渔民在冬汛开捕前都有进补的习俗。进补常以黄酒做辅料，以“老酒浸黑枣”“老酒煮芝麻胡桃”“红糖老酒冲鸡蛋”“酒淘大黄鱼”“酒淘米鱼胶”“酒炖全鸡”“酒炖陈老鸭”“肉淘酒”等滋补身体，此习惯代代相传，延至今日。年轻渔民已改喝啤酒等饮料。渔民在海上生产期间常年食鱼虾等海产品，避风回港菜肴也以海产品为主，常有生食、半生食海产品和腌、晒、糟加工海产品习惯，如炝蟹、炝虾、糟带丝、泥螺、蟹浆、虾浆作常年菜肴。20世纪70年代末，水产品流通顺畅，鱼货冷藏鲜销增多，价格攀升，渔民以转食农副产品为主，减少海产品摄入，将节余海产品上市交易获利。

渔民惯洗海水浴，渔村居民历来有饮生水习惯，再加上水源短缺，水质差，污染重，故水源性传染病和寄生虫病在渔区多见。

改革开放后，渔民收入大增，生活水平逐年提高，消费结构随之改变，多注重保身健体，讲究卫生，昔日旧生活陋习和不良卫生习俗基本消除。

渔民个人卫生 中华人民共和国成立前，渔工、贫苦渔民衣不遮体、食不果腹，木质帆船卫生条件十分差。在船上除烧菜煮饭及饮用淡水外，其他洗涤都不准动用船上桶贮淡水。往往一个鱼汛或一两个月不洗脸、不洗脚、不换衣服、不刷牙齿。患头癣，染头虱，生跳蚤非常普遍。渔民在船上共用一块毛巾，普遍有喝生水、生食或半生食海产品习惯，肠道传染病常见。渔民常年漂泊在海洋，屎尿倒入大海，已成千年来的习惯。中华人民共和国成立后，渔船机帆化，但居住拥挤，船上贮存淡水仍有限。20 世纪 60 年代至 70 年代，建造大型机帆船，20 世纪 80 年代至 90 年代，打造大型钢质渔船，船上居住生活条件有较大改善，个人卫生意识日益增强，部分大型渔轮建有浴室和厕所间，淡水储备充足，可利用柴油机管道余热，供渔民洗热水澡，随便乱拉撒的现象大为减少。20 世纪 90 年代起，渔民中淋病、梅毒等性传播疾病时有发生。20 世纪 90 年代后期，发展外洋捕捞，境内部分渔轮赴大西洋、南太平洋等海域作业和出国劳务输出渔民增多。在赴境外从事捕鱼劳务人员回国的象山籍渔民中偶有发现艾滋病病毒感染者。

渔民常见病

老虎鱼刺伤 老虎鱼也称“海老虎”，为鱼类毒鲉科鬼鲉的俗称。它的背鳍棘基部有发达的毒腺，常混在其他鱼类中，渔民拣鱼货时，常被“海老虎”毒棘刺伤。刺伤后手指剧痛难忍，需持续 5~10 分钟后才逐渐缓解，伤口多不感染。因老虎鱼刺伤疼痛难忍，伤者顿足疾首，跳蹦叫喊，同船渔民发现有人刺伤，有把他绑在桅杆上，防止跳海之说。民间有用樟木烧烟熏。医生采用普鲁卡因手指神经阻断封闭止痛。

带鱼扎伤 带鱼牙尖，呈多角形，且生有倒钩，咬伤后出血不止，伤口外观较小，但较深，极易感染。渔民有带鱼咬伤出血，要等到该条带鱼杀掉烧熟吃掉，才能止住出血的说法。可用带鱼鳞白止血。带鱼咬伤要及时消毒清创包扎，避免化脓性指头炎。

海鳗咬伤 海鳗牙长尖，长有倒钩，常咬穿雨靴伤及足趾、小腿。一旦咬住，鳗鱼身子急速旋转往往撕下一块组织，创口大、深，极易造成感染，应及时清创包扎。

海蜇蜇伤 在捕捞海蜇或加工时，常被海蜇体液溅入眼睛，疼痛难忍，眼球结膜水肿充血。医务人员多给予生理盐水反复冲洗，涂上消炎眼膏包扎。

膝关节腔积水 此病在近洋张网作业渔区常见，因张网作业需双膝长期跪在船舷边拉网，日久造成膝关节积水。医务人员多给予抽净关节内积液，加压包扎。

指头出血性皮炎 渔民捕捞时裸露双手拉网，连续 4~5 小时浸泡在海水中，受蟹沫长时间侵蚀所致。常见指头末端皮肤发白发泡，角质层软化，皮下组织糜烂出血，指头红肿剧痛。预防方法为用明矾水或烤网胶水洗手，减少与海水、蟹沫接触。

烂铁钉刺伤 渔民常年赤脚，张网作业地区大都是木质小渔船，“船老露钉”，经常发生烂钉刺伤足底。医生采取清创消毒外，给予破伤风抗毒素注射预防。民间有用桐油煎头发捣成泥状物，外敷包扎。

其他常见病 渔民常年在海洋捕鱼，易患呼吸道疾病。渔民在洋田生产随潮汐而定，一日三餐无固定时间，胃病等消化道疾病较常见。渔民常年喝生水，生食或半生食海产品，故痢疾、肠炎、腹泻比较常见。捕捞作业，抗御风浪时，渔民外伤常见。机帆船产生后，使用起网机，被绞断手脚也屡见不鲜。由于鱼舱打扫不彻底，剩下的死鱼烂虾会产生硫化氢气体，渔民下鱼舱时，往往会发生硫化氢气体中毒。

第三节　海港检疫

清代，象山无专门海上交通管理机构，官员查船核户，是为收税防寇。中华民国时期，有外海水警队，开始管理海上交通。中华人民共和国成立后，交通管理机构变动频繁，管理项目增加，主要有船舶、船员管理，港口航道管理等。2001 年，成立象山海事处，与象山航管所、石浦航标站等共同管理海上交通，并增加危险品运输管理、海上事故应急搜救等，但对海港检疫工作仍无专门管理机构。

2003 年初，传染性非典型肺炎（严重急性呼吸道综合征 SARS）突袭而至，交通部门依据《国内交通卫生检疫条例》及其“实施方案”，建立交通检疫机制，设立留验站。是年象山出入境检验检疫局成立，并于 12 月 29 日正式开检，负责所辖区域出入境卫生检疫工作。在海港检疫方面，主要是对入境船舶（由于象山口岸属二类口岸，所有出入境的船舶均为中国籍船舶）、入境交通员工等实施检疫，签发免予除鼠证书、除鼠证书、交通工具卫生证书、船舶免予卫生控制证书等。

2004 年，严防 SARS、禽流感和其他传染病通过象山口岸传入传出。顺利完成宁波检验检疫局对象山地区卫生检疫监管工作的移交。2006 年 8 月开始，对象山口岸进行鼠类本底调查。2007 年，重点排查 SARS、人感染高致病性禽流感等有症状人员。2009 年，成立口岸甲型 H1N1 流感防控工作领导小组，同时制定和启动《象山口岸甲型 H1N1 流感防控工作应急预案》，并与象山县相关部门召开联席会议，做好联防联控。2010 年，举行人感染高致病性禽流感应急演练，进一步熟悉和掌握应急处置预案，与象山县疾病预防控制中心等单位开展各类疫病的防护宣传。2011 年，与象山边防检查站签订“协作备忘录”，与县卫生行政部门、县疾病预防控制中心进一步强化口岸疾病预防与控制协作机制。

象山海关（出入境检验检疫局）2004—2013 年卫生检疫情况一览表

表 11-1

年份	检疫船舶（艘次）	检疫人员（人次）	备　注
2004	204	1527	签发免予除鼠证书 13 份，签发除鼠证书 3 份，签发交通工具卫生证书 7 份
2005	114	769	签发免予除鼠证书 14 份，签发除鼠证书 1 份，签发交通工具卫生证书 6 份
2006	104		来自动、植物疫区 42 艘
2007	194	2052	卫生处理 8 艘次，发现蝇 34 只、蜚蠊 1050 只、蚊 5 只，捕鼠 46只
2008	198	2124	卫生处理 6 艘次，发现蝇类 35 只、蜚蠊 1620 只
2009	93	928	卫生处理 39 艘次，成功排除 6 名发热症状船员
2010	156	1471	办理船舶卫生检查 7 次，签发船舶免予卫生控制证书 6 份，办理交通工具卫生证书 2 份，发现各类医学媒介 810 只
2011	241	2777	在 4 艘次发现各类医学媒介 620 只，实施卫生处理 1 次
2012	209	1932	办理船舶卫生检查 15 次，签发船舶免予卫生控制证书 15 份，办理交通工具卫生证书 2 份，9 艘次发现各类医学媒介 750 只
2013	213	2144	发现各类医学媒介 10650 只，实施卫生处理 39 次

注：资料来源象山海关（2018 年象山出入境检验检疫局并入象山海关）。

第十二章 医学教育及科研

早期，象山县医学教育以中医师传、祖传、自学等方式为主。民国初期，西医传入县内同时，课堂教育与临床实践相结合医学教育在县内逐渐兴起。中华人民共和国成立后，政府重视对民众进行医学知识培训，重视农村医生培养，重视培养医务人员补充医疗队伍。1976 年后，乡村医生培训加强，招工入职前系统医务知识培训、民众健康教育、在职医务人员短期培训、进修提高更是广泛进行。2000 年，在职卫生技术人员系统继续接受医学教育，包括学历提升、乡村医生函授有序开展。

第一节 医学教育分类及实施

县卫校自 1980 年成立以后，立足县域医疗卫生人才需求实际，依托高校学科优势，利用校内校外两种资源，先后与宁波卫生学校、宁波大学、浙江大学、杭州师范大学等院校合作，开展全日制教育、成人学历教育。医学专项培训，涵盖护理、药学、临床、检验等多个专业，培养了许多大中专及本科层次医学专业人才，成为象山医疗卫生队伍的中坚力量。

县卫校招生情况明细表

表 12-1　　单位：人

时间	班级	教育方式或文凭	人数	班级	教育方式或文凭	人数	班级	教育方式或文凭	人数	招生人数总计
1980 年	初卫护理班	培训	44	初卫药剂班	培训	44	—	—	—	88
1981 年	“文化大革命”毕业生复习班	培训	19	妇幼班	培训	50	麻醉班（地区）	培训	30	99
1982 年	检验班	培训	13	五官科（地区）班	培训	22				35
1983 年	妇幼班	培训	18	心电图学习班	培训	20	英语辅导班	培训	7	45
1984 年	初卫班	培训	39	普通制剂班	培训	9	文化补习班	培训	48	109
	中药炮制班	培训	13	—	—	—	—	—	—	
1985 年	医士班	中专	39	—	—	—	—	—	—	39
1986 年	助产士班	中专	47	—	—	—	—	—	—	47
1987 年	助产士班	中专	45	—	—	—	—	—	—	45
1988 年	护理班	中专	45	—	—	—	—	—	—	45
1990 年	乡村医士班	中专	48	—	—	—	—	—	—	48
1993 年	机动车驾驶员“四项卫生救护技术”培训班	中专	22210	乡村医生函授教育班	中专	45	—	—	—	22255

续表 12–1

时间	班级	教育方式或文凭	人数	班级	教育方式或文凭	人数	班级	教育方式或文凭	人数	招生人数总计
1994 年	护理班	成人中专	11	乡村医生函授教育	中专	39	药学专业函授班	中专	69	159
	护理班	中专	40	—	—	—	—	—	—	—
1995 年	乡村医生函授班	中专	38	—	—	—	—	—	—	38
1996 年	护理班	成人中专	10	护理班	中专	45	乡村医生函授教育班	中专	46	101
1997 年	助产士班	成人中专	9	助产士班	中专	39	乡村医生函授教育班	中专	32	80
1998 年	护理班	成人中专	34	护理班	中专	29	乡村医生函授教育班	中专	38	158
	社区医学自学考试班	成人中专	57	—	—	—	—	—	—	
1999 年	社区医学成人中专班	成人中专	71	—	—	—	—	—	—	71
2000 年	家庭保健和护理班	成人中专	63	卫生管理干部培训班	中专	59	—	—	—	122
2001 年	乡医全科医学教育班	成人中专	139	—	—	—	—	—	—	139
2002 年	杭师大护理大专班	成人大专	26	省医专药学大专班	成人大专	24	浙大远程临床专升本班	成人专升本	52	292
	杭师大临床大专班	成人大专	157	家庭保健和护理班	职高	33				
2003 年	高职考试辅导班	培训	28	家庭保健和护理班	职高	39	宁波市全科医师岗位培训班	培训	31	203
	浙大远程护理高升本班	成人高升本	71	浙大远程护理专升本班	成人专升本	11	浙医高专乡医大专班	大专	23	
2004 年	护理班	中专	47	农村卫生人员中专学历教育班	成人中专	45	浙江省社区护士岗位培训班	培训	24	116
2005 年	杭师大临床大专班	成人大专	61	护理班	中专	44	宁波市全科医师岗位培训班	培训	28	433
	宁大医学院临床专升本班	成人专升本	94	乡村医生注册培训班	培训	186	浙江省社区护士岗位培训班		20	
2006 年	护理班	中专	39	农村护理人员中专学历补缺教育班	成人中专	31	浙大远程护理专升本班	成人专升本	51	121
2007 年	杭师大临床专升本班	成人专升本	46	护理班	中专	38	宁波市全科医师岗位培训班	成人专升本	34	218
	宁大医学院预防医学专升本班	成人专升本	34	浙大远程护理高升本班	成人高升本	34	浙江省社区护士岗位培训班	培训	23	
2008 年	杭师大临床大专班	成人大专	41	护理班	中专	46	宁波市全科医师岗位培训班	培训	24	365
	乡村医生注册培训班	培训	188	浙大远程护理高升本班	培训	188	浙大远程护理高升本	成人高升本	46	
	浙大远程药学专升本	成人专升本	20	—	—	—	—	—	—	

续表 12-1

时间	班级	教育方式或文凭	人数	班级	教育方式或文凭	人数	班级	教育方式或文凭	人数	招生人数总计
2009 年	护理班	中专	49	浙大远程护理高升本班	成人高升本	20	浙大远程护理专升本	成人专升本	34	142
	浙江省社区护士岗位培训班	培训	39	—	中专		—	—	—	—
2010 年	杭师大临床大专班	成人大专	76	护理班	中专	56	浙大远程护理专升本班	成人专升本	25	244
	浙江省全科医师岗位培训班	培训	55	浙江省社区护士岗位培训班	培训	32	—	—	—	—
2011 年	杭师大护理大专班	成人大专	38	杭师大临床专升本班	成人专升本	37	护理班	中专	51	380
	乡村医生注册培训班	培训	188	浙江省全科医师岗位培训班	培训	35	浙江省社区护士岗位培训班	培训	31	
2012 年	杭师大护理大专班	成人大专	37	护理班	中专	49	浙江省全科医师岗位培训班	培训	28	145
	浙江省社区护士岗位培训班	培训	31	—	—	—	—	—	—	
2013 年	杭师大护理大专班	成人大专	45	护理班	中专	49	健康管理师培训	培训	43	358
	乡村医生注册培训班	培训	188	浙江省社区护士岗位培训班	培训	33	—	—	—	
2014 年	杭师大护理大专班	成人大专	47	护理班	中专	47	浙江省社区护士岗位培训班	培训	36	130
总计	教育方式或文凭	成人大专	成人高升本	成人中专班	成人专升本	大专	培训班	职高	中专	26870
	人数	552	171	470	404	23	23979	72	1199	

第二节　全员培训与上派下挂

继续医学教育包含医学院校毕业生工作后参加所有医学知识更新培训教育，包括短期培训、临床进修等等。2001 年以后，根据上级卫生行政部门要求，对乡村医生外各类卫生技术人员继续医学教育做了新的较为系统规定，参加规范继续医学教育后取得学分，作为晋升技术职称先决条件。

全科医师岗位培训　根据省卫生厅浙卫发〔2000〕号文件要求，2001 年起，县卫生进修学校对全县镇乡（街道）卫生院、个体诊所中执业医师和助理执业医师采用函授教育方式进行全科医师转型分期培训，每期学制二年，培训结束参加省统一考试。2001 年，共有 139 名乡医参加了全科医学教育培训和考试。2003—2012 年，全县共有 244 人参加了全科医师岗位培训和考试。

社区护士岗位培训　2001 年 11 月 15 日至 2002 年 1 月 12 日，市举办首期社区护士岗位培训班，全县共有 3 人参加。

2004 年，县卫生进修学校对全县从事社区卫生服务工作注册护士进行分期培训，学制一年，采取理论与实践相结合教学方式，每年招生。至 2014 年底，全县共有 269 名护士参加社区护士岗位培训，并通过考试取得省社区护士岗位证书。

规范化继续医学教育 2000 年，县卫校完成基层医疗卫生单位 104 名学员学历及继续教育，全县中级以上医务人员参加继续教育 126 名，县级医院住院医生培训 21 名；带教实习生、进修生 95 名。2001 年，中级职称以上继续教育 171 名，住院医师继续教育 44 名，带教、进修 112 名。2001 年起，根据上级卫生行政部门要求，县级医疗单位中高级卫生技术人员参加五年一周期规范化继续医学教育，每年参加相应培训、讲座等学术活动，取得相应一类或二类学分，获得相应学分后，为晋升高一级卫生技术职称创造条件。县人民医院，根据自身优势，还积极申报并承办能授予一类学分的国家级及省级继续医学教育项目。这些项目除本地相关医务人员参加学习外，吸引了不少外地相应医务人员前来学习。对县级医疗单位中新参加工作卫生技术人员，则按规定进行规范化住院医师培训。2005 年，制订下发了《象山县镇乡卫生院卫技人员培训实施方案》，全面实施培训学分制，推进卫生系统医务人员继续教育。

上派下挂 2004 年 3 月，省卫生厅、省发展计划委员会、省财政厅联合出台《关于推进乡镇卫生院改革的意见》，明确规定本省要坚持政府履行卫生职责与运用市场机制相结合，因地制宜兴办农村卫生事业，制定县域卫生规划，调整镇乡卫生院布局，政府在每个镇乡集中力量办好一所卫生院，并将镇乡卫生院逐步改造为农村社区卫生服务中心，镇乡卫生院院长择优选聘，实行职务津贴制，也可试行年薪制，对调整后不再列为政府举办的镇乡卫生院和分院，可进行资源重组和改制。是年 6 月，省卫生厅组织全省百家医院万名医生开展“医学科普进社区”活动，全省 400 余家县级以上医疗卫生机构 12000 多名医疗骨干深入基层社区、乡村，开展医疗咨询、义诊、发放资料等多种形式医学科普活动。2005 年，评选 7 名全县医学界具有影响力的“象山名医”，进一步落实“上派下挂”制度。2006 年，县卫生局与县财政局联合下发了《关于象山县县级医院支援农村卫生工程的实施方案》，选派县级卫技人员支援基层卫生院。确定县第一人民医院、县红十字台胞医院和县中医医院依次对口支援泗洲头卫生院、定塘中心卫生院和贤庠中心卫生院。2007 年，继续实施县级医疗机构医务人员晋升职称前到社区卫生服务机构服务制度。县名医、学科带头人、骨干医生每年下基层时间不少于 15 个工作日。2010 年，省卫生厅下发《“万名医师支援农村卫生工程”浙江省实施方案》及相关配套文件，要求省、市三级医院对口支援 3 家县级医院，县级医院对口支援 3 所镇乡卫生院，三级医院长期派驻受援单位医务人员不少于 3 名，二级医院长期派驻医务人员不少于 2 名，18 家省级医院与山区、海岛医疗资源相对薄弱县级医院建立了对口支援关系。

第三节 获奖科研成果

1979 年 11 月，成立中华医学会象山县分会，后改为象山县医学会。通过选举产生了首届学会理事会。1987 年 3 月，成立县中医学会，后改为中医药学会。以县医学会和县中医药学会为基础，以县卫生进修学校为依托，在县科学技术协会指导下，县内医疗卫生机构部分医务、卫生工作者，结合临床实践，撰写论文论著，开展科研活动。县卫生行政部门，制订相关支持和奖励制度。1981—2014 年，获得市级及以上科研成果奖 4 项，县级科研成果奖 50 项，论著 8 部，论文 241 篇。

历年获县级（含）以上科研成果奖一览表

表 12-2

项目名称	完成单位及主要人员	获奖年度及奖项
半胃切除术一层混合法治疗胃、十二指肠溃疡病	定山区卫生院外科蒋宗木、张利才、周永明、方卫康、聂莹亚等	1981 年县科技成果二等奖
“三型、三法、三方一辨证”对传染性肝炎的治疗	县人民医院中医科陈嘉勉	1981 年县科技成果三等奖
表面活性剂处理镀铬废水技术的应用推广	原象山县第二工业局姜颖章，象山县卫生防疫站陈德金	1981 年象山县科技成果推广奖
钩端螺旋体病防治研究	县卫生防疫站	1981 年象山县科技成果三等奖
肺吸虫病流行病学研究	象山县卫生防疫站方德春、夏来宝等，北京热带病研究所肺吸虫病防治所	1984 年象山县科技成果二等奖
人群钩端螺旋体血清群分布调查研究	县卫生防疫站徐明奎	1981 年县科技成果推广奖 1984 年县科技成果三等奖
“加味导赤散”治疗小儿急性肾炎	县第一人民医院陈嘉勉	1984 年县科技成果三等奖
微型滤器和中式滤滴管	珠溪医疗器械厂等	1984 年县科技成果四等奖
县地方性氟中毒及其危害程度的初步调查	县防疫站蒋时曜、傅焕乎等	1984 年县科技成果四等奖
简易快速法测定血碱性磷酸酶的改进	县第二人民医院检验科	1984 年县科技成果四等奖
以东莨菪碱为主抢救有机磷农药中毒病人	县第一人民医院内科许祖黄、屠规岳	1984 年县科技成果二等奖
经胸入路施行多胸椎结核病灶清除及融合术	县第一人民医院陈善校	1984 年县科技成果推广二等奖
巴一砂丹治疗白喉阻症	县第二人民医院毛道明	1984 年县科技成果推广三等奖
角膜移植	县第一人民医院五官科	1984 年县科技成果推广三等奖
全胃切除术消化道重建方式	县第一人民医院外科	1984 年县科技成果三等奖
桑绑疗法治疗晚期肓丝虫病的研究	县防疫站、东陈乡卫生院方德春、徐明奎	1984 年县科技成果推广四等奖
内科心血管疾病采用新药取得较好疗效	县第一人民医院内科住院部	1984 年县科技成果推广四等奖
胰十二指肠切除术	县第一人民医院陈善校	1984 年县科技成果二等奖
眶尖部巨大脑膜瘤摘除及其术后处理	县中医院毛道明、协作者县台胞医院金必先	1990—1991 年象山县科学技术进步奖三等奖
中医治疗急性感染性肾炎 83 例观察	陈嘉勉	1992 年象山县科协优秀论文一等奖
试谈县级医学会工作及面临的问题及其对策	吴美娟	1992 年县科协自然科学优秀论文奖
海岛居民卫生服务需求与利用研究	象山县疾病预防控制中心叶众	2005 年象山县科学技术奖三等奖

续表 12-2

项目名称	完成单位及主要人员	获奖年度及奖项
微创多靶点置管尿激酶灌注治疗高血压脑出血的研究	万金中、蔡岳、刘锋利、白亮、陈洪武	象政发〔2005〕72号县科技进步奖，一等奖
后腹腔镜技术治疗肾及肾上腺疾病	黄忠祥、胡元达、章晓军、王海彪、王若腾	象政发〔2005〕72号县科技进步奖，二等奖
腹腔镜下胆囊切除胆总管切开取石术	胡元达、王若腾、王海彪、朱郑杰	象政发〔2005〕72号县科技进步奖，三等奖
埋藏式永久心脏起搏器植入术	胡万英、刘晓凯、陈志华、易斌、陆赛君	象政发〔2005〕72号县科技进步奖，三等奖
食管金属内支架置入解除晚期食管癌梗阻	周建勤、汤雷军、罗永荣、张亚珍、李俊	象政发〔2005〕72号县科技进步奖，三等奖
《海岛地区甲状腺病的调查》	象山县红十字台胞医院 翁春霞、史敏双、王国美	2005—2007年度象山县科学技术三等奖
公共场所军团菌感染和环境污染状况研究	象山县疾病预防控制中心林朝	2008年象山县科学技术进步奖二等奖
经内镜逆行胆胰管造影术（ERCP）诊治胆胰疾病	叶国良、盛红、程德希、谢韵琴、陈会松、吴文玉	甬卫办医政〔2008〕48号省厅科技创新奖三等奖
经内镜逆行胰胆管造影术诊治胆胰疾病	叶国良、盛红、程德希、谢韵琴、陈会松	象政发〔2008〕177号县科技进步奖，一等奖
MSCT及DSA对小肝癌、微小肝癌影像诊断系列研究	周建勤、汪秀能、章学胜、林平、汤雷军	象政发〔2008〕177号县科技进步奖，三等奖
腹腔镜下结直肠癌根治术	胡元达、王海彪、王若腾、黄胜、何敏霞	象政发〔2008〕177号县科技进步奖，三等奖
象山半岛肾综合征出血热危险因素的病例对照研究	象山县疾病预防控制中心叶众	2010年象山县科学技术进步奖二等奖
象山职业中毒现状及控制技术	象山县疾病预防控制中心侯志伟	2010年象山县科学技术进步奖三等奖
腹腔镜肝叶切除术的临床应用	胡元达、王海彪、黄胜、何敏霞、俞海蛟	象政发〔2010〕86号县科技进步奖，二等奖
小肝癌的DSA及碘油CT研究	周建勤、汪秀能、汤雷军、章学胜、张立辉	象政发〔2010〕86号县科技进步奖，三等奖
肺部大咯血经支气管动脉栓塞介入治疗	周建勤、章学胜、汤雷军、罗永荣、张亚珍	象政发〔2010〕86号县科技进步奖，三等奖
《EDTA—K2抗凝血与枸橼酸盐抗凝血测定血沉的对比》	象山县红十字台胞医院 翁春霞、史敏双、王国美、姚海龙、袁文慧	2010—2011年度象山县科学技术三等奖
社区城乡居民慢性非传染性疾病流行特征及危害因素研究	象山县疾病预防控制中心叶众	2012年象山县科学技术进步奖二等奖
以物流管理为中心的医院成本控制研究	左伟、陈永仁、石磊、沈宏峰、赵刘伟	浙医协〔2012〕43号浙江省医院协会康恩贝医院管理软科学技术成果奖三等奖
滋肾填精中药延缓卵巢衰退的临床研究	象山县中医医院 陈晓霞	2012—2013年度象山县科学技术进步三等奖
苯丙胺依赖患者的脑诱发电位研究	象山县第三人民医院戴天刚、张敏桥、史月仙、黄行土、易鹏程	2013年度象山县科学技术进步三等奖

续表 12-2

项目名称	完成单位及主要人员	获奖年度及奖项
甲型 H1N1 流感疫苗应急接种免疫效果研究	象山县疾病预防控制中心徐建荣	2014 年象山县科学技术进步二等奖
象山半岛人群食用碘盐与甲状腺疾病相关性研究	象山县疾病预防控制中心叶众	2014 年象山县科学技术进步三等奖
免气腹与气腹全腹腔镜下肝叶切除术的前瞻性对照研究	王海彪、胡元达、黄胜、何敏霞、俞海蛟	象政发〔2014〕117 号县科技进步奖，二等奖
基于卫生网的区域影像中心和放射质控管理新模式	周建勤、林平、汪秀能、程大保、章学胜	象政发〔2014〕117 号县科技进步奖，三等奖
急性肺动脉栓塞早期诊断影像学研究	周建勤、汪秀能、罗永荣、章学胜、程大保	象政发〔2014〕117 号县科技进步奖，三等奖
清肝化湿解毒法联合高频热疗治疗输卵管积水临床研究	象山县中医医院陈晓霞、陈军、王虹霞、杨振芳、施燕飞	2014—2015 年度象山县科学技术进步三等奖

市级及以上获奖科研成果

表 12-3

项目名称	完成单位及人员	项目内容简介	获奖情况
沪 191 株麻疹减毒活疫苗持久性研究	县防疫站等四家单位 陈志慧、任西根、 杨惠英、吴霆	沪 191 株麻疹减毒活疫苗持久性研究工作，由县卫生防疫站等四家单位于 1973 年选择高塘岛乡为该项工作的研究基地，在搞好计划免疫工作的前提下，先后对 726 名易感儿童进行了“沪 191 株麻疹减毒活疫苗免疫持久性”观察，通过 16 年连续而系统的观察，已取得了满意的结果，并在宁波通过专家技术鉴定。专家们认为该项科研成果为进一步控制麻疹提供了宝贵的经验，其主要技术指标达到国际水平，具有明显的实用价值和社会效益、经济效益	1989 年 7 月 21 日，通过市科委组织的科技成果鉴定，获市科技成果四等奖
粮食中伏马菌素污染及产生源综合研究	象山县疾病预防控制中心等五家单位 林朝	该课题是省疾病预防控制中心（原浙江省卫生防疫站）牵头，中国疾病预防控制中心（原中国预防医学科学院）、台州市疾病预防控制中心、象山县疾病预防控制中心（原象山县卫生防疫站）等五家单位协作完成的，是我国首次对粮食中的伏马菌素及其产生源进行研究。伏马菌素主要污染玉米、小麦等粮食及其制品，对某些家畜产生急性毒性、致癌性，对人有潜在的致癌性。本单位参与了样本采集、实验室检测等工作，为本课题顺利完成发挥了积极作用	2003 年获省科技进步三等奖。 浙江省医药卫生科技创新二等奖

续表 12-3

项目名称	完成单位及人员	项目内容简介	获奖情况
经内镜逆行胆胰管造影术（ERCP）诊治胆胰疾病	县第一人民医院 叶国良、盛红、程德希、谢韵琴、陈会松、吴文玉	术前准备同普通胃镜检查，经十二指肠镜逆行胰胆管插管造影，通过影像学结合内窥镜图像，必要时活检病理检查，收集胆汁胰液检查，诊断胆胰疾病。该项目通过72例ERCP检查，成功率92.7%	2008年获省厅科技创新奖三等奖
以物流管理为中心的医院成本控制研究	县第一人民医院 左伟、陈永仁、石磊、沈宏峰、赵刘伟	课题通过物资预算管理，加强物流事前成本控制；通过物资科学采购，降低物资采购成本；加强物资存储过程管理，降低物资存储成本；加强物资领用使用管理，节约物资消耗成本；加强事后绩效考核，提高成本节约意识等方面进行全面研究，真正实现以物流管理为中心的医院成本控制	2008年获省医院协会康恩贝医院管理软科学技术成果奖三等奖

表 12-4　**象山籍人士编著的中西医及养生健身著作一览表**

著作名称	时间和出版社	作　者
舌骨下颈部影像学	2010年，上海科学技术出版社	周建勤
乙型肝炎防治	1993年，上海医科大学出版社	任西根、鲍春华、叶众
中国医学文摘·内科学	1993年，中国医学文摘·内科学编辑部出版	周建勤
中小学校医工作实用手册（健康教育部分）	1995年，山西经济出版社	钱秀娟
教育心理学案例	2007年，首都师范大学出版社	戴天刚 （任副主编）
话说健康	2010年，电子科技大学出版社	叶众
腰椎间盘突出症	2010年，上海中医药大学出版社	黄颂敏 （任编委）
新世纪高等学校本科教材：教育心理学	2010年，首都师范大学出版社	戴天刚 （任副主编）

注：据民国《象山县志》载，宋代汴大亨编有《佳信方》；清钱捷著《山农药性解》，李如珠著《医解》，赖一贴著《伤寒馀义》，以上书存不详。

表 12-5

象山县医务工作者发表的医学论文一览表

论文题目	发表时间	作　者	刊物及卷期
淤血头痛	1982	陈嘉勉	《浙江中医杂志》第 4 期
《伤寒论》顾阴救液剖析	1983	陈嘉勉	宁波地区科协优秀论文
食管镜检查体会（附 75 例临床分析）	1983	毛道明	宁波地区科协优秀论文
暑温夹湿案	1984	陈嘉勉	《浙江中医杂志》第 7 期
胃肠道一层吻合法 131 例报告	1985	蒋宗木	市科协优秀论文
右侧“肩胛肋肌”一例	1986	夏忠圣 蒋宗木	《解剖学杂志》1986 年 4 期
象山县 12 岁中小学生龋齿调查分析	1987	陈世玉	《中国校医》1987 年第 4 卷
高温季节生产中成药半夏露的质量控制	1987	裴英旗	县科协优秀论文
提高白酒含甲醇量测定的灵敏度	1987	裴英旗	县科协优秀论文
制成新产品“宝宝补血蜜”的技术总结	1987	袁寿年	县科协优秀论文
沪 191 株麻疹减毒活疫苗再免疫持久性观察	1987	任西根	县科协优秀论文奖
医院改革要把社会效益与经济效益有机结合起来	1987	王　健	县科协优秀论文奖
利用水质综合指数法及卡方检验对水改前后水质卫生状况评价的探讨	1987	张　荣	县科协优秀论文奖
自身肝血回输一例报告	1987	王　健	县科协优秀论文奖
海岛地区白内障致盲调查报告	1987	钱　斌	县科协优秀论文奖
麻疹减毒活疫苗再免疫探讨	1988	任西根	《中国计划免疫通讯》1988 年第 2 卷
从公共卫生角度出发强化肉品卫生监督	1988	林国建	《中国公共卫生》1988 年第 4 卷
沪 191 株麻疹减毒疫苗初免 16 年的血清流行病效果研究	1989	任西根等	《生物制品学》1989 年第 2 卷
象山县中小学校 1986—1988 年建筑卫生调查分析	1989	陈世玉等	《中国校医》1989 年第 2 卷
象山县小网中村两次麻疹暴发的原因分析	1989	任西根	《东方医药》1989 年第 2 卷
储酒池急性二氧化碳中毒死亡报告	1989	陈德金等	《中华劳动卫生职业病》1989 年第 8 卷
实施预防性卫生监督工作的体会	1991	黄星忠	卫生监督信息
中西医结合治疗中心性浆液性视网膜脉络膜炎	1991	毛道明	县科协优秀论文奖《中西医结合眼科杂志》1991 年第 9 卷第 1 期
病毒性肝炎的辨证论治体会	1992	陈嘉勉	《浙江中医学院院报》
鸦胆子油涂抹声带息肉术后疮口的作用	1992	毛道明	县科协优秀论文奖
中西医结合治疗中心性浆液性视网膜脉络膜炎	1992	毛道明	县科协优秀论文奖
对食品卫生许可证变更的探讨	1992	夏永钿	《中国公共卫生》1992 年第 8 卷
象山县农村改厕粪管难点的对策探讨	1992—1993	叶　众	《中国预防医学理论与实践》
建立我国食品卫生行政强制执行制度的思考	1993	林国建	《中国卫生法制》1993 年第 6 卷
夜市饮食摊点的卫生现状及管理对策	1993	黄星忠	《中国卫生监督》1993 年第 6 卷
象山县七年 10 起河豚鱼中毒分析及防治对策	1993	徐茂国	《中国卫生监督》1993 年第 6 卷
从法制性、社会性角度探讨农村乡镇卫生监督体制改革	1993	徐茂国	《中国卫生监督》1993 年第 6 卷

续表 12-5

论文题目	发表时间	作　者	刊物及卷期
食品卫生知识培训效果分析	1993	周宏表	《中国初级卫生保健》1993 年第 7 卷
521 份食品从业人员健康体检表、检验单项目填写分析	1993	夏永钿等	《中国公共卫生》1993 年第 9 卷
象山县河豚鱼中毒流行概况及防治对策	1993	张　荣	《中国公共卫生》1993 年第 9 卷
综合执行后存在的问题及对策	1993	陈世玉	《中国公共卫生》1993 年第 9 卷
对公共场所旅社业设置消毒室的探讨	1993	陈世玉	《中国公共卫生》1993 年第 9 卷
县医院后勤工作现状与实践	1993	武功绪	《中华医院管理杂志》1993，9（S）：227
象山县计划免疫保偿金管理初探	1994	郦　伟	《中国医学荟萃》
医院改革中不容忽视的问题	1994	武功绪	《中华医院管理杂志》1994，10（3）：148~149
视网膜前动脉袢 1 例	1994	王爱琴	《中华眼底病杂志》1994，10（2）：110
不同地区的不住院肺结核病人分布与化疗管理效果的探讨	1994	叶　众	《现代预防医学》1994 年第 1 卷
对饮用水污染事件预防对策的讨论	1994	蔡海珊等	《全国供水卫生》1994 年第 5 卷
象山县半岛水体含氟水平调查	1994	张　荣	《全国供水》1994 年第 6 卷
象山县中专生 1989—1993 年视力监测报告	1994	钱秀娟	《中国校医》1994 年第 8 卷
对副补主，发展卫生防疫事业	1994	蔡海珊	《中国公共卫生管理》1994 年第 10 卷
一起食物型霍乱暴发的流行病学调查分析	1994	蔡海珊等	《中华流行病学》1994 年第 15 卷
象山县眼镜卫生质量市场监测	1994	钱秀娟	《中国学校卫生》1994 年第 15 卷第 4 期
按摩挤压法治疗乳痈 80 例疗效观察	1995	陈嘉勉	《浙江中医学院院报》
食品索证检验出证主体确认及管理探讨	1995	林国建	《中国卫生法制》1995 年第 5 卷
实施四个倾斜，确保预防保健	1995	蔡海珊等	《医学科》1995 年第 8 卷
对农村卫生监督体制和预防保健体制的探讨	1995	蔡海珊等	《中国初级卫生保健》1995 年第 9 卷
中学生肠寄生虫感染情况的调查分析	1995	钱秀娟	《中国学校卫生》1995 年第 16 卷第 3 期
丹城中学生玩电子游戏机情况调查	1995	钱秀娟	《中国学校卫生》1995 年第 16 卷第 6 期
眶尖部脑膜内皮细胞瘤摘除及术后的处理	1995	毛道明	《中国中医眼科杂志》1995 年第 5 卷第 1 期编入《中国医药卫生学术文库》
试论非营业性聚餐的食品卫生监督管理	1996	蔡海珊	《预防医学文献信息》1996 年第 2 卷第 1 期
试论自愿认证激励　实施食品卫生企业规范	1996	林国建	《中国卫生质量》1996 年第 4 卷
浅论卫生行政执行如何适应《行政处罚法》规定	1996	林国建	《中国卫生法制》1996 年第 4 卷
农村食品公共场所生产经营者回避拒绝体检原因及对策	1996	林国建	《中国卫生监督》1996 年第 6 卷
农村卫生监督体制存在的问题与改革探讨	1996	蔡海珊	《中国农村卫生事业管理》1996 年第 12 卷第 2 期

续表 12-5

论文题目	发表时间	作　者	刊物及卷期
一起饮用水源污染的原因分析与讨论	1997	蔡海珊等	《中国公共卫生》1997 年第 13 卷
食品包装生产日期标识情况调查	1997	夏永钿	《中国公共卫生》1997 年第 1 卷
2131 名中小学生龋齿调查	1997	钱秀娟	《中国学校卫生》1997 年第 1 卷
告知程序——卫生行政处罚中的应用与探讨	1997	林国建	《中国卫生法制》1997 年第 4 卷
象山半岛海产品检测结果分析	1997	王南红	《中国临床医学卫生学》1997 年第 7 卷
卫生监督实施综合执法的做法与体检	1997	蔡海珊	《中国公共卫生管理》1997 年第 13 卷第 5 期
象山县地方性氟中毒成因及其防治对策	1997	韩继杰	《中国地方病预防》1997 年第 16 卷第 4 期
两种乳腺癌根治手术对腋淋巴结清扫的比较	1998	方宰平	《肿瘤研究与临床》1998，10（2）：118~119
骨盆骨折合并小肠损伤临床分析：附 242 例报告	1998	俞建定	《急诊医学》1998，7（5）：330
吸光度法测定水中微量铝	1998	何云亚	《国外医学临床生物化学检验学》第 19 卷
PCR 检测 HBV-DNA 在预防性体检中的应用评价	1998	宋晓荷	《国外医学临床生物化学检验学》第 19 卷
幼儿园物体表面及幼教人员带菌情况检测与分析	1998	王南红	《国外医学临床生物化学检验学》第 19 卷
大塘岛改水对降低地氟病效果的评价	1998	张　荣	《中国环境卫生》
胆碱酯酶快速测定法在有机磷农药中毒抢救中的应用	2000	陆赛君	《中国危重病急救医学》2000，12（7）：427
中小学生因病休退学死亡分析	2000	钱秀娟	《中国公共卫生》第 16 卷
急性非淋巴细胞白血病治疗相关因素分析	2001	李雪芬	《白血病·淋巴瘤》2001，10（4）：228~230
化学发光免疫分析法测定血清糖链抗原 19-9 的临床应用探讨:附 193 例分析	2001	孙晓东	《中国综合临床》2001，17 (10)：805
催化动力学光度法测定食品、污水中痕量汞	2002	何云亚	《中国卫生检验杂志》第 12 卷第 3 期
象山半岛主粮中伏马菌素污染状况及其产毒真菌产毒测定	2002	林　朝	《中国卫生检验杂志》第 12 卷第 6A 期
心力衰竭的现代认识与治疗	2002	赵泽林 谢龙腾 郑恩明	《中华临床荟萃杂志》第 13 卷第 7 期
一起因丧事聚餐引起食源性霍乱暴发疫情调查	2003	叶　众	《中国预防医学杂志》第 4 卷增刊
脂肪瘤家族 8 例报告	2003	张国民 叶伟峰	《中华临床医学杂志》第 4 卷第 4 期
拖出式腹腔镜阑尾切除术 100 例分析	2003	左　伟	《中国航天医药杂志》第 5 卷第 1 期

续表 12-5

论文题目	发表时间	作　者	刊物及卷期
下肢深静脉瓣膜功能不全合并交通静脉功能不全的手术治疗	2003	左　伟	《中国实用外科杂志》第 23 卷第 4 期
核因子-kB 活化在大鼠急性坏死性胰腺炎肺损伤中的作用	2003	左　伟	《中华外科杂志》第 41 卷第 8 期
一起沙门氏菌肠炎暴发调查	2004	徐建荣	《疾病监测》第 19 卷第 10 期
经尿道等离子体双极电切术治疗前列腺增生症	2004	张国民 左　伟 叶伟峰	《临床泌尿外科杂志》第 19 卷第 11 期
护理记录书写中存在的问题分析与对策	2005	应　维	《护理学杂志》2005 年 20 卷 3 期
中西医结合治疗流行性出血热心肌损害 62 例	2005	钟志明	《中医杂志》第 12 期
肝内胆管乳头状瘤一例	2005	叶国良	《中华消化杂志》2005.25（8）：472
阿昔洛韦加丙种球蛋白治疗带状疱疹疗效观察	2005	何　瑛	《中国医院药学杂志》2005，25(8)：751~752
象山农村精神分裂症患者的复发因素探讨	2005	黄行土	《中国神经精神疾病杂志》31 卷 5 期
从 ACS 论心主脉	2006	钟志明	《中国中西医结合急救杂志》第 1 期
滋潜汤治疗单纯收缩期高血压病 45 例临床研究	2006	钟志明	《中国中医药科技》第 2 期
超声心动图对川崎病冠状动脉病变的诊断	2006	陆敏莉	《中国超声医学杂志》2006，22(9)：683~685
糖尿病合并败血症病原菌和耐药性的分析探讨	2006	薛世航	《中国微生态学杂志》2006，18(6)：484~485，487
浙江省象山县一起甲型肝炎暴发的调查	2006	徐建荣	《中华流行病学杂志》第 27 卷第 12 期
新生儿败血症常见细菌的临床分析和耐药性分析	2007	戴才清	
降浊汤联合辛伐他汀治疗颈动脉粥样硬化斑块的临床研究	2007	李雅琴 钟志明	《中华中医药学刊》第 25 卷第 9 期
内镜超声检查术对十二指肠隆起性病变的诊治价值	2007	程德希	《中华消化内镜杂志》2007，24(4)：294~295
内镜下 EST 对胆囊术后胆总管结石患者治疗价值及安全性评估	2007	程德希	《医学研究杂志》2007，36（9）：70~71
PTCD 并胆道支架对恶性梗阻性黄疸治疗价值	2007	程德希	《医学研究杂志》2007，36（10）：95~96
ERCP 对不明原因胆总管扩张的诊断价值	2007	盛　红	《医学研究杂志》2007，36（6）：118~119
雷丰辨治“四伤”探析	2007	朱骏骁	《中医杂志》2007，48（2）：187~188
雷丰辨治“四冒”述要	2007	朱骏骁	《中华中医药学刊》2007，25（3）：447~448
动力髋螺钉治疗股骨转子间骨折 86 例临床分析	2007	王徐灿	《中国骨伤》2007，20（2）：125
农民工口腔健康行为	2007	王　敏	《中国农村卫生事业管理》2007，27(10)：781~783

续表 12-5

论文题目	发表时间	作　者	刊物及卷期
一起甲型肝炎疫情的流行病学分析	2007	徐建荣	《中国预防医学杂志》第 8 卷第 1 期
甲肝暴发疫情中甲肝疫苗的应急接种	2007	徐建荣	《中国预防医学杂志》第 8 卷第 2 期
应用甲型肝炎灭活疫苗控制甲型肝炎暴发的研究	2007	徐建荣	《中国计划免疫》第 13 卷第 1 期
高效液相色谱法同时测定食品中 5 种添加剂	2007	何云亚	《中国卫生检验杂志》第 17 卷第 4 期
公共场所人群军团菌血清流行病学研究	2007	林朝	《中国卫生检验杂志》第 17 卷第 11 期
灭活疫苗在甲型肝炎暴发中应急接种的效果研究	2007	徐建荣	《中华预防医学杂志》第 41 卷第 2 期
论《内经》“魄门亦为五脏使”临床应用	2007	李雅琴	《中华中医药学刊》第 25 卷第 7 期
中西医结合治疗老年股骨转子间骨折	2007	黄常福	《中医正骨》第 19 卷第 2 期
温阳益气法为主治疗急性心肌梗死	2007	蒋杰峰	《中国中西医结合急救杂志》第 14 卷第 2 期
迟发性运动障碍的相关因素分析	2007	戴天刚 朱培俊	《中华精神科杂志》第 40 卷 2 期
重建钢板内固定治疗锁骨骨折	2008	马绪巍	《中医正骨》第 20 卷第 3 期
间断性经皮穿刺技术治疗慢性硬膜下血肿 126 例分析	2008	万金中	《中华实验外科杂志》2008，25（6）：736
重症监护病房呼吸机相关性肺炎病原菌及其耐药性变迁	2008	茅月存	《医学研究杂志》2008，37（4）：91~93
微小肝癌影像学诊断探讨	2008	周建勤	《医学研究杂志》2008，37（1）：63~67
浸润型胃癌 MSCT 诊断及术前评估探讨	2008	周建勤	《医学研究杂志》2008，37（2）：44~46
HPLC 测定护肾宝胶囊中阿魏酸的含量	2008	董松飞	《中国中医药科技》2008，15（4）：289~290
老年慢性功能性便秘 52 例的非药物干预与疗效观察	2008	华丽芬	《实用医学杂志》2008 年 08 期
象山县流动人口免疫规划管理模式及对策探讨	2008	徐建荣	《中国预防医学杂志》第 9 卷第 10 期
高效液相色谱荧光检测法测定全血中环丙沙星和恩诺沙星的研究	2008	何云亚	《中国卫生检验杂志第》18 卷第 7 期
象山县细菌性食物中毒流行特征及实验室检测结果分析	2008	宋晓荷	《中国卫生检验杂志》第 18 卷第 12 期
《伤寒论》小青龙汤的临床应用	2008	李雅琴	《中华中医药学刊》第 26 卷第 1 期
间苯三酚注射液治疗肾、输尿管结石绞痛疗效观察	2008	黄安明	《中国乡村医药》第 4 期第 15 卷
4034 例宫颈疾病发病情况及特点的临床分析	2008	李冬梅	《解放军医学杂志》第 33 卷第 6 期
张景岳虚法探析	2008	李雅琴	《中华中医药学刊》第 26 卷第 10 期

续表 12–5

论文题目	发表时间	作　者	刊物及卷期
保心饮治疗无症状性心力衰竭疗效观察	2009	蒋杰峰	《中华中医药学刊》第 6 期
浙江省象山县企业退休人员血脂异常调查分析	2009	江传林	《中国预防医学杂志》
泌尿外科住院患者医院感染的特征分析	2009	张国民	《中华医院感染学杂志》
胃十二指肠恶性梗阻支架置入后失效原因及处理	2009	程德希	《中华消化内镜杂志》2009，26(3)：158~159
急性戊型肝炎患者尿液中低相对分子质量蛋白浓度的临床研究	2009	丁美燕	《中华临床感染病杂志》2009，（3)：168~169
母婴阻断失败乙型肝炎病毒基因序列分析	2009	程德希	《中华实验和临床病毒学杂志》2009，(3)：194~196
乏力、贫血及免疫球蛋白 IgG 升高	2009	江聪法	《中华检验医学杂志》2009，32(9)：1074~1075
高龄胆总管结石患者 ERCP 取石术疗效分析及安全性评估	2009	程德希	《浙江医学》2009，31（1)：22~24，29
象山半岛社区卫生服务体系的建立及对策	2009	叶　众	《中国预防医学杂志》第 10 卷第 3 期
接种乙脑减毒活疫苗偶合肠套叠 1 例报告	2009	陈剑霞	《中国预防医学杂志》第 10 卷第 11 期
象山县 2008 年麻疹疫情流行病学分析	2009	徐建荣	《中国预防医学杂志》第 10 卷第 12 期
气相色谱—氮磷检测法测定养殖水产品中三唑磷的残留量	2009	何云亚	《中国卫生检验杂志》第 19 卷第 12 期
慢性心力衰竭中医证治刍议	2009	李雅琴	《中国中西医结合急救杂志》第 16 卷第 1 期
引起重型颅脑损伤合并肺部感染的相关因素及预防对策	2010	陈云峰	《中华医院感染学杂志》
《时病论》脉诊探微	2010	朱骏骁	《中华中医药学刊》2010，28（10)：2208
雷丰论治“四冒”常用药对探析	2010	朱骏骁	《中华中医药杂志》2010，25（11)：1816
肘关节“三联征”的诊治分析	2010	祁嘉武	《中国骨伤》2010，23（9)：654
基于 WCX 纳米磁珠的血清蛋白指纹图谱模型在大肠癌诊断中的应用	2010	林建军	《中国病理生理杂志》2010，26（11)：2086
浙江省象山县大徐镇疟疾疫点蚊媒防制措施及效果评价	2010	侯志伟	《中国预防医学杂志》第 11 卷第 2 期
重大活动期间甲型 H1N1 流感防控体系的建立及控制策略	2010	叶　众	《中国预防医学杂志》第 11 卷第 7 期
HIV 感染的吸毒人群的艾滋病知识和行为调查	2010	高　丽	《中国预防医学杂志》第 11 卷第 7 期
周岁内婴儿麻疹暴发流行特征及控制策略	2010	叶　众	《中国卫生检验杂志》第 20 卷第 4 期
云南省澜沧县 HIV 感染者和 AIDS 患者固定性伴告知情况及影响因素分析	2010	高　丽	《疾病监测》第 25 卷第 7 期
浙江省象山县传染病自动预警信息系统运行情况分析	2010	裴广军	《疾病监测》第 25 卷第 12 期

续表 12-5

论文题目	发表时间	作　者	刊物及卷期
象山半岛肾综合征出血热危险因素的病例对照研究	2010	叶　众	《中国人兽共患病学报》第 26 卷第 9 期
护士在医院感染管理中的作用	2010	陈雪梅	《中华医院感染学杂志》第 20 卷第 5 期
浅谈对台医疗档案管理	2010	林赛宁	《浙江档案》2010 年第九期
带状疱疹误诊 1 例分析	2010	黄安明	《中国医药指南》第 30 期第 8 卷
氟罗沙星伍用东莨菪碱减少副作用的疗效观察	2010	黄安明	《中国当代医生》总第 234 期第 17 卷
泻火滋阴法治疗青年原发性高血压临床研究	2010	李雅琴	《中华中医药学刊》第 28 卷第 12 期
喜炎平治疗手足口病普通病例效果观察	2010	万朝君	《中国社区医师》总第 261 期、总第 12 卷
肿瘤患者临床分离真菌的分布及耐药分析	2011	翁春霞	《中华医院感染学杂志》2011，(17)：3733~3755
恶性肿瘤患者嗜麦芽寡养单胞菌感染的分离及耐药分析	2011	翁春霞	《中华医院感染学杂志》2011，(18)：3947~3949
免气腹腹腔镜在老年胃癌根治术中的应用体会	2011	王海彪	《中华胃肠外科杂志》2011，14(2)：152
HPLC 法测定宁泌泰胶囊中连翘甘的含量	2011	钱淑琴	《中华中医药学刊》2011，29（1）：208
医院医疗设备档案管理工作探讨	2011	林赛宁	《医院管理论坛》2011 年第二期
痔上黏膜悬吊术治疗混合痔合并直肠黏膜内脱垂	2011	鲍银童	《中国中西医结合外科杂志》2011，17(2)：207
高龄结肠直肠癌合并急性肠梗阻的外科治疗	2011	张同成	《中国中西医结合外科杂志》2011，17(1)：88
浙江省象山半岛甲型 H1N1 流感流行病学分析	2011	陈剑霞	《中国预防医学杂志》第 12 卷第 11 期
动植物性食物中毒诊断标准探讨	2011	林国建	《中国食品卫生》第 23 卷第 2 期
2004—2010 年浙江省象山县性传播疾病发病趋势分析	2011	薛金玉	《疾病监测》第 26 卷第 10 期
甲型 H1N1 流感疫苗大规模人群应急接种分析	2011	徐建荣	《中国公共卫生》第 27 卷第 1 期
奥平栓联合微波治疗慢性宫颈炎合并人乳头状瘤病毒感染的临床研究	2011	李俊英	《中华医院感染学杂志》2011 年 1 月第 21 卷第 2 期
董幼祺教授以脾胃为中心调治小儿反复发作性疾病经验	2011	王赛飞	《中华中医药学刊》第 29 卷第 1 期
POEMS 综合征 1 例及文献复习	2011	万朝君	《中国现代医生》第五期第 49 卷
氯氮平在非精神病性障碍中的应用	2011	黄行土 汪志良	《中国临床药学杂志》20 卷 4 期
滋肾填精中药预防卵巢衰退 46 例疗效观察	2011	陈晓霞	《中国中医药科技》第 18 卷第 3 期
神经病患者出院前后格式塔对照研究	2011	黄行土	《中国农村卫生事业管理》31 卷 6 期

续表12-5

论文题目	发表时间	作　者	刊物及卷期
手法复位后小夹板与石膏托联合固定治疗老年桡骨远端骨折	2011	马绪巍	《中国骨伤》第24卷第11期
肺炎支原体感染患者外周血T淋巴细胞亚群变化规律研究	2011	潘永杰	《中华医院感染学杂志》第21卷第22期
开放性骨折患者伤口分泌物的细菌培养及耐药性分析	2011	钱列民	《中华医院感染学杂志》第21卷第22期
无酸中毒糖尿病酮症20例临床诊治分析	2011	鲍春华	《现代实用医学》2011年第11期
恶性肿瘤患者嗜麦芽寡养单胞菌感染的分离及耐药性分析2	2011	翁春霞	《中华医院感染学杂志》2011年9月第21卷18期
PCR技术在前列腺液细菌监测中的应用	2012	邱建达	《中华医院感染学杂志》第22卷第7期
腹腔镜下右半肝切除治疗肝内胆管结石三例分析	2012	王海彪	《中华肝胆外科杂志》2012，18(8)：608
入脾血流阻断法在保脾手术中的应用	2012	王海彪	《中华肝胆外科杂志》2012，18(2)：151
ICU革兰阴性杆菌肺炎病原菌耐药性调查	2012	林建军	《中华医院感染学杂志》2012，22(14)：3175
硬膜外自控镇痛在降低胸部手术后感染率及炎性状态中的效果研究	2012	徐永灵	《中华医院感染学杂志》2012，22(12)：2557
应用持续改进方法降低直肠癌手术患者手术切口感染率	2012	章雪莲	《中华医院感染学杂志》2012，22(13)：2836
呼吸机相关性肺炎临床特征观察	2012	朱平光	《中华医院感染学杂志》2012，22(7)：1358
原发性肝癌患者外周血淋巴细胞及其亚群B、T淋巴细胞衰竭子表达的研究	2012	俞海蛟	《浙江医学》2012，34（19）：1563
保留肋间臂神经在乳腺癌手术中的应用	2012	薛世航	《中国中西医结合外科杂志》2012，18(6)：600
急诊换药室两种空气消毒方法的效果比较	2012	史晓琴	《中国消毒学杂志》2012，29（4）：349
气相色谱—氮磷检测器测定牛奶及奶粉中三聚氰胺	2012	周伦敏	《中国卫生检验杂志》第22卷第4期
口服脊髓灰质炎减毒活疫苗致疫苗相关麻痹型脊髓灰质炎病例1例的调查	2012	徐建荣	《疾病监测》第27卷第10期
绝经后妇女25羟基维生素D浓度及其与甲状腺素和骨转换指标关系548例研究	2012	鲍春华	《中国实用内科杂志》2012年2月第32卷第2期
伴情绪障碍的肠易激综合征患者社会功能研究	2012	戴天刚　史月仙 黄修仁　易鹏程	《中国农村卫生事业管理》32卷3期
肠易激综合征患者社会功能与抑郁、焦虑的关系	2012	史月仙　戴天刚 易鹏程　黄修仁	《中国康复理论与实践》16卷3期
重度侵袭性牙周炎基础治疗后血清、龈沟液中肿瘤坏死因子-a、白细胞介素-4的变化分析	2012	陈建设	《中华医院感染学杂志》2012年4月第22卷第8期
注射用利培酮微球致白细胞减少三例	2012	戴天刚　张敏桥 易鹏程	《中华精神科杂志》45卷3期
畸形骨炎8例的临床诊治分析	2012	鲍春华	《上海医学》2012年第6期
折顶回旋法治疗桡骨远端骨折78例	2012	付　静	《中国骨伤》第25卷第9期

续表 12-5

论文题目	发表时间	作者	刊物及卷期
论公立医院的人力资源管理	2013	林赛宁	《医院管理论坛》2013 年第 30 卷第 1 期
宁波地区 2 例发热伴血小板减少综合征患者的临床特征	2013	练　祥	《疾病监测》2013，28（1）：13
有氧训练对稳定期轻中度慢性阻塞性肺疾病患者的作用	2013	张海娜	《中国慢性病预防与控制》2013，21(1)：90
医院超声科医院感染管理措施	2013	於赛珍	《中国消毒学杂志》2013，30（6）：590
何首乌及其制剂致药物性肝损伤 52 例临床分析	2013	练　祥	《中华中医药学刊》2013，31（5）：1133
如何控制医院建筑改造过程的感染风险	2013	周赛亚	《医院管理论坛》2013，30（20）：45
院内感染的监控与持续改进	2013	张彩虹	《医院管理论坛》2013，30（8）：51
肠镜前置透明帽对结肠息肉诊断的影响	2013	桑华超	《中国全科医学》2013，16（2A）：399
65 例非淋菌性尿道炎患者支原体属培养及药敏结果分析	2013	陈海敏	《中华医院感染学杂志》2013，23（6）：1473
慢性细菌性前列腺炎病原菌检测及药敏分析	2013	陈海敏	《中华医院感染学杂志》2013，23（8）：1961
老年患者胆道结石与胆道感染的临床分析	2013	黄　胜	《中华医院感染学杂志》2013，23（20）：4940
食管胃静脉曲张内镜治疗后随访的顺应性对预后的影响	2013	黄立江	《中华消化杂志》2013，33（5）：326
3 种治疗高血压药物的药物经济学分析及患者依从性评估	2013	董松飞	《中国现代应用药学》2013，30（7）：792
口服脊髓灰质炎减毒活疫苗后偶合窒息死亡 1 例报告	2013	高　丽	《中国疫苗和免疫》第 19 卷第 1 期
甲型 H1N1 流行性感冒疫苗应急接种的免疫学效果分析	2013	徐建荣	《中国疫苗和免疫》第 19 卷第 6 期
公共场所中央空调冷却塔水军团菌生态学研究	2013	林　朝	《中国卫生检验杂志》第 23 卷第 2 期
固相萃取—气相色谱法测定水中 7 种氨基甲酸酯农药	2013	周伦敏	《中国卫生检验杂志》第 23 卷第 6 期
水痘突破病例流行病学特征及其危害因素研究综述	2013	高　丽	《疾病监测》第 28 卷第 7 期
响应面法优化拳参总醌超声提取工艺的研究	2013	杨仙凌	《中华中医药学刊》2013 年第 31 卷第 2 期
以泌尿道扩张和积水为表现的三例尿崩症报告和文献复习	2013	姚　丹	《中华内分泌代谢杂志》第 29 卷第 2 期
象山县外来育龄妇女生殖健康知识掌握情况调查	2013	吴兰兰	《当代人口》总第 127 期
1136 例意外妊娠少女避孕知识掌握情况调查	2013	王巧月 吴兰兰	《中国妇幼保健》第 28 卷第 16 期
响应面法优化海藻多糖的酶法提取工艺	2013	杨仙凌	《中华中医药学刊》2013 年 8 月第 31 卷第 8 期
复发性甲状腺腺瘤案	2013	储彩云	《中国针灸》2013 年 9 月第 33 卷第 9 期

续表 12–5

论文题目	发表时间	作　者	刊物及卷期
妇女输卵管结扎前生殖道感染调查及影响因素分析	2013	于赛芬　裘亚娟　陈卫红	《中华医院感染学杂志》第 33 卷第 22 期
含氮杂环的单羰基姜黄素类似物的合成及抗炎活性	2014	王敏姗	《中草药》2014，45（24）：3532
遵循 JCI 标准的门诊手术室安全核查	2014	吴慧芬	《医院管理论坛》2014，31（4）：17
中医情志护理干预在高血压病患者中的应用效果	2014	黄素君	《中华现代护理杂志》2014，20(7)：788
中医护理干预对老年 2 型糖尿病患者血糖控制效果的影响	2014	黄素君	《中华现代护理杂志》2014，20（9）：1070
腹腔镜肝规则性切除术治疗肝内胆管结石 103 例	2014	俞海蛟	《中华肝胆外科杂志》2014，20（3）：201
一级脾缔阻断在腹腔镜脾切除术中的应用	2014	王海彪	《中华普通外科杂志》2014，29（1）：58
腹腔镜下肝门解剖技术在精准左肝叶切除术的应用	2014	王海彪	《中华外科杂志》，2014，52（1）：68
农药降解对蔬菜中有机磷农药残留检测结果的影响	2014	吴　烨	《中国卫生检验杂志》第 24 卷第 19 期
一例接种乙型脑炎灭活疫苗和冻干水痘减毒活疫苗后偶合特发性血小板减少性紫癜的调查	2014	徐建荣	《疾病监测》第 29 卷第 4 期
肝胆外科患者术后感染的病原菌分布及耐药性分析	2014	王新喜	《中华医院感染学杂志》2014 年 1 月第 24 卷第 2 期
首发精神分裂症患者的治疗及社会功能改善研究	2014	张敏桥　易鹏程　戴天刚	《中国农村卫生事业管理》34 卷 6 期
象山半岛居民碘营养水平及甲状腺结节患病情况调查分析	2014	鲍春华	《现代实用医学》2014 年 6 月
炔雌醇环丙孕酮片与散结镇痛胶囊联合治疗子宫内膜异位症的临床研究	2014	杨振芳　陈晓霞	《中华中医药学刊》第 32 卷第 11 期

第十三章　卫生管理

元代时，象山县设医学正一员。明宣德二年（1427），设惠民局，在县治（县署）南四十步。有官医1名。旧时，凡疾医、疡医均属医师，名为“训科”，官方只给予津贴，其主要经济收入由行医所得。官医的任务是“督医制药，以济穷民及囚狱患者也”。惠民局制度延至清朝。清代，仍设官医1名，由官方给予津贴，遇囚狱患病时则诊视之。民国时，无专门卫生管理机构，由民政科第三股兼管。民国29年（1940）9月，省卫生处从省民政厅分设，成立“浙江省卫生处”，同时颁发《浙江省三年施政计划》和《县卫生工作实施纲要》，规定县卫生院行使卫生行政职能。是年，县卫生院创建，胡鲲任院长。1950年3月，县人民政府派员接管，改为县人民政府卫生院，兼管全县卫生、防疫等工作。此后，在基本完成社会主义改造和开始全面建设社会主义、“文化大革命”时期，管理机构几经变更。1977年8月，卫生办公室改建为卫生局。县卫生局的主要职责是制定并实施区域卫生规划，依法履行卫生全行业管理，行使卫生行政监督职能，负责县域内医疗保障、疾病控制、卫生监督、妇幼保健、爱国卫生等。

第一节　卫生行政管理机构

机构沿革　1950年3月，县人民政府接管旧卫生院，改称“象山县人民政府卫生院”，内设医疗、防疫、总务3个股，负责全县卫生行政、医疗、预防和妇幼保健等工作。县人民政府决定，卫生院由县政府秘书室代管。毛子卿为卫生院负责人。1952年9月3日，为加强对卫生工作领导，同时引导全县医务工作者更好承担起全县人民防治疾病艰巨任务，县人民政府正式设置卫生科，作为政府工作机构，卫生院负责医疗业务、卫生防疫和全县卫生行政管理工作，卫生院归属卫生科领导，任命杨泮泗为县人民政府卫生科副科长。1953年4月12日，任命高明垣为卫生科科长。同年，又成立县卫生工作者协会，管理个体开业医生。1955年，县人民政府卫生科改为县人民委员会卫生科。1956年5月，县卫生院改为县人民医院，翟殿卿任书记兼院长，于茂森任副院长。1958年10月7日，省委决定宁海县并入象山县，卫生科办公机构迁往原宁海沥洋。科、局建制改为部建制，县建立文教卫生部，下设文教组和卫生组，原卫生科机构改为文教卫生部卫生组。任命周玉山为卫生组组长。1959年4月25日，总部建制撤销，仍恢复科建制，即“象山县人民委员会卫生科”，任命周玉山为卫生科科长。1961年10月，象山、宁海两县分开，办公机构迁回丹城，仍称“象山县人民委员会卫生科”，任命周玉山为卫生科科长。1968年11月5日，县革命委员会成立，对外终止旧机构名称。1969年12月25日，经县革委会批准，县生产指挥组下设秘书办公室、卫生办公室等7个办公室，并明确从1970年1月1日启用“象山县卫生办公室”印章，任命周祖龙为县革委会生产指挥组卫生办公室负责人，于茂森为副负责人。1977年8月，经县革委会批准，室建制改为局建制，称“象山县革命委员会卫生局”，任命周祖龙为局长，张生标、胡金福、路林为副局长。1981年1月1日，县第九届人民代表大会通过，象山县革命委员会改为象山县人民政府。卫生局系县人民政府的工作机构至2014年12月。先后担任局长的分别为周祖龙、毛道明、胡良舫、程舟群、孔森山、翁英豪。

2014年12月30日，县卫生局与县人口和计划生育局合并为“象山县卫生和计划生育局”，翁英豪、陈淑萍先后担任局长。

表13-1　　县卫生局机构沿革及行政领导一览表

机构名称	起讫年月	行政领导			备　注
		姓　名	职　务	任职时间	
县卫生院	民国29（1940）至1949年7月	胡　鲲 沈保民	院　长 院　长	1940年至1941年11月 1941年11月至1949年7月	1949年7月10日后由人民政府秘书室代管
县人民政府卫生院	1950年3月至1952年9月	毛子卿 邵季荫	负责人 代院长	1950年3月至1951年2月 1951年5月至1953年4月	
县人民政府卫生科	1952年9月至1955年11月	高明垣 彭玉文 杨泮泗 李　彬 赵邦吉	科　长 科　长 副科长 副科长 副科长	1953年4月至1955年3月 1955年3月至1955年11月 1952年9月至1953年3月 1952年12月至1953年2月 1955年3月至1955年11月	—
县第一届人民委员会卫生科	1955年11月至1957年3月	彭玉文 李庆玉 赵邦吉	科　长 科　长 副科长	1955年11月至1956年8月 1956年10月至1957年3月 1955年11月至1957年3月	彭玉文1956年8月1日抗台牺牲，烈士
县第二届人民委员会卫生科	1957年3月至1958年6月	李庆玉 赵邦吉	科　长 副科长	1957年3月至1958年6月 1957年3月至1957年8月	—
县第三届人民委员会卫生科	1958年6月至1958年10月	李庆玉	科　长	1958年6月至1958年10月	—
宁、象并县后人民委员会卫生科	1958年10月至1960年2月	程云臻 周玉山 李圣集	副部长 科　长 副科长	1958年10月至1959年4月 1959年4月至1960年2月 1959年4月至1960年2月	1958年10月，宁海、象山并县后，县人民委员会工作机构撤并为1个室、1个委、3个局、12个部（其中有文教卫生部），1959年4月，撤销12个部，恢复原来的科、局建制
县三届（二次）人民委员会卫生科	1960年2月至1961年9月	周玉山 姜星湖 李圣集	科　长 科　长 副科长	1960年3月至1960年8月 1961年4月至1961年9月 1960年2月至1960年4月	—
宁、象分县后人民委员会卫生科	1961年9月至1962年8月	周玉山	科　长	1961年9月至1962年8月	—

续表13-1

机构名称	起讫年月	行政领导			备 注
		姓 名	职 务	任职时间	
第四届县人民委员会卫生科	1962年8月至1963年12月	周玉山	科 长	1962年8月至1963年12月	1967年3月4日，驻象部队奉命介入地方参加“三支两军”；县人民武装部牵头成立生产办公室，统一负责全县的各项生产工作。16日，“公、检、法军事管制委员会”成立。5月，县革命委员会（简称革委会）成立，10月解体。1968年10月27日，经省革委会批准，县革委会和相应的工作机构重建，11月5日，县革委会召开成立大会。1969年3月建立生产指挥组，下设卫生办公室等7个办公室，办公室至1977年6月被撤销。1977年8月20日，经县革委会批准，室的建制改为局的建制，称“象山县革命委员会卫生局”。1981年1月，县九届人大一次会议通过，县革委会改为县人民政府
第五届县人民委员会卫生科	1963年12月至1966年5月	周玉山 张志瑾（女）	科 长 科 长	1963年12月至1965年4月 1965年4月至1966年5月	
第六届县人民委员会卫生科	1966年5月至1967年5月	张志瑾（女）	科 长	1966年5月至1967年5月	
县革命委员会生产指挥组卫生办公室	1969年3月至1977年6月	周祖龙 于茂森	负责人 副负责人	1970年1月至1977年8月 1970年4月至1977年8月	
县革命委员会卫生局	1977年8月至1978年12月	周祖龙 张生标 胡金福	局 长 副局长 副局长	1977年8月至1978年12月 1977年8月至1978年12月 1977年12月至1978年12月	
第八届县革命委员会卫生局	1978年12月至1981年1月	周祖龙 张生标 胡金福 路 林	局 长 副局长 副局长 副局长	1978年12月至1981年1月 1978年12月至1981年1月 1978年12月至1981年1月 1978年12月至1981年1月	
县人民政府卫生局	1981年1月至1984年8月	周祖龙 毛道明 张生标	局 长 局 长 副局长	1981年1月至1984年2月 1984年2月至1984年8月 1981年1月至1984年8月	
		胡金福 路 林 李致敏 褚宝林	副局长 副局长 副局长 副局长	1981年1月至1982年11月 1981年1月至1984年2月 1982年3月至1984年2月 1984年2月至1984年8月	—
县第十届人民政府卫生局	1984年8月至1987年5月	毛道明 胡良舫 张生标 褚宝林	局 长 局 长 副局长 副局长	1984年8月至1987年2月 1987年2月至1987年5月 1984年8月至1987年5月 1984年8月至1987年5月	—
县第十一届人民政府卫生局	1987年5月至1990年4月	胡良舫 张生标 褚宝林	局 长 副局长 副局长	1987年5月至1990年4月 1987年5月至1990年4月 1987年5月至1990年4月	—
	1990年5月至1994年1月	胡良舫 张生标 褚宝林 吴秀清（女）	局 长 副局长 副局长 副局长	1990年5月至1994年1月 1990年5月至1992年11月 1990年5月至1994年1月 1990年9月至1994年1月	—
县人民政府卫生局	1994年1月至1998年12月	胡良舫 程舟群（女） 褚宝林 吴秀清（女） 孙晓东 周学群（女）	局 长 局 长 副局长 副局长 副局长 副局长	1994年1月至1996年9月 1996年9月至1998年12月 1994年1月至1998年12月 1994年1月至1996年9月 1998年9月至1998年12月 1996年9月至1998年12月	—
县人民政府卫生局	1999年1月至2003年12月	程舟群（女） 孔森山 褚宝林 孙晓东 周学群（女） 叶为民 贺国恩 鲍春华	局 长 局 长 副局长 副局长 副局长 副局长 副局长 副局长	1999年1月至2001年9月 2001年10月至2003年12月 1999年1月至2002年4月 1999年1月至2003年9月 1999年1月至2003年12月 1999年9月至2003年12月 2002年11月至2003年12月 2003年9月至2003年12月	—

续表13-1

机构名称	起讫年月	行政领导			备　注
		姓　名	职　务	任职年月	
县人民政府卫生局	2004年1月至2007年12月	孔森山 鲍春华 贺国恩 叶为民 周学群（女） 左　伟 陈　琴（女）	局　长 副局长 副局长 副局长 副局长 副局长 副局长	2004年1月至2007年12月 2004年1月至2007年12月 2004年1月至2006年7月 2004年1月至2007年12月 2004年1月至2005年10月 2006年7月至2007年12月 2006年12月至2007年12月	—
县人民政府卫生局	2008年1月至2012年12月	孔森山 翁英豪 鲍春华 左　伟 陈　琴（女） 叶为民 吴林祥 钱永建 朱爱春（女）	局　长 局　长 副局长 副局长 副局长 副局长 副局长 副局长 副局长	2008年1月至2008年6月 2008年6月至2012年12月 2008年1月至2012年12月 2008年1月至2012年12月 2008年1月至2010年5月 2008年1月至2011年8月 2009年3月至2012年12月 2011年8月至2012年12月 2012年5月至2012年12月	—
县人民政府卫生局	2013年1月至2014年12月	翁英豪 钱永建 鲍春华 左　伟 吴林祥 朱爱春	局　长 副局长 副局长 副局长 副局长 副局长	2013年1月至2014年12月 2013年1月至2014年12月 2013年1月至2014年12月 2013年1月至2014年12月 2013年1月至2014年12月 2013年1月至2014年12月	2014年12月30日，中共象山县委发出《关于建立中共象山县卫生和计划生育局委员会等党组织及翁英豪等同志职务任免的通知》（县委干〔2014〕67号），撤销县卫生局和县计划生育局，合并为县卫生和计划生育局。局长翁英豪，副局长钱永建、鲍春华、吴仁品、左伟、倪永裕、朱爱春

象山县卫生和计划生育局行政领导任职情况表

表13-2

机构名称	起讫年月	行政领导		
		姓　名	职　务	任职年月
县人民政府卫生和计划生育局	2014年12月至2018年12月	翁英豪 陈淑萍（女） 钱永建 鲍春华 吴仁品 左　伟 倪永裕 朱爱春 史美德 吴　敏	局　长 局　长 副局长 副局长 副局长 副局长 副局长 副局长 副局长 副局长	2014年12月至2016年8月 2016年8月至2018年1月 2014年12月至2016年4月 2014年12月至2016年4月 2014年12月至2016年8月 2014年12月至2018年12月 2014年12月至2017年9月 2014年12月至2018年12月 2016年11月至2018年12月 2016年8月至2018年12月

附：县卫生局机构沿革及管辖示意图

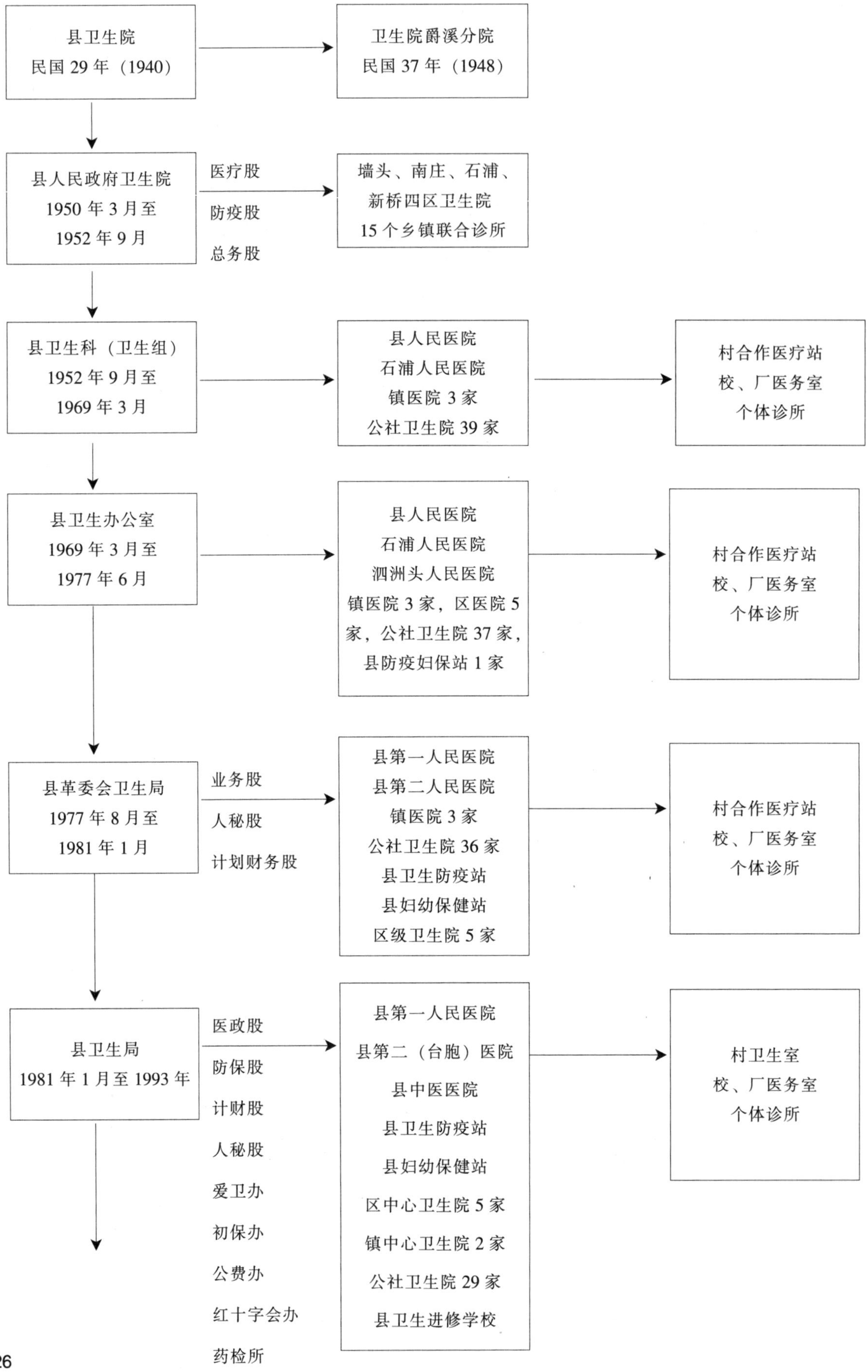

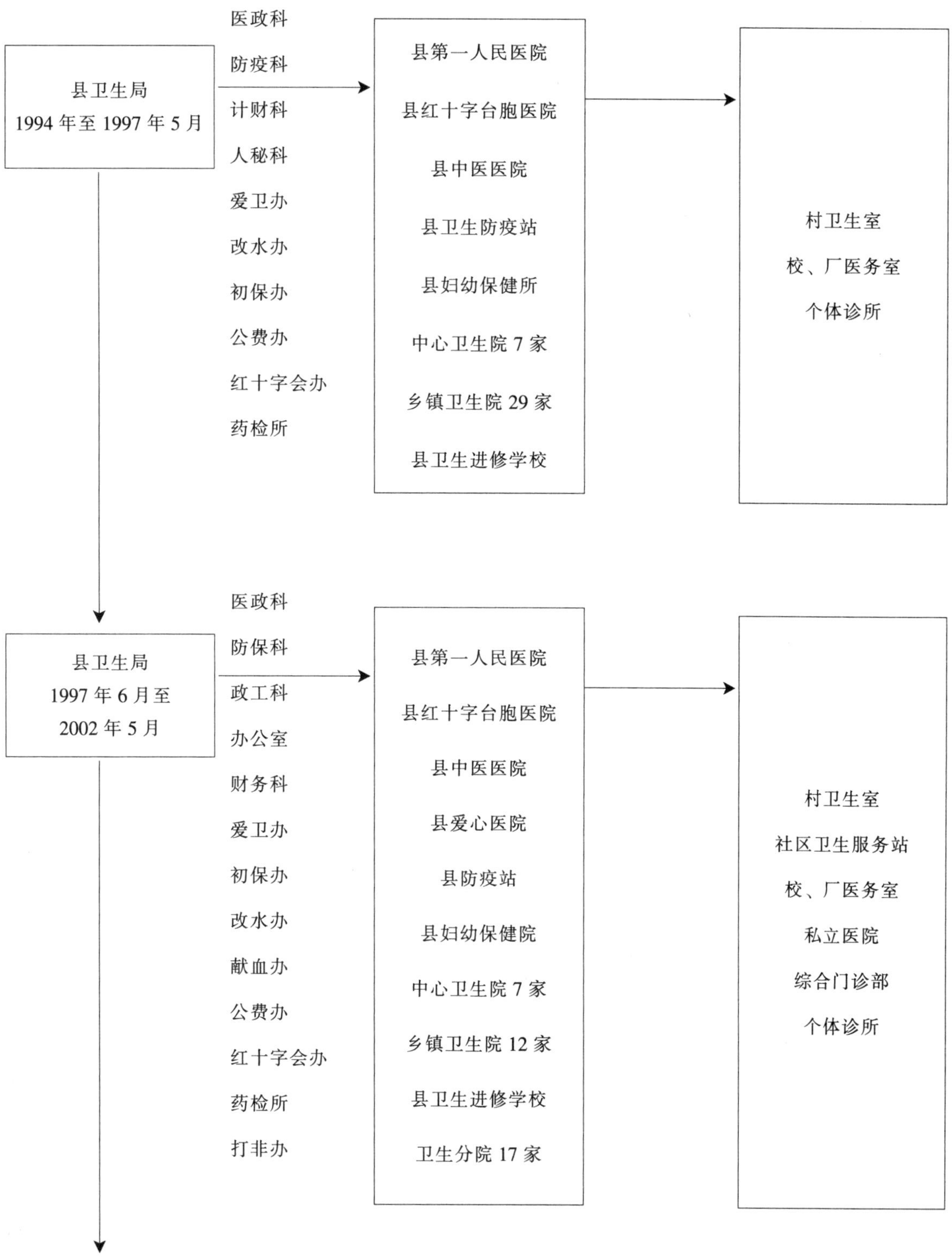
医政科
防疫科
计财科
人秘科
爱卫办
改水办
初保办
公费办
红十字会办
药检所
县卫生局
1994年至1997年5月
县第一人民医院
县红十字台胞医院
县中医医院
县卫生防疫站
县妇幼保健所
中心卫生院7家
乡镇卫生院29家
县卫生进修学校
村卫生室
校、厂医务室
个体诊所
医政科
防保科
政工科
办公室
财务科
爱卫办
初保办
改水办
献血办
公费办
红十字会办
药检所
打非办
县卫生局
1997年6月至
2002年5月
县第一人民医院
县红十字台胞医院
县中医医院
县爱心医院
县防疫站
县妇幼保健院
中心卫生院7家
乡镇卫生院12家
县卫生进修学校
卫生分院17家
村卫生室
社区卫生服务站
校、厂医务室
私立医院
综合门诊部
个体诊所

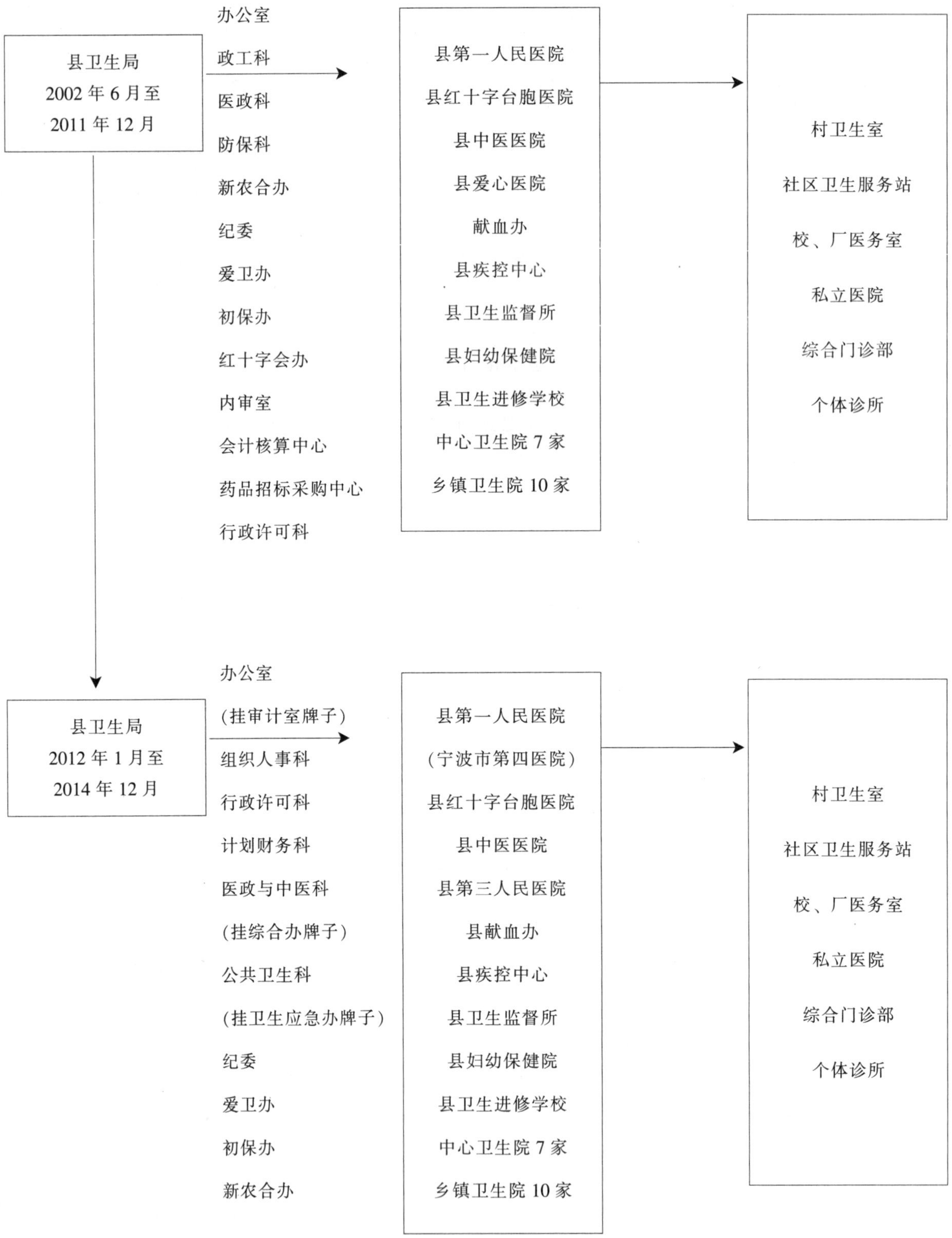
县卫生局
2002 年 6 月至
2011 年 12 月
办公室
政工科
医政科
防保科
新农合办
纪委
爱卫办
初保办
红十字会办
内审室
会计核算中心
药品招标采购中心
行政许可科
县第一人民医院
县红十字台胞医院
县中医医院
县爱心医院
献血办
县疾控中心
县卫生监督所
县妇幼保健院
县卫生进修学校
中心卫生院 7 家
乡镇卫生院 10 家
村卫生室
社区卫生服务站
校、厂医务室
私立医院
综合门诊部
个体诊所
县卫生局
2012 年 1 月至
2014 年 12 月
办公室
（挂审计室牌子）
组织人事科
行政许可科
计划财务科
医政与中医科
（挂综合办牌子）
公共卫生科
（挂卫生应急办牌子）
纪委
爱卫办
初保办
新农合办
县第一人民医院
（宁波市第四医院）
县红十字台胞医院
县中医医院
县第三人民医院
县献血办
县疾控中心
县卫生监督所
县妇幼保健院
县卫生进修学校
中心卫生院 7 家
乡镇卫生院 10 家
村卫生室
社区卫生服务站
校、厂医务室
私立医院
综合门诊部
个体诊所

县卫生局职能 1977年8月，县革命委员会卫生办公室改为卫生局，作为县革命委员会主管全县卫生工作的职能部门。1981年撤县革命委员会建县人民政府卫生局，至1996年，职能变化不大。1996年5月22日，县公共卫生监督所举行挂牌仪式。1997年6月18日，县卫生局发出《关于下发科室岗位职责和工作制度的通知》（象卫办〔1997〕3号），制定科室职责、岗位职责、工作制度。岗位职责中，规定局长职责7条，分管医政、财务副局长职责10条，分管防保、爱卫副局长职责7条，分管行政副局长职责8条。从办公室、政工科、医政科、防保科、财务科以及爱卫办、公费办的主任（科长）到一般工作人员的职责都有明确规定。1997年12月，根据县里统一要求，制定《象山县卫生局职位说明书》，对每一工作岗位职位名称、工作项目、工作概述、工作标准、所需知识能力等作出比较详细的说明。

2002年3月29日，根据《中共宁波市委宁波市人民政府关于象山县机构改革方案的通知》（甬党〔2001〕23号），县卫生局上报职能配置、内设机构和人员编制方案，并于是年5月30日经县机构改革领导小组办公室批准实施。根据该方案，强化的职能：实施卫生全行业管理职能；依法行政，加大卫生执法和行政监督职能；指导、监督、管理全县社区卫生服务职能；积极探索卫生机构体制改革；加强卫生系统行业作风建设，健全卫生人员职业道德规范。划入的职能：职业卫生监督（包括矿山卫生监察）职能，由原县劳动局划入县卫生局。划出的职能（交给县药品监督管理局的药政、药检职能）：监督实施国家药品管理法律、法规、规章和药品管理地方性法规、规章职能；监督实施药品、医用生物制品和生物材料的法定标准；监督管理麻醉药品、精神药品、毒性药品和放射性药品；中药监督管理职能。主要职能共15项（详见丛录《卫生工作主要文件选录》）。

2011年12月7日，县政府办公室发出《关于印发象山县卫生局主要职责内设机构和人员编制规定的通知》（象政办发〔2011〕218号），进一步调整卫生局职能。新增的职能：组织实施基本药物制度的职责；承接扩权强县改革中省、市政府下放给县（市）政府具体实施相关事项。取消的职能：将餐饮服务食品安全监督和保健食品、化妆品卫生监管职责，划给县食品药品监督管理局；不再承担已由国务院、省、市政府公布取消的本部门行政审批事项。加强的职能：加强组织实施中医药和中西医结合发展战略、规划职责；加强深化医药卫生体制改革，建设覆盖城乡居民基本医疗卫生制度职责。该通知明确县卫生局是主管全县卫生工作的县政府工作部门。主要职责：

1. 拟订有关卫生行政（行业）管理规范性文件草案，经审议通过后组织实施；拟订全县卫生事业发展规划和战略目标；指导区域卫生规划编制和实施。

2. 推进医药卫生体制改革，拟订卫生改革与发展战略目标、规划和相关政策；贯彻落实国家基本药物制度，负责药械日常监管工作。

3. 贯彻党和国家中医药政策和中西医并重方针，负责中医药继承、创新及中西医结合工作；拟订中医药发展规划并监督实施。

4. 组织拟订公立医院改革政策措施，指导和监督公立医院建立科学管制体制、运行机制和监管机制，贯彻落实社会资本参与医疗卫生事业发展的政策措施，指导和监督民营医疗机构健康规范发展。

5. 负责医疗机构医疗服务全行业监督管理；负责医疗机构分类管理；实施医疗机构和从业人员执业许可制度，加强对医疗质量监督管理；制定落实医疗卫生职业道德规范措施；加强法制教育，建立科学评价机制和监督体系；负责管理和发布卫生信息。

6. 组织拟订医药卫生科技发展规划，组织实施医药卫生科学研究，参与制定医学教育发展规划，指导推进医学科技成果转化和推广应用，组织开展继续医学教育、全科医学教育和毕业后医学教育工作。

7. 指导、监督和管理全县社区卫生服务、农村卫生服务、妇幼卫生工作；实施母婴保健专项技术服务；会同人口和计划生育部门做好计划生育技术服务及生殖保健服务。

8. 贯彻落实基本公共卫生服务均等化政策措施，制定并指导实施基本和重大卫生服务项目制度，协调推进基本公共卫生服务均等化工作。

9. 贯彻预防为主方针，开展全民健康教育；负责疾病预防控制工作，制定并实施重大疾病防治规划与策略，执行国家免疫规划及政策措施；组织调度全县卫生技术力量，紧急处置全县重大灾情疫情、突发事件；依法报告法定传染病疫情信息。

10. 负责卫生应急工作，制定卫生应急预案和政策措施，负责突发公共卫生事件监测预警和风险评估，指导实施突发公共卫生事件预防控制与应急处置，依法报告突发公共卫生事件应急处置信息。

11. 依法行使卫生行政监督职能；依法监督管理传染病防治和公共场所、饮用水、职业、环境、放射、学校卫生及献血工作。

12. 指导实施卫生人才队伍建设工作，拟订全县卫生人才发展规划，组织实施卫生技术人员资格认定有关规定。

13. 拟订全县卫生经济发展战略及中长期发展规划；监管卫生系统国有资产，协调卫生经济发展。

14. 参与全县城镇职工基本医疗保险制度改革有关制度的制定、实施和监督检查。

15. 负责管理卫生系统各医疗卫生单位。

16. 承办县政府交办的其他事项。

根据上述职能，县卫生局设 6 个职能科室。核定行政编制 14 名，其中局长 1 名，副局长 3 名，中层职数 8 名，后勤服务人员编制 1 名。还明确县爱国卫生运动委员会办公室、县初级卫生保健委员会办公室、县新型农村合作医疗管理办公室设在县卫生局。

卫生行政科室及其职能 1977 年 8 月县革委会卫生局成立之初，只设置业务股、人秘股、计划财务股 3 个股。1981 年 1 月至 1993 年，随着卫生局职能变化，先后设置医政股、防保股、计财股、人秘股和爱卫办、初保办、公费办、红十字会办以及药检所。1994 年至 1997 年初，行政职能股室数没变，名称上“股”改为“科”；其他办所增加 “改水办”。

1997 年 6 月机构改革后，行政职能科室设有医政科、防保科、政工科、办公室、财务科；其他科室有爱卫办、初保办、改水办、献血办、公费办、红十字会办、药检所、打非办等。1999 年 7 月，象山县献血办公室经县编委批准成立，成为局下属单位。

2002 年机构改革后，行政职能科室设有办公室、政工科、医政科、防保科，财务科职能并入办公室。药检所于 2002 年 5 月划归县药监局。公费办于 2002 年底划归县劳动保障局。县改水办于 2005 年 6 月划归县水利局。2006 年增设行政许可科，其他科室新增纪委、内审室。2009 年 8 月，县红十字会办由县卫生局管理的非常设机构，改为单独设置机构，划出县卫生局。

2011 年 12 月，县卫生局内设机构和人员编制再次调整。2012 年 1 月后，行政职能科室设有办公室（挂审计室牌子）、组织人事科、行政许可科、计划财务科、医政与中医科（挂综合治理办公室牌子）、公共卫生科（挂卫生应急办牌子）6 个科室，其他科室有纪委、爱卫办、初保办、新农合办。县新型农村合作医疗办公室于 2013 年 4 月划归县人力资源和社会保障局。

根据《关于印发象山县卫生局主要职责内设机构和人员编制规定的通知》（象政办发〔2011〕218 号），6 个职能科室的主要职能：

1. 办公室（挂审计室牌子）

综合协调局机关日常政务工作；负责局机关文秘、档案、机要、政务信息、宣传、保密及后勤保障等行政事务；负责信息公开和电子政务工作；负责局机关舆情信息监测工作；承担新闻发言人及网上发言人联络工作；负责县人大代表建议、县政协委员提案办理及群众来信来访工作；制定并实施局机关各项工作制度；拟订全局工作计划及综合性文稿；负责系统及局机关行风建设、安全生产、节能减排工作；负责局机关信息化建设；负责卫生系统法人代表经济责任审计及其他审计具体实施。

办公室自 1997 年 6 月从人秘股分出后，先后担任主任的有贺国恩、陆新学、沈启英、俞素贞。杨志国于 2003 年初临时负责过 2 个月。

2. 组织人事科

拟订并组织实施全县卫生人才发展规划，合理配置卫生人才资源，指导卫生事业单位人事分配制度改革；负责县卫生系统机构编制、人事管理、干部培训等工作；负责全县医疗卫生单位领导班子建设，负责局管干部和后备干部队伍建设；指导直属单位党的思想建设、组织建设、作风建设；负责工会、共青团和妇女等群团工作；负责系统离退休人员服务和管理工作；负责出国（境）人员政审和报批工作；负责县卫生系统综合性表彰工作；负责县卫生系统统战和农村指导员等工作。

从人秘股到政工科、组织人事科，先后担任股（科）长或负责人的有李慧英、宋根云、毛明华、王爱明、王立人、林辉、顾海燕。

3. 行政许可科

负责卫生行政许可工作；组织实施卫生行政复议、行政诉讼和行政听证工作；负责规范性文件审核和报备工作；负责指导全县卫生法制宣传教育。

行政许可科自 2006 年设立后，先后担任科长（或副科长主持工作）的有朱爱春、徐荣华、杨旻。

4. 计划财务科

参与拟订全县卫生事业发展规划；负责全县卫生事业经费安排、使用和管理工作；监督管理全县医疗卫生服务收费价格；负责全县卫生统计工作；负责卫生系统基本建设计划制定、项目论证、立项、管理等工作；负责局机关会计核算和财务管理工作。

先后担任计划财务股（科）股（科）长或负责人的有黄有靖、贺国恩、毛盛芳、范光富（委派会计）、钟海英（委派会计）、魏瑶琴（委派会计）、顾小亚（委派会计）、杨淑静。

5. 医政与中医科（挂综合治理办公室牌子）

组织拟订全县卫生事业发展规划，指导开展区域卫生规划；监督管理医疗机构的医疗质量和服务质量；负责医疗机构、医生、护士、医疗技术和医疗设备等医疗服务要素准入管理；负责系统综合治理、医疗纠纷处置管理工作；负责医疗救护、献血与输血、征兵与招生健康体检等管理工作；拟订并组织实施中医药和中西医结合发展规划，依法管理全县中医药（中西医结合）工作；负责药械日常监管工作；参与全县城镇职工基本医疗保险制度改革和管理工作；负责国家基本药物制度贯彻落实；负责城市医院支援农村医疗工作（对口支援）；拟订并组织实施全县医学科技和教育发展规划；负责全县继续医学教育、重点学科建设、科技信息、科技成果与推广管理工作；负责社区卫生工作；指导医学会、中医学会开展工作。

从医政股到医政科、医政与中医科，先后担任股（科）长或负责人的有王士正、王健、刘锋利、王健、史济忠、吴敏、胡晓华、邱沿波。

6. 公共卫生科（挂卫生应急办牌子）

制定全县卫生监督、疾病预防控制、妇幼保健工作规划、计划，并组织实施。综合管理卫生监督执法工作，依法监督管理传染病防治和公共场所、饮用水、职业、环境、放射、学校卫生及献血工作。负责疾病预防控制工作，制定并实施重大疾病防治规划与策略，执行国家免疫规划及政策措施；依法报告法定传染病疫情信息。组织落实提高出生人口素质工作的规划、措施和技术标准；依法监督母婴保健专项技术的实施；协助人口和计划生育部门共同做好计划生育技术服务、流动人口计划生育管理和生殖保健服务等工作；负责卫生应急工作，组织制定有关突发公共卫生事件应急预案、工作方案和措施；建立与完善公共卫生事件监测和预警系统；组织突发公共卫生事件预案演练、应急知识和处理技能培训；组织协调有关突发公共卫生事件应急处置工作。

从防保股到防保科、公共卫生科，先后担任股（科）长或负责人的有沈吉光、卢杰、罗三君、杨志国、杨存军、张林敏、吴富海。

县卫生监督所 县卫生监督所于2002年6月28日挂牌成立，8月1日正式运行，是县卫生和计划生育局直属独立法人单位，并受委托承担卫生综合执法任务，是象山县公共卫生体系重要组成部分。2005年，在县委、县政府重视下，全面建成二级卫生监督网络，9月23日，6个卫生监督分所挂牌成立，实现卫生监督队伍一体化管理，卫生综合执法能力得到全面加强，卫生执法队伍得到进一步充实，实现卫生监督重心下移目标。同年10月17日，县卫生监督所从租用三年面积仅500平方米的办公场所（原龙元建设有限公司办公地）迁入有2000平方米用房的新址（原县第一人民医院急诊楼），办公条件得到较大改善，为提升整体形象、加强规范管理和进一步发展提供必要的基础条件。2010年10月，随着全国卫生监督体制改革进一步深入，县卫生监督所全面完成参照公务员法管理，全所54名人员过渡为参照公务员法管理单位工作人员。2011年12月30日，按照机构改革“三定”方案要求，完成餐饮服务食品安全监管职能调整，将餐饮服务、化妆品卫生监管职能划转给食药监局接管，人员编制进行划分和分流，部分财产进行分割。2015年底，职业卫生监管职能移交至安全生产管理局，人员编制分流1名。至2018年底，县卫生监督所核定编制32名，在编26名，借用4名，临聘20名。内设办公室、法制业务科、卫生监督一科、卫生监督二科、卫生监督三科、卫生监督四科。卫生投诉举报统一启用政府热线“12345”及专用电话“0574-65001230”。执法依据包括《中华人民共和国传染病防治法》《中华人民共和国职业病防治法》《中华人民共和国执业医师法》《医疗机构管理条例》《公共场所卫生管理条例》《消毒管理办法》《学校卫生管理条例》《爱国卫生条例》等卫生法律法规。依据上述卫生法律法规调整的范围，监管对象包括公共场所经营单位、集中式供水单位、各类医疗机构、学校等共3000余家单位。

县卫生监督所历任行政主要领导一览表

表 13–3

姓　名	性别	籍贯	职　务	任职时间	姓　名	性别	籍　贯	职　务	任职时间
张　荣	男	浙江象山	副所长	2002 年 6 月至2002年11 月	杨志国	男	浙江象山	所　长	2007 年 9 月至2010 年 10 月
郑保卫	男	浙江象山	副所长	2002年11 月至2006 年 8 月	罗三君	男	浙江象山	副所长	2008 年 10 月至2010 年 10 月
张　荣	男	浙江象山	所　长	2002 年 12 月至2007 年 9 月	罗三君	男	浙江象山	所　长	2010 年 10 月至2014 年 12 月
林国建	男	浙江象山	副所长	2004 年 1 月至2010 年 9 月	王静静	女	浙江象山	副所长	2011 年 1 月至2014 年 12 月
黄立飞	男	浙江象山	副所长	2006 年 11 月至2014 年 2 月	陈　达	男	浙江象山	副所长	2014 年 2 月至2014 年 12 月

第二节　县人大教科文卫工作委员会

1984 年 8 月，县十届人大常委会第 1 次会议决定设立文卫科教等 4 个组。1986 年 4 月，县十届人大常委会第十三次会议通过《关于设立若干工作组的决定》，决定改设教育科学文化卫生等 3 个工作组，并规定工作组 5 项工作任务。1987 年 5 月，县十一届人大常委会第一次会议决定设立科学教育文化卫生等工作委员会，取代原先工作组。1990 年 7 月，县十二届人大常委会第二次会议决定设立县人大常委会“一办四委”（县人大常委会办公室、县人大常委会法制、财政经济、教科文卫、代表联络信访工作委员会）。

教科文卫工作委员会职责：

1. 负责联系县教育、科技、人事、文体、卫生、计生、广电、药监等部门工作；

2. 调查了解有关教科文卫方面的法律、法规和上级、县人大及其常委会有关决议、决定在全县贯彻实施情况，为县人大常委会实施监督提供依据；

3. 督促检查全县实施教育、科技发展规划和有关教科文卫方面重点建设工程有关工作；

4. 围绕常委会有关教科文卫方面的审议议题、执法检查、执法评议和述职评议活动，开展调查、检查和视察，提出调研报告、检查报告或评议报告，并做好审议监督意见落实情况的督查工作；

5. 为县人大常委会和人大代表视察或调查有关教科文卫方面工作，做好准备和服务工作；

6. 负责办理上级人大常委会下发的有关教科文卫方面法律、法规草案征求修改意见和汇总上报工作；

7. 对属于县人大及其常委会职权范围内与教科文卫工委有关的重大问题和人民群众反映强烈的问题，组织专题调查、视察和检查，提出意见和建议；

8. 检查督促政府部门对人大代表提出有关教科文卫方面议案和建议办理情况，做好人民群众有关信访接待工作；

9. 开展同上级及其他县（市）区人大常委会对口工作委员会工作联系和经验交流活动；

10. 办理常委会、主任会议和常委会领导交办的其他工作。

表 13-4

教科文卫工作委员会组成人员一览表

届别	名称	职务	姓名	任职时间	备注
十届 1984 年 8 月至 1987 年 5 月	文卫科教组	组长	沈仁淦	1984 年 8 月至 1986 年 4 月	兼职
		副组长	陈文浩	1984 年 8 月至 1986 年 4 月	兼职
		组员	盛智煜	1984 年 8 月至 1986 年 4 月	兼职
	教育科学文化卫生工作委员会	组长	沈仁淦	1986 年 4 月至 1987 年 5 月	兼职
		副组长	章美良	1986 年 4 月至 1987 年 5 月	专职
		成员	陈文浩	1986 年 4 月至 1987 年 5 月	兼职
		成员	盛智煜	1986 年 4 月至 1987 年 5 月	兼职
		成员	尹礼宗	1986 年 4 月至 1987 年 5 月	兼职
十一届 1987 年 5 月至 1990 年 5 月	科学教育文化卫生工作委员会	主任	许祖黄	1987 年 5 月至 1989 年 9 月	兼职
		主任	章美良	1989 年 9 月至 1990 年 5 月	专职
		副主任	章美良	1987 年 5 月至 1989 年 9 月	专职
		副主任	陈兆皋	1987 年 5 月至 1990 年 5 月	兼职
		委员	尹礼宗	1987 年 5 月至 1990 年 5 月	兼职
		委员	朱一锋	1987 年 5 月至 1990 年 5 月	兼职
		委员	余明成	1987 年 5 月至 1990 年 5 月	兼职
		委员	胡廷容	1987 年 5 月至 1990 年 5 月	兼职
十二届 1990 年 5 月至 1993 年 3 月	教科文卫工作委员会	主任	章美良	1990 年 7 月至 1992 年 3 月	专职
		副主任	陈元振	1990 年 7 月至 1993 年 3 月	兼职
		委员	伊敏芳	1990 年 7 月至 1991 年 5 月	兼职
		委员	陈文浩	1990 年 7 月至 1993 年 3 月	兼职
		委员	陈德安	1990 年 7 月至 1993 年 3 月	兼职
		委员	余明成	1990 年 7 月至 1993 年 3 月	兼职
		委员	张永华	1990 年 7 月至 1993 年 3 月	兼职
十三届 1993 年 3 月至 1998 年 2 月	教科文卫工作委员会	主任	陈元振	1993 年 3 月至 1997 年 9 月	专职
		主任	张幼帆	1997 年 11 月至 1998 年 2 月	专职
		委员	章才德	1993 年 3 月至 1998 年 2 月	兼职
		委员	陈文浩	1993 年 3 月至 1998 年 2 月	兼职
		委员	陈德安	1993 年 3 月至 1998 年 2 月	兼职
		委员	徐望曦	1993 年 3 月至 1998 年 2 月	兼职

续表 13-4

届别	名称	职务	姓名	任职时间	备注
十四届 1998 年 2 月至 2003 年 2 月	教科文卫工作委员会	主任	张幼帆	1998 年 2 月至 2001 年 10 月	专职
		主任	马祖权	2001 年 10 月至 2003 年 12 月	专职
		副主任	龚华丰	1998 年 4 月至 2003 年 2 月	专职
		副主任	王宁星	2003 年 3 月至 2003 年 12 月	专职
		委员	张伟侠	1998 年 2 月至 2003 年 2 月	兼职
		委员	史其凯	1998 年 2 月至 2003 年 2 月	兼职
		委员	杜爱卿	1998 年 2 月至 2003 年 2 月	兼职
		委员	周勇	1998 年 2 月至 2003 年 2 月	兼职
		委员	周立言	1998 年 2 月至 2003 年 2 月	兼职
		委员	韩荷玉	1998 年 2 月至 2003 年 2 月	兼职
		委员	王宁星	1998 年 2 月至 2003 年 2 月	专职
		委员	张幼帆	2002 年 3 月至 2003 年 2 月	兼职
十五届 2004 年 1 月至 2007 年2 月	教科文卫工作委员会	主任	马祖权	2004 年 1 月至 2007 年 12 月	专职
		副主任	王宁星	2004 年 1 月至 2007 年 12 月	专职
十六届 2007 年 2 月	教科文卫工作委员会	主任	马祖权	2008 年 1 月至 2011 年 8 月	专职
		主任	缺职	2011 年 8 月至 2012 年 12 月	—
		副主任	缺职	2008 年 1 月至 2008 年 10 月	—
		副主任	周善西	2008 年 10 月至 2012 年 12 月	专职
十七届	教科文卫工作委员会	主任	胡振宇	2013 年 1 月至 2014 年 12 月	专职
		副主任	吴慧红（女）	2013 年 1 月至 2014 年 12 月	专职

第三节　县政协教文卫体委员会

1984 年 10 月，县政协设立教育、文化体育医卫工作组。1991 年 2 月，撤销教育、医卫、文艺体育 3 个工作组，设教文卫体委员会。1998 年 2 月，分设教育文体委员会、医药卫生委员会。2000 年 12 月，设教文卫体委员会。2005 年 10 月，设教文卫体和文史资料委员会。其主要活动是调查考察、为民义诊和讲学施医。

表 13-5　教科文卫工作委员会组成人员一览表

时间	会议	名称	职务	姓名	任职时间	备注
1984 年 10 月	二届二次	医卫工作组	组长	程云臻	—	—
			副组长	王士正	—	—
			组员	许祖黄	—	—
			组员	蒋宗木	—	—
			组员	陈凤英（女）	—	—
			组员	徐国华（女）	—	—

续表 13–5

时　间	会　议	名　称	职　务	姓　名	任职时间	备　注
1984 年 10 月	二届二次	医卫工作组	组　员	李美凤（女）	—	—
			组　员	王碧云（女）	—	—
			组　员	徐寿昌	—	—
1987 年 5 月	三届一次	医卫工作组	组　长	毛道明	—	—
			副组长	王士正	—	—
			组　员	周　蘅（女）	—	—
			组　员	盛智煜（女）	—	—
			组　员	徐寿昌	—	—
			组　员	屠规岳	—	—
			组　员	蒋宗木	—	—
			组　员	裘鹤勇	—	—
			组　员	孙文魁	—	—
			组　员	徐国华（女）	—	—
1990 年 5 月	四届一次	医卫工作组	组　长	毛道明	—	—
			副组长	王士正	—	—
			组　员	周　蘅（女）	—	—
			组　员	徐寿昌	—	—
			组　员	屠规岳	—	—
			组　员	蒋宗木	—	—
			组　员	裘鹤勇	—	—
			组　员	盛智煜（女）	—	—
			组　员	蒋时曜	—	—
1991 年 2 月	四届四次	教文卫体委员会	主　任	何元均	—	—
			副主任	陈梅芳（女）	—	—
			副主任	毛道明	—	—
			副主任	洪周产	—	—
			成　员	王士正	—	—
			成　员	武祥枢	—	—
			成　员	邓德荣	—	—
1993 年 3 月	五届一次	教文卫体委	主　任	何元均	1994 年 1 月至 1996 年 4 月	—
			副主任	毛道明	1994 年 1 月至 1998 年 2 月	—
			副主任	邓德荣	1994 年 1 月至 1998 年 2 月	—
			成　员	洪周产		—

续表 13–5

时　间	会　议	名　称	职　务	姓　名	任职时间	备　注
1993 年 3 月	五届一次	教文卫体委	成　员	褚宝林	—	—
			成　员	陈梅芳（女）	—	—
			成　员	范光辉	—	—
			成　员	李秀春（女）	—	—
			成　员	周学群（女）	—	—
			秘　书	商汝平	—	—
1996 年 4 月	五届十七次	教文卫体委	主　任	陈德安	1996 年 4 月 16 日至 1998 年 2 月	
			副主任	毛道明	—	—
			副主任	邓德荣	—	—
			成　员	李秀春（女）	—	—
			成　员	周学群（女）	—	—
			成　员	褚宝林	—	—
			成　员	屠规岳	—	—
1998 年 2 月	六届一次	医药卫生委员会	主　任	毛道明	1998 年 2 月 18 日至 1998 年 12 月	
			副主任	周学群（女）	1998 年 2 月 18 日至 1998 年 12 月	
			成　员	左　伟	—	—
			成　员	屠规岳	—	—
			成　员	郭　峻（女）	—	—
			成　员	丁可平	—	—
			成　员	黄亚萍（女）	—	—
2003 年 2 月	七届委员会	医药卫生委员会	主　任	毛道明	1991 年 1 月至 2003 年 12 月	—
			副主任	周学群（女）	1991 年 1 月至 2003 年 12 月	—
2004 年 2 月	七届委员会	文卫体委员会	主　任	韩利诚	2004 年 1 月至 2005 年 10 月	专职
			副主任	周学群（女）	2004 年 1 月至 2005 年 10 月	专职
				史奇山	2004 年 1 月至 2005 年 10 月	—
				王增才	2004 年 1 月至 2005 年 10 月	—
2005 年 10 月	七届委员会	教文卫体和文史资料委员会	主　任	周学群（女）	2005 年 10 月至 2007 年 2 月	专职
			副主任	胡建萍（女）	2006 年 7 月至 2007 年 2 月	专职
2007 年 2 月	八届委员会	教文卫体和文史资料委员会	主　任	周学群（女）	2007 年 2 月至 2007 年 12 月	专职
				缺　职	2007 年 2 月至 2007 年 6 月	—
			主　任	倪伟珍	2007 年 6 月至 2007 年 12 月	专职
			副主任	胡建萍（女）	2006 年 7 月至 2007 年 2 月	专职
			副主任	韦金红	2007 年 2 月至 2007 年 12 月	专职
			主　任	倪伟珍	2008 年 1 月至 2011 年 9 月	专职
			主　任	董传铭	2011 年 9 月至 2012 年 12 月	专职
			副主任	韦金红	2008 年 1 月至 2012 年 12 月	专职
2013 年 1 月	九届委员会	教文卫体和文史资料委员会	主　任	董传铭	2013 年 1 月至 2014 年 12 月	专职
			副主任	韦金红	2013 年 1 月至 2014 年 12 月	专职

第四节　人事管理

干部任免　中华人民共和国成立后，实行党管干部原则，县委组织部为干部主管部门，县政府人事部门配合管理。中华人民共和国成立初期，干部任免由县委统一管理。卫生系统干部由县委组织部、县委宣传部负责管理。“文化大革命”期间，干部任免由县革委会政工组管理。

1984 年，干部管理权限下放，原属县委组织部管理的一部分干部委托局党委管理。是年 5 月，县卫生局党委下发象卫党委〔1984〕4 号文件，作出改革干部任免权限决定。县直属单位（县一、二医院、防疫站、妇保站、卫生进修学校）和区卫生院副职及直属单位党支部委员由局党委任免；镇卫生院正职由局党委通过民意测定后任职；乡卫生院正职由区卫生院组织所属单位经民意测定、审议后报局党委批准任职；镇乡卫生院副职由正职提名决定，报局备案；区级以上医疗卫生单位科室正副主任由各单位研究决定，报局审核后由各单位任免。

1988 年 5 月，县卫生局下发象卫〔1988〕56 号文件，作出镇乡卫生院划归镇乡政府为主管理的决定。镇乡卫生院院长由镇乡政府任免，干部职工调动必须经镇乡政府同意。

1990 年 11 月，县卫生局党委作出调整干部任免权限的决定（象卫党委〔1990〕3 号）。局机关各股室副职，中医院、防疫站、妇保站、卫生进修学校、药检所副职，水改服务站、区（镇）卫生院正副职，乡卫生院正职（乡管卫生院按原协议书执行）由局党委任免；直属单位党支部委员（县第二人民医院除外）由民主选举产生或局党委任免；乡卫生院副职由区卫生院任免，报局备案；县第一人民医院、县第二人民医院职能科室正职及内、外、儿、妇科正主任由局党委任免；其他直属单位科室正职及区防保中心主任报局审核后由各单位任免；区、镇医疗卫生单位科室正职由各单位研究决定，报局备案。象卫党委〔1984〕4 号文件同时废止。

1993 年 9 月，县政府批转卫生局《关于完善和深化卫生医疗单位内部管理体制改革的实施意见》（象政发〔1993〕75 号）。实行干部聘任制，医疗卫生单位正职由上级任命，副职和中层干部经正职提名，提交党政联席会议讨论后，按干部管理权限审批、任命，其他干部由正职聘任，报卫生局备案。镇、乡卫生院和分院院长由县卫生局征求当地政府意见后任免，副院长由当地镇乡政府征求县卫生局意见后任免。

2000 年 7 月，县卫生局党委推行中层干部竞聘上岗工作，严格按照工作方案制定的公开报名、资格审查、竞聘演说、民主测评、组织考察报批、决定聘任等程序组织实施，采用民主推荐与组织推荐相结合、志愿择岗与组织安排相结合办法。竞聘岗位为局机关行政事业内设机构正副职中层干部。此后，一直采取此竞聘措施。

2003 年 3 月，县卫生局党委作出加强干部队伍建设的实施意见（象卫党委〔2003〕9 号）。进一步扩大民主，落实群众对干部选拔任用的知情权、参与权、选择权和监督权；加大领导干部公开选拔、竞争上岗力度。继续实施委任、选任、聘任制相结合的干部选拔任用方式；继续实行新提拔干部试用期制度。直属单位新提拔非选举产生领导干部全面实行试用期一年的制度；进一步推进干部队伍“四化”建设，注重选拔任用优秀年轻干部；加大干部轮岗、交流和挂职力度。干部轮岗主要在局机关、直属单位之间或双向进行。局管干部在同一职位任期满 6 年原则上要轮岗、交流，医疗单位党政领导在同一职位任职时间可以适当延长，但不超过 10 年。

2004 年，县政府颁发《象山县委、象山县人民政府关于加快卫生事业发展的若干意见》，进一步理顺镇乡卫生院管理体制，明确“乡镇卫生院的人员、业务、经费等由县卫生行政部门按职责统一管理，镇乡卫生院班子由县卫生行政部门在征求当地党委、政府意见后进行任免”。

2008 年 4 月，县卫生局党委完善领导干部任期制。全县各医疗卫生单位主要行政领导实行任期制，每 3 年为一届。在同一个单位任主要行政领导一般为 2 届，对已满任期的对象，应有计划地进行岗位交流，特殊情况，经局党委讨论同意后可适当延长，但最长不得超过 3 届。

2012 年 7 月，县卫生局党委明确全县医疗卫生单位内设机构中层干部管理权限。内设机构中层干部任免由所在单位商量研究后报局党委，然后由局党委会研究并批复，最后由所在单位根据批复精神发文任免。

人员调配 20 世纪 50—60 年代，全民医疗卫生单位干部职工档案由县委组织部管理，集体医疗卫生单位人员由县卫生行政部门管理。县卫生局行政编制人员调转及各医疗卫生单位全民干部调出象山县，须通过县委组织部（人事科）批准调动。集体医疗卫生单位干部和工人调动，出县须通过劳动局办理。70 年代，县卫生局股级以上干部及下属医疗卫生单位正、副职以上干部由组织部管理。80 年代以后，副局长以上干部档案由县委组织部管理，县卫生局及下属单位干部职工档案全部由县卫生局管理。

1991 年 10 月，县卫生局下发象卫人〔1991〕37 号文件，对县卫生系统人事调动作如下规定：医务人员正常性人事调动一般由卫生局负责管理。区内跨乡调动，由调出院长同意，区医院负责人签署意见，报县卫生局办理调动手续。跨区跨系统跨县调动，须经镇乡医院负责人签署意见，县卫生局批准并办理调动手续；因工作需要调动的人员，由县卫生局直接办理调动手续；镇（乡）政府管理的卫生院，人事调动应事先征得所在镇（乡）政府意见；为稳定妇幼防疫队伍，各单位不得随意变动其专业。

2001 年，要求调动的干部职工提出书面申请并填写调动申请表（调往系统外的，需要填写人事部门印发的商调表格）、调出单位签署意见（单位领导干部调动的，须先征求镇乡政府和街道办事处意见），县卫生局政工科审核后提交局党委研究决定同意后，方可办理借调相关手续。

2008 年 9 月，县卫生局颁布医务人员调往县外工作等情况若干补充意见。外地籍毕业生，原则上要在现工作单位服务满 5 年方可申请调回原籍；要求解决夫妻两地分居问题的，夫妻一方必须在县外工作满 3 年；获“象山名医”“医学学科带头人”“骨干医生”称号的医务人员，自获得称号之日起，必须在县内服务一定的年限，方可申请调往县外，其中“象山名医”5 年，“医科学科带头人”和“骨干医生”3 年；聘用合同期内的医务人员原则上不得调出县外工作，因特殊情况，经双方协商一致，可中止聘用合同；符合条件调往县外工作的，申请调动时间一般不超过当年 5 月 31 日，对方落实单位必须在 6 月底之前回复，否则不予受理。

2011 年 7 月，县卫生局党委下发象卫党〔2011〕7 号文件，进一步规范人事调配管理工作。镇乡街道卫生院调入县级医疗卫生单位和丹城中心卫生院的，调动总量每年控制在全县镇乡（街道）卫生院在职职工总数的 5%以内，且要求服务期满 5 年，现单位连续工作满 3 年，并具有相应学历。调到县内系统外其他行政事业单位的，调动总量每年控制在 1%以内（经组织提拔使用的除外），且服务期须满 10 年；若获得中级、高级职称的，自获得之日起服务期须满 5 年；若由工作单位选派上级医院进修的，自进修结束后须在原单位服务期满 5 年；若被评为名医、学科带头人和骨干医生的，评后须在卫生系统服务满 3 年。调往县外的，调动总量每年控制在 2%以内（随军家属除外），须符合夫妻一方工作在县外满 3 年，或本人回原籍工作，或本人工龄满 20 年。

2012 年 6 月 21 日，由局党委研究，决定从该日起暂时冻结全县镇乡卫生院干部职工调入县级医疗卫生单位和丹城中心卫生院，冻结时间暂定一年，人事冻结期间各医疗卫生单位和局机关各科室不得以任何理由自行借调（借用）或抽调镇乡卫生员干部职工到本单位、本科室工作。

2014年6月，局党委研究，决定对不适宜在现在单位工作的干部职工，根据所在单位意见，由局党委进行调配，各医疗卫生单位领导班子成员由局党委统一调配。对镇乡（街道）卫生院调入县级医疗卫生单位和丹城中心卫生院的，若是住院医师规范化培训的，应在培训合格后在现单位服务并期满3年才可申请调动。

工资福利 中华人民共和国成立初期，为国民经济恢复时期，工资制与供给制并存。1952年7月，卫生部、人事部发布《各级卫生技术人员工资标准》和《关于各级供给制卫生技术人员津贴等级规定》，分成26个职务工资等级。行政、工勤人员按当地统一规定执行。1955年7月，全国一律改称工资制。1956年6月，国家首次进行工资制度改革。1963年，对医疗卫生单位职工进行工资调整，同时实行海岛津贴。1971年11月，调整部分人员工资，并于1972年实施。同时，按省对临时工改革意见，卫生系统内长期临时工实行转正（临改工调）。1977年10月、1979年11月，二次按40%升级面工调。1978年11月，按2%升级面工调。1980年1月，建立卫生系统工作人员保健津贴。1981年10月，调整卫生等部门部分卫技人员工资，重点提高护士等初级卫技人员工资，并适当解决其他各类人员工资偏低问题。1982年10月，调整卫生等部门部分工作人员工资，重点为工资偏低中年知识分子。1986—1988年，首次“职称改革”，建立专业技术职务系统，按评聘技术职级兑现工资。1987年10月和1988年10月，教师（含卫校）和护理人员先后提高10%工资。1989年10月，国家机关和事业单位工作人员普调一级工资。

1990年12月，提高护理人员10%工资标准，浮动一级工资所需经费，由各单位在业务收入中列支，财政不另拨款，工资浮动升级方案，由县卫生行政主管部门审核后，报县工改办公室审批。

1991年3月，劳动合同制职工可享受工资性补贴，其补贴的工资标准详见表13–6。

表13–6 1991年3月劳动合同制职工享受工资性补贴工资标准一览表

工资（元）	52	58	64	70	76	82	89	97	105	113
补贴标准（元）	6	7	8	9	10	11	12	14	16	18

同年5月，经省政府同意，全民所有制事业单位恢复实行工作人员年休假制度。是年10月，省劳动人事厅对国家机关、事业单位职工工资进行补充，1983年9月30日前参加工作并取得学历的，现行工资（基础工资与职务或岗位工资之和，不含粮油提价补偿6元，下同）大学本科毕业生82元、大学专科毕业生76元、中专（含普通高中、职业高中、技校）毕业生70元、初中及以下人员从事技术性工种70元，从事非技术性（不含苦、脏、累）工种64元；1982年9月3日前参加工作，现行76元，上述能胜任本职工作的，均可从1991年10月执行提高一级工资。

1992年1月，调整机关、事业单位工龄津贴，由现行每年0.5元调整为1元。同月起，凡符合享受教龄津贴、护龄津贴条件的人员，在退休时，可将上述津贴直接计入退休费总数。同年9月，明确“专业技术人员”和“担任行政领导职务人员”进入最低工资等级线。具有专业技师职务任职资格在聘任期间：副主任医师140元、主治医师113元、医师82元、医士70元。具有行政职务在任职期间：县一院、县二院、县卫生防疫站、卫生学校的正职97元、副职82元；县中医院、妇保院、药检所的正职89元、副职76元；区中心卫生院 、镇卫生院的正职82元、副职76元；乡卫生院的正职76元、副职70元。

1993 年 1 月，设在县以下（不含县城关镇所在地）的各级医疗卫生单位工作人员实行浮动一级工资。由县卫生局审核后报县人事局审批，所需经费，由各单位在业务收入中列支，财政不另拨款。同月，适当提高事业单位工作人员牺牲病故后遗属生活困难补助标准，职工遗属现所享受的粮油补贴、煤油补贴、浮动物价补贴和房改补贴等，按市有关文件的规定不变。同年 10 月，党中央、国务院决定对机关和事业单位工作人员现行工资制度进行第三次改革，建立起符合机关和事业单位各自特点的工资制度与正常的工资增长机制。机关人员（除工勤人员外）实行职级工资制，其工资按不同职能，分为职务工资、级别工资、基础工资和工龄工资四个部分；机关工人的工资根据其劳动特点，技术工人实行岗位技术等级工资制，由岗位工资、技术等级工资和奖金 3 个部分构成。事业单位建立起体现卫生事业单位类型、行业特点的工资制度，实行分类管理；全额拨款单位，执行国家统一的工资制度和工资标准，在工资构成中，固定部分为 70%，活的部分为 30%；差额拨款单位，固定部分 60%，活的部分 40%；自收自支单位，活的部分所占比重可比差额拨款单位大一些。专业技术人员，主要通过技术职务来体现其特点，实行专业技术职务等级工资制；事业单位的管理人员，在建立职员职务序列的基础上，实行职员职务等级工资制；事业单位工人，分为技术工人和普通工人两大类实施。卫生技术职务工资标准（固定部分），按技术职务序列设置，分正高、副高、中级、师级和士级 5 个职务等级，每一职务又分设若干工资档次，共 10 档，随职务和任职年限的变化而变动。活的津贴部分，与专业技术人员实际工作数量、质量挂钩，即多劳多得；事业单位管理人员，根据自身特点，在建立职员职务序列基础上，实行职员职务等级工资制，由职员职务工资和岗位目标管理津贴两部分构成，主要体现管理人员工作能力高低和所负责任大小。

1994 年 7 月，机关事业单位新工资制度实施后，女职工产假期内，工资改革后保留部分按全额发给，其他假期，凡当年累计超过 6 个月以上的，其当年不能计算正常晋升工资的考核年限，也不能计算为连续工龄。同月，医疗卫生津贴、计划生育卫生技术指导站的医疗卫生津贴项目给予保留。设在县以下的医院和卫生院的卫技人员取消浮动一级工资后，按每人每月 15 元发给岗位津贴。在计算离退休（退职）费时，全额拨款单位的津贴部分按工资构成 30%计算；差额拨款和自收自支单位的津贴部分按工资构成的 40%计算。事业单位管理人员专业技术人员离休后，其离休费按本人职务（技术等级）工资和津贴部分两项之后的全额计发；退休人员的退休费按本人职务（技术等级、等级）工资和津贴部分两项之和的一定比例计发；退职专业技术人员、管理人员和技术人员、普通工人，退职费按比例计发。同年 7 月，机关、事业单位 1993 年 10 月 1 日以后新参加（录用）工作人员实行见习期（初期）工资，事业单位新参加工作的大学本科及以下毕业生均实行见习期一年，获得博士和硕士学位的研究生不实行见习期，在确定职务前执行初期工资，执行初级工资的时间一般不超过一年。期满后，专业技术人员、管理人员按聘任（确定）的专业技术职务、职员职务分别领取相应职务工资。津贴标准详见表 13-7。

表 13-7　**专业技术人员、管理人员按聘任（确定）的专业技术职务、职员职务工资一览表**

单位：元

项目 / 档次标准 / 学历学位	初期、见习期工资标准（含见习期津贴）	初期、见习期满后工资标准								备注
		技术人员				管理人员				
		职务	档次	标准	津贴	职务	档次	标准	津贴	
博　士	270	讲师	3	245		四级职员	4	234		津贴按本单位规定执行
硕　士	240	助教	4	213		五级职员	4	202		

续表 13-7

项目 / 档次标准 / 学历学位	初期、见习期工资标准（含见习期津贴）	初期、见习期满后工资标准								备注
		技术人员				管理人员				
		职务	档次	标准	津贴	职务	档次	标准	津贴	
双学位、研究生（含6年制本科毕业生）	220	助教	3	193		五级职员	3	188		津贴按本单位规定执行
大学本科	205	助教	2	179		五级职员	2	174		
大学专业	195	技术员	2	162		六级职员	2	157		
中专、高中	180	技术员	1	150		六级职员	1	145		
初　中	170					六级职员	1	145		

是年10月，全县卫生系统工作人员实行工资制度改革，事业单位职工基本工资由技术等级（或等级）工资与按国家规定比例计算的津贴组成。

1997年，机关、事业单位工作人员符合要求可从1997年1月1日起在本职务（技术等级、岗位）所对应工资标准内晋升一个工资档次。同年7月起，将机关行政人员基础工资标准由原每人每月90元提高到每人每月110元（调整后的工资标准）；事业单位工作人员工资构成中固定部分调整后，活的部分按国家和省规定的工资构成比例相应提高。同年11月，增加机关、事业单位离退休人员离退休费。

1998年12月，全县机关事业单位工作人员，因工作需要当年未安排年休假的，可以发放年休假假期工作补贴。

2000年1月，对卫生系统部分职工进行正常晋升工资档次，这次晋升工资是1999年1月正常晋升工作的延续，1999年1月1日已晋升过一档工资的人员及1998年、1999年新参加工作的职工都不属于这次增资范围。

2006年2月，对卫生系统内调入人员年度奖金发放执行新标准，按其在各单位实际工作月份（计发工资月份）计发，评价月奖金额度为全年资金累计总数的1/12；调动人员调入新单位后，原则上按照调入单位工作人员标准相应享受待遇。

2007年7月，对事业单位人员收入分配制度进行改革，主要改革内容为确定了卫生事业单位新参加工作工人学徒期、熟练期工资标准及期满后薪级工资发放标准。对设在县城以外（不含县城关镇所在地）医疗卫生事业单位的工作人员原享受的15元岗位津贴暂时予以保留。

2011年7月，县卫生局进一步规范基层医疗卫生单位编外用工工资管理，根据有无专业技术职称分为专技临时工和非专技临时工。专技临时工根据使用岗位不同分为三类：第一类为临床一线科室，包括内科、外科、儿科、妇科、口腔科等；第二类为医技科室，包括护理、药剂、检验、放射、B超等；第三类为后勤科室，包括有专业技术职称的财务人员和有技能等级证书的驾驶员等。非专技临时工为办公室、挂号等其他科室，包括无技术职称财务人员、无技能等级证书驾驶员、收费人员、打字员等。专技临时工实行单位内部绩效工资制度，分为基础工资和奖励工资两部分。基础工资具体标准详见表13–8。

专技临时工实行单位内部绩效工资一览表

表 13–8　　单位：元

专业技术人员		工勤人员	
岗位等级	基础工资	岗位等级	基础工资
试用期	1200	试用期	1160
初级（士）	1350	普工	1250
初级（师）	1550	初级工	1400
中级	1750	中级工	1550
高级	2050	高级工	1750
		技师	1950

奖励工资根据岗位及工作实际参照正式工作人员奖励性绩效工资的 0.5~1.2 系数计算确定，一类人员为 0.9~1.2，二类人员为 0.7~1.0，三类人员为 0.5~0.8，以定岗定职定工作量纳入单位内部分配方案，各单位在制定分配方案时可适当倾向有职业（执业）资格人员和业务骨干人员，具体方案经职工大会讨论通过后报局备案。非专技临时工工资仅包括基础工资，原则上不发放奖励工资。确系工作强度高、工作量大、工作兼职多的可在年终酌情一次性奖励。基础工资标准如下：试用期为 1160 元，岗位一为 1350 元，岗位二为 1550 元，岗位三为 1750 元，岗位四为 1950 元，岗位五为 2200 元，岗位六为 2500 元。

非专技临时工基础工资根据岗位性质、工作量等因素按 1~6 岗分别设定，原则上由各单位从中选择一项作为基础工资标准。

2014 年 6 月，提高护士待遇，持有满 30 年护龄荣誉证书人员和护龄满 30 年的退休人员，按 100%计发基本工资，并予以补发新老比例退休费差额。执行时间从 2013 年 10 月 1 日开始。

职称晋升　中华人民共和国成立后，医务人员的职称均按学历而定，凡高等医药院校（含大专学历）毕业者定为医师、药剂师；中等卫生专业学校毕业者定为医士、药剂师、助产士、护士；短期卫生专业培训者和县卫校毕业者定为初级卫生技术人员。

1983 年 9 月，国务院决定暂停职称评定工作。1986 年，国务院决定改革职称评定办法，开始实施专业技术职务聘任制度，全面开展职称评定工作。县卫生局成立职改领导小组，由分管负责人亲自负责。各单位在定编、定岗、定员基础上，凡符合晋升申报任职条件的，实行个人申请、群众评议、单位审核推荐报考，考试及格后，再经实践操作和面试考核，然后根据评聘结合原则，在限额指标内申报推荐评审。县初级职务评审委员会在负责评审初级卫技职务任职资格同时，评审推荐中、高级卫技职务任职资格。1997 年以后，初评委不再评审推荐中、高级职务。取得相应专业技术职务任职资格人员，根据岗位职责、任职条件和单位定员定岗制定聘任方案，由单位行政负责人进行聘任，签订聘书，实行任期制。单位主要负责人兼专业技术职务人员，由局长聘任。对确有真才实学、成绩显著、贡献突出者，可破格推荐评审，取得相应任职资格。

1992 年以后，晋升中、高级职务，突出专业论文，组织专家进行答辩、书面答题、论文评议鉴定等成为晋升的重要条件。

1993 年，凡该年推荐晋升初级卫技职务任职资格的人员，在评审前均需参加由市卫生局统一组织的专业理论考试，论文不做要求。是年起，职称评定工作纳入局人秘科工作职责。在此基础上，各下属单位也成立相应的职改和考核领导小组。

1994 年，凡不具备规定学历需晋升中级及以下卫生技术职务者，由全省统一组织相应的基础理论、专业知识水平考试。

1995年起，按照卫生部、人事部关于“根据实际需要设置专业技术工作岗位”规定，结合象山县实际，在认真调查基础上，坚持“因事设岗、各科兼顾、综合平衡、保证重点”原则，对专业技术人员进行定编、定员、定岗工作，并确定高、中、初级专业技术职务的合理结构比例。

1996年起，对定编设岗单位，实行岗位职数管理，其他单位继续实行指标控制。将专业技术人员继续教育作为推荐评审晋升高一级专业技术职务任职资格的重要条件之一。

1997年以后，在评审中、初级职务破格推荐条件中，都突出论文要求。晋升高级职务一直以论文要求为重点，且多次调整。是年，全省统一组织的理论考试不再进行。县卫生局对初级专业技术职务继续进行业务考核，初级晋升工作由县卫生局自行评审。

1998年，省卫生厅规定申报高级职务实行面试，申报正高者由省卫生厅面试，申报副高者委托市（地）面试，综合评价后作为省高级职称评审委员会评审的重要依据。是年，县级医疗卫生单位卫技人员晋升中级任职资格实行以考代评，凡符合该年推荐卫技中级职务任职资格条件的人员，由本人提出申请，单位人事部门验证，全面考核后提出推荐意见。镇乡卫生院仍实行评审制度。

1999年，县级医院申报评审或聘任高级卫技职务的临床医生将下乡服务作为必备条件。

2001年，为进一步深化职称改革，扩大以考代评范围，全市所有申报晋升卫技中级任职资格的人员均需参加临床技能计算机辅助考试。

2003年6月，省卫生厅统一组织当年度卫技高级职务任职资格的业务笔试和评审。2004年，省卫生厅统一组织当年度评审副高级以上卫技职务任职资格的业务笔试。此后，医疗卫生专业技术人员职称考试和评审工作逐步进入制度化、正常化轨道。至2014年底，县卫生技术在职人员有正高职称79名，副高职称294名。

表13-9　2004—2014年象山县卫生技术职称一览表

单位：人

年份	高级	中级	初级	年份	高级	中级	初级
2004	74	390	846	2010	—	—	—
2005	90	516	802	2011	222	—	—
2006	89	556	842	2012	216	—	—
2007	—	—	—	2013	306	—	—
2008	116	590	902	2014	322	—	—
2009	—	—	—				

表13-10　1992—2014年象山县卫生技术职称晋级情况一览表

单位：人

年份	晋正高	晋副高	晋中	晋师	晋士	年份	晋正高	晋副高	晋中	晋师	晋士
1992	—	5	64	46	86	2004	1	4	26	—	—
1993	2	4	12	48	39	2005	5	6	—	—	—
1994	—	2	—	41	28	2006	2	2	—	—	—
1995	—	7	63	32	34	2007	5	20	47	82	72
1996	—	9	30	149	60	2008	4	13	58	78	63
1997	—	3	32	190	130	2009	6	18	38	25	46
1998	1	7	—	—	—	2010	5	27	—	—	—
1999	—	9	63	75	28	2011	6	51	—	—	—
2000	3	6	26	41	60	2012	18	46	116	80	22
2001	2	9	54	68	32	2013	8	47	148	79	10
2002	1	8	49	41	19	2014	10	38	—	—	—
2003	2	6	—	—	—						

注：表13-9数据摘自《象山年鉴》，表13-10数据来自文书档案。

人才引进　中华人民共和国成立初期，县医疗专业人才缺乏，县卫生局十分重视人才引进。

20 世纪 50—70 年代，医疗卫生单位卫生技术人才，靠省卫生厅支持，调配杭州、宁波、嘉兴、绍兴等地部分医疗技术骨干和军转卫生技术人才或大中专医药院校毕业生到象山工作。

1991 年，为加强基层医疗单位卫技人员队伍建设，在集体所有制乡卫生院招收劳动合同制职工。是年，充实 44 名中专毕业生。

1999 年，为进一步推进毕业生分配制度改革，县卫生局首次推行公开招考本地区生源应历届毕业生 24 名，此后每年开展此项工作。

2003 年，从外地引进具有中、高级职称或紧缺专业毕业生 8 名。

2004 年，县卫生局采取"刚性"和"柔性"并用人才引进方式，将人才引进工作向东北、西北和中部地区延伸。"刚性"引进人才，即采取直接办理调入手续、转入行政等关系的传统方法。"柔性"引进人才，采取不转行政关系，只进行智力流动和利用的方式。县卫生局按照县政府《象山县引进人才若干意见》精神，尽力帮助落实住房、家属工作安置、子女就学等，切实解决引进人才工作、生活问题。定期或不定期召开各种形式高层次座谈会，倾听他们的意见和建议，掌握他们的思想动态。至 2004 年，全县赴东三省共引进 18 名，其中紧缺专业毕业生 7 名，副主任医师以上职称人才 11 名，县卫生局为这 11 名人才重新建档。

2006 年，县卫生局简化引进手续，畅通引进高层次人才"绿色通道"，为他们在象山安居乐业，提供良好生活环境和工作环境。用人单位每年至少安排 80 万元专项配套经费（其中县第一人民医院 40 万元、县红十字台胞医院 20 万元、县中医院 20 万元），对引进的高层次人才给予规定额度的配套经济补助。

2008—2011 年，县卫生局共引进卫生技术人才 214 名。其中 2008 年，引进紧缺医学专业毕业生 37 名；2009 年，通过面试引进 58 名，其中研究生 6 名，本科生 52 名；2010 年，引进 64 名，其中硕士研究生 4 名，本科生 60 名；2011 年，引进卫生技术人才 55 名，其中副高职称以上 3 名，研究生 13 名，紧缺专业本科 39 名。

2012 年，县卫生局启动卫生人才招聘"2468 计划"，采取"组团招聘"和"分散招聘"相结合形式，组织农村卫生院到省内外医学院校选聘毕业生及所需紧缺人才，对合适人选当场面试当场签订就业协议书，共签约紧缺类医学类本科生 80 名。是年，首次开发使用大中专医学类毕业生网上招聘报名系统，录用大中专医学毕业生 90 名，再次公开招聘 29 名中高级卫技人员。

2013 年，全年共引进人才 56 名。2014 年，全年共引进人才 53 名，其中硕士研究生 6 名，中级职称以上 7 名。

定向培养　2009 年 4 月，省卫生厅等联合发出《关于开展定向培养农村社区医生试点工作的通知》（浙卫发〔2009〕82 号），作出面向农村基层开展定向培养社区医生试点工作的决定，以提升农村基层卫技队伍的服务能力，推进城乡社区卫生服务可持续发展。明确招生对象为当年报考普通高校，立志为农村卫生事业服务，并与县卫生局签订定向就业协议的学生。此次定向培养由湖州师范学院医学院承办。凡报考定向培养并被录取的学生，毕业后按照签订的定向就业协议，由县卫生局统一调配到农村社区卫生服务机构工作，服务期不少于 5 年。在服务期限内享受农村社区同类人员薪酬待遇，各单位要为其办理各类社会保险。定向培养学员去欠发达地区或海岛镇乡及以下社区卫生服务机构工作，服务满 2 年并取得执业（助理）医师资格，所在卫生服务机构可根据单位缺编情况，参照《浙江省事业单位公开招聘人员暂行办法》第十一条规定，经考核合格直接聘用为工作人员，纳入事业编制管理。2009—2010 年共定向培养 17 名，发放资助金每人

2.6 万元。2012—2013 年采取招录与招聘并轨培养模式，毕业后直接分配工作，不再发放补助金。定向培养社区医生工作在 2014—2016 年暂停，2017 年后恢复。

表 13-11

全县定向培养人数一览表

单位：人

年份	定向培养人数	承办院校	年份	定向培养人数	承办院校	年份	定向培养人数	承办院校
2009	2	湖州师范学院医学院	2011	10	宁波大学	2013	43	宁波大学、杭州师范大学
2010	5	宁波大学	2012	40	宁波大学			

表 13-12

2014 年全县卫生系统在职干部职工一览表

单位：人

单位名称	职工名录
县卫生局（32 人）	翁英豪、钱永建、鲍春华、左伟、吴林祥、于瑞祥、朱爱春（女）、沈启英、王立人、俞素贞（女）、鲍明海、欧阳炎、范黎斌（女）、张春伟、顾海燕（女）、任王忠、俞丹丹（女）、吴敏、郑彩玲（女）、徐苗国、王爱萍（女）、汪茫茫、杨存军、张林敏（女）、吴美飞（女）、顾小亚（女）、杨淑静（女）、陈再菊（女）、陈亚蓉（女）、林祖平、楼烨、徐爱军
县卫生监督所（31 人）	罗三君、黄立飞、王静静（女）、陈达、杨旻（女）、李旻、张荣、郦伟、颜继东、欧丽君（女）、赖忠宏、陈世玉、宋新华、倪思渊、夏永钿、孙万青、陈洪福、周斌、邵升方、丁惠燕（女）、王竣立、徐友谊、施卫定、徐四海、张伯宏、范斌、徐荣华、张洪涛、姚渊（女）、刘萌萌（女）、叶晶晶(女)
县第一人民医院（935 人）	钱国、王凯、胡燕儿（女）、郑巧红（女）、钱斌、许敏瑜（女）、励蓓（女）、陈丹妮（女）、石张楠（女）、王小玲（女）、许乔丹（女）、郑琦（女）、黄淑君（女）、周文超（女）、江磊（女）、廖纯（女）、张驰驰（女）、仇露（女）、郑晓晓（女）、张海珍（女）、郑佳宜（女）、陈樱枝（女）、柯双双（女）、孙晓东、石曙光、盛红（女）、马军、周雅芬（女）、黄玮英（女）、胡元达、朱平光、李雪芬（女）、史志振、张荣国、翟雄杰、俞其光、徐宗才、陈明明（女）、周建勤、陈晓燕（女）、黄忠祥、胡国泉、俞建定、张永明、徐江勇、陆振一、孔永奇、刘胤（女）、汪秀能、俞蔼刚、盛小宗、何瑛（女）、周淑娴（女）、俞亚萍（女）、奚赛君（女）、毕向红（女）、梁晓彩（女）、陆爱芬（女）、陆敏莉（女）、钱赛芳（女）、吴阿娟（女）、张彩虹（女）、姚骏钰（女）、周赛亚（女）、张彩梅（女）、倪秋颖（女）、陈春芳（女）、邱淑静（女）、朱红霞（女）、石芬芬（女）、吴玲娟（女）、胡亚红（女）、钱明明、陈雪峰（女）、张海盈、林平、黄兰芬（女）、章雪红（女）、何佩君（女）、成晶（女）、汤素芳（女）、陈海平（女）、张文娟（女）、章雪莲（女）、郑亚女（女）、谢韵琴（女）、姚赛维（女）、陈煜（女）、肖青松（女）、朱彩香（女）、王俏莉（女）、张燕敏（女）、陈芬（女）、董君梅（女）、夏赛红（女）、张敏飞（女）、史晓琴（女）、王徐灿、李月琴（女）、吴慧芬（女）、应海霞（女）、史金娅（女）、徐燕玲（女）、郑寥寥（女）、郑赛赛（女）、鲍三定、俞康林、姜萍萍（女）、刘静霞（女）、包莹敏（女）、李贤萍（女）、方瑞雪（女）、董松飞、姚坚、陈海敏（女）、童美琴（女）、谢海宝、毕英志（女）、郑莉（女）、汪荷仙（女）、沈宏峰、翁坚、包财国、钱永康、胡玫（女）、张永革、李包吉、章善祥、许三才、许东光、梁卫星、钱建伟、林志龙、沈先杳、李明海、许承国、李亚成、应姿（女）、石磊、林波（女）、黄烟贵（女）、罗永荣、宋忠良、王若腾、罗永忠、葛争丽（女）、邵丹云（女）、陈远进（女）、黄玲丽（女）、徐永灵、刘群峰、冯赛红（女）、曹敏飞（女）、史雪琴（女）、李见雪（女）、吴云莲（女）、陈小沫、吴红波（女）、陈晨松、袁昌政、鲍冬儿（女）、徐静萍（女）、林敏芬（女）、叶剑飞（女）、朱燕芬（女）、黄素君（女）、姚美华（女）、陈永仁、王敏姗（女）、王婷婷（女）、黄春亚（女）、周学超（女）、史玲娣（女）、吴安、朱红霞（女）、林建军、薛建飞（女）、陈国安、方恒、杨波、方立武、邵丽娜（女）、李雪儿（女）、沈琰、郑秀芳（女）、谢小利（女）、陈雪叶（女）、白亮、徐伟刚、钱振萍（女）、章晓军、柳美云（女）、袁晓玲（女）、陈海燕（女）、陈玲（女）、陈雪玲（女）、徐昕、黄鸣红（女）、郑云娅（女）、陈晓奇、郭刚、杨振青、潘静天（女）、蒋春妙（女）、白月儿（女）、陈立春、方爱玲（女）、于松、刘波、张波、朱郑杰、潘家平、王海国、郑文颖（女）、徐盈盈（女）、郑孝依(女)、

续表 13-12

单位名称	职工名录
县第一人民医院	徐灵芝（女）、王莹莹（女）、王琰（女）、陈慧玲（女）、刘锋利、王敏（女）、黄夏亚（女）、张茜萍（女）、易友兰（女）、蒋亚（女）、黄宏伟、柯婷婷（女）、李艳（女）、沈笑艳（女）、赵丽丽（女）、郑振学、何敏霞（女）、张海娜（女）、赵剑锋、张光辉、徐雪莲（女）、周红霞（女）、张落雁（女）、称宏森、朱珠（女）、陈晓燕（女）、李俊（女）、贺登科、曹明、于丽萍（女）、张健、程大保、郎东旭、励爱（女）、罗薇薇（女）、虞凤芹（女）、叶莹（女）、袁赛萍（女）、林芝辉（女）、黄春巧（女）、张惠秋（女）、王月霞（女）、周敏芝（女）、陈秀凤（女）、许聪丹（女）、陈巧嫣（女）、邱露露（女）、林芳芬（女）、周莹莹（女）、蔡照红（女）、顾丽丽（女）、钱维静（女）、金贤芳（女）、欧文利（女）、周敏君、秦新茂、万金中、喻相林、胡灯群（女）、励宇翔、陈烨（女）、奚巧儿（女）、黄伟阳、许永存、周明春、黄晓燕（女）、杨德军、薛世航、卓锡芬（女）、盛建青、黄蕾（女）、黄巧君（女）、韩玲玲（女）、罗淑辉（女）、党祎（女）、郑晔、欧丹亚（女）、周丹月（女）、赖红亚（女）、钱静丹（女）、周亚男（女）、张家铭、李小琴（女）、鲍红丹（女）、马飞跃、宋坚、黄立江、王颖（女）、谢武表、陈欢欢（女）、曹珊（女）、胡丹燕（女）、郑春芳（女）、许慧慧（女）、陆安丹、赵琦（女）、郑林、邓达、徐前、沈怡（女）、孙海婷（女）、梁波、梁云、王韧、元幼女（女）、戴海珍（女）、张玲斌（女）、蔡晶晶（女）、张玫（女）、黄春晓（女）、俞慧波（女）、沈慧（女）、余健、俞海蛟、李洁（女）、郑伟峰、吴晶晶（女）、王露露（女）、翁家武、袁来娜（女）、仇丹丽（女）、张冬勇、骆仁镇、陈骏跃、陈巧红（女）、俞海鹰（女）、孟敏琦、张茗茗（女）、韩琼波（女）、何君、李忠、陈敏丹（女）、王蕾（女）、蒋琼晓（女）、陈巧巧（女）、伊苏苏（女）、金晶（女）、冯涛涛（女）、占海纯（女）、黄琳（女）、鲍丹素（女）、史晓晓（女）、周晔（女）、戴俊俊（女）、陈丹媛（女）、史云飞、郑素丹（女）、王海维（女）、陈丽慧（女）、刘震宇（女）、潘微琳（女）、胡巧意（女）、金益（女）、陈姝如（女）、沈萍萍（女）、蔡行莲（女）、王帅、林泉帮、余雪芳（女）、李玉琴（女）、黄涛、邱琛恺、朱秋琰（女）、林益、于慧敏（女）、许沄笛（女）、曹飞（女）、王盈盈（女）、史燕琴（女）、王优益（女）、李洁（女）、符素莹（女）、励珍（女）、陈丹静（女）、潘媚（女）、谷菲菲（女）、陈燕（女）、周敏芳（女）、张赛琴（女）、姚烨（女）、朱红怡（女）、王雯雯（女）、史春燕（女）、王庆丹（女）、莫海燕（女）、陈珊（女）、董玲玲（女）、朱瑜瑜（女）、高宪超、顾曙鸣、邬琪焕、崔小燕（女）、史玲飞（女）、韩晓远、鲍珊珊（女）、翁新海、励红（女）、潘利兵、王施婕（女）、廖丽韵（女）、王玉邦、陈赛赛（女）、胡玉飞（女）、欧丹亚（女）、曾卓媛（女）、叶璐（女）、方佳瑜（女）、黄洁琼（女）、周欢欢（女）、陈媛媛（女）、俞玉柱（女）、朱琳琳（女）、任胜楠（女）、郑继楠、郑潇琳（女）、胡莉莎（女）、裘园园（女）、俞贝贝（女）、王芬芳（女）、吴群、孙韬、姚玮玮（女）、夏莉莉（女）、徐丽莉（女）、沈晓薇、郑宏宇、李薇（女）、蒲昂波（女）、欧科辉、金超（女）、夏雨薇（女）、郑颖（女）、严磊（女）、周艳（女）、张玲燕（女）、周小威、史亚青（女）、林建宇、陈保红（女）、施蓉簪（女）、范国琴（女）、庄雪蓉（女）、谢龙腾、董汉朝、伊雪芹（女）、徐华美（女）、盛爱珠（女）、章巧云（女）、罗唯唯（女）、陈敏（女）、刘燕（女）、胡奕萍（女）、俞燕敏（女）、王飞（女）、连颖（女）、许燕（女）、陈莉（女）、郭惠文、罗赛君（女）、蒋翠（女）、周聪聪（女）、吴越（女）、王倪娜（女）、王群焕（女）、陈欢欢（女）、孙超男（女）、钱敏聪（女）、崔丹丹（女）、郭萍萍（女）、邵琼（女）、张亚喜（女）、潘海娜（女）、周黎辉、何宁宁（女）、陈以欣（女）、范海兰（女）、吴玲玲（女）、毛婷婷（女）、王琴（女）、鲍晓艳（女）、蒋亚萍（女）、张亚红（女）、王铮铮、高中辉、高颖（女）、茅焕豪、方俊杰、翁妮娜（女）、吴海毅（女）、易青青（女）、丁锡富、陈立、朱从伦、唐晓明、张红梅（女）、林剑（女）、蒋孔阳、郑保卫、陈海英（女）、许爱静（女）、方海峰、沈静燕（女）、胡艳（女）、江聪法、肖钢、董吉权、蒋丹凤（女）、王素琴（女）、郑莉莉（女）、王芝芬（女）、王利宁（女）、沈增增（女）、康宁宁（女）、方建（女）、潘虹（女）、许兆阳、夏成根、郑光辉、林云莉（女）、陈淑敏（女）、张安娜（女）、金姿熠（女）、蒋珊珊（女）、江培兰（女）、鲍银童、朱莹（女）、赵赛珠（女）、卢文燕（女）、程樱、鲍雪莲（女）、袁琼辉、王月飞（女）、余峥（女）、鲍燕燕（女）、张敏（女）、应琼琼（女）、宋春娥（女）、邵素琴（女）、孙兴忠、

续表 13–12

单位名称	职工名录
县第一人民医院	赖葵葵（女）、陈静敏（女）、张焕、孙水仙（女）、练娜（女）、朱赛凤（女）、张晓红（女）、龚雪维（女）、卢朝阳、韩伶俐（女）、陈朝霞（女）、徐芬（女）、杭海姣（女）、练珊（女）、郑云彩（女）、朱益萍（女）、夏宝辉、周赛亚（女）、陈云、徐志红（女）、沈源晔（女）、张爱文（女）、王璐琰（女）、姜柯柯、韦莺燕（女）、鲍颖（女）、杜娇娜（女）、周桂华（女）、林萍萍（女）、陈琪、王敏敏（女）、陆欢（女）、毛选珍（女）、徐海燕（女）、鲍素珍（女）、李雪燕（女）、李小亚（女）、陈璐（女）、鲍丹莲（女）、柯宇（女）、葛明巧（女）、陈竹青、王月芳（女）、翁淑珍（女）、盛直安、盛巧（女）、石俊秀（女）、姜哲毅、舒琪、陈芝（女）、励燕红（女）、赖忠庆、顾宝林、鲍南男（女）、王丽敏（女）、胡敏丽（女）、伊丽鸯（女）、王盈（女）、陈海霞（女）、董雪莲（女）、俞幼燕（女）、俞波、蒋逸（女）、江玮琪、欧丽霜（女）、周赛赛（女）、俞安君（女）、郑梦梦（女）、丁春珊（女）、史宇欢、宋晓霞（女）、张丹敏（女）、郑松云（女）、沈莹莹（女）、俞晶晶（女）、邵其、鲍静亚（女）、陈杰、龚海军、葛陈志资（女）、聂万水、毛兴兴（女）、李晓刚、金洁琼（女）、沈姿容（女）、陈巧静（女）、卢琼（女）、姚惠惠（女）、王飞飞（女）、董静芝（女）、许志慧（女）、沈璐（女）、翁珊珊（女）、赵海敏、徐敏水、邱国仕、王婷婷（女）、张海霞（女）、王非、朱春艳（女）、王兰芝（女）、吴孟泽、陆键、张文尔（女）、王秋菊（女）、王菲菲（女）、孔益军、王丽莉（女）、杨晓萍（女）、胡通洲、孙秋瑾（女）、屠金金、宋莹莹（女）、周金梅（女）、丁美燕（女）、祁嘉武、古铮（女）、刘廷磊、郑世月（女）、刘世明、张兰兰（女）、翁窈（女）、虞海婷（女）、苏丽兰（女）、石斌、邢肖（女）、冯恩慧、俞蓓蓓（女）、郑燕（女）、林曙辉、黄建益、张剑峰、张鹏、邓鑫、干蒙霞（女）、梅鲁娜（女）、邬先吉、易继阳、胡纯子（女）、章海峰、莫康满、李婧（女）、俞航、赵晶莹（女）、徐佳妮（女）、杨恩源（女）、陈红艳（女）、吴海燕（女）、沈继红（女）、任武阳（女）、童群泺（女）、陈波、赖挺挺（女）、郑怡（女）、刘晨晨（女）、林丽香（女）、周辉、张瑜（女）、叶奕、赵建阳、周芳芳（女）、罗卢丹、曹洋、管陈男、钱秉婕（女）、王鹏、方端、黄哲、许晶晶（女）、张增增、刘子正、彭祖顺、董雪娇（女）、王凯莉（女）、周丹艳（女）、吴海燕（女）、吕璐（女）、罗琼（女）、顾梦霞（女）、叶晓阳、陈睿、杨蒋琳（女）、李静珍（女）、吴旭郁（女）、王丽莎（女）、洪佳宇（女）、张泽柯、裔士源、朱权勇、盛莹莹（女）、包颖奕（女）、李昕佳（女）、俞金燕（女）、陈芳（女）、刘志芳（女）、余珍溶（女）、陈珊珊（女）、阮倩（女）、何丽丹（女）、王爱菊（女）、王芝英（女）、黄胜、张同成、周卫京（女）、洪骏、张轶楠（女）、程德希、骆亚琴（女）、王允明、林亚（女）、徐永法、郑萌芽、杨华青（女）、朱亚琴（女）、许玉燕（女）、蒋海珍（女）、贺海珍（女）、周海琴（女）、蒋春女（女）、许建建（女）、毛美蓉（女）、项轶燕（女）、周昭君（女）、仇海英（女）、夏旦（女）、刘蓉（女）、蒋建国、张方瑞、李妙林、韩赛月（女）、何燕武、汤雷军、周学军、刘海涛、包文娟（女）、沈燕青（女）、王海彪、宋小珍（女）、朱静波（女）、於赛珍（女）、章学胜、王文灏、蔡忠壮、郑春喜（女）、孙炜、黄健雄、徐丹君（女）、周珏（女）、徐亚珍（女）、计幼苗（女）、陈春燕（女）吴雪丹（女）、赵娇娣（女）、胡松娣（女）、吴俊杰、欧阳连、吴海青（女）、陈晓静（女）、称宏莲（女）、练祥、朱骏骁、刘晓凯、黄芳（女）、孙平、潘行亚（女）、周烨（女）、徐松挺、徐洪耀、喻慧（女）、周蕾（女）、章敏巧（女）、董晓丽（女）、章黄存、张甜甜（女）、张晓晓（女）、陈波（女）、夏周斌、郑敏凯、洪波、朱瑜（女）、俞越（女）、陈丹丹（女）、何咪娜（女）、周蓓（女）、程俏巧（女）、翁燕娜（女）、朱苏（女）、蒋超亚（女）、楼海燕（女）、吴亚（女）、吴云云（女）、王杏娣（女）、屠慧娜（女）、夏雪莲（女）、黄庆庆（女）、孙培儿（女）、郑康、舒婉婉（女）、王蓓蓓（女）、陆坚硕、徐喜琴（女）、王叶（女）、余腾飞、鲍小波、周志祥、陈义林、彭鲁璐（女）、徐金月（女）、赖如玉（女）、张敏飞（女）、傅颖（女）、王海丽（女）、朱芳芳（女）、蒋灵芝（女）、叶赛赛（女）、陈可英（女）、金丹丹（女）、钱淑琴（女）、徐兆懿、蔡月丹（女）、励波、王文文（女）、高喜春、王维杰、周海玲（女）、孔斌、周婧（女）、顾卉晴（女）、蒋静（女）、周德曙、钱静（女）、袁文文（女）、陈悦（女）、王盼盼（女）、王英琴（女）、钟静（女）、王玲珠（女）吴叶（女）、

续表 13-12

单位名称	职工名录
县第一人民医院	张璐璐（女）、周怡（女）、陆小亚（女）、赖莉莉（女）、刘丹妮（女）、王杰、祝春玲（女）、胡忠盈、徐琴琴（女）、韩春婵（女）、林双芝（女）、陈定华、王米娜（女）、孙娜（女）、俞佃瑜（女）、叶萌萌（女）、罗微微（女）、鲍伟红（女）、郑振丹（女）、吴雷娣（女）、张静（女）、应芝（女）、林双双（女）、朱丽敏（女）、胡慧斐（女）、辛振波、陈苏悦（女）、刘博涛、韩园园（女）、黄杰英（女）、孙先凤（女）、郑琦（女）、宋现青、徐杰、彭楠（女）、杨琼（女）、夏思思（女）、林梦晰（女）、徐珊珊（女）、姜月贵、胡丹静（女）、林蓉蓉（女）
县红十字台胞医院（332 人）	肖莹静（女）、韩丹妮（女）、陈静（女）、张军祥、郭美钗（女）、夏美玲（女）、孙素梅（女）王赛维（女）、杨洁、梁小飞（女）、颜樱芝（女）、朱瑞瑞（女）、杨敏燕（女）、童小丹（女）、宋晓丽（女）、熊红霞（女）、施巧群（女）、纪樱（女）、颜廷华（女）、吴立武、郑小芬（女）、蒋嘉剑、俞建生、郑财娣（女）、钱晶晶（女）、丁瑜（女）、潘晶晶（女）、葛夏夏（女）、金合五、翁巧君（女）、陈月波（女）、郑建尉、陈建设、王建华、赵瑞琴（女）、蒋松琴（女）、徐亚芳（女）、石雅咏（女）、包惠玲（女）、陈云峰、黄修仁、吴海志（女）、储彩云（女）、黄雪凌（女）、王庆竹（女）、黎琪（女）、陈亚飞（女）、乔健（女）、杨仙凌、吴伟宏、欧绪森、吴雪峰、项辉、郑明海、张进华、金志亚（女）、裘敏燕（女）、林玲（女）、丁海丹（女）、林海君（女）、吴积耀、毛勇、叶伟峰、洪盼盼（女）、杨静（女）、吴慧娣（女）、奚群（女）、胡晓珍（女）、江传林、田春放、林雪月（女）、苏亚萍（女）、梅明远、林亚红（女）、余宗铭、林赛宁（女）、潘继林、许式蛟、潘玲飞（女）、潘继定、方敏（女）、奚慧萍（女）、林国常、林亚云（女）、陈雪莉（女）、金幼琴（女）、金坚明、杨国建、吴继瑶、陈旭东、童金良、林国文、洪芬（女）、郑海飞（女）、郑海良、蔡伟良、吴祖伟、潘玲亚（女）、何亚芬（女）、李素琴（女）、罗成元、林尧、李中丹（女）、杨彩亚（女）、张春华、李向明、朱宽龙、鲍碧波（女）、叶宗朗、陈芝（女）、史敏双（女）、胡贵云、鲍培育（女）、殷法东、俞圣月（女）、李永华（女）、刘润平、范正鹏、刘志成、李德强、闫旭勃、陈江宁、郭丹丹、张万义、许晓辉、刘安华、赵双双（女）、夏连春、李俊英（女）、崔即明、何全、朱伟琴（女）、廖家霖、忻李益、范平辉、沈勉勉（女）、林丽丽（女）、刘冕、石雷云、杨喜盈（女）、莫颖颖（女）、叶敏琼（女）、韩笑笑（女）、徐秀奇、陈晔（女）、郑丹丹（女）、项伶俐（女）、管琴琴（女）、周紫嫣（女）、杨阳、胡小秀（女）、彭焕平、谌丹（女）、励珍炎、胡卫滨、周欣峰、曾绪知、戴洋洋（女）、喻志远、施观涛、陈丽芳（女）、王霞（女）、沈倩倩（女）、史云云（女）、徐芳芳（女）、陈玲旭（女）、王佩佩（女）、王静（女）、林芝（女）、陈丽君（女）、石世云、李敏（女）、张瑜（女）、张宝彦、周建斐、邓敏（女）、林翔、黄杰（女）、王宇、朱巧娣（女）、石海燕（女）、何娟（女）、阮新娜（女）、刘涛（女）、黄安妮（女）、田苗苗（女）、梁丹红（女）、屠盈盈（女）、张雪娇（女）、姚波（女）、张文丹（女）、吴定伟、童颖娜（女）、潘惠敏（女）、刘磊、陆丹（女）、尤静（女）、徐颖巧（女）、邵发根、张军格、林重睿、潘瑜（女）、吴安树（女）、刘敏（女）、梁婷（女）、周燕芳（女）、杨阳、缪璟晶（女）、何怡（女）、吴海鸣、赖银女（女）、缪素芳（女）、马才女（女）、代宁（女）、邬敏晶（女）、吴亚楠、李琳琳（女）、戴赛（女）、袁文慧（女）、周欢（女）、姚晓军、朱婷婷（女）、宋萍萍（女）、潘婷婷（女）、周飞飞（女）、王枝枝（女）、姚静君（女）、洪雁（女）、魏华星、杨凯、周慧（女）、任笑笑（女）、奚敏杰、俞霞（女）、马林、余妙琳（女）、史敏璐（女）、占志英（女）、毛林珠（女）、徐露露（女）、柯能（女）、陈金娣（女）、郁石开、陈宇、王岑立、余莹琼（女）、傅明飞、宋莉莉（女）、史丹妮（女）、史婷娌（女）、陈丹维（女）、徐宁宁（女）、葛梦晶（女）、吴天标、焦阳（女）、鲍峥、陈探、周晓迪、孟令希、杨泽海、潘雨露（女）、张婵媛（女）、奚丽莎（女）、胡靖（女）、刘摩西、陈晨澍（女）、邵渊（女）、黄海飞（女）、韩伟军、唐中为、王巧玲（女）、刘同侠（女）、翁春霞（女）、郑恩明、李晓莲（女）、章以杰、钟海龙、李波（女）、梁海虹（女）、余敏春（女）、奚亚莲（女）、楼雪君（女）、卢亚娟（女）、吴慧慧（女）、郑菊花（女）、孙正国、许忠德、邢亚红（女）、林建华、周晓艳（女）、励玲燕（女）、邓朋亮、邱沿波、苏益波、刘秀丽（女）、常国江、郑珠（女）、俞林嘉（女）、张玲秀（女）、姚海龙、王树杰、冷冬凉、黎雨婷（女）、胡幼幼（女）、肖中勇、林莉红（女）、徐芳芳（女）、史静静（女）、白漪琼（女）、卢雪芬（女）、李上志（女）、陈正、黄克琳（女）、张凤军、王婷（女）、吕闻耀、林俊、沈永红（女）、余维维（女）、楼敏志（女）、梁聪清（女）、赖嫱（女）、吴才娟（女）郭海英（女）、王新喜、杨瑞晨（女）、陶丽君（女）、朱双军（女）、何晓玲（女）、毛颖（女）、杨晓琴、张晨光

续表 13-12

单位名称 人数	职工名录
县中医医院 （279 人）	阮芳婷（女）、励喜喜（女）、张琴（女）、郭鸣雁（女）、徐鑫钢、林祖欢、张慧慧（女）、郝文莹（女）、陈茜芸（女）、朱珠（女）、高华华（女）、王赛赛（女）、梅英妮（女）、翁淑贤（女）、顾玲莉（女）、潘敏丹（女）、叶瑞飞（女）、王国美（女）、高宁、薛建瑛（女）、黄宁、鲍志勇、金娜（女）、罗棱俊（女）、姚凤伟（女）、庄静（女）、毛敏华、李雅琴（女）、陈晓霞（女）、朱波、李挺、余文侠、王赛飞（女）、王静静（女）、陈雪梅（女）、曾慧莲（女）、徐亚娣（女）、戴繁荣、王晓、黄常福、刘征役、马绪巍、傅永君、朱秀英（女）、陈颂芬（女）、吴瑞芬（女）、张海波、吴绮菲（女）、聂来舟（女）、王慧杰、屠爱芬（女）、张晓芬（女）、杨玲娟（女）、邵莉（女）、葛伟林、余文梅（女）、吴艳（女）、黄颂敏、席方珺（女）、周成裕、黄烂熳（女）、邱建达、俞夏飞（女）、洪青（女）、顾喆（女）、石晓静（女）、张彩菊（女）、欧敏余、应慧敏（女）、方海卿（女）、郑汉武、林日增、吴仁凯、屠松菊（女）、钟志明、蒋静（女）、应巧玲（女）、李炳辉、林爱国、曾赛霞（女）、童怡（女）、陈钧彦（女）、董邦裕、王山而（女）、林文娟（女）、叶金飞、董丹亚（女）、肖碧蓉（女）、袁晓莉（女）、钱晓盈（女）、金鹏宇、董维维（女）、陈衍、王双桂（女）、张莉婷（女）、宋嫣敏（女）、孙钧、白玉（女）、张孟和、郑唯（女）、周宁（女）、潘慧（女）、蔡爱荣（女）、周栩栩（女）、史玲华（女）、马礼娟（女）、史井超、郭军、舒斌、史瑜丽（女）、吴丹（女）、叶雪卉、罗果果（女）、李红（女）、张立辉、朱仙芝（女）、朱艳（女）、王建明、卢佳（女）、原园（女）、张智盛、陈亚红（女）、徐清喜、张玉琼（女）、杨萍萍（女）、林燕（女）、马祥祥、何娟（女）、王静（女）、陈启维（女）、谢静（女）、施燕飞（女）、陈凤鸣（女）、谢立新、张宏文、姚丹（女）、蒋俊红（女）、邵丹丹（女）、柴立祥、盛跃进、周洪武、胡岐芳（女）、赵士冲、高玉琼（女）、杜晓蕾（女）、林盼盼（女）、黄仙萍（女）、叶勇健、池慧珍（女）、张娟娟（女）、陈云（女）、朱金速、顾琦彬、张世昌、顾丹毅（女）、林洁（女）、张科、金平平（女）、程时杰、张洁（女）、欧吉、王虹霞（女）、蔡惠燕（女）、陈卫东、陈月素（女）、吴蓓蓓（女）、顾燕琴（女）、徐娜（女）、丁素芳（女）、陆小枫、冯彩云（女）、周徐侠、杨振芳（女）、李海丹（女）、孙志珊（女）、周飞（女）、陈叶莲（女）、施蓉姣（女）、张松静（女）、金静（女）、李艳（女）、许彩琼（女）、郑惠芬（女）、王娅飞（女）、董连（女）、顾苗苗（女）、韩振明、黄小雪（女）、杨海锋、洪侃、黄晓红（女）、段慧慧（女）、钮燕燕（女）、李惠惠（女）、张展、毛子中、屠东艳（女）、郑颖（女）、叶红（女）、陈倩（女）、陈绍焕、程蕾（女）、赖聪聪、陈沁漾（女）、陈美娜（女）、黄乃为、吴映娴（女）、徐玲红（女）、于文鹫、奚央央（女）、姚海雁（女）、郑鹏飞、张文文（女）、陈秀雅（女）、周素莹（女）、王小明、许争艳（女）、周梦妤（女）、钱奇、张翠翠（女）、蒋杰峰、钱列民、顾忠平、杨明富、石吉娣（女）、俞菊香（女）、史继波、叶亚月（女）、郑安军（女）、王立新、黄伦岳、吴幼华（女）、励灵玉（女）、金兆辉、周一萍（女）、朱赛妃（女）、陈恩梁、杨素珍（女）、赵英焕、张金福、林方娟（女）、黄建美（女）、代少颖（女）、蒲琳琳（女）、张红霞（女）、施巧红（女）、王杰、钱敏芬（女）、王丹红（女）、章冬霞（女）、项婷婷（女）、戴磊、夏雯（女）、张红（女）、戴蒋、孙善贤、付静、谢双智（女）、陈爱芬（女）、翁美君（女）、刘创建、韩玲华（女）、张磊、董玲巧（女）、杨雪萍（女）、林琳（女）、蒋海勇、张海维（女）、汪惠玲（女）、谢疏影（女）、崔银宁（女）、陈阳（女）、屠俏颖（女）、周颖（女）、包增光、方烨（女）、黄陈敏、沈丽（女）、南楠（女）
县第三人民医院 （99 人）	周静茹（女）、李莉（女）、范敏敏（女）、赵楠楠（女）、周春芬（女）、卢绍华、徐亚雪（女）、俞惠珠（女）、李延平（女）、杨素（女）、郑水源、任颖（女）、应将来、徐春丹（女）、王海宇、谢丹珍（女）、王超（女）、梁茗（女）、石方柳、黄行土、戴天刚、石辉东、郑文艺（女）、胡家行、刘云飞（女）、张敏桥、吴志刚、徐运强、蒋达平、孙丽媛（女）、易鹏程、叶琪（女）、马小雨（女）、宋丽英（女）、徐晔（女）、夏婷婷（女）、黄建、蒋林军、盛蕾瑶（女）、董帮贤、孙忠敏、史月仙（女）、王庆山、张蕾（女）、夏夏怡（女）、朱素芳（女）、陈敏珍（女）、韩亚丽（女）、王兴娟（女）、俞彦、吴邢超（女）、杨红娣（女）、顾如能、奚海亚（女）、励静静（女）、胡加兵、金海英（女）、史明明（女）、张先雷、王娅红（女）、俞秀亚（女）、陈利斌、马明（女）、林小芬（女）、樊丽琴（女）、黄薇芝（女）、沈莹莹（女）、陈佳云（女）、曹晶晶（女）、奚双双（女）、李可（女）、蔡晓语（女）、陈赛儿（女）、刘荣（女）、吴曦（女）、房姣璐（女）、江宗蔚、冯静静（女）、蒋旭（女）、周莹姿（女）、王丹丹（女）、李胜超、许莉莉（女）、叶张莹（女）、应珊珊（女）、王选书（女）、戴静娜（女）、张林（女）、李部、黄胜浦、王亮、何燕（女）、屠掌武、郑梦晔（女）、俞慧琴（女）、刘赛玲（女）、高燕（女）、杨超、忻乐乐（女）

续表 13–12

单位名称	职工名录
县老年医院（18 人）	何公建、谢琼琼（女）、石生东、侯国辉、李海志、胡雪娇（女）、史丽君（女）、翁攀峰、顾福根、徐敏（女）、周金芬（女）、陈玲玲（女）、俞淑男（女）、金锋、冯嘉臣、欧东海、吴承笑（女）、周志海
县疾病预防控制中心（38 人）	朱小桢、陈仔（女）、莫夏莉（女）、邓然（女）、葛进满、钱秀娟（女）、林朝、宋晓荷（女）、何云亚（女）、周伦敏、宋世忠、夏来宝、张柳燕（女）、殷立平、吕丹央（女）、叶众、王南红（女）、谢建庆（女）、徐安（女）、林素萍（女）、谢朝科、谢赛香（女）、郑广勇、张莹柱、徐建荣、陈磊、薛金玉（女）、欧如谦、李琼（女）、陈子萌、吴烨、陆昱养（女）、刘家鲁、高丽（女）、侯志伟、叶露梦（女）、林国建、邓亚柔（女）
县妇幼保健院（27 人）	奚赛月（女）、史济忠、林丽华（女）、张丹燕（女）、沈朝霞（女）、徐旦（女）、赖鹏程、张中成、朱晓岗、石磊（女）、蒋元龙、史亚萍（女）、杨志伟、范成华（女）、周蓉萍（女）、程常云（女）、周华祥、张选莲（女）、朱子情、徐晓敏（女）、陈崇（女）、崔淑敏（女）、陈家荣、杨金良、陶文叶、何蓉（女）、陈耿红（女）
县卫生进修学校（20 人）	钱敏娟（女）、丁一博、应维（女）、梁景（女）、于泊春（女）、施勇华（女）、华丽芬（女）、黎军、郑丹丹（女）、王鹊梅（女）、邹华法、陈朝阳、王文芸（女）、洪晔（女）、李玉（女）、石忠校、张倩（女）、钱亚忠（女）、裘良亚（女）、张道理
县献血办（2 人）	杨志刚、朱娴（女）
县中心血库（4 人）	钱春林、周阿芬（女）、励赛赛（女）、吴敏霞（女）
丹城中心卫生院（159 人）	孙棱林（女）、韩朝霞（女）、周红琴（女）、舒继项、张磊、竺丽丽（女）、牟丹（女）、龚东昀（女）、周素梅（女）、何斐玲（女）、吴永海、郑艳（女）、周丹（女）、张波（女）、姜礼红（女）、徐惠娟（女）、彭可可（女）、董曙光、陈育丹（女）、陈剑霞（女）、王瑞亮、严琼（女）、陈俊南（女）、张珂珂（女）、方敏、严世辉、胡瑛（女）、何映红（女）、胡玲英（女）、赖剑霞（女）、林建勤、林珍（女）、朱巧女（女）、吴爱芬（女）、骆亚男（女）、李维雅、张晓鸽、张国娣（女）、俞春会、翁瑞芳（女）、蒋联碧、叶银菊（女）、陈要娟（女）、洪楚（女）、刘燕红（女）、蒋勇、石利、史赛珍（女）、黄才云、俞铬一、黄雪芬（女）、丁玉华（女）、任洁（女）、虞海艳（女）、陈松娣（女）、蒋萍萍（女）、赵赛飞（女）、刘轶（女）、朱建军、钮娇翀（女）、俞灵芝（女）、王余阳、夏仙（女）、张青红（女）、娄卫平、吴慧娣（女）、钟开胜、吴夏艳（女）、肖海萍（女）、董雪芬（女）、姚力、赖碧波（女）、严维贤、蒋西建、谢章明、祝月兰（女）、周月静（女）、方瑛（女）、欧益琴（女）、金敏（女）、杨静静（女）、张海女（女）、夏健松、柴晓燕（女）、章丁丁（女）、张燕（女）、李亚平（女）、吴丹凤（女）、林晶（女）、王海成、俞丹亚（女）、何荣挺、叶丹（女）、张丽萍（女）、郑丽丽（女）、康伟勤、曹文驰、蔡辉文、林静（女）、杨美娟（女）、鲁华南（女）、欧灵忠、陈瑛瑛（女）、李赛娟（女）、周碧波（女）、潘雪亚（女）、姜丽（女）、励燕燕（女）、谢金亚（女）、王婷（女）、蓝梓祯（女）、钱欣、俞美贞（女）、王瑞瑞（女）、王嘉楠、胡灵芝（女）、陈国珠（女）、蒋慧君（女）、沈波（女）、赖莹（女）、袁亚仙（女）、屠雪芬（女）、潘张立（女）、励艾青（女）、丁兴德、潘嫦贤（女）、欧丽娟（女）、徐赛萍（女）、郑乃定、张雪琴（女）、罗亚萍（女）、徐燕（女）、吴雪娟（女）、褚登辉、马玲娥（女）、陈聪芬（女）、徐春海、钱春婷（女）、俞志琴（女）、励丹红（女）、茅赛花（女）、黄冬娟（女）、黄海燕（女）、汤海琴（女）、王丽霞（女）、任超（女）、朱红（女）、杨小燕（女）、李华定、陈小英（女）、林陈巍、陶勇峰、宋炜、励文亚（女）、徐水静（女）、翁增亚（女）、陈春燕（女）、姜海珍（女）、罗小萍

续表 13–12

单位名称	职工名录
爵溪街道卫生院（43 人）	谢晶晶（女）、李谦进、王琴琴（女）、黄妍（女）、吴庆来、邱雅（女）、吴红仙（女）、郑伶俐（女）、吴松月（女）、熊明英（女）、张凌云（女）、鲍可、胡余忠、蔡练丹（女）、徐建华、任志梁、郑尚良、林红梅（女）、王丹娜（女）、万朝君（女）、董敏超（女）、李娜（女）、吴晟君（女）、陈素华（女）、方慧慧（女）、冯育（女）、张素春（女）、鲍于会、陈乐依（女）、石涛、何汪丹（女）、许紫燕（女）、蒋善常、方璐（女）、周梁钢、白洪敏、张汉营、黄安明、董晶（女）、欧伟凯、郑敏敏（女）、鲍玲玲（女）、江书
石浦中心卫生院（132 人）	聂煜文、王伟、徐凤梅（女）、江佳妮（女）、王聪丽（女）、何一笑（女）、黄丽娜（女）、赖耀荣、吴海啸（女）、秦洁（女）、董宝（女）、黄欢娜（女）、徐维维（女）、吴桐（女）、吴琼华（女）、宋建、陈靖、丁丁（女）、周爱武、吴秀明、杨雪娟（女）、王少虹（女）、刘小亚（女）、张彩云（女）、应文娜（女）、汤波、李海慧、王继东、张小芳（女）、沙春宇、崔成杰、史琴静（女）、朱春芳（女）、余燕（女）、陈亚平（女）、江蓓蓓（女）、章寅、吴君（女）、韩雪蓉（女）、朱佳云（女）、宋佳子（女）、潘贤军、吴海华（女）、陈彩云（女）、柳芝咪（女）、朱志福、方琪（女）、何腾通、赖赛峰（女）、竺凌宇（女）、任祥兴、吴琼（女）、何琪（女）、叶元德、俞美雪（女）、林赛刚、郑雪朵（女）、黎贤兴、张强、辛琼莹（女）、黄永将、金松园（女）、梅法明、金海薇（女）、郑义军、董慧芬（女）、林松、高金英（女）、金苏飞（女）、张黎莉（女）、何建明、徐军、欧雪莲（女）、孙惠惠（女）、娄赛赛（女）、陈健、孟胜利、林昕、周满心、黄巧巧（女）、胡余荣、傅永丹（女）、童美娜（女）、胡明、张益、梅巧玲（女）、周晓明（女）、程丽春（女）、郑奕（女）、丁李会、何继玉、叶博奇、顾晓光、顾莹莹（女）、王宁（女）、蒋佳倩（女）、黄海霞（女）、方琴（女）、陈可佳（女）、范旖旎（女）、赵新（女）、陈海健、陈欢欢（女）、姜圆圆（女）、曹晓静（女）、潘丹仙（女）、干红琼（女）、徐加勇、陈爱月（女）、陈争春（女）、康志浩、岳海霞（女）、吴丹敏（女）、王琴琴（女）、王建菊（女）、周鑫、张瑞华、陈海明、梁亚珠（女）、朱燕红（女）、奚永增、吴峥峰、王灵芝（女）、吴玲芝（女）、陈向东、裘永好、贺旭、杨纯（女）、李婷婷（女）、李行文、刘霞（女）、洪豆（女）
西周中心卫生院（78 人）	赖彩莲（女）、雍赛维（女）、冯亚珠（女）、徐晓丹（女）、陈恩伟、陈晔晔（女）、杨新军、蔡静（女）、翁伟根、夏忠勇、郑建伟、陈振华、赖普文（女）；汤要联（女）、伊灵红（女）、周沛飞、伊丽（女）、欧丽敏（女）、侯艳华（女）、周美珍（女）、倪燕燕（女）、赖大开、王燕燕（女）、庄领生、张巧莲（女）、胡东、王开文、孙亦利（女）、伊林娜（女）、陆晓群（女）、邵善东、孙意兰（女）、欧伊、方玲（女）、张敏姿（女）、蒋景彦（女）、张华杰、卢继华、张蓉（女）、屈凤芹（女）、赖芳芳（女）、潘江龙、郑喜、张杰（女）、徐培（女）、陈蕾朱（女）、朱俊（女）、吴燕（女）、周勇士、李兵兵（女）、张水杉、王晨丁、徐宇翔、应瑛（女）、胡文娟（女）、董秀男（女）、董芳芳（女）、王如（女）、吴玲玲（女）、张莲（女）、黄磊、朱德华、刘欣如（女）、王旭霞（女）、陆海波、田丽娥（女）、何成建、陆如辉、陈国义、卢国华、夏慧炜、洪肖琦（女）、吴颖娴（女）、邵亚（女）、孙科、黄挺、陈银（女）、戚娜婕（女）
鹤浦中心卫生院（63 人）	蒋波、周丹丹（女）、胡志威、芦利君（女）、曾其燕（女）、蔡晓晓（女）、张鑫（女）、黄月玲（女）、王立、张丽娜（女）、周灵芝（女）、许小华、张林（女）、翁丽萍（女）、陈海平（女）、求廉媚（女）、张少华（女）、钱东平、奚阿月（女）、李江东、张庆东、黄玲玲（女）、潘敏敏（女）、卜位国、林宗亚（女）、柯文全、黄海飞（女）、黄友昌、纪婉婉（女）、王泉、李丽（女）、章蕾蕾（女）、周宏、项玲玲（女）、潘锋、徐秀丽（女）、陈奇、杨林楠、徐玲芳（女）、杨柳（女）、陈亮亮、吕丽枝（女）、蔡雪宇（女）、葛红领（女）、李心其、包努努、张凯、胡淑华（女）、陈春敏（女）、梁皇飞（女）、王天军、孔君（女）、吴珊珊（女）、陈伟安、卓一峰、王孝云、潘鸣杰、徐永利、陈华垚、陈丹妮（女）、程巧巧（女）、欧建红（女）、伍征兵（女）
贤庠中心卫生院（56 人）	王小飞、王汝章、鲍琪琪（女）、张雪娟（女）、向山丽（女）、肖甜甜（女）、陈双飞（女）、李飞君（女）、王艺蓉（女）、武春红（女）、吴爱倩（女）、余菲菲（女）、章方忠、陈爱娟（女）、徐海平、杨祥福、黄争鸣、雨珊珊、韩瑞青（女）、姚玉琼（女）、钱君梅（女）、孙健、余剑峰、胡晓华、奚红峰、周月月（女）、余莹晔、林唯唯（女）、朱冬梅（女）、陈爱武（女）、苏晨丽（女）、聂鹏锋、屠云雷、陆家金、张凤连（女）、屠春静（女）、蒋科、潜慧萍（女）、岑云翔、陈微音（女）、沈莎莎（女）、王丽琴（女）、陈磊、周长庆、万剑、李姗珊（女）、屠爱娥（女）、郑培、胡振恩、黄伊丹（女）、朱桂芬（女）、周晓英（女）、郑海玲（女）、叶茜茜（女）、郑晓黎（女）、陈顺平（女）

续表 13-12

单位名称	职工名录
定塘中心卫生院（48 人）	陈燕（女）、李晓（女）、徐筱儿（女）、徐燕燕（女）、唐爱云（女）、李琴（女）、杨依嫚（女）、王丽佳（女）、徐毓（女）、郑钱、程根盼、冀红（女）、夏伟、黄双燕（女）、潘亚玲（女）、徐嫦娥（女）、翁海挺、史启伟、马玲玲（女）、励月平（女）、李吴彬、金威、陈珍芝（女）、李锦波（女）、史丹（女）、王斌、许丹静（女）、韩应海、王露娜（女）、鲍智慧、管庆双（女）、吴娇琴（女）、俞华挺、赵忠富、王铭芝（女）、李莉（女）、赵秀美（女）、费学东、王必成、郑嫣（女）、史婷婷（女）、章琴（女）、胡晓亮、吴敏敏（女）、庞涛、陈红挺、王彬彬（女）、胡丽琴（女）
墙头镇卫生院（30 人）	宋凤琴（女）、鲍莹巧（女）、张剑达、周倩云（女）、吴燕（女）、欧玲珠（女）、朱静（女）、程兰雁（女）、陈渊、蔡惠丹（女）、孙卓文（女）、欧双蓉（女）、林辉强、柯永健、董晓静（女）、屠玉兰（女）、金耀、陈雷艳（女）、王菊芬（女）、叶晶晶（女）、陈海峰、杜琴英（女）、朱华、谢悠嫣（女）、楼满圆、林云、俞丹丹（女）、潘宣颖（女）、王幸（女）、陈宽芬（女）
泗洲头镇卫生院（23 人）	张土明、郑梦华（女）、何璐（女）、柳晶晶（女）、余兴定、黄梁梁、荆菁（女）、周贞贞（女）、胡继业、王志夫、姚译普、陈琪（女）、鲍作波、朱琴琴（女）、陈先挺、孔庆龙、张灵儿（女）、董琳（女）、邱虹（女）、葛海波、钟飞燕（女）、张燕（女）、唐利敏（女）
涂茨镇卫生院（33 人）	王雪（女）、陈瑞珠（女）、高志静（女）、戴连武、徐燕（女）、周雪英（女）、蔡光杰、张建峰、袁君（女）、李春慧（女）、王小芳（女）、金彩珠（女）、周侠君（女）、徐灵敏（女）、陈丹辉、林萌（女）、蒋丹红（女）、王剑、徐行国、郑瑜静（女）、高敏芝（女）、姚君、杨雁（女）、李婷婷（女）、胡慧淑（女）、郑碧敏、姚丹月（女）、彭艳（女）、金敏双（女）、章红柳（女）、陆菲菲（女）、肖方辉、林园（女）
大徐镇卫生院（34 人）	吕增红（女）、罗璐（女）、范娜（女）、徐成贤、励海华（女）、陈莹盈（女）、朱云云（女）、褚玲玲（女）、黄剑杰、陈爱女（女）、伍亚红（女）、俞全明、汤五美（女）、刘招娣（女）、郭富荣、励彬彬（女）、周盈（女）、李春艳（女）、周成阳、奚科科、龚继承、周赛娟（女）、吴晓华、严钰莹（女）、虞永军、陈群翔（女）、史珍裕、余春艳（女）、钱珊珊（女）、石小忠、林淑（女）、李家亮、庞秀秀（女）、赵娜（女）
新桥镇卫生院（35 人）	裘丽萍（女）、胡燕（女）、奚瑞瑞（女）、胡徐颖（女）、史婉晶（女）、蒋睿、史华华（女）、夏宗鹏、姜晶晶（女）、冀峰、宁艳（女）、陈晓颖（女）、朱华娜（女）、周青（女）、林声昂、谢世良、徐建武、陆燕（女）、周亚萍（女）、陈林甫、杨姗姗（女）、郑芳芳（女）、谢爱飞（女）、龚玲燕（女）、阮旖旎（女）、张鹏、钟佳芸（女）、顾喜盈（女）、倪贞贞（女）、虞国剑、冯艳丽（女）、张丽夏（女）、常浩、任惠亚（女）、陶燕丹（女）
东陈乡卫生院（42 人）	俞玉婷（女）、陈丽（女）、李灵（女）、黄美金（女）、姚露露（女）、丁惠平、顾臻（女）、赖忠莲、张冬仙（女）、张祎（女）、马力、王玲玲（女）、鲍鲁、赵峥（女）、应亚云（女）、郑文敏、董巧敏（女）、翁晓芳（女）、徐兴再、祁继伟、张紫亚（女）、欧勇、鲍满昌、周月琴（女）、陈莹巧（女）、张嘉惠（女）、周盛盛、奚国林、陈春琴（女）、苏梦迪（女）、钟华祎（女）、苏力、林瑶瑶（女）、武米迪（女）、施倩倩（女）、贺华清（女）、沈波汝（女）、谢樊国、吴雪丹（女）、周予一、金燕（女）、柴惠静（女）
晓塘乡卫生院（23 人）	胡伊妮（女）、柴海燕（女）、苏敏（女）、杨峰燕（女）、胡庆文、郑兴会、吴春燕（女）、刘敏捷、盛旭辉、岑芳圆（女）、李双燕（女）、欧敏芳（女）、秦雪（女）、杨晤枫（女）、张一味（女）、忙灵珠（女）、李琼（女）、李琳琳（女）、周银（女）、颜安国、傅云云（女）、潘莉莎（女）、张亚珍（女）
黄避岙乡卫生院（22 人）	吴存旭、林莲（女）、谢琼琼（女）、张敏娣（女）、黄健、屠振宙、韩茜茜（女）、郑敏红（女）、陈明敏（女）、何亚梅（女）、沈勇、邓少杰、夏春、曾秋丽（女）、胡金女（女）、王静（女）、毛晶晶（女）、梁珊珊（女）、吴婷（女）、吴玲英（女）、陈夏梦（女）、孙怡（女）

续表 13-12

单位名称	职工名录
茅洋乡卫生院（22人）	雍义、沈露萍（女）、蒋蚕蚕（女）、陈微（女）、章社会、叶阳（女）、张西梅（女）、沈丽娜（女）、李春兰（女）、王艳（女）、金文波、励娜（女）、李丹燕（女）、张雪莲（女）、吴富海、任维（女）、刁海龙、邱艳（女）、章毅、余晟东、张金华、蔡燕燕（女）
高塘岛乡卫生院（31人）	史纪明、卢贤锋、王艳萍（女）、俞素芬（女）、黄霜霜（女）、王洋（女）、郑子忠（女）、唐利坤、胡祺峰、周英宇、欧小勤（女）、黄维蘅、毛志忠、王梁森、励晖、梁启荣、唐焕叶（女）、江卫锋、张琴（女）、芦建山、林玲、林渊（女）、赵亚军、俞钧、龙智（女）、余银标、张丽丽（女）、李雪雅（女）、郎董波、吴志荣、徐玲玲（女）

备注：上述名录中，部分人员的岗位与人事关系并不一致。其中，左伟归属县第一人民医院；顾海燕归属县新农合办；徐苗国归属县中医院；欧阳炎归属县疾病预防控制中心；吴美飞归属县妇幼保健院；张春伟、陈再菊、陈亚蓉、颜继东、周斌归属丹城中心卫生院；赖忠宏归属西周镇卫生院；徐四海归属泗洲头镇卫生院；顾小亚归属县财政局。

第五节　医政管理

医政管理是卫生行政工作重要组成部分。县卫生行政部门履行医政管理职能，承上启下指导辖区内医疗单位落实管理措施，依法执业依规行医。

医疗质量管理　1950 年 3 月，旧卫生院由县人民政府接管后，把救死扶伤、实现革命人道主义作为医院工作原则。县人民政府卫生院内设医疗、防疫、总务 3 个股，负责全县行政、医疗、预防和妇幼保健等工作。1953 年，成立县卫生工作者协会，管理个体开业医生。1958 年，实施卫生部颁发的《综合医院工作制度》和《综合医院工作人员职责》。同年，针对农村缺医少药现状，开办“初级卫生人员培训班”，招收 60 名学员，6 个月结业后都充实到公社卫生院。

1966 年，卫生行政机构瘫痪，医疗机构和医疗质量管理也一度停顿。1968 年 11 月，经县革命委员会批准，县防保站和人民医院合并改称“象山县人民卫生防治院”，由“造反派”成立“防治院生产指挥组”，主持日常工作，原领导干部基本靠边站。党支部停止活动。1969 年 3 月，县革命委员会生产指挥组成立卫生办公室，具体负责医院行政工作。

1977 年 8 月，经县革命委员会批准，室的建制改为局的建制，称“象山县革命委员会卫生局”。1978 年 8 月，卫生部颁发《全国医院工作条例试行草案》《医院工作制度和医院工作人员职责试行草案》，医院管理工作步入规范化、制度化轨道。

1980 年，不断整顿和健全各项规章制度，落实岗位责任制。抓在职人员业务学习，开展疑难病例讨论和学术活动，实行分级护理和定级晋升考试，提高医护质量。1984 年，各级医疗单位认真组织学习省厅关于文明医院 100 条和区、乡医院 65 条。在创建文明医院活动中，两家县医院还不定期抽查病例书写质量，健全二级医师查房护理、“三查七对”和疑难死亡病例讨论等制度。1986 年 11 月，市卫生局对全市 15 所县以上医院住院病历检查评比，县第一人民医院得 90.09 分，名列第三。1987 年，“文明医院”建设进入攻坚阶段，县第一人民医院把好医疗文书质量关，在市病历质量抽查中取得 91.25 分的好成绩。1990 年，县一院检验科在省厅监检中心质控评价中，获得省市生化优胜奖。放射科在省 X 线影像片书写诊断质量室间评价中得 74 分，在全省一百家医院中名列第五，全市第一名。

1991 年，继续贯彻执行治理整顿和深化改革方针，整顿医疗秩序，进行各医疗卫生单位护理操作、病例书写、药剂理论与操作等比赛，县第一人民医院以 94.25 分名列全市第一。

1993 年，为加强医院麻醉科工作标准化、规范化、制度化管理，更好为医疗、教学、科研服务，自 10 月 1 日起，在县级医院使用统一的“浙江省医院麻醉记录单”，将麻醉记录单书写质量作为麻醉科间质控评价和合格麻醉验收的内容之一。县级医院执行麻醉科工作制度，贯彻落实甬卫医〔1993〕253 号文件要求，加强医疗质量管理，按照医院分级管理总体要求，抓好全面质量管理，有计划组织对各类医务人员“三基、三严”（“三基”包括基本理论、基本知识、基本技能，“三严”包括严格要求、严密组织、严谨态度）培训。同时，抓医德医风建设，严格执行医院各项规章制度和技术操作规程。

1994 年，加大卫生改革力度，探索管理新模式，全面落实综合目标风险责任制，进一步调动卫生院和工作人员积极性。

1995 年，加强在职教育，提高医疗质量，鼓励和支持医务人员参加夜大、自大学习。对全县临床值班的医师、医士职称人员进行急症知识书面考试，对镇乡卫生院进行门诊病历书写质量检查，对全县产科质量进行检查。

1996 年，同意县卫生进修学校作为全县卫技人员继续教育培训基地，承担全县卫技人员继续教育任务。转发《浙江省实施〈医疗机构管理条例〉若干规定》，要求各单位组织医务人员学习、宣传，贯彻实施。

1997 年，中心卫生院着力特色专科建设，以开展优势项目来提高竞争能力，扩大社会影响。组织全县初级卫技人员理论考试和乡村医生、个体医生执业考试。举办乡村医生函授班，对乡村医生执业考试合格者进行临床考核和静脉输液操作考核。对全县镇乡卫生院门诊病历、处方、日志的书写质量进行大检查。同时在 3 家县级医院护理部推出“百日无差错”活动。

1999 年 10 月，组织各医疗机构负责人和具体工作人员学习《中华人民共和国执业医师法》，组织 166 名符合条件者参加全国首次执业医师综合考试，组织 82 名考生参加全县临床实践技能考试，考试合格率76.8%。

2000 年，加强镇乡卫生院规范化建设，开展规范化产科、急诊室、接种门诊达标活动，开展医疗单位麻醉质控检查，加强医疗安全管理。2001 年，县第一人民医院、县红十字台胞医院等医疗单位继续开展百日无差错活动。县中医院、县一院推出整体护理，强化责任制护理。组织开展医疗纠纷防范与处理等知识讲座，提高医务人员医疗质量安全意识，医疗纠纷比上年下降 40%。

2004 年，抓医疗质量，整顿医疗市场，创建医疗服务质量示范科室，加强“七项”质控管理，狠抓院内感染和病历书写管理。开展“医疗质量年”活动，医疗质量有明显提高，全县危重病人抢救成功率达 86.9%，出入院诊断符合率达 97.6%，术前术后诊断符合率达 99.6%。2005 年，开展医院管理年活动，颁布《关于开展镇乡卫生院质量年活动实施意见》，以医疗质量为重点，建立健全质控组织，制定科学评估标准和考核办法，完善镇乡卫生院医疗事故防范与处置预案，畅通投诉渠道，落实工作职责，依法处理医疗纠纷，避免完全责任和主要责任的一级医疗事故发生。

2007 年，相继颁布《象山县医院管理年县级医院考核办法》和《象山县镇乡卫生院医政工作考核细则》，出台《象山县三家县级医院医疗安全考核奖励办法》和《象山县卫生局关于实施医疗事故（纠纷）责任追究制度的通知（试行）》，进一步加强医疗安全防范与管理。借鉴外地经验，草拟《象山县重大医患纠纷紧急处置预案（修订稿）》《象山县医疗纠纷人民调解委员会管理办法》《象山县医疗责任保险实施意见》等。

2008 年，坚持以病人为中心，改进服务流程，县第一人民医院实现门诊医疗“一卡通”。贯彻《中华人民共和国护士条例》，成功举办“5·12”护士节全县急救知识及双人心肺复苏比赛。

医疗机构执业及从业人员管理 民国 17 年（1928），县政府转发省民政厅《浙江省管理开业医师暂行章程》，至民国 31 年（1942），县政府先后发放医药营业执照 22 本。民国 32 年（1943），省卫生处公布医药人员及医院药商注册规则，有登记的医药人员及医院药商，想在城区固定场所开业者，均须依照注册规则办理，取缔不合格者。民国 33 年（1944）1 月 5 日，省卫生处要求各医院制定医疗服务的规章制度《病人求诊须知》。民国 35 年（1946）8 月至民国 36 年（1947）9 月，各市、县医务工作者均由省依照医师法、药剂师法、助产士法及其他有关法令调查验证及核准，由市、县发给开业执照。如民国 36 年 4 月，东乡乌屿山人姚旭在爵溪东门开办“广济诊所”，医生 1 名，由县政府发给执照。

1950 年开始，县卫生院具体管理县内行医开业工作，规定开业行医人员必须由本人申请登记，经地区、县审核后报省卫生厅备案，领取证书后方能在县内开业行医。1952 年以后，一些私人诊所响应政府号召，纷纷联合成为联合诊所。通过先行试点逐步推开的方法，先后建立墙头、南庄、新桥和石浦等 15 个联合诊所。联合诊所实行人员统一调配、财务统一管理、收费统一标准管理模式。后来，这些联合诊所大部分改组为公社保健所。1953 年，成立县卫生工作者协会，加强对个体、开业医生管理。

1959 年以后，每年有大、中专医学院校毕业生分配到县、公社医疗卫生机构工作。1960 年以后，规定县内个体行医由县卫生科审核，县人民政府批准，发给行医临时许可证，但原则上从严控制，县内私人诊所大幅减少。1966 年，个体医生数量进一步减少，但农村“赤脚医生”及合作医疗站大幅度增加。

1977 年，县卫生局根据工作需要，陆续从社会上招聘初、高中毕业生，经几月至一年的专业培训后，充实到公立医疗卫生机构从事医疗卫生技术工作。1979 年，省中医“招贤考”，从自学中医的社会人士中择优录用数人到公立医疗机构从事临床工作。1982 年，县卫生局发出《关于加强个体、开业行医管理的通知》，当年对申请个体开业的人员进行考核，合格者发给行医执照，准其行医。1985 年，鼓励和支持合乎条件的社会闲散人员和离休人员个体开业，个体开业人数达到 43 名。县级医院开设家庭病房，许多医务人员在完成本职工作的前提下，利用业余时间为群众诊疗，使一些年老不便、住院困难的慢性病患者在家得到治疗。1986 年，继续实行多层次、多渠道办医，建立各种医疗联合体，同时采取扩大服务网点、巡回医疗等方式，为群众提供医疗方便，家庭病床工作进一步制度化。以乡为单位建立健全乡村医生协会，加强对个体医生的领导和管理。1987 年，制定《全县乡村医生管理条例》，4 个乡成立乡村医生协会，组织 2 次全县性乡村医生考试，参加人员 366 名，550 个村达到有医有药有防，占全县总村数的 74%。

1991 年，召开第三届个体医生协会会议，统一个体医生职责、制度和收费标准，对全县个体医生进行业务考试，对不及格者责令停业整顿，取缔无证行医医生 2 名，加强个体医生管理工作。

1992，“撤区、扩镇、并乡”，原 7 所区、镇中心卫生院名称改用所在镇乡名称后加中心卫生院名称。新建制镇（乡）政府驻地的卫生院称为某某镇（乡）卫生院，撤并乡的卫生院改为新建制镇（乡）卫生院的分院。

1994 年，加强村卫生室建设，完成 247 个村卫生室、62 家个体医疗诊所的注册登记、核发行医执照工作。成立农村卫生协会 15 个。

1995 年，为严厉打击非法行医，对全县范围内无证行医进行一次摸底、打击。共组织打击无证行医16次，取缔石浦、鹤浦、爵溪、丹城等无证行医、游医40余家。

1998年，贯彻《医疗机构管理条例》，完成全县7家县级医疗机构、19家乡镇卫生院、17家分院及其外延性分机构的申请登记注册，整顿清理269家村卫生室、28家牙科诊所和27家个体诊所。

1999年，贯彻实施《中华人民共和国执业医师法》，做好执业医师资格认定和考试工作，认定执业医师756名，166名执业医师参加执业医师资格考试。

2000年，贯彻落实《医疗机构管理条例》，完成326家镇乡卫生院门诊部、村卫生室、个体诊所的医疗机构执业许可检验工作。继续开展打击非法行医活动，查处非法行医52家次。

2001年，实施区域卫生规划，调整配置不合理的卫生资源，完成大徐卫生院兼并雅林溪卫生院、石浦中心卫生院兼并金星卫生院和东门卫生院。开展鹤浦中心卫生院产权制度改革试点。2002年，建立新的医疗机构分类管理制度。根据《宁波市医疗机构分类管理实施细则》，完成对全县公有、个体、校厂等医疗机构营利性和非营利性的分类注册登记工作，已核定政府办非营利性医疗机构41家，非政府办非营利性医疗机构68家，营利性医疗机构62家。

2014年，县老年医院开业运营。县老年医院是一所以老年病和慢性病预防、保健、治疗、康复为主，社区基本医疗为辅的县级综合性医院。

医疗机构等级评审　1989年3月，省卫生厅、财政厅、物价局、劳动人事厅联合印发《浙江省医院评审暂行标准》，对综合性医院、中医院、妇保院等医疗机构开展相应等级评审工作，省卫生厅下达各类各级别的等级医院标准。象山县于1993年全面开展“上等级、创文明”活动，县红十字台胞医院分别通过省、市一级乙类医院评审；西周中心卫生院上三级卫生院；高塘岛乡和石浦镇金星卫生院通过二级卫生院验收；县第一人民医院通过文明医院和一级甲类医院年度批复。1994年，东陈乡卫生院通过二级卫生院（相当于卫生部评审标准的一级乙等医院）评审。1996年，石浦中心卫生院通过三级卫生院（相当于卫生部评审标准的一级甲等医院）评审。县第一人民医院和鹤浦中心卫生院经省卫生厅评审，达到“爱婴医院”标准。1998年，西周镇中心卫生院通过“爱婴医院”考核，成为全县第7家“爱婴医院”。2005年，县第一人民医院、县红十字台胞医院、县中医院分别通过省二级甲等、二级乙等、中医二级甲等评审验收。

2009年，县第一人民医院开展省卫生厅第三轮医院等级评审前期准备工作，县中医院推进“三名”建设，强化基本服务能力提升。镇乡卫生院结合“医疗安全百日专项检查”活动，开展平安医院创建工作。

2012年，县第一人民医院通过省三级乙等综合医院评定；2013年，通过JCI认证。2012年，县中医院通过二级甲等中医医院评审。2013年，县红十字台胞医院通过二级甲等综合医院评审。2014年，鹤浦中心卫生院、石浦中心卫生院、西周中心卫生院通过省甲等镇乡卫生院评审。

援外医疗　援外医疗分国外、省外、县外三类。

1951年，姚旭、沈成彬、吴存东、徐步霄、方廉参加抗美援朝。

1977年7月至1979年12月，象山县第一人民医院药剂师俞康仁参加中国医疗队支援马里。2003年3月至6月，县一院王文灏、县红十字台胞医院谢平均、县中医院陈恩梁赴黔东南州黄平县参加援黔医疗队。2004年2月，县人民医院五官科主治医师卢绍华作为第四批援疆干部赴新疆维吾尔自治区和田地区进行为期一年半的医疗援助。

2008年5月，四川汶川大地震后，县卫生系统积极开展救援和援助，先后分4批选派“120”救护车驾驶员和公共卫生工作人员9人次赴川开展重建工作。

2012年3月，县第一人民医院张光辉医生赴西藏比如县进行一年半的医疗卫生志愿技术服务援助，为象山县首批医疗技术援藏人员。

2013年，为帮助余姚灾后重建，象山县卫生系统先后分四批，向余姚凤山街道、大隐镇派出19名医疗防疫人员，帮助灾区环境清理、医疗保障和疾病防控。

表13-13　四川汶川大地震象山县医疗卫生救援队情况一览表

姓　名	性　别	工作单位及职业	对口援建地	时　间
刘黎明	男	县第一人民医院驾驶员	青　川	2008年5月至2008年8月
何　裕	男	县红十字台胞医院驾驶员	青　川	2008年5月至2008年8月
欧阳炎	男	县疾病预防控制中心医生	青　川	2008年6月至2008年9月
孔德渊	男	县卫生监督所	青　川	2008年6月至2008年9月
王升东	男	县卫生监督所	青　川	2008年8月至2008年10月
郑广勇	男	县卫生监督所	青　川	2008年8月至2008年10月
朱小桢	男	县卫生监督所	青　川	2008年8月至2008年10月
姚　力	男	丹城中心卫生院	青　川	2008年12月至2009年3月
陈　敏	男	县卫生监督所	青　川	2008年12月至2009年3月

第六节　药政管理

《中华人民共和国药品管理法》宣传和监督管理　1984年9月20日，第六届全国人大常委会第七次会议审议通过《中华人民共和国药品管理法》，自1985年7月1日起施行，这是中国历史上第一部由国家最高权力机关制定发布的药品管理法律。从此，药品生产、经营活动和国家对药品监督管理纳入法制化轨道。

国家药品监督管理局成立后，相继颁布《药品流通监督管理办法》《药品监督行政处罚程序》等法规。2002年，县药品监督管理局借揭牌成立之机，在“今日象山”、有线电视台等新闻媒体宣传法律法规和药监职能，并走访镇乡负责人，宣传药品监督。在制定、细化过期药品回收工作流程，明确相关职责后，又加强对群众过期药品合理处置、服用过期药品的危害等知识宣传，教育群众定期清理家庭小药箱，收到良好效果。

2002年6月16日，县药品监督管理局邀请全国人大常委会法工委经济法室主任房维康作新的《中华人民共和国药品管理法》讲座。参加培训的有各药品生产、经营企业负责人及药检人员，县药监局全体干部，卫生局、技术质量监督局、法院等有关人员，县人大常委会主任胡锡海、副主任俞明振参加活动。

2002年7月，县药品监督管理局对县以下医疗机构药品使用情况进行调研，出台《象山县县级以下医疗机构药品监督管理办法》，并于12月6日召开有医疗机构负责人参加的药品监管会议，聘请52名药品协管员。还利用《中华人民共和国药品管理法》颁发周年日、“3·15”国际消费者权益日，举行识别假劣药品知识咨询活动。

12月4日，举办全国法制宣传日广场法制宣传咨询和法律法规知识竞赛，悬挂横幅39条，制作宣传版画6幅，发放宣传资料3000余份，接受各类咨询500余人次，创办《象山药监》在内部交流。

12月10日开始，县药品监督管理局组织专门力量，以镇乡街道为单位，用10天时间，对社区卫生服务站（村卫生室）从业人员就《象山县县以下医疗机构药品监督管理办法》《象山县医疗机构医疗器械日常监督管理办法》有关内容组织培训、辅导和讲解。

医疗机构药品管理 1990年，实施《宁波市县及县级以上医疗机构药品质量管理办法》。县第一人民医院、县红十字台胞医院、县中医医院、县爱心医院，成立由院长或业务主管为负责人，药学、临床医学、医院感染管理和医疗行政管理等方面专业人员组成的医院药事管理委员会，组织并监督实施《中华人民共和国药品管理法》《药品管理法实施条例》等有关药品管理法律、法规和规章。医院药事组织负责人对所在医院使用的药品负管理责任；药学部门负责人对所在医院药品采购、储存、调剂、使用各环节质量负具体责任。设置质量管理小组或专职质量管理员，负责药品购进验收、保管养护、调剂、不合格药品处理等环节监督。医院均设置与其规模相适应、能按药品性能分类保管储存的专用药品仓库，麻醉药品、一类精神药品、医疗用毒性药品、放射性药品设专用仓库（柜），并落实安全措施。对于不同药品性质和储存要求，控制不同仓库温度。药品仓库划分为待验药品（库）区、合格药品（库）区、不合格药品（库）区、退货（库）区、中药零货秤取(库）区等，各库区实行色标管理。2002年7月，县药品监督管理局与卫生局联合出台《象山县县级以下医疗机构药品监督管理办法》，培训辅导村、社区卫生服务站药品监管工作人员，并开展个体诊所库存药品清查工作。2003年9月，县政府在墙头镇召开全县农村医疗机构药房规范化建设现场会。至2004年6月，县级医院、镇乡卫生院、村级社区卫生服务站等医疗机构药品规范化全部达标。2005年，加强镇乡卫生院药品配送覆盖率，镇乡卫生院药品配送由原来14家增加至15家。2006年，上报药品不良反应263例，其中县级医院157例，镇乡卫生院105例，药品零售企业1例，完成不良反应报告目标值128%（目标值159例）。县药品监督管理局与县卫生局联合举办药品不良反应、医疗器械不良事件报告和监测培训班。2007年，验收评选农村医疗机构“示范合格药房”，确定28家村级医疗机构药房为“示范合格药房”，并通过省药品监督管理局检查组考核验收。上报药品不良反应报告205例，其中严重的药品不良反应报告38例。2008年，开展医疗机构药品质量检查，加强药品不良反应监测上报，全县各监测点共上报药品不良反应293例，其中严重不良反应73例。

医疗机构药品制剂管理 1986年，省卫生厅颁发普通制剂许可证。此前，1968年，县人民医院按要求建立医院制剂室，1970年1月开始生产5%葡萄糖液、5%葡萄糖盐水、10%葡萄糖液、50%葡萄糖液、0.9%氯化钠液、复方氯化钠液、5%碳酸氢钠液、0.5%普鲁卡因、1%丁卡因、0.25%氯霉素针、10%胎盘组织液以及当归、红花、红茴香、柴胡等中草药针剂，外用药有红汞、甲紫、碘酊等多种药水、软膏等，供县第一人民医院自用。1972年4月21日，县制药厂建立，厂址在丹城建设路43号，开始主要研制生产“204”胃药片、十全大补酒、半夏露糖浆等中成药制剂和各种规格大容量输液的西药制剂。1985年，县红十字台胞医院也仿制自用。1986年，在原中药加工部基础上成立县医药药材公司中药饮片厂。1987年，中药饮片生产销售量为73000余千克。在省卫生厅颁发普通制剂许可证规定后，象山县普通制剂研制、生产药品制剂单位均被纳入制剂许可管理。

特殊药品管理 1978年，县内医疗机构贯彻国务院《麻醉药品管理条例（试行)》及《医疗用毒药、限制性剧毒药管理规定》，使用单位凭“麻醉药品购用印鉴卡”购入麻醉药品，经营、使用单位实行“五专”（专人负责、专柜挂锁、专用账册、专用处方、专册登记）管理制度，生产、经营、使用毒性药品的单位，建立专人、专柜、专账和容器有醒目“毒”字等管理制度。1980

年，全县调整麻醉药品使用范围，大厂矿、林牧农场医务室和边远山村、海岛医疗站可备杜冷丁5支。1989年，贯彻省卫生厅颁发的《麻醉药品、精神药品管理办法》，剧毒药、麻醉药、精神药品做到“五专”。2002年11月1日，“麻醉药品专用卡”定点核发单位由卫生局改为县第一人民医院，定期进行监督管理；县第一人民医院还为申领“麻醉药品专用卡”的定点诊断医院作出规定：对二类精神药品实行专人专账管理。

药品稽查 从1987年开始，县卫生局对县级医院每年至少进行两次药品稽查，其他监管对象不定次，基本上每个星期都有计划地安排人员下医院、药店进行检查或检验，共查到麦冬、草果、百合、青蒿、姜半夏等中药伪品7种72公斤，310.61元；劣药412种次，1269元；淘汰药品2种（SMP.仙鹤草素针），14.6元；三无药品55种，515.9元。还取缔无证卖药26起，处理假药案1起，并销毁驱虫梨膏糖等非法制剂和海龙、杞子等假劣药品，罚没款1081.52元。通过加强监管，综合执法水平提高，市场上假药数量明显减少，假药查处率从1986年的0.7%下降到0.16%。

在狠抓医疗单位麻醉药品管理的基础上，会同县公安部门，重点对泗洲头、灵南、涂茨、黄避岙、贤庠、新桥等6个镇乡18个村庄进行检查，共查到私种罂粟的5个乡7个村8户935株，罂粟种子30克，均作就地销毁处理，对罂粟种子来源作必要追查，并对种植户进行教育处理。

1988年，共查处伪劣药品154种次，共计3915.26元。其中，中药伪品22种次，3265.64元；劣药132种次，649.62元。还取缔无证卖药2起，查处伪药案3起，销毁巴戟天、枣仁、砂仁、柴胡等伪药80.5公斤，罚款1803.20元。

1989年，查处伪劣药品267种次，8629.17元，其中中药伪品11种次，2316.7元；淘汰药品（天虫宁）1种次，2元；劣药225种次，6310.9元。取缔无证药店1个，调查处理伪劣药案件4起，罚款2324.57元，其中县医药公司中药饮片厂石斛案1起，申请人民法院强制执行，销毁厚朴花、淮牛膝、太子参、川芎等伪劣药88.3公斤。

1990年，共查处假劣药品90种次，759.74元。其中中药伪品3种次，23.96元；无批准文号药品11种次，78.2元；劣药76种次，657.58元。假药率0.33%，比1989年同期回升0.06%；劣药率1.76%，比1989年同期下降4.64%；取缔无证经营药店1家。

1991年，共查处假劣药192种次，2241.1元。其中假药2种，504元；中药伪品1种，6.36元；劣药189种次，1733.74元。假药率0.06%，比1990年同期下降0.27%；劣药率3.68%，比1990年同期回升1.92%，查处无证贩药5起。

1993年，销毁伪劣中药54种次，73.03公斤，2414.56元；西药36种，针片剂722盒（瓶、袋），3206.14元，共计销毁伪劣药品5620.87元。立案处理假、劣药案8件，取缔一家经营伪劣药品单位，另一家经营单位作警告处理。没收违法所得3750.4元，罚款1072.8元，共计罚没款4823.2元。

1996年，查处药品购销回扣行风。1996年8月16日，市工商行政管理局召开查处药品购销回扣行风会议，县工商部门对全县医药行业调查摸底，作出《关于要求开展对药品购销活动中给予、收受回扣行为进行专项调查的工作汇报》，在县政府和各部门重视下，工商、卫生、医药办、物价等单位联合召开会议，通过专项检查工作方案，对全县389家医疗单位、44家医药经营单位进行全面检查。通过检查，发现一些问题：一是发票的开具方法问题，如未在发票上同时注明批发价和让利价，两者的差额即让利部分用再开红字发票冲减的方法，这样，当购药方将红字发票销毁不入账，让利就可能变成回扣；二是医院药房和药品经营部的承包问题；三是医药药材公司用现金支付让利问题；四是超范围经营问题。对此，采取相应整改措施：一是规范经营行为，严守法律法规，杜绝药品购销活动中给予和收受回扣的现象；二是健全财务制度，加强内部管理，在药品购销活动中让利或折扣行为，双方都必须以明示方式进行，双方账目必须相符，发票开具和记账方式要符合财务规定，不得以开具红字发票方式结算让利或折扣，更不许用现金结算或折扣；三是坚持集体经营，不得以承包或变相承包方式搞个人经营。通过检查，全县医药行业得到一次深刻教育，规范经营行为，如县红十字台胞医院，制定《关于医院药品管理的几条规定》，药品采购实行“计划采购，择优定点，院长审批，库房把关，财务结算，回收归公”的管理办法，健全内部制约机制，杜绝不正之风。

第七节　财务管理

医疗收费标准　历史上很长一段时间，民间医疗收费无一定标准。随着医院出现，诊疗业务分门诊和住院两个部分，这两个部分收费标准都是由医院自行确定，政府对医院收费无统一规定，各医院之间价格差别也较大。中华人民共和国成立后，全民所有制、集体所有制、私营等医疗机构收费标准大体相同。

1991 年 6 月，省卫生厅发出《关于加强卫生系统收费管理纠正行内不良之风的意见》，督促全省各地建立管理系统，彻底解决乱收费现象。同年 11 月，省卫生厅、省物价局、省财政厅联合发出《关于进一步完善浙江省医疗收费标准的通知》，对各级医院及区乡卫生院收费标准进行适当调整。

1992 年 2 月 12 日，县卫生局发现取消专家门诊挂号收费弊端，决定恢复专家门诊挂号收费，挂号费为每人每次 2 元。1993 年，省卫生厅、省物价局、省财政厅再次发出通知，对医疗收费进行调整：普通门诊收费每人每次 0.50 元，急诊收费每人每次 1.00 元，专家门诊中，副主任医师收费每人每次 4.00 元，主任医师收费每人每次 8.00 元。住院床位费，普通病床分别按 1~2 人间、3~4 人间、5~6 人间、7 人以上折算，每间每日分别收取 7.00 元、5.00 元、4.00 元、3.00 元，病房空调费和暖气费分别为每间每日 4.50 元和 2.00 元。

1993 年 11 月，县卫生局、县财政局、县物价局根据实际情况进行调整，规定丹城中心卫生院、贤庠中心卫生院、定塘中心卫生院、石浦中心卫生院等按调整后的二级医院收费标准下浮 10%，东陈乡卫生院、涂茨镇卫生院、高塘岛乡卫生院、新桥镇卫生院等按调整后的二级医院收费标准下浮 20%。

1994 年 10 月，市内规定新增医疗项目收费标准，对一次性医疗用品做出收费规定。

1996 年 11 月，为了抑制医药费增长，降低药品收入占医药费用的比重，减轻社会用药负担，经省政府决定，在全省实行“总量控制、结构调整”改革：门诊挂号费、部分初复诊，每人每次 1.00 元，急诊每人每次 1.50 元，门诊诊疗费每人每次 1.00 元，出诊费每人每次 5.00 元，超出 3 千米，每超过 1 千米加收 1.00 元。住院床位费，普通病房分别按 1~2 人、3~4 人、5~6 人、7 人以上收取，分别为每间每日 12.00 元、10.00 元、9.00 元、8.00 元，陪客费每人每日 1.00 元。

1998 年 1 月，省政府进一步完善“总量控制，结构调整”改革：住院床位费，普通病房分别按 1 人间、2 人间、3 人间、4 人间、5 人间、6 人间、7 人间每日 20.00 元、16.00 元、14.00 元、13.00 元、11.00 元、10.00 元、8.00 元收取。

2001 年，市内全面实施门诊收费清单制和住院病人费用一日清单制。5 月，政府改革医疗收费管理权限，省物价局公布第一批计175项下放地方管理的医疗服务价格目录。

2007年7月，市物价局、市卫生局发出《关于统一规范非营利性医疗机构病房床位费标准的通知》，对普通病床实行分类管理、分别收费。2007年8月，县物价局发布《关于核定象山县非营利性医疗机构病房床位收费标准的批复的通知》，正式确立全县各医疗机构病床收费标准。

2012年1月10日，省物价局、省卫生厅、省人力资源和社会保障厅发布《关于基层医疗机构增设一般诊疗费的通知》，规定一般诊疗费具体收费标准，镇乡卫生院和社区卫生服务中心门诊每人每次10元，村卫生室和卫生服务站、巡回医疗服务点每人每次5元。同年6月，县卫生局发出有关调整县级公立医院医药价格的通知，普通门诊挂号费由每人每次1元、诊查费由每人每次1.5元调整为每人每次10元，住院病人诊查费由原来的每日3元调整为每日15元，治疗费和手术费分别在原来的标准基础上提高40%和50%。

政府卫生事业经费 民国时期，政府卫生事业经费很少，如1938年创办“象山县公立医院”，创办经费2万元，政府只出资4000元，其余均向民间劝募。1949年7月10日，人民政府接管旧卫生院，除少量人员工资外，政府未额外拨款。1953年，政府卫生事业支出只有5万元，至1984年仅98.41万元，1984—1990年，有大幅度增长，增幅分别达到47%、11%、6%、29%、19%、11%。1992年，医疗卫生事业经费预算继续坚持紧缩方案，坚持量力而行、量入为出的原则，医疗卫生事业经费较前一年有所下降。全县卫生事业经费总额为2144992元，其中医院经费2055492元，卫生院补助467200元，防治防疫事业费291000元，药检经费23150元，妇幼保健事业费119800元，其他事业卫生费348747元。1992—2009年，医疗卫生事业经费缓慢增长。至2009年，医疗卫生事业经费总额已经达到6930.95万元。而2010年以后，随着医疗体制的改革，医疗机构实行药品零差率，政府对基层医疗机构正常性收支按“明确范围、核定收支、差额补助、问题控制”的方式进行管理，对建设发展支出，按“核定计划、专项补助、包干使用、绩效考核”的方式进行管理，2010年，医疗卫生事业经费较2009年增长90%，补助经费达到13175.11万元。政府下拨经费随之不断增加，至2014年，医疗卫生事业经费总额已有32701.12万元，其中基本建设投入6076.29万元。

表13-14 象山县民国时期主要年份卫生经费支出情况一览表

年份	旧币（元）	其中县卫生院经费	备注	年份	旧币（元）	其中县卫生院经费	备注
1929	1.888	—		1932	50.000	47.230	同期大米价（石）15.00元
1930	8.000	6.200	同期大米价（石）13.60元	1933	225.224	161.224	
1931	24.970	21.938		1934	926.000	727.440	

注：本表资料来源民国34年省行政会议应用报告表。

表13-15 1953—2000年全县财政卫生经费支出情况一览表

单位：万元

年份	1953	1954	1955	1956	1957	1958	1959	1960
卫生经费	5	3.8	3.5	12.9	6.7	17.2	26.7	28.2

续表 13-15

年份	1961	1962	1963	1964	1965	1966	1967	1968
卫生经费	16.6	19.9	19.6	22.8	18.1	28.8	31.8	30.7
年份	1969	1970	1971	1972	1973	1974	1975	1976
卫生经费	29	32.8	32.2	42.1	51.8	60.8	62.3	64.1
年份	1977	1978	1979	1980	1981	1982	1983	1984
卫生经费	65.4	78	62.1	79.5	81.9	97.5	97.6	103.9
年份	1985	1986	1987	1988	1989	1990	1991	1992
卫生经费	143.3	159.4	162.4	211.3	263.3	286.5	302.1	315
年份	1993	1994	1995	1996	1997	1998	1999	2000
卫生经费	382	476	618	683	846	829	1013	951

注：资料来源《象山县财政税务志》2008 年版。

2001—2014 年全县卫生事业投入与财政支出情况分析一览表

表 13-16

年份	卫生事业投入（万元）		财政支出（万元）	卫生事业投入占财政支出比例（%）		卫生事业经费投入占财政支出比例（%）	财政支出增长比（%）	户籍人数（人）	人均卫生经费（元）
	卫生事业经费	其中：基建投入		县级	省级				
2001	1193.22	0	45982	2.59	—	23.08	30.85	538015	22.18
2002	1424.15	0	58502	2.43	—	19.35	27.23	528637	26.94
2003	1918.32	0	76440	2.51	—	34.70	30.66	526335	36.45
2004	2780.48	0	84178	3.30	—	44.94	10.12	531511	52.31
2005	2975.42	0	104556	2.85	—	7.01	24.21	527360	56.42
2006	3878.82	0	120878	3.21	—	30.36	15.61	529489	73.26
2007	5301.59	0	164438	3.22	—	36.68	36.04	531781	99.69
2008	7846.26	70.42	240921	3.26	3.70	48.00	46.51	535051	146.65
2009	9985.62	1486.53	231628	4.31	3.77	27.27	−3.86	537135	185.91
2010	16475.78	7028.99	276619	5.96	5.63	65.00	19.42	540330	304.92
2011	18041.61	1013.7	395453	4.56	4.37	9.50	42.96	541688	333.06
2012	25800.92	3103.52	458059	5.63	4.57	43.01	15.83	541688	476.31
2013	28460.29	5271.84	545353	5.22	—	10.31	19.06	541638	525.45
2014	32701.12	6076.29	527444	6.20	—	14.90	−3.28	503279	649.76

医疗业务收入 民国时期，对医疗业务收入情况只有零星记载，如民国 28 年（1939），县警察局对公、私立医院做过调查登记。据记载，县公立医院年收入 8400 元，天逸诊所 1800 元，荔江诊所 2000 元，同春医院 1800 元，石浦保康医院 800 元，石浦医院 4000 元。中华人民共和国成立后，医疗机构业务收入随收费标准调整而变动，具体业务收入资料不详。医疗机构实行严格的计划经济模式，从卫生行政主管部门到医疗单位的领导职工，对业务收入都不太关注，医疗机构经济管理、收入支出等也不分析，处于一般管理状态。

1976 年以后，“文化大革命”结束，国家走上改革开放之路，医疗机构在计划经济基础上，开始注重经济管理，采取措施实行增收节支。1981 年 10 月，县卫生局根据上级文件精神，发出

《关于区（镇）、社卫生院实行经济管理暂行办法的通知》，实行“三定”（定工作任务、定业务指标、定经济补助）办法。1982 年，在实行“三定”基础上，对完成任务好、收支有结余的单位给予奖励，称之为“三定一奖”。1984 年，全县政府办医疗机构医疗业务总收入 8170.534 万元，其中医疗收入 6327.135 万元，药品收入 479.77 万元，其他收入 265.406 万元。此后，医疗业务收入不断增长。1991 年，全县开始建立管理系统，对医疗收费进行调整，乱收费现象有所好转。1996 年，全县实施“总量控制、结构调整”改革，降低药品收入占医药费用比重，减轻患者用药负担。2000 年开始，社会经济发展迅速，医院就医人数明显增加，业务收入快速增长。2014 年，全县政府办医疗卫生机构总收入已达 129167.88 万元，其中医疗收入 104928.94 万元，药品收入 51535.26 万元，其他收入 1808.92 万元。

表 13-17 1984—2014 年全县医疗业务收入情况一览表

单位：万元

年　份	总收入	财政补助收入	其中：基本补助	医疗业务收入	其他收入
1984	595.69	98.41	—	912.74	26.04
1985	735.92	144.96	—	1124.5	37.66
1986	817.05	157.32	—	1291.91	39.47
1987	1034.66	167.37	—	1315.73	52.29
1988	1489.75	215.80	—	861.8	61.01
1989	1581.73	257.10	—	1376.39	49.83
1990	1793.78	286.65	—	1634.54	58.27
1991	1806.20	321.45	—	1708.83	87.63
1992	2356.02	315.69	—	2183.35	164.02
1993	3352.06	392.55	—	2980.87	363.07
1994	5119.06	309.90	—	7010.36	648.43
1995	7399.28	401.83	—	6604.03	763.14
1996	9682.00	505.22	—	8591.6	1077.21
1997	11692.55	595.02	—	10119.38	1551.78
1998	12860.16	647.99	—	11206.56	1628.43
1999	14438.64	693.50	—	13262.1	558.06
2000	16135.92	764.08	—	14974.99	697.77
2001	18034.92	624.10	—	16388.65	850.17
2002	21023.24	680.01	—	19419.85	901.38
2003	25001.43	915.20	—	22958.34	1060.26
2004	31292.88	1246.08	3385.61	28639.06	1403.97
2005	37755.63	1910.21	6298.66	34763.51	1078.36
2006	40068.04	2425.51	5532.58	36639.14	972.11
2007	49097.99	3328.05	29255.30	44832.19	860.24
2008	55383.46	4607.79	3980.51	49879.08	691.78
2009	66172.46	6930.95	4635.87	58470.12	650.08
2010	79699.49	13175.11	5610.23	65781.25	693.37
2011	85375.57	14882.12	12441.15	110026.04	777.77
2012	106076.01	18981.97	14900.67	134402.42	1171.46
2013	115386.42	22211.95	15869.50	138791.27	1404.90
2014	129167.88	25407.70	17701.35	153123.98	1129.91

卫生基本建设　民国元年（1912），史悦道在石浦横塘岸创办全县首家西医诊所时，只有一间房子。后迁到福建街34号，稍有改善。民国28年（1939），据“公私立医院诊所调查统计”，保康诊所有房子10间，县公立医院租用信泰当店旧址房屋，有病房34间，计6870平方尺。同春医院、三多医院、石浦医院分别有院舍10间、12间、4间，荔江诊所和天逸诊所有院房5间和6间。其他医院、诊所规模很小，没有用房记录。作为有行政管理职能的县卫生院，刚成立时，院舍借用林氏宗祠，人民政府接收后才迁到丹城东门长寿庵。

中华人民共和国成立后，全民所有制医疗卫生单位基本建设立项上报，由省卫生厅统一审批，每年下达基建任务，拨给相应基建经费，部分经费缺口由当地财政酌情解决。1956年10月，省卫生厅及县政府拨款6万元，建造县人民医院门诊部360平方米、住院部617平方米。1958年3月，政府拨款建造石浦人民医院医疗用房443.8平方米。1961年，政府拨款建造县人民医院传染病房195平方米，妇产科病房135平方米。1964年9月，省卫生厅、财政厅拨款7000元，用于建造县人民医院传染病房和门诊部屋面维修。1965年，上级拨款建造县第二人民医院医疗用房490.3平方米。1968年6月，经县人武部生产办公室批复同意建造县人民医院制剂室272平方米，经费由卫生事业费开支。翌年7月，经县革委会生产指挥组同意，县人民医院翻修原长寿庵896平方米，并拨给钢材、木材和资金3.2万元。1972年，石浦人民医院扩建医疗用房450平方米，其他用房172.8平方米。1974年，县人民医院病房楼翻建，加高一层，增加面积845平方米。建造妇产科用房640平方米，宿舍1287平方米。1975年，石浦人民医院又新建门诊部1056.9平方米，其他用房222.9平方米。1979年，县第二人民医院向省卫生厅争取到5万元资金，结合医院筹资，建造6层职工宿舍1幢计1191平方米。1983年以后，全民所有制事业单位基本建设改为以地方财政拨款与自筹资金为主，省卫生厅将基建启动经费切块分配到市（地）卫生局，由市（地）卫生局统一安排到县（区）卫生局作为基建单位经费补充。至1986年，县第二人民医院建筑面积达6732.6平方米。1988年10月31日，凤栖路86号新院竣工验收，建筑面积8160平方米，投资400万元，其中象山县投资64万元。1982年5月，县第一人民医院自筹资金22万元，建造职工宿舍3060平方米（40套）。1983年5月，在丹城东门口征地22亩，新门诊大楼列项，资金45万元，县筹50%。翌年9月动工，于1986年9月竣工，建筑面积4230平方米。1987年2月，住院部易地新建9310平方米项目列为县重点建设项目，于1990年元旦动工，1992年7月竣工验收。1985年9月，县卫生进修学校迁址，其用房门诊楼3~4层600平方米无偿调拨给中医医院使用。1988年6月，中医医院与人民法院签订调换法院审判庭协议书，即法院审判庭435.12平方米土地和304.88平方米房屋调给中医院，中医院在羊行街征用二亩土地给法院。1989年，为解决中医院职工住宅困难，征用丹城起春村土地1.588亩，用于建造20套职工住宅，总建筑面积1350平方米。在此期间，各区、镇乡医院也进行不同程度的建设。1986年，因县卫生局办公室拥挤，经县政府同意，在塔山路39号新建办公楼，是年底竣工，翌年3月迁入，大大改善办公条件。后因机构撤并及旧城改造，于2015年10月8—9日迁往南部商务楼1号楼。

1992年撤区扩镇并乡后，卫生行政管理体制得到调整，卫生投入机制也发生变化。1993年9月，县政府批转县卫生局《关于完善和深化卫生医疗单位内部管理体制改革的实施意见》，提出多渠道、多形式筹集资金，增加卫生投入，明确“卫生事业是社会主义公益性福利事业，财政拨款是卫生投入的主渠道，地方财政对卫生的投入比例应逐年增加。同时，鼓励社会各部门、单位和个人通过不同形式增加卫生投入”。但这一时期卫生系统硬件建设犹如火车进站——叫得响进得慢。

1997 年 9 月 16 日，县委、县政府召开中华人民共和国成立以后第一次专门研究卫生工作会议，并在翌日印发《关于贯彻〈中共中央　国务院关于卫生改革与发展的决定〉的实施意见》，制定相关政策：每年安排 40 万元用于农村镇乡卫生院建设补助；每年安排 20 万元资金，用于农村卫技人员住房建设；安排 20 万元资金用于农村合作医疗启动；设立卫生发展调节基金。2007 年 12 月12 日，县委、县政府印发《关于进一步加快发展卫生事业的实施意见》，要求强化卫生事业保障，继续按市、县 1∶2 标准配套落实社区卫生服务机构标准化建设经费，完善县级医疗机构经济补助政策；县级医院基本建设实行项目库制度；符合县域卫生规划的基本建设项目，由县发改部门牵头，县财政、卫生、规划等部门根据项目功能、规模及建设标准给予核定，经核定的项目建设资金纳入预算，由政府财政安排为主。在建项目补助资金原则上不少于项目总投资的 50%。2010 年10 月 16 日，县委、县政府印发《关于深化医疗卫生体制改革的实施意见》。该意见明确："完善政府投入机制，政府承担卫生投入主要责任。"政府负责社区卫生服务中心（站）基本建设经费、设备采购经费、人员经费和承担公共卫生服务业务经费。该意见还明确"完善社会资本发展医疗卫生事业政策，鼓励社会资本依法兴办各种形式的医疗机构"。同月 18 日，印发《象山县社区卫生服务机构一体化管理实施办法》。明确对 2013 年 12 月底前经验收合格，用房面积达150 平方米、120 平方米、80 平方米的一体化管理服务站（村卫生室），县政府一次性分别奖励 10 万元、8 万元、5 万元，并要求各镇（乡）、街道和村根据财力做好资金保障和配套工作。2011 年11 月 10 日，县政府办公室印发《关于明确基层医疗卫生机构基本建设及设备购置财政投入分担比例的通知》（象政办发〔2011〕214 号），指出："根据县卫生区域规划、经立项批准，基层医疗卫生机构征用土地以及扩建（新建）医疗业务、后勤保障用房和附属配套设施工程等建设所需所有费用，按投资决算总额，由镇乡街道财政承担 30%，其余由县财政补助。"1990—2014 年，县卫生局直属单位 16 个新（迁、扩）建项目，建筑面积 119216 平方米，总造价 30565 万元。镇乡街道卫生院旧房改造 17550 平方米，总造价 3562 万元。镇乡街道卫生院新（扩、迁）建 29613 平方米，总造价 6067 万元。至 2014 年底，全县 27 家医疗卫生单位用房面积达 185781 平方米，是 1990 年 34685 平方米的 5.4 倍。

表 13-18　　1990—2014 年县卫生局直属医疗卫生单位房屋建设一览表

投入使用年份	基建项目名称	基建性质	建筑面积（平方米）	楼层（层）	造价（万元）	资金来源（万元）	
						县	自筹
1990	象山县红十字台胞医院迁建工程	迁建	8160	6	755	755	—
1993	象山县卫生进修学校寝室楼扩建工程	扩建	519	3	60	60	—
1994	象山县中医医院药剂楼新建工程	新建	900	5	54	54	—
1996	象山县中医医院集体宿舍新建工程	新建	261	3	83	—	83
1996	象山县红十字台胞医院病房扩建工程	扩建	3800	6	285	—	285
1998	象山县疾病预防控制中心工程	新建	3512	5	280	280	—
2000	象山县中医医院住院大楼新建工程	新建	6973	6	1500	1500	—
2001	象山县红十字台胞医院住院楼扩建工程	扩建	3516	6	400	—	400
2002	象山县中医医院新门诊楼扩建工程	扩建	1655	3	958	958	—
2003	象山县第一人民医院迁建工程	迁建	46000	9	9980	4990	4990
2007	象山县中医医院综合楼新建工程	新建	1000	5	467	467	—

续表 13-18

投入使用年份	基建项目名称	基建性质	建筑面积（平方米）	楼层（层）	造价（万元）	资金来源（万元）	
						县	自筹
2010	象山县第三人民医院迁建工程	迁建	14663	5	5146	5146	—
2010	象山县第一人民医院综合楼新建工程	新建	8930	5	2970	1485	1485
2011	象山县第一人民医院急诊楼及 ICU 病房扩建工程	扩建	7637	3	1516	758	758
2013	象山县第一人民医院感染楼扩建工程	扩建	9517	5	4964	2482	2482
2014	象山县老年医院新建工程	新建	2218	3	1147	1147	—

1990—2014 年全县中心卫生院、镇乡卫生院危旧房改造项目一览表

表 13-19

投入使用年份	基建项目名称	基建性质	建筑面积（平方米）	楼层（层）	造价（万元）	资金来源（万元）		
						县	乡镇	自筹
2002	象山县黄避岙乡卫生院改建工程	改建	840	2	103	72	31	—
2006	象山县贤庠镇卫生院改建工程	改建	1550	3	303	212	91	—
2008	涂茨镇卫生院医疗用房改建工程	改建	970	2	206	144	62	—
2010	茅洋乡卫生院医疗用房改建工程	改建	1779	4	324	227	97	—
2011	西周中心卫生院医疗综合用房等改建工程	改建	3271	5	925	—	—	925
2011	爵溪街道卫生院医疗用房改建工程	改建	3805	5	831	582	249	—
2014	象山县丹城中心卫生院公共卫生服务大楼等医疗综合用房改建装修工程	改建	5335	6	870	—	—	870

1990—2014 年全县中心卫生院、镇乡卫生院新建、扩建、迁建项目一览表

表 13-20

投入使用年份	基建项目名称	基建性质	建筑面积（平方米）	楼层（层）	造价（万元）	资金来源（万元）	
						县	乡镇
1997	象山县新桥镇卫生院迁建工程	迁建	1678	3	315	220	95
1998	象山县西周镇后勤楼改建工程	改建	780	2	147	103	44
1998	象山县墙头镇卫生院迁建工程	迁建	1820	3	298	209	89
2002	象山县高塘岛乡卫生院扩建工程	扩建	1914	3	153	107	46
2006	象山县泗洲头镇卫生院迁建工程	迁建	2561	3	318	234	84
2007	象山县定塘镇卫生院迁建工程	迁建	4037	3	462	323	139
2009	象山县涂茨镇卫生院公共卫生大楼新建工程	新建	764	2	118	83	35
2010	象山县东陈乡卫生院迁建工程	迁建	3738	4	706	494	212
2011	象山县新桥镇卫生院医疗用房扩建工程	扩建	745	3	214	150	64
2012	象山县西周镇综合医疗用房新建工程	新建	3498	4	435	305	130
2013	象山县晓塘乡卫生院迁建工程	迁建	2984	3	973	584	389
2014	象山县鹤浦中心卫生院迁建工程	迁建	5094	5	1928	1350	578

内部审计

审计机构　1996年8月20日，省内审协会授予县卫生局计财科为省内部审计协会团体会员，负责县卫生局及所属医疗卫生机构的内部审计工作。

2004年9月28日，根据县政府《关于进一步加强和完善内部审计工作的通知》（象政发〔2004〕86号），县卫生局发文决定（象卫发〔2004〕29号），建立县卫生局内部审计领导小组，由孔森山、于瑞祥、贺海康组成，孔森山任组长，于瑞祥任副组长；成立内审室，贺海康任内审室主任。

2007年5月8日，根据《关于加强卫生系统内部审计工作的通知》（象卫发〔2007〕28号），县第一人民医院、县红十字台胞医院、县中医医院、县疾病预防控制中心、县妇幼保健院、丹城中心卫生院、石浦中心卫生院分别在财务科设立内部审计机构并确定1名内部审计兼职人员，确定单位分管负责人。

2015年8月3日，根据《象山县卫生和计划生育局主要职责内设机构和人员编制规定》（象政办发〔2015〕134号），县卫生局在计划财务科挂审计室牌子。

2019年3月29日，根据《象山县卫生健康局职能配置、内设机构和人员编制规定》（县委办〔2019〕34号），设立审计监察室。

主要职责　对局本级及其所属单位财政财务收支及有关经济活动进行审计；对局本级及其所属单位预算内外资金的管理和使用进行审计；对所属单位领导人任期经济责任进行审计；对局本级及其所属单位固定资产投资项目进行审计；对局本级及其所属单位内控制度健全性和有效性以及风险管理进行评估；对局本级及其所属单位经济管理和效益情况进行评审；对法律、法规规定和局长或权力机构交办的其他事项进行审计。

表13-21　审计人员一览表

时间	审计人员	时间	审计人员	时间	审计人员	时间	审计人员	时间	审计人员
1996—2000年	毛盛芳、姜伟定	2001—2004年	贺海康、高昂	2005—2009年	贺海康、张春伟、陈再菊、伊灵红	2010—2013年	杨淑静、张春伟	2014—2017年	张春伟、林祖平

自2004年成立内审室至2014年，共完成院长离任、财务收支、经济责任、公款消费等审计51项。其中“大徐镇卫生院2002—2004年财务收支审计”获评2006年度宁波市优秀内审项目、2007年度浙江省优秀内审项目三等奖；“西周中心卫生院原院长夏健松同志任期经济责任审计”获评2010年度宁波市优秀内审项目。内审室获评2004—2005年度、2006—2008年度象山县内部审计先进集体，2014—2016年度宁波市内审先进单位。

会计核算中心　2005年3月13日，县卫生局召开局务会议，决定卫生系统建设“两个中心”（会计核算中心和药品集中招标采购中心）。同年6月，会计核算中心筹建小组正式成立，孔森山任组长，于瑞祥任副组长，丁可平、贺海康、钟海英为组员。同年9月20日，“象山县卫生系统会计核算中心”正式成立。孔森山任组长，于瑞祥任副组长，丁可平、贺海康任办公室主任。集中核算的范围为县卫生局所属各医疗卫生单位。集中核算内容为各单位经常性业务经费、专项经费和基本建设等项目经费（不含工会、食堂经费）。集中核算办法采用二种管理模式：一是三家县级医院及丹城、石浦中心卫生院，实行“单位结报、中心审核、单位记账、中心单位联合管理”的办法，核算中心对其收支票据进行审查核准，单位保留财务科，原会计核算体系的审核岗位进行调整；二是其他医疗卫生单位，实行“单位结报，集中核算，统一记账”的办法，即采取单位结报，定期报账，核算中心集中核算记账，财务经济由中心与单位联合管理为主的办法，各单位财务取消主办会计岗位，设报账会计（员）1名。县卫生局确定会计集中核算开户银行，落实会计集中核算中心办公用房。2005年11月1日，会计核算中心正式开业，各核算单位开始与中心会计办理会计交接。11月4日当天，全县17家核算单位首次进行收、支结报，会计集中核算工作正式运转。至11月14日，会计集中核算工作已经建立报账会计队伍，完成会计接交、银行账户清理及备用金核发，会计核算工作运转正常。2006年4月1日，妇保院、贤庠、黄避岙、泗洲头、定塘、新桥卫生院等单位的基建账首次进入中心统一结付、核算管理。2008年11月，会计核算中心停止运行。

第八节　卫生信息化管理

象山县医疗卫生信息化起步于20世纪90年代。从单机开始，逐渐发展至条、块及整个单位，后发展至全县区域卫生信息化。2010年下半年，县卫生局信息中心成立，适应新时期加快卫生信息化发展建设要求，为全县区域医疗卫生信息化管理工作开展创造条件。至2012年底，为不断提高全县医疗卫生服务整体水平，整合多项信息技术手段，医疗卫生信息化管理已覆盖收费、医疗就诊、用药管理、医保结算管理、体检管理及电子健康档案等多项综合卫生信息管理，并为进一步扩展管理范围打下坚固基础。

初期建设阶段　20世纪90年代，全县各大医院开始建设医院信息系统（HIS），并且该系统覆盖医院多项业务。其中县第一人民医院于1996年开始建设医院信息系统，主要包括门诊挂号系统、门诊收费系统、门诊药房系统、西药库系统、出入院结账系统；县红十字台胞医院在1997年设立一台单机，把病案首页录入作为起步工作，在1999年建设医院信息系统，以围绕医院经济运行情况为核心，先后建立门诊、住院收费、药房、药库系统。县中医医院于1999年开始建设医院信息系统，主要用于挂号、收费，后来药房、药库、门诊医生上线。20世纪90年代，县区域内基层卫生院已经开始尝试使用电子处方系统。

中期建设阶段　21世纪初，医院开始对原有医院信息系统进行升级，完善相关功能，建立更标准化、信息化、可共享的信息管理系统。其中2001年，县红十字台胞医院建立门诊医生工作站、住院医生、护士工作站。2003年，县第一人民医院增加住院医生站信息系统、中药房（库）信息系统、手术管理、麻醉管理、医技管理信息系统等。2005年，各医院开始大规模建设信息化系统，其中县第一人民医院和县红十字台胞医院建立实验室（检验科）信息系统，对接更多的业务功能。2007年，县第一人民医院建立PACS（影像归档和通信系统）系统；2008年，县第一人民医院上线门诊叫号信息系统、检验自助报告、体检管理等信息系统，对HIS、LIS（实验室信息管理系统）、PACS系统全面整合，做到报告、影像临床在线查阅。2009年，县第一人民医院上线门诊预存款管理、门诊自助挂号信息系统、住院医嘱电子化信息系统等。2010年，县第一人民医院上线临床路径信息系统、移动门诊输液管理信息系统、预约挂号信息系统（电话预约、网站预约、服务台预约、诊间预约）、PACS远程会诊信息系统等，同期，县红十字台胞医院上线PACS系统。2011年，县第一人民医院陆续上线用血全程跟踪、检验标本管理、移动医护（PDA）等信息系统。2012年，县第一人民医院上线临床信息系统、护理电子病历信息系统等。2013年，县第一人民医院上线物联网及应用信息系统、门诊分时段预约挂号信息系统、体检中心管理信息系统、满意度测评信息系统，县红十字台胞医院和县中医医院上线结构化电子病历信息系统；2014年，县第一人民医院上线结构化电子病历（医嘱、临床路径）信息系统。

区域化建设阶段 象山县在2010年开始建设医疗机构数字化，围绕居民健康档案建设社区医疗信息系统，对卫生专网进行调整，实现全县所有医疗卫生单位与局中心机房互联互通，其中包括卫生院下属服务站和村卫生室等基层机构。同时，通过局中心机房“上引下联”，实现与市卫生专网互联互通，建成开通横向到边、纵向到底的卫生专网。2013年，以区域居民电子健康档案系统为基础，成功建立区域卫生信息平台。

县卫生信息中心 2010年12月，象山县机构编制委员会批复（象编〔2010〕39号），同意设立县卫生局信息中心，定编3名，为财政全额补助事业单位，主要职责为负责全县卫生系统信息化建设的规划、组织实施和管理。2011年，鲍明海任县卫生局信息中心副主任，主持信息中心工作。2013年7月17日，象山县机构编制委员会批复（象编〔2013〕46号），增加县卫生局信息中心编制1名，共计财政全额补助事业编制达4名。

第十四章　卫生制度改革

中国共产党第十一届三中全会召开以后，象山县医疗卫生系统紧紧围绕保护和增进人民健康根本宗旨，在公共卫生体系建设、提高医教科研水平、推进农村卫生工作和加强干部职工队伍管理等方面，在全国医改大背景下探索前行。

第一节　医疗体制改革

院（所、站、校）长负责制　1980年，象山县区、镇医疗卫生单位（除个别外）实行党支部领导下的院长负责制。1981年12月，省卫生厅明确医院管理体制为党支部领导下的院长分工负责制和科主任负责制。1984年起，医疗卫生单位逐步推行党政分开，实行院（所、站、校）长负责制，扩大单位自主经营管理权。1986年，进一步完善镇乡卫生院承包责任制和院（所、站、校）长负责制。各单位确立任期目标，设立院长基金，规定奖罚办法，使院（所、站、校）长职、责、权、利更加有机结合。不少单位建立党政联席会议制度，发挥党支部监督作用；通过职工大会或职工代表大会审议重大事宜、开展民主评议干部活动，让职工直接参与医院管理。1990年以后，院（所、站、校）长负责制、干部聘任制趋正常化、制度化。

镇乡卫生院管理体制　1984年，县卫生局贯彻全省农村基层卫生组织改革工作座谈会精神，进行干部管理制度改革。5月，卫生局党委作出《关于改革干部任免权限》的决定。镇乡卫生院副职由正职提名决定；区以上医疗卫生单位科室正、副主任由各单位决定任免。改革人事管理制度：一是打破全民与集体界限，加强各单位之间人才流动和技术交流；二是把调配区、乡一级人员人事权下放给区中心卫生院，区中心卫生院根据工作需要调配区内人员；三是下放奖惩权限，把严重警告以下处分权及100元以下奖罚权下放给区、镇以上医疗卫生单位；四是经年终考核，对完成任务指标80%以上单位，给予院长职务补贴。1987年，省卫生厅关于推行镇乡政府为主管理镇乡卫生院的意见下发后，至1988年底，镇乡卫生院由县卫生行政部门管理改为镇乡政府管理为主，镇乡卫生院院长由镇乡政府任免。1992年撤区扩镇并乡后，卫生管理体制作相应调整。镇乡设立一所中心卫生院，撤并乡卫生院改为新建制镇乡卫生院分院。中心卫生院以县卫生局管理为主，卫生院以镇乡政府管理为主，镇乡政府确定一名副镇乡长或党委委员以上干部主管本辖区内的卫生工作。1997年，根据《中共中央　国务院关于卫生改革与发展的决定》精神，县委、县政府召开了卫生工作会议，审议和通过《关于贯彻〈中共中央　国务院关于卫生改革与发展的决定〉的实施意见》，会后出台《象山县卫生发展调节基金筹集和使用管理办法》等政策措施。1999年，根据省、市卫生工作会议精神，加大卫生改革力度，全面推行全员聘用制和医务人员公开招考办法，对镇乡、村两级医疗机构实行一体化管理。2001年，完成大徐卫生院兼并雅林溪卫生院、石浦中心卫生院兼并金星卫生院和东门卫生院工作，开展对鹤浦中心卫生院股份制改革试点。2003年，SARS（非典型肺炎）疫情在全国蔓延。根据《中共中央 国务院关于进一步加强农村卫生工作的决定》，制订《象山县社区卫生服务站设置规划》，并完成新型农村合作医疗制度实施前的调研工作。2004年，召开全县卫生工作暨新型农村合作医疗动员大会，颁发《象山县委 象山县人民政府关于加快卫生事业发展的若干意见》，进一步理顺镇乡卫生院管理体制，明确“镇乡卫生院人员、业务经费等由县卫生行政部门按职责统一进行管理，镇乡卫生院班子由县卫生行政部门在征求当地党委、政府意见后进行任免”。2006年，县建立卫生工作领导小组，各镇乡街道成立公共卫生工作委员会，并确定一名管理员，村居委会确定一名联络员，镇乡、村两级公共卫生管理职能得到强化。

承包责任制 1979年起，医疗卫生单位逐步建立健全以技术经济岗位责任制为中心的各项规章制度，运用经济规律管理医院。1981年10月，根据卫生部等3家部委联合发出的《关于加强医院经济管理试点工作的通知》，县卫生局发出《关于区（镇）、社卫生院实行经济管理暂行办法的通知》，对区（镇）、社卫生院实行“定工作任务、定业务指标、定经济补助”的“三定”暂行办法。1982年，在“三定”基础上，对完成任务好、收支有结余的单位给予奖励。1983年，在“三定一奖”的基础上，完成任务者照补，完不成任务者按比例照扣，成绩显著者奖励。与此同时，根据外地经验，在泗洲头卫生院进行浮动工资制探索，对一些单位和科室实行承包，允许赤脚医生承包或个体经营。至1984年，全县10个单位实行浮动工资，21个单位实行浮动奖金，6个单位实行单位承包，14个单位实行科室承包，4个单位实行设点承包，停薪留职13人。

1984年8月，卫生部起草《关于卫生工作改革若干政策问题的报告》，提出“必须进行改革，放宽政策，简政放权、多方集资，开阔发展卫生事业的路子，把卫生工作搞好”。根据这一报告精神，1985年，正式启动全国范围内的医改。是年，全县31个集体所有制单位进行经费补助的改革，实行承包责任制，按照单位业务收入及人均支出，确定补助差额与上缴集体积累数，在保值保本基础上，单位实行独立核算、自负盈亏。全民所有制卫生院回扣补助经费30%用于区级卫生机构建设，集中资金、互惠互利。继续放宽政策，鼓励和支持合乎条件的社会闲散人员和离退休人员个体开业，个体开业人数达43人。1986年，进一步完善镇乡卫生院承包责任制。1994年6月底，全县36所卫生院落实“两定一风险”（定社会效益、经济效益目标，个人收入作风险抵押）综合目标风险责任制。至1996年，各镇乡卫生院集体积累基金大幅增长，除4家分院外，其他各家卫生院均实现扭亏为盈。亏损单位比责任制实施前减少11家。1997年，签订新一轮为期3年的综合目标管理责任书，制定“三定”（定收支、定积累、定分配）目标，实行“三审”（季度互审、院长离任审计和运用事业经费审批）制度和“六个挂钩”（与局长基金、院长基金、职工奖金、提成比例、经费补助、单位评优挂钩）。1999年，在各镇乡卫生院推行以“一明、四包、二挂”（在明确本地本系统承担的医疗、防保、社会卫生、计划生育等项任务的前提下，包事业发展、包工作任务、包服务质量、包经济效益，卫生院职工收入总额与单位的经济效益挂钩，职工劳动报酬与个人工作好坏、贡献大小挂钩）为内容的综合技术经济承包责任制。

乡村卫生组织一体化管理 1999年，为健全农村三级医疗预防保健网络，全县推行镇乡、村两级卫生机构一体化管理。镇乡政府成立由分管镇乡长（任主任）、医院院长（任副主任）、村长代表（4~5名）、乡村医生代表（2~3名）参加的镇乡、村两级医疗机构一体化管理委员会（简称医管会），下设办公室，办公室设在卫生院，由卫生院院长兼任办公室主任，全面负责医管会日常工作。将村卫生室作为镇乡卫生院的重要组成部分，对村卫生室实行“四有”（看病有记录、用药有处方、收费有发票、转诊有登记）、“五统一”（卫生机构布局统一、卫生行政任务统一、业务培训统一、药品进货渠道统一、财务建账统一）。乡村医生的聘用，根据其执业资格、业务水平及当地实际情况，由镇乡医管会统一调配。至2000年，全县基本实行乡村卫生机构一体化管理。2002年，全县村卫生室进行体制改革，把原村卫生室法定代表人全部转为当地卫生院院长，并把村卫生室更名为村社区卫生服务站，统一纳入镇乡卫生院管理，对人员、技术实行准入制、规范化，促进一体化管理。

机构运行体制改革

卫生工作全行业管理　2000年，国务院体制改革办公室等8个部门颁发《关于城镇医药卫生体制改革指导意见》，把实行卫生工作全行业管理放在卫生体制改革首位。县卫生局转变职能，运用法律、经济、行政等手段，逐步将不同行政隶属关系和所有制性质的医疗卫生机构纳入县域卫生规划，实行卫生工作全行业管理。建立和完善医疗机构、从业人员、医疗技术应用、大型医疗设备等医疗服务要素的准入制度。负责对全县卫生技术人员执业资格管理，每年进行一次执业医师（助理）认定。对医疗机构核发校验“医疗机构执业许可证”。明确归档购置大型设备，县级医疗机构10万元以上、镇乡卫生院5万元以上须提交可行性报告，经县卫生局准许后方可购置。2008年底，全县注册核发“医疗机构执业许可证”302份（包括村卫生室205家）。

医疗机构分类管理　2000年，卫生部等4个部委联合印发《关于城镇医疗机构分类管理的实施意见》，将医疗机构分为非营利性和营利性两类进行管理。2001—2002年，县卫生局对辖区内医疗机构重新予以注册登记。根据医疗机构分类原则，核定政府办非营利性医疗机构41家，非政府办非营利性医疗机构68家，营利性医疗机构62家。

卫生监督体制和预防保健体制改革　卫生防疫机构长期承担大量卫生监督和卫生防疫任务，为保障人民身体健康、促进经济发展发挥重要作用。2002年6月，为适应社会主义市场经济体制，完善社会主义法制建设，依照政事分开、依法行政要求，根据《宁波市卫生监督和预防保健体制改革实施意见》，撤销县卫生防疫站，建立县卫生监督所、县疾病预防控制中心。6月28日，县卫生监督所和县疾病预防控制中心成立大会及授牌仪式在象山宾馆举行，市卫生局、县人大、县政府、县政协等负责人出席会议。

表 14–1

全县 2002 年医疗机构分类核定结果一览表

政府办非营利性机构

政府办非营利性机构名称	地址	法人代表/负责人	政府办非营利性机构名称	地址	法人代表/负责人	政府办非营利性机构名称	地址	法人代表/负责人
县第一人民医院	丹城城东路 1 号	孙晓东	西周镇莲花卫生院	西周镇莲花振兴路 11 号	周安鸣	泗洲头镇卫生院	泗洲头镇泗洲头村	吴晓宝
县红十字台胞医院	石浦镇凤栖路 86 号	左　伟	西周镇儒下洋卫生院	西周镇儒下洋村	王亦明	泗洲头镇灵南卫生院	泗洲头镇墩岙塘村	吴晓宝
县中医院	丹城建设路 110 号	贺国恩	贤庠镇中心卫生院	贤庠镇岑晁街	吴才娟	新桥镇卫生院	新桥镇新桥街	鲍于会
县爱心医院	丹城樟树下村	黄行土	贤庠镇珠溪卫生院	贤庠镇珠溪村	吴才娟	新桥东溪卫生院	新桥镇东溪村	谢世良
县妇保所	丹城东街 18 号	方娅娟	大徐镇卫生院	大徐镇龙溪路 46 号	徐振华	定塘中心卫生院	定塘镇浮礁路 79 号	鲍银童
县卫生防疫站门诊部	丹城丹峰路	叶　众	大徐镇雅林溪分院	大徐镇虎啸铺村	徐振华	定塘镇大塘卫生院	定塘镇大塘街	陈兆华
县卫生进修学校门诊部	丹城体育场路 6 号	陈行贵	黄皮岙乡卫生院	黄皮岙乡龙屿村	孙忠敏	定塘镇中楼卫生院	定塘镇中楼田洋湖村	蔡在斌
丹城城区中心卫生院	丹城丹峰西路 101 号	郑保卫	涂茨镇卫生院	涂茨镇涂茨村	徐亚琴	晓塘乡卫生院	晓塘乡三眼溪村	黄声全
丹城林海卫生院	丹城大碶头村	鲍志明	涂茨镇东港卫生院	涂茨镇前山姚村	章祖恩	晓塘乡晓塘卫生院	晓塘乡晓一村	胡忠盈
石浦镇中心卫生院	石浦镇人民路 34 号	丁可平	东陈乡卫生院	东陈乡沙岗村	章社会	鹤浦镇中心卫生院	鹤浦镇永安路 16 号	蔡辉文
石浦镇昌国卫生院	石浦镇昌国桥村	胡晓华	东陈乡旦门卫生院	东陈乡双桥村	徐再兴	鹤浦镇樊岙卫生院	鹤浦镇大南田村	王孝云
爵溪街道卫生院	爵溪街道杏林路 2 号	史济忠	茅洋乡卫生院	茅洋乡溪口街	严维贤	高塘岛乡卫生院	高塘岛乡江北村	朱才福
西周中心卫生院	西周镇西瀛大街 390 号	王亦明	墙头镇卫生院	墙头镇观海路	欧吉光	县人民政府医务室	丹城后堂街 21 号	徐未华/孙才毛
西周镇下沈卫生院	西周镇下沈村康平路 2 号	朱光明	墙头镇亭溪卫生院	墙头镇大蒋村	欧灵忠			

续表 14–1

非政府办非营利性机构

非政府办非营利性机构名称	地址	法人代表/负责人	非政府办非营利性机构名称	地址	法人代表/负责人	非政府办非营利性机构名称	地址	法人代表/负责人
爱心医院松兰山门诊部	松兰山旅游度假区	黄行土/鲍明利	石浦镇中心卫生院番头社区卫生服务站	石浦镇火炉头路 50 号	丁可平/黎贤兴	海申医院	西周镇淡港新村	白汉龙/裴建疆
丹城中心卫生院靖西门诊部	丹城靖南西路 113 号	郑保卫/王斯亦	石浦镇昌国卫生院中街门诊部	石浦镇昌国中街	胡晓华	县供电局医务室	丹城城西路 77 号	周永宝/侯玲娟
丹城中心卫生院白起门诊部	丹城白起路 45 号	郑保卫/陈才定	西周中心卫生院第一门诊部	西周镇西瀛大街 179 号	王亦明	象山中学医务室	丹城靖南东路 485 号	蒋　亮/钱芙萍
丹城中心卫生院西街门诊部	丹城西街 119 号	郑保卫/许兆阳	西周中心卫生院第二门诊部	西周镇西瀛大街 255 号	王亦明	县职业高级中学医务室	丹城育才路 29 号	陈林德/陈文君
丹城中心卫生院塔山门诊部	丹城塔山路 39 号	郑保卫/郑乃定	西周镇儒下洋卫生院门诊部	西周镇芭蕉村	王亦明	县第三中学医务室	丹城西街 57 号	邱争光/袁能能
丹城中心卫生院建东社区卫生服务站	丹城建设路 297 号	郑保卫/黄才云	西周镇下沈卫生院港东路门诊部	西周镇下沈村港东路 78 号	朱光明	县滨海学校医务室	丹城天安路	郑　敏/孙长新
丹城中心卫生院靖东社区卫生服务站	丹城靖南路 341 号	郑保卫/陈志昂	西周镇下沈卫生院牌头门诊部	西周镇牌头村	朱光明	丹城第二小学医务室	丹城东塘山路 40 号	贺岗亮/李　彬
丹城中心卫生院小河头社区卫生服务站	丹城象山桥路 84 号	郑保卫/蒋振华	黄皮岙乡卫生院白屿社区服务站	黄皮岙乡白屿村	孙忠敏/姚宏荣	丹城第三小学医务室	丹城莱薰路 18 号	虞亚群
丹城中心卫生院上进社区卫生服务站	丹城东街 21 号	郑保卫/蒋联碧	东陈乡卫生院东陈街门诊部	东陈乡沙岗街道	章社会	丹城第二中学医务室	丹城新丰路 71 号	鲍金康/周赛君
丹城中心卫生院靖南社区卫生服务站	丹城靖南大街 17 号	郑保卫/何庆华	东陈乡卫生院岳头门诊部	东陈乡岳头村	章社会	丹城春晖幼儿园医务室	丹城文靖巷 10 号	翁珍英/周兰素
丹城中心卫生院文丹社区卫生服务站	丹城靖南大街 388 号	郑保卫/曹志裕	墙头镇卫生院街道门诊部	墙头镇杏花西路 5 号	顾吉光/徐春海	县文峰学校医务室	丹城靖南路	林永建/李　利
石浦中心卫生院金星分院	石浦镇金星沙咀头	丁可平/林　松	墙头镇卫生院方家岙门诊部	墙头镇方家岙村	顾吉光/蔡惠丹	县社会福利院医务室	丹城塔山路上进新村	郑七国/林善兰

续表 14–1

非政府办非营利性机构

非政府办非营利性机构名称	地址	法人代表/负责人	非政府办非营利性机构名称	地址	法人代表/负责人	非政府办非营利性机构名称	地址	法人代表/负责人
石浦中心卫生院东门分院	石浦镇东门地亩路17号	丁可平/陈争春	墙头镇亭溪卫生院大蒋门诊部	墙头镇大蒋村	顾灵忠/邱国仕	宁波环宇耐火材料有限公司医务室	丹城岳头咀	张家章/史蕊蕊
石浦中心卫生院延昌门诊部	石浦镇渔港中路320号	丁可平/陶勇峰	墙头镇亭溪卫生院七里亭门诊部	墙头镇七里亭村	欧灵忠/周成安	县机械厂医务室	丹城城西路58号	董再跃/杨菊花
石浦中心卫生院新港社区服务站	石浦镇南屏路70号	丁可平/苏根花	定塘中心卫生院渡头街门诊部	定塘镇渡头街	鲍银童/蔡穗萱	宁波天安集团股份有限公司医务室	丹城天安路1118号	蒋保民/史月皎
石浦中心卫生院新塘社区服务站	石浦镇延昌爱国路28号	丁可平/王　鸿	茅洋乡卫生院溪口街门诊部	茅洋乡溪口街	严维贤	县大港实业公司白岩山盐场医务室	涂茨镇碶门头白岩山盐场	徐振伦
石浦中心卫生院塘头港社区服务站	石浦镇新塘岸路144号	丁可平/陈海霞	爵溪街道卫生院人乾街门诊部	爵溪街道人乾街	史济忠	县滨海纺织有限公司医务室	丹城城西路22号	王云侠/徐玲玲
石浦中心卫生院水产城社区服务站	石浦镇文兴路54号	丁可平/俞幼燕	爵溪街道卫生院南门门诊部	爵溪街道十字南街	史济忠	宁波金宝达工艺品有限公司医务室	鹤浦镇浦江路2号	叶良平/卢贤峰
石浦中心卫生院玉泉社区服务站	石浦镇台贸市场1号楼	丁可平/王志达	爵溪街道卫生院南街门诊部	爵溪街道十字南街	史济忠	宁波乐惠食品设备制造有限公司医务室	西周镇镇安路15号	赖云来/郑亚芳
石浦中心卫生院金山社区服务站	石浦镇金山路171号	丁可平/林富刚	爵溪街道卫生院东街门诊部	爵溪街道东街	史济忠	宁波市三浪润滑元件有限公司医务室	晓塘乡励家坪村	黄德贤/葛校芬
石浦中心卫生院延昌社区服务站	石浦镇延昌道头街48号	丁可平/关宗明	贤庠中心卫生院溪沿门诊部	贤庠镇溪沿村	吴才娟	县东风针织厂医务室	丹城建设路365号	贺华振/王　敏
石浦镇中心卫生院城里社区卫生服务站	石浦镇人民路170号	丁可平/郭富荣	县第一人民医院老干部局门诊部	县老干部局内	包春华/吴志文	县计划生育服务站	丹城新华路228号	徐汉英
石浦镇中心卫生院上塘社区卫生服务站	石浦镇上塘路111号	丁可平/项婷婷	县红十字台胞医院方便门诊部	石浦镇人民路	左　伟/周　华			

续表 14–1

营利性机构

营利性机构名称	地址	法人代表/负责人	营利性机构名称	地址	法人代表/负责人	营利性机构名称	地址	法人代表/负责人
马茂昌牙科诊所	丹城靖南大街 244 号	马茂昌	陈达贵中医诊所	泗洲头镇车站边	陈达贵	李剑锋推拿所	石浦江心路 14 号	李剑锋
马玉莲牙科诊所	丹城新华路 24 号	马玉莲	史悠林西医诊所	新桥镇新桥街	史悠林	张啟侃牙科诊所	爵溪街道菜场路 16 号	张啟侃
徐根培牙科诊所	丹城塔山路 33 号	徐根培	陈钟秀西医诊所	新桥镇东溪街	陈钟秀	徐爱娥牙科诊所	丹城大碶头街	徐爱娥
应赛萍牙科诊所	丹城建设路 191 号	应赛萍	蒋效禹西医诊所	定塘镇后蒋家村	蒋效禹	周宝来中医诊所	丹城上进路 23 号	周宝来
顾常梅牙科诊所	丹城建设路 225 号	顾常梅	徐吉才西医诊所	定塘镇大塘街	徐吉才	董金贵中医诊所	丹城东谷路 74 号	董金贵
蒋学文牙科诊所	丹城南街卖盐弄 12 号	蒋学文	王玉珏西医诊所	定塘镇剧院边	王玉珏	励茂男中医诊所	丹城顺达路 176 号	励茂男
姜水昌牙科诊所	丹城天安路 85 号	姜水昌	桂信福牙科诊所	定塘镇华塘路 246 号	桂信福	韩杏林西医诊所	丹城东街 134 号	韩杏林
方玲牙科诊所	丹城天安路 120 号	方　玲	朱国培牙科诊所	晓塘乡励家坪村	朱国培	方珍西医诊所	丹城东街 181 号	方　珍
沈秋瑾牙科诊所	丹城天安路 65 号	沈秋瑾	顾金栋牙科诊所	石浦火炉头路 2 号	顾金栋	吴林国西医诊所	丹城新丰路 176 号	吴林国
马亚莲牙科诊所	丹城靖南大街 244 号	马亚莲	应根利牙科诊所	石浦昌国东卫村	应根利	陈波琪西医诊所	丹城上吴村	陈波琪
黄云飞牙科诊所	丹城新华路 41 号	黄云飞	邵燕牙科诊所	石浦沿港中路 47 号	邵　燕	黄道德中医诊所	丹城步南路 29 号	黄道德
周瑶红牙科诊所	丹城莱薰路 87 号	周瑶红	王珣西医诊所	石浦南屏路	王　珣	翁氏骨伤诊所	丹城南街 122 号	翁滨丹
叶静蒙牙科诊所	丹城新华路 165 号	叶静蒙	朱利盖西医诊所	石浦天门路 33 号	朱利盖	朱昌禧牙科诊所	石浦荔港路	朱昌禧
徐秀成牙科诊所	丹城育才路 62 号	徐秀成	汤美娟西医诊所	石浦火炉头路 6 号	汤美娟	卢仁友牙科诊所	石浦火炉头路冷库后	卢仁友
郑珏西医诊所	爵溪街道十字南路 20 号	郑　珏	吴以诺西医诊所	石浦荔港路 108 号	吴以诺	叶美玉牙科诊所	石浦火炉头路 45 号	叶美玉
汤星文牙科诊所	西周镇西瀛大街 256 号	汤星文	吴臻霏西医诊所	石浦铜钢礁村	吴臻霏	江祥勇牙科诊所	石浦火炉头路 157 号	江祥勇
谢时成牙科诊所	西周镇西瀛大街 191 号	谢时成	夏异芳中医诊所	石浦星塘村	夏异芳	叶雅卿牙科诊所	石浦火炉头路 135 号	叶雅卿
张范校西医诊所	西周镇碧泉路 17 号	张范校	史悠聪中医诊所	石浦上塘路 119 号	史悠聪	卢焕牙科诊所	鹤浦镇南田路临江弄 2 号	卢　焕
倪海琪西医诊所	西周镇镇安路 26 号	倪海琪	叶夏根中医骨科诊所	石浦南屏路 196 号	叶夏根	胡万君西医诊所	鹤浦镇鹤西路 14 号	胡万君
林旺根牙科诊所	贤庠镇岑晃街 73 号	林旺根	潘仁标中西医诊所	石浦南关桥 32 号	潘仁标	金江勇西医诊所	鹤浦镇港业路 23 号	金江勇
方德俊牙科诊所	墙头镇老街 27 号	方德俊	陈芝岳中草药诊所	石浦天门路 58 号	陈芝岳			

第二节 人事分配制度改革

人员聘用制 中华人民共和国成立初期，卫生系统干部由县委组织部、宣传部负责管理。大中专毕业生由国家统一调配。“文化大革命”期间，由县革委会政工组管理。改革开放初期，曾实行父母退休（职）由子女顶替制度。顶替者属职工身份，后通过“以工代干”转为干部身份。1984年，干部管理权限下放，原属县委组织部管理的一部分干部委托局党委管理。毕业生仍实行统一分配。“国家户口”人员由主管局到县劳动局统一办理招工手续，然后分配工作。临时工由各单位自行管理，报上级部门备案。有正式工作者，被称为端“铁饭碗”的人。1985年下半年，推行职工聘任制。从该年起，除大中专毕业生仍为干部编制外，其余新招收的均为合同制职工。同时，允许系统内单位人员富余部门职工可以申请停薪留职，自谋出路。1990年，推行干部竞聘制和职工聘任制。

1991年8月，针对当时卫生系统临时工使用管理混乱、滥用较为普遍的状况，县卫生局发出《关于严格控制医疗卫生单位临时工人员的通知》。通知明确：各单位药房人员必须由正式工担任，临时工一律清退；从事医疗工作的临时人员，必须从严控制，不得使用未经培训人员从事医疗工作，确实需要须报请局审批；各单位拟使用临时工人员需求应有文字说明具体情况，经局审批后，再办理相关手续。

1992年，进行镇乡卫生院管理体制改革，镇乡卫生院人事被下放给镇乡政府为主管理。是年2月，为加强区乡卫生院所建设，根据省卫生厅意见，招收5名劳动合同制职工，重点分配充实到偏僻（山区、海岛）卫生院，做预防保健工作。

1993年4月，根据省人事厅浙人干〔1992〕171号、省卫生局浙卫〔1992〕505号和市人事局甬人字〔1993〕4号文件，全县进一步加强农村医疗卫生工作，稳定镇乡卫生技术队伍，决定录用在农村镇乡卫生院工作、被评聘为中级以上专业技术职务的非干部身份医疗卫生技术人员，不包括当时在县及县以上医疗卫生单位和县政府所在地卫生院工作的卫技人员。是年9月10日，县政府批转县卫生局《关于完善和深化卫生医疗单位内部管理体制改革的实施意见》。在实行干部聘任制同时，打破专业技术职务终身制。有条件的单位经批准，可根据专业技术人员技术水平和工作实绩，实行低职高聘或高职低聘，待遇随之变动（限在单位内部）。改革人事用工制度，在设岗定编基础上，可试行双向选择、优化组合、内部待聘、辞职或停薪留职制度。

1999年，进一步深化人事制度改革，全面推行全员聘任制，是年3月，县卫生局会同县人事局在西周中心卫生院开展聘任制试点。在此基础上，7月召开卫生系统推行聘用制动员会议。会后，各单位按照省、市、县有关文件精神，先后经过统一思想、制定方案、定编上岗、竞争上岗、全员签约等步骤，至10月底，全系统均完成全员聘用制工作。

2011年10月，根据县委组织部和原县人事局《象山县事业单位岗位设置管理实施意见》《关于印发〈象山县事业单位岗位设置管理实施办法（试行）〉的通知》和《象山县卫生局下属事业单位岗位设置管理实施意见》，县卫生局印发《关于印发象山卫生局下属事业单位岗位设置管理实施方案的通知》，开始实施事业单位岗位设置管理。岗位分为管理岗位、专业技术岗位和工勤技能岗位三种类别（以下简称三类岗位）。根据单位社会功能、职责任务、工作性质和人员结构特点等因素，综合确定三类岗位总量结构比例。各医疗卫生单位应保证专业技术岗位占主体，原则上不低于单位岗位总量70%。各医疗单位因业务发展，急需聘用高层次人才等特殊需要，经批准后可以设置特设岗位，不受单位岗位总量、结构比例和最高等级限制。特设岗位等级根据实际需要和具体情况确定。首次岗位设置时，暂不设置特设岗位。

表 14–2　县卫生局下属事业单位“三类岗位”设置一览表

岗位类别	岗位说明	岗位等级设置
管理岗位	管理岗位是指担负领导职责或管理任务的工作岗位，分为单位领导岗位、内设机构领导岗位和普通管理岗位	1. 管理岗位分 4 个等级，现行的科级正职、科级副职、科员、办事员依次对应管理岗位七至十级职员岗位。 2. 管理岗位的数量、结构比例和最高等级，根据单位的规格、规模和隶属关系，按照干部人事管理有关规定和权限确定
专业技术岗位	专业技术岗位是指从事专业技术工作，具有相应专业技术水平和能力要求的工作岗位。专业技术岗位分为卫生专业技术岗位和非卫生专业技术岗位。专业技术岗位的设置，以医、药、护、技等卫生专业技术岗位为主体，并根据工作需要适当设置工程、会计、统计、经济、档案、政工等非卫生专业技术岗位	1. 专业技术岗位分为 13 个等级。高级岗位分为 7 个等级，即一至七级，其中，正高级岗位包括一至四级，副高级岗位包括五至七级；中级岗位分为 3 个等级，即八至十级；初级岗位分 3 个等级，即十一至十三级，其中十三级是士（员）级岗位。 2. 专业技术正高级、副高级、中级、初级专业技术岗位内部不同等级岗位之间的结构比例控制标准分别为： （1）二级、三级、四级岗位之间的比例为 1∶3∶6； （2）五级、六级、七级岗位之间的比例为 2∶ 4∶4； （3）八级、九级、十级岗位之间的比例为 3∶4∶3； （4）十一级、十二级岗位之间的比例为 5∶5。 3. 专业技术岗位高级、中级、初级岗位内部不同等级岗位之间的结构比例，以经核准设置的高级、中级、初级岗位总量为基数计算。如经核准的专业技术岗位出现空缺的，可将空缺数用于下一级专业技术岗位。 专业技术岗位的最高等级和结构比例按照《浙江省部分行业事业单位专业技术岗位结构比例控制标准（试行）》（浙人社发〔2010〕165 号文件）执行。各单位设置高级专业技术岗位，应向卫生专业技术岗位和重点学科岗位倾斜
工勤技能岗位	工勤技能岗位是指承担技能操作和维护、后勤保障、服务等职责的工作岗位，包括技术工岗位和普通工岗位	1. 工勤技能岗位中的技术工岗位分为 5 个等级，即高级技师、技师、高级工、中级工、初级工，依次分别对应一至五级工勤技能岗位。普通工岗位不分等级。 2. 技术工一级、二级、三级岗位不超过工勤技能岗位总量的 20%，其中一级岗位不超过工勤技能岗位总量的 1%，二级岗位不超过工勤技能岗位总量的 4%。 3. 各单位技术工一级岗位由市人力资源和社会保障局统一管理，二级岗位由县人力资源和社会保障局统一管理。经核准的技术工岗位出现空缺的，也可将空缺数使用于下一级技术工岗位

2012 年 1 月，县人力资源和社会保障局核准《象山县卫生局下属事业单位岗位设置方案》，开始在全县各医疗卫生单位和县爱卫办、初保办、新农合办实施（经批准参考公务员法进行管理的直属事业单位除外）。

2014 年 6 月，全县卫生系统使用编制外用工，实行“总量控制、依法管理、公开招聘”原则，各单位编制外用工情况由县编委办、县财政局、县卫生局进行“一年一核定”。医疗单位确实需要增加编制外用工的，应按规定程序报县卫生局和县编委办审批，坚持编制外用工“凡进必批”原则。使用编制外用工实行“公开、择优”聘用原则，面向社会公开招聘。由县卫生局制定公开招聘方案，报县人力社保局同意后面向社会公开招聘。

分配与奖励制度　象山县卫生系统实行工资制。“文化大革命”之前，各单位另设有月度奖和年度奖，月度奖一般每月 3 元，年度奖 5 元。月度奖和年度奖均需要经过职工民主评选，评上先进的方可获得。1966 年“文化大革命”开始后，奖金作为资本主义物质刺激的标志物被取消。

1981 年 10 月，根据卫生部等 3 个部委联合发出的《关于加强医院经济管理试点工作的通知》，县卫生局发出《关于区（镇）、社卫生院实行经济管理暂行办法的通知》，对区（镇）、社卫生院实行“定工作任务、定业务指标、定经济补助”的“三定”暂行办法。1982 年，在实行“三定”基础上，对完成任务好、收支有结余的单位奖励。1983 年，在“三定一奖”基础上，实施完成任务者照补、完不成任务者按比例照扣、成绩显著者奖励的制度。1989 年，在各区、镇卫生院推行“一明、四包、二挂”，其中二挂指的是卫生院职工收入总额与单位的经济效益挂钩，职工劳动报酬与个人工作好坏、贡献大小挂钩。1993 年 9 月，县卫生局完善和深化卫生医疗单位内部管理体制，坚持“按劳分配”原则，探索有利于调动职工积极性的内部分配形式。在内部分配上，可实行结构工资或绩效工资等形式，适当拉开分配档次，体现“高技多得，优质多得，多劳多得”。内部工资制度建立后，原工资标准作为档案工资管理。1994 年，县卫生局全面落实综合目标风险责任制，主要内容为“两定一风险”（定社会效益、经济效益目标，个人收入作风险抵押）；至 6 月底，全县 36 所中心卫生院、卫生院（分院）落实了该制度。1995 年，全县大部分镇乡卫生院推行责任制，将责任制目标落实到科室和个人，拉开奖金分配档次。1996 年是各镇乡卫生院实行综合目标风险责任制的最后一年，通过发挥财务监督作用，加强季度互审制、院长离任审计制、动用事业发展基金审批制，从而使责任制得到进一步完善。1997 年，县卫生局签订新一轮为期三年的综合目标管理责任书，制定“三定”（定收支、定积累、定分配）目标，实行“三审”（季度互审、院长离任审计和运用事业基金审批）制度和“六个挂钩”（与局长基金、院长基金、职工奖金、提成比例、经费补助、单位评优挂钩）。1998 年，个别乡镇卫生院实行浮动工资制，将个人奖金与工作实际挂钩。2001 年，在坚持“效率优先，兼顾公平”原则的基础上，扩大医疗机构分配自主权，建立以绩效为主的分配办法。

2006 年，县卫生局印发《象山县县级医疗机构落实医院管理年活动考核奖励办法》，县级医疗机构开展“以病人为中心，以提高医疗服务质量为主题”的医院管理年活动。县卫生局制订医院管理年考核细则并组织考核，进行中期评估和年终考核，中期评估成绩的 40%与年终考核成绩的 60%组成最终得分，与奖励挂钩。

2007 年，开始实行事业单位工作人员收入分配制度改革。卫生事业单位实行岗位绩效工资制度。岗位绩效工资由岗位工资、薪级工资、绩效工资和津贴四部分组成。绩效工资主要体现工作人员的实绩和贡献，是收入分配中活的部分。实行绩效工资后，取消现行年终一次性奖金，将一个月基本工资额度以及地区附加津贴纳入绩效工资总量。

2010 年 2 月，市卫生局颁布公共卫生与基层医疗卫生事业单位绩效工资实施办法，各单位实施绩效工资与规范津贴结合进行。公共卫生与基层医疗卫生事业单位绩效工资总量由相当于单位工作人员上年度 12 月基本工资的额度和规范后的津贴构成。人员的绩效考核内容，由各单位根据本单位实际，以工作量多少、岗位职责轻重、技术含量高低和风险程度大小为基本依据，以群众满意度为核心，重点考核人员的工作实绩。绩效工资总量外发放的各项增发奖金按各单位绩效考核办法进行发放。

2011 年 5 月，县卫生局颁布《公共卫生和基层医疗卫生单位内部奖励性绩效工资分配的若干意见》，各单位遵循“多劳多得，按绩定筹”的原则，设立 4 个项目，分别是单位奖励基金和科室奖励基金，奖励优秀业务骨干、突出业绩科室，其中前者占比 3%~5%，后者占比 5%。考勤奖，结合日常考勤因素，对病假、事假等缺勤情况进行扣发或停发，占比 10%~15%；超工作量奖，根据节假日加班和特殊工作岗位加班计发，占比 10%；考核奖，分为月考核奖和年度考核奖，主要根据工作数量和工作质量计发，占比 65%~72%。新录用人员奖励绩效工资的考勤奖、超工作量奖根据实际考核结果计发，考核奖根据个人持有专业技术资格年份计发。之后，一直采取此分配措施。

2012 年 6 月，县卫生局调整县卫生系统绩效工资，主要调整领导干部奖励性绩效工资系数。公共卫生与基层医疗卫生单位党政主要负责人奖励性绩效工资系数由原来 1.6 调整为 2.0，主持工作的班子副职奖励性绩效工资系数由原来 1.6 调整为 1.8，其他班子成员奖励性绩效工资系数由各单位根据内部考核办法确定，原则上享受正职调整为 1.8、副职调整为 1.6、享受副职调整为 1.5、助理级调整为 1.5。党政主要负责人和其他班子成员的分配基数均为其所在单位的人均奖励性绩效工资总量。

2013 年 5 月，县卫生局开始实施基层医疗卫生机构收支结余提留奖励基金管理办法，建立收支结余奖。基层医疗卫生机构按当年度收支结余（含财政补助，不含财政项目补助，下同）的 50%提取奖励基金，同时不得超过当年基层医疗卫生机构绩效工资总额的 20%。当年度没有收支结余的单位不得提取奖励基金，亦不得发放奖励基金。所有单位统一核算指标和标准，对开设住院病房单位增加附加项目指标，得分排首位单位实际可发奖励基金按最高 20%额度发放，其他单位以排首位单位奖励基金总额为基准，根据核算分折算奖励基金总额。

象山县基层医疗卫生机构奖励基金核算办法一览表

表 14–3

	核算指标	核算标准
1	收支结余（含非财政资本性支出）增长率（30 分）	所有单位之间进行排名比较，以上年度数据为基准数据，与上年比，收支结余增长率排名最前者得分最高为 30 分，每下降一位扣 0.5 分
2	人均医疗收入（20 分）	人均医疗收入占比排首位得 20 分，以首位的 80%为基准，每下降 5%扣 1 分，按比例扣分，直至本项指标扣为 0 分
3	门诊均次费用（5 分）	门诊均次费用零增长得 5 分，每增长 4%扣 1 分，按比例扣分，直至本项指标扣为 0 分
4	门诊均次药费（5 分）	门诊均次药费零增长为 5 分，每增长 3%扣 1 分，按比例扣分，直至本项指标扣为 0 分
5	每职工平均诊疗人次（10 分）	不低于当年度所有单位平均诊疗人次（本项 5 分），每下降 5%扣 0.5 分，按比例扣分，直至本项指标扣为 0 分；不低于上年度本单位平均诊疗人次（本项 5 分），每下降 5%扣 0.5 分，按比例扣分，直至本项指标扣为 0 分
6	药品收入占医疗收入比重（10 分）	零增长得 10 分，同上年比每增长 1%扣 2 分，按比例扣分，直至本项指标扣为 0 分
7	群众满意度（20 分）	以年底测评为标准，最高分为 20 分，综合满意度在 85%以上，得 20 分，每下降 0.1%扣 0.1 分
	附加项目	1. 出院人数：每出院人数加 0.02 分 2. 住院均次费用：住院均次费用零增长不扣分，每增幅 3%扣 1 分，按比例扣分，从总分中倒扣，最高扣 5 分

说明：1. 核算指标总分为 100 分，开设住院病房单位增加附加项目。
2. 应提奖励基金额=收支节余×50%≤当年度绩效工资总额×20%×年平均在职人数。
3. 实际可发奖励总额=应提奖励基金×折算比例（折算比例=本单位核算分/排名首位单位核算分）。
4. 核算指标测算数据取于当年度卫生年报。
5. 人均医疗收入和门诊均次费用不含农民健康体检收入。
6. 每职工诊疗人次包含农民（学生）健康体检人次。

是年7月，调整县卫生系统绩效工资，三家县级医院（县第一人民医院、红十字台胞医院和中医医院）的绩效工资总量，由县人力社保和财政部门统一核定，按照核定总量，指定单位内部奖励性绩效工资分配方案，并报县卫生局同意后发放；公共卫生单位（县疾控中心、妇幼保健院和献血办）自2013年1月起参照局机关事业单位，按照县目标管理考核奖发放办法执行，县卫生局不再进行统筹分配，单位正职领导由单位自主考核分配；17家基层医疗卫生单位绩效工资总量，自2013年起调整为人均57109元，其他不变；借用人员奖励性绩效工资和“五险一金”等经费由局计划财务科统一拨付到借用人员编制所在单位，“五险一金”费用由编制所在单位支付，个人缴纳部分年底由借用单位双方结算。

2014年6月，县卫生局调整单位绩效考核和绩效工资分配。是年起四家县级医院绩效工资增加单位保留额度部分，奖励性绩效工资中单位保留额最高不超过人均每年26600元，纳入绩效考核。内部绩效考核办法根据专业技术、管理、工勤技能等岗位不同特点，实行分类考核。根据考核结果，在分配中坚持多劳多得、优绩优酬，重点向县级名医、学科带头人、业务骨干、临床一线岗位和做出突出业绩的工作人员倾斜，充分发挥绩效工资分配激励导向作用。单位主要领导与该单位工作人员奖励性绩效工资水平，要保持合理关系，原则上控制在该单位工作人员平均奖励性绩效工资水平的2.5倍幅度内。公共卫生单位奖励性绩效工资根据该单位实际制定考核办法，实行差异化发放。职务系数和岗位系数参照基层医疗单位相关系数并根据实际情况进行调整，各单位内部考核和分配方案报县卫生局审核后实施。单位保留额度和机关事业单位同步增加，从是年开始增加单位保留额度18000元。基层医疗单位的绩效考核和分配由县卫生局进行统一考核，统筹分配。内部绩效工资分配要向承担公共卫生服务和临床一线工作任务的岗位倾斜。考核结果以量化考核为主，兼顾考虑岗位系数、职务系数，三者之间比例由各单位根据考核情况合理确定。量化考核主要包括德、勤、绩（工作数量、工作质量）、群众满意度、否决性指标等内容，岗位系数根据岗位职责、任务轻重、风险、兼职等因素确定为一线岗位1.2，二线岗位1.0，三线岗位0.8，兼职系数酌情增加。职务系数为单位正职2.0，主持工作副职1.8，享受正职1.8，副职1.6，享受副职1.5，院长助理1.5，正职中层干部1.2，副职中层干部1.1。县卫生局对基层医疗单位的绩效考核结果按年底考核得分进行量化计算，即该单位绩效考核总量等于考核得分×每分人均奖励性绩效工资额×绩效核定人数。各单位科室（部门）绩效考核结果由各单位根据内部考核结果自定。是年起，县卫生局不再预发奖励性绩效工资，对绩效工资总量实行打包发放办法，并分季度进行打包预拨。预拨下发后的总量余留部分和奖励性绩效工资外增发部分（除20%收支结余提留部分、保留额度外）纳入年底进行绩效考核分配，根据考核结果再次进行打包发放。并按10%以内比例提留适当额度，建立专项奖励基金，用于有突出业绩人员、各单位正职领导干部考核奖金和先进集体、先进个人、海岛地区工作人员等奖励。海岛补贴增加到每人每月300元。

奖医育才与“青蓝工程” 县政府注重医学人才培育和奖医制度。2012年起，县政府为进一步培养优秀医学人才，加强医学学科建设，每年安排200万元“奖医育才”工程建设经费，用于医学人才培养和医学学科建设。培育各级名优医生，对获得国家级、省级和市级名优医务人员分别给予奖励。县每三年评选“象山名医”“象山名院长”“县医学学科带头人”“县骨干医生”“县护理标兵”“县医学新秀”“县护理新秀”，并对获评者给予精神、物质奖励。创建医学重点学科，对列入国家级、省级、市级、县级重点学科和基层重点专科建设并通过评审的，安排建设和奖励经费。引进优秀医学人才，加大对医学人才的补贴力度，引进具有正高级、副高级专业技术任职资格，博士或硕士研究生学历的卫技人才，给予相应的安家补贴。支持基层卫生院建设，对通过基层卫生院等级创建的给予专项补助。加强全县医务人员培训和学历提升，并给予相应奖励。

2012 年，县卫生局颁发《关于开展医学青蓝工程活动的实施意见》，开展“以老带新，以新促老，师徒结对，共同提高”为主要内容的医学青蓝工程活动，发挥象山名医、学科带头人和骨干医生等高层次医学人才传、帮、带作用。医学青蓝工程活动由县卫生局根据各镇乡卫生院上报的年轻医生情况和县级医院师资情况，遵循自愿结对、共同提高、循序渐进原则，统一组织指导医师（蓝方）发挥“导思想、带业务、传作风”的职责，被指导医生（青方）发挥“学思想、学本领、学做人”职责。自 2012 年“青蓝工程”活动开展以后，“蓝方”发挥引领作用，不断拓宽对青年医生教育培养途径，传承严谨治学态度和为医品德，促进“青方”快速、健康成长，为卫生事业可持续发展和省“卫生强县”创建作出贡献。

为鼓励象山籍优秀高中毕业生报考重点医学院校，激励大学生报考医学类研究生，吸引更多象山籍医学院校毕业生回象山工作，2014 年 5 月，县政府决定对回象山工作的医学院校毕业生给予奖励。对被全国“211”“985”工程院校医学类紧缺专业第一批录取的应届象山籍学生，每人每学年奖励 1 万元。对本科毕业考取医学类紧缺专业研究生的象山籍学生，不包括县卫生系统在编在职人员，每人每学年奖励 1 万元。对全县第一批正式录取的全国其他高等院校医学类紧缺专业前 20 名应届毕业象山籍学生，以高考分数进行排名，户籍以高考户籍为准，每人每学年奖励 5000 元。学生入学时，凭高校录取通知书与县卫生局签订奖励协议，在校期间暂不发放奖励金。毕业后，通过公开招聘到县医疗卫生单位的，办理事业人员录用手续并签订聘用合同后发放奖励金额的 50%。参加工作后，通过执业医师资格考试和住院医师规范化培训的，再发放奖励金额的 50%。

第三节　医疗收费改革

医疗服务价格管理改革　改革开放以前，医疗机构执行省定医院收费标准。中、西药价按医药公司批发价分别加 30%、15%计价收费。1980 年，县级、镇乡医疗机构分别按“三定一奖”改革收费管理方法。1984 年，实行卫生经费管理改革，将医疗设备、人员工资、基建投资、日常消耗等开支纳入成本核算，改变过去不计成本和国家统包的做法，医疗项目收费标准相应提高。20 世纪 80 年代中期，随着社会物价指数不断攀升和医院运行成本不断上涨，医疗项目收费标准低于实际成本价格的矛盾越来越突出，县内医疗机构对部分医疗收费项目进行测算，参照外地标准进行自行定价。1988 年 7 月，按照省卫生厅、省物价局、省财政厅《浙江省医疗收费标准（试行)》，调整医疗机构门诊、住院、检验、治疗、手术、接生、救护车等 7 类医疗项目收费，提高收费标准。1989 年 3 月，各医疗单位同意 278 项医疗收费标准，医疗机构停止自行定价。1996 年 11 月，省卫生厅、省物价局、省财政厅联合颁布《关于医疗机构医药费实施“总量控制、结构调整”改革的方法（试行)》《浙江省医疗收费标准》《关于加强医疗收费标准管理的规定》《新增医疗项目收费管理规定》《加强医院管理工作的若干规定》5 个配套文件，对 1991 年版的《浙江省医疗收费标准》进行调整，提高挂号费、住院床位费、手术费、护理费、治疗费和化验费的收费标准；增设门诊诊疗费，住院费，二级、三级护理费；同时降低 CT、磁共振、碎石机、彩色 B 超的收费标准；取消一些不规范的收费标准；一次性材料加成率从 10%下调至 5%；并将煎药费、康复病房床位费等部分项目定价权下放到各地（市)。1997 年 1 月起，县内各医疗机构开始执行该收费标准。2002 年，国家计划委员会、卫生部出台《关于改革医疗价格管理的意见》后，实行全国统一的医疗服务项目名称、价格标准和服务内容，逐步实施医疗服务价格的计算机管理。对非营利性医疗机构提供的医疗服务实行政府指导价，医疗机构按照价格主管部门定的基准价并在浮动幅度范围内确定本单位的实际医疗服务价格。对营利性医疗机构提供的医疗服务实行市场调节价，医疗机构根据实际服务成本和市场供求情况自行制定价格。同时，建立健全医疗机构内部价格管理制度，发挥医疗机构物价员作用。各医疗机构严格执行国家明码标价的有关规定，以各种形式在医院候诊室等醒目位置，向社会公开医疗服务项目名称、价格标准、服务内容、服务规范和服务标准，接受社会监督。在改革过渡期，继续实行医疗费用“总量控制、结构调整”改革，先调整手术费等技术劳务含量高的收费标准，同时适当降低部分过高的大型仪器检查和检验费用。适当拉开不同等级医疗机构和医生的医疗服务价格差距，引导患者合理分流。在保证基本医疗服务前提下，鼓励非营利性医疗机构根据自身功能特点、业务能力和社会需求，开展供患者自愿选择的整体护理、专业护理、临终关怀等特需医疗服务，满足患者特殊需要。医疗服务指导价格的制定，兼顾社区卫生和中医事业发展。2005 年 7 月，执行《浙江省医疗服务价格标准》及其调整补充规定，规范医疗服务价格项目，实行统一项目名称、统一项目内涵、统一编码管理，各类医疗服务项目收费必须输入相对应的项目编码，计算机才能自动计费。同时，适当提高手术、治疗、护理、注射及中医推拿、针灸等技术劳务价格，降低各类检查、检验及大型仪器治疗价格。2012 年 1 月 10 日，省物价局、省卫生厅、省人力资源和社会保障厅发布《关于基层医疗机构增设一般诊疗费的通知》，规定一般诊疗费具体收费标准为镇乡卫生院和社区卫生服务中心门诊每人次 10 元，村卫生室和卫生服务站、巡回医疗服务店每门诊人次 5 元。同年 6 月，县人民政府经省人民政府批准，调整县级公立医院医疗价格，普通门诊挂号费由每次 1 元和诊查费每次 1.5 元调整为每次 10 元，住院病人的诊查费由原来每日 3 元调整为每日 15 元，治疗费和手术费分别在原来的标准基础上提高 40%和 50%。

药品收支两条线管理 1997 年，县级医院执行“总量控制、结构调整”的改革办法，即医院业务收入增长幅度控制在 10%以内，逐步提高医疗收入比例，降低药品收入比例。2000 年，卫生部、财政部出台《医院药品收支两条线管理暂行办法》后，次年，3 家县级非营利性医疗机构实行药品收支两条线管理。遵照《医院财务制度》《医院会计制度》，对医疗收支、药品收支进行分开核算。医院在严格界定各项业务收入性质基础上，分别将各项业务收入计入医疗收入和药品收入科目。2003 年，县级医院药品实行“顺加作价、差别差率”，即医疗机构销售的药品，按实际进价加购销差率确定销售价格，对疗效确切、价格低廉的药品，实行差别差率。2010 年 10 月，在全县 66 家基层医疗单位中启动实施国家基本药物制度。2012 年 6 月，县第一人民医院、县红十字台胞医院、县中医医院和县第三人民医院启动以破除“以药补医”机制为核心内容的县级公立医院综合改革，药品实行零差率。

收费清单制 1990 年，县级医疗机构实行挂号费、门诊检查费、专科检查费、注射费、常规化验费、大型仪器检查费、住院床位费、护理费、放射费、针灸推拿费等十大类医疗收费项目明码标价，上墙公示。1998 年，县卫生局推出政务公开。1999 年，医疗卫生机构逐步推行院（站、所、校）务公开。为提高收费改革透明度，各级非营利性医疗机构向社会公示收费制度。公示内容包括收费项目、收费依据、收费标准、收费范围及价格投诉举报电话等。在医院候诊、收费场所或方便群众阅读地方设立公示栏，将常用药品价格、医疗服务收费标准予以公示。2000 年 9 月，县第一人民医院推出“住院费用一日清单制”。同时，在门诊发票列出收费项目明细清单。此后，逐步在其他县级医院及镇乡卫生院推行计算机收费，实行药品收费明细制度。

第四节　卫生服务体系改革

社区卫生服务　1999年，全县开始探索农村卫生室管理模式，县政府批转《关于在全县推行镇（乡）、村两级卫生机构一体化管理的实施意见》，并于当年6月着手乡村卫生一体化管理。2001年，随着《象山县区域卫生规划（2001—2005年）》实施，全县15个镇乡、3个街道、238家村卫生室全面开展村卫生室规范化社区卫生服务站创建改造工作。2006年，全面启动社区卫生服务，将镇乡卫生院转型为社区卫生服务中心或服务站。年初，县政府专门组织相关部门负责人和各镇乡、街道分管负责人赴淳安等地考察社区卫生服务工作，明确社区卫生服务工作总体思路，颁发《关于加强社区卫生服务工作的实施意见》，明确社区公共卫生服务配套经费、业务用房解决办法等一系列政策措施。采取“试点先行，以点带面，全面推开”的做法，2月，在鹤浦、东陈两地试点。5月17日，县政府召开全县卫生工作暨社区卫生服务工作现场会，在全县范围内全面推行以“六位一体”（基本医疗、预防、保健、康复、健康教育和计划生育技术服务）为主要内容、“社区责任医生制”为主要模式的社区卫生工作。全县划分社区卫生服务责任片区233个，有一级责任医生326名、二级医生107名，共健康入户调查157804户，调查率87%，调查人口451393人，调查率达86.1%；查出高血压、糖尿病、恶性肿瘤等慢性病患者29930人。256家社区卫生服务站全面完成规范化建设。

2008年，开展省市规范化社区卫生服务中心创建活动，根据创建率要达到30%的任务目标，石浦、贤庠、泗洲头、西周、墙头等5家率先通过省市验收。2009—2012年，在继续开展创建省市规范化社区卫生服务中心的同时，开展创建规范化农村社区卫生服务站工作，并将此列入县人大通过的民生实事工程。4年时间，共创规范化社区卫生服务站（村卫生室）100家，建成县、镇乡、村三级城乡社区卫生服务网络，基本达到90%以上农民从宿舍出行20分钟到达社区卫生服务机构的要求，形成“小病在社区、大病进医院、康复回社区”就医格局。

在实施村级医疗机构规范化基础上，有序推进政府举办的村卫生室（社区卫生服务站）实行紧密型一体化管理，非政府举办的规划内村卫生室实行“六统一”（统一行政、人员、业务、药械、财务管理和绩效考核）、“两独立”（责任独立承担、财务独立核算）型一体化管理，对因历史沿革尚存在的规划外村卫生室实行基本型一体化管理，并逐步整合兼并。至2012年末，全县人、财、物一体化管理率为15%，“六统一、两独立”型一体化管理率为30.2%，一体化综合管理率为100%。

社会力量参与医疗事业建设　中华人民共和国建立到改革开放前，医疗机构从联合诊所，农村合作医疗站，区、镇（社乡）卫生院到县级医院都是集体或公办机构。1981年，农村试行包产到户责任制后，有相当部分村合作医疗站转变为保健站或个体开业行医。1982年，镇乡卫生院试行经济承包责任制。县公立医院科室实行经济承包试点。1984年，提倡支持社会办医和个体办医。至1986年，全县个体开业达到43名。同期，有部分企业医疗机构实行个人承包，并对外开放。1986年，翁敬堂骨伤诊所开业，属民营医疗机构。1990年，贯彻中共十三届五中、六中全会精神，坚持治理整顿、深化卫生改革的方针。1991年，召开全县第三届个体医生协会会议，统一个体医生的职责、制度和收费标准。对全县个体医生进行业务考试，对12名不及格者，责令停业整顿，同时还取缔东门、雅林溪和莲花乡无证行医各1名。1992年，着手对全县村级卫生组织进行全面整顿。成立领导小组，拟订整顿方案，由县人民政府发文统一实施。统一村卫生室的处方、发票、管理制度及有关职责。有89个村卫生室初审合格并发给行医许可证，占全县村卫生室总数的27.5%。1993年，县政府印发《象山县社会医疗机构管理办法》。根据该办法，对原已开业的乡村医生、个体医生及社会办医疗单位逐个登记注册，并开展打击取缔无证行医活动。1995年，贯彻《医疗机构管理条例》，加强对乡村医、个体医、非法游医的管理和打击，取缔石浦、鹤浦等地无证行医35家。1996年，完成《象山县医疗机构设置规划》论证起草工作，完成村卫生室年检贴花306家，个体医诊所换证57家。1997年，为净化医疗市场，维护正常医疗秩序，县卫生局成立 “打击非法行医办公室”，共查处非法行医56家。至2014年，有民营医院2家、个体诊所41家。

就医管理 2000年，县第一人民医院、县红十字台胞医院和县中医医院试行“病人选医生”，让病人行使对医疗服务的选择权，急诊和特殊病人就诊不列入选择范围。在门诊大厅、分诊处、各科诊疗室和病区设立医护人员简介栏，公示中、高级门诊医生和高年资住院医师的照片、学历、本专业工作年限、职称及技术专长等，向病人宣传介绍和选择医生的流程。2003年，县第一人民医院推出礼仪护士为病人寻医问药提供咨询服务，指导病人选择适宜的科室和医生诊治。自该年起，县级医院先后开展优质护理服务，实施整体护理，开展生活护理。2005年开始，开展“以病人为中心，以提高医疗质量为主题”的医院管理年活动和镇乡卫生院医疗质量年活动。2006年，加强医疗服务环境、环节管理，推行县级医院病员“一站式”服务。建立医疗机构之间部分医学检查(检验）报告认可制度。实施门诊费用明细清单和住院一日明细清单制，建立医疗服务价格责任追究制。2008年，县第一人民医院实行门诊医疗一卡通、电子排队叫号、门诊医生工作站、门诊药方后台摆药等信息化系统，改善就医环境，规范就诊秩序。此后，该信息系统在其他医疗单位陆续推广。2009年，县第一人民医院又推出门诊预存款、电子申请单、药品配伍及用量限制、住院电子病历、门诊医疗一卡通、门诊收费窗口LED大屏等项目，进一步优化就医流程。

2012年，在贤庠镇盐厂村家庭医生签约制服务成功试点的基础上，9月开始，在全县各镇乡、街道推行。到该年末，全县共有27个责任片区，3968户家庭与24个全体团队、108名团队成员签订“家庭医生制服务协议书”，为60岁以上老人、慢性病等重点人群提供基本医疗与公共卫生等个体化服务。此后，该项服务继续得到推广实施。

表14-4 全县社区卫生服务站（村卫生室）规范化建设情况一览表

乡镇＼服务站＼年份	2009	2010	2011	2012
丹　城	文旦、林海、河东、路下林、樟树下	桥头林、工业园、南沙	—	下余、仇家山
石　浦	昌国、延昌、东门、横寺	番头、凤凰、金星、向浦	下洋墩	—
西　周	勤丰、下沈、牌头	杨岙、莲花、儒雅洋	夏叶	赖岙、湖边、柴溪
贤　庠	珠溪、盐厂	溪沿	着衣亭	蒲门、乌屿山
定　塘	大塘、中娄	—	下营、中垠	白墩
鹤　浦	新区、大南田	樊岙、百丈	—	—
爵　溪	北门、东街	前岙	—	—
墙　头	亭溪、方家岙	—	洋北、坊前	孙家、雷港
东　陈	旦门、南堡	岳头、王家	沙岗	—
茅　洋	茅洋、南充	杨家岙	—	白岩下、小白岩

续表 14-4

乡镇 \ 服务站 \ 年份	2009	2010	2011	2012
大　徐	安东、雅林溪	—	陈山	铁拴
黄避岙	白屿、黄避岙	—	高泥	大林
涂　茨	钱仓、珠山脚	东港	大坦、汤岙、毛湾	—
泗洲头	灵南、下寺后	—	肖胡	杨大场
新　桥	关东、东溪	高湾、下七里	山头王	井头、高塘、七林湾
晓　塘	晓塘、西边塘	—	黄埠	—
高　塘	中江、朱益	—	花岙、鱼潭、罗元、孝贤湾	杏八、三五

第五节　采购制度改革

药品生产流通体制改革　1972 年 4 月，象山制药厂在丹城建设路 43 号建立。1981 年，丹城首开个体药店，此后，医药药品经营发展较为迅速。1986 年，在原中药加工部基础上成立县医药药材公司中药饮片厂。1993 年，象山制药厂在城西路建成大输液车间。

2000 年，国务院体改办等部门颁发《关于城镇医药卫生体制改革指导意见》，要求各地遵循市场经济规律，结合医药流通特点，打破地区封锁和部门垄断，逐步形成以公有制为主体、多种经济成分共同发展的医药流通格局。对符合医药流通发展方向和建设规划、达到医药市场准入资格和条件的企业予以支持。医药企业设立分支机构或发展零售连锁店的所有制形式，经营管理方式和地区选择，由企业依法自主决定。实施医药流通企业产权制度改革，鼓励和支持对医药商业的多元投入，国有资本逐步退出医药流通领域。政府支持医药流通体制改革，予以指导、帮助、服务，从有利于社会经济发展角度做好医药流通体制改革。是年 1 月，象山制药厂转制为股份制企业，并更名为“宁波正大药业有限公司”。是年 6 月，县医药药材总公司完成股份制改制工作。并由宁波医药股份控股（51%），企业更名为象山医药药材有限公司。至 2014 年底，全县有药品生产、经营企业 139 家，药品批发企业 2 家。

药品集中招标采购　2005 年 9 月，为引进竞争机制、降低药品采购成本、杜绝假劣药品进入医疗机构、降低患者和社会不合理医疗费用负担、遏制医药流通领域不正之风，县卫生局成立药品联合采购工作委员会（由局长、分管局长、纪委书记、职能科室及所有联合采购医疗卫生单位法人代表组成），并下设药品联合采购中心，具体负责药品联合采购的组织协调工作。中心借用市工商银行象山支行房子，丁可平担任中心主任，是年 11 月 1 日正式运行。全县所有镇乡（街道）卫生院以上政府办医疗卫生机构（不包括县第一医院、红十字台胞医院、中医医院及鹤浦卫生院）及其所属的门诊部、社区卫生服务站实行药品联合采购。2006 年，完成镇乡卫生院二期药品联合采购，共订购 2000 余种药品，2007 年，镇乡卫生院采购品种达 2052 种，采购价较联合采购前下降了 20%左右。2006 年 2 月，药品联合采购中心被宁波市卫生局评为“宁波市卫生系统行风建设新举措”。

2008 年 11 月，县医疗卫生单位药品联合采购中心停止运行。

医疗器械招标采购 2004 年 8 月 3 日，县卫生局印发《象山县卫生局招投标管理办法（试行)》，对医疗卫生单位基建工程及药品器械、医用耗材、办公设备等采购的招标投标议标活动作出规定。合同价值在 10 万元以上的物资或服务项目，或列入市政府采购目录规定应当集中采购的项目，进入市、县招标中心或政府采购办。县级医疗卫生单位（包括丹城、石浦中心卫生院）合同价值 3 万元以上 10 万元以下、镇乡卫生院合同价值 1 万元以上 10 万元以下物资由县卫生局组织招标投标采购。在上述价值以下的物资由各医疗卫生单位组织招标投标采购。该文件对“招标工作组织”“招标工作程序”和“法律责任”等均作出明确规定。

2004 年 8 月 18 日，县卫生局又发出《关于规范药品医疗器械购销行为的若干规定》，主要从加强系统廉政建设角度，强调“医务人员一律不得与医药代理商为经营药品或医疗器械直接接触”，“所有采购的药品、医疗器械，各医疗卫生单位都要与医药代理商签订《医药购销廉政协议》”。之后，又颁布《象山县卫生系统医疗设备采购管理规定》共 35 条，对卫生系统医疗设备采购行为作进一步规范。

为了展示和引进国内外先进科研、医疗仪器设备，省卫生厅、科技厅往往会组织一年一度的“中国（浙江）国际科研、医疗仪器设备技术交流展览会”，至 2014 年，共组织 28 届。该项活动，一般由省财政厅和省卫生厅或省药械采购中心，在会前就统一采购的产品范围、工作程序、时间地点等发出通知，由局医政科带队组织各相关医疗卫生单位参展。采购单位在展览会期间与供应商签订的“成交意向书”，应按规定时间、地点报展览会组委会审核确认。与供应商签订政府采购合同的，必须在规定时间内将合同正本报展览会组委会鉴证。否则各地财政部门不得办理合同备案等相关政府采购手续，应按当地有关规定另行组织政府采购活动。从采购实践看，全县在此类展览会上采购的医疗器械占一定比例。

基本药物制度 基本药物概念首次由世界卫生组织提出，定义为最重要、基本、不可缺少、满足人民所必需的药品。2009 年 3 月，中共中央在《关于深化医药卫生体制改革的意见》中，明确提出建立国家基本药物制度。同月，国务院印发《医药卫生体制改革近期重点实施方案(2009—2011)》，这项制度被列为重点推进的改革内容之一。象山县于 2010 年颁布《象山县基本药物实施工作方案（试行)》，遴选出含 1204 个品规的县基本药物临床使用目录，并于 10 月 25 日在全县66 家基层医疗机构中启动实施。2012 年 6 月 28 日，县第一人民医院、红十字台胞医院、中医医院和第三人民医院四家县级医院启动以破除“以药养医”为核心的综合改革。是年，为推动县级医院综合改革有效实施，又制订县域总控药品目录，遴选产生县级医院药品 1199 种，其中国家基本药物（包括省增补药品）316 种，丙类药品 158 种，医保甲、乙类药品 725 种。全县 66 家基层医疗机构药品调整为 640 种，其中国家基药（包括省增补药品）457 种，县自定药品 100 种和有 30 张床位以上卫生院自选药品 83 种。自此，全县各医疗卫生单位均实施基本药物制度，实行药品零差率销售。

第六节 财政经费保障机制改革

财政补助范围与方式 中华人民共和国成立后，国家财政对卫生事业实行经费补助。1976 年以前，县财政对全民医疗机构人员工资给予全额补贴与医院专项补助；集体医疗机构酌情补助，执行人员与床位补贴，即人员工资额的 70%和每张床补助 200 元；镇乡卫生院执行人员补贴，即全民所有制卫生院补助人员工资额的70%、集体所有制卫生院补助60%。1977年以后，增加镇乡卫生院防保任务补助，即按该镇乡实际人口，每人每年补助0.02元，逐步增加到0.20元。1979年，根据"调整改革、整顿提高"的方针，运用经济规律管理医院，对医疗单位实行差额补助和困难补助。1980年，县第一人民医院实行差额补助工资额70%，全民所有制卫生院实行差额补助工资额90%。集体所有制（含县中医医院）实行"独立核算，自负盈亏"，差额补助总工资的20%—80%。1992年，全县开展初级卫生保健工作，财政对卫生事业的投入列入达标内容，财政补助经费逐年增加。1997年，《中共中央、国务院关于卫生改革与发展的决定》下达后，明确卫生事业是政府实行一定福利政策的社会公益事业，规定政府对卫生事业投入的增长要求不低于当年财政支出增长的幅度，财政投入逐年提高。政府举办的各类卫生机构的基本建设及大型设备的购置、维修，由政府按区域卫生规划给予安排。县防疫站、县妇幼保健所、县药检所、县卫生进修学校等公共卫生事业机构向社会提供公共卫生服务，所需经费由县财政预算和单位上缴的预算外资金等统筹安排。公共卫生事业机构的经常性支出，包括人员经费、经常性的公务费和业务费等由县财政预算定额核定。政府举办的镇乡卫生院由县财政进行差额补助。同时，根据完成的服务人群基本医疗和公共卫生任务的数量、质量核定财政补助。2003年以后，进一步规范财政补助范围和方式，补助项目主要包括卫生执法监督和预防保健等卫生服务、基本医疗服务、社会卫生服务、设备更新购置、人才培养等。镇乡卫生院基本医疗服务支出原则上通过医疗服务收入进行补助，承担政府下达的指令性公共卫生任务所需经费由政府和卫生局、财政局制订相应定额标准，按照任务工作量给予经费补助。2007年，明确政府对社区卫生服务的补助范围和内容，规定补助方式。补助内容包括按规定为社区提供的直接面向事业单位养老保险制度建立以前退休人员的费用等方面的支出。社区卫生服务机构为社区居民的公共卫生服务项目，列入财政补助范围，按常住人口每人每年不低于20元标准安排。2010年，根据中共中央、国务院《关于深化医药卫生体制改革的意见》和《关于深化医药卫生体制改革的实施意见》，公共卫生服务主要由政府提供，基本医疗服务由政府、社会和个人三方合理分担费用，特需医疗服务由个人付费或通过商业健康保险支付。政府负责社区卫生服务中心（站）基本建设经费、设备采购经费、人员经费和承担的公共卫生服务业务经费。对公立医院基本建设和设备购置、重点学科发展、符合政策规定的离退休人员费用、政策性亏损和承担公共卫生服务任务等给予专项补助。

财政补助监督管理　1977年8月，县卫生局设计划财务股，承担卫生事业经费预算、使用管理。随着财政投入逐年加大，财政管理制度不断健全。县财政局、县发改局、县卫生局、县审计局等部门按国家有关法律、法规和财政制度要求，各负其责，加强对卫生事业补助资金分配、使用过程监督管理，提高资金使用效率。1999年，医疗卫生机构执行财政部颁发的《事业单位财务规划》《事业单位会计准则》《事业单位会计制度》，以及财政部、卫生部颁发的《医院财务制度》和《医院会计制度》，按财政部门确定的开支范围和标准使用各项财政资金。对超范围、超标准、超定额资金，财政不予安排。实行项目管理资金专款专用。2004年以后，财政调整对医疗单位补助方式，任务项目由县财政局和县卫生局共同组织立项、评审、实施、检查、验收和评估。项目所需设备和劳务按规定实行政府采购。基本建设项目严格按照批准的规模、标准和内容，实施项目建设招标、稽查、审计、竣工验收等制度。有关部门加强监督、规范管理、控制投资、保证工程质量。对违反规定挤占、挪用、截留财政资金和造成损失浪费的单位和个人，按有关规定予以查处。

第七节　社会医疗保障制度改革

中华人民共和国成立后，国家先后实行公费医疗、城镇职工医疗保险，保障干部、职工的防病治病、身体健康。在农村先后实行农村合作医疗和新型农村合作医疗（包括大病统筹等），使广大农民得到实惠。

公费医疗　1949—1953 年，党政文卫系统工作人员医疗费，由县财粮科统一编造预算，每人每月 1~1.5 元。干部和职工看病，医院记账，向县财粮（政）科实报实销。1954 年后，全县实行公费医疗制度，党政文卫系统每人发放公费医疗证，凭证在全县各医疗单位看病，医疗费记账，医院按月向县公费办结算。1961 年 9 月，省卫生厅、财政厅修订《浙江省公费医疗预防实施办法》，1964 年 2 月作修正补充。1977 年 12 月，卫生部、财政部、国家劳动总局对享受公费医疗、公费医疗人员自费药品范围作出规定，象山县于 1978 年转发贯彻。当年 12 月全部调换公费医疗证，于次年 1 月 1 日起凭新证就诊。原列卫生事业费中公费医疗经费划出，成立县属直属公费医疗管理委员会，财政列专款，便于核算监督。同时实行定点医疗，在非定点医疗单位就诊医药费，由本人先付现金，后凭据向县医管会报销。这项规定，经半年多实践，因办法尚不完善，于 1979 年 8 月停止。而后，实行定额拨给部门包干使用，超支部分，年终视单位实际情况和财力，财政酌情补助部分，单位解决部分，个人自负部分，单位结余，结转下年使用。因公费医疗，历年凭证就诊、实报实销，无严格控制措施，浪费严重，漏洞较多，超支惊人。经检查发现，有的开给职工滋补药品，有的一次处方蜂蜜两斤，也有开给补酒、药酒、葡萄糖粉、麻油的。

1980 年 1 月 1 日起，一律改为凭贴有核对证的公费医疗证就诊。1981 年 7 月 1 日起，试行经费定额管理，享受公费医疗待遇人员，年人均定额 45 元，以 30%留县公费统一使用，70%发各部门包干使用。1983 年，财政、卫生、劳动局重申享受公费医疗、劳保人员自费药品范围的补充通知。1984 年 6 月 1 日起，实行门诊医疗费“定额包干”、单位核算，县核定门诊医药费全年每人 48 元，发给单位，单位按 75%发给个人，包干使用，节约归己。另 25%由单位集中统一调剂，节余留下年度使用。1998—1999 年，医疗费包干提高到每人 480 元。门诊中个人如有超支，退休人员 700 元以上部分报支，工龄 30 年按 95%报支，工龄 10~30 年按 90%报支，工龄在 10 年以下按 70%报支；在职人员 800 元以上部分按工龄情况结报。住院医疗费自负额 600 元以上部分可报支。享受单位按超支人数人均 200 元负担，其余部分由享受单位与县统筹各负担 50%。

1976—1978 年全县公费医疗超支情况一览表

表 14-5　　单位：元

年　度	享受人数（人）	年人均标准和实支情况（元）			补助总额（元）
		国家标准	实际支出	超支出	
1976	2983	26.5	59.33	33.05	98000
1977	3087	26.5	54.89	28.39	84000
1978	3215	30	58.47	28.47	89000

表 14-6

1979 年 1—8 月全县公费医疗分系统支出情况一览表

系统名称	人数（人）	实际支出数（元）	年人均支出（元）	国家标准年人均定额（元）	平均超支（元）	超过定额总金额（元）
县级机关各科室	576	22440.76	38.95	20	18.95	10914.20
卫生系统	383	18970.01	49.53	20	29.53	11308.08
区镇公社	474	19054.79	40.247	20	20.24	9592.76
文教系统	1530	48944.18	31.99	20	11.99	18343.15
其　他	419	10509.45	25.08	20	5.08	2127.52
合 计	3382	119919.9	35.46	20	15.46	52285.72

随着干部和离退休人员增加，药品价格开放，公费医疗支出逐年增多，根据县财政预算支出统计，1979 年为 20.3 万元，1984 年上升到 122.6 万元，1992 年 191 万元，2000 年达 1138 万元，每年递增 100 余万元，成为财政沉重负担。为加强公费医疗支出管理，先后出台一些管理措施：公费医疗转诊审批；实行“系统管理、定额到人、节约归己、超支采用分级累计负担”；公费医疗费中不属开支金额，经查实，对医院和医生实行经济处罚，性质严重者通报教育；转上海就医、个人自负增加 10%等。县政府 2000 年和 2001 年，均以象政办 3 号文件下发《关于加强公费经费管理的通知》，但成效不明显。

城镇职工医疗保险　根据外地经验和市有关文件精神，2002 年，县政府决定把公费医疗管理机构和职工医疗保险机构合并，统一领导，分别管理，统称城镇职工医疗保险，并先后于 2002 年以象政发〔2002〕62 号《象山县城镇职工基本医疗保险暂行规定》、〔2002〕179 号《象山县公务员基本医疗保险个人账户管理及医疗补助暂行办法》、〔2002〕182 号《关于象山县城镇职工基本医疗保险暂行规定实施意见》下发，规定医疗保险由国家和个人共同负担；国家补助为主；个人医疗保险基数来源是市上年社会月平均工资；节约存入个人账户；门诊超支，个人医疗费账户支付完，个人负担 600 元以上部分，由公费统筹补助金按支出医疗费情况和年龄分档补助，住院按一级医院 800 元、二级医疗 1100 元、三级医院 1300 元自负外，超出部分按支出医疗费情况和年龄分档补助。2007 年 7 月，印发《象山县城镇职工基本医疗保险实施意见》，原缴费办法和待遇标准作调整，首次为企业职工建立个人账户，并实施门诊医疗统筹。

表 14-7

2010—2014 年全县医疗保险参保数一览表（2014 年 12 月）

单位：人

年份	基本医保参保单位数	其中机关事业单位数	参保数小计	其中退休人员	机关事业类别		企业类别		
					合计	其中退休	合计	其中退休	在职
2010	2775	278	84685	16091	18132	4657	66553	11436	55117
2011	3236	279	99935	17260	18193	4723	81742	12537	69205
2012	3645	280	129945	19050	18585	5011	94460	14039	80421
2013	4195	280	144778	21607	19505	5298	106820	16309	90511
2014	4379	280	156768	24284	20169	5495	117864	18789	99075

工伤保险及孕妇生育保险

工伤保险 1995年1月起，全县企业职工在试点基础上逐步实行工伤保险，包括三资企业中的中方职工。1998年，实施市城镇企业职工工伤保险条例，至1999年4月，县内所有企业职工均纳入工伤保险。

表 14-8 1995—2014年全县参加工伤保险情况一览表

年度	参保企业（个）	参保职工（人）	基金收入（万元）	基金支出（万元）	年度	参保企业（个）	参保职工（人）	基金收入（万元）	基金支出（万元）
1995	371	23798	29	1	2005	420	27180	222	175
1996	364	27996	28	14	2006	677	41358	447	525
1997	306	21934	62	7	2007	1273	70858	737	524
1998	314	21113	70	10	2008	2550	99637	858	580
1999	308	20161	71	27	2009	2782	79732	917	750
2000	248	12884	49	18	2010	3049	89238	1045	895
2001	214	13402	73	56	2011	3507	96353	1313	1531
2002	144	13388	80	25	2012	3927	106089	1922	1546
2003	148	8695	93	72	2013	4350	113802	2180	2409
2004	212	12993	104	47	2014	4799	120815	2704	2192

妇女生育保险 1995年1月起，全县实行女职工生育基金统筹。至2005年3月，全面实施市城镇企业职工生育保险暂行办法，县属企业及事业单位中的女职工全部纳入职工生育保险，实施全市统筹。

表 14-9 2005—2014年全县妇女生育保险参保情况一览表

年度	参保企业（个）	参保职工（人）	基金收入（万元）	基金支出（万元）	年度	参保企业（个）	参保职工（人）	基金收入（万元）	基金支出（万元）
2005	862	10857	233	44	2010	2808	63376	1181	651
2006	981	13841	336	161	2011	3175	68172	1473	812
2007	1204	21208	461	256	2012	3873	74784	1285	1013
2008	2096	48756	722	343	2013	4195	82442	1179	1274
2009	2558	57305	935	513	2014	4676	88504	1813	1259

新型农村合作医疗 2004年11月23日，县委、县政府召开全县卫生工作会议，推行新型农村合作医疗制度。在爵溪、东陈、高塘三地前期试点基础上，出台《象山县新型农村合作医疗管理办法（施行）》，由政府统一组织，全县统筹，多方筹资，实行社会化管理模式。具体报销、补偿业务以合同方式交由中国人寿保险公司象山支公司承担运作。这项适度保障医疗互助共济制度由大病统筹、大病医疗救助和农村医疗卫生服务三个部分组成。各镇乡（街道）进行广泛宣传发动，截至2004年12月31日，三个试点单位参加合作医疗的农民47931人，参加率92.05%。共有1248人获得合作医疗大病统筹基金补偿152万元，其中最高补偿达2万元，人均补偿1217.9元，在一定程度上减轻部分农民负担。2015年，全县有47.931万农民参加新型农村合作医疗，参合率92.1%。此后，根据新型农村合作医疗制度运行情况，在筹资、报销比例（补偿方案）等方面不断调整完善。该项制度运行至2016年末并入城乡居民医疗保险。

全县新型农村合作医疗历年筹资方案一览表

表14–10　　单位：元

年度	筹资方案										合计
	统筹基金						医疗救助	健康体检			
	个人	乡镇	县	市	中央	小计	县	县	市	小计	
2004	15	10	10	15	0	50	5	0	0	0	55
2005	30	15	15	18	0	78	5	8	2	10	93
2006	30	15	15	18	0	78	5	8	2	10	93
2007	30	15	15	18	0	78	5	8	2	10	93
2008	45	30	50	46	4	175	5	12	3	15	195
2009	55	30	40	46	4	175	5	12	3	15	195
2010	90	40	60	74	6	270	5	12	3	15	290
2011	90	40	71	75	14	290	5	12	3	15	310
2012	150	70	110	112	18	460	5	12	3	15	480
2013	150	70	110	112	18	460	5	12	3	15	480
2014	200	70	155	134	26	585	0	12	3	15	600
2015	250	100	275	134	26	785	0	12	3	15	800

表 14–11

全县新型农村合作医疗历年筹资方案一览表

年度	参加人数（人）	其中（人）		参合率（%）	个人缴纳（元）	乡镇补助（万元）	县财政（万元）		市财政		中央（万元）	筹资额（万元）	财政追补（万元）			总筹资（万元）
		“五保”等	贫困				补助	资助	补助（万元）	资助（万元）			县级	市级	中央	
2004	47931	1702	0	92.1	69.3	47.9	47.9	1.3	71.9	1.3	0.0	239.7	0.0	0.0	0.0	239.7
2005	385578	8554	46867	92.3	1060.8	578.4	578.4	48.0	694.0	48.0	0.0	3007.5	0.0	0.0	0.0	3007.5
2006	390755	9006	46867	94.5	1074.9	586.1	586.1	48.7	703.4	48.7	0.0	3047.9	0.0	0.0	0.0	3047.9
2007	404335	9783	46867	95.2	1113.4	606.5	606.5	49.8	727.8	49.8	0.0	3153.8	0.0	0.0	0.0	3153.8
2008	407873	11872	35991	96.5	1701.0	1223.6	2039.4	67.2	1876.2	67.2	163.1	7137.8	611.8	652.6	163.1	8565.3
2009	393870	10647	34039	96.3	2014.1	1181.6	1575.5	76.1	1811.8	76.1	157.5	6892.7	0.0	0.0	0.0	6892.7
2010	390010	10805	34039	96.1	3259.7	1560.0	2340.1	125.2	2886.1	125.2	234.0	10530.3	0.0	0.0	0.0	10530.3
2011	392216	13071	34040	96.7	3259.1	1568.9	2784.7	135.4	3255.4	135.4	235.3	11374.3	0.0	0.0	0.0	11374.3
2012	382811	13144	34273	96.3	5288.0	2679.7	4210.9	227.1	4287.5	227.1	689.1	17609.3	0.0	0.0	0.0	17609.3
2013	358480	13637	31596	98.5	4935.7	2509.4	3943.3	220.8	4015.0	220.8	645.3	16490.1	0.0	0.0	0.0	16490.1
2014	334639	13777	28718	97.2	6130.1	2342.5	5186.9	281.4	4484.2	281.4	870.1	19576.4	0.0	0.0	0.0	19576.4
2015	306905	13787	30472	97.5	6947.1	3069.1	8439.9	362.8	4112.5	362.8	798.0	24092.0	0.0	0.0	0.0	24092.0
2016	297489	13187	27498	97.3	6763.8	2974.9	8180.9	336.7	3986.4	336.7	773.5	23352.9	0.0	0.0	0.0	23352.9
2017	4492892	142972	431267	—	43616.9	20928.5	40520.5	1980.4	32912.1	1980.4	4565.8	146504.6	611.8	652.6	163.1	46811.5

全县新型农村合作医疗历年补偿方案一览表

表 14–12 单位：万元

年度	补偿办法												备注
	住院						特殊门诊			普通门诊			
	起报线	-5000	-10000	-30000	30000 以上	封顶线	起报线	补比	封顶线	西药	中草药	封顶线	
2004	1000	25%	30%	40%	40%	20000	—	—	—	—	—	—	3—12 月份爵、东、高试点
2005	500–800–800	40%	50%	60%	75%	30000	1000	30%	3000	—	—	—	
2006	500–800–800	40%	50%	60%	75%	30000	500	30%按月	3000	—	—	—	
2007	500–800–800	40%	50%	60%	75%	30000	1000	30%	3000	10%	10%	150	12 月份高塘门诊试点
2008	500–800–1600	40%	50%	60%	75%	30000	1000	30%	3000	10%	10%	150	
2009	500–800–1600	45%~55%	55%~65%	65%~75%	80%~90%	35000	1000	30%	3000	20%	40%	300	
	起报线	卫生院	县级医院	市级医院	其他医院	封顶线	起报线	补比	封顶线	西药	中草药	封顶线	2010 年补偿模式开始调整
2010	300–600–900–1600	70%	55%	30%	25%	80000	参照住院			25%	40%	300	
2011	300–600–900–1600	70%	60%	30%	25%	80000	参照住院			30%	40%	300	
2012	300–600–900–900	80%	70%	35%	35%	100000	参照住院			35%	45%	500	
2013	300–600–900–900	80%	75%	35%	35%	100000	参照住院			35%	45%	500	
2014	300–600–900–900	80%	75%	40%	35%	120000	参照住院			35%	45%	500	始行大病保险
2015	300–600–900–900	80%	75%	40%	35%	120000	参照住院			40%	45%	1000	

注：2005—2009 年，起报线数为乡镇卫生院、县级医院、县外医院的起报数。

2010—2015 年，起报线数为乡镇医院 300 元、县内县级医院 600 元、宁波市级医院 900 元，县外其他医院 1600 元。

医疗意外保险

2017年9月7日，经县卫生和计划生育局审批同意，自同年10月20日开始，在县第一人民医院实行“医疗意外保险”项目。

医疗意外险是指承保患者在接受手术治疗中或手术后，因发生医疗意外导致的死亡、残疾和并发症等医疗意外，第三方保险公司给予的保障，由医疗机构提供窗口，由患者自愿购买的医疗保障。

县第一人民医院开展该项保险，由中国人寿保险股份有限公司承保，北京富诚保险经纪有限公司推广，具体由宁波地区经理黄友平推介。开展的有36个险种：1.肿瘤外科手术安心保障险；2.心脏外科手术安心保障险；3.普外手术安心保障险；4.妇科手术安心保障险；5.眼科手术安心保障险；6.肝脏手术安心保障险；7.肛肠手术安心保障险；8.泌尿手术安心保障险；9.胸腔外科手术安心保障险；10.胆囊胆道手术安心保障险；11.耳鼻喉手术安心保障险；12.宫腔镜检查及手术安心保障险；13.肾经外科手术安心保障险；14.骨创伤（非脊柱类）手术安心保障险；15.骨科关节外科手术安心保障险；16.骨科脊柱外科手术安心保障险；17.甲状腺乳腺手术安心保障险；18.胃肠手术安心保障险；19.疝修补手术安心保障险；20.鼻夹窦息肉手术安心保障险；21.扁桃腺手术安心保障险；22.喉镜声带息肉手术安心保障险；23.膀胱输尿管结石手术安心保障险；24.白内障手术安心保障险；25.腹腔镜胆囊切除手术安心保障险；26.老年手术安心保障险；27.脾胰手术安心保障险；28.母婴安康生育保障险；29.人工流产手术安心保障险；30.造影手术安心保障险；31.胃镜手术安心保障险；32.肠镜手术安心保障险；33.阑尾手术安心保障险；34.痔疮、肛裂、肛瘘手术安心保障险；35.骨科内固定取出手术安心保障险；36.骨科创伤(四肢）手术安心保障险。(以上29~36为即时生效险种)

母婴安康生育险（示例）

投保人：产妇、产妇家属或委托人

被保险人：妊娠满32周以上产妇、分娩后新生儿

健康要求：不存在医学须终止妊娠待产孕妇

投保份额：同一保险人最多投保一份

保险期间：起始时间——自被保险人办妥入院手续时起；终止时间——被保险人办妥出院手续离开医院时止（最长至产后第15日）

表14-13 高危产妇保险费一览表

保障内容	保险费	保额	保障内容	保险费	保额	保障内容	保险费	保额
被保险人身故责任、新生儿身故责任	600~800元	15万元	产妇特约并发症责任	800~1100元	大于20万元并发症	新生儿特约损伤责任	1000~1300元	大于25万元并发症

其他各科室保险产品保费基本雷同，最低保费200元，最高保费1300元。

自2017年10月开展该项保险业务至2018年底，有3000余名患者投保，发生赔付102例，赔付金额51300元。

第十五章　党派·群团·工委·武装

1953年6月，县文卫党组成立，1955年3月，因人员调动而中止。1959年9月重建，1961年9月又因宁海、象山分县自行终止。“文化大革命”期间，党建工作比较涣散。1978年10月，县卫生局党组成立，1984年2月改为党委，其职责是在县委领导下，贯彻落实党的路线、方针、政策和卫生工作方针；贯彻县委、县政府的重大工作部署；研究部署卫生系统重要工作；选拔和任免管辖范围内的领导干部；研究干部职工调动和奖惩；决定大额卫生经费的安排和使用；确定卫生重点基建项目；决定其他卫生系统的重大问题；领导下属基层党组织和群团、武装等工作。

第一节　中国共产党组织

县卫生局党组（委）、纪律检查委员会　1953年6月，象山县委按口设立文卫党组。任命高明垣为文卫党组书记。1955年3月，县人民政府卫生院建有党支部，书记翟殿卿（任期1955年3月至1957年9月），1956年5月改为县人民医院党支部，1957年9月并入县卫生科党支部。1972年5月至1977年6月，卫生科党支部为县生产指挥组党委的下属支部，具体资料不详。1978年10月，县卫生局党组成立，周祖龙为党组书记。1984年2月改为县卫生局党委，书记毛道明。1987年2月、1996年9月、2001年10月和2008年6月4次调整党委书记。2002年11月，中共象山县卫生局纪律检查委员会成立，于瑞祥任纪委书记、局党委委员至2014年12月。2014年12月30日，县委干〔2014〕67号文件下达，中共象山县卫生和计划生育局委员会、中共象山县卫生和计划生育局纪律检查委员会成立，中共象山县卫生局委员会和中共象山县卫生局纪律检查委员会撤销。

表15-1

县卫生局中共党委（党组）纪委设置及领导人一览表

<table>
<tr><th rowspan="2">组织名称</th><th rowspan="2">起讫年月</th><th colspan="3">领导人</th></tr>
<tr><th>姓名</th><th>职务</th><th>任职时间</th></tr>
<tr><td>县文卫党组</td><td>1953年6月至1961年9月</td><td>高明垣
谢景利
柯　扶
周登传
沈斌铨
张阿土</td><td>书　记
书　记
成员（以先后为序）</td><td>1953年6月至1955年3月
1959年9月至1961年9月</td></tr>
</table>

续表 15–1

组织名称	起讫年月	领导人		
		姓　名	职　务	任职时间
县生产指挥组党委（卫生科党支部为其下属组织）	1972 年 5 月至 1977 年 6 月	李东昌	书　记	1972 年 5 月至 1977 年 6 月
		范广友	副书记	1972 年 5 月至 1973 年 7 月
		张云桢	副书记	1972 年 11 月至 1977 年 6 月
		张汉庭	委　员	
		董方祥	委　员	
		周海青	委　员	
		赵益民	委　员	
		张　哲	委　员	
		孙树清	委　员	
		周联娥（女）	委　员	
县卫生局党组（党委）	1978 年 10 月至 1990 年 4 月	周祖龙	书　记	1978 年 10 月至 1984 年 2 月
		毛道明	书　记	1984 年 2 月至 1987 年 2 月
		胡良舫	书　记	1987 年 2 月至 1990 年 4 月
		张生标	委　员（以先后为序）	
		胡金福		
		路　林		
		李致敏		
		李慧英（女）		
		宋根云		
		褚宝林		
县卫生局党委	1990 年 5 月至 1993 年 12 月	胡良舫	书　记	1990 年 5 月至 1993 年 12 月
		张生标	委　员	1990 年 5 月至 1992 年 11 月
		宋根云	委　员	1990 年 5 月至 1990 年 8 月
		褚宝林	委　员	1990 年 5 月至 1993 年 12 月
		吴秀清（女）	委　员	1990 年 8 月至 1993 年 12 月
县卫生局党委	1994 年 1 月至 1998 年 12 月	胡良舫	书　记	1994 年 1 月至 1996 年 9 月
		程舟群（女）	书　记	1996 年 9 月至 1998 年 12 月
		褚宝林	委　员	1994 年 1 月至 1998 年 12 月
		吴秀清（女）	委　员	1994 年 1 月至 1996 年 9 月
		王爱明	委　员	1996 年 8 月至 1998 年 12 月
		孙晓东	委　员	1996 年 9 月至 1998 年 12 月
		刘锋利	委　员	1998 年 3 月至 1998 年 12 月

续表 15-1

组织名称	起讫年月	领导人		
		姓　名	职　务	任职时间
县卫生局党委	1999 年 1 月至 2003 年 12 月	程舟群（女） 孔森山 刘锋利 褚宝林 王爱明 孙晓东 叶为民 贺国恩 于瑞祥 左　伟 王立人 鲍春华	书　记 书　记 委　员 委　员 委　员 委　员 委　员 委　员 委　员 委　员 委　员 委　员	1991 年 1 月至 2001 年 9 月 2001 年 10 月至 2003 年 12 月 1999 年 1 月至 2000 年 12 月 1999 年 1 月至 2002 年 4 月 1999 年 1 月至 2003 年 3 月 1999 年 1 月至 2003 年 9 月 1999 年 9 月至 2003 年 12 月 2002 年 11 月至 2003 年 12 月 2002 年 11 月至 2003 年 12 月 2002 年 11 月至 2003 年 12 月 2003 年 3 月至 2003 年 12 月 2003 年 9 月至 2003 年 12 月
县卫生局纪委（2002 年 11 月建立）		于瑞祥	书　记	2002 年 11 月至 2003 年 12 月
县卫生局党委	2004 年 1 月至 2007 年 12 月	孔森山 鲍春华 左　伟 于瑞祥 贺国恩 叶为民 王立人 陈琴（女）	书　记 委　员 委　员 委　员 委　员 委　员 委　员 委　员	2004 年 1 月至 2007 年 12 月 2004 年 1 月至 2007 年 12 月 2004 年 1 月至 2007 年 12 月 2004 年 1 月至 2007 年 12 月 2004 年 1 月至 2006 年 7 月 2004 年 1 月至 2007 年 12 月 2004 年 1 月至 2007 年 12 月 2006 年 12 月至 2007 年 12 月
县卫生局纪委	2004 年1 月至 2007 年12 月	于瑞祥	书　记	2004 年 1 月至 2007 年 12 月
县卫生局党委	2008 年 1 月至 2012 年 12 月	孔森山 翁英豪 鲍春华 左　伟 于瑞祥 陈琴（女） 叶为民 王立人 吴林祥 钱永建	书　记 书　记 委　员 委　员 委　员 委　员 委　员 委　员 委　员 委　员	2008 年 1 月至 2008 年 6 月 2008 年 6 月至 2012 年 12 月 2008 年 1 月至 2012 年 12 月 2008 年 1 月至 2012 年 12 月 2008 年 1 月至 2012 年 12 月 2008 年 1 月至 2012 年 12 月 2008 年 1 月至 2011 年 8 月 2008 年 1 月至 2011 年 8 月 2009 年 3 月至 2012 年 12 月 2011 年 8 月至 2012 年 12 月
县卫生局纪委	2008 年 1 月至 2012 年 12 月	于瑞祥	书　记	2008 年 1 月至 2012 年 12 月
县卫生局党委	2013 年 1 月至 2014 年 12 月	翁英豪 鲍春华 左　伟 于瑞祥 陈琴（女） 吴林祥 钱永建	书　记 委　员 委　员 委　员 委　员 委　员 委　员	2013 年 1 月至 2014 年 12 月 2013 年 1 月至 2014 年 12 月 2013 年 1 月至 2014 年 12 月 2013 年 1 月至 2014 年 12 月 2013 年 1 月至 2014 年 12 月 2013 年 1 月至 2014 年 12 月 2013 年 1 月至 2014 年 12 月
县卫生局纪委	2013 年 1 月至 2014 年 12 月	于瑞祥 吴林祥	书　记 书　记	2013 年 1 月至 2014 年 12 月 2014 年 12 月 30 日起

注：2009 年 3 月 3 日，局办公室主任沈启英被提任为副局级调研员（县委干〔2009〕1 号文件）。

表 15-2

县卫生和计划生育局中共党委（纪委）设置及领导人一览表

组织名称	起讫年月	领导人		
		姓　名	职　务	任职时间
县卫生和计划生育局党委	2014 年 12 月至 2018 年 12 月	翁英豪	书　记	2014 年 12 月至 2016 年 7 月
		陈淑萍	书　记	2016 年 7 月至 2018 年 12 月
		史美德	副书记	2016 年 11 月至 2018 年 12 月
		鲍春华	委　员	2014 年 12 月至 2016 年 4 月
		左　伟	委　员	2014 年 12 月至 2018 年 12 月
		陈　琴	委　员	2014 年 12 月至 2016 年 11 月
		吴林祥	委　员	2014 年 12 月至 2015 年 12 月
		钱永建	委　员	2014 年 12 月至 2016 年 4 月
		倪永裕	委　员	2014 年 12 月至 2017 年 8 月
		吴仁品	委　员	2014 年 12 月至 2016 年 7 月
		黄志辉	委　员	2014 年 12 月至 2018 年 12 月
		翁家秀	委　员	2015 年 12 月至 2018 年 12 月
		肖惠珠	委　员	2017 年 8 月至 2018 年 12 月
县卫生和计划生育局纪委纪检组	2014 年 12 月至 2018 年 12 月	吴林祥	书　记	2014 年 12 月至 2015 年 12 月
		翁家秀	纪检组长	2015 年 12 月至 2018 年 12 月

县第一人民医院中共党委　1949 年 7 月 10 日，县人民政府接管旧卫生院。1950 年 3 月，改称“象山县人民政府卫生院”。1955 年 3 月，在全县各企事业单位首先建立“中共象山县人民政府卫生院支部委员会”，由院长翟殿卿兼任党支部书记。1956 年 5 月，县卫生院改称县人民医院，党组织改为“县人民医院党支部”，隶属于丹城镇党委，翟殿卿兼任书记。1957 年 9 月，县人民医院与县卫生科合并为一个支部。1958 年 10 月，宁海、象山并县，原宁海县人民医院党支部改称“象山县人民医院党支部”，书记刘善修。1961 年 9 月，宁海、象山分县后，于 1962 年 8 月重建县人民医院党支部，书记张志瑾。1966 年底，“文化大革命”波及医院，党组织瘫痪，活动停止。1969 年 1 月 9 日，象山县革命委员会发文（浙象革〔1969〕8 号），批准成立“象山县第一人民医院革命委员会”，实行党政一元化领导。其间，县人民医院曾与县防疫保健站合并为“象山县人民卫生防治院”，还曾成立过“象山县第一人民医院生产领导小组”等。1970 年 11 月，奚杰华结合到医院革委会，以革命领导干部身份任革委会主任兼整党领导小组组长。是年 12 月，重建一院党支部，奚杰华任书记，刘占闵任副书记。1973 年 5 月 9 日，县委通知医院改名为“象山县人民医院”，奚杰华任书记兼院长。1979 年 4 月 19 日，县革命委员会通知，医院改称“象山县第一人民医院”。1999 年，院党支部已有党员 53 名，根据县委组织部〔1999〕31 号文件批复，改建为党总支，书记孙晓东，隶属于卫生局党委，下设 4 个支部。2007 年 6 月，党员增至 110 名，县委批复（县委干〔2007〕51 号），医院党总支改建为党委，书记左伟，副书记郑保卫，仍隶属于卫生局党委，下设 5 个支部。2009 年 4 月，设立党委办公室。至 2014 年底，院党委下设行政、离退休、门诊、住院一、住院二 5 个支部，有党员 188 名。

自 1956 年 5 月建立党组织至 80 年代初，除“文化大革命”期间外，领导体制一直党政不分，实行党的一元化领导，负责医院全面工作。1981 年，实行党支部领导下的院长分工责任制。1984 年，通过医院机构改革，党政分开，实行院长负责制。此后，党组织着重抓职工的思想政治工作，宣传贯彻党在各个时期的路线、方针、政策，在两个文明建设及深化改革中发挥战斗堡垒作用，确保院长做好行政业务工作。同时，加强党组织自身建设，坚持“三会一课”，民主评议党员，提高党员素质，慎重做好党员发展工作，并加强对工会、共青团等群众组织的领导。在医德医风等行风建设、组织纪律、法制教育、等级医院创建、文明医院创建中发挥积极作用。

表 15-3

县第一人民医院历任中共党组织负责人一览表

组织名称	姓名	性别	籍贯	职务	任职时间
县人民政府卫生院党支部	翟殿卿	男	山东邹县	书记	1955 年 3 月至 1957 年 9 月
县人民医院党支部	张志瑾	女	浙江温州	书记	1962 年 8 月至 1965 年 5 月
	刘占闵	男	山东鲁南	书记	1965 年 6 月至 1969 年 1 月
人民医院（宁海）党支部	刘善修	男	—	书记	1958 年 10 月至 1959 年 7 月
	沈斌铨	男	—	书记	1959 年 7 月至 1961 年 9 月
	张荣武	男	—	副书记	1958 年 10 月至 1959 年 7 月
县第一人民医院党支部（1970 年 12 月重建）	奚杰华	男	浙江临海	书记	1970 年 12 月至 1973 年 5 月
	刘占闵	男	山东鲁南	副书记	1970 年 12 月至 1973 年 5 月
县人民医院党支部	奚杰华	男	浙江临海	书记	1973 年 5 月至 1976 年 10 月
	刘占闵	男	山东鲁南	副书记	1973 年 5 月至 1976 年 10 月
	李学昆	男	浙江象山	副书记	1974 年 10 月至 1976 年 10 月
县第一人民医院党支部	奚杰华	男	浙江临海	书记	1976 年 10 月至 1984 年 3 月
	李慧英	女	浙江桐乡	书记	1984 年 5 月至 1990 年 4 月
	刘占闵	男	山东鲁南	副书记	1976 年 10 月至 1982 年 8 月
	陈善校	男	浙江鄞县	副书记	1984 年 7 月至 1996 年 6 月
	李慧英	女	浙江桐乡	书记	1990 年 5 月至 1996 年 3 月
	薛成宗	男	浙江宁海	副书记	1995 年 5 月至 1997 年 12 月
	陈善校	男	浙江鄞县	书记	1996 年 6 月至 1997 年 11 月
	孙晓东	男	浙江鄞县	书记	1997 年 11 月至 1999 年 9 月
县第一人民医院党总支	孙晓东	男	浙江鄞县	书记	1999 年 9 月至 2002 年 11 月
	史月华	女	浙江象山	副书记	1999 年 9 月至 2002 年 11 月
	鲍春华	男	浙江象山	书记	2002 年 11 月至 2003 年 9 月
	丁可平	男	浙江象山	副书记	2002 年 11 月至 2005 年 6 月
	贺国恩	男	浙江象山	书记	2003 年 9 月至 2005 年 10 月
	左伟	男	黑龙江	书记	2005 年 10 月至 2007 年 7 月
	周德曙	男	浙江象山	副书记	2005 年 6 月至 2006 年 8 月
	郑保卫	男	浙江象山	副书记	2006 年 8 月至 2007 年 7 月
县第一人民医院党委	左伟	男	黑龙江牡丹江	书记	2007 年 7 月至 2014 年 12 月
	郑保卫	男	浙江象山	副书记	2007 年 7 月至 2014 年 12 月

县红十字台胞医院中共党总支 1966年“文化大革命”开始，县属各企事业单位党组织普遍受冲击，逐渐处于瘫痪或半瘫痪状态。1970年始陆续重建。石浦人民医院党支部于1971年8月重建（此前资料缺失），书记刘志宝，副书记林学荣。1979年4月9日，象山县革命委员会批复（浙象革〔1979〕59号），恢复象山县第二人民医院名称，党支部同时更名。1990年7月，新设“象山县台湾同胞医院”，原名继续使用。1992年8月，县政府同意（象政复〔1992〕23号），将1990年7月增设的两块牌子更名为“象山县红十字台胞医院”（象山县第二人民医院名称继续使用），支部名称相应更改。党组织关系划入石浦镇党委。2003年6月，党支部改为党总支，下属3个党支部，有党员46名。

表15-4 县红十字台胞医院中共党组织负责人一览表

组织名称	姓　名	性　别	籍　贯	职　务	任职时间
石浦人民医院党支部（1971年8月建）	刘子宝	男	山东新泰	书　记	1971年10月至1976年10月
	林学荣	男	—	副书记	1974年7月至1976年10月
县第二人民医院党支部（1979年4月改为二院）	刘子宝	男	山东新泰	书　记	1976年10月至1983年1月
	田文俊	男	山东宁津	书　记	1984年5月至1988年3月
	田文俊	男	山东宁津	副书记	1978年12月至1983年1月
	毛道明	男	浙江象山	副书记	1983年1月至1984年2月
	傅金和	男	山东曹县	副书记	1984年5月至1985年2月
	范滥丽	女	—	副书记	1985年2月至1990年4月
县红十字台胞医院党支部（1992年8月全称改名，1990年7月起台胞医院、红十字会医院、二院并存）	孙经荣	男	—	书　记	1990年5月至1991年3月
	邵先尧	男	浙江象山	书　记	1991年3月至1992年5月
	贺国恩	男	浙江象山	书　记	1992年5月至1995年
	陈孝忠	男	浙江象山	书　记	1995—1998年
	刘锋利	男	浙江象山	书　记	1999年1月至2000年11月
	缺　职	—	—	书　记	2000年11月至2003年6月
	范滥丽	女	—	副书记	1990年5月起
	王　健	男	浙江象山	副书记	1992年5月
	王爱萍	女	浙江象山	副书记	1999年11月至2000年12月
	钱　斌	男	浙江象山	副书记	2000年12月至2003年6月
县红十字台胞医院党总支（2003年6月，党支部更改为党总支，下属3个党支部，共有党员46名）	左　伟	男	黑龙江牡丹江	书　记	2003年6月至2005年10月
	缺　职	—	—	书　记	2005年10月至2006年9月
	吴才娟	女	浙江象山	书　记	2006年10月至2014年12月
	钱　斌	男	浙江象山	副书记	2003年6月至2008年11月
	戴才清	男	浙江象山	副书记	2008年11月至2014年12月
	陈家荣	男	浙江象山	委　员	2004年1月至2005年11月
	李永才	男	浙江象山	委　员	2004年1月至2009年1月
	洪盼盼	女	浙江象山	委　员	2004年1月至2014年12月
	戴才清	男	浙江象山	委　员	2005年11月至2008年11月
	林赛宁	女	浙江象山	委　员	2010年11月至2014年12月
	江传林	男	浙江象山	委　员	2010年11月至2014年12月

县中医医院中共党总支 1970年9月26日，中共丹城镇医院支部成立，根据浙象核发电〔70〕53号文件，黄金抱任中共丹城镇医院支部书记。成立初期，党员只有黄金抱、陈行贵、黄桂米、林圣康。1979年，黄金抱调离，邱永华调入。1980年，有邱永华、陈行贵、黄桂米、丁祥裕、杨佩莉等5名党员，邱永华任党支部书记，支部隶属中共丹城镇委。1985年3月，撤销丹城镇卫生院建制，改建成县中医医院，原丹城镇卫生院党支部更名为县中医医院党支部，党支部委员会由张淑芹、陈行贵、李行侠组成，张淑芹任书记，支部隶属中共县卫生局党委，党员10名。1992年1月，张淑芹调离，毛道明任党支部书记，7月，党支部换届改选，第二届党支部委员会由毛道明、毛敏华、陈晓奇、励壮云、李雅琴5人组成，毛敏华任党支部副书记，共有党员16名，党支部隶属于中共县卫生局党委。1993年4月，毛道明辞去县中医医院党支部书记，由邵先尧调任县中医医院党支部书记。2000年6月，由毛敏华任县中医医院党支部书记，2002年11月，由史月华调任县中医医院党支部书记。2007年6月，根据县委组批〔2007〕23号文件，中共县中医医院总支委员会成立。7月召开党员大会并进行第一届党总支部委员会选举，王爱萍、王慧杰、史月华、应巧玲、林文娟、蒋杰峰、谢灵璞当选为第一届党总支部委员，史月华、蒋杰峰分别当选为党总支部书记和副书记，并成立退休党支部、门诊部党支部、住院部党支部、行政后勤党支部、医技党支部。2010年11月，中共县卫生局委员会任命张海波为县中医医院党总支书记。2012年3月，根据象卫党〔2012〕1号文件，同意撤销中医医院总支下属的行政后勤、住院部、门诊部、医技和退休职工5个党支部，新建第一、第二、第三、第四党支部。4月，根据象卫党〔2012〕3号文件，同意县中医医院党总支下属各支部委员会选举结果，第一党支部委员会由朱子情、夏雯、周颖等组成，朱子情同志任书记；第二党支部委员会由王慧杰、林琳、王虹霞等组成，王慧杰任书记；第三党支部委员会由林文娟、顾燕琴、潘敏丹等组成，林文娟任书记；第四党支部委员会由应巧玲、王丹红、陈亚红等组成，应巧玲任书记。2013年7月3日，根据象卫党〔2013〕5号文件，夏雯任县中医医院第一党支部书记，朱子情被免去县中医医院第一党支部书记职务。截至2014年底，院党总支委员会共有7名委员，下设第一、第二、第三、第四共4个党支部，其中第一党支部有党员18名，第二党支部有党员17名，第三党支部有党员17名，第四党支部有党员16名，共计党员68名。

县中医医院党总支在上级党委正确领导下，始终发挥在医院建设、发展工作中战斗堡垒作用。围绕医院中心任务，在党的组织建设、阵地建设、党员教育、党员学习等方面发挥主导作用，结合医院实际深入开展党的群众路线教育实践活动、廉政教育、医德医风教育、党员“争先创优”“党员模范岗”等活动，院党总支多次被评为县先进基层党组织，多名党员获省、市、县级各类表彰。

表15-5　县中医医院历任中共党组织负责人一览表

组织名称	任职时间	姓名	性别	籍贯	职务
中共丹城镇医院支部	1970年9月至1979年	黄金抱	男	浙江象山	书记
	1980年至1985年3月	邱永华	男	浙江象山	书记
中共县中医医院党支部	1985年3月至1992年1月	张淑芹	女	浙江象山	书记
	1992年1月至1993年4月	毛道明	男	浙江象山	书记
	1993年4月至2000年6月	邵先尧	男	浙江象山	书记
	2000年6月至2002年11月	毛敏华	男	浙江象山	书记
	2002年11月至2007年7月	史月华	女	浙江象山	书记
中共县中医医院党总支	2007年7月至2010年11月	史月华	女	浙江象山	书记
	2007年7月至2014年12月	蒋杰峰	男	浙江象山	副书记
	2010年11月至2014年12月	张海波	男	浙江象山	书记

县第三人民医院中共党支部 县第三人民医院党支部成立于2000年11月22日，原名县爱心医院党支部（象卫党委〔2000〕16号），黄行土任支部书记，党员共3名。2008年1月14日，选举产生第一届党支部委员（象卫党〔2008〕2号）。2014年，党支部共有党员23名。

县第三人民医院党支部注重组织建设、作风建设、制度建设、思想建设、纪律建设，学习贯彻党的文件精神及重要讲话，强化党员干部的纪律意识和规矩意识，结合医院实际，推进党的各项工作，为实现医院稳定快速健康的发展提供坚固的政治保障。

表15-6 县第三人民医院历任中共党组织负责人一览表

组织名称	姓名	性别	籍贯	职务	任职时间
中共象山县爱心医院党支部	黄行土	男	浙江象山	书记	2000年11月至2013年2月
中共象山县第三人民医院党支部	史济忠	男	浙江象山	副书记	2010年11月至2013年1月
	戴天刚	男	浙江象山	书记	2013年2月至2014年12月

县老年医院中共党支部 县老年医院于2014年10月成立。2015年3月，单位党员人数达到9名时，向局党委申请成立党支部。2015年4月，党支部成立批复下达（象卫党〔2015〕9号），同年6月，经过前期筹备后，召开第一次党员大会，选举产生第一届支部委员会，成员分别是：党支部书记冯嘉臣，宣传委员周金芬，组织委员欧东海，象卫党〔2015〕20号文件批复，同意选举结果。2016年3月，局党委任命党支部副书记一名，根据党章规定，基层支部委员届期三至五年，届期内未发生人员调动情况，第一届支部委员会成员仍在届期内。截至2018年10月底，医院共有在编在岗员工23名，其中党员9名，党支部委员会成员4名，为书记、副书记、宣传委员、组织委员各1名。支部班子充实健全，成员分工具体，职责明确，在局党委的统一领导下，形成党政齐抓共管新格局。

县疾病预防控制中心中共党支部 1956年建站后，由于当时历史原因，人员又少，尤其经多次迁移，除有一名副站长负责外，没有专业分工，更谈不上基层防疫网建设，在工作上除及时完成传染病统计报表外（其实漏报率也很高），各种预防接种（牛痘、伤寒副伤寒、霍乱等）均分到各地卫生所、联合诊所完成，防疫站工作人员除派往各地搞冬春季传染病防治（麻疹、流脑等）或地方病查治外，往往将专业人员抽调去搞农村各项中心工作、巡回治疗等。至1963年3月，任命正站长，加强领导班子建设。1968年10月，与县妇保站合并成立县防疫妇保站革命委员会。同年底又与县人民医院合并成立县人民卫生防治院。1971年，又与县人民医院分开，建立防疫妇保站，并建立党支部。团支部、工会等群团组织，随着党支部建立而逐渐完善，在这以前，团支部、工会组织时而挂靠卫生院，时而挂靠县级机关团支部。1982年，单独组建站团支部、工会等组织。至2014年，共有党员23名。

表15-7 县疾控中心历任中共党组织负责人一览表

组织名称	姓名	性别	籍贯	职务	任职时间
中共象山县防疫妇保站党支部	徐义来	男	安徽	站革委会主任（“文化大革命”期间为党政一把手）	1971年6月至1982年
	姜震	男	浙江象山	代支书	1974年11月至1975年11月
中共象山县防疫站党支部	胡金福	男	浙江象山	书记	1982—1984年
	朱荣时	男	浙江象山	书记	1984—1991年
	傅焕乎	男	浙江诸暨	书记	1991年至2000年2月
	叶众	男	浙江象山	副书记（主持工作）	2000年12月至2002年5月
中共象山县疾控中心党支部	叶众	男	浙江象山	书记	2002年6月至2014年12月

县卫生监督所中共党支部 成立于2002年，郑保卫任党支部书记。后几经人事调动，张荣、罗三君先后任党支部书记。县卫生监督所党支部带领全体党员干部，在全县卫生监督工作中发挥战斗堡垒作用。

表15–8 县卫生监督所历任中共党组织负责人一览表

组织名称	姓　名	性　别	籍　贯	职　务	任职时间
中共象山县卫生监督所党支部	郑保卫	男	浙江象山	党支部书记	2002年11月至2006年8月
	张　荣	男	浙江象山	党支部副书记	2002年6月至2006年8月
	张　荣	男	浙江象山	党支部书记	2006年8月至2010年10月
	武功绪	男	浙江象山	党支部副书记	2006年9月至2008年2月
	杨志国	男	浙江象山	党支部副书记	2008年2月至2010年10月
	黄立飞	男	浙江象山	党支部副书记	2010年10月至2014年12月
	罗三君	男	浙江象山	党支部书记	2012年9月至2014年12月

县妇幼保健院中共党支部 县妇幼保健院党支部成立于1987年，方姮娟任党支部书记。随着人事调动，沈洁光等先后任党支部书记。妇幼保健院党支部带领全体党员干部，在妇女儿童保健工作中发挥先锋模范作用。

表15–9 县妇幼保健院历任中共党组织负责人一览表

组织名称	姓　名	性　别	籍　贯	职　务	任职时间
中共象山县妇幼保健站党支部	方姮娟	女	浙江象山	书　记	1987年5月至2000年9月
	沈吉光	男	浙江象山	书　记	2000年9月至2002年11月
中共象山县妇幼保健院党支部	沈吉光	男	浙江象山	书　记	2002年11月至2008年10月
	王亦明	男	浙江象山	书　记	2008年10月至2009年12月
	陈家荣	男	浙江象山	书　记	2009年12月至2013年2月
	史济忠	男	浙江象山	书　记	2013年9月至2014年12月

县卫生进修学校中共党支部 县卫生进修学校党支部成立于1985年。由于工作调整，2004年5月，成立县卫生进修学校、血办联合支部。2010年，成立县卫生进修学校支部委员会。2014年，县卫生进修学校党支部共有党员8名（在职7名、退休1名）。学校支部成立以来，抓政治、提能力、建制度、强队伍，发挥党组织战斗堡垒作用，激发党员干部引领作用，为医学教育工作的全面发展提供有力的组织保障。

表15–10 县卫生进修学校历任中共党组织负责人一览表

组织名称	姓　名	性　别	籍　贯	职　务	任职时间
中共县卫生进修学校党支部	陈行贵	男	浙江象山	副书记	1985年7月至2004年4月
	刘锋利	男	浙江象山	书　记	2000年11月至2002年12月
中共县卫生进修学校血办联合支部	任西根	男	浙江象山	书　记	2004年5月至2005年11月
	陈家荣	男	浙江象山	书　记	2005年11月至2008年10月
	张道理	男	浙江象山	副书记	2008年3月至2010年1月
	石忠校	男	浙江象山	书　记	2008年10月至2010年11月
中共县卫生进修学校支部委员会	张道理	男	浙江象山	书　记	2010年1月至2014年12月

县献血办公室中共党支部 2014 年 1 月 17 日，建立中共县献血办支部委员会，任西根任书记(象卫党〔2004〕3 号)。2004 年 5 月 12 日，县卫生进修学校和县献血办公室成立联合党支部，原卫校、血办支部同时被撤销（象卫党〔2004〕18 号)。2010 年 1 月，撤销县卫生进修学校和县献血办公室联合党支部，成立县献血办公室党支部。2014 年，县献血办公室党支部共有党员 4 名(在职 3 名，退休 1 名)。多年来，党支部始终注重加强自身建设，通过开展党的群众路线教育实践活动，发挥党支部战斗堡垒作用和党员先锋模范作用，使献血办各项工作得到全面协调发展，较好地完成上级党组织赋予基层党组织的基本任务。

县献血办历任中共党组织负责人一览表

表 15–11

组织名称	姓　名	性　别	籍　贯	职　务	任职时间
中共象山县献血办党支部	任西根	男	浙江象山	书　记	2004 年 1 月至 2004 年 5 月
中共县卫生进修学校献血办公室联合党支部	任西根	男	浙江象山	书　记	2004 年 5 月至 2005 年 11 月
	陈家荣	男	浙江象山	书　记	2005 年 11 月至 2008 年 10 月
	张道理	男	浙江象山	副书记	2008 年 3 月至 2010 年 1 月
	石忠校	男	浙江象山	书　记	2008 年 10 月至 2010 年 11 月
中共象山县献血办公室党支部	钱春林	男	浙江象山	书　记	2010 年 11 月至 2014 年 12 月

县卫生局机关中共党支部 1978 年，局机关党支部成立，由党组书记周祖龙兼任支部书记。1984 年2 月，改为县卫生局党委，由党委书记毛道明兼任支部书记。1987 年，由张生标任支部书记。1997 年、2000 年、2006 年、2010 年 4 次调整局机关党支部委员会。

中共县卫生局机关党支部历任负责人一览表

表 15–12

组织名称	年　份	姓　名	职　务
中共县卫生局机关党支部（1978 年建立）	1978 年	周祖龙	书记（兼）
	1984 年	毛道明	书记（兼）
	1987 年	张生标	书　记
	1997 年	王爱明	书　记
		吴美玉	委　员
		贺国恩	委　员
	2000 年	王爱明	书　记
		王　健	委　员
		陆新学	委　员
	2006 年	王立人	书　记
		沈启英	委　员
		杨志国	委　员
	2010 年	王立人	书　记
		林　辉	委　员
		杨存军	委　员
		杨淑静	委　员
		吴百灵	委　员

注：2015 年 3 月，中共象山县卫计局机关党总支委员会成立，下设局机关党支部和退休干部党支部。局机关党总支由钱永建、顾海燕、杨存军、王巧月、华勇 5 人组成，钱永建任局机关党总支书记，顾海燕任副书记。

局机关离退休干部中共党支部 1985年3月4日，县卫生局党委下发象卫党委〔1985〕4号文件，成立离（退）休干部党支部，李圣集任党支部书记。

1986年3月22日，经县卫生局党委批复（象卫党委〔1986〕2号），县卫生局离（退）休干部党支部委员会成立，李圣集任党支部书记，奚杰华任副书记兼组织委员，付相林任宣传委员。

1993年、1995年2次调整局机关离退休党支部委员会。1997年6月，党支部被撤销。2015年3月，党支部恢复。

中共象山县卫生局机关离（退）休干部党支部历任负责人一览表

表15-13

组织名称	年 份	姓 名	职 务
县卫生局机关离（退）休干部党支部（1985年建立）	1985年	李圣集	书 记
	1986年	李圣集	书 记
		奚杰华	副书记
		付相林	委 员
	1993年	付相林	书 记
		邱永华	副书记
		王香蓉	委 员
	1995年	邱永华	书 记
		朱泽善	副书记
		王香芸	委 员

2014年全县卫生系统中共党员一览表

表15-14

单位名称	党员姓名（括号内注明性别和入党时间）
县卫生局（34人）	张生标（男，1955年6月）周祖龙（男，1956年4月）屠再玉（女，1962年8月）吴百灵（男，1970年7月）王　健（男，1973年10月）贺国恩（男，1974年1月）于瑞祥（男，1981年10月）沈启英（男，1982年9月）丁可平（男，1985年1月）吴美玉（女，1985年2月）鲍春华（男，1985年4月）沈吉光（男，1985年12月）王爱萍（女，1985年12月）吴林祥（男，1986年8月）王立人（男，1986年12月）翁英豪（男，1987年3月）钱永建（男，1994年10月）毛盛芳（女，1996年8月）徐爱军（男，1997年10月）吴美飞（女，1998年3月）楼　烨（男，1999年9月）左　伟（男，2000年8月）杨存军（男，2001年6月）张林敏（女，2002年7月）欧阳炎（男，2004年3月）鲍明海（男，2004年11月）郑彩玲（女，2004年11月）杨淑静（女，2005年11月）徐苗国（男，2006年4月）陈再菊（女，2008年7月）顾海燕（女，2009年7月）范黎斌（女，2009年11月）林祖平（男，2011年5月）俞丹丹（女，2014年4月）
县卫生监督所（19人）	周宏表（男，1966年4月）徐茂国（男，1970年12月）陈洪福（男，1978年11月）施卫定（男，1979年11月）邵升方（男，1982年12月）张　荣（男，1984年2月）黄立飞（男，1984年8月）李　旻（男，1984年10月）沈中和（男，1990年5月）陈　达（男，1996年6月）罗三君（男，1998年6月）王静静（女，2001年12月）宋新华（男，2001年12月）张伯宏（男，2002年12月）徐友谊（男，2003年7月）范　斌（男，2005年12月）叶晶晶（女，2006年6月）刘萌萌（女，2008年12月）欧丽君（女，2011年11月）

续表 15–14

单位名称	党员姓名（括号内注明性别和入党时间）
县第一人民医院（187 人）	郑保卫（男，1980 年 1 月）钱　国（男，2004 年 11 月）周德曙（男，1994 年 10 月）徐敏水（男，1998 年 10 月）赵丽丽（女，2010 年 7 月）王敏姗（女，2009 年 7 月）王　非（女，2010 年 1 月）曹敏飞（女，2005 年 6 月）方　建（女，2002 年 7 月）赵成国（男，1976 年 6 月）朱春艳（女，2006 年 5 月）胡忠盈（男，2001 年 8 月）赵建阳（男，2008 年 5 月）王　凯（男，2012 年 5 月）易继阳（男，2013 年 4 月）孙晓东（男，1985 年 6 月）周芳芳（女，2002 年 12 月）林建宇（男，2006 年 6 月）俞燕敏（女，2013 年 4 月）方辛平（男，1987 年 6 月）李慧英（女，1979 年 5 月）薛成宗（男，1960 年 11 月）谭锡敬（男，1947 年 8 月）朱成木（男，1971 年 11 月）王彩娣（女，1978 年 6 月）蒋善金（男，1971 年 9 月）吴家韩（男，1966 年 6 月）王香云（女，1960 年 3 月）王慧芬（女，1984 年 9 月）蔡　岳（男，1979 年 10 月）许元芳（男，1968 年 12 月）余秀芬（女，1985 年 6 月）倪诗玉（男，1972 年 3 月）鲍仁英（女，1984 年 8 月）黎建平（男，1958 年 5 月）柴振琪（男，1987 年 6 月）王爱琴（女，1984 年 4 月）张世南（男，1970 年 1 月）范蕴莉（女，1972 年 4 月）王云英（女，1966 年 1 月）史玉仙（女，1973 年 11 月）陈善校（男，1965 年 4 月）朱荣时（男，1978 年 3 月）杨培娟（女，1965 年 12 月）许祖黄（男，1984 年 12 月）徐成国（男，1992 年 12 月）周建勤（男，1984 年 8 月）鲍三定（男，1978 年 6 月）欧丽霜（女，2009 年 7 月）方立武（男，2006 年 4 月）何燕武（男，2002 年 12 月）孙海婷（女，2007 年 7 月）黄春巧（女，2003 年 3 月）翁燕娜（女，2007 年 12 月）徐　永（男，2010 年 3 月）董玲玲（女，2007 年 5 月）张文尔（女，2008 年 5 月）林建军（男，2005 年 1 月）郑文颖（女，2001 年 12 月）童美琴（女，2010 年 10 月）吴雪丹（女，2009 年 7 月）徐雪莲（女，1998 年 6 月）吴海毅（女，2007 年 10 月）李玉琴（女，2008 年 9 月）朱从伦（男，2005 年 5 月）吴　安（男，2010 年 10 月）林　平（男，2002 年 12 月）陈　珊（女，2007 年 6 月）汤雷军（男，2005 年 1 月）王月飞（女，2007 年 5 月）陈　杰（男，2000 年 11 月）黄杰英（女，2009 年 5 月）李小亚（女，2006 年 6 月）陈　波（男，2011 年 12 月）梅鲁娜（女，1996 年 3 月）鲍晓艳（女，2012 年 11 月）钱淑琴（女，2003 年 6 月）胡燕儿（女，2006 年 1 月）徐佳妮（女，2012 年 12 月）林曙辉（男，2012 年 12 月）谢龙腾（男，2005 年 7 月）徐宗才（男，1973 年 5 月）王　敏（女，2000 年 6 月）陈晓奇（男，1988 年 1 月）柯　宇（女，2007 年 12 月）夏莉莉（女，2010 年 5 月）朱骏骁（男，2001 年 8 月）韩晶燕（女，2012 年 11 月）郑光辉（男，1995 年 3 月）励　红（女，2008 年 7 月）王玉邦（男，2009 年 9 月）顾宝林（男，2010 年 1 月）董汉朝（男，2007 年 11 月）韩晓远（男，2011 年 6 月）方俊杰（男，2002 年 6 月）鲍珊珊（女，2011 年 6 月）林芳芬（女，2001 年 2 月）舒婉婉（女，2007 年 12 月）蔡芸芝（女，2007 年 6 月）王　韧（男，2006 年 4 月）王蓓蓓（女，2007 年 11 月）邬琪焕（男，2010 年 5 月）顾曙鸣（男，2008 年 5 月）王若腾（男，1995 年 4 月）陆坚硕（男，2009 年 6 月）刘锋利（男，1982 年 12 月）罗淑辉（女，2004 年 5 月）徐海燕（女，2008 年 9 月）王芬芳（女，2009 年 10 月）程德希（男，1984 年 8 月）钱振萍（女，1995 年 12 月）伊煜婷（女，2011 年 2 月）郑　林（男，2006 年 9 月）周金梅（女，2005 年 6 月）俞蓓蓓（女，2005 年 12 月）江培兰（女，2004 年 12 月）金　益（女，2010 年 5 月）茅焕豪（男，2007 年 12 月）翁家武（男，2008 年 6 月）王俏莉（女，2005 年 6 月）江聪法（男，2004 年 12 月）黄　芳（女，2004 年 6 月）黄立江（男，2005 年 5 月）郑　燕（女，2010 年 12 月）叶剑飞（女，1998 年 6 月）张红梅（女，2003 年 12 月）祝春玲（女，2004 年 9 月）洪　波（男，2006 年 10 月）鲍红丹（女，2006 年 3 月）章敏巧（女，2003 年 5 月）陈　芝（女，2008 年 11 月）黄春晓（女，2006 年 12 月）郑伟峰（男，2008 年 8 月）朱瑜瑜（女，2008 年 11 月）徐静萍（女，2002 年 12 月）崔小燕（女，2010 年 5 月）陈　琪（男，2004 年 9 月）金　晶（女，2007 年 12 月）俞贝贝（女，2012 年 5 月）江　磊（女，2012 年 5 月）吴晶晶（女，2006 年 6 月）郑春芳（女，2011 年 2 月）胡元达（男，1987 年 6 月）黄忠祥（男，1992 年 12 月）孙　炜（男，1999 年 10 月）王露露（女，2008 年 6 月）喻　慧（女，2006 年 6 月）薛世航（男，2003 年 11 月）鲍银童（男，2000 年 1 月）刘震宇（女，1999 年 6 月）谢武表（男，2010 年 5 月）潘家平（男，1999 年 10 月）励宇翔（男，2002 年 5 月）俞海蛟（男，2005 年 5 月）王徐灿（男，2002 年 12 月）胡通洲（男，2007 年 4 月）章晓军（男，2002 年 12 月）王海彪（男，2009 年 4 月）马飞跃（男，2010 年 6 月）叶　奕（男，2008 年 9 月）胡莉莎（女，2010 年 5 月）朱益萍（女，2005 年 12 月）欧阳连（男，2003 年 12 月）陈　玲（女，1996 年 6 月）古　铮（女，2003 年 9 月）袁来娜（女，2007 年 12 月）徐亚珍（女，2008 年 5 月）周敏芝（女，2004 年 8 月）周敏君（男，2002 年 10 月）宋小珍（女，1999 年 7 月）戴海珍（女，2004 年 7 月）金洁琼（女，2006 年 6 月）曹　珊（女，2004 年 3 月）陈春燕（女，2003 年 11 月）张安娜（女，2007 年 3 月）罗薇薇（女，2002 年 6 月）廖丽韵（女，2009 年 11 月）肖　钢（男，2006 年 5 月）李　艳（女，2002 年 11 月）鲍南男（女，2011 年 6 月）陈　立（男，2005 年 12 月）陈　悦（女，2007 年 5 月）张　波（男，2000 年 1 月）盛圆圆（女，2004 年 4 月）郎东旭（男，2002 年 7 月）郑　琦（女，2008 年 6 月）翁珊珊（女，2012 年 11 月）

续表 15–14

单位名称	党员姓名（括号内注明性别和入党时间）
县红十字台胞医院（44 人）	付金和（男，1954 年 12 月）陈凤英（女，1956 年 7 月）徐根富（男，1969 年 10 月）邬小昌（男，1970 年 3 月）钱　斌（男，1970 年 8 月）谢平均（男，1970 年 10 月）任　靖（女，1973 年 9 月）田代清（男，1973 年 10 月）张宝莲（女，1973 年 10 月）郑安芬（女，1973 年 11 月）邵东方（男，1974 年 1 月）史再清（女，1974 年 2 月）穆亚芬（女，1974 年 12 月）徐素勤（女，1976 年 1 月）石亚梅（女，1976 年 9 月）林建华（男，1978 年 8 月）孙经荣（男，1984 年 6 月）潘仁祥（男，1984 年 11 月）李永才（男，1985 年 1 月）戴才清（男，1985 年 2 月）邹乾兴（男，1985 年 3 月）顾兰芬（女，1985 年 12 月）梅明远（男，1986 年 5 月）陈国平（男，1986 年 6 月）林赛宁（女，1986 年 10 月）杨国建（男，1987 年 4 月）金坚明（男，1989 年 3 月）俞秀梅（女，1990 年 8 月）赵泽林（男，1992 年 3 月）吴才娟（女，1994 年 5 月）奚圣祥（男，1997 年 6 月）吴伟宏（男，2001 年 9 月）朱宽龙（男，2002 年 4 月）田苗苗（女，2003 年 12 月）江传林（男，2004 年 10 月）吕闻耀（男，2004 年 12 月）郑明海（男，2006 年 6 月）周紫嫣（女，2007 年 4 月）徐颖巧（女，2007 年 6 月）蒋嘉剑（男，2008 年 6 月）梁小飞（女，2008 年 10 月）张军祥（男，2010 年 12 月）林重睿（男，2011 年 1 月）俞建生（男，2011 年 5 月）
县中医医院（62 人）	李行侠（女，1956 年 12 月）黄桂米（女，1959 年 10 月）邵先尧（男，1965 年 2 月）丁祥裕（男，1969 年 8 月）林以存（男，1971 年 6 月）毛道明（男，1971 年 11 月）朱嫦娥（女，1972 年 1 月）陈妙意（女，1972 年 4 月）毛敏华（男，1974 年 3 月）励壮云（男，1976 年 7 月）史月华（女，1976 年 11 月）杨蓓莉（女，1979 年 6 月）刘征役（男，1979 年 12 月）应巧玲（女，1984 年 12 月）张晓芬（女，1984 年 12 月）朱秀英（女，1985 年 6 月）李雅琴（女，1986 年 5 月）赖根梅（女，1986 年 10 月）黄常福（男，1987 年 7 月）陈卫东（男，1992 年 5 月）陈雪梅（女，1994 年 6 月）朱　波（男，1995 年 10 月）李　挺（男，1996 年 6 月）励茂飞（女，1996 年 7 月）蒋杰峰（男，1996 年 7 月）史井超（男，1998 年 6 月）王慧杰（男，1998 年 10 月）杨玲娟（女，1998 年 10 月）王虹霞（女，1998 年 11 月）屠松菊（女，1998 年 12 月）张海波（男，1999 年 5 月）郭鸣雁（女，2000 年 1 月）蔡惠燕（女，2000 年 5 月）赵英焕（男，2000 年 5 月）黄颂敏（男，2001 年 6 月）陈亚红（女，2001 年 11 月）王丹红（女，2002 年 12 月）林文娟（女，2003 年 6 月）周颖（女，2003 年 11 月）蒋俊红（女，2004 年 6 月）顾燕琴（女，2005 年 1 月）夏　雯（女，2005 年 6 月）傅永君（男，2005 年 12 月）林　琳（女，2005 年 12 月）陈　阳（女，2006 年 1 月）张慧慧（女，2006 年 4 月）邵丹丹（女，2006 年 6 月）潘敏丹（女，2007 年 11 月）张智盛（男，2008 年 12 月）韩振明（男，2009 年 12 月）张翠翠（女，2009 年 12 月）史继波（男，2010 年 11 月）钱　奇（男，2010 年 11 月）顾丹毅（女，2010 年 12 月）吴映娴（女，2011 年 12 月）陈美娜（女，2012 年 11 月）陈　倩（女，2012 年 12 月）郝文莹（女，2013 年 3 月）郑汉武（男，2013 年 3 月）陈晓霞（女，2013 年 3 月）周徐俠（男，2013 年 3 月）陈沁漾（女，2013 年 5 月）
县第三人民医院（20 人）	黄行土（男，1979 年 7 月）戴天刚（男，1996 年 6 月）陈利斌（男，1998 年 1 月）郑文艺（女，1999 年 7 月）董帮贤（男，1999 年 12 月）孙忠敏（男，2004 年 4 月）杨红娣（女，2004 年 7 月）张敏桥（男，2004 年 9 月）卢绍华（男，2005 年 5 月）王娅红（女，2005 年 12 月）韩亚丽（女，2007 年 7 月）叶张莹（女，2008 年 3 月）房姣璐（女，2009 年 2 月）盛蕾瑶（女，2009 年 12 月）石辉东（男，2009 年 12 月）金海英（女，2010 年 6 月）应珊珊（女，2010 年 6 月）梁　茗（女，2010 年 12 月）张先雷（男，2011 年 12 月）吴志刚（男，2012 年 1 月）
县老年医院（7 人）	陈玲玲（女，1998 年 4 月）顾福根（男，2001 年 3 月）欧东海（男，2005 年 10 月）翁攀峰（男，2007 年 5 月）冯嘉臣（男，2010 年 2 月）周金芬（女，2010 年 6 月）胡雪娇（女，2013 年 1 月）
县疾病预防控制中心（19 人）	于茂森（男，1947 年 3 月）傅相林（男，1947 年 12 月）朱泽善（男，1949 年 3 月）刘龙江（男，1949 年 10 月）陈赛荣（女，1957 年 11 月）尹才登（男，1970 年 8 月）钱秀娟（女，1986 年 3 月）吴　烨（男，1987 年 7 月）殷立平（男，1987 年 12 月）叶　众（男，1992 年 1 月）欧如谦（男，1996 年 6 月）葛进满（男，1999 年 5 月）刘家鲁（男，1999 年 5 月）徐建荣（男，2000 年 9 月）林　朝（男，2001 年 6 月）高　丽（女，2001 年 10 月）侯志伟（男，2002 年 4 月）叶露梦（女，2005 年 12 月）莫夏莉（女，2010 年 11 月）
县妇幼保健院（17 人）	蔡彩花（女，1973 年 9 月）王亦明（男，1979 年 10 月）周佩敏（女，1982 年 4 月）徐国华（男，1984 年 2 月）郑学良（男，1985 年 2 月）周爱云（女，1985 年 4 月）潘莲云（女，1987 年 12 月）杨志伟（男，1996 年 6 月）沈朝霞（女，1998 年 3 月）徐　旦（女，1998 年 3 月）蒋元龙（男，1998 年 3 月）朱晓岗（男，2000 年 5 月）史济忠（男，2001 年 9 月）陈家荣（男，2001 年 9 月）崔淑敏（女，2003 年 10 月）朱子情（男，2005 年 9 月）张中成（男，2009 年 12 月）

续表 15-14

单位名称	党员姓名（括号内注明性别和入党时间）
县卫生进修学校（9人）	陈行贵（男，1966年2月）伊梅芳（女，1990年10月）石忠校（男，1998年10月）华丽芬（女，2001年5月）施勇华（女，2004年12月）张道理（男，2007年1月）陈朝阳（男，2008年3月）丁一博（男，2010年9月）邹华法（男，2013年12月）
县中心血库（1人）	钱春林（男，2009年10月）
县献血办公室（3人）	曹宏发（男，1976年6月）杨志刚（男，1988年10月）朱　娴（女，2007年12月）
丹城中心卫生院（41人）	吕士强（男，1973年8月）王斯亦（男，1973年10月）郑乃定（男，1976年12月）林建勤（男，1976年12月）董曙光（男，1977年4月）蒋西建（男，1979年11月）欧灵忠（男，1981年5月）王身章（男，1985年2月）曹志裕（男，1987年3月）黄冬娟（女，1989年6月）黄海燕（女，1991年12月）黄雪芬（女，1993年9月）蔡辉文（男，1995年6月）俞春会（男，1996年11月）严维贤（男，1996年12月）张青红（女，1997年6月）袁亚仙（女，1998年5月）曹文驰（男，1999年9月）周素梅（女，2000年7月）严世辉（男，2000年11月）杨小燕（女，2001年2月）夏健松（男，2001年3月）励红杰（男，2001年3月）康伟勤（男，2002年10月）赖碧波（女，2005年2月）吴夏艳（女，2005年4月）潘雪亚（女，2005年4月）杨静静（女，2006年5月）徐春海（男，2006年11月）娄卫平（男，2006年12月）姜　丽（女，2007年8月）王海成（男，2009年1月）蓝梓祯（女，2009年2月）周碧波（女，2009年5月）董雪芬（女，2009年12月）姚　力（男，2009年12月）王　婷（女，2010年4月）孙棱林（女，2010年5月）何荣挺（男，2010年12月）谢章明（男，2010年12月）任　洁（女，2012年12月）
爵溪街道卫生院（19人）	杨振珊（男，1966年10月）俞景品（男，1971年9月）任志梁（男，1981年6月）鲍于会（男，1990年1月）黄安明（男，1992年1月）欧吉光（男，1993年4月）吴松月（女，2000年7月）徐建华（男，2004年4月）盛爱月（女，2005年3月）郑敏敏（女，2006年4月）冯　育（女，2006年8月）郑伶俐（女，2006年11月）王琴琴（女，2009年7月）白洪敏（男，2009年9月）熊明英（女，2009年9月）欧伟凯（男，2011年4月）鲍　可（男，2012年10月）吴红仙（女，2012年10月）胡余忠（男，2014年12月）
石浦中心卫生院（37人）	戴道明（男，1968年1月）王志达（男，1974年2月）徐加勇（男，1976年8月）朱祖盛（男，1978年1月）沈根玉（女，1978年7月）陈彩娥（女，1981年3月）章闰月（男，1982年7月）苏根花（女，1982年10月）戴雅华（女，1985年11月）陈才女（女，1986年5月）陈先华（男，1992年12月）王　鸿（女，1995年1月）王继东（男，1998年6月）黎贤兴（男，2003年1月）郑义军（男，2004年3月）陈　健（男，2006年12月）秦　洁（女，2006年12月）欧雪莲（女，2007年4月）娄赛赛（女，2007年6月）徐凤梅（女，2007年12月）江蓓蓓（女，2008年4月）陈向东（男，2008年5月）王灵芝（女，2008年5月）林　昕（男，2008年11月）黄永将（男，2009年2月）张　强（男，2011年1月）孟胜利（男，2011年4月）童美娜（女，2011年5月）陈彩云（女，2011年8月）何腾通（男，2011年9月）何继玉（男，2011年10月）吴　桐（女，2011年11月）林赛刚（男，2012年1月）徐　军（男，2012年1月）陈可佳（女，2012年5月）任祥兴（男，2013年1月）梅法明（男，2014年1月）
西周中心卫生院（17人）	沈宝祥（男，1966年7月）周安鸣（男，1971年10月）徐兴旺（男，1972年7月）范志恩（女，1978年10月）赖大开（男，1981年6月）黄　磊（男，1999年10月）侯艳华（女，2004年3月）卢继华（男，2004年6月）孙亦利（女，2006年5月）冯亚珠（女，2008年5月）杨新军（男，2008年6月）胡　东（男，2009年1月）朱　俊（女，2009年5月）张华杰（男，2009年7月）张巧莲（女，2010年7月）张敏姿（女，2010年7月）王旭霞（女，2011年10月）
贤庠中心卫生院（13人）	俞光星（男，1968年2月）姚杏彩（女，1968年12月）白岳明（男，1978年10月）谢全文（男，1983年4月）朱子俊（男，1987年6月）李复生（男，1987年7月）胡晓华（男，2000年5月）徐海平（男，2001年7月）岑云翔（男，2009年8月）贺伟芳（男，2010年1月）余菲菲（女，2010年11月）王艺蓉（女，2012年8月）聂鹏锋（男，2012年8月）
鹤浦中心卫生院（20人）	林阿兴（男，1961年10月）邱士春（男，1971年6月）金法根（男，1974年5月）钱东平（男，1979年8月）徐　瑛（女，1985年9月）王　立（男，2000年7月）潘鸣杰（男，2003年12月）王孝云（男，2005年3月）卓一峰（男，2005年3月）许小华（男，2005年4月）徐永利（男，2005年5月）黄友昌（男，2005年6月）黄月玲（女，2005年7月）张少华（女，2007年5月）周丹丹（女，2009年5月）张庆东（男，2009年6月）陈华垚（男，2011年8月）杨林楠（男，2012年6月）杨　柳（女，2012年11月）潘　锋（男，2013年6月）

续表 15–14

单位名称	党员姓名（括号内注明性别和入党时间）
定塘中心卫生院（8人）	蔡在炳（男，1973年8月）程根盼（男，1999年12月）陈红挺（男，2003年4月）吴敏敏（女，2008年4月）李吴彬（男，2008年10月）史启伟（男，2009年1月）徐嫦娥（女，2011年4月）吴娇琴（女，2012年5月）
墙头镇卫生院（8人）	周成安（男，1973年10月）林辉强（男，2004年1月）屠玉兰（女，2005年6月）张剑达（男，2007年1月）欧玲珠（女，2011年1月）鲍莹巧（女，2011年5月）柯永健（男，2012年5月）林　云（男，2012年6月）
泗洲头镇卫生院（6人）	胡银迪（男，1970年2月）林赛兰（女，1977年4月）余兴定（男，2007年6月）张　燕（女，2008年11月）张灵儿（女，2010年9月）陈彩云（女，2012年12月）
涂茨镇卫生院（7人）	徐　燕（女，2010年6月）冯慧淑（女，2010年6月）陆菲菲（女，2010年6月）蔡光杰（男，2011年6月）袁　君（女，2011年6月）徐灵敏（女，2011年6月）肖方辉（男，2011年6月）
大徐镇卫生院（7人）	鲍英彩（女，1982年10月）郭富荣（男，1999年5月）汤五美（女，2005年3月）余春艳（女，2006年6月）庞秀秀（女，2009年4月）李家亮（男，2009年6月）奚科科（男，2010年5月）
新桥镇卫生院（6人）	俞　国（男，1970年8月）冀　峰（男，2003年6月）虞国剑（男，2007年10月）蒋　睿（男，2009年2月）胡徐颖（女，2010年6月）钟佳芸（女，2013年5月）
东陈乡卫生院（18人）	陈负莲（女，1987年5月）徐兴再（男，1995年5月）陈菲菲（女，1974年12月）欧　勇（男，1997年4月）郑文敏（男，2002年9月）周月琴（女，2004年3月）丁惠平（男，2005年5月）董巧敏（女，2006年1月）陈　丽（女，2007年1月）鲍满昌（男，2009年1月）马　力（男，2009年1月）贺华清（女，2010年2月）谢樊国（男，2011年1月）张冬仙（女，2011年1月）王玲玲（女，2011年6月）应亚云（女，2011年6月）张　祎（女，2012年7月）金　燕（女，2014年12月）
晓塘乡卫生院（8人）	忙灵珠（女，2009年1月）李琳琳（女，2010年12月）吴春燕（女，2011年4月）刘敏捷（男，2011年4月）胡庆文（男，2011年12月）柴海燕（女，2011年12月）周　银（女，2014年7月）颜安国（男，1977年10月）
黄避岙乡卫生院（3人）	陈明敏（女，2006年5月）屠振宙（男，2011年7月）梁珊珊（女，2013年10月）
茅洋乡卫生院（7人）	章社会（男，1989年1月）张西梅（女，2006年7月）叶　阳（女，2008年6月）吴富海（男，2008年12月）励　娜（女，2011年4月）张金华（男，2013年5月）李丹燕（女，2013年12月）
高塘岛乡卫生院（7人）	曾世忠（男，1995年9月）赵亚军（男，2001年3月）徐颖巧（男，2008年6月）胡祺峰（男，2009年9月）励　晖（男，2009年11月）黄维蘅（男，2011年1月）芦建山（男，2012年7月）

注：上述名录中，部分人员的岗位与人事关系并不一致。其中，左伟人事关系归属县第一人民医院；顾海燕归属县新农合办；徐苗国归属县中医医院；欧阳炎归属县疾病预防控制中心；吴美飞归属县妇幼保健院；陈再菊归属丹城中心卫生院。

第二节　民主党派及社团组织

民主党派

中国民主同盟（简称民盟）　1999年12月成立民盟象山县支部，2011年6月升格为总支部，2016年5月升格为基层委员会。在象山县发展对象主要是义务段教育及以上的教育界、从事技术工作的高中级知识分子。至2018年8月，共有盟员72名，其中县医卫界的盟员有陆振一、马绪巍、盛红、王爱菊、林亚、张荣国、陈仔、宋世忠、於赛珍、孙善贤、张光辉、朱郑杰。

中国民主促进会（简称民进）　2013年4月成立民进象山县支部，在象山县发展对象主要是义务段及以上教育界、文化界、出版界（基本上没有）中的高中级知识分子。至2018年8月，共有会员19名，其中县医卫界的会员有包增光。

中国农工民主党（简称农工党）　2013年4月，成立农工党象山县支部，主要发展对象为象山县医药卫生界、人口资源和国土、海洋资源环境保护界中的高中级知识分子。至 2018 年 8 月，共有党员 16 名，其中县医卫界的党员有朱爱春、黄胜、陈云峰、刘波、王晓、史月仙、傅延功。

县医学会 成立于 1979 年 11 月，初名为中华医学会象山县分会，后改为象山县医学会。1979 年 11 月召开成立大会，选举产生了首届学会理事会，并进行学术论文交流和学术讲座。

学会初设内科、外科、口腔、妇产科、护理、五官、放射、卫生防疫 8 个学术小组，2006 年发展为 19 个学术小组，并确定各学术小组组长，包括方宰平为组长的医院管理组、张道理为组长的医院教学组、史济忠为组长的全科医学组、叶国良为组长的内科组、左伟为组长的外科组、林亚为组长的妇产科组、史志振为组长的儿科组、叶众为组长的流行病学组、朱平光为组长的急诊医学组、邬小昌为组长的临床药学组、徐成国为组长的检验组、陈明明为组长的麻醉组、周建勤为组长的放射组、黄行土为组长的精神病组、陈晓燕为组长的皮肤病学组、喻相林为组长的眼科组、夏贵华为组长的耳鼻喉科组、贺海珍为组长的病理组、韩荷玉为组长的护理组等。2008 年为 21 个学术小组，增加陆敏莉为组长的 B 超超声组、徐宗才为组长的口腔组。

医学会成立后，发挥“人才荟萃，知识密集，信息畅通，横向联系”的优势，开展学术交流、业务培训、发展会员、邀请外地专家在象山讲座、鼓励会员撰写医学论文并进行交流等活动。1998 年 3 月，创办《象山医学》杂志，办公地址设在县卫生进修学校。2002 年，被县科学技术协会评定为县首批三星级学会。

医学会成立后举行过 5 次会员代表大会，选举产生过 5 届理事会、会长、副会长、秘书长、副秘书长。

表 15-15　　县医学会历任会长、副会长、秘书长、副秘书长一览表

届　次	会　长	副会长	秘书长	副秘书长
首届理事会（1979 年 11 月成立大会产生）	张生标	—	吴美娟	—
第二届理事会（1985 年 9 月第二次会员代表大会产生）	张生标	—	吴美娟	—
第三届理事会（1997 年 9 月第三次会员代表大会产生）	褚宝林	孙晓东、陈善校、许祖黄 毛道明、张礼才、史月华	孙晓东（兼）	翁君琳、陈志华
第四届理事会（2005 年 12 月第四次会员代表大会产生）	鲍春华	左　伟、吴才娟、蒋杰峰	王　健	吴　敏、茅月存、林建宇、钱　国
第五届理事会（2011 年 12 月第五次会员代表大会产生）	鲍春华	左　伟、吴才娟、史济忠	吴　敏	朱子情、江传林、汪茫茫、钱　国

县中医药学会 前身是成立于 1987 年 3 月 22 日的县中医学会，是全县中医药科技工作者和管理工作者及中医药医疗、教育、科研、预防、康复、保健、生产、经营等单位自愿结成并依法登记成立的全县性、学术性、公益性、非营利性法人社团。学会宗旨和任务是团结广大中医药和相关自然科学技术工作者和管理工作者，弘扬优秀民族医药文化，促进中医药科学技术的繁荣和发展，促进中医药科学技术普及和推广，促进中医药科技人才和管理人才成长，为广大中医药工作者服务。学会业务范围主要有：开展各种形式中医药学术活动，组织重点学术课题研究和科学考察活动；举办各种形式学习班、培训班，开展中医药继续教育；向政府及有关部门反映中医药

工作意见、建议和要求；组织编辑出版中医药学术期刊、科普读物、专著及有关信息资料；开发和推广中医药科技成果等。

学会第一届理事会，会长褚宝林，副会长陈加勉、裘鹤勇，秘书长陈晓奇，理事褚宝林、陈加勉、裘鹤勇、李雅琴、张海波、陈晓奇、陈行贵、金加龙、方鸿均、金健等。有会员阮祖胜、肖海平、何占梅、钱列民、朱波、陈晓霞等62名。

1997年9月17日，县中医学会第二次会员代表大会召开，1997年10月16日，根据象科协〔1997〕32号文件，同意县中医学会第二届理事会组成人员有会长褚宝林，副会长毛敏华、陈行贵、金加龙，秘书长陈晓奇，理事毛敏华、方鸿均、刘创建、陈行贵、陈晓奇、张海波、李雅琴、金加龙、金健、夏家昌、钱娟娟、董伟经、褚宝林、蔡诤，有会员黄常福、王赛飞、余文侠、于海英、汪亚斐等95名。

1999年4月17日，县中医学会召开第二届理事会，讨论通过学会章程修改案，决定由张海波任学会副秘书长。

2004年9月10日，县中医学会第三次会员代表大会召开。2005年7月5日，根据象科协〔2005〕25号文件，中医学会第三届理事会由鲍春华、蒋杰峰、陈晓奇、张海波、李雅琴、毛敏华、金加龙、陈家荣、钱列民、金健、刘创建、吴宗明、刘胤、钱国、王烨15人组成，鲍春华任会长，蒋杰峰、陈晓奇任副会长，张海波任秘书长。会员发展到105名。

2006年7月，为与上级学会名称相对应，根据象科协〔2006〕36号文件批复，“象山县中医学会”更名为“象山县中医药学会”。截至2014年末，县中医药学会单位会员数13个，个人会员数180名，理事15名。

2016年11月16日，县中医药学会换届选举暨第四次会员代表大会召开，选举产生第四届理事会会长、副会长、秘书长和25名理事，蒋杰峰当选为理事会会长。

县红十字会

历任理事会 县红十字会成立于1988年2月25日，会长王庆祥，副会长胡良舫、俞明振、郦伟山、任慕熙，秘书长金立山，办公室设在县卫生局内。1991年3月27日，县红十字会组成人员调整，会长徐明奎，副会长胡良舫、俞明振、任慕熙、周仁苗、孙经荣，秘书长张生标，副秘书长王士正。2004年9月22日，根据象政办发〔2004〕156号文件，县红十字会组成人员调整，会长戴瑜，常务副会长孔森山，副会长鲍春华、郑勇、陈国夫、邱争光，秘书长王健。2009年8月，机构单设，被列入县级群团机关管理范畴。陈琴任县红十字专职副会长，朱夕映任红十字会秘书长。2010年5月28日，县红十字会召开第三次会员代表大会，选举产生新一届理事会。理事会聘请县委书记李关定为名誉会长，王安静副县长当选为会长。2015年8月27日，召开县红十字会第四次会员代表大会，王安静当选为县红十字会会长，陈琴当选为县红十字会专职副会长，沈颖洪、陈海波、陈忠祥、林琼、钱永建、奚际曹当选为副会长。2017年6月22日，县红十字会四届二次理事会上，钮晶莹当选为县红十字会会长，吴雅敏、郑盈、吴敏当选为县红十字会副会长。

基层红十字建设 2010年6月23日，鹤浦镇大南田村举行红十字会员小组成立大会暨红十字爱心互助金捐赠启动仪式。这是全县首家村级红十字组织，同时成立爱心互助基金，收到善款13万余元。至此，全县逐步推广完善村级红十字爱心互助金建设，建立群众互帮互助的长效机制。9月15日上午，全县首个镇乡（街道）红十字会——爵溪街道红十字会成立，全县基层红十字会组织建设进入全面推进阶段。会上，巨鹰集团等21家企业和17个部门向爵溪街道红十字会

献爱心捐款118万元。2012年，基层红十字会发展到30家，其中18个镇乡（街道）成立红十字会，有11个村（社区）建立红十字会员小组。2月29日，经县红十字会第三届三次理事会审议通过，建立县红十字信成博爱基金。3月13日上午，建立全市第一个企业红十字组织——宁波信成机械有限公司红十字会。截至2014年底，有红十字会员单位208个、志愿服务队10支，发展红十字志愿者超过2800名。

救护培训　2010年，通过采取借场地培训、进企业培训等措施共举办卫生救护培训班6期，为外贸企业培训救护员65名，为旅游部门培训救护员350名，为学校培训救护员630名，为海上渔民培训救护员1760名，培训初级师资人员5名。2011年5月，县红十字会救护培训“百千万”活动启动，活动从2011年1月开始至2013年12月结束，历时3年，分为三个阶段。启动阶段，招募100名志愿者经培训聘为救护辅导员。实施阶段，开展救护知识和技能培训，全县1000个以上家庭得到红十字救护知识和技能辅导；1万名以上学生和居民得到初级救护知识与技能培训。总结阶段，检查和总结工作成果，为进一步提高自救互救能力创造条件。为贯彻红十字救护培训“百千万”工程的实施，县红十字会邀请专家赴全县18个镇乡（街道）全面开展轮回救护培训。这一活动得到当地党委和政府的支持，爵溪街道红十字会组织300余人参加培训，丹东、大徐、东陈等分管负责人带头全程参加培训。2011年，县红十字会共培训救护员1126人次，普及救护知识2000多人次，红十字救护培训“百千万”活动取得阶段性成果。2011年9月，县红十字会举办首期红十字救护师资培训班，免费为18个镇乡（街道）48名学员完成为期四天的学习培训，其中46人经考核获得由市红十字会颁发的救护培训师资证书。2012年，县红十字会加大应急救护培训工作力度和规范化建设，建立救护培训基地，开展救护师资、救护员和市民普及培训。全年共培训救护员1630人次，普及救护技能知识2550人次，形成县、镇乡（街道）、社区（村）三级救护培训网络。2013年，进一步推进救护培训“百千万”活动，把应急救护培训拓展到供电、教育、交通等行业。开展应急救护培训“五进”活动，共培训救护员1620名，普及救护技能知识4550人次，培训救护培训师资20名。2014年，投入30多万元，添置相关设备及培训教材，共举办红十字救护员培训班38场次、普及培训班48场次，培训红十字救护员1660名，普及培训5457人次，合计7117名。

赈灾救助　“红十字博爱送万家”活动是中国红十字总会开展的人道主义救助品牌项目，也是各级红十字会的日常救助工作。2010年，省、市、县红十字会先后在鹤浦镇、高塘岛乡、涂茨镇钱仓村、东陈乡南堡村、西周镇等镇乡开展“红十字博爱送万家”救助活动，累计发放救助金15万元，物资20余万元，受益群众250人次。2010年3月，西南旱灾发生后，县红十字会与团县委联合开展“象山万名青年万瓶水”赈济活动，收到捐款4.5万元，其中宁波威霖住宅设施有限公司捐款2万元。4月，青海玉树地震发生后，县红十字会第一时间向社会各界发出募捐呼吁，共募集捐款53.3万元。8月，舟曲灾情发生后，县红十字会迅速组织赈灾活动，共收到捐款42195元，其中宁波天安集团有限公司员工捐款4.1万元。所募款物全部汇往灾区。2011年1月，市、县红十字会开展“红十字博爱送万家”活动。其间向新桥、泗洲头、涂茨等镇150户困难家庭发放每户价值600元的物品，走访25户困难户，并向爵溪敬老院捐款5万元；共送去款物计25.4万元。慰问白石学校等5所民工子弟学校，并送去价值15万元的款物。2012年，县红十字会募集红十字博爱基金82.9万元，救助大病困难群众发放救助金38万元；开展博爱助学帮助贫困学子发放款物4.8万元；开展博爱助老活动，看望慰问敬老院、“五保户”、贫困老人，发放款物7.5万元。8月“海葵”台风后，中国总会和省、市红十字会向象山县捐赠100万元款物和50

吨爱心大米。县海关向县红十字会捐赠 80 万元物资救助受灾群众。2013 年，县红十字会募集爱心款 154 万元，物资 50 万元。开展博爱助困活动，救助大病困难群众发放救助金 55 万元；开展博爱助学发放款物 10 万元；开展博爱助老活动，发放款物 47.9 万元。11 月，省红十字会“康恩贝健康之旅——心脑血管疾病防治博爱行动”启动仪式在象山县举行，康恩贝集团向象山县红十字会捐赠50 万元药品，重点救助困难家庭的患者。同时，县红十字会开展抗震救灾工作。4 月，四川省雅安地震发生后，共收到社会各界捐款 375761 元，全额汇往灾区。10 月，联合县慈善总会向余姚台风灾区救助 13 万元，收到余姚市委、市政府的感谢信。5 月 31 日，经县红十字会第三届四次理事会审议通过，由县红十字会、县慈善总会和县卫生局共同出资设立“象山县贫困高危孕产妇救助基金”。2014 年，救助 580 多人次，发放各类救助救灾款物 149.46 万元。8 月 3 日，云南省昭通市鲁甸县境内发生 6.5 级地震，县红十字会开展募集资金和送户外志愿者赴灾区参加一线第一阶段的救援工作，收到的赈灾捐款 1.52 万元，全部用于云南赈灾救援。9 月 22 日，第 16 号台风“凤凰”在鹤浦镇登陆，致全县直接经济损失 2.52 亿元。9 月 25 日上午，市红十字会向县红十字会捐赠价值 12 万元的救灾物资，当天下午全部送往鹤浦、石浦、高塘、晓塘 4 个受灾严重镇乡。

上下联动“博爱送万家活动”向纵深发展。春节前夕赴爵溪、墙头等 7 个镇乡（街道）开展“博爱送万家”活动，共发放现金 25 万元，物资 15.5 万元；开展对器官（角膜）捐献者家属、重病患者、结对学生等进行慰问，共送去慰问金 6.24 万元；开展对民工子弟学校、敬老院、红十字爱心超市慰问活动，送去慰问款物 30.5 万元；开展“共享蓝天，关爱留守儿童”主题活动，在“六一”国际儿童节期间，专职副会长陈琴到爵溪、新桥、涂茨等 8 个镇乡（街道）看望慰问 100 名贫困留守儿童，为他们送去款物 20 万元；开展爱心接力，将社会各界和县红十字会慰问款共计 8.7 万元，捐赠患血液病的鹤浦镇小南田村双胞胎姐妹何佳蓓、何佳慧。截至 2014 年，县红十字会人道救助品牌推陈出新，设有博爱救助基金、红十字信成博爱基金、贫困高危孕产妇救助基金和艾滋病救助基金，4 个基金共救助 64 人次 42 万元，仅县红十字“母婴平安”救助基金全年救助 52 名产妇共计 20 万元。

生命关爱 2010 年 3 月，全县成功完成首例遗体和角膜捐献，捐献者为石浦小学 82 岁退休教师梁某松。通过广泛宣传，新增 33 人成为中华骨髓造血干细胞资料库志愿者。2011 年，通过组织集中捐献，共招募捐献造血干细胞志愿者 113 例。成功捐献 1 例。5 月，驻象山部队科长吴某华向一名甘肃省非血缘的 25 岁小伙子捐献骨髓，吴某华的捐献行动得到社会各界的赞扬，获得第二届宁波慈善个人奖。县红十字会获 2011 年全市造血干细胞捐献工作突出贡献奖。7 月，县中医院退休医师蒋宗木夫妇到县红十字会共同填写遗体捐献志愿书。当年共有遗体（器官）捐献志愿者12 名。2012 年 2 月 23 日，涂茨镇孔爱梅因病离世捐出眼角膜，为全县首例实现角膜捐献的志愿者。4 月 6 日上午，市红十字江东天一职业技术学院遗体接收站接收八旬老人徐有富的遗体，这是全县第二例成功实现遗体捐献。4 月 7 日，江西籍在象山务工人员夏功昌去世后捐出一肝二肾救了 3 人，为全县首例器官捐献志愿者。12 月 24 日，因交通事故造成重度颅脑损伤而离世的涂茨镇钱仓村村民徐守忠，无偿捐献出一肝二肾。2012 年新增造血干细胞捐献志愿者 100 名。为做好人道捐献工作，县红十字会制定规范的捐献工作流程；建立 “象山县红十字眼库眼角膜捐献登记站”；在县献血办爱心屋建立 “红十字会造血干细胞志愿捐献血样采集点”，提升全县人道捐献工作规范化水平，推进全县人道捐献工作。2013 年 1 月 9 日，江西籍来象务工人员华国红因车祸不幸辞世，无偿捐献一肝两肾。华国红是全县第 4 例、市第 18 例、全省第 73 例人体器官捐献

者。全年发展造血干细胞捐献志愿者 70 名。2014 年，招募捐献造血干细胞志愿者 56 例，累计共 598 例。当年成功捐献 1 例，累计 3 例。7 月 14 日，全县首位象山籍造血干细胞捐献者张如旭为救治浙江玉环一位男性白血病患者成功捐献 260 毫升造血干细胞混悬液。遗体和器官捐献工作取得重大进展。器官捐献志愿者增加至 16 人。当年成功捐献器官 3 例，累计 7 例。2 月 17 日，年仅 18 岁的河南小伙遇车祸“脑死亡”，家人传承大爱代他捐献器官救 3 人。5 月 12 日下午，江西籍外来务工人员陈某在身故后捐献器官。10 月 14 日，象山籍村民王某因“蛛网膜下腔出血”等症身故后捐献一肝二肾，成为象山县第 7 例，市第 46 例人体器官捐献者。4 月 18 日下午，高位截瘫卧床十年的墙头镇俞会议签下志愿书，欲身后捐献器官回报社会。

无偿献血　象山县无偿献血工作得到全社会大力支持和配合，献血工作深入人心，保持全县医疗临床用血全部来自无偿献血。2010 年起，坚持开展具有节日特色的献血活动。2 月情人节，在全县开展“让爱更浪漫”献血活动。此后每年的情人节和传统的“七夕节”，献血志愿者都要开展无偿献血宣传和献血活动。5 月 8 日世界红十字日，开展无偿献血宣传下乡活动；6 月 14 日，世界献血日，举行大型宣传活动；8 月 1 日，召开军地献血座谈会。2010 年，参加无偿献血的人数达 3800 人次左右，献血量达 116 万毫升，一次性献血 300 毫升以上比例占 90%以上，机采血小板130 人次。2011 年，建立红十字无偿献血志愿者服务队。通过招募，将热心公益、常年坚持无偿献血的爱心人士近 300 人组建成无偿献血志愿者服务队。这支无偿献血志愿者服务队即为无偿献血应急分队。无偿献血应急分队常年坚持活动，为促进全县无偿献血活动的开展发挥重要作用。建立 300 余人无偿献血志愿者 QQ 群；组织开展各类针对献血者服务活动；充分发挥应急救援作用，遇县血站出现紧急用血情况，应急分队义不容辞全力以赴，几年间多次有效缓解了一些突发紧急用血事件；拓展无偿献血工作模式，建立台账，对志愿者进行分类管理，建立成分献血者分队、稀有血型献血者分队，逐步实现由流动献血向固定献血、由随机献血向预约献血稳步转移。同时统筹协调，协助组建“爱心献血屋”。2012 年 12 月，全县首个“爱心屋”在象山剧院落成。表彰先进，以点促面推进无偿献血工作。县红十字会通过各类途径对无偿献血中涌现的先进事迹进行宣传、表彰、奖励，促进无偿献血工作深入开展。在每年一度的理事会上对年度献血明星作为红十字博爱之星在大会上进行表彰和奖励；扩大宣传面，在全县宣传学习先进个人的先进事迹，将无偿献血者的先进事迹上报文明办、宣传部，献血明星陈晗以他的爱心获得宣传部主办的 2013 年度“十大最美象山人”称号；向上级红会推荐和选送，树立先进典型，将他们无偿献血的先进事迹上报省市红会。

志愿服务　2010 年 12 月 5 日世界志愿者日，县红十字会在丹城公园门口举行红十字志愿者工作委员会成立暨志愿服务队授旗仪式。县红十字首批 7 支志愿服务队成立。2011 年 3 月，县红十字水上安全救生志愿服务队成立仪式在县卫生进修学校举行，100 余名爱心人士自愿参加志愿队，这是浙江省首支水上安全救生志愿者服务队。2011 年，在陈晗的发动下，全国首个“红十字无偿献血志愿服务公交爱心车队”建立，陈晗任队长，有志愿者 84 名。他们以“奉献、友爱、互助、进步”的志愿者精神，开展救死扶伤、访贫问苦、无偿献血、文明劝导、志愿反扒活动……他们的行动得到社会公众的肯定。与此同时，员工们纷纷参与无偿献血。服务队成立以后已累计献血 167300 毫升，组织捐献血小板 15 次，参与捐献的志愿者合计 576 人次。2012 年“2·14”情人节，县红十字志愿者翁新海向新桥镇农户购买 3000 公斤紫甘蓝，捐赠给县民工子弟学校、敬老院和爱心医院等 11 家单位。2014 年 2 月 14 日，浪漫的“爱情”（情人节）与传统的“亲情”（元宵节）欣喜相逢。县红十字会和血办联合开展爱心募集活动，在活动当天，55 位爱心人士选择携亲人用无偿献血见证爱心，当日献血总量达18700毫升，是平时街头献血量的十几倍。其中13位爱心人士加入中华骨髓库，用爱心见证爱情、亲情，共同为生命献出爱的礼物。

县红十字会于2002年获市红十字会先进集体称号，于2004年获市献血管理工作先进单位，全县连续三年获省无偿献血先进县称号，48名志愿者获省无偿献血奉献奖。近年来，县红十字会在县教育局、卫生局、慈善总会、新闻中心等理事单位支持下，红十字志愿者在应急救援、健康关怀、人道救助、无偿献血、造血干细胞捐献、社区服务等领域开展形式多样的志愿服务活动。目前，全县已有10支红十字志愿服务队，志愿者1140名，涌现出获全国岗位活雷锋标兵、全国无偿献血最高奖项一等奖、最美象山人等荣誉称号的陈晗等一批优秀志愿者。水上救援队升级为市级红十字会志愿服务队。社会各界志愿者积极完成赈济、应急救护、水上救援等红十字应急救援队的任务，形成有力的应急救援志愿服务力量，在县内外重大灾害救援中发挥积极作用。县红十字公交志愿服务队，得到社会公众的高度肯定，获“宁波好人”荣誉称号。

县无偿献血协会 县无偿献血协会成立于2011年1月27日，注销于2018年7月，是由县内从事无偿献血及志愿服务活动的社会各界健康适龄志愿者自愿组成的非营利性、专业性、公益性社会团体。协会接受业务主管单位县卫生局和社团登记管理机构县民政局业务指导和监督管理。协会遵守宪法、法律、法规和国家政策，遵守社会道德风尚，倡导和弘扬“人道、博爱、奉献”的红十字精神和“奉献、友爱、互助、进步”的志愿精神，以“促进和谐社会建设，提高公民整体素质，推动无偿献血事业健康稳定发展”为宗旨。协会最高权力机构是会员代表大会，设有理事、秘书长。协会现有会员单位11家，正式会员34名。

协会以志愿服务的方式，围绕“血液”这个生命线，举办各类宣讲、下乡服务等志愿活动，为无偿献血者释疑解惑、咨询引导、细心服务。协会成立以后，志愿者累计参与志愿服务达800余人次，服务总时间达800小时。

县无偿献血协会是无偿献血志愿者交流学习的平台。协会每年至少组织两次无偿献血志愿者培训，每年定期举行无偿献血志愿者联谊会、座谈会。

全县无偿献血以接受捐赠的形式来维持日常开支，其中2011年接受捐赠14万元，2012年接受捐赠3万元，2014年接受捐赠3万元，2015年接受捐赠9万元，2016年接受捐赠5万元，2017年接受捐赠3万元。

表15-16 县无偿献血协会历任主要负责人一览表

姓　名	性　别	籍　贯	职　务	任职时间
钱春林	男	浙江象山	单位法人、会长	2011年1月至2014年12月
励赛赛	女	浙江象山	秘书长	2011年1月至2014年12月

县预防医学会 县预防医学会于2015年4月正式成立。学会成立之初选举产生了由33名理事组成的首届理事会和会长、副会长及秘书长。2017年因社会团体清理规范工作要求，特别是鉴于一些同志工作岗位调动，部分理事提出了辞呈。2015年，有会员183名，理事19名。

表15-17 县预防医学会会长、副会长、秘书长一览表

届　次	会　长	副会长	秘书长
首届（2015年4月）	朱爱春	叶 众、史济忠、罗三君	杨存军

县心理卫生协会 2014年6月，由吴林祥、孙忠敏等5人发起，县心理卫生协会筹备组向县卫生和计划生育局提出成立申请。2014年12月25日，协会召开成立大会暨一届一次会员大会，选举产生一届一次理事会。2015年1月，县心理卫生协会经县民政局批准登记成立，协会业务主管单位为县卫生和计划生育局。

协会挂靠于县第三人民医院，主要由全县心理学工作者、医学工作者、教育工作者、社会工作者以及其他有关心理卫生工作者自愿组成，是专业性、地方性、非营利性社会组织，共有理事50名，会员151名。

表15-18 **县心理卫生协会主要负责人一览表**

姓名	性别	籍贯	职务	任职时间
吴林祥	男	浙江象山	理事长	2015年1月起
徐德敏	男	浙江象山	副理事长	2015年1月起
庞彩虹	女	山西	副理事长	2015年1月起
孙忠敏	男	浙江象山	副理事长	2015年1月起
戴天刚	男	浙江象山	秘书长	2015年1月起

县医药行业商会 2008年，象山养生堂药品连锁有限公司董事长姜天文、象山同仁堂大药房董事长孙文魁、象山永安大药房总经理黄昭勇、象山延昌大药房俞立民、象山益民大药房励勤等5人，在行业内倡议发起成立象山县医药行业商会，发展委员62家，涉及批发、连锁门店、零售药店，超过药店总数的一半以上。报请县工商联（总商会）批准，经县社团登记管理机关注册，2008年10月22日，在象山宾馆召开第一次委员代表大会，县医药行业商会正式成立。县工商联（总商会）主席励茂平到会致辞。大会审议通过《象山县医药行业商会章程》，选举产生由15人组成的县医药行业商会第一届理事会，一届一次理事会选举姜天文为会长，徐斌、孙军、黄昭勇、俞立民、励勤（女）当选副会长，励勤兼秘书长。商会办公室设在天安路90~110号养生堂药品连锁有限公司二楼。2009年11月25日，第二次理事会聘请沈吉通为副秘书长，负责日常事务。

表15-19 **县医药行业商会第一届理事会组成人员一览表**

会内职务	姓名	性别	工作单位及职务
会长	姜天文	男	象山养生堂药品连锁有限公司董事长
副会长	徐斌	男	宁波久久医药药材有限公司董事长
副会长	孙军	男	象山同仁堂大药房药业有限公司董事长
副会长	黄昭勇	男	象山永安大药房总经理
副会长	俞立民	男	象山延昌大药房总经理
副会长	励勤	女	象山益民大药房总经理
理事	王伟军	女	象山同兴大药房经理
理事	林家华	男	象山恒生堂大药房药业有限公司经理
理事	仇孝林	男	象山天天好大药房药业有限公司经理
理事	周方云	男	象山泰康大药房经理

续表 15–19

会内职务	姓　名	性　别	工作单位及职务
理　事	王明杰	男	象山鹤浦大众药房经理
理　事	吕建新	男	象山平民药品零售有限公司
理　事	吴　建	男	象山仁济堂大药房经理
理　事	赖云根	男	石浦长春堂大药房总经理
理　事	史珊瑚	女	象山珊瑚大药房经理

民国时期县医药同业公会　民国 18 年（1929），民国政府公布《工商同业公会法》，准许同一地区内各种工商业户，7 户以上可以发起组织同业公会。同时该法规定，对各种公馆、公所行业组织一律改称为同业公会。

根据县《商会志》载：民国 23 年（1934），石浦工商业发达，人口较密集，来往船只靠埠多，是年七八月份成立中医业等 3 家同业公会，会员有 32 名，王福卿为常委，王明辉、杨仲竽、黄慧青、鲍永成等 5 人为执委，该公会 13 人是外县人士。其中袁翌齐时年 60 岁，天台人，祖传石浦中街行医 30 年。

民国 25 年（1936）12 月，石浦镇成立国药业同业公会，鲍永成当选为主席委员，魏赞侬、赖达元等 3 人为常委，楼瑞春、陈美珍、奚松茂、邵冯生等 7 人为执委，陈文卿为候补执委。国药业公会辖大皆春、同德堂、大元堂、万年春、万全堂、天生德、楼同盛、存仁堂、乾宁堂、同保和等 10 家（户）会员商号，会员 18 名［民国 35 年（1946）2 月 8 日改组，王荣炎当选常务理事］。大皆春经理鲍永成，店员 7 名，资本额 1800 元；同德堂经理魏赞侬，店员 5 名，资本额 1000 元；大元堂经理赖达元，店员 3 名，资本额 500 元；万年春经理陈美珍，店员 7 名，资本额 1000 元；万全堂经理奚松茂，店员 7 名，资本额 2000 元；天生德经理邵冯生，店员 6 名，资本额 1000 元。

民国 35 年（1946）3 月，象山县中医业公会成立，会员 43 名，郑鼻峰当选理事长，王久维等 3 人为常务理事（1946 年 11 月 30 日，王九维因年老有病辞职），刘东山等 7 人为理事，贺荣湝等 2 人为候补理事，王福卿等 2 人为监事，叶青为候补监事。但《象山近百年史事脞录》中载，该会有会员 60 人。

是年 6 月，象山县国药业公会成立，常务理事何燕堂，会员有翁涛、董杏燕、张庆章、何绍本（何燕堂的儿子）、姜子和、董亨咸、俞官华等。资本有胡余庆何燕堂 18 万元，杏林春董亨咸 15 万元，义成张庆章 15 万元，同泰和翁涛 15 万元，荣寿康翁象庆 5 万元，薛诚意薛盛华 5 万元。

民国 33 年（1944），县医师公会成立，有会员 25 名（《象山近百年史事脞录》中载 14 名），徐志道为理事长，徐步霄、胡炳章为常务理事。该会以联络感情、研讨学术、增进公共福利、共谋医学事业之发展为宗旨。会址在城中羊行街徐宅。

表 15–20　　象山县（含石浦地区）民国时期医药同业公会一览表

同业公会名　称	成立时间	负责人职　务	负责人姓　名	会员数	机构人员组成
石浦镇中医公会	民国 23 年（1934 年 7 月）	常　委	王福卿	32	王明辉、杨仲竽、黄慧青、鲍永成、王福卿等 5 人为执委
石浦镇国药业公会	民国 25 年（1936 年 12 月）	主　席委　员	鲍永成	18	魏赞侬、赖达元等 3 人为常委，陈美珍等 7 人为执委，陈文卿为候补执委

续表 15-20

同业公会名称	成立时间	负责人职务	负责人姓名	会员数	机构人员组成
象山县中医业公会	民国 35 年（1946 年 3 月）	理事长	郑鼻峰	43	王九维等 3 人为常务理事，刘东山等 7 人为理事，贺荣淮等 2 人为候补理事，王福卿等 2 人为监事，叶青为候补监事
象山县国药业公会	民国 35 年（1946 年 6 月）	常务理事	何燕堂	10	翁涛、董杏燕、张庆章、何绍本、姜子和、董亨咸、俞官华等

县医疗器械商会 2000 年后，在象山县经济发展中，医疗器械产业成为工业门类之一，衍生医疗器械的新兴行业。2012 年，全县有医疗器械专业研制、生产、经营、使用单位 50 多家。是年 10 月，宁波戴维医疗器械股份有限公司陈再宏、县第一人民医院胡元达、象山如意眼镜商店周青法等 3 人在行业内发起成立象山医疗器械商会。10 月 29 日下午，在丹城海洋酒店召开县医疗器械商会第一次会员大会，审议通过《象山县医疗器械商会章程》《象山县医疗器械商会会费交纳管理办法》。大会以无记名投票方式选举产生县医疗器械商会第一届理事会，陈云勤当选会长，胡元达、钱列民、林建宇、翁滨丹、沈秋瑾、徐斌、周青法当选副会长，顾荣辉当选秘书长。任职期限为 5 年，即 2012 年 10 月至 2017 年。同年 11 月，经县工商联（象工商联〔2012〕40 号）发文同意，县民政局（象民〔2012〕126 号）批复，县医疗器械商会的社团性质为行业性，业务主管单位为县工商联。

商会会址设在新华路 186–1 号五楼，秘书长顾荣辉驻会负责日常工作。

表 15–21 县医疗器械商会第一届理事会组成人员名录

会内职务	姓　名	性　别	工作单位及职务	备　注
会　长	陈云勤	男	宁波戴维医疗器械股份有限公司党委书记	—
副会长	胡元达	男	县第一人民医院副院长	—
副会长	钱列民	男	县中医医院副院长	—
副会长	林建宇	男	县红十字台胞医院副院长	—
副会长	翁滨丹	女	翁敬堂骨伤医院院长	—
副会长	沈秋瑾	女	丹城沈秋瑾牙科诊所业主	—
副会长	徐　斌	男	宁波久久医药药材有限公司董事长	—
副会长	周青法	男	象山如意眼镜商行总经理	—
秘书长	顾荣辉	男	县医疗器械商会秘书长	驻会
理　事	戴天刚	男	县第三人民医院副院长	—
理　事	屠永泉	男	石浦中心卫生院	退会
理　事	郑义军	男	石浦中心卫生院院长	—
理　事	吴敏笑	女	宁波捷美医疗器械有限公司经理	—
理　事	宋敏忠	男	象山华美医疗塑料制品有限公司总经理	—
理　事	胡海波	男	象山博士眼镜商行经理	—

第三节　工会　共青团　妇委会组织

县卫生局工会工作委员会　1986年8月，县总工会批复，同意成立象山县卫生局工会工作委员会，领导并组织协调系统内各基层医疗卫生单位工会工作。1996年9月、2004年8月，经县总工会批复，县卫生局工会工作委员会成员进行调整。2013年6月、2014年12月，因人事变动，工会工作委员会又进行调整。2016年5月，因机构改革，象山县卫生局工会工作委员会变更为象山县卫生和计划生育局工会工作委员会。

表15-22　县卫生局工会工作委员会历届主任、副主任一览表

任职时间	主　任	副主任	任职时间	主　任	副主任
1986年8月	吴秀清	—	2010年10月	王立人	张林敏
1996年9月	周学群	—	2013年6月	钱永建	吴美飞
2004年8月	王立人	沈启英	2014年12月	于瑞祥	吴美飞

县卫生局机关工会　1986年8月，县卫生局工会工作委员会批复，同意成立“象山县卫生局机关工会”。1991年2月，经县卫生局工会工作委员会批复，县卫生局机关工会委员进行调整。2001年12月、2007年1月、2010年4月、2013年4月、2016年5月，因人事变动，县卫生局机关工会委员进行调整。2016年5月，因机构改革，象山县卫生局机关工会委员会变更为象山县卫生和计划生育局机关工会委员会。

表15-23　县卫生局机关工会主席、副主席一览表

任职时间	主　席	任职时间	主　席
1986年12月	—	2007年1月	沈启英
1991年2月	黄金常	2010年4月	张林敏
2001年12月	王　健	2013年4月	吴美飞

共青团县卫生局委员会　共青团县卫生健康局委员会是象山县卫生健康系统先进青年的群团组织，作为党的助手和后备军，担负着组织青年、引导青年、服务青年和维护青少年合法权益的基本职能。下辖基层团组织8家，分别为县第一人民医院医疗健康集团团委、县红十字台胞医院医疗健康集团团委、县中医医院医疗健康集团团委、县卫生进修学校团总支、县疾病预防控制中心团支部、县妇幼保健院团支部、县急救站团支部、县卫生监督所团支部，组织机构和人员配备齐全。

表15-24　共青团县卫生局委员会历任书记、副书记一览表（部分）

任职时间	书　记	副书记	任职时间	书　记	副书记
2005年1月	林　辉	姚辉、曹敏飞	2013年5月	—	欧阳炎
2008年1月	—	任王忠	2015年9月	欧阳炎	范黎斌
2009年11月	任王忠	曹敏飞、鲍明海			

县卫生局妇女工作委员会　2003年4月，选举产生第一届卫生局机关妇委会。因机构改革，2015年9月选举成立县卫生和计划生育局妇女委员会。

表 15-25

县卫生局妇委会历任负责人一览表

任职时间	主　任	副主任	备　注	任职时间	主　任	副主任	备　注
2003 年 4 月	周学群	—	首　届	2009 年 6 月	王爱萍	—	—
2004 年 1 月	周学群	翁君琳	—	2015 年 9 月	朱海英	—	—
2007 年 12 月	翁君琳	—	—				

第四节　县卫生局人民武装部

2003 年 6 月，根据上级要求，成立 象山县卫生局人民武装部。6 月 13 日，接县人民武装部浙象武〔2003〕20 号命令：于瑞祥为县卫生局人武部部长；沈启英为县卫生局人武部副部长。设立医疗救护队 1 个、民兵船运团海上卫生队 1 个。2006 年 6 月 16 日，成立局基干民兵营，设置营长、副营长，政治教导员、副政治教导员各 1 名。2010 年 5 月 25 日，接县人民武装部浙象武〔2010〕10 号命令：林辉为县卫生局人武部副部长。免去沈启英县卫生局人武部副部长职务。2011 年 9 月 9 日，接县人民武装部浙象武〔2011〕27 号命令：鲍明海为县卫生局武装部干事。

局人武部作为县人武部下属机构，接受县人武部与局党委双重领导。主要工作职责包括民兵政治教育、整组、训练、参加全县民兵演练、参与国防潜力调查、兵要地志编纂、制定防空袭医疗救护计划、国民经济动员卫生预案、“402”工程警戒卫生方案和城市民兵调整改革实施等。

第十六章　医疗卫生界人物

象山县人杰地灵，医界人才辈出。南朝齐、梁时期陶弘景，炼丹于蓬莱；宋时卞大亨，隐居前仓村，好治经史，尤解医药；明朝钱捷，博学工诗，精于医学；清朝赖一帖，为人治病，药一帖即愈；近现代陈贞文，一生致力于救死扶伤，为家境贫寒者接生、治病，不但免收诊疗费，还送油米接济。

第一节　人物传

陶弘景（456—536）　南朝齐、梁时丹阳秣陵（今江苏省南京市）人，字通明，自号华阳隐居。是中国南朝齐、梁时期的道教思想家、文学家、医药家、炼丹家，也是当时道教茅山派的代表人物之一。其死后，谥号贞白先生。

陶弘景早年在齐为官，曾拜为左卫殿中将军。他自幼聪明异常，10岁读葛洪《神仙传》，便立志养生。15岁著《寻山志》，20岁被引为诸王侍读。36岁时，梁伐齐而立，与梁武帝相识。武帝想让其出山为官，辅佐朝政。陶画了一张画：两头牛，一牛在地吃草，一牛戴着金笼头，被拿着鞭子的人牵着鼻子。梁武帝一见，便知其意。后梁武帝常以朝廷大事与其商讨，时人称他为"山中宰相"。他从陆修静弟子孙游岳学道，遍访名山大川。他主张儒释道合流。在医药、炼丹、天文、历算、兵学、铸剑、经学、文学、艺术、道教和仪典等方面都有深入研究，对药物学的贡献最大，这与他长期炼丹与潜心研究有关。晚年时，他来到鄞县阿育王寺，并在那里受戒。后听说象山境内有蓬莱山，山下有徐福东渡时遗留下的道观、丹井，就特地来到象山，汲清泉之水，修道炼丹于蓬莱道观。对此，宋朝《宝庆四明志》里记载道："炼丹山又名蓬莱山，县西一里，众山隐映圆秀，半山腰有平地，陶弘景在此隐居、炼丹。"

他一生著有《本草经集注》《补阙肘后百一方》《陶隐居本草》《集金丹黄白方》《陶氏效验方》《药总诀》等，其中，最大贡献是对《神农本草经》的整理。

卞大亨（生卒年不详）　字嘉甫，南宋绍兴年间（1131—1162）泰州人。由乡举入太学，升舍有声。靖康中，携二子走行在，丞相范宗尹以遗逸荐，特恩调舒州怀宁簿。据《宝庆四明志》载："绍兴中，隐居象山钱仓村，无仕进意。手植万松，婆娑成阴，行吟其间，自号松隐居士。好读《左氏传》及迁、固诸史，耽老杜诗，喜怒哀乐，一寓于诗。素习养生导行术，医药、占算尤极其妙，解衣推食，赈恤饥寒，手制药饵，惠利甚薄。"在他居住和读书处，宅名为"万松窝"。好治经史，兼及杜诗，尤解医药。著有《尚书类数》20卷、《传信方》100卷。《宋史·艺文志》及《国史经籍志》所收医书，皆不如其多。

薛敬（生卒年不详） 字原礼，号退翁，《鄞县志》作退庵，鄞人，宋进士朋龟九世孙。元至正十五年（1355），任象山教谕。稽古好修，不懈于训导、启迪，日集诸生阐发、彰明先圣诚意、慎独之义。任职期满，调鄞县。时元政不纲，退隐于乡，以医术自老。明洪武初，授吉安州龙泉司税。著有《三江集》《默翁自潭》行世。

高士（生卒年不详） 字克学，鄞人孝子谦之孙。幼年丧父，努力学习。闻象山王涣（号毅斋）倡兴理学，士多向化，遂航海至象山。与王梴兄弟修业者五六年，文名郁起。郡士大夫咸折节交之。别驾薛甲延修郡志。士谓郑清之、余天锡附权臣，陷济王竑，得罪名教。程徐身为大臣，历任两朝，乃失节之士，俱不当立传。其持议谨严类如此。晚年，兼精于医，谓医之有《灵枢》，犹五经之有《易》也，爰为之注。王梴宦游归，卜居郡城，与士为邻，读其书而为之序。（此序详见《丛录》之“杏林诗文选录”）

钱捷（1619—1704） 字月三，又字陶云。系“陈山吴越象派钱氏”始祖钱镠（852—932）第24代孙。原名先捷，官名捷。父继闵，字翼圣，敦敏力学，贯穿经史。捷乘庭训。登清顺治九年（1652）进士，授岳州府推官。地当湖南首冲，王师新辟，一切章程，多所参定。通粮运之道，驱梅龙，免督解者之罪，定乱民，招逃亡者使复业，全活以亿万计。其政尚平允。制府荐湖循吏第一，内擢历吏、礼、刑三部郎官。克勤厥职。典试粤东，旋督贵州学政。时兵燹后，力为励，文风振起。进秩，以布政使司参议理江苏粮储，告归。捷博学工诗，精于医。为文奥衍清峭，有古作者风。晚年卜居甬上，与耆旧相唱和。86岁，无疾而卒。

袁应楹（生卒年不详） 清朝人，字泰宇。精于医，以术济世。尤极力事亲，亲殁，筑庐于场，依依儒慕，邑令旌之。子璲，居乡长厚，皤然为乡里望，郡守孔兴范举为乡饮宾。孙士箴、士范、士策，俱诸生。又有吴应才，字士英，亲殁，庐墓三年。复即庐置田，以奉亲祀。南洋河堤泥泞，行者苦之，捐金砌以石，周遭五百丈，坦若康衢，行者称便。

李如珠（生卒年不详） 清朝人，李钺之孙。精于医。会部使者得隐疾，群医不之省。如珠以邑令荐，治之立愈。然志在利物，无市心。人以是高其品。

韩之翰（生卒年不详） 清朝人，工医。起沉疴应手而愈，其酬勿计也。入窭人室，每解橐疗之。

钱志朗（生卒年不详） 清朝人，字于高，捷之孙也。工文章，试恒冠其曹偶。清雍正元年（1723），膺选贡。勇于行义，公家之事多出其谋。又工诗善书，兼精岐黄，遇贫病者，辄自往诊视，予以药不计其值，乡里德之。

史节音（生卒年不详） 清朝人，字声五，又字箬帆。清乾隆三十七年（1772）岁贡。事母曲意顺承，处乡里气谊敦笃。邑教谕孙鲲化著《文坛金丹》，称其文品如象山山形，五行俱备。兼精堪舆、星命、针灸之术。

赖一帖（1736—1795） 名积忠，字元卿，号我苏，直岙人。幼业农，年已冠，奋力以学，入邑庠。旋参《灵素》，得脉诀，为人诊病，药一帖即愈，遂以赖一帖称。其叔肩薪归，偶诊叔脉，骇曰：“法当晚死。”叔骇而诟詈之，谢失言。至日晚，叔果殁。智门寺僧暴疾死，其徒具含。适一帖至，诊之，曰：“此必不死，然非药石所治也。”诊之，应手而苏，其能诀生死类如此。主要学术成就，撰《伤寒余义》。

史亦书（生卒年不详） 清朝人，字南辉，邑庠生。精于医，博参《黄帝内经·素问》及诸家书，治病多神效。遇贫而病者，市药以疗之。婿黄延松得其传。

周天擎（生卒年不详） 清朝人，字月卿，邑庠生。应乡试不胜，慨然曰：“范文正公云：

‘不为良相，必为良医。’医亦可济人也。”遂攻岐黄术。有求医者，风雨必赴，用药多验，不受一钱。邑令吴越、周兆增各赠匾额旌之。其殁也，邑令孙泉雯为之撰《墓志》。

沈昌惠（生卒年不详） 字元善，浙江宁波南田（今象山县鹤浦镇）人。清乾隆年间(1736—1795)伤科名医，有《沈元善先生伤科》3卷。

潘其钊（1749—1816） 名象伟，字绍康，国学生，鹤洋村人。其钊是外科郎中，替人治病，不收分文，与其叔黄埠潘必铼行医乡里，时人有“竹林二院”之称。曾被县令徐元梅任命为一乡之长。

其钊秉承潘家祖先武略，幼时习宋张三丰、王宗诸拳勇，并熟习少林诸法，在横路坑辟有练武场。在其严格要求和师傅的指导下，五个儿子先后成为武举人，督抚赠以“五凤齐鸣”匾额一块。

潘必铼（1737—1820） 字秉权，号松厓，黄埠村人，国学生。12岁时，其父忠鸿病故。因其母郑氏疾，故肆力中医30年，精其术。据《鳌峰潘氏宗谱》载：公之于中医，贯串百家，根据经史。尝谓历家医书，其载入四库者97种，1539卷，采摭繁富，鲜可折中。清嘉庆十八年(1813)，潘必铼陪次孙定业赴京师考贡生，寓居世交镶黄旗果斋家。当时正值嘉庆帝一位娘娘病危，太医们都束手无策，果斋斯欢推荐了潘必铼。他运用平生本领，一帖中药使娘娘转危为安。“潘一帖”名声大振。皇上龙颜大悦，封其官，赠以黄马褂、黄罗伞、“肃静、回避”清道牌。必铼以年高为由，辞官还乡回到黄埠。定业考中拔贡，留在京师待选。

欧承天（生卒年不详） 字福星，号瑞轩，太学生。父起炎，以义行称于乡。承天幼读明义，克承父志。凡里中义举多应之，亲党咸得所欲。善岐黄术，施方药不嫌频数。道光元年（1821）及十三年，岁大饥。择其里之困者，每日计口与食，全活甚伙。道光二十年（1840），英国人陷舟山。知县范先达筹防，以城久圮，劝捐修筑，承天命子孔章独任之，出钱一万七千余缗，大功告成，朝命奖之。晚年，悯其族多赤贫，欲置义田，复出资修宗谱，未蒇事而卒，年七十九。

谢涛（生卒年不详） 字汶水，又字松崖。6岁丧父，弟必溶仅3岁。涛事母亲，抚弟爱，为照顾家庭，不求仕进，习医为业。作为医生，济人为乐，不计报酬。侄子感染疫病，乡人避之唯恐不及，而涛却每日赴诊，疫病竟愈。年五十六，母去世，涛大恸，哀哭不已。与弟相爱，兄弟俩到老不断炊。享年86岁。子补衮，清光绪十四年（1888）副贡、官德清、武康、天台教谕。

沈瑞廷（生卒不详） 清咸丰元年（1851）举人，沈炳如之子，字丹甫，生有至性。幼读诗至“哀哀父母”句，即涕泣。年十七，侍父病六阅月，亲尝汤药不少懈。痛父为医者药误，即不求仕进，遍阅方书，出疗人疾，莫不应手效。来求诊者，不计寒暑旦夕，辄徒步往，诊后亦不受谢。竟以附贡生终。

王莳兰 字纫香，号渚山，弱冠入县学。代父服劳，孝养祖母。父先卒，祖母旋卒，又孝事母，乡里称为王孝子。纂修宗谱，访得元祖古墓。改建宗祠。创立义塾及义冢地，并修筑道路、桥梁，施药饵以济贫者。尝往郡岁试，适值亲串病革，不应试而护之归，殁于舟，恐舟人觉，乃拥尸并卧如伴病人状，一昼夜，得返家乡。里有为强暴所困者，以巨金至莳兰嘱为消弭。莳兰知强暴者将败，卒返其金。咸丰初期，时有匪警。纠练乡团，得数千人，出家资，制器械，日夕聚团民讲忠孝事。迨粤寇入县城，知县走匿民家，他乡汹汹而一方晏如。或持伪令至其村需索供应，莳兰手折其旗，激励团民，整队架炮以待战，寇卒不敢犯。事平后，有流寇窜境内，督团往擒，缚而献诸官。镇海姚燮初以避寇难主其家，莳兰为立“红木犀诗社”，一时多兴于诗者。生平服膺宋儒，一举动必反诸心，不使有愧于屋漏。待人无贵贱贫富，一加以礼貌。援例贡成均，不求仕进。年五十九卒。临殁，教其三子曰："做人须从心做起，方可努力做人"。又曰："余一生惟'讷言敏行'四字耳。"口占五言绝云："堕行惩蘧教，平生孰识然。今收三子养，难到六旬年。"著有《渚山诗文集》各二卷。

王莳蕙（生卒年不详） 清朝人，字撷香，号砚农。少丧父，受兄莳兰教养，从镇海姚燮游，善为古文辞，又善书画。书法颜鲁公，径尺以上尤雄奇俊迈，画墨梅独擅胜场，兼明医理及棋谱。清咸丰十一年（1861），受知张文贞公，膺拔萃选。于是时，粤寇窜象山，佐兄办民团，保卫桑梓。寇平后，当道叙其功，赏给内阁中书。莳蕙不乐求仕。筑室三楹为作画习书，与客围棋之所，旁植花木，颜曰"抱泉山馆"，自号抱泉山人。又于潜山之麓辟地筑室，又曰潜山别墅，又名陶园，自号陶园先生。与鄞县郭传璞、董沛、镇海谢辅濂诗同往来，时相酬唱。著有古文、骈体文及诗十卷、《辛壬脞录》一卷。民国8年（1919），大总统褒莳兰匾额曰"孝先百行"。

王大川（生卒年不详） 清朝人，字精阅，号琴溪。幼失怙，祖母尚在。大川侍奉左右，一如父在时，曲尽孝养至28年，祖母90余岁寿终。大川性严明，家贫。习医，识解过人。每值夏秋，病者踵门日以百计，无暇问姓名。诊得证象，辄立方与之，无不应手愈。暨过酬，必告源委，否则，有以其素昧而拒之者。晚年，或劝著书。曰："医者移步换形，不善临证，著方奚益?"友朋有过，必面斥其非，虽绝交不恤也。

丁谦（1843—1919） 字益甫，旧隶仁和籍，至祖始迁嵊县，生于清道光二十三年（1843）。少孤，母蒋氏教养成才。年十七入县学，补杭府学博士弟子员。清同治四年（1865）贡于乡。光绪七年（1881）大挑二等，署汤溪训导，旋选授象山教谕。民国7年（1918），任《嵊县志》主纂。翌年病卒，年七十七。其一生任事主在象山，且业绩卓著。

丁谦博览多通，藏书甚富，工骈散文，精医学，笃嗜金石，尤长于外域舆地考证。其在象山任职间，多在"蓬莱轩"著书，固名其所撰地理书为《蓬莱轩舆地丛书》，69卷。民国8年（1919）由浙江图书馆（一说浙江官书局）刊行，亦称《浙江图书馆丛书》，为一、二集，风行海内外。

史悦道（生卒年不详） 男，新桥关头史氏"致"字辈世孙。宁波华美医院毕业。民国元年（1912）在石浦横塘岸首开卫生医局，为该县首家西医诊所。据《象山近百年史事胜绿》（象山文史资料第三辑）记载，民国4年（1915）由史致和陈贞文夫妻接办，改名保康诊所。又据民国28年（1939）11月14日"浙江省各县公私立医院诊所调查表"记载，他曾任湖州福音医院院长，因抗战返回，任保康医院（诊所）院长。其从业证书号为"通字二〇二八号"。后又到江西鹰潭从医，保康医院（诊所）仍交由陈贞文及她的儿子打理。

史奇涛（1915—1940） 谱名史久涛，笔名史芳，化名史文实，新桥关头村人。民国18年（1929）夏，入浙江省立四中。民国21年（1932）夏，初中毕业后考入浙江省立医药专科学校。一年半后转入上海同德医学院，后又转上海东南医学院。民国24年（1935）初，任教宁波旅沪同乡会第一小学，参加抗日救亡活动。民国25年（1936）春，被推为上海教育界党的外围组织"进取社"理事。8月，加入中国共产党。次年8月，成为上海教育界党支部成员。民国27年（1938）2月，成立上海市小学教师进修会，宣传抗战，开展反伪反特斗争。旋任小学教师消费合作社理事长。民国28年（1939）10月，调皖南新四军军部宣教科任副科长。11月，调新四军江南指挥部政治部，率组赴前沿地区发动群众，培养发展党员，组织游击队，搜集情报，与敌、伪、顽进行斗争。翌年2月，任丹北中心县委宣传部部长。7月，在率部深入敌后途中被日本侵略军杀害。

李萼生（1861—1942） 高塘岛乡林港村人。一生从医，医术精湛，闻名遐迩。医德高尚，令人敬佩。有钱者请他治病，通常均雇轿抬，他并不推却，坐轿来去。若穷苦者请，他则是背起药箱，夹着雨伞，步行出诊。有过意不去者，亦欲雇轿，他坚辞不就，说："你们家人患病，已不堪重负，若让我坐轿又得破费，我于心何忍！"李为人治病，尤重"望"诊，对病人大小便、痰、唾液之类，他不避污秽，必仔细审查后，方开列处方。甚至连煎药也要过问，常亲尝药汁。卒时，出殡之日，乡人纷纷前来送丧。是日，遇大雪纷飞，满山皆白。送殡者尽道："这是李先生精神感天动地，故天地亦为其披白致哀。"

许秀武（1896—1942） 谱名乃穆，书名乃墨，字公益，西山村人，生于清光绪二十二年（1896）十二月三十日。幼入私塾，喜读岳传，倾慕岳飞一生忠义。父殁，为博徒诱惑，家产几尽，始悔恨，发愤力耕。有山东疡医王老时寓其家，秀武拜为师，发奋学医，传其医书，疗疮毒颇验，即设肆于南堡，开售杂货膏药业。乡里遇婚丧，必请其治事。民国25年（1936），县始行保甲制，被选为保长。性豪侠，好拳术，能仗义执言。沙岗地痞抢劫县基坪民众财物，许得知，手持铁环，追击不舍。当溪口、茅洋相继为日军沦陷，因靖南三乡为敌进城交通要道，成立所谓的"维持会"。挟其出任会长，严词拒绝，且将事情往告县党部。因其秉性诚厚，遂委为特务员，嘱其回乡，侦察敌情。民国30年（1941）秋，因前追打游民事，被诬为间谍，逮至伪民生队，逼其为日伪做事，终不从。翌年3月，县城沦陷，日兵搜得县党部情报员名籍。23日，遂被逮至茅洋敌司令部，囚禁半月，刑讯逼供，电磨、烛烧、针刺手指，终不松口，抱牺牲决心。合保乡民联名保释，奈城中情报员姜国斌捕到。一一招认，又与秀武对质，使不能讳。竟于4月1日，声称解送宁波特务总队复审，遇害于岳井洋船面上，抛尸海中。就义时，犹高呼："打倒日本鬼子！"

毛子卿（1915—1951） 男，祖籍浙江绍兴，原籍浙江萧山。军政部军医署驻闽办事处军医人员训练班结业，浙江省训练区卫生人员训练班医师科修业。抗日战争爆发后，投笔从戎。民国28年（1939）1月至民国30年（1941）6月，任浙江抗日卫团六支队军医。民国30年（1941）7月至民国31年（1942）1月，任二十二后方医院军医。后奉军政部令，冲破敌人数道封锁线，在宁海峡山被敌人包围。趁敌人不备之际，与战友朱铁军泳渡象山港至下沈排头到象山官山苏本善部。民国31年（1942）2月至民国34年（1945）6月，任定海象山保安总队卫生队队长（少校军医主任）。民国34年（1945）7月至1950年2月，任象山县卫生院医师。1950年3月，象山县卫生院改称"象山县人民政府卫生院"后，即被任命为县人民政府卫生院负责人，至1951年2月殁。

俞世清（1877—1954） 字怀白，昌国人，生于清光绪四年（1878）。父母双亡，其六十有自悼诗云："嗟余出世太凋零，先父孤儿祇六龄。"少时从学秦少明先生，攻诗文。后游学象山县学堂，为诸学子辅读改卷，曾侍读祖亲东陈陈伯弢先生年余。年十八为生活计，与友人合营石浦大皆春中药铺。自攻医理，乐善好施，贫病无力延买药者，每亲至其家诊治，均免费施舍，不取分文。乡里潘某子，7岁，每晚申时腹痛难忍，过酉时渐愈。世清一日忽感悟"申""酉"乃天地阴阳交替之时，意识向日葵亦在此时开合，遂试服向日葵托一味，不三日即愈。喜交游，与东门任筱和兄弟及医界丁洪雷等友善。某年象南大塘旱情严重，时疫流行，饥死者百计，世清等发起募捐赈灾，各方奔走，集资施粥。平生善书法，尤攻隶书，临摹唐宋拓帖，甚得功力。昌石一带凡中堂、屏风、楹联、墓碑、店铺招牌、祠堂匾额，多出其手。今延昌去石浦三湾路廊尚见"游目""聘怀""去去就来""坐坐也好"等石刻签联，笔力苍劲。平素居家简朴，不慕名利。乡里有婚丧喜庆，常应邀主其事。又为邻里排难解纷，无推却，曾书联称“居之安屋何仿古，和为贯家自然昌”。民国肇始，曾选为议员。解放初，曾去南京寻访金陵胜迹，赋诗寄怀。1954 年出席县第一届人民代表大会，归来半载，无疾卒，享年 78 岁。

陆昌世（1899—1954） 又名沧水，字沧浩，大碶头陆家村人，生于清光绪二十五年（1899）七月，父业农，生子三，唯其聪颖，只读三年私塾，便自学成医，开设诊所，擅眼、骨科，方圆闻名。后以武训办学自励，在本村创办树伦小学，不久并入靖河乡中心小学。自幼嗜爱泥塑，无师自通，尝替一村老塑像，戴西瓜顶帽，穿长袍马褂，放“七星惬”店铺，路人见之，皆谓是义江先生。是以名声大作，人多称之。大型泥塑《吸毒的危害》，通过一人吸毒后骨瘦如柴，流落为丐，告诫人们万不可吸鸦片，较有影响。民国 37 年（1948）1 月，县举办艺术展览会，应募展出《岳飞精忠报国》《苏武牧羊》等 51 件作品，并全数义卖，捐赠靖河小学，得县奖励。

方振清（生卒年不详） 石浦人，名利青，又名志康。上海万国医学院齿科毕业，就业于天津北洋齿科医院。其间多次为行政院副院长孔祥熙治牙。孔书“每餐不忘”横幅以赠。天津沦陷，方因行刺汪伪天津市市长潘谋事发，携母南逃，中途失散（中华人民共和国成立后相会），方寻母至石浦外祖母家，开设牙医诊所于关帝庙前。

彭玉文（1926—1956） 山东省峄县泽庄镇人。高中文化。民国 28 年（1939）9 月参加八路军，为一一五师六八六团勤务员。民国 29 年（1940）9 月任鲁南军区第一军分区司令部看护员。民国 30 年（1941）5 月任鲁南军区第一军分区第二连卫生员。民国 31 年（1942）2 月任鲁南军区卫生部三所护士。民国 32 年（1943）3 月任鲁南军区卫生部一所护士班班长。民国 34 年（1945）2 月被评为二等模范护士。同年 4 月在山东省白颜县劳泉村加入中国共产党，11 月任鲁南军区第一军分区卫生所所长。民国 35 年（1946）11 月任鲁南军区第一军分区司令部看护长。民国 36 年（1947）11 月任鲁南军区第一军分区司令部特务营助理。1949 年 4 月随中国人民解放军南下，5 月任杭州军管会行政处医师，11 月任浙江省委机关卫生所所长。1952 年 5 月在浙江省卫生人员训练所工作，11 月参加上海市第一医学院卫生干部学校学习。1955 年 8 月在湖北医学院学习。同年 10 月任象山县政府卫生科科长。1956 年 8 月 1 日在林海乡门前涂抗台中牺牲。

虞鼎丞（1935—1956） 浙江省萧山县长河区浦沿街人。初中文化。1952 年 8 月 1 日参加浙江省卫生人员训练所学习。1953 年 5 月在定海县卫生防疫站任环境卫生员。1956 年 6 月加入中国新民主主义青年团。同年 7 月调入象山县人民医院工作，任防疫站防疫员。1956 年 8 月 1 日在林海乡门前涂抗台中牺牲。

周贯生（1875—1957） 又名周铁打，天主教司事，温岭玉环人。清光绪元年（1875）生。幼年入私塾，及长学医，主外科，聪慧明爽。皈依天主后，手不释《圣经》，晨昏苦切，稔熟教理，讲经布道具感染力，直透胸襟，是象山天主教的早期传道人之一。民国 21 年（1932），购入胡家庄屋，满足信教群众的礼拜需要。短衫芒鞋，跋涉村野，常为贫苦者义诊施药，深受爱戴，是当地最具影响者之一。1957 年去世，享年 82 岁。

王福聊（？—1959） 男，又名王福庆。民国 35 年（1946）当选为县中医公会理事。1952 年，与徐丹英、侯云聊、徐天逸成立“丹城”联合诊所，1956 年 5 月，“象城”与“丹城”两家联合诊所合并成立“象丹联合诊所”，由他任负责人（1956 年 5 月至 1958 年）。1958 年 10 月，丹城、爵溪两镇与南庄合并成立大公社时，把原大徐区的大徐、雅林溪与原墙头区的墙头、亭溪下辖 14 个大队，亭溪大队是其中之一。他的工作岗位调整在象山（丹城）人民公社亭溪大队医疗服务站（为丹城镇医院后改为象山人民公社保健院的分院）。在一次夜间出诊时，不慎落水而亡。

沈春堂（1880—1963） 又名毓燕，西周土桥人，出身农民。少时仅读一年私塾，书画、案牍无不精妙，耕田种地，亦常人不及。早年曾为儒雅洋何恭房账房三年，屡跟人习武，又懂医，以“郎中”为务，时称郎先生。

民国15年（1926）3月，党领导的农民运动促使当时国民政府提出“二五”减租，然乡间多未能实行，地主豪绅仍勒索如常。沈春堂见此，遂发动农民，组织农会，大众公推为会长，下分十七组，遍及上谢、车岭张八村、白箬岙、西周、大坑、土桥地区，集会西周大庙，宣布“二五”减租。县政府即派兵弹压，捕去沈岳鸣等7人，声言非抓到沈春堂不罢休。后为救出农会骨干，春堂乃挺身投案，逮至县城监狱，判处死刑。不服上诉，下笔千言，痛斥时政，陈农民减租要求，监中犹教狱友识字。3年后，押至舟山，不久，又转至杭州监狱。其间，屡修书上诉，最后诉至南京，获最后判决，处徒刑6年。

民国21年（1932）春，刑满释放。其妻儿闻讯，去县城迎回，竟在车岭相遇，农友赶至，庆幸“官司”获赢。归里后，即以行医为业，尤精于儿科，治人济贫，一如往常。邑有贫病交加者，诊治不收钱，甚补以药费，又为民排解纠纷，视人事为己事。中华人民共和国成立后，仍以医业为事。1963年5月卒。

陈贞文（1889—1963） 南京人，生于清光绪十五年（1889），省湖州仁志产科学校毕业。民国2年（1913），随夫史致和（1875—1919）从镇海到石浦接办首家西医诊所——保康诊所（今福建街34号）。原石浦卫生医局，民国元年（1912）史悦道创办，民国4年（1915）史致和与她接办。内设西医外科和妇产科，置显微镜、血压仪、消毒太阳灯、听诊器、滴注、清创缝合器械及助产等仪器。子悠卿、悠扬、悠生、女儿非比皆从医。民国27年（1938），支持儿子史悠斌（又名蒲戈）去延安参加抗日，变卖仅有的一对金耳环，换取旧法币15元，作为儿子赴延安的路费。一生致力救死扶伤，为家境困难者接生、治病，免收诊疗费，送米油接济。刻苦钻研医术，经接生产妇无一死亡。人称“史家婆”。1963年初，因病逝世。居民自发地加入出丧行列，送她至山上者达600余人。

释传常（1885—1966） 世居城坊。原汪氏子，少丧母，18岁入河东瑞龙寺，奉敏兆和尚为师。历五六载，师以县庙、西寺及瑞龙寺尽归其持理，积十余年，财用裕如，寺庙各处田地千亩，房屋二百余间及布庄染坊等。民国23年（1934），开办佛教孤儿院，收容孤儿约百人，另设小学一所，训养至十六七岁出院，其中聪慧者，则资助上大学。民国29年（1940），支持郑鼻峰、刘雪航于县城隍庙西厢创设中德医院。民国30年（1941），疫病流行，约同萧伯元，聘医务人员10名，开设临时时疫医院，患者获救颇多。民国36年（1947）夏大旱，水源匮乏，又独资兴建水井两口。翌年3月，选为县佛教会理事长，中华人民共和国成立后历任县人民代表，1966年卒，享年82岁。

姜梅坞（1892—1967） 谱名颖荗，学名绍祖，梅坞其字，丹城人，生于光绪十八年（1892）二月十五日。父本镛，字振初，贡生。绍祖7岁丧母，及长求学。先后毕业于宁波师范学堂、四明专门学校、北京大学哲学系。民国6年（1917）4月，以四明专门学校毕业生资格，应文官考试，名列优等第一。国文为桐城马通伯赏识，刊入《丁巳校士录》。遂一度从政，任职审计院。时北京各大学争聘为讲师，文名始显。五四运动中，富爱国热情，旋调任西北筹边使公署佥事，兼商务委员。曾赴外蒙古考察商务教育，驻外蒙古库伦，留5月，著《蒙疆丛谈》2卷，刊入北京地学杂志。又任外交部咨议，驻北平情报主任、劝业银行储蓄部主任等职，终辞去，创办华北大学，推蔡元培为校长，自任教务长。又增办华北中学。民国14年（1925）5月，“五卅”运动爆发，北京教育界成立后援会，推其及国民大学校长雷殷为代表，赴沪声援。民国17年（1928），专任华北中学校长。民国19年（1930）赴日本考察，深悉强国之道，以振兴教育为要。遂组织北平市中等学校联合会，任主席，入会者学校70余所。又设中等教育协进会，为常务理事。组织北京市中等学校科学馆，主持北平教育会15年。民国26年（1937）拟联合各地教育会，发起组织全国教育会联合会，因战争起不果。其年7月，抗日战争全面爆发，即南下归里，任县抗敌自卫会副主任委员。翌年1月，即倡设医院，为副董事长，不避艰难，集资2万余元，辟址修房，聘医购药，终创办县公立医院。并整理国学大师陈汉章先生藏书10万余册，暨遗著百余种，议筑藏书楼，供众阅览。时象山遭灾荒，又去沪募捐，救济灾民。民国34年（1945）1月，任县临时参议会副参议长。抗日战争胜利，返北平复校，尤提倡女子教育，计分男、女两校，学生1400余人。特于高中部设免费生数名，招桑梓成绩优异者，保送入学。又任民国大学及平民大学教授。民国36年（1947），被选为北平市第一届参议员及国民大会代表。翌年冬，应台湾省参议会之邀，赴台参观博览会，收集梓行县名士、经学家姜炳璋《尊行日记》7册，使免湮没。1949年2月，北平解放，遂寄居台北。1962年，曾赴美考察文物，留心侨胞生活。1967年8月15日，卒于台湾。

徐志道（1898—?） 男，1898年3月生，丹城镇人。1913—1920年在宁波江北岸卫生医院学习，1920—1921年在沈家门冈善医院任医师，1921—1925年在镇海良济医院任院长，1925—1927年在广东黄浦军官学校军医处任中校卫生科长，1927—1928年在山东协和医院讲习班学习半年，1928—1929年在杭州伪随军医院任少校军医半年，1929年2—3月津浦路28军后方医院任少校内科主任，1929年3月至1933年11月在宁波鄞江桥县立第三医院任院长，1934—1945年在上海汉上路自己开办诊所，1945—1950年在象山丹城羊行街自开诊所，1954—1963年，任县第一人民医院内科医师。徐先生从医40多年，曾被评为县卫生基层先进工作者，推选为县第四、五届人民代表。

魏刚（1913—1967） 男，民国2年（1913）生，随父（宁波山北）游医至象山，在石浦开设济生堂药店。跟父学习医术，刻苦攻读中医书。父病亡后，魏刚与他人合伙开设同德堂诊所，自制“万灵丹”，诊治伤害病而闻名全县各地。他对病人热情负责，遇到贫病人不收分钱。农忙季节，到乡村送补药，深受群众好评。

刘雪航（1893—1976） 名积勳，号谒士，雪航其字，后以字行，夏雨岙人，生于清光绪十九年（1893）二月八日。父允升，以勤俭处身、友爱治家，称道乡里。雪航初入学，即好养生治病之术。民国2年（1913），肄业杭州私立中医专科学校，两年后，复回乡从郑杰甫先生实习，于重要经典方药，莫不领略蕴奥。及入省立第四中学，为优等免费生。曾任定海螺门渔立小学、上海宁波同乡会第四小学、慈溪承裕小学教员及承裕校长兼校医。后为上海叶氏崇义公所施医部中医师，广购医籍，博览精研，参与上海中医学会。至抗日战争始，回乡设诊所。又应邀与县知名七中医，轮流至县公立医院接诊，并组织中医学会，编辑医刊，多所承力。后佐办中德医院并任副院长。“中德”歇业，又在城中自设诊所，兼救济院施诊医师。

中华人民共和国成立后，历任象城联合诊所、丹城中西医联合诊所负责人，兼象山中学校医及生理卫生教员。1959年，改任县人民医院中医师。秉性和易俭朴，待病人至上。多次被评为先进工作者，历任一届至六届县人民代表、县人民委员会委员。1976 年 12 月 2 日卒。著有临床医案 2 卷，详述伤温热验方，尤擅湿温麻疹、痢疾及妇科。余如高血压肝胆疾患，亦多效方。

何纯（1913—1977） 字兆麟，丹城北门人，家殷实，23 岁上海正风中学毕业，后在慈溪、宁波、丹城等地私立、县立学校任教 10 多年。民国 36 年（1947），任象山救济院副院长，无薪金，总理日常事务。建育婴堂，收民间弃婴，供月米、衣服，雇人育养。翌年，院经费匮乏，将家酿陈酒出卖，兑米十几石支付育婴工米及职员工资。是年从己家搬桌、椅、器具，聘中西医 16 人在救济院设义诊，轮流行医，遇病贫者即施以药。又购杉木置棺，遇贫家死者无力葬殓，则施以棺。于冬至前后至荒郊野外，收露尸暴骨入棺埋葬。常开仓粜谷补救济院经费。1951 年，象山救济院改名象山县人民社会救济院，1952 年下半年移交县民政局。

何纯还擅长中医、针灸，经长期钻研和临床，在丹城，舟山的桃花、六横等地有盛名。20 世纪 60—70 年代，西门陈某手指患顽疾，百治不愈，先生治之立愈；同邑金某患坐骨神经痛，痛彻肺腑，夜不能寐，先生每日上门针灸，不到半月彻底治愈；邑人潘某中风面瘫，先生施以银针，经月而愈。如是不胜枚举。临终留下墓联曰：满山柴草活人药，一径松竹居士墓。

史悠堂（1918—1991.7） 男，新桥关头村人。用中草药治疗肝病、风湿病、骨伤而出名。1965 年村办合作医疗站，他带领几名赤脚医生上山采集草药，医疗站草药堆积如山。区乡培训赤脚医生，常请他去讲课。1975 年，台湾渔民参观合作医疗站中草药，得到好评。

胡良璠（1912—1997） 男，号志华，生于清宣统三年（1911）十二月廿七。系本县靖南三乡西庄（今东陈乡西庄村）人氏。他出生在社会动荡人民生活疾苦的时代，目睹百姓贫病交迫缺医少药的困境，青年时立志学医为民解苦。他从小聪颖好学，以优异成绩考入宁波廷佐医院。毕业后在丹城开设"志华诊所"。民国 33 年（1944）曾加入"浙江省象山县医师公会"。他慈善仁心，医术精湛。民国 24 年（1935），时任县长李学仁（浙江临海人，字且知，1919 年 3 月保定军校毕业。1933 年 12 月至 1935 年 8 月任象山县县长）赠"是乃仁术"匾额以作纪念。中华人民共和国成立后的绝大部分时间里，回村从医，赢得众人好口碑。卒于 1997 年 1 月 4 日，享年 86 岁。

伊耀惠（1936—1997） 男，西周伊家村人。因医治蛇伤和肝病而出名。1967 年开始做赤脚医生。在合作医疗站当赤脚医生时，工作积极，不怕艰苦，钻研医术，上山采集中草药给农民治病。治愈率高，治蛇咬伤有特效，包药后一周即愈，声誉鹊起。对病人服务周到，被评为宁波地区优秀赤脚医生。先后出席省、市、县先进赤脚医生、合作医疗表彰大会。1983 年，村合作医疗站撤销，伊耀惠不愿弃医，自设私人诊所。

沈保民（1907—1998） 男，清光绪三十二年（1906）3 月出生于浙江省定海县城关镇，其妻曹玉琴为中华民国第四任大总统曹锟之女。民国 18 年（1929）8 月毕业于山东省立医药专科学校。民国 19 年（1930）2 月至民国 21 年（1932）5 月在安徽省凤阳县黎氏医院任医师。民国 21 年（1932）至民国 25 年（1936）3 月在青岛市私立医院任医师。民国 25 年（1936）3—8 月在定海县伪医务所、伪国民兵团任军医。民国 26—27 年（1937—1938），在山东省青岛市中西医联合诊所坐诊。民国 28—29 年（1939—1940），舟山定海道头卫生所兼城关兵民医院工作。民国 30 年（1941）至 1949 年 7 月任县卫生院院长。中华人民共和国建立后，沈老先生继续从医。1952 年 11 月参加象山县丹城联合诊所。1953 年 7 月正式参加县人民政府卫生院工作，从事临床内科。

陈嘉勉（1938—1998） 男，民国 27 年（1938）10 月生，东陈乡东陈村人，1966 年毕业于浙江中医学院六年制本科，分配至县第一人民医院，历任中医主治医师、副主任医师，中医科科主任，县中医院副院长，县中医学会副会长，宁波地区中医学会理事，县四、五届科协委员。

出身中医世家（其父陈鸣皋，在群众中享有威望的中医师），热爱中医事业，刻苦好学，治学严谨，博采众长，不拘泥于古方而善通变，对疑难杂症，能中西结合，融会贯通，因人制宜，疗效显著，在群众中威望高。精通中医经典著作，在继承和发扬祖国医学遗产方面有一定贡献。撰写《伤寒论之顾阴救液浅析》，1983 年获宁波地区自然科学优秀论文奖，浙江省中青年中医药人员优秀论文二等奖；《对肝肾病的临床研究》获县 1992 年优秀论文一等奖。

陈嘉勉中医师执业 30 多年，是象山县中医学科带头人。他曾担任县“西学中”班和宁波地区卫校“医经”班教师。他对临床实习进修的学生和“西学中”人员，悉心指导和带教，不少人员成了业务骨干，他率先提出倡办县中医院，是县中医院的主要创办者之一。

潘子骏（1918—2000） 男，后岭村人，长期在青山头村竹峙小学教书。他的诊麻技术一是祖传自他的父亲瑞公，二是少年时师从同春医院的一名诊麻名师。

潘老师诊麻技术，方圆几十里闻名。他的诊麻有四个特点：一是技术高，只要点蜡烛灯一照，一帖药就解决问题；二是药费低。二十世纪七八十年代时，一帖药只需八九分钱，最多不会超过一角五分；三是求必应，不分对象，不分时间，不分远近；四是从来不向人收出诊费，尽管他自己生活也清苦。

王乐成（1912—2001） 男，民国元年（1912）生，象山涂茨人，民国 25 年（1936）毕业于上海中国医学院。毕业后在宁波大沙尼街开业行医，民国 27 年（1938）回家开办诊所，1951 年参加涂茨联合诊所。1968 年调至泗洲头卫生院，后又调入西周卫生院。著有《麻疹撰论》刊在中国医学院第六届纪念刊上。1979 年退休，终年 91 岁。王老先生从医 40 多年，是象山县第一个有学历有文凭的中医师，一生致力于中医学事业。民国 29 年（1940），象山天花、霍乱流行，1956 年“八一”台灾，他积极参加防治工作，对待病人满腔热情，处处为病人着想。曾当选县一至七届人大代表，县第一届各界人民代表会议常务委员。

徐寿昌（1931—2002） 原籍绍兴，大学本科学历。民国 35 年（1946），入绍兴稽山中学。1949 年 6 月，入浙江省干部学校。次年 9 月，入浙江医学院读书。1951 年 7 月，为浙医病理科技术员。1953 年 7 月，转浙江医学院外科。1956 年 7 月毕业后，任浙医一院外科住院部医师。1958 年 3 月，调县人民医院外科。1964 年 3 月，为县第二人民医院主治医师。1983 年 3 月后，任外科副主任、主任医师。1958 年，被评为省社会主义建设积极分子。翌年被评为县和宁波地区先进工作者。1960—1963 年，每年被评为县先进工作者。

郑鼻峰（1900—2003） 名克忠，字正恕，号安国，医号鼻峰。清光绪二十六年（1900）生于丹城半河村。7 岁读书，26 岁跟宁波范文甫习医，后来又在上海汪洋医学讲习所学习西医两年，贯通中西医学。民国 19 年（1930），在上海参加第三次全国中医会考，获得中医职称。从此，开始在上海虹口开设诊所，继至天津、北京、武汉等地行医，民国 26 年（1937），郑鼻峰回归故里，为家乡邻里义诊，惠泽桑梓。民国 29 年（1940），组建中德医院，被推为院长，实行贫病医药费减免。民国 36 年（1947），宁波、石浦等地沦陷，枪伤、炸伤病人很多，郑鼻峰尽心尽力，为伤病员取出子弹、弹片，缝扎伤口，许多病人至今还念念不忘。民国 30 年（1941）大旱，瘟疫流行，本县举办临时时疫医院，推郑鼻峰为义务院长。他带领门生日夜免费为病人治疗，许多病人得以死里逃生。民国 31 年（1942），凶荒殊甚，饥民载道。郑鼻峰倾私蓄兼募款，招工赴外地购运杂粮，制粥施食，历时 70 余天。他虽是名医，但不摆架子，不顾白天黑夜，路远路近，有钱没钱，有请必到，从不耽误治病。

1952年春，南庄区联合诊所成立，郑鼻峰负责全区预防和医疗工作。当时经费紧缺，一切医用的桌床椅和药械，均由他自己出资投入。1956年“八一”台灾，南庄一片汪洋，死伤7000余人。他率领诊所医务人员奔赴灾民临时驻地，接连3天，治愈600余人。1972年，县开办工农兵技校，设有中西医班，他被聘为教师。1985年，县中医医院成立，他被聘任名誉院长。

郑鼻峰还嗜好文学，古学功底很深，写诗作文，样样在行。民国7年（1918），跟浙东名儒鄞州杨霁园专攻古文辞，夙夜勤奋。1996年被评为县十佳藏书家庭，藏有《二十四史》《十三经》《唐宋八大家诗文集》《经史子集》《韵文佩府》《医学经典》等木刻线装等古籍4000余册。著有时病救治方案一册，中药经验歌十余册，医案百余册。1994年，县文史委从他保存的600多首诗词中精选了360余首，出版《鼻峰诗选》。同窗何仲刚先生在序中道：“鼻峰之诗，闲肆自适，不拘一格，质朴动人，意义深厚，低回往复，有唱必酬。”

郑鼻峰是历经三朝的世纪老人，博学多才，医术精湛，医德高尚，深受人民爱戴。被评为县第一至第六届人民代表，县第二、三、四届政协委员。郑鼻峰于2003年3月1日无病而终，享年104岁。

何春英（1906—?） 女，儒雅洋乡儒雅洋村人。中国民盟会员。民国24年（1935），南昌青云谱医院任助产士。民国27年（1938），任军政部69兵站医院药局主任。民国29年（1940）始，在江西、南京等医院当助产士。民国37年（1948），任江西省高级助产学校助产士长兼教师。1952年，任江西省妇女保健院保健干事。1967年，任该院群众向阳院院长。1980—1984年，任江西省妇女保健院顾问。

一生致力于妇幼保健工作，虽年逾八十，还创建南昌“三八”老年康乐公寓，继续为人民服务。曾连续五年被评为“三八红旗手”，连续三届被选为江西省人民代表，连续四届被选为省、市政协委员、省妇联常委，连续三届任省、市、区妇联执委、常委，市妇联名誉福利部副部长。抗日战争初期，曾为蒋经国夫人方良女士接生，并被留下做特别护理4个月，蒋经国亲自赠予银盾，上书“造福社会”。

李伦（1917—2006） 原名李金耕，定塘镇方前村人，中共党员。民国34年（1945）毕业于国立英士大学医学院医学系，旋即任浙江省立杭州医院外科医师。1950年经浙江省卫生厅推荐至上海市军管会医务处师资进修班学习一年。1951年，任浙江省中医院外科主治医师、党支部书记，兼浙江医学院外科学讲师。1955年，担任解放一江山岛医疗队副队长。1960年，担任浙江医科大学附属医院外科副主任医师。

从事医学工作30多年，中华人民共和国成立后为医院培养外科工作人员，提高外科医疗质量，抢救垂危病人及改进管理制度等方面，做出一定成绩。在医疗上曾作过“肾结石”“巨脾症”等学术报告。1958年，获“浙江省建设社会主义积极分子”称号。1959年10月，参加中华人民共和国成立十周年全国群英大会。1960年，被评为浙江省先进工作者。

李林（1921—2001） 定塘镇方前村人，中共党员。1949年，毕业于上海同德医学院医疗系，旋即任杭州市人民政府医务室医师。1950年，任上海市同德医学院病理学、生理学助教。1951年，调任上海市第一劳工医院外科住院医师。1955年，升任外科主治医师。1956年，调至安徽省芜湖市第一人民医院，历任外科主治医师、外科副主任。1987年，晋升为外科副主任医师。1980年始连任芜湖市政协五届、六届常委。

从事医疗工作40年。20世纪60年代初就作过脾肾静脉分流术、甲状腺切除术、肝叶部分切除术、食道癌切除术、子宫全切术、巨脾症等高难度手术，并作了学术报告。1956—1963年，为所在医院及安徽省的无为县、泾县、当涂县医院培养一批外科工作人员，在提高外科医疗质量及医院管理制度等方面，做出一定成绩。1956年被评为芜湖市积极分子，1959年获芜湖市先进工作者称号。1987年，受中华人民共和国国防部颁发荣誉证书和纪念章。

朱祥法（1923—2010） 男，西周关山村人。他的爷爷朱大方是位有名望的民间中医，楼昌荣赠送“卢鹊再生”金匾。他跟爷爷学习《伤寒论》。用小柴胡汤治疗“伤寒病”而出名。在合作医疗站当赤脚医生时，工作积极，对病人服务周到，被评为县优秀赤脚医生。

姚旭（1923—2012） 男，又名姚贤风，民国12年（1923）生，珠溪乌屿山人。民国36年（1947）4月，在爵溪东门开办广济诊所。翌年，改名爵溪乡医院，迁址头北宫。1949年下半年，转为私人医疗所，仍设址东门。次年下半年，因组织医疗队参加抗美援朝医疗所停办。1951年，赴朝鲜任中国人民志愿军总政医院医师，中国红十字会国际医防队成员。1952年11月，任杭州市红十字医院医师。1953年，入上海第一医学院精神病科医师首届训练班学习。1954年，在杭州精神病医院、杭州市第七人民医院历任科主任、医务科科长、业务指导等职务，先后授予医师、主治医师、副主任医师。对精神病科临床医学、司法精神医学、医学心理学等领域有一定造诣和声誉。在全国、省、市级刊物上发表医学专业论文20余篇，并获省、市级优秀论文证书及奖励3次。当选杭州市政协四届、五届委员。

周祖龙（1929—2016） 男，1950年7月，参加浙江省干校四期学习，于同年9月分配至鄞县古林区土改工作队工作。1950年12月，调至象山南庄区土改工作队。先后担任原南庄区 团工委副书记，县团工委宣传部副部长，县委办公室助理秘书，昌国乡党总支第一书记，石浦大公社党委委员、副社长，番头公社党委第一书记、主任。1969年3月至1977年8月，任县卫生办公室负责人。1977年8月至1984年2月，任县卫生局局长、党组书记。1990年6月退休。周祖龙从1950年调入象山参加剿匪、土改以来，做出了很大贡献，尤其是1956年“八一”台灾中冲锋在前，体现了一个共产党员不畏艰苦、不怕牺牲的高尚情怀，被评为南庄区三等抗台模范。曾当选为中共县第五次代表大会和县第八届人民代表大会代表。

李海瀛（1921—2009） 民国10年（1921）2月出生，山东省冠县人。民国27年（1938）7月入伍。民国28年（1939）5月加入中国共产党。民国27年（1938）7月，任中共冠县城内抗日动员委员会交通员。民国27年（1938）11月至1949年10月，先后在新四军8旅特务连、永智县大队、2野2纵35团政治处、22师政治部历任文化干事、政治指导员、支部书记、组织委员、政教技术书记等职。1949年10月，转至象山县，在中共石浦区委工作。1950年6月，任县人民政府民政科科长。1954年3月，任县人民法院院长。1958年7月，任中共定山区委委员。1958年10月，任石浦食品厂经理。1961年1月，任县医药公司经理。1962年8月至1964年3月，在浙江省委党校文化部学习。1964年3月，任县水产公司党支部委员、副经理。1978年3月至1981年6月，任县军需物资供应站副站长。曾参加淮海战役等，荣获抗战纪念章、华北解放纪念章、淮海战役纪念章、渡江胜利纪念章。2009年4月逝世。

徐义来（1920—1982） 民国9年（1920）7月出生，安徽省嘉山县自来桥乡人，曾名徐尔群。民国28年（1939）3月入伍。民国29年（1940）10月加入中国共产党。1982年5月，县卫生防疫站离休，享受县处级待遇。民国28年（1939）3月至1948年1月，先后任新四军2师军法处3队战士、2师卫生部通讯员、2师政治部警卫员、军政治部警卫员、2师4旅政治部警卫员、2师4旅参谋处参谋。1948年1月，参加2纵教导团学习。1949年2月，任某师师部管理参谋。1950年7月，转至宁海县，先后任梅林区副区长、横坛区副区长、县人民检察署副检察长。1953年1月，参加浙江省革大3队学习。1954年8月，任宁海县梅林区区长。1955年2月，参加宁波干部文化补习学校学习。1956年3月至1959年2月，先后任宁海县公安局副局长、长街区区长。1959年2月至1982年5月，先后任县工具改革办公室主任、县农业银行副行长、县林场党支部书记、县卫生防疫站站长兼党支部书记等职。曾荣获二等模范称号。1982年10月逝世。

周玉山（1924—2001） 民国13年（1924）8月出生，河北省鹿邑县人。民国28年（1939）3月入伍。民国29年（1940）9月加入中国共产党。1981年2月，县第二人民医院离休，享受县处级待遇。民国29年（1940）3月，任新四军4师2团卫生员。民国29年（1940）9月至民国33年（1944）6月，历任新四军4师后方医院医务员、看护长。民国33年（1944）6月至1946年8月，先后任新四军4师门诊所所长、华中军区后方医院医疗队队长。民国35年（1946）8月，任华东野战军二院医疗队长、医务主任。民国37年（1948）8月，任华东军区七兵团医院主任。1949年10月，任浙江军区金华军分区医务主任。1952年8月至1957年2月，历任解放军111医院医务科科长、医务主任。1957年2月，任浙江军区海防16师卫生主任。1958年9月，转业至宁海县，任职于县人委卫生科。1961年10月至1964年7月，先后任县卫生科科长、县人民医院院长。1964年7月至1981年2月，任县第二人民医院院长。曾参加孟良崮战役等，荣立三等功1次，荣获三级独立自由勋章和三级解放勋章。2001年11月逝世。

李圣集（1916—2000） 民国5年（1916）10月出生，山东省泰安县人。民国28年（1939）7月入伍。1949年3月加入中国共产党。1981年6月，西周区卫生院离休，享受县处级待遇。民国28年（1939）7月，任泰安县大队情报员。民国29年（1940）4月，任山东省纵队第四支队侦查员。民国30年（1941）8月，任山东省军区第四旅侦察队队员。民国32年（1943）3月，任山东省淄博情报站工作人员。民国34年（1945）12月，任鲁中第一军分区二科科员。民国37年（1948）8月至1953年1月，先后任第十六纵队医疗队、某师医疗队队员。1953年1月，任职于宁海县卫生科。1959年3月，调石浦人民医院工作。1963年10月，调大徐区卫生院工作。1973年3月至1981年6月，任西周区卫生院党支部书记。曾参加济南战役、淮海战役等，荣立三等功1次、四等功3次。2000年7月逝世。

任大浩（1926—1991） 民国15年（1926）6月出生，安徽省无为县渭井乡任家村人。民国30年（1941）2月入伍。民国35年（1946）3月加入中国共产党。1983年2月，县第二人民医院离休，享受县处级待遇。民国30年（1941）2月至民国32年（1943）12月，先后任新四军7师57团独立大队3连战士、卫生队见习生、凡昌大队部见习生。民国32年（1943）12月至民国35年（1946）10月，先后任新四军7师皖南支队1分所保健员、直属大队4连保健员、供给部保健员。民国35年（1946）10月，任6纵71师卫生处医疗队医务员。民国37年（1948）10月，任24军71师教导营医务员。1949年5月至1950年11月，任解放军某军卫生部医疗3队副室长。1950年11月，转业至浙江省第三康福医院，任三室副室长。1953年12月，任浙江省磐安县卫生科副科长。1959年6月，任浙江省横山钢铁厂医务所副所长。1960年6月，任绍兴浬渚铁矿职工医院党支部书记。1961年10月，调任县人民医院第二分院副院长。1964年5月，任县第二人民医院革委会主任。1971年6月至1983年2月，任县第二人民医院副院长。1991年7月逝世。

隋书敏（1930—1989） 民国19年（1930）10月出生，山东省五莲县高泽镇西楼村人。民国33年（1944）2月加入中国共产党。民国34年（1945）3月入伍。1987年4月，县第一人民医院离休，享受县处级待遇。民国34年（1945）3月至民国37年（1948）5月，历任胶东军区北海医院卫生员、护士、护士班长等职。民国37年（1948）5月至1953年5月，先后任华东军区16医院助理军医、第八野战医院助理军医。1953年5月至1963年6月，先后任浙江军区117医院助理军医、96医院助理军医、112医院助理军医。1963年6月至1987年4月，历任县第一人民医院医士、医师、门诊部副主任等职。1989年5月逝世。

翟殿卿（1908—2007） 清光绪三十四年（1908）二月出生，山东省邹县人。民国33年（1944）8月入伍。1949年11月加入中国共产党。1982年10月，县第一人民医院离休，享受县处级待遇。民国32年（1943）8月，任邹县邹西独立营战士。民国33年（1944）2月，任鲁南第二军分区1大队战士。民国35年（1946）8月，任3纵8师24团卫生队卫生员。1949年2月，任22军64师190团卫生队卫生员。1949年6月，任浙江省第二军分区警备2团卫生队队员。1949年10月，任职浙江盐警6大队卫生科。1950年11月，调浙江省盐务局盐警休养所工作。1952年9月，转浙江省岱山县盐民卫生所工作。1954年9月，任县人民政府卫生院院长、党支部书记等职。1963年3月至1982年10月，历任县第一人民医院副院长、院长等职。2007年2月逝世。

海沙（1921—1999） 民国10年（1921）9月出生，镇海县人，本姓包。民国33年（1944）9月入伍，民国35年（1946）4月加入中国共产党。1983年7月，县医药公司离休，享受县处级待遇。民国33年（1944）9月，参加浙东鲁迅学院学习。民国33年（1944）11月至民国36年（1947）11月，先后任浙东报社、苏中四分区苏中报社、华中军区建军报社记者。民国36年（1947）11月至1948年10月，参加6纵教导团、6纵参谋训练班学习，任教育干事。民国37年（1948）10月，任华北野战军八纵战旗报记者、编辑。1952年10月，任某师宣传科宣传干事。1953年9月，任陆军某中学政治教员。1958年6月，任陆军某团宣传股长。1963年6月转业至1972年，先后任县食品公司经理、县糖烟酒菜公司经理、县饮服公司经理兼党支部书记等职。1972年至1983年7月，任县医药公司经理、党支部书记等职。1999年3月逝世。

王世民（1913—1995） 民国2年（1913）5月出生，山东省五莲县人。民国33年（1944）10月入伍，民国37年（1948）1月加入中国共产党。1982年4月，大徐区卫生院离休，享受县处级待遇。民国33年（1944）10月，任八路军山东省滨海独立2旅2部通讯员。民国34年（1945）8月，任华东野战军3纵队后勤卫生部4队司务长。1951年3月，任某军某师后勤处管理股股长。1953年2月，任某军某师炮兵司令部管理股股长。1954年10月，任浙江省人民检察院舟山分院科长。1957年1月，任大徐区副区长。1962年7月，任涂茨公社党委副书记。1972年2月至1982年4月，任大徐区卫生院院长、党支部书记。1995年10月逝世。

于茂森（1927—2016） 民国16年（1927）3月出生，山东省胶南县六汪镇东官庄人。民国33年（1944）10月入伍。民国36年（1947）3月加入中国共产党。1984年3月，县卫生防疫站离休，享受县处级待遇。民国36年（1947）10月，任山东滨海军区后勤卫生队护理员。民国35年（1946）2月，任滨海警备旅27团3营营部卫生员。民国35年（1946）5月至民国37年（1948）9月，先后任第三野战军3纵9师27团3营9连卫生员、3营调剂员。民国37年（1948）9月至1950年7月，历任某军卫生队司药、医助。1950年7月，任华东空军上海江湾基地场站卫生队护士长。1953 年 7 月，参加浙江省军区文化干部学校学习。1954 年 8 月，任县南田区卫生所所长。1956 年 6 月，任县人民医院副院长。1963 年 3 月，任县卫生防疫站站长。1971 年 6 月，任县卫生办公室负责人。1978 年 11 月，复任县卫生防疫站站长。曾参加鲁南战役、济宁战役、洛阳战役、开封睢杞战役、泰安战役、淮海战役、渡江战役、舟山金塘岛战役，荣立一等功 2 次、二等功 1 次、三等功 1 次。2016 年 9 月 21 日逝世。

张辅臣（1917—1981） 民国 6 年（1917）1 月出生，山东省栖霞县人。民国 31 年（1942）5 月加入中国共产党，参加当地的党的地下工作，任村长。民国 32 年（1943）5 月，因有人告密，遭日伪军吊打，坚不吐实。后日伪找不到证据，只好把他释放。民国 34 年（1945）8 月入伍。1980 年 10 月，象山县医药公司退休。1981 年 8 月补办离休，享受县处级待遇。民国 34 年（1945）8 月，参加山东省栖东县干部学校学习。民国 34 年（1945）9 月，任栖东银行贷款员。民国 35 年（1946）1 月，任山东省黄县银行出纳员。民国 35 年（1946）11 月，任栖霞县银行出纳主管员。民国 36 年（1947）6 月，山东省银行工作。民国 37 年（1948）11 月，任烟台银行副行长。1951 年，参加上海华东财政学院研究部学习。1952 年，任人民银行宁波中心支行科长。1953 年至 1965 年，先后任人民银行嵊县支行行长、宁海县支行行长、象山县支行行长。1965—1980 年 10 月，任县医药公司副经理。1981 年 4 月逝世。

赵斌（1924—1998） 民国 13 年（1924）12 月出生，山东省黄县人。民国 34 年（1945）9 月入伍。民国 37 年（1948）2 月加入中国共产党。1985 年 6 月，县交通监理所离休，享受县处级待遇。民国 34 年（1945）9 月，黄县地下兵工厂工作。民国 35 年（1946）1 月至 1955 年 3 月，历任解放军某纵队炮团、某师炮团战士、班长、副排长、参谋。1955 年 4 月转业，任舟山土产公司党支部书记、股长。1956 年 8 月至 1978 年 4 月，先后任县工业科科长、县五金公司党支部书记、县制药厂党支部书记。1978 年 4 月至 1985 年 6 月，任县车辆监理站站长、县交通监理所党支部书记。1998 年 9 月逝世。

刘缵闵（1919—1983） 民国 8 年（1919）12 月出生，山东省鲁南县人。民国 34 年（1945）11 月入伍。1949 年 1 月加入中国共产党。1982 年 10 月，县人民医院离休，享受县处级待遇。民国 34 年（1945）11 月至 1950 年 8 月，先后任新四军山东鲁南独立团看护长、19 团医助，解放军 35 军 103 师医疗队医务员。1950 年 8 月至 1952 年 6 月，历任浙江省军区衢州军分区医疗队队长、后勤处医政股副股长。1952 年 6 月，参加省军区文化补习学校学习。同年 10 月至 1963 年，先后任省军区后勤部卫生处助理员、112 医院医务处助理员。1963 年至 1982 年 10 月，历任县人民医院副院长、院长等职。1983 年 10 月逝世。

田文俊（1930—2008） 民国 19 年（1930）8 月出生，山东省宁津县人。民国 35 年（1946）2 月入伍，民国 36 年（1947）7 月加入中国共产党。1990 年 8 月，县第二人民医院离休，享受县处级待遇。民国 35 年（1946）2 月，参加解放军，任宁津卫生所护理员。1978 年 10 月转业，任县第二人民医院院长。1984 年 5 月任县第二人民医院党支部书记。曾参加胶济战役、淮海战役、上海战役等大小战斗 10 余次，荣立三等功 4 次、四等功 1 次，受嘉奖 3 次。2008 年 3 月逝世。

常德平（1926—2001） 民国 15 年（1926）10 月出生，山东省荣成县人。民国 35 年（1946）7 月入伍。民国 36 年（1947）10 月加入中国共产党。1985 年 6 月，县医药公司离休，享受县处级待遇。民国 35 年（1946）7 月，任山东省军区 3 旅炮兵营 3 连战士。民国 36 年（1947）5 月，任第三野战军 9 纵 27 师 3 连文书。民国 37 年（1948）4 月至 1951 年 10 月，历任华东荣军学校学员、通讯连文化教员。1951 年 10 月，任某军某连副指导员。1954 年 5 月，任某部队指导员。1956 年 3 月，任解放军 119 医院政治处助理员。1963 年 8 月转业，任县委组织部干部。1977 年 7 月至 1985 年 6 月，任县医药公司副经理。2001 年 7 月逝世。

孙连祥（1928—1994） 民国 17 年（1928）2 月出生，山东省沾化县人。民国 36 年（1947）2 月入伍。民国 37 年（1948）10 月加入中国共产党。1985 年 4 月，县卫生防疫站离休，享受正科级待遇。民国 36 年（1947）2 月，任沾化县中队通讯员。民国 36 年（1947）6 月，编入新四军 1 纵新兵连，任通讯员。民国 36 年（1947）10 月，参加华东卫校学习，后任华东留守处卫生所卫生员。1949 年 4 月至 1955 年 5 月，先后任某军教导团卫生员、志愿军某军后勤卫生部第一治疗大队助理军医、陆军某医院助理军医等职。1955 年 5 月转业，先后任浙江省慈溪县兵役局动员科助理员、宁海县卫生科科员、县卫生科科员等职。1964 年 4 月至 1985 年 4 月任职于县卫生防疫站。1994 年 11 月逝世。

刘子宝（1923—2007） 民国 12 年（1923）8 月出生，山东省新泰县石莱镇南涝坡村人。民国 34 年（1945）2 月加入中国共产党。民国 36 年（1947）4 月入伍。1983 年 11 月，县第二人民医院离休，享受县处级待遇。民国 36 年（1947）4 月，任鲁中南支局新泰税捐处干部。民国 37 年（1948）12 月南下，任干部纵队干部。1949 年 5 月，任宁波税捐处干部。1950 年 3 月，任墙头税务所所长。1952 年 2 月，任县人民政府企业科科长。1954 年 5 月，任舟山专区专卖公司经理。1956 年 8 月，任县商业局局长。1957 年 7 月，任墙头区委书记。1958 年 5 月，任县人委工交部部长。1959 年 8 月，参加浙江省委党校学习。1961 年 12 月，任县人委副县长。1962 年 7 月，任石浦区委书记。1971 年 7 月至 1983 年 11 月，任县第二人民医院党支部书记。2007 年 10 月逝世。

姜星湖（1926—1990） 民国 15 年（1926）9 月出生，山东省即墨县人。民国 36 年（1947）8 月入伍。1948 年 7 月加入中国共产党。1983 年 12 月，县第一中学离休，享受县处级待遇。1961 年 2 月，任县人委卫生科科长。1961 年 6 月至 1983 年 12 月，历任县第一中学党支部书记、副校长、党总支副书记。1990 年 7 月逝世。

孙务文（1927—1993） 民国 16 年（1927）年 6 月出生，安徽省怀宁县人。民国 36 年（1947）9 月入伍。民国 37 年（1948）2 月加入中国共产党。1985 年 5 月，县委统战部离休，享受县处级待遇。民国 36 年（1947）9 月至 1955 年 11 月，历任某营战士、副班长、班长、副排长、排长、连政治指导员等职。1955 年 11 月至 1958 年 6 月，先后参加汉口步兵学校、南昌步兵学校学习。1958 年 6 月至 1965 年 9 月，历任某团连指导员、营教导员、船艇大队政委等职。1965 年 9 月，任县人武部副政委。历任县革委会党的核心小组成员、县委常委、县革委会保卫组组长等职。1979 年 11 月转业，任县委宣传部副部长，县委统战部副部长、副部长级巡视员等职。曾荣立二等功 1 次、三等功 5 次。1993 年 5 月逝世。

奚杰华（1924—2006） 民国 13 年（1924）4 月出生，浙江省临海县人。民国 37 年（1948）12 月入伍。1949 年 6 月加入中国共产党。1984 年 3 月，县第一人民医院离休，享受县处级待遇。1948 年 12 月，参加浙江省临海武工队。1949 年 3 月，任浙东游击纵队 3 支队坚强大队战士。1949 年 6 月，任某团某营文书。1950 年 7 月至 1963 年 8 月，先后任县独立营书记、县人武部副科长。1963 年 8 月转业，任县级机关党委副书记。1970 年 10 月至 1984 年 3 月，任县第一人民医院党支部书记。2006 年 2 月逝世。

金声（1925—1992） 民国14年（1925）8月出生，江苏省盐城县人，曾名金惠均。1949年8月入伍。1987年5月，县卫生局离休，享受正科级待遇。1949年8月，在上海参加华东革命大学学习。1949年10月，任浙江省奉化县大桥区公所工作员。1949年11月，任大徐区公所工作员。1950年10月，任职县人民法院。1952年12月，参加宁波专区干部学校学习。1953年4月，任职于县人民政府卫生科。1955年8月，因错案在内蒙古劳动改造。1959年12月至1986年9月就业于内蒙古扎赉特旗乌塔旗水电处。1986年9月错案纠正，落实政策。1987年5月，由县卫生局办理离休手续。1992年6月逝世。

魏菊业（1921—2014） 民国10年（1921）3月出生，山东省莱芜县人。民国34年（1945）3月入伍。1979年10月，西周区卫生院退休，1983年4月改为离休，享受县处级待遇。民国34年（1945）3月，参加山东泰安地委支前工作队。民国36年（1947）3月，任鲁中平民医院助产士。民国36年（1947）7月，华东野战军14医院负责民运工作。民国37年（1948）8月，任鲁中南第二医院护士班班长。1949年11月，任35军104师医疗队护士。1953年3月，任县医院护士。1962年12月至1979年10月，先后任大徐卫生院药剂员、西周中心卫生院药剂员。曾参加莱芜战役、孟良崮战役、淮海战役、渡江战役等，荣立三等功3次、四等功3次。2014年7月14日逝世。

谭锡敬（1929—2016） 民国18年（1929）9月出生，山东省胶南市张家楼镇丁家寨村人。民国35年（1946）6月入伍，民国36年（1947）8月加入中国共产党。1986年9月，县第一人民医院离休，享受县处级待遇。民国35年（1946）6月，参加解放军山东省藏马县独立团，任团部卫生所卫生员。民国36年（1947）6月，任山东省高密县反特小队文书。民国37年（1948）4月，任第三野战军33军97师291团1营3连卫生员。1950年8月，任某营卫生员。1951年11月，任公安某师某团卫生队助理军医。1952年7月至1969年12月，先后任公安边防某团卫生所军医、守备某团卫生所所长。1969年12月，任南京军区公安某团后勤处副处长。1978年10月转业至1986年9月，任县第一人民医院副院长。2016年2月20日逝世。

傅相林（1922—2018） 民国11年（1922）3月出生，四川省营山县人。民国35年（1946）12月入伍。民国36年（1947）11月加入中国共产党。1983年6月，县卫生防疫站离休，享受县处级待遇。民国35年（1946）12月，参加解放军3纵8师22团，任卫生队卫生员。1949年5月至1952年8月，先后任浙江省军区宁波军分区警卫团卫生队班长、省军区卫生所医助。1952年8月转业，1954年6月，任浙江省舟山医院医生，调任石浦卫生所所长、南田区卫生院负责人、石浦区卫生办公室负责人、石浦检疫站副站长、县卫生防疫站干部。曾参加解放枣庄、泰安、济宁战斗，孟良崮战役、淮海战役、渡江战役等，荣立三等功2次。2018年2月2日逝世。

鲍小根（1925—2016） 民国14年（1925）9月出生，石浦镇兰家村人。1949年5月入伍。1981年12月，县第二人民医院退休。1982年10月改为离休，享受正科级待遇。1949年5月至1952年5月，先后任苏南军区、苏州军分区警备团警卫连战士。1952年5月，复员后先后任县卫生院、新桥卫生所会计。1954年4月至1979年8月，先后任南田卫生所、石浦人民医院、石浦区卫生办公室会计。1979年8月至1981年12月，任县第二人民医院食堂会计。2016年11月9日逝世。

姚崔峻（1930—2012） 民国19年（1930）2月出生，宁波市庄桥人。1949年7月入伍。1981年9月，县医药公司退休。1984年2月改为离休，享受正科级待遇。1949年7月至1950年

8月，先后参加华东军区宁波干部学校、宁波军分区青年军政干部学校、华东军政大学浙江分校学习，曾任分队长。1950年8月至1951年1月，先参加宁波地委土改训练队学习，后任复员委员会萧山办事处文书。1951年1月至1954年3月，先参加宁波军分区卫训队学习，后任军分区医疗队卫生员。1954年3月至12月，历任南京工兵某团卫生连卫生员、副班长等职。1954年12月转业，先后任安徽省滁县百货分公司人事科干事、县商业局人事股干事、县委财贸部组织科干部。1959年12月至1977年9月历任建工部直属湖北省黄石市华新水泥厂厂长办公室文书、收发、档案、干事等。1977年9月至1981年9月，任职于县医药公司。2012年11月29日逝世。

第二节　人物简介

刘龙江　1929年10月出生，山东省宁津县张大庄镇刘庄村人。1944年6月入伍，1949年10月加入中国共产党。1985年6月，县卫生防疫站离休，享受县处级待遇。1944年6月，任渤海军区某师某团通讯员、团卫生员、助理军医。1955年2月，任某师卫生营医疗干事。1958年5月，任宁海县一市区卫生院院长。1962年2月，任新桥区卫生院院长。1974年3月，任南庄区卫生院院长。1979年6月，任石浦区医院院长、党支部书记。1983年5月至1985年6月，任职于县卫生防疫站办公室。曾参加解放金南、解放上海战斗与淮海战役等，荣立三等功2次、四等功1次。

徐永林　民国16年（1927）3月出生，大徐镇人。民国36年（1947）12月入伍。1949年3月加入中国共产党。1987年8月，县第二人民医院离休，享受县处级待遇。民国36年（1947）12月至1953年5月，先后任东北齐齐哈尔南大营卫生所卫生员、第四野战军教导团卫生队班长、武汉高级步兵学校卫生部护士长等职。1953年5月至1956年5月，先后参加江西南昌第八军医学校、广西桂林35速成中学学习。1956年5月至1959年7月，历任海南军区某团卫生队医助、军医。1959年7月，参加广州军区军医训练班学习。1964年10月转业至1980年10月，先后任县第二人民医院医师、定山区卫生院负责人、县防疫站医师、石浦检疫站医师。1980年10月至1987年8月，任县第二人民医院院办主任、总务科主任等职。曾荣立三等功1次。

朱泽善　民国18年（1929）12月出生，江苏省泗洪县人。民国37年（1948）7月入伍。1949年3月加入中国共产党。1990年12月，县卫生防疫站离休，享受县处级待遇。民国37年（1948）7月，任华东野战军34旅3营9连通讯员。1950年至1952年4月，历任上海警备区守备某团文书、通讯员、营卫生员。1952年4月至1980年2月，历任浙江守备某团卫生队助理军医、军医、卫生队长等职。1980年2月转业至1983年9月，任定山医院院长兼党支部书记。1983年9月至1990年12月，任县卫生防疫站食品监督科科长。

傅金和　民国25年（1936）2月出生，山东省曹县人。1949年1月入伍。1953年12月加入中国共产党。1996年3月，县红十字台胞医院离休，享受县处级待遇。1949年1月至1960年，历任解放军某军某师医疗队看护班长、卫生营助理军医。1960年参加重庆七军大学习。1963—1976年，先后任某军区后勤部军医、某野战医院军医。1976年转业至1996年3月，历任县红十字台胞医院外科主任、副院长、副书记等职。曾参加渡江战役，解放上海、福州、西洋岛等战斗，荣立二等功1次、三等功3次、四等功1次，荣获第28集团军“护理工作模范”称号。

杨桂妹　女，民国11年（1922）生，新桥里岙村人。刀割“扁桃体炎，咽喉疱疹”等疾病，历史悠久，已传六代，闻名县内外。在20世纪80年代前，日有病人20~30人，后来渐减少。术后口服草药7日即愈。目前年事已高，医术已传至其孙子励松连。

张全华 男，民国15年（1926）12月出生，宁波慈城人，中专学历，卫生防疫医师。1952年8月，绍兴卫校毕业，1952年10月至1956年5月，先后在墙头区卫生所、县卫生院、县人民委员会卫生科工作，1956年5月起任县卫生防疫站副站长（主持工作），是县卫生防疫站第一任站长，1985年6月退休。在防治疫病工作中，深入基层做好除“四害”和传染病、地氟病的防治工作。1956年“8·1”台灾后，任灾区卫生办公室业务总指挥，在卫生状况极端恶劣情况下，带领防疫人员开展了历时2个月的消毒杀虫、消除垃圾等工作，确保灾后全县传染病发病无明显上升，更无“瘟疫”流行，从而打破“大灾之后必有大疫”的论断，受到卫生部和省市有关部门的好评。1979年，任县卫生防疫学组组长。担任卫生防疫站长期间，建立象山县各级医疗卫生机构疫情报告制度和传染病漏报率调查制度，加强卫生防疫站传染病报告和监督执法职能，使象山县传染病漏报情况得到了有效控制，保证传染病发病报告准确性。

王德黄 男，民国18年（1929）12月出生，浙江象山人。1951年，在解放军浙江第二军分区卫校学习，1952年，调到军分区医疗队工作，1954—1989年，先后在墙头镇舫前集体诊所、象西联合诊所、下沈乡卫生院、亭溪公社保健所、泗洲头镇卫生院等单位工作。1993年5月，被聘为丹城中心卫生院名誉院长。

从医50余年来，坚持以病人为中心，恪守医道，享有较高知名度。刻苦钻研技术，用中西医结合疗法，对消化、泌尿、血液等系统疑难疾病诊疗有独到之处，特别是对各型各期肝炎，采用过路黄、白英、紫草等中草药治疗，有较高治愈率，且经济实惠。20世纪50年代，经过摸索，创造出一套治疗钩虫病的独特方法，效果明显。在长期实践中，还摸索出有效治疗一些顽固性疾病的方法，如用中药针剂注射痔核黏膜下层疗法医治内痔与内外混合痔；用奎宁针治疗腋臭病；局部中药针剂注射（硬化疗法）脸部小血管瘤等，为提高农民健康水平做出了很大的贡献。

翁敬堂 男，民国21年（1932）11月，出生在医学世家，浙江建德人。1950年学徒半年（学中医正骨），启蒙于其外公何蓝寿，授传于杭州市骨伤名医叶胜因。1991年，安徽中医学院函授结业，1995年，宁波李惠利医院骨科进修半年。为提高医术，曾多次外出进修、参观、学习、拜师求教。1972年，在象山中学校医室开设对外骨伤门诊，后开设中医骨伤科专科门诊。推陈出新，吸收、继承传统中医正骨八法中精华，与翁氏正骨方法相结合，创造八条切实有效正骨理论与技术，长干骨骨折无须开刀，且接骨质量与开刀一样好，其他骨折，85%以上也无须开刀，对有些近关节粉碎性骨折也有独到治疗方法，愈后功能很好。编写的晃脊操，对胸腔、腹腔、盆腔有很好保健意义，对颈、肩痛疗效显著，引起相关脊柱疾病专家重视。曾有14篇（其中5篇与人合作）论文在省级以上书刊发表。

蒋时曜 男，民国22年（1933）3月出生，浙江东阳人，中专学历，主治医师。1952年8月，杭州卫校毕业，分配到青田县卫生院工作。1952年11月至1957年12月，先后在浙江省疟疾防治站、舟山疟疾防治站工作，1957年12月，调入县卫生防疫站。宁波市第九届政协委员。从事卫生防疫工作多年，精通业务，擅长环境卫生工程、民用工程以及寄生虫学、医学昆虫学，尤其对蚊类形态鉴别、生态学有一定的研究。在开展预防性卫生监督方面取得了一定的成绩。《实施预防性卫生监督工作的一些体会》刊登在《卫生监督信息》，《贵阳按蚊生态习性的观察》发表在《昆虫学报》上。参与编写的《浙江省宁波地区蚊类区系调查报告》在省除“四害”科技期刊发表，同时获宁波地区 1980 年科技成果二等奖。他主持的“象山县地氟病危害程度初步调查报告”项目获县 1983 年科技成果四等奖。1990 年参与编写的《毛蚶养殖区域水质卫生学调查》获市科技协会论文三等奖。

陆志璋 民国 23 年（1934）11 月生，浙江象山人。1951 年毕业于象山中学，从小受父亲（陆昌世）影响，17 岁开始行医，1954 年，进丹西联合诊所，后调入象山中医院。1982 年，兼任宁波地区五官科第三期进修班教师。曾担任中华医学会宁波分会五官科副组长、中华医学会象山分会理事，1979 年，担任象山科技协会委员，曾是丹城镇第八届、第九届人大代表。从事眼科工作多年，在眼科常见病、多发病诊治上有着丰富临床经验。20 世纪 50 年代，通过自学已掌握了眼科手术后使用类固醇皮质激素，从而减少角膜瘢痕生成，使角膜病愈后透明度增高。同时能做泪囊扎除疤、眼内溶剜除、青光眼虹膜切除等手术。还把翼状胬肉切除术改良为结膜瓣转位术，减少了复发性。在全县最早运用眼底镜，准确诊断眼底各类疾病。通过眼底镜观察到眼底动脉硬化、蚓状出血等症状，从而辅助诊断出相关的内科疾病，如高血压、糖尿病、视乳头炎、中网眼底各类病变、肾源性高血压、妊娠毒血症等。

乔大年 男，1936 年 7 月出生，浙江长兴人，中专学历，外科主治医师，1996 年 8 月退休。1956 年，毕业于嘉兴医士学校，1956—1961 年，在县人民医院工作，1961 年起，在县第二人民医院，历任外科主任、医务科长等职，曾多次评为县卫生系统先进工作者，1958 年，被评为宁波市先进工作者。在 51 年行医生涯中，坚持工作在临床一线。1957 年，负责建立县人民医院放射科，结束象山没有放射科历史。在内科工作中，治疗多例小儿营养不良症。对南田、樊岙等地普遍流行的肺结核病进行治疗，挽救了无数生命。1959 年，流行性脑脊髓膜炎大流行，运用椎管内青霉素注射疗法，无一例死亡。1960 年，白喉大流行期间，进行气管切开术 49 例，成功率 100%。1961 年，调到象山第二人民医院，建立该院外科住院部和手术室，对石浦地区疝气、静脉曲张、睾丸鞘膜积液、痔疮的患者进行手术治疗，开展了肠梗阻、严重创伤、宫外孕、子宫破裂、胃次切、截肢、乳癌根治术手术，同时完善医院放射科。对抢救宫外孕、前置胎盘大出血和子宫破裂患者有着丰富临床经验。

吴明溶 男，民国 26 年（1937）2 月出生，浙江海宁人，中专学历，主管医师。1954 年 3 月，嘉兴市医士学校毕业，1955 年 3 月至 1956 年 4 月，在南庄区卫生院工作，1956 年 5 月，调入县卫生防疫站，1997 年 3 月退休。先后担任防疫保健站革委会第一副主任、县人民卫生防治院负责人、县爱卫办副主任和县卫生防疫站办公室主任。1956 年，县卫生防疫站成立，任全县地方病普查普治工作中心组组长，其间带领开展血吸虫病、钩虫病、丝虫病等普查普治，确定象山县为血吸虫病非流行病区，并经省考核验收认可。起草撰写的《浙江省象山县丝虫病及肠寄生虫病调查工作情况》发表在《卫生工作通讯》。1956 年“8·1”台灾后，调到灾区办公室负责灾区卫生防疫工作，在灾区开展消毒杀虫和安全卫生工作，并取得较好成绩，实现了大灾之后无大疫。多年从事卫生防疫工作，五六十年代曾有多篇论文在省市级专业刊物上发表。是《乙脑减毒活疫苗免疫持久性研究》科研项目主要参与者，曾出席全国乙脑防治工作会议，该科研项目获卫生部 1978 年科技成果奖。《沪 191 株麻疹减毒活疫苗免疫持久性研究》前五年主要负责人与参与者，此项科研成果于 1984 年获省（市）级研究成果奖。

董金贵 男，民国 26 年（1937）生，大徐镇新罗岙村人。父亲是地方有名的民间医生，从 1954 年起跟父学医，1966 年进村合作医疗站从事医疗工作。擅长医治中暑（发痧）、风湿痛、劳伤、带状疱疹、坐骨神经痛等，闻名县内外。每天有 40~50 人来医疗站门诊，有 10 余人住站治疗。

徐明奎 男，民国 28 年（1939）3 月出生，浙江慈溪人，大学学历，主管医师。1957 年 8 月，毕业于杭州卫生学校医士专业，先后在县防疫站、县第一人民医院工作，1974 年 10 月，于浙江中医学院深造，1976 年 5 月毕业返回县防疫站，曾任副站长。1983 年，晋升为主管医师。1984 年 1 月，任县人民政府副县长，分管卫生教育。1987—1998 年任县人大常委会副主任，其间兼任县爱卫会主任、县红十字会会长等职务。1993 年，当选省第八届人民代表大会代表，多次评为市、县先进工作者。从事防疫工作期间，深入农村，做了大量多发病、流行病调查研究和防治工作。多次与北京医学院附属人民医院、中国微生物学会、中国动物学会、上海生物制品研究所等单位合作，参与“象山县并殖吸虫病流行病学调查”“麻疹疫苗免学持久性研究”等国家级科研项目，发现“象山并殖吸虫”“大塘氟中毒”等，在国家级刊物发表专业论文 5 篇，省级刊物发表 6 篇。1998 年 3 月卸任后，在县第一人民医院中医科临床工作，擅长用中西医结合诊治胃炎、肝硬化、肾炎、支气管炎等慢性病和老年病，积累独特临床经验，熟悉内分泌病和风湿免疫病，善于诊断各种疑难杂症。

沈华利 男，民国 31 年（1942）1 月 14 日出生，西周土桥村人。接骨治伤已传 4 代，手法整骨后，用小鸡+草药捣烂贴敷、包扎、固定，48 小时可见效，住宿一周可回家。20 世纪 60 年代病人每天有 10 来人，最多一天 20 余人，奉化、宁海县来的病人也很多。

张贵杰 男，民国 29 年（1940）12 月出生，浙江象山人，中专学历，执业医师。1959 年，毕业于宁波卫校象山分校，一直在涂茨卫生院从事乡村医疗卫生工作。1961—1978 年，曾 5 次在象山第一人民医院、宁波三院业务进修，2002 年，获执业医师资格，目前是涂茨卫生院资深执业医师。五六十年代，涂茨地处偏僻，在卫生院医疗设备相对缺乏情况下，本着救死扶伤精神和对医术孜孜不倦追求，克服困难，自创针灸麻醉法，为病人解除痛苦，治愈很多疑难杂症，救治许多内外科、妇产科休克危急病人，被誉为“东乡名医”。

李德胜 男，民国 30 年（1941）12 月出生，浙江象山人，中专学历，主治中医师。医学全科中华医学会、浙江省科技技术协会、中国针灸学会会员。1962 年，毕业于象山卫生学校中西医专业，1962—2001 年，先后在定山区卫生院、中娄卫生院、大塘卫生院、东门卫生院、金星卫生院工作，1996 年晋升为主治中医师。40 余年，一直奋斗在农村卫生第一线。在临床工作中刻苦钻研，努力把西医理论与中医理论辩证地结合起来，取长补短，实用于临床，积累丰富经验，如消化内科、妇科等。在急慢性胃炎、消化性溃疡治疗中，利用中药理气消痛、祛腐生新、健脾和胃功能，同时利用西药消炎杀菌、修复胃黏膜功能，达到很好疗效。多次被评为院、县先进卫生工作者，浙江省中医药先进工作者。

钱根良 男，1946 年 2 月生，丹西街道珠水溪村人。曾多次参加赤脚医生培训班，到县一院跟裘鹤勇医师学习中医，跟许祖黄医师学西医。又去省里进修过 21 个月中医。1976 年，参加省农村在职中医医生考试，成绩优良。参加省第一次乡村医生招工考试，在原南庄公社第一个被录取。在村医疗站工作时，把学到的中西医知识用于临床实践，探索总结用中药医治小儿感冒、支气管炎、哮喘、胃肠道系统病症等疾病，疗效好而出名。2014 年 12 月是珠水溪村卫生室医生，日门诊 20~30 人，患者来自全县各地，偶有镇海和宁海病人慕名来诊。

钱振江 男，1954 年 9 月生，丹东街道大碶头村人，从小跟父学医。1975 年起当赤脚医生，曾多次参加区、县举办的赤脚医生培训班。1994—1997 年，参加县卫校举办的乡村医士函授班学习，被评为省乡村医生优秀学员。2014 年 12 月，仍在大䃎头村任乡村医生。擅长主治中暑（发痧）、疔疮、中药贴敷治疗小儿常见病。用中药贴敷穴位（祖传）治疗小儿感冒、发烧不退、扁桃体炎、咽喉炎、气管炎、支气管肺炎、腹面泻、疳积厌食等病症，医治万余例，经 30 多年的临床观察，有效率 80%以上。此疗法方便易用，无痛苦，无副作用，省时省钱，颇受患儿家长欢迎。慕名来诊病人一日 20 余人，不仅有象山县的，而且有外县的。其钱氏小儿中药贴敷于 2015 年被列为象山县第四批县级非物质文化遗产代表性项目。

徐宗才 男，1955 年 6 月出生，东陈乡人，中专学历，医师，中共党员。1976 年，毕业于象山卫校口腔专业，分配到东陈卫生院工作，1976 年 3—10 月，赴宁波学习牙科专业知识，1977 年至 1978 年底，担任东陈卫生院院长，1979 年，在县第一人民医院内科进修，1980 年，调入县第一人民医院筹建口腔科，是该院口腔科创办人之一。1981 年，在宁波地区卫生干部进修学校口腔理论提高班学习。担任象山人民医院口腔科主任 20 多年，培养和带教了 20 多名学员。对于口腔科专业知识比较全面，基本功扎实，熟练掌握口腔颌面部各种肿瘤切除、颌面部软组织创伤处理、各种颅骨骨折的内固定复位等手术，特别是对各类阻生埋伏牙的排除有着特殊技巧，能较熟练诊断、治疗、处理口腔内科疑难杂症，并研究和推广根管治疗、残根保留、桩核修复等技术，对各类牙齿缺失设计、制作有丰富临床经验。

陈定华 男，1958 年 11 月 1 日生，鹤浦镇人，中专学历，外科医师。1980 年，宁波卫校毕业，先后在鹤浦中心卫生院、高塘岛乡卫生院、石浦中心卫生院工作。1981 年至 1982 年，在县第二人民医院外科进修，1983—1984 年，在宁波二院外科进修。1986 年至 1987 年 11 月，在高塘岛乡卫生院担任院长，1998 年 4 月至 2001 年 12 月，在石浦中心卫生院任医务科长兼外科主任，2002 年 1 月至 2008 年 5 月，在鹤浦中心卫生院任院长。曾先后 7 次被评为县卫生系统先进个人，县第二届骨干医生。长期工作在海岛，与海岛人民有深厚感情。20 世纪 80 年代中后期，海岛医疗条件较差，克服种种困难，经常开展外科下腹部手术。20 世纪 90 年代初，海岛交通不便，为及时解除外科急危重病人痛苦，克服困难，顶着风险，先后开展胃大部切除术、胆道手术、脾切除术、肝破裂修补术、肠切除术、甲状腺大部切除术、前列腺摘除术、子宫切除术、宫外孕、卵巢囊肿切除术等重大手术。

表 16–1

2014 年全县卫生系统在册离退休（职）人员一览表

单 位	离退休人员名录（括号内注明性别和离退休时间）
县卫生局（15 人）	周祖龙（男，1990 年 6 月）、吴美娟（女，1995 年 5 月）、张生标（男，1996 年 11 月）、屠再玉（女，1998 年 3 月）、张国华（男，1998 年 11 月）、吴美玉（女，2004 年 4 月）、毛盛芳（女，2004 年 7 月）、吴百灵（男，2007 年 8 月）、方素芸（女，2008 年 2 月）、王　健（男，2010 年 8 月）、丁可平（男，2011 年 7 月）、沈吉光（男，2011 年 9 月）、郑彩萍（女，2012 年 2 月）、林　江（男，2013 年 2 月）、贺国恩（男，2013 年 7 月）
县卫生监督所（4 人）	沈中和（男，2002 年 9 月）、周宏表（男，2003 年 5 月）、黄亚萍（女，2007 年 11 月）、徐茂国（男，2010 年 11 月）

续表 16-1

单　位	离退休人员名录（括号内注明性别和离退休时间）
县第一人民医院（152 人）	董菊香（女，1979 年 10 月）、邱秀凤（女，1979 年 10 月）、周德馨（女，1980 年 6 月）、汤淑茜（女，1983 年 6 月）、陈彩香（女，1985 年 6 月）、贺素英（女，1985 年 9 月）、张菊花（女，1985 年 9 月）、谭锡敬（男，1986 年 6 月）、盛智煜（女，1987 年 7 月）、王香蓉（女，1988 年 12 月）、郦士龙（男，1989 年 3 月）、杨培娟（女，1989 年 4 月）、俞雅金（女，1989 年 7 月）、潘姣荣（女，1990 年 2 月）、侯月华（女，1990 年 3 月）、胡爱莲（女，1990 年 5 月）、孟玉兰（女，1990 年 8 月）、林金满（男，1990 年 10 月）、苏冰芬（女，1990 年 10 月）、叶兰芳（女，1990 年 11 月）、郑晓芳（女，1991 年 4 月）、黄连金（女，1991 年 9 月）、林　莉（女，1991 年 9 月）、王宝玫（女，1991 年 9 月）、王云英（女，1991 年 12 月）、张朝云（女，1992 年 2 月）、王云芬（女，1992 年 3 月）、吴美姣（女，1992 年 3 月）、周芳芳（女，1992 年 3 月）、黎建平（男，1993 年 8 月）、王碧蓉（女，1993 年 8 月）、俞宗玉（男，1993 年 8 月）、鲍人瑛（女，1994 年 1 月）、孙春女（女，1994 年 1 月）、林春杏（女，1994 年 3 月）、丰月娣（女，1994 年 4 月）、钱月英（女，1994 年 6 月）、史烈香（女，1995 年 8 月）、鲍雅菊（女，1995 年 11 月）、李慧英（女，1996 年 3 月）、陈　波（女，1996 年 4 月）、冯湛兰（女，1996 年 5 月）、周梅青（女，1996 年 5 月）、陈锦轩（男，1996 年 9 月）、石长春（男，1997 年 3 月）、虞爱莲（女，1998 年 1 月）、郑苏梅（女，1998 年 3 月）、许祖黄（男，1998 年 7 月）、杜美丽（女，1998 年 8 月）、周彩娣（女，1999 年 2 月）、贾知微（男，1999 年 4 月）、周彩娟（女，1999 年 5 月）、薛成宗（男，1999 年 10 月）、屠规岳（男，2000 年 1 月）、蔡琴芳（女，2000 年 3 月）、李良彩（女，2000 年 3 月）、张美琪（女，2000 年 8 月）、张桂武（男，2000 年 11 月）、辛承祺（男，2001 年 1 月）、王爱琴（女，2001 年 2 月）、仇美芳（女，2001 年 3 月）、范蕴莉（女，2001 年 8 月）、王慧芬（女，2001 年 9 月）、张颖华（女，2002 年 2 月）、胡颂华（女，2002 年 8 月）、俞康仁（男，2003 年 1月）、张爱凤（女，2003 年 3 月）、贺雅珠（女，2003 年 7 月）、尤玉芳（女，2003 年 8 月）、虞彩亚（女，2003 年 10 月）、余亚娣（女，2004 年 3 月）、梁亚萍（女，2004 年 8 月）、张世南（男，2004 年 8 月）、赖梅英（女，2005 年 1 月）、杨梅英（女，2005 年 1 月）、柴振骐（男，2005 年 4 月）、吴家韩（男，2005 年 4 月）、王祥福（男，2005 年 5 月）、许元芳（男，2005 年 5 月）、杨玲玉（女，2005 年 9 月）、陈善校（男，2005 年 10 月）、周名传（男，2005 年 11 月）、陆赛君（女，2006 年 1 月）、林万毛（男，2006 年 4 月）、赵慧玲（女，2006 年 7 月）、陆永巧（女，2006 年 9 月）、吴爱玉（女，2006 年 9 月）、钱娟娟（女，2006 年 10 月）、沈秀凤（女，2006 年 10 月）、周爱莲（女，2006 年 10 月）、朱爱玉（女，2006 年 11 月）、俞爱萍（女，2007 年 1 月）、郑美芬（女，2007 年 2 月）、朱荣时（男，2007 年 2 月）、费莎莉（女，2007 年 6 月）、姜秀清（女，2007 年 8 月）、沈中皎（男，2007 年 10 月）、史梅芳（女，2007 年 10 月）、王彩娣（女，2007 年 11 月）、余秀芬（女，2007 年 11 月）、朱成木（男，2007 年 11 月）、胡素兰（女，2008 年 1 月）、童彩芳（女，2008 年 1 月）、史玉仙（女，2008 年 3 月）、沈昌金（男，2008 年 6 月）、翁柯财（女，2008 年 6 月）、沈伟燕（女，2008 年 7 月）、杨有竹（男，2008 年 12 月）、余杏娟（女，2008 年 12 月）、蒋金凤（女，2009 年 1 月）、蒋善金（男，2009 年 1 月）、李建成（女，2009 年 1 月）、曹黎萌（女，2009 年 6 月）、韩荷玉（女，2009 年 8 月）、方鸿均（男，2009 年 10 月）、方亚珍（女，2009 年 10 月）、侯爱芬（女，2009 年 11 月）、张亚珍（女，2009 年 11 月）、朱亚萍（女，2009 年 11 月）、蔡　岳（男，2009 年 12 月）、方宰平（男，2009 年 12 月）、励金花（女，2009 年 12 月）、唐仁芬（女，2009 年 12 月）、吴文玉（女，2010 年 1 月）、刘道福（男，2010 年 9 月）、郑慧莹（女，2010 年 9 月）、金菊仙（女，2010 年 10 月）、徐小咪（女，2010 年 11 月）、金　丽（女，2011 年 2 月）、费素琴（女，2011 年 6 月）、盛芝萍（女，2011 年 9 月）、陈素菊（女，2011 年 11 月）、陈大金（女，2012 年 1 月）、胡亚萍（女，2012 年 2 月）、徐成国（男，2012 年 4 月）、李建花（女，2012 年 5 月）、唐　幸（男，2012 年 6 月）、李彩香（女，2012 年 10 月）、翁国栋（男，2012 年 12 月）、张淑萍（女，2012 年 12 月）、柴振明（男，2013 年 1 月）、朱胜亚（女，2013 年 1 月）、刘晓萍（女，2013 年 3 月）、刘静静（女，2013 年 5 月）、王爱兰（女，2013 年 5 月）、周亦平（男，2014 年 1 月）、赵成国（男，2014 年 2 月）、周秀琴（女，2014 年 3 月）、李梅英（女，2014 年 7 月）、徐凤娟（女，2014 年 8 月）、牟永生（男，2014 年 9 月）、周晓敏（女，2014 年 9 月）

续表 16-1

单　位	离退休人员名录（括号内注明性别和离退休时间）
县红十字台胞医院（101 人）	洪明月（女，1979 年 10 月）、顾美英（女，1981 年 9 月）、鲍小根（男，1981 年 12 月）、徐永林（男，1987 年 3 月）、陆珠根（女，1988 年 12 月）、俞自妹（女，1991 年 4 月）、陈凤英（女，1991 年 7 月）、吴鲁敏（女，1992 年 3 月）、方亚男（女，1992 年 5 月）、周　衡（女，1992 年 11 月）、徐道珊（女，1992 年 11 月）、俞秀梅（女，1992 年 12 月）、方雪芬（女，1994 年 1 月）、孙经荣（男，1994 年 10 月）、沈智敏（女，1995 年 1 月）、黄慧卿（女，1995 年 4 月）、王宝琴（女，1995 年 4 月）、许霞青（女，1995 年 12 月）、杨雨雷（女，1996 年 2 月）、付金和（男，1996 年 4 月）、陈金花（女，1996 年 7 月）、乔大年（男，1996 年 8 月）、严根银（女，1998 年 2 月）、石家成（男，1999 年 4 月）、汤素琴（女，1999 年 4 月）、任　靖（女，1999 年 12 月）、潘仁祥（男，2000 年 3 月）、俞兰芬（女，2000 年 3 月）、吴伟莲（女，2000 年 3 月）、顾兰芬（女，2000 年 6 月）、周　华（女，2001 年 3 月）、邵菊花（女，2001 年 3 月）、何素莲（女，2001 年 4 月）、林惠芬（女，2001 年 9 月）、陈爱菊（女，2001 年 11 月）、郭　峻（女，2002 年 2 月）、郭　阳（女，2002 年 10 月）、符达君（男，2002 年 10 月）、张亚娣（女，2002 年 12 月）、冯秀莲（女，2003 年 4 月）、范永寿（男，2003 年 6 月）、张彩嫦（女，2003 年 6 月）、来美华（女，2004 年 11 月）、林秀章（男，2005 年 1 月）、庞芝芬（女，2005 年 8 月）、郑安芬（女，2006 年 2 月）、陈剑英（女，2006 年 3 月）、林高宗（男，2006 年 10 月）、周定均（男，2006 年 11 月）、周宝玉（女，2006 年 12 月）、周永娥（女，2007 年 3 月）、章国英（女，2007 年 3 月）、金琅琴（女，2007 年 4 月）、史再清（女，2007 年 5 月）、穆亚芬（女，2007 年 8 月）、叶亚萍（女，2007 年 10 月）、张宝莲（女，2007 年 10 月）、徐月琴（女，2007 年 10 月）、邹乾兴（男，2008 年 1 月）、金家隆（男，2008 年 2 月）、李娟白（女，2008 年 3 月）、鲍云仙（女，2008 年 4 月）、林兰琴（女，2008 年 8 月）、侯友国（男，2008 年 12 月）、管爱芬（女，2008 年 12 月）、周莲妹（女，2009 年 1 月）、李永才（男，2009 年 2 月）、陈飞飞（女，2009 年 5 月）、余彩玲（女，2009 年 5 月）、桂艳珍（女，2009 年 8 月）、洋文英（女，2009 年 9 月）、田代清（男，2009 年 10 月）、谢平均（男，2010 年 4 月）、卢朝树（男，2010 年 4 月）、肖继明（男，2010 年 4 月）、邬小昌（男，2010 年 6 月）、黄伟琴（女，2010 年 10 月）、周玉英（女，2010 年 10 月）、钱　斌（男，2010 年 10 月）、丁冬梅（女，2010 年 12 月）、徐素勤（女，2010 年 12 月）、徐根富（男，2011 年 3 月）、王明杰（男，2011 年 4 月）、王贝琴（女，2011 年 6 月）、石亚梅（女，2011 年 7 月）、张荷花（女，2011 年 8 月）、柳素云（女，2011 年 12 月）、邵东方（男，2012 年 8 月）、任秋菊（女，2012 年 8 月）、李先常（男，2012 年 12 月）、陈国平（男，2013 年 4 月）、俞万祥（男，2013 年 11 月）、奚圣祥（男，2013 年 12 月）、赵泽林（男，2014 年 1 月）、邵亚飞（女，2014 年 2 月）、吴亚敏（女，2014 年 5 月）、奚爱娥（女，2014 年 9 月）、林秋月（女，2014 年 9 月）、郑赛君（女，2014 年 10 月）、戴才清（男，2014 年 12 月）、林赛婷（女，2014 年 12 月）
县中医医院（90 人）	何照娣（女，1961 年 1 月）、丁跃华（男，1979 年 11 月）、宋顺玉（女，1981 年 5 月）、黄桂米（女，1985 年 7 月）、洪雅琴（女，1985 年 8 月）、蒋人杰（男，1985 年 12 月）、唐世英（女，1987 年 8 月）、李行侠（女，1988 年 12 月）、应惠林（男，1989 年 8 月）、陆志障（女，1990 年 1 月）、钱美菊（女，1990 年 10 月）、阮梅儿（女，1991 年 6 月）、张彩薇（女，1992 年 11 月）、梁行益（女，1993 年 2 月）、何占梅（女，1993 年 2 月）、杨金花（女，1993 年 2 月）、郑珠花（女，1993 年 8 月）、刘兰芬（女，1995 年 3 月）、叶玉香（女，1995 年 4 月）、宋小宝（女，1996 年 1 月）、蒋莲芬（女，1996 年 1 月）、俞美凤（女，1996 年 6 月）、张金珠（女，1996 年 9 月）、杨蓓莉（女，1997 年 2 月）、董绍虎（男，1997 年 5 月）、屠国女（女，1997 年 12 月）、周雪英（女，1998 年 6 月）、陈玉莲（女，1998 年 6 月）、高慧芬（女，1998 年 10 月）、徐晓玉（女，1998 年 11 月）、蒋宗木（男，1998 年 11 月）、林醉秋（女，1998 年 11 月）、吴菊惠（女，1998 年 12 月）、周彩玉（女，1999 年 2 月）、龚根月（女，1999 年 11 月）、肖海平（女，1999 年 12 月）、桂芝勇（女，2000 年 3 月）、陈美华（女，2000 年 3 月）、赖根梅（女，2000 年 12 月）、朱嫦娥（女，2001 年 3 月）、张玉蔷（女，2001 年 6 月）、周建军（女，2001 年 9 月）、陈妙意（女，2001 年 12 月）、郑世祥（男，2002 年 11 月）、王和平（女，2002 年 12 月）、俞爱云（女，2003 年 1 月）、毛道明（男，2003 年 4 月）、徐萍萍（女，2003 年 8 月）、周月芳（女，2003 年 10 月）、陈珊珊（女，2004 年 12 月）、邵先尧（男，2005 年 2 月）、黄益民（女，2005 年 2 月）、孙亚萍（女，2005 年 6 月）、沈颖芳（女，2005 年 8 月）、丁祥裕（男，2006 年 3 月）、戴君文（男，2006 年 7 月）、王宪宏（男，2006 年 11 月）、翁国平（男，2006 年 11 月）、林丽娟（女，2007 年 1 月）、何维幼（女，2007 年 6 月）、姜亚琴（女，2008 年 1 月）、盛婉兰（女，2008 年 3 月）、苏亚云（女，2009 年 1 月）、胡传星（男，2009 年 2 月）、许月英（女，2009 年 2 月）、朱志瑜（女，2009 年 3 月）、朱翠凤（女，2009 年 4 月）、郭美琴（女，2009 年 11 月）、郦桂芬（女，2009 年 12 月）、林以存（男，2010 年 1 月）、夏中美（女，2010 年 3 月）、薛玉兰（女，2011 年 3 月）、鲍根娥（女，2011 年 5 月）、史慧韵（女，2011 年 10 月）、励壮云（男，2011 年 11 月）、俞明德（男，2011 年 11 月）、史月华（女，2011 年 12 月）、汪亚斐（女，2012 年 1 月）、林海鸥（女，2012 年 2 月）、励茂飞（女，2012 年 8 月）、郑爱玉（女，2012 年 9 月）、钱亚莉（女，2012 年 12 月）、郑彩萍（女，2012 年 12 月）、邱迎丰（女，2013 年 3 月）、蒋亚梅（女，2013 年 4 月）、王春华（女，2013 年 4 月）、程亚群（女，2013 年 6 月）、阮祖胜（男，2013 年 11 月）、唐松梅（女，2014 年 6 月）、陈亚娟（女，2014 年 12 月）

续表 16-1

单　位	离退休人员名录（括号内注明性别和离退休时间）
县第三人民医院（2人）	许根玉（女，2008年8月）、章晓花（女，2011年8月）
县疾病预防控制中心（15人）	傅相林（男，1983年6月）、于茂森（男，1984年3月）、刘龙江（男，1985年6月）、朱泽善（男，1990年12月）、陈赛荣（女，1985年5月）、张全华（男，1985年6月）、徐既春（女，1990年2月）、蒋时曜（男，1992年4月）、吴明溶（男，1997年3月）、韩森森（男，1997年9月）、韩继杰（男，2003年1月）、冯练音（女，2004年7月）、尹才登（男，2004年9月）、潘仁龙（男，2009年1月）、陈德金（男，2014年6月）
县妇幼保健院（17人）	徐国华（男，1988年12月）、谢祖英（女，1995年1月）、张杏莉（女，2000年4月）、蔡彩花（女，2000年4月）、潘莲云（女，2000年7月）、方姮娟（女，2002年12月）、蒋秀英（女，2006年10月）、方群芬（女，2006年10月）、张央荣（女，2007年2月）、鲍雅萍（女，2007年9月）、赖锦芳（女，2007年9月）、周佩敏（女，2011年7月）、周爱云（女，2012年3月）、王亦明（男，2012年9月）、赵丽玲（女，2013年1月）、郑学良（男，2013年4月）、汪密娟（女，2014年10月）
县卫生进修学校（7人）	柯爱青（女，1999年8月）、陈行贵（男，2004年3月）、邢　兵（女，2004年8月）、伊梅芳（女，2007年11月）、魏瑞芬（女，2008年10月）、郑亚玲（女，2011年9月）、曹阿国（男，2014年11月）
县献血办公室（1人）	曹宏发（男，2014年3月）
丹城中心卫生院（33人）	林光嗣（女，1979年10月）、方忠林（男，1981年12月）、张福梅（女，1983年8月）、方伟娟（女，1985年8月）、赖梅英（女，1992年5月）、胡玉兰（女，1996年4月）、郑海北（男，1996年6月）、叶华章（男，1997年4月）、王身章（男，1997年9月）、吴赛丽（女，2000年7月）、侯凤利（女，2002年8月）、赖君丽（女，2004年1月）、励晓莲（女，2004年8月）、朱田花（女，2004年11月）、蔡惠娟（女，2006年5月）、励红杰（男，2007年11月）、何庆华（男，2008年4月）、曹志裕（男，2008年12月）、陈志昂（男，2009年7月）、吴爱玉（女，2010年10月）、张梅兰（女，2011年2月）、祝美华（女，2011年8月）、王斯亦（男，2011年10月）、吕士强（男，2011年11月）、黄尧泉（男，2012年1月）、蒋振华（男，2012年10月）、鲍志明（男，2013年8月）、毛跃芳（女，2013年9月）、马其云（男，2013年12月）、包霞静（女，2014年2月）、史云春（女，2014年2月）、陈春燕（女，2014年4月）、陆秀琴（女，2014年11月）
爵溪街道卫生院（16人）	魏醉萍（女，1985年8月）、陈有象（男，1986年1月）、吴传启（男，1988年8月）、鲍珍玉（女，1992年4月）、郑美玉（女，1993年3月）、王彩娣（女，1999年1月）、何忆红（女，2000年3月）、周长庆（男，2002年2月）、王维安（女，2002年7月）、谢志林（男，2003年7月）、杨振珊（男，2006年1月）、王家花（女，2006年3月）、俞景品（男，2007年11月）、欧吉光（男，2012年1月）、何才富（男，2013年11月）、盛爱月（女，2013年12月）
石浦中心卫生院（52人）	吴志华（女，1979年1月）、史悠生（男，1979年3月）、许常昭（女，1979年10月）、顾美华（女，1981年12月）、康宝玉（男，1983年8月）、楼文宝（男，1989年3月）、陈彩娥（女，1989年3月）、周鹊梅（女，1992年4月）、魏丽英（女，1992年7月）、白祈锋（男，1992年9月）、黄景艳（男，1992年12月）、吴梅兰（女，1993年12月）、林宜芬（女，1994年1月）、张菊根（女，1994年2月）、陈才女（女，1995年11月）、陈先华（男，1996年2月）、戴雅华（女，1996年6月）、洪素卿（女，1996年7月）、陈岳莲（女，1996年10月）、包德文（男，1996年12月）、戴道明（男，1996年12月）、洋春花（女，1998年1月）、芦仁花（女，1999年2月）、董伟经（男，2001年11月）、胡根娥（女，2001年12月）、李德胜（男，2002年1月）、蔡　净（男，2002年4月）、王赛丽（女，2003年4月）、奚湘莲（女，2003年10月）、陈菡芝（女，2004年3月）、王　鸿（女，2004年9月）、李云彩（女，2004年9月）、何　澄（女，2005年2月）、管玛琳（女，2005年5月）、黄美蓉（女，2005年9月）、王世松（男，2005年10月）、史奇珍（女，2005年12月）、苏显技（男，2006年5月）、吴宗明（男，2007年4月）、苏爱芬（女，2007年6月）、芦美丽（女，2007年7月）、柯雪芬（女，2008年2月）、沈根玉（女，2008年2月）、经亚芳（女，2008年5月）、闻　平（女，2008年8月）、陈佳娟（女，2008年8月）、苏根花（女，2008年11月）、章闰月（女，2010年5月）、梅芝亚（女，2010年5月）、王志达（男，2014年2月）、潘亚萍（女，2014年7月）、朱祖盛（男，2014年8月）
西周中心卫生院（30人）	朱颂丁（男，1979年3月）、赖彩娣（女，1980年10月）、汤树国（男，1980年10月）、李耘兰（女，1980年11月）、张美丽（女，1981年8月）、陈启培（男，1981年12月）、赖成华（男，1983年8月）、何道元（男，1985年1月）、江雪娟（女，1990年9月）、励彩娥（女，1993年9月）、韩莺莺（女，1994年9月）、蔡宝林（男，1996年4月）、周亚玲（女，1996年8月）、戎福芸（女，1999年9月）、吴良玉（男，2000年7月）、赵如宝（女，2001年7月）、范志恩（女，2002年4月）、蔡家林（男，2003年5月）、周安鸣（男，2004年4月）、林彩梅（女，2007年3月）、郑月英（女，2007年3月）、沈宝祥（男，2007年4月）、金　健（男，2009年8月）、周兴梅（女，2009年8月）、武功成（男，2010年2月）、朱小娟（女，2011年2月）、欧祥宏（男，2011年4月）、赖在康（男，2012年7月）、徐兴旺（男，2012年9月）、谢柳蕊（女，2014年6月）

续表 16–1

单　位	离退休人员名录（括号内注明性别和离退休时间）
贤庠中心卫生院（16 人）	姚杏彩（女，1991 年 10 月）、应密芬（女，1993 年 8 月）、陆桂荷（女，1996 年 11 月）、李彩芳（女，1997 年 3 月）、谢全文（男，1998 年 10 月）、何春花（女，1999 年 1 月）、王永清（女，2002 年 4 月）、何庆君（女，2004 年 12 月）、俞光星（男，2005 年 9 月）、陆传利（男，2005 年 9 月）、梅兰英（女，2007 年 6 月）、白岳明（男，2007 年 8 月）、李复生（男，2009 年 3 月）、贺伟芳（男，2011 年 9 月）、黄性维（男，2012 年 4 月）、朱子俊（男，2012 年 5 月）
鹤浦中心卫生院（15 人）	蒋梅凤（女，1986 年 12 月）、任青梅（女，1989 年 5 月）、张茂林（男，1990 年 3 月）、陈熙源（男，1990 年 4 月）、刘开恂（男，1993 年 1 月）、杜玉香（女，1993 年 6 月）、林阿兴（男，1997 年 9 月）、翁素英（女，1998 年 6 月）、徐　瑛（女，1999 年 1 月）、李金凤（女，2002 年 1 月）、罗阿彩（女，2006 年 3 月）、邱士春（男，2011 年 1 月）、戴苏林（男，2011 年 3 月）、金法根（男，2013 年 2 月）、张通根（男，2014 年 5 月）
定塘中心卫生院（14 人）	俞宝卿（女，1992 年 3 月）、吴昌祥（男，1992 年 9 月）、鲍利生（男，1994 年 11 月）、桂智奇（男，1996 年 6 月）、谢孝定（男，2002 年 3 月）、应伟云（女，2002 年 4 月）、陈兆华（男，2002 年 5 月）、郑芝芬（女，2003 年 10 月）、孙灵娟（女，2004 年 6 月）、包彩丽（女，2007 年 6 月）、丁爱玉（女，2010 年 12 月）、蔡在炳（男，2012 年 6 月）、蔡穗萱（男，2013 年 2 月）、齐　帆（男，2014 年 12 月）
墙头镇卫生院（10 人）	何　凤（女，1980 年 8 月）、金　岳（男，1983 年 6 月）、杨美凤（女，1994 年 7 月）、王维贤（男，2001 年 9 月）、吴皎平（女，2001 年 9 月）、黄敏愉（女，2007 年 10 月）、吴皎人（女，2009 年 7 月）、金美姣（女，2010 年 2 月）、周成安（男，2012 年 11 月）、陈雷艳（女，2013 年 4 月）
泗洲头镇卫生院（5 人）	黄兰凤（女，1993 年 5 月）、林赛兰（女，1994 年 4 月）、俞秀娥（女，1998 年 1 月）、胡银迪（男，2008 年 8 月）、袁兴国（男，2014 年 3 月）
涂茨镇卫生院（10 人）	沈　红（女，1993 年 8 月）、杨有武（男，1994 年 6 月）、王晓曙（男，1998 年 1 月）、张瑞兰（女，2000 年 3 月）、韩裁青（女，2000 年 3 月）、张贵杰（男，2001 年 1 月）、卢根和（男，2001 年 1 月）、林　鹤（男，2002 年 1 月）、陈家芳（男，2004 年 2 月）、贺健学（男，2008 年 12 月）
大徐镇卫生院（12 人）	钱爱珠（女，1991 年 5 月）、励爱芳（女，1991 年 8 月）、王亚琴（女，1991 年 10 月）、周伦伟（男，1992 年 2 月）、吴培火（男，1999 年 1 月）、程美君（女，2000 年 8 月）、鲍英彩（女，2005 年 9 月）、蒋成立（男，2007 年 3 月）、王静霞（女，2007 年 3 月）、郑遮定（男，2007 年 11 月）、王海忠（男，2009 年 12 月）、朱从华（男，2012 年 9 月）
新桥镇卫生院（4 人）	吴锦波（男，1982 年 1 月）、陈玉英（女，1997 年 6 月）、俞　国（男，2009 年 1 月）、应伟联（男，2009 年 7 月）
东陈乡卫生院（4 人）	张梅香（女，1995 年 1 月）、陈负莲（女，2000 年 3 月）、陈菲菲（女，2006 年 8 月）、鲍烈兴（男，2009 年 1 月）
晓塘乡卫生院（4 人）	洪妙凤（女，1989 年 4 月）、桂梅娟（女，1997 年 3 月）、黄美珠（女，2008 年 5 月）、黄声全（男，2013 年 11 月）
黄避岙乡卫生院（1 人）	郑和协（男，2001 年 7 月）
茅洋乡卫生院（1 人）	郑涌潮（男，1999 年 6 月）
高塘岛乡卫生院（3 人）	刘开愕（男，1980 年 12 月）、曾世忠（男，1999 年 12 月）、倪得春（男，2009 年 10 月）

注：制表时间为 2014 年 12 月 31 日。名录中，部分人员的岗位与人事关系并不一致。其中，丁可平人事关系归属县第一人民医院。

第三节　象山名医

自清代以来，象山名医众多。钱捷、袁应楹、李如珠、韩之瀚、钱志朗、史节音、欧承天、王大川、史亦书、潘其钊、赖积忠（赖一帖）、潘必铼、刘竹亭等以术济世，各显其能。民国时期，郑鼻峰、刘雪航、徐志道、沈保民、林钟辉、王九维、舒敬斋、魏刚、刘东山、王灯甫、王乐成等各有所长，远近闻名。中华人民共和国成立以后，中医裘岳勇、陈嘉勉、经杏林、陈晓奇，西医许祖黄、王碧蓉、孙经荣、张永华、刘慕伟、徐寿昌、王慕良、陈善校、蔡岳、方宰平、孙晓东，儿科蔡瑾，妇科盛智煜、朱爱玉，五官科毛道明，内科陆赛君，中西医黄德黄等，救死扶伤，医术精湛。

2006 年起，象山县积极实施“名医工程”建设，按照专家评议和社会评选相结合形式，确定在象山县医学界具有影响力，并能得到社会认可的“象山名医”，充分发挥名医榜样作用。在建设“名医工程”的同时，以重点学科建设为契机，培养一批学科带头人，建成一支 15 名能跟踪市医学科技前沿的学科带头人队伍，并选拔评选 50 名骨干医生。至 2014 年底，已评选四届“象山名医”共 11 名，三届“医学科学带头人”和“骨干医生”分别为 45 名和 150 名。

表 16-2　象山名医一览表

首届“象山名医”（2006 年）		第二届“象山名医”（2007 年）		第三届“象山名医”（2008 年）		第四届“象山名医”（2013 年）	
姓　名	单　位	姓　名	单　位	姓　名	单　位	姓　名	单　位
叶国良	县第一人民医院	林　亚	县第一人民医院	陆振一	县第一人民医院	叶　众	县疾病预防控制中心
黄忠祥	县第一人民医院	胡元达	县第一人民医院	周建勤	县第一人民医院	刘晓凯	县第一人民医院
李雅琴	县中医医院			胡国泉	县第一人民医院	盛　红	县第一人民医院

叶国良　男，1965 年 11 月出生，中共党员，1987 年 8 月毕业于浙江大学医学院，本科学历，2011 年 3 月调入宁波大学医学院附属医院，主任医师，任院长助理、消化病诊治中心主任、消化内科主任，宁波大学硕士生导师、市医学重点学科（胃肠病学）带头人、市医学会消化内镜学分会主任委员。曾任县第一人民医院副院长、消化内镜中心主任、县医学重点学科带头人，县政协委员。他擅长消化内科疾病治疗，率先在县内开展消化内镜介入治疗，成功开展内镜下黏膜切除术治疗消化道黏膜癌前病变、黏膜下肿瘤，ERCP 诊治胆管结石、胆管恶性梗阻等胆胰疾病等 10 余项新技术。使消化道出血、消化道息肉、胆管结石等常见病、多发病治疗，由消化内镜微创治疗代替传统外科手术，填补象山县医学史上消化内镜微创治疗空白，尤其是 ERCP 成功开展有力推动象山县消化内科学和肝胆外科学发展。至 2005 年底，已完成各类内镜治疗上千例，疗效显著，取得较大社会效益。经过多年总结、改进，内镜治疗技术逐渐完善，部分项目在市内领先，并达到国内先进水平。此外他还承担了全县疑难消化系统疾病会诊及消化内镜技术指导任务，并注重临床、科研两手抓，在国家级、省级杂志发表医学论文 19 篇，获得省医药卫生科技创新奖三等奖，主持县科技局立项课题 2 项，获县科技进步奖一等奖 1 项等，他还获得市优秀共产党员、市文明职工标兵、首批市优秀中青年卫生技术人才、第二届市白求恩式医务工作者，带领消化内科获得首批省县级医学龙头学科等。

黄忠祥 男，1957年6月出生，中共党员，1983年8月毕业于浙江大学医学院，本科学历，曾任县第一人民医院大外科主任兼外一科主任，主任医师，县医学重点学科带头人，市泌尿外科学会委员。他从事外科、泌尿外科工作，以解除病人痛苦为己任，率先主持开展泌尿外科诊疗，如膀胱镜检查、膀胱镜下活检、上尿路逆行造影、尿道造影、输尿管镜检查等。他率先在县内开展15项Ⅲ类以上主要开放手术项目，如膀胱全切除加肠代膀胱术，肾癌根除术，肾、输尿管全长、膀胱部分切除术，肾上腺肿瘤切除术，肾部分切除术，肾实质切开取石术等泌尿外科难度较大术式。2000年7月起，支持开展泌尿外科腔内手术，使象山县泌尿外科微创治疗更上一个新台阶，其中经尿道前列腺切除术，输尿管镜下取石、碎石等手术每年均达100多例次。2009年起，开展肾镜手术。此外，他业余时间积极撰写科研论文，在国家级、省级医学专业杂志上发表论文14篇，获县科技论文二等奖1篇、三等奖2篇。在开展各项诊疗技术中，获县科技进步奖二等奖3项，三等奖1项。

李雅琴 女，1955年12月出生，中共党员，1982年2月毕业于浙江中医药大学，本科学历，曾任县中医医院内科主任，主任中医师，市首届名中医，省基层名中医，国家、省、市级中医心血管重点学科带头人，市首届白求恩式医务工作者。她一直致力于中医内科临床及科研工作。临症遣药，总以中医之精髓取胜于临诊棘手疑难，创立对心脑血管疾病治疗有独到见地的学术思想，并衷中参西，对高血压病、冠心病、慢性心力衰竭、脑动脉粥样硬化等病有独特疗法。提出“降浊化瘀”法治疗颈动脉粥样硬化；“泻火滋阴”法治疗青年高血压病；“益气养阴”法干预无症状性心力衰竭等新治则，开辟治疗新途径。此外，她潜心研究中医学术的同时，不断总结临床经验，撰写学术论文20余篇，先后在国家、省级杂志上发表，其中《降浊汤联合辛伐他汀治疗颈动脉粥样硬化斑块的临床研究》获中国中医药学杂志社和县科协优秀论文一等奖，她主持的“中西医结合治疗颈动脉粥样硬化的临床研究”课题，于2007年获省中医药科技成果创新三等奖。

林亚 女，1964年12月出生，1987年8月毕业于浙江大学医学院，本科学历，任县第一人民医院妇产科主任，副主任医师，中国民主同盟委员，宁波医学会妇产科分会委员，第十届市人大代表，第十三次妇女联合会代表，第七次科技协会代表。行医30载，始终坚持以病人为中心工作宗旨，恪守医道，精益求精，在妇产科疾病诊治上积累丰富临床经验，承担全县妇产科疑难危重病人诊治与抢救工作。她率先在象山县内开展“MTX合并中药保守治疗宫外孕”给患者免除手术痛苦，保留输卵管功能，之后又领先开展妇科腹腔镜手术及阴式子宫切除术，使妇科患者（如子宫肌瘤、卵巢囊肿、宫外孕、不孕症等）减少痛苦，缩短住院时间，并填补象山县内妇科微创治疗空白。至2006年底，已开展各类微创手术近千例，未发生一例严重并发症，取得巨大社会效益。近年，陆续开展腹腔镜下各种手术，绝大多数妇女疾病可在腹腔镜下手术，还开展非脱垂子宫经阴道切除术。空余时间，她积极撰写科研论文，多次在省级刊物上发表。在开展的各项诊疗技术中，“妇科腹腔镜”获县科学技术进步奖二等奖，“腹腔镜下子宫切除术”被县科技局列项。

胡元达 男，1963年1月出生，中共党员，1987年7月毕业于浙江大学医学院，本科学历，任县第一人民医院副院长，普外科主任医师，县肿瘤防治中心副主任、秘书长，中华医学会宁波分会普外科会员，省抗癌协会会员，普外科、肿瘤科学科带头人。从医以来，医德高尚，敬业爱岗，具有强烈的事业性和责任心，团结同志，爱护下级医师，不断开创新技术，在县内外享有较高声誉。熟练掌握肿瘤和普外科领域里常见病、多发病和疑难病症的诊断以及危重病人的抢救方法和应急处理措施。率先开展低位直肠癌拖出式直肠切除术、经左胸贲门癌根治术、甲状腺癌颈淋巴改良清扫术及微创技术、包括腹腔镜胆囊切除胆总管切开取石术、胃穿孔修补术、肾囊肿切除术等，带领妇科医师开展了第一例腹腔镜下卵巢囊肿剥出术。他积极开展各项新技术、新项目研究，在省级及以上杂志上发表论文8篇，有多篇论文在全国性学术会议上交流，其中《抢救中重肝外伤22例报告》和《胃癌急性穿孔18例诊断分析》分别获县自然科学优秀论文三等奖和鼓励奖。“左胸贲门癌根治术项目”获县科技成果三等奖，“腹腔镜下胆囊切除胆总管切开取石术和腹腔镜肾囊肿切除术”获医院新技术奖。

陆振一 男，1963年9月出生，1985年7月毕业于浙江大学医学院，本科学历，任县第一人民医院副院长、外二科主任，主任医师，第十六届县人大代表，第十一、十二届省人大代表，省劳动模范，中国民盟委员，省抗癌协会结、直肠癌专业委员会委员。从事临床工作后始终坚持以病人为中心，全心全意为病人服务的工作理念，在社会上享有良好声誉，在临床业务上精于学习，刻苦钻研，不断学习新知识新技术。尤其在急腹症诊治和常见恶性肿瘤诊治上积累了非常丰富的临床经验，能熟练开展甲状腺癌根治术、乳腺癌根治术、胃癌根治术、结直肠癌根治术并达到市内先进水平，并对常见恶性肿瘤早期筛查、健康教育、综合治疗、全程管理等方面有较深造诣，在业内享受较高声誉。他积极开展科研工作，主持和参与省医学会科研项目2项，市科技局科研项目1项，县科技局科研项目5项，并共同主编出版《胃肠外科诊疗新进展》《甲状腺疾病诊断和治疗》《乳腺疾病诊断和治疗》3本学术专著，发表论文20多篇，其中SCI 1篇。在担任省人大代表期间，积极履行代表职责，在省人代会上共提交了10余篇有关医疗卫生方面的人大代表建议，大部分得到了省政府的采纳和实施。

周建勤 男，1956年6月出生，中共党员，1977年7月毕业于浙江绍兴卫校，曾任县第一人民医院党委委员、门诊部书记、工会副主席兼放射科主任，主任医师，县、市医学重点学科带头人，市放射学会、省抗癌协会介入分会会员。曾被评为县优秀科技工作者、县优秀党员。担任放射科主任30年，把放射科建设成为院重点学科、县医学重点学科、市医学重点（扶植）学科、省县级医学唯一一个影像学龙头学科，擅长X光线、CT、磁共振等医学影像学诊断、疑难片分析及介入治疗。率先在象山县开展新技术60项之多，其中在CT临床应用，特别是小肝癌、微小肝癌影像学诊断研究已达国内先进水平；主持开展血管性、非血管性的各类介入治疗达400多例，尤其擅长对肝癌等晚期肿瘤的介入治疗，并成功开展对肺部、消化道及产后大出血等急诊介入。其间，他还传授带领并培养了一大批专业技术人员，目前多人已成为象山县挑大梁的放射医学专家。至今，在专业杂志上发表论文50篇，参与编写专著4篇。他曾获省科技进步三等奖1项，以第一主持人申报立项课题；卫生部1项、省卫生厅2项、市卫生局1项、县科技局4项，其中5项课题通过省专家组鉴定为“同级医院国内先进、省内领先”的技术水平，曾以第一完成人获县科技成果奖6项，医院新技术、新项目奖23项，其中一等奖4项。

胡国泉 男，1960年8月出生，1982年12月毕业于温州医学院，本科学历，曾任县第一人民医院呼吸内科兼大内科主任，主任医师，县首届医学学科带头人、中华医学会市分会呼吸学会会员、内科学会会员。1987年9月成功抢救一例心脏骤停长达30分钟病人，赢得患者家属赞扬，之后又多次成功抢救各种重危病人，在社会上产生较大影响，并成为医疗业务骨干。1993年5月至1994年5月在上海中山医院呼吸科进修学习，学成归来后，率先在象山县开展纤维支气管镜检查，结束肺癌患者术前不能病理确诊的局面。他注重对呼吸机应用和呼吸道护理技术进行改进，大大提高了呼吸机在抢救生命中的功效，使呼吸机机械通气成功率达70%~80%以上。他从事一线临床工作已有30余年，自1990年开始一直担任科主任工作。1998年为医院筹备创建急诊科，2003年又筹备创建ICU，2007年建立呼吸科。此外他一直刻苦钻研业务，不断积累临床经验，先后在国家二级杂志发表专业医学论文 7 篇，获县第一人民医院新技术新项目一等奖 1 项、二等奖 1 项、三等奖 1 项。

叶众 男，1961 年 9 月出生，中共党员，先后就读于宁波卫校临床专业、浙江医科大学预防医学、浙江大学公共卫生与预防医学研究生课程、上海交通大学公共卫生事业管理、三峡大学临床医学，本科学历，曾任县卫生防疫站站长、县疾控中心主任、党支部书记，主任医师，县十三届党代表、县预防医学会副会长、省地方病防治专家、省地方病防治专业委员会常务委员、中华预防医学会成员。他从事疾病预防控制工作多年，坚持预防为主方针，主持起草象山县公共卫生体系建设方案和突发公共卫生事件应急管理预案。主持中心工作以来，通过硬件改造和技术队伍建设等方面努力，使县疾病控制中心 2004 年通过国家级实验室认可，2006 年通过省职业卫生健康资质评审。结合工作，先后发表论文 40 余篇，10 余篇论文在省级以上专业刊物发表，出版专著(合著) 2 部，分别是 1993 年 11 月由上海医科大学出版社出版《乙型肝炎防治》，2010 年 1 月由电子科技大学出版社出版《话说健康》。他主持的 8 项课题获县科学技术进步奖，2005 年主持承担的“海岛居民卫生服务需求与利用研究”课题填补省内空白。他还曾多次荣获省、市、县急性传染病防治先进个人、突发公共卫生事件控制先进个人、抗洪救灾先进个人、县优秀共产党员、白求恩式医生和全国腹泻疾病负担与卫生干预措施评价研究项目先进个人。

刘晓凯 男，1964 年 9 月出生，1987 年 7 月白求恩医科大学本科毕业，2002 年中国医科大学附属第一医院心内科硕士研究生毕业，硕士学位，曾任县第一人民医院心内科主任，主任医师，县第二届心血管内科学学科带头人。从医 30 年，他秉承白求恩精神，潜心于心血管疑难疾病治疗，他熟练掌握心脏食管调搏技术诊断和各种心律失常的治疗，熟练掌握冠心病、急慢性心力衰竭等常见病、多发病的治疗技术，对各种急危重症诊治如肺栓塞，有较深刻见解，尤其对不同类型心绞痛、肥厚型心肌病诊治有较深入研究，能独立完成冠状动脉造影及永久或临时人工心脏起搏器植入术。2008 年在象山县首次开展急诊 PTCA（经皮冠状动脉腔内成形术），取得良好效果。多年来，他潜心研究医学，撰写的《肥厚型心肌病的致病机理研究进展》等心血管领域论文 6 篇，在国内核心刊物发表。主持研究县科技立项课题 2 项，在临床应用后，极大改善心衰患者预后，减少患者和医务人员 X 光线照射，获得良好社会效益。参与研究课题“埋藏式永久心脏起搏器植入术”荣获县科学技术三等奖，1998 年 12 月主持研究的“食管调搏电极导管”获得国家知识产权实用新型专利。

盛红 女，1967 年 10 月出生，1991 年 7 月毕业于浙江大学临床医学系，本科学历，任县第一人民医院消化内科主任，主任医师，县第二届消化内科学学科带头人，曾荣获第六届县“十佳医生”、首届市领军和拔尖人才、市卫生系统人民满意医务工作者、第一批省县级龙头学科带头人。她对消化系统疑难杂症有一定临床诊治经验，擅长胃镜、肠镜及十二指肠镜诊断及内镜下治疗，如逆行胰胆管造影、内镜下乳头肌切开术、梗阻性黄疸内镜下支架引流术、消化道狭窄扩张及支架置入术、消化道息肉 PSD（电凝切术）或 EMR（内镜黏膜下切除术）术、食道碘染色技术、消化道早期癌及癌前病变 ESD 术等，每年完成 13000 余例胃镜、肠镜等其他内镜检查治疗，消化内镜诊疗数量和诊治技术成功率位居市前列。率先开展经内镜逆行胆管造影术（ERCP）等高风险操作，有力推动象山县消化病学发展。在不断学习新技术，开发新项目同时，积极进行临床科学研究，加强学科队伍建设，在国内医学核心刊物发表论文 10 余篇，各有 1 项课题获得省、市、县科技局立项，荣获省医药卫生科技创新奖三等奖 1 项。

表 16-3

2006—2013 年医学学科带头人一览表

序号	首届（2006 年）		第二届（2009 年）		第三届（2013 年）	
	姓　名	单　位	姓　名	单　位	姓　名	单　位
1	万金中	县第一人民医院	万金中	县第一人民医院	王芝英	县第一人民医院
2	史志振	县第一人民医院	王允明	县第一人民医院	王海彪	县第一人民医院
3	张荣国	县第一人民医院	史志振	县第一人民医院	史志振	县第一人民医院
4	陆振一	县第一人民医院	刘晓凯	县第一人民医院	朱平光	县第一人民医院
5	陈晓奇	县第一人民医院	张荣国	县第一人民医院	张荣国	县第一人民医院
6	周建勤	县第一人民医院	茅月存	县第一人民医院	周敏君	县第一人民医院
7	林　亚	县第一人民医院	徐江勇	县第一人民医院	练　祥	县第一人民医院
8	胡元达	县第一人民医院	盛　红	县第一人民医院	徐永灵	县第一人民医院
9	胡国泉	县第一人民医院	程德希	县第一人民医院	章晓军	县第一人民医院
10	程德希	县第一人民医院	张国民	县红十字台胞医院	李永华	县红十字台胞医院
11	李永才	县红十字台胞医院	王　晓	县中医医院	王赛飞	县中医医院
12	王　晓	县中医医院	王赛飞	县中医医院	史井超	县中医医院
13	黄常福	县中医医院	陈晓霞	县中医医院	陈晓霞	县中医医院
14	黄行土	县爱心医院	黄行土	县爱心医院	黄行土	县第三人民医院
15	徐建荣	县疾病预防控制中心	叶　众	县疾病预防控制中心	林国建	县疾病预防控制中心

表 16-4

2006—2013 年“骨干医生”一览表

序号	首届（2006 年）		第二届（2009 年）		第三届（2013 年）	
	姓　名	单　位	姓　名	单　位	姓　名	单　位
1	王允明	县第一人民医院	王海彪	县第一人民医院	王徐灿	县第一人民医院
2	王文灏	县第一人民医院	王爱菊	县第一人民医院	叶剑飞	县第一人民医院
3	刘晓凯	县第一人民医院	朱平光	县第一人民医院	刘群峰	县第一人民医院
4	朱平光	县第一人民医院	陆敏莉	县第一人民医院	吴红波	县第一人民医院
5	李雪芬	县第一人民医院	陈　玲	县第一人民医院	张同成	县第一人民医院
6	陈明明	县第一人民医院	陈晓燕	县第一人民医院	李雪芬	县第一人民医院
7	周雅芬	县第一人民医院	陈雪峰	县第一人民医院	陆敏莉	县第一人民医院
8	陈晓燕	县第一人民医院	周雅芬	县第一人民医院	陈　玲	县第一人民医院
9	俞其光	县第一人民医院	易俊赟	县第一人民医院	陈　琪	县第一人民医院
10	茅月存	县第一人民医院	练　祥	县第一人民医院	陈晨松	县第一人民医院
11	胡万英	县第一人民医院	俞其光	县第一人民医院	周雅芬	县第一人民医院
12	俞建定	县第一人民医院	贺海珍	县第一人民医院	俞其光	县第一人民医院
13	徐成国	县第一人民医院	徐永灵	县第一人民医院	贺海珍	县第一人民医院
14	骆亚琴	县第一人民医院	袁昌政	县第一人民医院	袁昌政	县第一人民医院
15	徐宗才	县第一人民医院	顾素亚	县第一人民医院	高喜春	县第一人民医院
16	徐江勇	县第一人民医院	章晓军	县第一人民医院	喻相林	县第一人民医院

续表 16-4

序号	首届（2006 年）		第二届（2009 年）		第三届（2013 年）	
	姓　名	单　位	姓　名	单　位	姓　名	单　位
17	盛　红	县第一人民医院	章雪莲	县第一人民医院	鲍银童	县第一人民医院
18	顾素亚	县第一人民医院	喻相林	县第一人民医院	石世云	县红十字台胞医院
19	张国民	县红十字台胞医院	王新喜	县红十字台胞医院	李俊英	县红十字台胞医院
20	喻相林	县第一人民医院	李永华	县红十字台胞医院	苏益波	县红十字台胞医院
21	陈云峰	县红十字台胞医院	陈云峰	县红十字台胞医院	陈红丽	县红十字台胞医院
22	李永华	县红十字台胞医院	林建宇	县红十字台胞医院	欧绪森	县红十字台胞医院
23	郭惠文	县红十字台胞医院	金志亚	县红十字台胞医院	翁春霞	县红十字台胞医院
24	林建宇	县红十字台胞医院	章以杰	县红十字台胞医院	董汉朝	县红十字台胞医院
25	马绪巍	县中医医院	黄修仁	县红十字台胞医院	王　晓	县中医医院
26	崔即明	县红十字台胞医院	马绪巍	县中医医院	王立新	县中医医院
27	朱秀英	县中医医院	王虹霞	县中医医院	王虹霞	县中医医院
28	王赛飞	县中医医院	王慧杰	县中医医院	王慧杰	县中医医院
29	陈晓霞	县中医医院	史井超	县中医医院	吕闻耀	县中医医院
30	张礼才	县中医医院	吕闻耀	县中医医院	钟志明	县中医医院
31	曾慧莲	县中医医院	钟志明	县中医医院	顾忠平	县中医医院
32	钱列民	县中医医院	曾慧莲	县中医医院	曾慧莲	县中医医院
33	戴天刚	县爱心医院	谢立新	县中医医院	程时杰	县中医医院
34	蒋杰峰	县中医医院	宋世忠	县疾病预防控制中心	戴天刚	县第三人民医院
35	林国建	县卫生监督所	戴天刚	县爱心医院	陆昱养	县疾病预防控制中心
36	张　荣	县卫生监督所	吴美飞	县妇幼保健院	高　丽	县疾病预防控制中心
37	林　朝	县疾病预防控制中心	侯志伟	县疾病预防控制中心	朱晓岗	县妇幼保健院
38	钱秀娟	县疾病预防控制中心	施勇华	县卫生进修学校	袁亚仙	县妇幼保健院
39	吴美飞	县妇幼保健院	沈朝霞	县妇幼保健院	施勇华	县卫生进修学校
40	王亦明	县妇幼保健院	黄安明	爵溪街道卫生院	张国娣	丹城中心卫生院
41	陈家荣	县献血办公室	姚　力	丹城中心卫生院	黄安明	爵溪街道卫生院
42	施勇华	县卫生进修学校	夏健松	西周中心卫生院	王继东	石浦中心卫生院
43	孙忠敏	爵溪街道中心卫生院	陈利斌	石浦中心卫生院	胡　东	西周中心卫生院
44	屠永泉	丹城中心卫生院	陈定华	鹤浦中心卫生院	张凤连	贤庠中心卫生院
45	贺丽萍	贤庠中心卫生院	屠振宙	贤庠中心卫生院	李江东	鹤浦中心卫生院
46	侯艳华	西周中心卫生院	张先雷	定塘中心卫生院	张灵儿	泗洲头镇卫生院
47	欧灵忠	涂茨镇卫生院	袁兴国	泗洲头镇卫生院	俞全明	大徐镇卫生院
48	朱子情	鹤浦中心卫生院	石小忠	大徐镇卫生院	胡晓华	东陈乡卫生院
49	徐苗国	东陈乡卫生院	严维贤	茅洋乡卫生院	郑兴会	晓塘乡卫生院
50	朱才福	高塘岛乡卫生院	林辉强	高塘岛乡卫生院	胡金女	黄避岙乡卫生院

第四节　人物名录

1978年，恢复专业技术职称评聘后，进行首次晋级考试。全县100余名（其中县第一人民医院93名）医务人员报名应考，经考试、考核、评审，许祖黄、陈善校、王碧蓉、盛智煜、孙经荣5人晋升为副高职务。1993年11月，许祖黄、陈善校晋升为正高职务。至2014年底，全县有正高职称卫技人员79名，副高职称卫技人员299名。另有档案学副研究馆员和会计学高级会计师各1名。

在县级及以上党代表、人大代表、政协委员中，全县卫生系统参加市党代会的有5次5名，参加县党代会的有9次20名；参加省人民代表大会的有6届6名，参加市人民代表大会的5届5名，参加县人民代表大会的有17届63名；参加省政协会议的有1届1名，参加市政协会议的有2届2名，参加县政协会议的有9届70名。

正高职称卫生技术人员名录（同一单位以晋升时间为序）

表16–5　（截至2014年12月31日）

序号	姓名	籍贯	学科（专业）	所在单位	晋升时间	职称	说明
1	左　伟	黑龙江牡丹江	普通外科学	县卫生局	2004年12月	主任医师	在职
2	吴美飞	象山丹西	妇产科学	县卫生局	2013年12月	主任医师	在职
3	许祖黄	浙江象山	内科学	县第一人民医院	1993年11月	主任医师	退休
4	陈善校	浙江鄞州	外科学	县第一人民医院	1993年11月	主任医师	退休
5	方宰平	浙江杭州	普通外科	县第一人民医院	1998年12月	主任医师	退休
6	陆赛君	浙江象山	心血管内科学	县第一人民医院	2000年12月	主任医师	退休
7	蔡　岳	浙江玉环	普通外科学	县第一人民医院	2000年12月	主任医师	退休
8	孙晓东	浙江象山	心血管内科学	县第一人民医院	2001年12月	主任医师	在职
9	陈晓奇	浙江余姚	中医学	县第一人民医院	2003年12月	主任中医师	在职
10	辛振波	黑龙江牡丹江	神经内科学	县第一人民医院	2004年12月	主任医师	在职
11	张荣国	浙江象山	肾内科学	县第一人民医院	2005年12月	主任医师	在职
12	陆振一	浙江象山	肿瘤外科学	县第一人民医院	2005年12月	主任医师	在职
13	胡元达	浙江象山	普通外科学	县第一人民医院	2005年12月	主任医师	在职
14	黄忠祥	浙江象山	泌尿外科学	县第一人民医院	2005年12月	主任医师	在职
15	俞建定	浙江象山	骨外科学	县第一人民医院	2006年12月	主任医师	在职
16	刘锋利	浙江象山	神经外科学	县第一人民医院	2007年11月	主任医师	在职
17	胡国泉	浙江象山	呼吸内科学	县第一人民医院	2007年11月	主任医师	在职
18	盛　红	浙江象山	消化内科学	县第一人民医院	2007年11月	主任医师	在职
19	刘晓凯	吉林吉林	心血管内科学	县第一人民医院	2008年11月	主任医师	在职
20	周建勤	浙江象山	放射医学	县第一人民医院	2008年11月	主任医师	在职
21	万金中	湖北鄂州	神经外科学	县第一人民医院	2009年12月	主任医师	在职
22	王允明	浙江象山	神经内科学	县第一人民医院	2009年12月	主任医师	在职
23	喻相林	湖北黄冈	眼科学	县第一人民医院	2009年12月	主任医师	在职
24	程德希	浙江金华	消化内科学	县第一人民医院	2009年12月	主任医师	在职

续表 16–5

序 号	姓　名	籍　贯	学科（专业）	所在单位	晋升时间	职　称	说　明
25	丁美燕	江西南昌	临床医学	县第一人民医院	2010 年 11 月	主任医师	在职
26	祁嘉武	甘肃金昌	骨外科学	县第一人民医院	2010 年 11 月	主任医师	在职
27	王芝英	浙江宁海	妇产科学	县第一人民医院	2011 年 11 月	主任医师	在职
28	陈雪峰	浙江象山	妇产科学	县第一人民医院	2011 年 11 月	主任医师	在职
29	周雅芬	浙江象山	内分泌学	县第一人民医院	2011 年 11 月	主任医师	在职
30	朱骏骁	浙江象山	中医学	县第一人民医院	2012 年 11 月	主任中医师	在职
31	王若腾	江西兴国	普通外科学	县第一人民医院	2012 年 11 月	主任医师	在职
32	朱平光	浙江象山	呼吸内科学	县第一人民医院	2012 年 11 月	主任医师	在职
33	李雪芬	浙江象山	血液病学	县第一人民医院	2012 年 11 月	主任医师	在职
34	宋忠良	江西宁都	骨外科学	县第一人民医院	2012 年 11 月	主任医师	在职
35	林　亚	浙江象山	妇产科学	县第一人民医院	2012 年 11 月	主任医师	在职
36	俞其光	浙江象山	耳鼻咽喉科学	县第一人民医院	2012 年 11 月	主任医师	在职
37	徐永灵	浙江象山	麻醉学	县第一人民医院	2012 年 11 月	主任医师	在职
38	汤雷军	浙江象山	放射医学	县第一人民医院	2013 年 11 月	主任医师	在职
39	於赛珍	浙江象山	超声医学	县第一人民医院	2013 年 11 月	主任医师	在职
40	练　祥	浙江象山	传染病学	县第一人民医院	2013 年 11 月	主任医师	在职
41	袁昌政	贵州毕节	麻醉学	县第一人民医院	2013 年 11 月	主任医师	在职
42	何　瑛	浙江象山	医院药学	县第一人民医院	2013 年 11 月	主任药师	在职
43	徐伟刚	浙江象山	中医学	县第一人民医院	2014 年 11 月	主任中医师	在职
44	王爱菊	浙江象山	神经内科学	县第一人民医院	2014 年 11 月	主任医师	在职
45	陆敏莉	浙江象山	超声医学	县第一人民医院	2014 年 11 月	主任医师	在职
46	陈保红	江西宜春	呼吸内科学	县第一人民医院	2014 年 11 月	主任医师	在职
47	贺海珍	浙江象山	病理学	县第一人民医院	2014 年 11 月	主任医师	在职
48	章雪莲	浙江象山	护理学	县第一人民医院	2014 年 11 月	主任护师	在职
49	李永华	甘肃金昌	妇产科学	县红十字台胞医院	2012 年 11 月	主任医师	在职
50	吕闻耀	浙江象山	普通外科学	县红十字台胞医院	2012 年 11 月	主任医师	在职
51	翁春霞	浙江象山	临床医学检验临床基础检验技术	县红十字台胞医院	2013 年 11 月	主任技师	在职
52	李俊英	黑龙江杜丹江	妇产科学	县红十字台胞医院	2014 年 11 月	主任医师	在职
53	黄修仁	浙江象山	消化内科学	县红十字台胞医院	2014 年 11 月	主任医师	在职
54	戴君文	浙江象山	内科学	县中医医院	2000 年 12 月	主任医师	退休
55	李雅琴	浙江象山	中医内科学	县中医医院	2003 年 12 月	主任中医师	在职
56	陈晓霞	浙江象山	中医妇科学	县中医医院	2005 年 11 月	主任中医师	在职
57	王　晓	浙江象山	普通外科学	县中医医院	2006 年 12 月	主任医师	在职
58	毛敏华	浙江象山	中医内科学	县中医医院	2008 年 11 月	主任中医师	在职
59	史井超	辽宁本溪	骨外科学	县中医医院	2009 年 12 月	主任医师	在职
60	曾慧莲	浙江象山	中医内科学	县中医医院	2010 年 11 月	主任中医师	在职
61	蒋杰峰	浙江象山	中医内科学	县中医医院	2010 年 11 月	主任中医师	在职

续表 16–5

序 号	姓 名	籍 贯	学科（专业）	所在单位	晋升时间	职 称	说 明
62	王赛飞	浙江象山	中医儿科学	县中医医院	2011 年 11 月	主任中医师	在职
63	黄常福	浙江象山	中医骨科学	县中医医院	2011 年 11 月	主任中医师	在职
64	代少颖	辽宁辽阳	心血管内科学	县中医医院	2011 年 11 月	主任医师	在职
65	马绪巍	浙江象山	中医骨科学	县中医医院	2012 年 11 月	主任中医师	在职
66	钟志明	江西吉水	中医内科学	县中医医院	2012 年 11 月	主任中医师	在职
67	王虹霞	浙江象山	妇产科学	县中医医院	2012 年 11 月	主任医师	在职
68	王立新	浙江象山	超声医学	县中医医院	2012 年 11 月	主任医师	在职
69	钱列民	浙江慈溪	中医骨科学	县中医医院	2014 年 11 月	主任中医师	在职
70	顾忠平	浙江象山	针灸学	县中医医院	2014 年 11 月	主任中医师	在职
71	黄行土	浙江象山	精神病学	县第三人民医院	2012 年 11 月	主任医师	在职
72	戴天刚	浙江象山	精神病学	县第三人民医院	2012 年 11 月	主任医师	在职
73	钱秀娟	浙江象山	学校与少儿卫生	县疾病预防控制中心	2002 年 12 月	主任医师	在职
74	徐建荣	江西东乡	急性传染性疾病	县疾病预防控制中心	2007 年 11 月	主任医师	在职
75	林国建	浙江慈溪	营养与食品卫生	县疾病预防控制中心	2008 年 11 月	主任医师	在职
76	侯志伟	四川南充	职业卫生	县疾病预防控制中心	2009 年 12 月	主任医师	在职
77	何云亚	浙江象山	理化检验技术	县疾病预防控制中心	2010 年 11 月	主任技师	在职
78	叶 众	浙江象山	传染性疾病控制	县疾病预防控制中心	2012 年 11 月	主任医师	在职
79	林 朝	浙江象山	微生物检验技术	县疾病预防控制中心	2013 年 11 月	主任技师	在职

注：上述名录中，部分人员的岗位与人事关系并不一致。左伟人事关系归属县第一人民医院，吴美飞归属于县妇幼保健院。

（截至 2014 年 12 月 31 日）

副高职称卫生技术人员一览表（排名不分先后）

表 16–6

（截至 2014 年 12 月 31 日）

序 号	姓 名	籍 贯	学科（专业）	所在单位	晋升时间	职 称	说 明
1	鲍春华	象山东陈	临床医学	县卫生局	1999 年 10 月	副主任医师	在职
2	王爱萍	象山鹤浦	护理学	县卫生局	2007 年 11 月	副主任护师	在职
3	朱爱春	浙江象山	环境与学校卫生	县卫生局	2007 年 12 月	副主任医师	在职
4	张林敏	象山西周	助产士	县卫生局	2010 年 11 月	副主任护师	在职
5	徐苗国	象山晓塘	中西医结合	县卫生局	2012 年 11 月	副主任医师	在职
6	顾海燕	象山昌国	医院药学	县卫生局	2012 年 11 月	副主任药师	在职
7	杨存军	象山贤庠	预防医学	县卫生局	2014 年 12 月	副主任医师	在职
8	张 荣	浙江象山	公共卫生	县卫生监督所	2005 年 11 月	副主任医师	在职
9	陈世玉	浙江象山	公共卫生	县卫生监督所	2009 年 11 月	副主任医师	在职
10	王碧蓉	浙江杭州	神经内科学	县第一人民医院	1987 年 8 月	副主任医师	退休
11	盛智煜	浙江吴兴	妇产科学	县第一人民医院	1987 年 8 月	副主任医师	退休
12	黎建平	浙江象山	普通外科学	县第一人民医院	1989 年	副主任医师	退休
13	蔡琴芳	浙江鄞县	感染科学	县第一人民医院	1993 年 9 月	副主任医师	退休
14	王爱琴	浙江象山	眼科学	县第一人民医院	1995 年 12 月	副主任医师	退休
15	贾知微	浙江德清	眼科学	县第一人民医院	1995 年 12 月	副主任医师	退休
16	屠规岳	浙江鄞县	普通内科学	县第一人民医院	1995 年 12 月	副主任医师	退休
17	冯湛兰	浙江宁海	中医学	县第一人民医院	1995 年 12 月	副主任中医师	退休
18	朱爱玉	浙江象山	妇产科学	县第一人民医院	1996 年 12 月	副主任医师	退休
19	俞康仁	浙江萧山	医院药学	县第一人民医院	1996 年 12 月	副主任药师	退休
20	张美琪	浙江镇海	肛肠外科学	县第一人民医院	1997 年 10 月	副主任医师	退休

续表 16-6

序号	姓名	籍贯	学科（专业）	所在单位	晋升时间	职称	说明
21	李 艳	辽宁本溪	儿科学	县第一人民医院	2000 年 8 月	副主任医师	在职
22	徐江勇	浙江象山	普通外科学	县第一人民医院	2000 年 11 月	副主任医师	在职
23	秦新茂	湖北仙桃	传染性疾病控制	县第一人民医院	2001 年 7 月	副主任医师	在职
24	史志振	浙江象山	儿科学	县第一人民医院	2001 年 12 月	副主任医师	在职
25	骆亚琴	浙江象山	妇产科学	县第一人民医院	2002 年 11 月	副主任医师	在职
26	韩荷玉	浙江象山	护理学	县第一人民医院	2002 年 11 月	副主任护师	退休
27	王文灏	浙江象山	胸心外科学	县第一人民医院	2003 年 12 月	副主任医师	在职
28	张永明	浙江象山	眼科学	县第一人民医院	2003 年 12 月	副主任医师	在职
29	郭惠文	黑龙江依安	神经内科学	县第一人民医院	2004 年 9 月	副主任医师	在职
30	陈明明	浙江象山	麻醉学	县第一人民医院	2005 年 11 月	副主任医师	在职
31	陈晓燕	浙江象山	皮肤与性病学	县第一人民医院	2005 年 11 月	副主任医师	在职
32	白 亮	浙江象山	普通外科学	县第一人民医院	2006 年 11 月	副主任医师	在职
33	高喜春	广东	神经外科学	县第一人民医院	2006 年 11 月	副主任医师	在职
34	陈 玲	贵州毕节	儿科学	县第一人民医院	2007 年 11 月	副主任医师	在职
35	徐成国	浙江象山	临床检验	县第一人民医院	2007 年 11 月	副主任技师	退休
36	王 敏	四川南充	口腔医学	县第一人民医院	2008 年 11 月	副主任医师	在职
37	刘群峰	江西吉安	肾内科学	县第一人民医院	2008 年 11 月	副主任医师	在职
38	汪秀能	浙江象山	放射医学	县第一人民医院	2008 年 11 月	副主任医师	在职
39	林建宇	浙江象山	心血管内科学	县第一人民医院	2008 年 11 月	副主任医师	在职
40	夏成根	浙江象山	普通外科学	县第一人民医院	2008 年 11 月	副主任医师	在职
41	黄 胜	江西乐安	普通外科学	县第一人民医院	2008 年 11 月	副主任医师	在职
42	黄玮英	浙江象山	眼科学	县第一人民医院	2008 年 11 月	副主任医师	在职
43	章晓军	浙江象山	泌尿外科学	县第一人民医院	2008 年 11 月	副主任医师	在职
44	董松飞	浙江象山	医院药学	县第一人民医院	2008 年 11 月	副主任药师	在职
45	王徐灿	浙江象山	骨外科学	县第一人民医院	2009 年 11 月	副主任医师	在职
46	刘廷磊	河南洛阳	神经内科学	县第一人民医院	2009 年 11 月	副主任医师	在职
47	陈晨松	浙江象山	呼吸内科学	县第一人民医院	2009 年 11 月	副主任医师	在职
48	周敏君	浙江象山	眼科学	县第一人民医院	2009 年 11 月	副主任医师	在职
49	徐 昕	浙江象山	医院药学	县第一人民医院	2009 年 11 月	副主任药师	在职
50	郑秀芳	浙江象山	妇产科护理	县第一人民医院	2009 年 11 月	副主任护师	在职
51	王海彪	浙江象山	普通外科学	县第一人民医院	2010 年 11 月	副主任医师	在职
52	叶剑飞	浙江象山	心血管内科学	县第一人民医院	2010 年 11 月	副主任医师	在职
53	江玮琪	浙江象山	神经内科学	县第一人民医院	2010 年 11 月	副主任医师	在职
54	张同成	浙江象山	普通外科学	县第一人民医院	2010 年 11 月	副主任医师	在职
55	钱振萍	浙江湖州	中西医结合内科	县第一人民医院	2010 年 11 月	副主任医师	在职
56	徐金月	浙江象山	妇产科学	县第一人民医院	2010 年 11 月	副主任医师	在职
57	章学胜	浙江象山	放射医学	县第一人民医院	2010 年 11 月	副主任医师	在职
58	谢龙腾	浙江象山	传染性疾病控制	县第一人民医院	2010 年 11 月	副主任医师	在职

续表 16–6

序 号	姓 名	籍 贯	学科（专业）	所在单位	晋升时间	职 称	说 明
59	黄烟贵	江西高安	临床医学检验临床基础检验技术	县第一人民医院	2010 年 11 月	副主任技师	在职
60	王俏莉	浙江象山	内科护理	县第一人民医院	2010 年 11 月	副主任护师	在职
61	吴慧芬	浙江象山	外科护理	县第一人民医院	2010 年 11 月	副主任护师	在职
62	张彩梅	浙江象山	内科护理	县第一人民医院	2010 年 11 月	副主任护师	在职
63	夏 旦	浙江象山	内科护理	县第一人民医院	2010 年 11 月	副主任护师	在职
64	董汉朝	浙江象山	普通外科学	县第一人民医院	2010 年 11 月	副主任医师	在职
65	陈 煜	浙江象山	护理学	县第一人民医院	2010 年 11 月	副主任护师	在职
66	于 松	浙江象山	眼科学	县第一人民医院	2011 年 11 月	副主任医师	在职
67	吴 安	浙江象山	超声医学	县第一人民医院	2011 年 11 月	副主任医师	在职
68	吴红波	浙江象山	妇产科学	县第一人民医院	2011 年 11 月	副主任医师	在职
69	顾卉晴	浙江象山	妇产科学	县第一人民医院	2011 年 11 月	副主任医师	在职
70	黄健雄	湖南蓝山	心血管内科学	县第一人民医院	2011 年 11 月	副主任医师	在职
71	鲍银童	浙江象山	普通外科学	县第一人民医院	2011 年 11 月	副主任医师	在职
72	钱 国	浙江象山	中西医结合内科	县第一人民医院	2011 年 11 月	副主任中医师	在职
73	童美琴	浙江象山	临床医学检验临床基础检验技术	县第一人民医院	2011 年 11 月	副主任技师	在职
74	钱淑琴	浙江象山	中药学	县第一人民医院	2011 年 11 月	副主任中药师	在职
75	毛美蓉	浙江象山	外科护理	县第一人民医院	2011 年 11 月	副主任护师	在职
76	计幼苗	浙江象山	外科护理	县第一人民医院	2011 年 11 月	副主任护师	在职
77	朱彩香	浙江象山	护理学	县第一人民医院	2011 年 11 月	副主任护师	在职
78	许建建	浙江象山	护理学	县第一人民医院	2011 年 11 月	副主任护师	在职
79	张茜萍	浙江象山	外科护理	县第一人民医院	2011 年 11 月	副主任护师	在职
80	张燕敏	浙江象山	内科护理	县第一人民医院	2011 年 11 月	副主任护师	在职
81	项铁燕	浙江象山	妇产科护理	县第一人民医院	2011 年 11 月	副主任护师	在职
82	赵丽丽	吉林	外科护理	县第一人民医院	2011 年 11 月	副主任护师	在职
83	胡亚红	浙江象山	外科护理	县第一人民医院	2011 年 11 月	副主任护师	在职
84	俞亚萍	浙江象山	内科护理	县第一人民医院	2011 年 11 月	副主任护师	在职
85	黄鸣红	浙江象山	外科护理	县第一人民医院	2011 年 11 月	副主任护师	在职
86	张光辉	浙江象山	胸外科学	县第一人民医院	2012 年 3 月	副主任医师	在职
87	刘 波	浙江象山	中医内科学	县第一人民医院	2012 年 11 月	副主任中医师	在职
88	方立武	安徽桐城	病理学	县第一人民医院	2012 年 11 月	副主任医师	在职
89	孔永奇	浙江象山	肾内科学	县第一人民医院	2012 年 11 月	副主任医师	在职
90	朱静波	浙江象山	中西医结合内科	县第一人民医院	2012 年 11 月	副主任医师	在职
91	江聪法	浙江象山	血液病学	县第一人民医院	2012 年 11 月	副主任医师	在职
92	陈海燕	浙江象山	神经内科学	县第一人民医院	2012 年 11 月	副主任医师	在职

续表 16-6

序号	姓名	籍贯	学科（专业）	所在单位	晋升时间	职称	说明
93	陈海霞	浙江象山	儿科学	县第一人民医院	2012 年 11 月	副主任医师	在职
94	俞　波	浙江象山	神经内科学	县第一人民医院	2012 年 11 月	副主任医师	在职
95	郭　刚	湖北京山	妇产科学	县第一人民医院	2012 年 11 月	副主任医师	在职
96	林建军	浙江缙云	临床医学检验临床基础检验技术	县第一人民医院	2012 年 11 月	副主任技师	在职
97	吴雪丹	浙江象山	医院药学	县第一人民医院	2012 年 11 月	副主任药师	在职
98	史亚青	浙江象山	护理学	县第一人民医院	2012 年 11 月	副主任护师	在职
99	史晓琴	浙江象山	外科护理	县第一人民医院	2012 年 11 月	副主任护师	在职
100	伊雪芹	浙江象山	外科护理	县第一人民医院	2012 年 11 月	副主任护师	在职
101	张文娟	浙江象山	外科护理	县第一人民医院	2012 年 11 月	副主任护师	在职
102	陈　芬	浙江象山	外科护理	县第一人民医院	2012 年 11 月	副主任护师	在职
103	陈雪玲	浙江象山	内科护理	县第一人民医院	2012 年 11 月	副主任护师	在职
104	徐燕玲	浙江象山	外科护理	县第一人民医院	2012 年 11 月	副主任护师	在职
105	谢韵琴	浙江象山	内科护理	县第一人民医院	2012 年 11 月	副主任护师	在职
106	王海国	浙江象山	耳鼻咽喉科学	县第一人民医院	2013 年 11 月	副主任医师	在职
107	朱郑杰	浙江象山	泌尿外科学	县第一人民医院	2013 年 11 月	副主任医师	在职
108	许兆阳	浙江象山	皮肤与性病学	县第一人民医院	2013 年 11 月	副主任医师	在职
109	孙　炜	浙江象山	普通外科学	县第一人民医院	2013 年 11 月	副主任医师	在职
110	杨振青	浙江象山	骨外科学	县第一人民医院	2013 年 11 月	副主任医师	在职
111	张　波	浙江象山	麻醉学	县第一人民医院	2013 年 11 月	副主任医师	在职
112	陈春燕	浙江象山	妇产科学	县第一人民医院	2013 年 11 月	副主任医师	在职
113	林　平	浙江丽水	放射医学	县第一人民医院	2013 年 11 月	副主任医师	在职
114	罗永荣	江西九江	放射医学	县第一人民医院	2013 年 11 月	副主任医师	在职
115	董雪莲	浙江象山	耳鼻咽喉科学	县第一人民医院	2013 年 11 月	副主任医师	在职
116	韩春婵	浙江象山	儿科学	县第一人民医院	2013 年 11 月	副主任医师	在职
117	潘家平	浙江象山	骨外科学	县第一人民医院	2013 年 11 月	副主任医师	在职
118	何燕武	浙江象山	临床医学检验临床基础检验技术	县第一人民医院	2013 年 11 月	副主任技师	在职
119	陈海敏	浙江象山	临床医学检验临床微生物技术	县第一人民医院	2013 年 11 月	副主任技师	在职
120	谢海宝	浙江象山	临床医学检验临床血液技术	县第一人民医院	2013 年 11 月	副主任技师	在职
121	李见雪	浙江象山	内科护理	县第一人民医院	2013 年 11 月	副主任护师	在职
122	吴阿娟	浙江象山	儿科护理	县第一人民医院	2013 年 11 月	副主任护师	在职
123	应海霞	浙江象山	内科护理	县第一人民医院	2013 年 11 月	副主任护师	在职
124	张敏飞	浙江象山	儿科护理	县第一人民医院	2013 年 11 月	副主任护师	在职
125	张彩虹	浙江象山	外科护理	县第一人民医院	2013 年 11 月	副主任护师	在职

续表 16-6

序号	姓名	籍贯	学科（专业）	所在单位	晋升时间	职称	说明
126	陈海平	浙江象山	内科护理	县第一人民医院	2013年11月	副主任护师	在职
127	周赛亚	浙江象山	护理学	县第一人民医院	2013年11月	副主任护师	在职
128	董君梅	浙江象山	妇产科护理	县第一人民医院	2013年11月	副主任护师	在职
129	韩赛月	浙江象山	外科护理	县第一人民医院	2013年11月	副主任护师	在职
130	方　恒	浙江象山	皮肤与性病学	县第一人民医院	2014年12月	副主任医师	在职
131	刘海涛	黑龙江	妇产科学	县第一人民医院	2014年12月	副主任医师	在职
132	李晓刚	黑龙江	口腔颌面外科学	县第一人民医院	2014年12月	副主任医师	在职
133	杨　波	浙江象山	眼科学	县第一人民医院	2014年12月	副主任医师	在职
134	何敏霞	浙江象山	普通外科学	县第一人民医院	2014年12月	副主任医师	在职
135	宋小珍	浙江瑞安	儿科学	县第一人民医院	2014年12月	副主任医师	在职
136	张海娜	浙江象山	呼吸内科学	县第一人民医院	2014年12月	副主任医师	在职
137	陈　琪	浙江象山	心血管内科学	县第一人民医院	2014年12月	副主任医师	在职
138	郑振学	浙江象山	麻醉学	县第一人民医院	2014年12月	副主任医师	在职
139	柯婷婷	浙江象山	传染性疾病控制	县第一人民医院	2014年12月	副主任医师	在职
140	黄宏伟	浙江象山	儿科学	县第一人民医院	2014年12月	副主任医师	在职
141	董吉权	浙江象山	耳鼻咽喉科学	县第一人民医院	2014年12月	副主任医师	在职
142	俞幼燕	浙江象山	心电图技术	县第一人民医院	2014年12月	副主任技师	在职
143	朱红霞	浙江象山	护理学	县第一人民医院	2014年12月	副主任护师	在职
144	李月琴	浙江象山	护理学	县第一人民医院	2014年12月	副主任护师	在职
145	范国琴	浙江象山	护理学	县第一人民医院	2014年12月	副主任护师	在职
146	郑亚女	浙江象山	护理学	县第一人民医院	2014年12月	副主任护师	在职
147	郑赛赛	浙江象山	护理学	县第一人民医院	2014年12月	副主任护师	在职
148	黄素君	浙江象山	护理学	县第一人民医院	2014年12月	副主任护师	在职
149	孙经荣	浙江奉化	内科学	县红十字台胞医院	1987年9月	副主任医师	退休
150	赵泽林	河南南阳	呼吸内科学	县红十字台胞医院	1994年12月	副主任医师	退休
151	范永寿	浙江天台	内科学	县红十字台胞医院	1995年12月	副主任医师	退休
152	李永才	浙江象山	骨科学	县红十字台胞医院	1996年12月	副主任医师	退休
153	陈爱菊	浙江乐清	儿内科学	县红十字台胞医院	1996年12月	副主任医师	退休
154	金家隆	浙江象山	中医学	县红十字台胞医院	1996年12月	副主任中医师	退休
155	李先常	浙江象山	内科学	县红十字台胞医院	1997年1月	副主任医师	退休
156	崔即明	黑龙江宁安	骨外科学	县红十字台胞医院	1998年9月	副主任医师	在职
157	邬小昌	象山石浦	医院药学	县红十字台胞医院	1998年10月	副主任药师	退休
158	王岑立	河南西平	普通内科学	县红十字台胞医院	2000年1月	副主任医师	在职
159	刘润平	吉林四平	血管外科学	县红十字台胞医院	2001年1月	副主任医师	在职
160	王新喜	甘肃定西	普通外科学	县红十字台胞医院	2003年12月	副主任医师	在职

续表 16-6

序号	姓名	籍贯	学科（专业）	所在单位	晋升时间	职称	说明
161	金志亚	浙江象山	骨外科学	县红十字台胞医院	2008 年 11 月	副主任医师	在职
162	杨仙凌	浙江象山	中药学	县红十字台胞医院	2008 年 11 月	副主任中药师	在职
163	吴伟宏	浙江象山	普通外科学	县红十字台胞医院	2009 年 11 月	副主任医师	在职
164	石雅咏	浙江象山	外科护理	县红十字台胞医院	2009 年 11 月	副主任护师	在职
165	钱　斌	浙江象山	眼科学	县红十字台胞医院	2000 年 11 月	副主任医师	退休
166	储彩云	浙江象山	外科护理	县红十字台胞医院	2010 年 11 月	副主任护师	在职
167	刘　涛	黑龙江哈尔滨	普通内科学	县红十字台胞医院	2011 年 9 月	副主任医师	在职
168	江传林	湖北	心血管内科学	县红十字台胞医院	2011 年 11 月	副主任医师	在职
169	苏益波	浙江象山	耳鼻咽喉科学	县红十字台胞医院	2011 年 11 月	副主任医师	在职
170	陈云峰	浙江象山	神经外科学	县红十字台胞医院	2011 年 11 月	副主任医师	在职
171	章以杰	浙江象山	神经内科学	县红十字台胞医院	2011 年 11 月	副主任医师	在职
172	俞圣月	浙江象山	内科护理	县红十字台胞医院	2011 年 11 月	副主任护师	在职
173	吴雪峰	浙江象山	普通外科学	县红十字台胞医院	2012 年 11 月	副主任医师	在职
174	欧绪森	浙江象山	中医内科学	县红十字台胞医院	2012 年 11 月	副主任中医师	在职
175	李　波	浙江象山	外科护理	县红十字台胞医院	2012 年 11 月	副主任护师	在职
176	郭海英	浙江象山	外科护理	县红十字台胞医院	2012 年 11 月	副主任护师	在职
177	蒋松琴	浙江象山	妇产科护理	县红十字台胞医院	2012 年 11 月	副主任护师	在职
178	毛　勇	浙江象山	骨外科学	县红十字台胞医院	2013 年 11 月	副主任医师	在职
179	叶伟峰	浙江象山	泌尿外科学	县红十字台胞医院	2013 年 11 月	副主任医师	在职
180	石世云	贵州黎平	儿科学	县红十字台胞医院	2013 年 11 月	副主任医师	在职
181	张进华	浙江象山	放射医学	县红十字台胞医院	2013 年 11 月	副主任医师	在职
182	郑明海	浙江象山	中医推拿学	县红十字台胞医院	2013 年 11 月	副主任中医师	在职
183	吴海志	浙江象山	医院药学	县红十字台胞医院	2013 年 11 月	副主任药师	在职
184	丁海丹	浙江象山	外科护理	县红十字台胞医院	2013 年 11 月	副主任护师	在职
185	王庆竹	浙江象山	内科护理	县红十字台胞医院	2013 年 11 月	副主任护师	在职
186	裘敏燕	浙江象山	外科护理	县红十字台胞医院	2013 年 11 月	副主任护师	在职
187	吴才娟	浙江象山	普通内科学	县红十字台胞医院	2014 年 12 月	副主任医师	在职
188	毛道明	浙江象山	耳鼻喉科学	县中医医院	1992 年 12 月	副主任医师	退休
189	蒋宗木	浙江象山	普通外科学	县中医医院	1992 年 12 月	副主任医师	退休
190	朱　波	浙江象山	中医外科学	县中医医院	1999 年 10 月	副主任中医师	在职
191	谢立新	湖北荆州	儿科学	县中医医院	2002 年 4 月	副主任医师	在职
192	俞明德	浙江象山	针灸推拿学	县中医医院	2004 年 12 月	副主任中医师	退休
193	朱秀英	重庆开县	中医内科学	县中医医院	2005 年 11 月	副主任中医师	在职
194	张海波	浙江象山	中药学	县中医医院	2006 年 11 月	副主任中药师	在职
195	王慧杰	浙江象山	眼科学	县中医医院	2007 年 11 月	副主任医师	在职

续表 16-6

序号	姓名	籍贯	学科（专业）	所在单位	晋升时间	职称	说明
196	余文侠	浙江象山	针灸学	县中医医院	2007 年 11 月	副主任中医师	在职
197	戴繁荣	浙江象山	泌尿外科学	县中医医院	2009 年 11 月	副主任医师	在职
198	石吉娣	浙江象山	针灸学	县中医医院	2009 年 11 月	副主任中医师	在职
199	葛伟林	浙江象山	中医外科学	县中医医院	2009 年 11 月	副主任中医师	在职
200	吴瑞芬	浙江象山	心血管内科学	县中医医院	2010 年 11 月	副主任医师	在职
201	杨振芳	浙江象山	妇产科学	县中医医院	2010 年 11 月	副主任医师	在职
202	黄颂敏	浙江象山	针灸学	县中医医院	2010 年 11 月	副主任中医师	在职
203	马礼娟	浙江象山	医院药学	县中医医院	2010 年 11 月	副主任药师	在职
204	孙　钧	浙江象山	普通外科学	县中医医院	2011 年 11 月	副主任医师	在职
205	吴　艳	浙江象山	儿科学	县中医医院	2011 年 11 月	副主任医师	在职
206	应慧敏	浙江象山	内分泌学	县中医医院	2011 年 11 月	副主任医师	在职
207	项婷婷	浙江象山	消化内科学	县中医医院	2011 年 11 月	副主任医师	在职
208	蔡惠燕	浙江象山	妇产科学	县中医医院	2011 年 11 月	副主任医师	在职
209	史继波	浙江象山	中医内科学	县中医医院	2011 年 11 月	副主任中医师	在职
210	赵英焕	浙江象山	中医骨伤学	县中医医院	2011 年 11 月	副主任中医师	在职
211	徐清喜	河北邯郸	中医内科学	县中医医院	2011 年 11 月	副主任中医师	在职
212	王双桂	湖北荆州	临床医学检验	县中医医院	2011 年 11 月	副主任技师	在职
213	励灵玉	浙江象山	内科护理	县中医医院	2011 年 11 月	副主任护师	在职
214	邵　莉	浙江象山	外科护理	县中医医院	2011 年 11 月	副主任护师	在职
215	陈秀雅	浙江象山	内科护理	县中医医院	2011 年 11 月	副主任护师	在职
216	叶勇健	浙江兰溪	骨外科学	县中医医院	2012 年 11 月	副主任医师	在职
217	郑安军	浙江象山	放射医学	县中医医院	2012 年 11 月	副主任医师	在职
218	顾　喆	浙江象山	心电图技术	县中医医院	2012 年 11 月	副主任技师	在职
219	叶亚月	浙江象山	外科护理	县中医医院	2012 年 11 月	副主任护师	在职
220	林文娟	浙江象山	内科护理	县中医医院	2012 年 11 月	副主任护师	在职
221	洪　青	浙江象山	内科护理	县中医医院	2012 年 11 月	副主任护师	在职
222	屠松菊	浙江象山	外科护理	县中医医院	2012 年 11 月	副主任护师	在职
223	李　艳	河北邯郸	心血管内科学	县中医医院	2013 年 9 月	副主任医师	在职
224	郭鸣雁	浙江象山	妇产科学	县中医医院	2013 年 11 月	副主任医师	在职
225	陈钧彦	浙江象山	中药学	县中医医院	2013 年 11 月	副主任中药师	在职
226	叶瑞飞	浙江象山	妇产科学	县中医医院	2014 年 12 月	副主任医师	在职
227	张世昌	浙江象山	放射医学	县中医医院	2014 年 12 月	副主任医师	在职
228	张智盛	浙江象山	中西医结合外科	县中医医院	2014 年 12 月	副主任医师	在职
229	周栩栩	浙江象山	妇产科学	县中医医院	2014 年 12 月	副主任医师	在职
230	王　杰	浙江象山	中西医结合内科	县中医医院	2014 年 12 月	副主任中医师	在职

续表 16-6

序号	姓名	籍贯	学科（专业）	所在单位	晋升时间	职称	说明
231	付静	四川彭山	中医骨科学	县中医医院	2014 年 12 月	副主任中医师	在职
232	施燕飞	浙江象山	中医妇科学	县中医医院	2014 年 12 月	副主任中医师	在职
233	王国美	浙江象山	临床医学检验临床基础检验技术	县中医医院	2014 年 12 月	副主任技师	在职
234	肖碧蓉	浙江象山	临床医学检验临床基础检验技术	县中医医院	2014 年 12 月	副主任技师	在职
235	邱建达	浙江象山	临床医学检验临床基础检验技术	县中医医院	2014 年 12 月	副主任技师	在职
236	顾燕琴	浙江象山	外科护理	县中医医院	2014 年 12 月	副主任护师	在职
237	卢绍华	江西修水	耳鼻咽喉科学	县第三人民医院	2005 年 8 月	副主任医师	在职
238	史月仙	浙江象山	精神病学	县第三人民医院	2010 年 11 月	副主任医师	在职
239	张敏桥	浙江象山	精神病学	县第三人民医院	2011 年 11 月	副主任医师	在职
240	陈利斌	浙江象山	普通外科学	县第三人民医院	2011 年 11 月	副主任医师	在职
241	孙忠敏	浙江象山	内科学	县第三人民医院	2012 年 11 月	副主任医师	在职
242	李延平	吉林柳河	妇产科学	县第三人民医院	2013 年 11 月	副主任医师	在职
243	陈玲玲	浙江象山	心血管内科学	县老年医院	2014 年 2 月	副主任医师	在职
244	宋世忠	浙江象山	寄生虫病控制	县疾病预防控制中心	2008 年 11 月	副主任医师	在职
245	葛进满	浙江象山	皮肤与性病学	县疾病预防控制中心	2009 年 11 月	副主任医师	在职
246	宋晓荷	浙江象山	微生物检验技术	县疾病预防控制中心	2010 年 11 月	副主任技师	在职
247	张柳燕	浙江象山	微生物检验技术	县疾病预防控制中心	2011 年 12 月	副主任技师	在职
248	夏来宝	浙江象山	寄生虫病控制	县疾病预防控制中心	2012 年 11 月	副主任医师	在职
249	陆昱养	浙江象山	理化检验技术	县疾病预防控制中心	2012 年 11 月	副主任技师	在职
250	高丽	河北定州	传染性疾病控制	县疾病预防控制中心	2013 年 11 月	副主任医师	在职
251	周伦敏	浙江象山	理化检验技术	县疾病预防控制中心	2013 年 11 月	副主任技师	在职
252	竺丽丽	浙江宁波	外科护理	县疾病预防控制中心	2013 年 11 月	副主任护师	在职
253	陈家荣	浙江象山	中医内科学	县妇幼保健院	2002 年 11 月	副主任中医师	在职
254	朱子倩	浙江象山	内分泌学	县妇幼保健院	2011 年 11 月	副主任医师	在职
255	沈朝霞	浙江象山	儿童保健	县妇幼保健院	2012 年 1 月	副主任医师	在职
256	范成华	浙江象山	妇产科学	县妇幼保健院	2012 年 1 月	副主任医师	在职
257	杨金良	浙江象山	临床医学检验临床基础检验技术	县妇幼保健院	2012 年 1 月	副主任技师	在职
258	史亚萍	浙江象山	妇产科	县妇幼保健院	2013 年 2 月	副主任护师	在职
259	史济忠	浙江象山	皮肤科学	县妇幼保健院	2013 年 4 月	副主任医师	在职
260	朱晓岗	浙江象山	儿童保健	县妇幼保健院	2014 年 1 月	副主任医师	在职
261	杨志伟	浙江象山	临床医学检验临床基础检验技术	县妇幼保健院	2014 年 1 月	副主任技师	在职
262	王文芸	浙江象山	内科学	县卫生进修学校	2005 年 11 月	副主任医师	在职
263	华丽芬	浙江镇海	内科护理	县卫生进修学校	2008 年 11 月	副主任护师	在职
264	施勇华	浙江湖州	内科学	县卫生进修学校	2009 年 11 月	副主任医师	在职

续表 16-6

序号	姓　名	籍　贯	学科（专业）	所在单位	晋升时间	职　称	说　明
265	裘良亚	浙江象山	医院药学	县卫生进修学校	2009 年 11 月	副主任药师	在职
266	应　维	浙江象山	外科护理	县卫生进修学校	2009 年 11 月	副主任护师	在职
267	钱亚忠	浙江象山	妇产科护理	县卫生进修学校	2011 年 11 月	副主任护师	在职
268	钱敏娟	浙江象山	内科护理	县卫生进修学校	2012 年 11 月	副主任护师	在职
269	张国娣	浙江象山	儿科学	丹城中心卫生院	2010 年 11 月	副主任医师	在职
270	黄雪芬	浙江象山	妇产科学	丹城中心卫生院	2010 年 11 月	副主任医师	在职
271	钮娇翀	浙江象山	妇产科学	丹城中心卫生院	2011 年 11 月	副主任医师	在职
272	袁亚仙	浙江象山	妇产科学	丹城中心卫生院	2011 年 11 月	副主任医师	在职
273	蒋萍萍	浙江象山	传染性疾病控制	丹城中心卫生院	2011 年 11 月	副主任医师	在职
274	姚　力	浙江象山	中医儿科	丹城中心卫生院	2011 年 11 月	副主任中医师	在职
275	屠雪芬	浙江象山	妇产科学	丹城中心卫生院	2012 年 11 月	副主任医师	在职
276	康伟勤	浙江象山	内分泌学	丹城中心卫生院	2012 年 11 月	副主任医师	在职
277	严世辉	浙江象山	临床检验技师	丹城中心卫生院	2012 年 11 月	副主任技师	在职
278	俞春会	浙江象山	消化内科学	丹城中心卫生院	2013 年 11 月	副主任医师	在职
279	夏　仙	浙江象山	全科医学	丹城中心卫生院	2014 年 11 月	副主任医师	在职
280	胡灵芝	浙江象山	妇产科学	丹城中心卫生院	2014 年 12 月	副主任医师	在职
281	赖碧波	浙江象山	护理学	丹城中心卫生院	2014 年 12 月	副主任护师	在职
282	万朝君	四川内江	临床医学	爵溪街道卫生院	2013 年 11 月	副主任医师	在职
283	黄安明	浙江象山	临床医学	爵溪街道卫生院	2013 年 11 月	副主任医师	在职
284	蔡　净	浙江象山	中医学	石浦中心卫生院	1997 年 10 月	副主任中医师	退休
285	王继东	辽宁兴城	综合内科学	石浦中心卫生院	2003 年 9 月	副主任医师	在职
286	李行文	黑龙江密山	眼科学	石浦中心卫生院	2010 年 9 月	副主任医师	在职
287	王建菊	黑龙江密山	妇产科护理	石浦中心卫生院	2010 年 9 月	副主任护师	在职
288	王亦明	浙江象山	普通外科学	西周中心卫生院	2001 年 12 月	副主任医师	退休
289	侯艳华	内蒙古突泉	妇产科学	西周中心卫生院	2002 年 6 月	副主任医师	在职
290	卢国华	江苏启动	骨外科学	西周中心卫生院	2013 年 12 月	副主任医师	在职
291	李江东	江苏赣榆	临床医学	鹤浦中心卫生院	2006 年 9 月	副主任医师	在职
292	钱珊珊	浙江象山	护理学	大徐镇卫生院	2013 年 1 月	副主任护师	在职
293	赵亚军	河北昌黎	临床医学	高塘岛乡卫生院	2009 年 9 月	副主任医师	在职
294	林赛宁	浙江象山	档案学	县红十字台胞医院	2011 年 12 月	副研究馆员	在职
295	盛爱珠	浙江象山	临床医学	县第一人民医院	2014 年 12 月	副主任技师	在职
296	石　磊	浙江象山	会计学	县第一人民医院	2014 年 5 月	高级会计师	在职
297	谢　静	浙江象山	护理学	县中医院	2013 年 11 月	副主任护师	在职
298	朱巧女	浙江象山	临床医学	丹城中心卫生院	2013 年 11 月	副主任医师	在职
299	吴雪娟	浙江象山	预防医学	丹城中心卫生院	2013 年 11 月	副主任医师	在职
300	鲁华南	浙江余姚	临床医学	丹城中心卫生院	2013 年 11 月	副主任医师	在职
301	赖鹏程	浙江象山	临床医学	县妇幼保健院	2014 年 12 月	副主任医师	在职

注：上述名录中，部分人员的岗位与人事关系并不一致，顾海燕人事关系归属县新农合办，徐苗国归属于县中医医院。

县级及以上党代表、人大代表、政协委员名单

中共党代会代表名录

表 16–7 （截至 2014 年 12 月 31 日）

中共象山县党代会代表			中共宁波市党代会代表		
时间	届次	中共象山县党代会代表名单	时间	届次	中共宁波市党代会代表名单
1970	第四次	王碧蓉（女）	1984	第六次	陈善校
1978	第五次	王碧蓉（女）	1999	第九次	孙晓东
1984	第六次	陈善校、李慧英	2004	第十次	李雅琴（女）
1987	第七次	钱秀娟（女）	2007	第十一次	李雅琴（女）
1990	第八次	孙经荣、钱斌、李慧英、毛道明（委员）	2012	第十二次	李雅琴（女）
1998	第十次	蔡岳、程舟群（女、候补委员）			
2002	第十一次	孔森山、李雅琴（女）、鲍春华			
2007	第十二次	孔森山、左　伟、叶　众、李雅琴（女）			
2012	第十三次	李雅琴（女）、翁英豪			

表 16–8 人大代表一览表

象山县人大代表								
时间	届次	人大代表名单	时间	届次	人大代表名单	时间	届次	人大代表名单
1954 年 7 月至 1957 年 3 月	第一届	王乐成、刘雪航、胡锡章	1968 年 11 月至 1978 年 11 月	第七届	陈善校	1993 年 3 月至 1998 年 2 月	第十三届	许祖黄、李德胜
1957 年 3 月至 1958 年 6 月	第二届	刘雪航、胡锡章	1978 年 12 月至 1981 年 1 月	第八届	王乐成、周祖龙、胡锡章、徐明奎、谢全文	1998 年 2 月至 2003 年 2 月	第十四届	许祖黄、李德胜、韩荷玉（女）
1958 年 6 月至 1962 年 8 月	第三届	王乐成、刘雪航	1981年1月至1984年8月	第九届	丁可平、伊耀惠、王亦明、章冬琴、孙经荣、吴秀清、许祖黄、胡锡章、徐明奎	2003 年 2 月至 2007 年 1 月	第十五届	应维（女）、张荣国
1962 年 8 月至 1963 年 12 月	第四届	王碧蓉（女）、刘雪航、周玉山、徐志道	1984年8月至1987年5月	第十届	丁可平、方姮娟、王爱琴（女）、孙经荣、张生标、李雅琴（女）、盛智煜（女）、章冬琴、陈美华、鲍亚萍、徐明奎	2007 年 2 月至 2011 年 2 月	第十六届	李　波（女）、陆振一
1963 年 12 月至 1966 年 4 月	第五届	王乐成、刘雪航、郑鼻峰、胡锡章、徐志道	1987年5月至1990年5月	第十一届	王碧蓉（女）、许祖黄	2011 年 1 月至 2017 年 2 月	第十七届	徐秀丽(女)、蒋杰锋
1966 年 4 月至 1968 年 10 月	第六届	于茂森、王乐成、刘雪航、郑鼻峰、胡锡章、徐志道	1990年5月至1993年3月	第十二届	朱爱玉（女）、许祖黄			

续表 16-8

宁波市人大代表			浙江省人大代表		
时间	届次	人大代表名单	时间	届次	人大代表名单
1983 年 9 月至 1988 年 3 月	第八届	苏冰芬（女）	1978 年 5 月至 1982 年 12 月	第五届	阎玉梁
1988 年 4 月至 1993 年 5 月	第九届	韩荷玉（女）	1983 年 1 月至 1988 年 1 月	第六届	盛智煜（女）
1993 年 5 月至 1998 年 4 月	第十届	韩荷玉（女）	1993 年 1 月至 1998 年 1 月	第八届	徐明奎
2003 年 4 月至 2007 年 5 月	第十二届	韩荷玉（女）	1998 年 1 月至 2003 年 1 月	第九届	朱爱玉（女）
2007 年 5 月至 2012 年 4 月	第十三届	林　亚（女）	2008 年 1 月至 2013 年 1 月	第十一届	陆振一
			2013 年 1 月至 2018 年 1 月	第十二届	陆振一

象山县级及以上政协医药卫生界别历届委员一览表

表 16-9　　（截至 2014 年 12 月 31 日）

象山县政协		
年　月	届　次	县政协委员
1960 年 2 月至 1961 年 9 月	第一届	王成和、叶文彩（女）、沈斌铨、郑鼻峰、龚式照、盛君章、黄　瑛、何大元、钱坚白、林祥琮
1984 年 8 月至 1987 年 5 月	第二届	王士正、王碧蓉（女）、许祖黄、陈凤英（女）、周　蘅（女）、徐寿昌、蒋宗木、郑鼻峰、徐国华
1987 年 5 月至 1990 年 4 月	第三届	王士正、毛道明、周　蘅（女）、徐寿昌、屠规岳、蒋宗木、裘鹤勇
1990 年 5 月至 1993 年 3 月	第四届	王士正、毛道明、周　蘅（女）、徐寿昌、屠规岳、蒋宗木、裘鹤勇
1993 年 3 月至 1998 年 2 月	第五届	毛道明、陈爱菊（女）、周学群（女）、屠规岳、蒋宗木、褚宝林
1998 年 2 月至 2003 年 1 月	第六届	丁可平、毛道明、左　伟、周学群（女）、郭　峻（女）、黄亚萍（女）、屠规岳
2003 年 1 月至 2007 年 1 月	第七届	叶国良、朱春芬（女）、朱爱春（女）、张礼才、周学群（女）、夏贵华、夏家昌、鲍亚萍（女）
2007 年 1 月至 2012 年 1 月	第八届	叶为民、叶国良、冯嘉臣、朱春芬（女）、朱爱春（女）、李永华（女）、李淑著（女）、张礼才
2012 年 1 月至 2017 年 1 月	第九届	马绪巍、朱夕映（女）、朱春芬（女）、朱爱春（女）、李永华（女）、张荣国、茅月存、戴天刚
宁波市政协		
1988 年 4 月至 1993 年 5 月	第九届	蒋时曜
1993 年 5 月至 1998 年 4 月	第十届	裘鹤勇
浙江省政协		
1983 年 4 月至 1988 年 1 月	第五届	许祖黄

在外象山籍医疗卫生界知名人士（博士）一览表（以生年为序）

表 16–10

姓　名	性别	出生年月	原　籍	毕业院校或专业	简　介
朱岩平	男	1937 年 10 月	丹城铁店弄	生殖医学	美国芝加哥人类生殖中心总医院男科医学高级科学家（已退休）
周建烈	男	1946 年	丹城	中国协和医科大学	1970 年毕业后，先后任湖北汉川人民医院外科医师、北京协和医院泌尿外科医师，1979 年起任同济大学附属同济医院胸心外科医师、硕士、主治医师，协和医院心外科博士。1990 年任副主任医师，并获美国胸科医师学院院士。1993 年，获美国血管学院院士（FACA）
赵启明	男	1956 年 2 月	石浦 延昌	医学	浙江医院整形外科主任
何　勤	男	1962 年 9 月	西周	中国医科大学	1983 年中国医科大学毕业、学士；1988 年中国医科大学硕士；1998 年华中科技大学获博士学位。先后在鞍山市千山医院、鞍钢劳动卫生研究所、国家科委社会发展司、中国科技开发院医药所等单位工作
沈树红	男	1963 年 11 月	西周琴诗岙	温州医学院	1987 年毕业后留校在附属儿童医院工作。1990 年至 1993 年在苏州医学院攻读硕士学位，毕业后回原单位工作。先后任主治医师、副主任医师和副主任职务。2002 年考入上海第二医科大学，攻读博士学位，现为上海儿童医学中心主任医师、教授
鲍一笑	男	1964 年	定塘田洋湖	第四军医大学	中共党员。1985 年毕业于第四军医大学。1993 年毕业于第二军医大学，获医学硕士。1998 年获第二军医大学博士学位。2002 年赴美国新墨西哥大学呼吸病研究所进行博士后研究 2 年，2004 年 7 月回国。现为上海艾尔贝佳儿童医院院长、教授
黄才国	男	1965 年 9 月	石浦	上海第二军医大学 生物化学	上海第二军医大学基础医学院教授、博士生导师
徐丹枫	男	1965 年 10 月	丹城	泌尿外科	上海市瑞金医院泌尿外科主任医师、教授
俞为荣	男	1966 年 2 月	墙头 洋北	医学外科学	上海交通大学医学院附属第九人民医院（北部）烧伤整形科副主任医师
章振林	男	1966 年 12 月	涂茨黄沙村	内分泌代谢病学	上海市第六人民医院骨质疏松和骨病科主任、骨病临床和研究中心主任
姚亚成	男	1967 年 2 月	黄避岙 横塘村	第二军医大学 军医系	中共党员。1991 年 7 月毕业后留第二附属医院泌尿外科工作。1994 年攻读泌尿外科硕士，1999 年 7 月获第二军医大学外科学（泌尿外科）博士学位。历任主治医师、副主任医师、副教授
严维刚	男	1972 年 8 月	东陈 南堡	泌尿外科	北京协和医院泌尿外科副主任、主任医师、教授、博士生导师
翁晓川	男	1973 年 7 月	莲花 杨岙村	浙医大 临床医学系	1995 年 7 月毕业，同年 8 月在今浙江大学医学院附属第一医院麻醉科工作。1999 年考取浙大医学院硕士研究生，2001 年直接转博，并于 2006 年 6 月获医学博士学位。2006 年晋升副主任医师

续表 16-10

姓　名	性别	出生年月	原　籍	毕业院校或专业	简　介
贺　晨	男	1975 年 2 月	贤庠海墩村	北大生命科学学院	1995 年毕业后，在中国协和医科大学临床医学专业攻读博士学位。2001 年在浙江省医学科学院生物工程所任助理研究员
张丹英	女	1982 年 8 月	黄避岙龙屿村	劳动卫生与环境卫生	广东省职业病防治院物理因素监测所副所长
冯春月	女	1983 年 2 月	黄避岙龙屿村	浙大医学院临床医学	2006 年毕业后，攻读浙大医学院肾脏病学硕士。毕业后任职于浙大医学院附属儿童医院肾脏内科，主治医师。2013 年 9 月至 2018 年 6 月，浙江大学医学院儿科博士
孙东黎	女	1984 年 2 月	茅洋韩郑村	药物分析学	浙江大学医学院附属妇产科医院临床主管药师
陈齐山	男	1985 年 1 月	贤庠俞公岙	医学	浙江大学医学院附属第一医院心血管病中心主治医师
张　扬	男	1987 年 2 月	石浦镇	临床医学	复旦大学附属肿瘤医院胸外科副主任医师
赵　婧	女	1987 年 2 月	丹城	眼科	复旦大学附属眼耳鼻喉科医院眼科主治医师
陈良威	男	1990 年 8 月	石浦东门	临床医学	浙江大学医学院附属第一医院心胸外科临床医生
孙启迪	男	1992 年 7 月	石浦东门	药物化学	中国科学院上海药物研究所药化党总支青年委员（博士在读）
马　萧	男	1985 年 11 月	石浦镇	生物医学	北京佰迈科技有限公司总经理

表 16-11　　在外象山籍医疗卫生界知名人士一览表（排名不分先后）

姓　名	性别	出生年月	原　籍	毕业院校或专业	简　介
何春英	女	1906 年	儒雅洋	妇幼保健	中国民盟会员。1935 年南昌青云谱医院助产士；1938 年任军政部 69 兵站医院药局主任；1948 年任江西省高级助产学校助产士长兼教师；1967 年任江西省妇女保健院群众向阳院院长；抗日战争初期，曾为蒋经国夫人方良女士接生、做特别护理 4 个月
吴校岐	男	1916 年	东溪洋坑村	血液病研究	早年在同春医院、上海崇义施医公所学习中西医。曾参加上海嘉定防治血吸虫病工作，任第一检验队副队长，上海市抗美援朝志愿医疗手术大队；曾任上海市医学化验所组长，血液研究室主任、主任技师等。1988 年退休
胡积荣	男	1918 年 6 月	丹城黄家桥	国立同济大学医学院	12 岁离家外出求学，高中参加“一二·九”学生运动。先后在鄞县中心医院、上海市第二人民医院等单位工作。自 1946 年起，在各医院历任外科医师、外科住院总医师、主治医师、副主任医师、主任医师等。被评为合肥市劳模，曾任安徽省政协委员等
姚启源	男	1928 年 2 月	珠溪	上海东南医学院	1954 年毕业后分配到兰州铁路工程局基地医院。1962 年任中华医学会甘肃省分会眼科学会秘书。1960 年调兰州铁路中心医院，开展甘肃首例白内障摘除术。曾任兰州铁路医院眼科主任，兰州市和城关区两级人大代表
徐文鼎	男	1918 年 3 月	丹城	临床医学	中共党员。曾任武汉市儿童医院副院长，儿科主任医师。武汉市四、五届政协委员，六届政协常委；中华儿科杂志编委

续表 16–11

姓　名	性别	出生年月	原　籍	毕业院校或专业	简　介
李伦	男	1917 年	定塘方前	国立英士大学医学院	中共党员。1945 年任浙江省立杭州医院外科医师。1949 年担任解放一江山岛医疗队副队长；1951 年任省中医院党支部书记；1960 年担任浙医大附属医院外科副主任医师。1958 年获省建设社会主义积极分子，参加中华人民共和国成立 10 周年群英会
张克保	男	1932 年	丹城五村	外科	1951 年入伍参加抗美援朝，1954 年转业至杭州市第一人民医院任外科医师。1956 年调干入上海第二医科大学医疗系，1961 年本科毕业。1978 年任上海第二医大附属第九人民医院胸心外科主治医师，1987 年晋升为外科副主任医师
陈幼春	女	1934 年	东陈乡东陈村	杭州高级医事职业学校	1952 年毕业后分配至省医学科学院，历任技术员、技师、主管技师等职，1989 年晋升为高级实验师。主要从事营养及食品卫生学的科研工作，1978 年获全国科学大会奖状。获省科技成果三等奖 3 次
郑贤纯	女	1926 年 3 月	爵溪二村	江苏南通医学院	先后在上海第一医学院附属中山医院与华山医院任医员。1952 年起历任山西太谷人民医院内儿科医师、主治医师、内科副主任医师。1985 年调山西省省直门诊部任副主任医师，1988 年任主任医师。曾任太谷县政协委员，系中华医学会会员
俞瑞霞	女	1932 年	丹城	江苏医学院（南京医院）	中共党员。1957 年毕业分配至重庆医科大学任助教、主治医师、讲师。1985 年调至杭州市第六人民医院，任科主任。1987 年晋升副主任医师。与人合编《疑难病例讨论选》于 1983 年出版，全国发行。1987 年获杭州市三八红旗手、优秀共产党党员
黄士逸	男	1916 年	珠溪霞庄村	江苏医学院（南京医院）	1941 年 7 月毕业后任省立绍兴医院小儿科主任、杭州浙江病院主治医师。建国后任浙江军区医院主治军医，1956 年调任解放军第 117 医院儿科主任军医。1981 年被评为主任军医。曾荣立三等功 2 次
屠中元	男	1929 年	茅洋乡屠家园村	浙江医学院	1955 年毕业留校在附属一院传染病教研室，历任助教、讲师、副教授、副主任医师；1985 年调任浙医大继续医学教育处处长，后任浙医大附属一院传染病学教授
王祖贻	男	1927 年	丹城	浙江医科大学	中共党员。1954 年毕业分配至安徽省卫生厅第一门诊部任内科住院医师，1957 年调安徽省立医院历任主治医师、主任医师、行政主任、血研室主任，安徽医科大学兼职教授。系中华血液学会委员，安徽省政协第五、六届委员
王常铭	男	1930 年 11 月	旦门松岙村	北京医学院	1957 年毕业分配到山西省药品检验所工作，历任中药室主任、副主任药师。主要担任中成药国家标准研究工作。曾获山西省科协优秀论文奖 1 次。山西省科技成果三等奖 2 次。1991 年被聘为“卫生部第六届药典委员会委员”
吴仁志	男	1930 年	南庄上吴村	上海第二医科大学	中共党员。1957 年起先后任天津人民医院骨科住院医师、天津第二七一医院外科代主治医师、主治医师，1983 年晋升外科副主任医师，1987 年晋升为主任医师，1976 年参加唐山地震救治工作获一等功。1987 年被北京军区评为优秀共产党员
吴惠莲	女	1933 年	林海西林村	宁波卫校	1953 年毕业分配至浙江康复二院，荣获三等功 1 次。1957 年调干考入浙医大医疗系。1962 年毕业分配至绍兴四院任内科医师、内科病区负责医师。1972 年调至嘉兴市结核病研究所，系嘉兴市第二届政协委员
郑茂锭	男	1937 年	旦门双桥村	南京医学院医学系	1961 年毕业留院任核医学教研室助教，1978 年被评为讲师，1987 年晋升为副教授、副主任医师。参与编著《袖珍药物手册》、《实习医师手册》及《甲状腺疾病》等，均由江苏科技出版社出版

续表 16-11

姓　名	性别	出生年月	原　籍	毕业院校或专业	简　介
赵佑善	男	1930 年	爵溪	光熙医学院	1950 年毕业分配在镇海郭巨卫生院工作。1960 年起先后任柴桥卫生院代院长、镇海防疫站科长，后调镇海卫生局工作。1981 年调宁波市卫生防疫站工作。先后 5 次获省、市、县防疫站嘉奖
俞维新	男	1930 年	昌国	浙江大学医学院	1954 年毕业后分配至浙医大精神神经教研组助教及医大附属二院神经科医师。1961 年调省精神病院，历任医师、主治医师、副主任医师。曾任中国心理卫生协会第一届理事、中华医学会浙江分会精神科委员
顾明	男	1938 年	东溪井头村	绍兴医专	中共党员。1962 年毕业，在宁海西店卫生院任医师、副院长。1980 年调宁海县卫生局医学科技情报组任主治医师，《宁海医学》主编。1984 年兼任局医政股长。1988 年调宁海县人民医院，任内科副主任医师，曾任宁海县人大代表、政协委员数届
谢慕安	男	1923 年	西周	中国医学院 中医内科	建国前在石浦万年春、西周太和堂等坐堂。1952 年经上海市卫生局考录，先后在上海市大场区诊疗站、大场医院、封塘卫生院等单位任中医师，1989 年被评为副主任医师
戴珊星	男	1933 年	石浦镇	哈尔滨医科大学	1954 年毕业分配至北京友谊医院任医师。1972 年调至省肿瘤医院，历任医师、主治医师、副主任医师、主任医师、科主任等职。系省政协委员、民革第六届中央委员会候补委员。1991 年被聘为县红十字台胞医院顾问
李林	男	1921 年	定塘方前村	上海同德医学院	1949 年毕业后，任杭州市人民政府医务室医师；1950 年后，先后在上海同德医院、上海市第一劳工医院、安徽省芜湖市第一人民医院任医师、主治医师、副主任医师。1980 年起连任芜湖市政协五、六届常委
李永清	男	1941 年	定塘方前村	北师大生物系 化学专业	1965 年毕业分配入伍，先后在广州海军卫生学校、上海海军医学研究所任教员、研究室主任、副研究员。系中华医学会会员、中国生化学会会员、中国药理学会会员。1978 年研制的抗晕新药“抗晕灵”获全国科学大会奖
林亚美	女	1931 年	黄避岙大林	大连医学院医疗系	中共党员。1954 年毕业后任旅大中苏友谊医院医师。1974 年调武汉一院，历任医师、主治医师、科主任、主任医师。首批加入中国中西医结合科学研究会，系中华医学会会员
周宏道	男	1934 年	丹城	上海第二医科大学	1959 年毕业后到山西省医学科学院科研处工作。1965 年起，历任上海市杨浦区工人医院内科医师、主治医师、副主任医师、内科主任。系中华医学会上海分会内科学会会员
郑德连	男	1933 年	珠溪山厂村	西安航空学院无线电系、水声工程 专业	1979 年参加筹建生物医学工程与仪器新专业。1988 年赴美短期工作，后任上海交大精密仪器系副教授、信息显示与传感器研究实验室主任。参加编写出版的有《医学超声技术词典》《医用传感器与人体信息检测》等书
徐临麟	男	1935 年 9 月	丹城	公共卫生专业	1951 年 4 月在县卫生防疫站工作。1958 年入杭州卫生学校就读公共卫生专业。1961 年毕业，先后在宁波地区卫生防疫站、卫生局工作。曾任市卫生局卫生防疫处副处长，兼任政府地方病防治领导小组办公室副主任
郭立人	男	1933 年	昌国	检验	中共党员。1951 年参军，考入宁波军分区供卫训练队学习，1951 年 12 月随军区医疗队入朝参战。停战后在志愿军 511 医院，任检验生、检验员。1957 年全院换防回国，调安徽省军区解放军第 105 医院，历任检验师、主管技师、副主任技师。1988 年晋升副师级

续表 16–11

姓　名	性别	出生年月	原　籍	毕业院校或专业	简　介
黄节鑫	男	1933 年	丹城	气功推拿	1950 年象山中学初中毕业后参加中国人民解放军二十一军文工团。1957 年 8 月调任浙江体操教练。1974 年被选送全国中医研究所举办的第一期中医针灸推拿训练班学习。1978 年 2 月至 1979 年 3 月任谭震林推拿师，其间曾为许世友、叶剑英等首长做过推拿。后任市卫校讲师，气功推拿主治医师
韩品方	男	1941 年	茅洋白岩下村	上海市卫生学校	1961 年毕业分配至上海市六院核医学科工作。1962 年又考入上海第二工业大学无线电系。毕业后又回原单位工作。1985 年升为核医学主管技师。1986 年调任设备科长。系山海生物医学工程学会会员，上海原子核学会核电子学会会员
潘复初	男	1907 年	珠溪霞庄村	上海中医专科学校	1941 年毕业后在上海行医。1953 年入上海二医大附属仁济医院中医科任住院医师。1978 年评为中医主治医师。1959 年曾任全体西医师学习中医讲师，并任全院保健医师 18 年
王祖洪	男	1934 年 5 月	丹城	华东军政大学	中共党员。1951 年 9 月参加抗美援朝。1955 年 10 月回国。1958 年转业到江西共大。1985 年调任江西江南制药厂厂长、书记。江西省医药行业企业管理协会理事。高级经济师
白鸿兴	男	1932 年	贤庠碶头陈村	复旦大学中文系	中共党员。1963 年毕业。曾任上海第二医学院哲学教研室主任、讲师；上海第二医科大学中文教研室主任、副教授。编写《大学医用语文》《医用写作》《对外医学汉语》等教材
伊旭东	男	1949 年	莲花伊家	海军军医专科学校	1968 年 2 月入伍。1971 年东海舰队医训队军医班毕业后任东海舰队海测大队卫生所助理军医、军医。1985 年入海军军医专科学校医疗系学习二年。毕业后任海军 37704 部队卫生队内科军医、主治军医、卫生队长、技术 8 级，上校军衔
刘德芳	男	1932 年	丹城	哈尔滨医科大学	中共党员。1958 年毕业分配至杭州第二纺织厂职工医院，任医师、主治医师、副主任医师。任卫生科长、职工医院院长等。曾任中纺部纺织系统医疗协作组理事、省纺织系统医协副理事长、萧山市中华医学会常务理事等
励彩玉	女	1931 年	新桥东溪村	宁波卫校	1953 年毕业分配至台州地区人民医院，从事临床护理工作 27 年。1980 年调至台州卫校，曾任护理教研组组长、临床学科副主任、校教研大组长、校务委员会委员等
张雅青	女	1942 年 12 月	黄避岙龙屿村	浙医大药学系	中共党员。1965 年毕业后任中国医学科学院江西分院药师、江西省药品检验所药师、主管药师。1987 年任仪器分析室、化学室副主任。1989 年任副主任药师。1992 年任江西中医学院药学系兼职副教授
郑鑫华	男	1936 年 7 月	鹤浦里湾村	浙医大医学系	中共党员。1961 年毕业分配至杭州市第一医院任外科医师、主治医师，1984 年任副院长。1985 年调任杭州市卫生局局长，并晋升为副主任医师。兼任杭州市红会副会长、省医学会副会长，杭州市医学会会长，1994 年晋升主任医师
俞文鹫	男	1934 年	昌国	第二军医大学师资班	中共党员。1952 年毕业于浙江军区后勤卫校，入第二军医大学师资班，分配在第七军医学校任助教。1956 年调入安庆市防疫站。历任检验师、主管检验师、副主任检验师、主任检验师，副科长、科长

续表 16–11

姓　名	性别	出生年月	原　籍	毕业院校或专业	简　介
俞丽霞	女	1934 年	丹城	浙江医学院	1959 年毕业分配在县人民医院任内科医师。1962 年宁象分县回县一院工作。1965 年先后调入杭州纺织机械厂、杭州缫丝厂、杭州十四中学工作，1978 年调入浙江医院内科，任主治医师、副主任医师
顾贤杰	男	1953 年 6 月	新桥井头村	第三军医大学军医系	1969 年 2 月入伍任卫生员、助理军医。1973 年入第三军医大学军医系，毕业后调省军区独立二师步兵第四团卫生队任助理军医、一营卫生所所长。1987 年入杭州第三医院皮肤科进修。1987 年任武警省总队一支队卫生队队长（副团级）、主治医师、中校警衔。1997 年晋升副主任医师、大校军衔
黄鹏飞	男	1942 年	贤庠霞庄村	上海第二医学院医疗系	1966 年毕业，在四川南江县医院工作，后任普外科主任。1985 年调电子工业部广元市 410 职工医院，任外科副主任医师。后调上海市南市区沪南医院，任外科主任
叶云晏	男	1948 年 9 月	金星树桥头	浙医大医疗系	中共党员。1976 年毕业留校任教。1980 年调宁海人民医院创建眼科。1987 年主治医师，1994 年晋升为眼科副主任医师，2002 年晋升为眼科主任医师。曾任宁海一院眼科主任等职
朱虹辉	男	1965 年 3 月	丹城	温州医学院	中共党员。1985 年毕业分配至公安厅刑事侦查总队法医室。1989 年中国刑事警察学院学习，获法学双学士，回原单位工作。1997 年评为副主任法医师。历任法医室主任、侦查科长、技术科长等职
陈必亮	男	1962 年 9 月	林海大碶头村	第四军医大学医疗系	中共党员。1985 年毕业留校入四军医大西京医院妇产科。历任住院医师、助教、主治医师、讲师、副主任医师、副教授、主任医师、教授，研究生导师。兼任陕西省围产医学会副主任委员、妇产学会常委等职
周旭毓	女	1969 年 1 月	涂茨汤岙村	同济医科大学	1990 年毕业分配到中山医科大学图书馆、医学情报研究所工作。1996 年至 1999 年在中山医科大学攻读硕士学位。2002 年获聘副研究馆员。先后担任中山大学图书馆馆长助理、中山大学医学情报研究所副所长等职
胡伟国	男	1966 年 4 月	西周山后胡村	温州医学院	1990 年毕业分配在温医附属育英儿童医院工作。1997 年在育英儿童医院创建少儿胃镜室。2005 年晋升为副主任医师
章伟文	男	1957 年 7 月	贤庠盐厂村	宁波卫校	中共党员。1976 年毕业后先后在新桥卫生院、县一院工作。1985 年调市曙光医院，任副院长、院长，手外科副主任医师。2001 年调任市六院，先后任副院长、院长。2004 年晋升为主任医师
池笔雨	男	1954 年 5 月	石浦横塘岸	华山医学专科学校	中共党员。1976 年毕业后又入北京医科大学临床专业深造。先后在冶金部地医物探大队、北京普仁医院、北京友谊医院、北京丰台医院任医师、主治医师、科主任、副主任医师等
吴建永	男	1964 年 5 月	丹城白石村	浙医大医疗系	中共党员。1987 年毕业后分配至浙大医学院附属一院一直从事肾脏病工作，2008 年晋升为肾病学主任医师、硕士导师。其间，于 1999 年 6 月浙江大学硕士研究生毕业。曾任浙医大附属一院第三党总支书记，肾病中心副主任等职
宋彩萍	女	1964 年 4 月	丹城	南京军区军医学校	1981 年应征入伍，先后毕业于南京军区军医学校和第二军医大学。曾任南京军区杭州疗养院医务部助理员、科研训练科科长，省政协办公厅副调研员。上校军衔，荣立三等功 1 次

续表 16–11

姓　名	性别	出生年月	原　籍	毕业院校或专业	简　介
黄　震	男	1968 年 11 月	贤庠霞庄村	中山医大临床医学系	1993 年毕业后分配至上海中西医结合医院，2007 年 10 月晋升为副主任医师
蔡　挺	男	1967 年 12 月	石浦	温州医学院医学系	1990 年毕业后，先后在中国石化集团镇海石化医院、市二院、市妇女儿童医院和李惠利医院工作，分别任主治医师、副主任医师、主任医师，急诊科主任、ICU 主任、业务院长、院长等职。系市政协委员，宁波大学医学院硕士生导师
潘仁龙	男	1955 年 6 月	莲花	上海第一医学院	1980 年毕业后先后在上海医科大学金山医院神经外科、上海六院金山分院神经外科工作。曾先后担任住院医师、大外科主任、主治医师、代副主任医师、副主任医师、副教授等职
周文雅	女	1981 年 3 月	黄避岙高湖村	成都中医药大学	中共党员。1999—2006 本硕连读。毕业后于 2007 年 1 月任职于成都市郫都区中医医院、中西医结合副主任医师。系四川省中医药发展促进会中西医结合妇科分会理事
翁海挺	女	1986 年 1 月	黄避岙孟岙村	成都中医药大学	2005 年 9 月至 2008 年 7 月成都中医药大学就读；2008 年 9 月至 2011 年 7 月上海中医药大学攻读药剂学硕士研究生。毕业后进入华东医药股份有限公司质量管理部，任质量主管
钱海红	女	1975 年 1 月	丹城	上海医科大学公共卫生学院妇保专业	本科毕业后又入复旦大学公共卫生学院硕士毕业以及新闻学院广电专业文学博士毕业。现任上海复旦大学枫林校区管委会主任
王良穗	男	1959 年 8 月	贤庠契头陈村	中共党校法律专业医学检验	医学检验专业毕业后入中央党校法律专业学习。现任杨浦区卫生和计划生育委员会主任科员
郑展	男	1980 年 12 月	丹城	肿瘤外科	上海龙华医院肿瘤科副主任医师、研究员
石华峥	男	1983 年 6 月	大徐陈山村	影像诊断	解放军 85 医院 PET–CT 诊断中心副主任医师
张增	男	1986 年 3 月	贤庠珠溪	骨科	上海市第六人民医院骨科住院医师
蒋晓侠	男	1980 年 12 月	丹城	胸外科	上海浦南医院胸外科医师
鲍维维	女	1982 年 10 月	涂茨	上海医科大学临床医学	上海市第六人民医院康复科技师
郭成莉	女	1980 年 2 月	丹城	护理	上海市长海医院护师
王英子	女	1984 年 8 月	石浦	胸外科	上海浦南医院胸外科护士长
励新建	男	1961 年 4 月	新桥东溪	浙大医学院临床医学专业	宁波一院胸外科主任医师
孙茂芳	男	1942 年 10 月	东陈西山村	象山一中	中共党员。北京军区总医院原副政委。一等功臣，人称“京城活雷锋”。2011 年获得第三届全国道德模范提名奖。2013 年 9 月 26 日被评为第四届全国道德模范——全国助人为乐模范

第五节 先进集体和先进个人

先进集体 中华人民共和国成立以来，卫生系统涌现出无数先进集体和医技好、医术精的医卫工作者。其中1978年至2014年底，受到县委、县政府及市局一级以上表彰的先进集体181项；1956年至2014年县级以上劳动模范及先进个人226项，计288人次。

象山县卫生系统先进集体名单一览表

表16–12 （截至2014年12月31日）

年份	获奖项目	获奖单位	颁奖单位
1978年	流行性乙型脑炎弱毒活疫苗研究成绩显著奖	县卫生防疫站	全国医药卫生科学大会
1987年	1982—1985年度生活用水水质和水性疾病调查先进单位	县卫生防疫站	市爱国卫生运动委员会
1990年	疟疾防治工作先进集体	县卫生防疫站	市地方病防治领导小组
	1989年度环境卫生先进单位	县卫生防疫站	市卫生局
1991年	“学雷锋、学白求恩，争做南丁格尔式护士”活动先进护理集体	县第一人民医院外科病区	市卫生局
	先进科室	县卫生防疫站防疫科	市政府
1992年	1991年度县先进党组织	县第一人民医院党支部	县委
1994年	老干部工作先进单位	县卫生局	市委 市政府
	全省卫生防疫、卫生监督工作先进集体	县卫生局	市卫生局
	省部级科技档案管理先进集体	县卫生防疫站综合档案室	省档案局
	县先进基层党组织	石浦中心卫生院党支部	县委
		鹤浦中心卫生院党支部	
1995年	1994年度市防疫工作先进集体	县卫生防疫站	市卫生局
		丹城中心卫生院	
	市儿童计划免疫工作先进单位	县卫生局	市卫生局
	传染病防治监督监测管理工作先进集体	县卫生防疫站	省卫生厅
	九五年计划免疫先进集体	县卫生防疫站	市防疫站
1996年	九五年度市青年志愿者行动先进集体	县卫生局青年志愿者服务队	团市委
	“三五”普法先进集体	县卫生防疫站	县委
	市先进集体	县中医医院五官科	市政府
1997年	1986~1996年度市职称改革工作先进单位	县卫生局	市人事局
	消灭丝虫病工作先进单位	县卫生防疫站	县政府
	档案系统社会主义精神文明建设先进集体	县卫生防疫站	市档案局
	卫生监督职业道德建设优秀单位	县卫生防疫站	市卫生局
	计划免疫先进集体	县卫生防疫站	省卫生厅

续表 16-12

年　份	获奖项目	获奖单位	颁奖单位
1998 年	县先进基层党组织	县第一人民医院党总支	县委
	县级文明单位	县卫生防疫站	县委　县政府
	市儿童保健工作先进单位	石浦中心卫生院	市卫生局
1999 年	1997 年冬季退伍安置工作先进单位	县卫生局	县政府
	市卫生先进单位	县卫生进修学校	市爱国卫生运动委员会
		石浦中心卫生院	
	市无吸烟先进单位	县卫生进修学校	市爱国卫生运动委员会
2000 年	市卫生系统急救知识及基本技能操作竞赛优胜奖	县卫生局	市卫生局
	“九五”期间宁波市档案系统先进集体	县卫生防疫站	市档案局
2001 年	1999—2000 年度县级先进集体	丹城中心卫生院文丹门诊部	县委办公室
	县第二轮窗口行业优质服务竞赛活动先进单位	县第一人民医院	县劳动竞赛委员会等
		县红十字台胞医院三病区	
		县中医医院四病区	
	全市流动人口计划生育工作先进集体	丹城中心卫生院	市政府
	“九五”农村改水先进单位	县卫生局	市爱国卫生运动委员会
	2001 年度县计划生育工作先进集体	县红十字台胞医院	县政府
2002 年	省卫生先进单位	县卫生防疫站	省爱国卫生委员会
	2001 年度《象山报》征订发行工作先进单位	县卫生防疫站	县委办公室
		县第一人民医院	
		县中医医院	
	市规范化儿保门诊	泗洲头镇卫生院	市卫生局
	全市红十字会系统先进集体	县卫生局	市人事局　市红十字会
	2001—2002 年度无偿献血先进单位	县红十字台胞医院	县政府
2003 年	浙江省级文明中医医院	县中医医院	省卫生厅
	市卫生系统抗击非典先进集体	县疾病预防控制中心	市卫生局
	市抗击非典先进集体	县卫生局	市委　市政府
	县离休干部工作先进集体	县卫生局	县委　县政府
	县尊重知识、尊重人才先进单位	县卫生局	县政府
	市级文明单位	县疾病预防控制中心	市委　市政府
	2002 年度征兵工作先进单位	县卫生局	县政府　县人民武装部

续表 16–12

年份	获奖项目	获奖单位	颁奖单位
2004 年	2003 年度环境保护先进单位	县卫生局	县政府
	医疗机构内部及周边治安秩序专项整治行动先进集体	县卫生局	市公安局　市卫生局
		县第一人民医院	
	县“创三优一满意”服务竞赛红旗单位	县卫生局	县劳动竞赛委员会等
	2004 年度全省卫生信息工作先进单位	县卫生局	省卫生厅
	2003 年度全县人口与计划生育工作目标责任制评估优胜单位	县红十字台胞医院	县政府
	2002—2003 年度省无偿献血先进县	县献血办公室	省政府
2005 年	浙江省文明单位	县中医医院	省委
	2004 年度市献血管理工作先进单位	县献血办公室	市献血办公室
	2004 年度全县党委系统信息工作先进集体	县卫生局	县委办公室
	2004 年度县人口与计划生育工作先进集体	丹城中心卫生院	县政府
	2003—2004 年度县级先进集体	县第一人民医院急诊科	县委办公室 县政府办公室
	2004 年度市五一文明岗单位	县疾病预防控制中心	市总工会
	2004 年度先进基层党组织	县卫生局机关党支部	县委
		县第一人民医院党总支	
	2003—2004 年度无偿献血先进单位	县中医医院	县政府办公室
		西周中心卫生院	
		新桥镇卫生院	
	老干部工作先进集体	县第一人民医院	县委办公室 县政府办公室
	2004 年度征兵工作先进单位	县卫生局	县政府　县人民武装部
2006 年	2005 年度军事训练先进单位	县卫生局	县政府　县人民武装部
	2005 年度建设“平安象山”工作先进集体	县卫生局	县委 县政府
	2005 年度武装工作先进单位	县卫生局	县政府　县人民武装部
	2005 年度“三农”工作先进单位	县卫生局	县委　县政府
	2005 年度全县党委系统信息工作先进集体	县卫生局	县委办公室
	市卫生系统行风建设新举措	县卫生局	市卫生局
	学习党章和五中全会精神建设新农村知识竞赛组织奖	县卫生局	县委先进性教育办公室
	2005 年度县先进基层党组织	县卫生监督所党支部	县委
	2005 年度征兵工作先进单位	县卫生局	县政府　县人民武装部
	2004—2005 年度省无偿献血先进县	县献血办公室	省政府

续表 16–12

年　份	获奖项目	获奖单位	颁奖单位
2007 年	浙江省卫生先进单位	县中医医院	省爱国卫生运动委员会
	全市打击非法行医专项行动先进集体	县卫生监督所	市打击非法行医专项行动领导小组
	2006 年度市职工技术创新优秀成果三等奖	县疾病预防控制中心	市劳动竞赛委员会
	市卫生系统乒乓球比赛团体第二名	县卫生局	市卫生体育协会 市卫生局团委
	2006 年度冬季征兵工作先进单位	县卫生局	县政府　县人民武装部
	市工会财务工作先进互助组	县卫生局	市总工会
	2006—2007 年度巾帼建功先进集体	县卫生局	市“巾帼建功”活动协调小组
	县先进基层党组织	县卫生监督所	县委
	市医学重点学科	县第一人民医院放射科	市卫生局
	市五一文明岗	县第一人民医院外一科	市总工会
	省中医“名院”项目建设单位	县中医医院	省卫生厅
	全国农村医疗机构特色中医专科	县中医医院中西医结合心血管科	国家中医药管理局
	省无偿献血奉献奖	县献血办公室	省政府
	县无偿献血先进集体	西周中心卫生院	县政府
	省农村中心集镇示范卫生院	鹤浦中心卫生院	省卫生厅
	省“群众满意基层站所（办事窗口）”先进单位	贤庠中心卫生院	省卫生厅
2008 年	宁波市卫生行风民主评议优胜单位	县中医医院	市卫生局　市政府纠风办
	2007 年度“母亲安全奖”单位	县妇幼保健院	市卫生局
	新生儿疾病筛查、产前筛查工作鼓励奖单位		
	2007 年度县农村药品“两网一规范”建设先进单位	丹城中心卫生院	县食品安全委员会等
	2007 年度省农村生活饮用水水质监测先进集体	县疾病预防控制中心	省疾病预防控制中心
	2007 年度省学生健康状况综合监测先进集体	县疾病预防控制中心	省疾病预防控制中心
	县“创三优一满意”服务创新竞赛红旗单位	县第一人民医院	县劳动竞赛委员会等
	县“创三优一满意”服务创新竞赛红旗集体	县中医医院心血管专科	
	200—2007 年度县级文明机关	县卫生局	县委
	2006—2007 年度县级文明单位	县卫生监督所	
		县第一人民医院	
		县中医医院	
		县疾病预防控制中心	
		县妇幼保健院	
		丹城中心卫生院	

续表 16-12

年份	获奖项目	获奖单位	颁奖单位
2008年	2006—2007年度县级文明单位	石浦中心卫生院	县委
		石浦社区卫生服务中心昌国服务站	
		西周中心卫生院	
		贤庠中心卫生院	
		鹤浦中心卫生院	
		定塘中心卫生院	
		墙头镇卫生院	
		涂茨镇卫生院	
		东陈乡卫生院	
		黄避岙乡卫生院	
		茅洋乡卫生院	
		高塘岛乡卫生院	
	市抗震救灾先进集体	县卫生局	市委　市政府
		县疾病预防控制中心	
	2008年度市麻疹防控工作先进集体	县疾病预防控制中心	市疾病预防控制中心
		丹城中心卫生院	
	2007年度市献血管理工作先进单位	县献血办公室	市献血工作领导小组
	2006—2007年度无偿献血先进县	县献血办公室	省卫生厅　省红十字会
2009年	2008年度武装工作先进单位	县卫生局	县政府　县人民武装部
	2008年度工作考核优胜单位	县疾病预防控制中心	市疾病预防控制中心
	2008年度全县药品安全工作先进单位	丹城中心卫生院	县食品安全委员会等
	2008年度全县药品安全工作先进单位	墙头镇卫生院	县食品安全委员会等
	2008年度碘缺乏病及地氟病监测优秀集体	县疾病预防控制中心	省疾病预防控制中心
	2008年度市公共卫生应急工作先进集体	县疾病预防控制中心	市卫生局
	2006—2008年度内部审计先进单位	县卫生局	县政府
	腹泻病疾病负担与卫生干预措施评价研究项目先进单位	县疾病预防控制中心	中国疾病预防控制中心腹泻病疾病负担与卫生干预措施评价研究项目办
	老干部工作先进单位	县卫生局	县委办公室 县政府办公室
	省卫生先进单位	县卫生监督所	省爱卫会
	2007—2008年度红十字志愿服务工作先进集体	县献血办公室	省红十字会
	市采供血机构法律知识竞赛三等奖	县献血办公室	市献血办公室

续表 16–12

年　份	获奖项目	获奖单位	颁奖单位
2010 年	2009 年度社会治安综合治理工作先进集体	县卫生局	县委　县政府
	宁波市无烟医院	县中医医院	市爱国卫生运动委员会
	市卫生先进单位	泗洲头镇卫生院	市爱国卫生运动委员会
	2009 年度市卫生应急工作先进集体	县第一人民医院	市卫生局
		县卫生监督所	
		丹城中心卫生院	
	全市卫生系统 2009 年度行风建设先进单位	泗洲头镇卫生院	市卫生局　市政府纠风办
	2009 年度市爱国卫生工作先进集体	县卫生监督所	市爱国卫生运动委员会
	省基层医疗卫生单位深入学习实践科学发展观活动先进指导小组	县卫生局	省基层医疗卫生单位学习实践活动指导小组
	2009 年度人口和计划生育工作先进单位	县卫生局	县政府
2010 年	2009 年度党管武装先进单位	县卫生局	县委
	2009 年度省卫生应急工作先进集体	县疾病预防控制中心	省卫生厅
	宁波市无烟单位	县卫生局	市爱国卫生运动委员会
	“宁波卫生·服务群众”十件新事入围事例之一	县卫生局	市卫生局
2011 年	上海世博会“环沪护城河”安保工作先进集体	县卫生局	县委　县政府
	2010 年度建设“平安象山”工作先进集体	县卫生局	县委　县政府
	省级文明单位	县疾病预防控制中心	省委　省政府
	母婴保健专项工作先进集体	县第一人民医院	市卫生局办公室
		县妇幼保健院	
	2010 年民兵组织建设先进单位	县卫生局	县政府　县人民武装部
	2009—2010 年度全县人口与计划生育先进集体	县第一人民医院	县政府办公室
	2010 年度省疾病预防控制工作先进集体	县疾病预防控制中心	省卫生厅
	省实施妇女儿童发展规划先进集体	县卫生局	省妇女儿童工作委员会
	2009—2010 年度全县无偿献血先进单位	县卫生局	县政府办公室
		县第一人民医院	
		县红十字台胞医院	
		县中医医院	
	2009—2010 年度全县无偿献血先进单位	县疾病预防控制中心	
	2009—2010 年度全县无偿献血先进单位	丹城中心卫生院	
		石浦中心卫生院	
		鹤浦中心卫生院	

续表 16-12

年　份	获奖项目	获奖单位	颁奖单位
2011 年	2009—2010 年度全县无偿献血先进单位	定山中心卫生院	
	市先进基层党组织	县疾病预防控制中心党组织	市委
	市卫生先进单位	县第一人民医院	市爱国卫生运动委员会
		县中医医院	
		县卫生进修学校	
		石浦中心卫生院	
	“十一五”县残疾人工作先进集体	墙头镇卫生院	县委　县政府
	2010 年市卫生行政处罚案卷评查优秀单位三等奖	县卫生监督所	市卫生局
	2010 年度市卫生执法重大案件	县卫生监督所	市卫生局
	市卫生监督系统创建卫生城镇思想政治工作先进单位	县卫生监督所	省卫生思想政治工作促进会卫生监督工作委员会宁波分会
	市卫生系统先进基层党组织	县卫生监督所党支部	市卫生局党委
		县第一人民医院党委	
	县先进基层党组织	县中医医院党总支	县委
		丹城中心卫生院党支部	
	2010 年度市爱国卫生工作先进集体	县疾病预防控制中心	市爱国卫生运动委员会
	2008—2009 年度省无偿献血先进县	县献血办公室	省卫生厅　省红十字会
	2010 年度市先进志愿服务站	县献血办公室	市献血办公室
	市卫生系统庆祝建党 90 周年文艺会演三等奖	县献血办公室	市献血办公室
	县药品安全工作先进单位	茅洋乡卫生院	县食品安全委员会等
2012 年	2011 年度民兵整组工作先进单位	县卫生局	县政府　县人民武装部
	2011 年度共建新农村先进单位	县卫生局	县委　县政府
	2011 年度应急管理工作	县卫生局	县委　县政府
	2011 年度建设“平安象山”工作先进集体	县卫生局	县委　县政府
	五四红旗团支部	县疾病预防控制中心	团市委
	市卫生系统创先争优先进基层党组织	县卫生局党委	市卫生系统创先争优活动领导小组
		县红十字台胞医院党总支	
	2011 年度县级征兵先进单位	县第一人民医院	县政府　县人民武装部
	2012 年度母婴保健工作先进集体	县卫生局	市卫生局
		县妇幼保健院	
	县级文明单位	县卫生监督所	县精神文明建设委员会
	市居民碘营养状况调查工作先进集体	石浦中心卫生院	市公共卫生工作委员会
	县卫生系统行风民主评议优胜单位	茅洋乡卫生院	县政府纠风办

续表 16-12

年份	获奖项目	获奖单位	颁奖单位
2013年	2012年度血液管理工作先进单位	县献血办公室	市献血工作领导小组
	2012年度市卫生应急工作先进集体	县疾病预防控制中心	市卫生局
	2012年度县级征兵工作先进单位	县卫生局	县政府 县人民武装部
	市红十字事业奉献服务奖	县卫生局	市红十字会
	市卫生系统救灾防病工作先进集体	县疾病预防控制中心	市卫生局
	2006—2012年度省级青年文明号	县卫生监督所	省卫生系统“号，手”活动组委会
	市卫生应急工作先进集体	县卫生监督所	市卫生局
	市卫生系统救灾防病工作先进集体	县卫生监督所	市卫生局
	宁波慈善奖　志愿服务奖	县献血办公室	市政府
	市基层平安医院	泗洲头镇卫生院	市卫生局
2014年	浙江省平安医院	县中医医院	省卫生和计划生育委员会等
	2013年度市级学会工作先进单位	县卫生局	市科学技术协会
	2013年度县重点工程建设先进集体	县卫生局	县委办公室 县政府办公室
	党管武装先进单位	县卫生局党委	县委　县政府
	市健康教育技能比武团体二等奖	县疾病预防控制中心	市卫生局
	市卫生系统思想政治工作先进集体	县卫生局	市卫生系统思想政治工作促进会
	2013年度市献血管理工作先进单位	县献血办公室	市献血工作领导小组
	数字化乡镇卫生院	泗洲头镇卫生院	市卫生局

县级以上劳模及先进个人名单一览表

表 16-13　　（截至2014年12月31日）

时间	获奖项目	获奖人员所在单位	获奖人员名单	批准或颁发单位
1956年	出席全国先进生产（工作）者代表大会		李锦涛	省卫生厅
1956年	省卫生先进工作者	县第一人民医院	王碧蓉	省卫生厅
1957年	省先进生产（工作）者	县第一人民医院	王碧蓉	省政府
1958年	省文卫战线社会主义建设积极分子	县第一人民医院	徐寿昌	省政府
1958年	省文教战线社会主义积极分子	县第一人民医院	徐寿昌	省卫生厅
1959年	1959年省先进生产（工作）者	墙头中医联合诊所	翁林祥	省政府
1965年	省卫生先进工作者	县第一人民医院	樊佩侃	省卫生厅
1978年	省妇幼卫生先进工作者	妇保站	徐国华	省卫生厅
1981年	1980年度县优秀共产党员	县第二人民医院	毛道明	象山县委
1982年	省优秀护士		吴梅仙	省卫生厅
1982年	省优秀护士	县第一人民医院	苏冰芬	省卫生厅

续表 16–13

年　份	获奖项目	获奖人员所在单位	获奖人员名单	批准或颁发单位
1982 年	省先进护士		王雪梅	省卫生厅
1982 年	省先进护士	县第一人民医院	鲍雅菊	省卫生厅
1982 年	省先进护士	县第二人民医院	陈凤英	省卫生厅
1982 年	省先进护士	县第一人民医院	张亚珍	省卫生厅
1983 年	省卫生先进工作者	定山区医院	吴秀清	省卫生厅
1983 年	省卫生先进工作者	西周区医院	王亦明	省卫生厅
1983 年	省卫生先进工作者	妇保院	林竹青	省卫生厅
1983 年 3 月	1982 年自然科学优秀论文奖	县第二人民医院	毛道明	宁波地区科协
1989 年	1988 年度市劳动模范	县中医院	毛道明	宁波市政府
1989 年	1988 年度县先进生产者	县中医院	毛道明	县委县府
1989 年	从事卫生防疫工作三十年荣誉工作者	县卫生防疫站	吴明溶	卫生部
			张全华	
			蒋时曜	
			徐既春	
1989 年	从事卫生防疫工作三十年荣誉工作者	县卫生防疫站	徐　华	卫生部
1990 年	1989 年度县先进工作（生产）者	县中医院	毛道明	县委、县政府
1991 年	1990 年度市劳动模范	县中医院	毛道明	宁波市政府
1991 年	1990 年度县先进工作（生产）者	县中医院	毛道明	县委、县政府
1991 年	市卫生系统先进工作者	县第一人民医院	蔡　岳	市卫生局
		石浦镇中心卫生院	丁可平	
		东港乡卫生院	杨有武	
1991 年	灭鼠工作先进个人	县卫生防疫站	叶　众	市政府
1991 年	省计划免疫先进工作者	西周区卫生院	倪思渊	省卫生厅
1991 年	1990 年度县级先进生产工作者	县卫生防疫站	叶　众	县委、县政府
1991 年	“学雷锋、学白求恩，争做南丁格尔式护士”活动先进护士	县第一人民医院	韩荷玉	市卫生局
1991 年	“学雷锋、学白求恩，争做南丁格尔式护士”活动先进护士	县中医医院	陈妙薏	市卫生局
		大徐区中心卫生院	陈雪梅	
1991 年	县“七五”期间科技工作先进个人	县第一人民医院	陈善校	县委、县政府
1991 年	从事卫生防疫工作三十年荣誉工作者	县卫生防疫站	傅焕乎	卫生部
			韩继杰	
			方德春	
			沈中和	
			陈先华	

续表 16–13

年　份	获奖项目	获奖人员所在单位	获奖人员名单	批准或颁发单位
1992 年	全省卫生系统先进工作者	县第一人民医院	王碧蓉	省卫生厅 省人事厅
1992 年	1991 年度县优秀党员	县第一人民医院	陈善校	县委
1992 年	1991 年度县级先进工作者	县卫生局	王爱民	县委办公室 县政府办公室
			王　健	
1992 年	1991 年度县级先进工作者	县卫生局	刘锋利	
1992 年	1991 年度县级先进工作者	县卫生防疫站	沈中和	县委办公室 县政府办公室
		县第一人民医院	方宰平	
			蔡　岳	
			蔡　瑾	
			韩荷玉	
			曹黎萌	
1992 年	1991 年度县级先进工作者	县红十字台胞医院	钱　斌	县委办公室 县政府办公室
			乔大年	
			张荷花	
1992 年	1991 年度县级先进工作者	县中医医院	毛道明	县委办公室 县政府办公室
			林以存	
		县中医医院	翁国平	
			励茂飞	
		县卫生进修学校	陈行贵	
		爵溪镇卫生院	杨振山	
		石浦镇中心卫生院	丁可平	
		丹城镇中心卫生院	蒋振华	
			何庆华	
1992 年	1991 年度县级先进工作者	西周区卫生院	王亦明	县委办公室 县政府办公室
		大徐区中心卫生院	陈林芳	
1992 年	1991 年度县级先进工作者	鹤浦镇中心卫生院	林阿兴	县委办公室 县政府办公室
1992 年	1991 年度县级先进工作者	泗洲头镇卫生院	吴晓宝	县委办公室 县政府办公室
		东港乡卫生院	杨有武	
1992 年	环境卫生工作优秀卫生监督员	县卫生防疫站	黄金常	市卫生局
			陈世玉	
1993 年	省卫生防疫先进个人	县卫生防疫站	蔡海珊	省卫生厅

续表 16–13

年　份	获奖项目	获奖人员所在单位	获奖人员名单	批准或颁发单位
1993 年	全国优秀乡村医生	昌国鸡鸣村卫生室	林桂仁	卫生部医政司 中国农村卫生协会 健康报社
		定塘下营村卫生室	刘建平	
		茅洋南充村卫生室	祝彩芳	
		东陈岳头村卫生室	孙冬雪	
1993 年	1992 年度全市医院“优质医疗优质服务”活动优秀医生	县中医院	毛道明	市卫生局
1994 年	1993 年度县先进生产者	县中医院	毛道明	县委　县政府
1994 年	老干部工作先进个人	县第一人民医院	陈善校	市委　市政府
1994 年	市先进生产（工作）者	县第一人民医院	陈善校	市卫生局
1995 年	1994 年度县级先进生产者	县第一人民医院	孙晓东	县委办公室 县政府办公室
			蔡　岳	
1995 年	省卫生系统优秀教师、优秀教育工作者	县卫生进修学校	史月华	省卫生厅
1995 年	1994 年度市防疫工作先进工作者	县卫生防疫站	蔡海珊	市卫生局
			葛进满	
			吴　烨	
1995 年	1994 年度市防疫工作先进工作者	石浦中心卫生院	丁可平	市卫生局
1995 年	1994 年度省救灾防病工作先进个人	石浦中心卫生院	王卫鸣	省卫生厅
1995 年	1994 年度县先进生产者	县中医院	毛道明	县委县政府
1996 年	1995 年度县先进生产者	县中医院	毛道明	县委县政府
1996 年	1995 年度白求恩式医务卫生工作者	县卫生防疫站	蔡海珊	市卫生局
		县第一人民医院	蔡　岳	
1996 年	1995 年度县优秀党员	县第一人民医院	陈善校	县委
1996 年	市首届“十佳”青年医师	县第一人民医院	孙晓东	市卫生局等
1997 年	消灭丝虫病工作先进个人	县卫生防疫站	韩继杰	县政府
1997 年			任西根	
1997 年	初级卫生保健工作先进个人	县卫生防疫站	叶　众	市政府
1997 年	1996 年度县先进生产者	县中医院	毛道明	县委县政府
1998 年	在本单位认定为档案工作目标管理市级工作中做出突出贡献	县红十字台胞医院	林赛宁	市档案局
1998 年	1997 年度职业道德建设先进个人	县中医院	毛道明	市卫生局
1999 年	1998 年度机关优秀工作人员	县卫生局	程舟群	县委办公室
			毛盛芳	
1999 年	省卫生系统先进工作者	县第一人民医院	蔡　岳	省卫生厅
1999 年	省劳动模范	县中医医院	毛道明	省政府

续表 16–13

<table>
<tr><th>年　份</th><th>获奖项目</th><th>获奖人员
所在单位</th><th>获奖人员名单</th><th>批准或
颁发单位</th></tr>
<tr><td>2001 年</td><td>消除碘缺乏病先进个人</td><td>县卫生防疫站</td><td>叶　众</td><td>市政府地方病防治领导小组办公室</td></tr>
<tr><td>1999 年</td><td>市劳动模范</td><td>县第一人民医院</td><td>蔡　岳</td><td>市总工会</td></tr>
<tr><td>2000 年</td><td>省中医药先进工作者</td><td>金星卫生院</td><td>李德胜</td><td>省卫生厅</td></tr>
<tr><td>2000 年</td><td>1999—2000 年度县无偿献血先进个人</td><td>县卫生监督所</td><td>徐荣华</td><td>县政府</td></tr>
<tr><td>2001 年</td><td>消除碘缺乏病先进个人</td><td>县卫生防疫站</td><td>杨存军</td><td>市政府地方病防治领导小组办公室</td></tr>
<tr><td rowspan="2">2001 年</td><td rowspan="2">1999—2000 年度县级先进生产（工作）者</td><td>县第一人民医院</td><td>郑　艳</td><td rowspan="2">县委办公室</td></tr>
<tr><td>丹城中心卫生院</td><td>郑保卫</td></tr>
<tr><td rowspan="2">2001 年</td><td rowspan="2">1999—2000 年度县级先进生产（工作）者</td><td>石浦中心卫生院</td><td>周敏君</td><td rowspan="2">县委办公室</td></tr>
<tr><td>昌国镇卫生院</td><td>苏爱芬</td></tr>
<tr><td>2001 年</td><td>2000 年度全县党委系统信息工作先进个人</td><td>县卫生局</td><td>陆新学</td><td>县委办公室</td></tr>
<tr><td rowspan="3">2001 年</td><td rowspan="3">县第二轮窗口行业优质服务竞赛活动先进个人</td><td>县第一人民医院</td><td>郑　艳</td><td rowspan="3">县劳动竞赛委员会</td></tr>
<tr><td>县红十字台胞医院</td><td>奚爱娥</td></tr>
<tr><td>石浦中心卫生院</td><td>蔡　净</td></tr>
<tr><td rowspan="2">2001 年</td><td rowspan="2">食品卫生工作优秀卫生监督员</td><td>县卫生防疫站</td><td>宋新华</td><td rowspan="2">市卫生局</td></tr>
<tr><td>西周中心卫生院</td><td>方土金</td></tr>
<tr><td>2001 年</td><td>“九五”市科学技术协会先进工作者</td><td>县卫生局</td><td>翁君琳</td><td>市科学技术协会</td></tr>
<tr><td>2001 年</td><td>2000 年度机关优秀工作人员</td><td>县卫生局</td><td>王　健</td><td>县委办公室</td></tr>
<tr><td rowspan="2">2002 年</td><td rowspan="2">省爱国卫生先进个人</td><td rowspan="2">县卫生局</td><td>吴百灵</td><td rowspan="2">省爱国卫生委员会</td></tr>
<tr><td>叶为民</td></tr>
<tr><td>2002 年</td><td>省消灭脊髓灰质炎工作先进个人</td><td>县卫生防疫站</td><td>杨存军</td><td>省卫生厅</td></tr>
<tr><td rowspan="3">2002 年</td><td rowspan="3">2001 年度《象山报》征订发行工作先进个人</td><td>县第一人民医院</td><td>朱骁晓</td><td rowspan="3">县委办公室</td></tr>
<tr><td>县中医医院</td><td>张海波</td></tr>
<tr><td>县卫生防疫站</td><td>叶　众</td></tr>
<tr><td>2002 年</td><td>2001—2002 年度无偿献血先进个人</td><td>县卫生监督所</td><td>王静静</td><td>县政府</td></tr>
<tr><td rowspan="2">2002 年</td><td rowspan="2">2001—2002 年度无偿献血先进个人</td><td>县疾病预防控制中心</td><td>徐荣华</td><td rowspan="2">县政府</td></tr>
<tr><td>县卫生进修学校</td><td>华丽芬</td></tr>
<tr><td rowspan="3">2002 年</td><td rowspan="3">2001—2002 年度无偿献血先进个人</td><td rowspan="2">县献血办公室</td><td>曹宏发</td><td rowspan="3">县政府</td></tr>
<tr><td>徐爱军</td></tr>
<tr><td>西周中心卫生院</td><td>卢朝阳</td></tr>
<tr><td rowspan="2">2002 年</td><td rowspan="2">2001~2002 年度无偿献血先进组织者</td><td>县第一人民医院</td><td>朱红霞</td><td rowspan="2">县政府</td></tr>
<tr><td>丹城中心卫生院</td><td>方　建</td></tr>
<tr><td>2003 年</td><td>防治非典型肺炎工作优秀共产党员</td><td>县疾病预防控制中心</td><td>叶　众</td><td>省委</td></tr>
</table>

续表 16–13

年　份	获奖项目	获奖人员所在单位	获奖人员名单	批准或颁发单位
2003 年	市卫生系统抗击非典先进个人	县卫生局	孔森山	市卫生局
		贤庠中心卫生院	贺丽萍	
2003 年	省卫生系统抗击非典先进个人	县卫生局	孔森山	省卫生厅
2003 年	县科技创新突出贡献者	县第一人民医院	孙晓东	县政府
	县科技工作先进个人	县红十字台胞医院	左　伟	
	县优秀科技人员	县第一人民医院	姜东霞	
			周建琴	
2003 年	县重才爱才先进个人	县第一人民医院	史月华	县政府
		县红十字台胞医院	左　伟	
2003 年	2002 年度机关优秀公务员	县卫生局	孔森山	县委办公室
			王　健	
2003 年	2002 年度优秀工作者	县卫生局	沈启英	县委
2003 年	2002 年度县优秀共产党员	县红十字台胞医院	左　伟	县委
2003 年	2003 年度全县宣传思想先进个人	县中医医院	张海波	县委办公室
2004 年	2002—2004 年度市内部审计工作先进工作者	县卫生局	高　昂	市审计局 市内部审计协会
2004 年	2003 年度冬季征兵工作先进个人	县卫生局	翁君琳	县政府　县人民武装部
		县第一人民医院	徐江勇	
2004 年	2003—2004 年度全县抗旱工作先进个人	县卫生局	郭荣军	县委　县政府
2004 年	2003 年度五好党员	县卫生局	王立人	县直属机关委员会
2004 年	2003 年度优秀工作者	县卫生局	沈启英	县委
2004 年	2002—2003 年度全县人口与计划生育工作先进个人	县卫生局	周学群	县政府
		县第一人民医院	朱红霞	
2004 年	2002—2003 年度省无偿献血先进个人	县献血办公室	徐爱军	省献血工作领导小组
2005 年	2004 年度全县党委系统信息工作先进个人	县卫生局	俞素贞	县委办公室
2005 年	2004 年度县级安全生产先进个人	县第一人民医院	徐永法	县政府办公室
2005 年	2004 年度武装工作先进个人	县卫生局	沈启英	县政府
2005 年	2002—2004 年度县创建全国生态示范区工作先进个人	县卫生局	石忠校	县委　县政府
2005 年	2004 年度全县“三农”工作先进个人	县卫生监督所	黄立飞	县委　县政府
2005 年	2004 年度县人口与计划生育工作先进个人	县妇幼保健院	张林敏	县政府
2005 年	2003—2004 年度县级先进生产（工作）者	县卫生监督所	张　荣	县委办公室 县政府办公室
		县红十字台胞医院	左　伟	
		县中医医院	张礼才	
		爵溪街道卫生院	孙忠敏	
		西周中心卫生院	卢朝阳	

续表 16–13

年 份	获奖项目	获奖人员所在单位	获奖人员名单	批准或颁发单位
2005 年	省结核病防治先进个人	县疾控中心	殷立平	省卫生厅
2005 年	2004 年度市“创争”先进个人	县第一人民医院	胡国泉	市总工会
2005 年	2003—2004 年度无偿献血先进个人	县卫生监督所	徐荣华	县政府办公室
2005 年	2003—2004 年度无偿献血先进个人	县卫生进修学校	华丽芬	县政府办公室
		县献血办公室	徐爱军	
2005 年	老干部工作先进个人	县卫生局	杨淑静	县委办公室 县政府办公室
2005 年	2004 年度优秀工作者	县卫生局	沈启英	县委
2005 年	抗台救灾先进个人	县卫生局	徐友谊	县委办公室
2005 年	县级优秀共产党员	石浦中心卫生院	章闰月	县委
2006 年	2005 年度武装工作先进个人	县卫生局	于瑞祥	县政府 县人民武装部
2006 年	2005 年度县级安全生产先进个人	县第一人民医院	徐永法	县政府办公室
2006 年	2005 年度全县党委系统信息工作先进个人	县卫生局	俞素贞	县委办公室
2006 年	第六届“县十大优秀青年”	县第一人民医院	曹敏飞	县委宣传部等
2006 年	2005 年度生态县建设工作先进个人	县卫生局	吴百灵	县委办公室
2006 年	市首批白求恩式医务工作者	县中医医院	李雅琴	市政府
2006 年	市“十佳模范护士”	鹤浦镇中心卫生院	郭海英	市总工会　市卫生局
2006 年	全国结核病防治工作先进个人	县卫生局	杨存军	卫生部
2006 年	2005 年度全县政务信息工作先进个人	县卫生局	俞素贞	县政府办公室
2006 年	2005 年度县优秀共产党员	县卫生局	林　辉	县委
		县第一人民医院	陈晓奇	
		县疾病预防控制中心	叶　众	
2007 年	市劳动模范	县第一人民医院	韩荷玉	市委、市政府
2007 年	2006 年度武装工作先进个人	县卫生局	沈启英	县政府　县人民武装部
2007 年	全市打击非法行医专项行动先进个人	县卫生监督所	陈世玉	市打击非法行医专项行动领导小组
2007 年	2006 年度县长电话工作先进个人	县卫生局	俞素贞	县政府办公室
2007 年	2006 年度优秀共产党员	县卫生局	林　辉	县直属机关委员会
2007 年	2006 年度冬季征兵工作先进单位	县第一人民医院	王爱菊	县政府　县人民武装部
2007 年	市第二批白求恩式医务工作者	县第一人民医院	叶国良	市卫生局
2007 年	2007 年度农村优秀卫生服务者	石浦镇社区卫生服务中心	康伟勤	县政府办公室
		西周镇社区卫生服务中心	赖大开	
		贤庠镇社区卫生服务中心	徐苗国	
2007 年	2007 年度农村优秀卫生服务者	鹤浦镇社区卫生服务中心	郑兴会	县政府办公室

续表 16–13

年 份	获奖项目	获奖人员所在单位	获奖人员名单	批准或颁发单位
2007 年	2007 年度农村优秀卫生服务者	涂茨镇社区卫生服务中心	林 斌	县政府办公室
		大徐镇社区卫生服务中心	陈 琪	
		高塘岛乡社区卫生服务中心	林辉强	
		丹东街道河东村社区卫生服务站	郑云才	
		石浦镇新塘村社区卫生服务站	郑美祖	
		东陈乡王家村社区服务站	胡友昌	
2007 年	市优秀工会干部	县卫生局	沈启英	市总工会
2007 年	市无偿献血甬江杯奖	县卫生局	徐爱军	市政府
		县卫生监督所	徐荣华	
2007 年	市青年岗位能手	县第一人民医院	曹敏飞	团市委
2007 年	市三八红旗手	县中医医院	史月华	市妇联
2007 年	市优秀共产党员	县中医医院	李雅琴	市委
			黄立飞	
2007 年	省“群众满意基层站所（办事窗口）”行风建设先进个人	贤庠中心卫生院	徐苗国	省纪律检查委员会等
2008 年	2007 年度创建省级绿色医院先进个人	县第一人民医院	郑保卫	县爱国卫生运动委员会
2008 年	2007 年度创建省级绿色医院先进个人	县第一人民医院	沈宏峰	县爱国卫生运动委员会
2008 年	2007 年度全县党委系统信息工作先进个人	县卫生局	俞素贞	县委办公室
2008 年	2007 年度全县食品安全工作先进个人	县卫生局	林国建	县食品安全委员会等
	2007 年度县农村药品“两网一规范”建设先进个人	丹城中心卫生院	屠永泉	
		墙头镇卫生院	胡晓华	
		茅洋乡卫生院	严维贤	
		丹东街道河东村社区卫生服务站	郑云才	
2008 年	县“创三优一满意”服务创新竞赛竞赛标兵	县疾病预防控制中心	竺丽丽	县劳动竞赛委员等
2008 年	全国丝虫病防治先进个人	县疾病预防控制中心	宋世忠	卫生部
2008 年	2007 年度省疾病预防控制工作先进个人	县疾病预防控制中心	徐建荣	省卫生厅
			叶 众	
2008 年	2008 年度麻疹防控工作先进个人	县疾病预防控制中心	徐建荣	市疾病预防控制中心
		—	陈子萌	
		丹城中心卫生院	胡玲英	
		西周中心卫生院	赖大开	

续表 16–13

年 份	获奖项目	获奖人员所在单位	获奖人员名单	批准或颁发单位
2008 年	2007 年度优秀工作者	县卫生局	沈启英	县委
2008 年	2007 年度县长电话工作先进个人	县卫生局	俞素贞	县政府办公室
2008 年	2006—2007 年度县级优秀共产党员	县卫生局	林　辉	县委
2008 年	2006—2007 年度县级优秀共产党员	县第一人民医院	周建勤	县委
2008 年	2006—2007 年度县级优秀共产党员	贤庠中心卫生院	徐苗国	县委
2008 年	2007 年度全县宣传思想工作先进个人	县第一人民医院	郑保卫	县委宣传部
2008 年	县首届“十佳新象山青年”	县第一人民医院	王海彪	县委宣传部等
2008 年	市卫生系统志愿抗震救灾等先进个人	县第一人民医院	刘黎明	市卫生局
		县红十字台胞医院	何　裕	
2009 年	2008 年度全县食品安全工作先进个人	县卫生局	罗三君	县食品安全委员会等
	2008 年度全县药品安全工作先进个人	大徐镇卫生院	陈　琪	
		东陈乡卫生院	朱才福	
		茅洋乡卫生院	严维贤	
		石浦镇兰家社区卫生服务站	史天勇	
2009 年	2008 年度生活饮用水监测考核优秀个人	县疾病预防控制中心	侯志伟	省疾病预防控制中心
2009 年	2008 年度省疾病预防控制工作先进个人	县疾病预防控制中心	郑广勇	省卫生厅
			宋世忠	
2009 年	2008 年度市公共卫生应急工作先进个人	县疾病预防控制中心	侯志伟	市卫生局
			朱小桢	
2009 年	2006—2008 年度全县内部审计工作先进个人	县卫生局	贺海康	县政府办公室
2009 年	2009 年上半年度县行政服务中心先进个人	县卫生局	徐荣华	县政府办公室
2009	老干部工作先进个人	县第一人民医院	叶国良	县委办公室　县政府办公室
2009 年	2008 年度武装工作先进个人	县卫生局	沈启英	县委
2009 年	2008 年度工作优秀者	县卫生局	沈启英	县委
2010 年	2009 年度市卫生应急工作先进个人	县卫生局	郑彩玲	市卫生局
			欧阳炎	
		县卫生监督所	王升东	
2010 年	2009 年度市卫生应急工作先进个人	县第一人民医院	朱平光	市卫生局
		县第三人民医院	高　燕	
		县疾病预防控制中心	徐建荣	
		县妇幼保健院	史济忠	
		鹤浦中心卫生院	黄友昌	
2010 年	2009 年度全县统战工作先进个人	县卫生局	王立人	县委统战部

续表 16–13

年份	获奖项目	获奖人员所在单位	获奖人员名单	批准或颁发单位
2010 年	2009 年度市爱国卫生工作先进个人	县卫生局	吴林祥	市爱国卫生运动委员会
		县第一人民医院	周敏君	
		县卫生监督所	王静静	
2010 年	2009 年度县长电话工作先进个人	县卫生局	俞素贞	县政府办公室
		县卫生监督所	杨志国	
2010 年	地方病防治荣誉牌	县疾病预防控制中心	叶　众	中国地方病协会
2010 年	2009 年度先进个人	县卫生局	叶为民	县委办公室
2010 年	市劳动模范	县第一人民医院	陆振一	市政府
2011 年	2009—2010 年度全县人口与计划生育先进个人	县卫生局	张林敏	县政府办公室
2011 年	2010 年度全省优秀社区责任医生	石浦中心卫生院	潘贤军	省卫生厅
2011 年	2010 年度省疾病预防控制工作先进个人	县疾病预防控制中心	侯志伟	省卫生厅
2011 年	2010 年度优秀共产党员	县卫生局	张海洋	县直属机关委员会
	2010 年度优秀党务工作者		王立人	
2011 年	市“医学新秀”技能大赛二等奖	县第一人民医院	张茗茗	市卫生局
			杨德军	
2011 年	市食品化学污染物与有害因素监测先进个人	县疾病预防控制中心	陆昱养	市卫生局
2011 年	市卫生系统优秀党务工作者	县卫生局	任王忠	市局党委
	市卫生系统优秀共产党员	县中医医院	黄颂敏	
		鹤浦中心卫生院	郑义军	
		涂茨镇卫生院	徐建华	
2011 年	2010 年度县重点工程建设先进个人	县卫生局	沈启英	县委
2011 年	县优秀共产党员	县卫生局	林　辉	县委
2011 年	县直机关优秀党务工作者	县卫生局	王立人	县委
2011 年	2010 年度市爱国卫生工作先进个人	县卫生监督所	杨　旻	市爱国卫生运动委员会
2011 年	市卫生系统游泳比赛第二名	县卫生监督所	施斌凯	市卫生局
2011 年	省卫生系统优秀共产党员	县第一人民医院	左　伟	省厅党组
2011 年	市卫生系统优秀共产党员	县第一人民医院	左　伟	市局党委
2011 年	市人民满意医务工作者	县第一人民医院	盛　红	市卫生局
2011 年	县五带头优秀离退休干部党员	县卫生局	吴百灵	县委
		县红十字台胞医院	张宝莲	县委
			陈凤英	
2011 年	县五带头优秀离退休干部党员	县中医医院	毛道明	县委
2011 年	2008—2010 年度县优秀党务工作者名单	县红十字台胞医院	戴才清	县委
		县卫生进修学校	张道理	

续表 16–13

年　份	获奖项目	获奖人员所在单位	获奖人员名单	批准或颁发单位
2011 年	2011 年度省艾滋病防治工作优秀志愿者	县疾病预防控制中心	郑广勇	省卫生厅办公室
2012 年	2011 年度全市卫生系统节能降耗工作先进个人	县第一人民医院	沈宏峰	市卫生局
2012 年	2011 年度全省优秀社区责任医生	丹城中心卫生院	陈　岚	省卫生厅
2012 年	2011 年度全市卫生系统节能降耗工作先进个人	县第一人民医院	沈宏峰	市卫生局
2012 年	省结核病防治工作先进个人	县疾病预防控制中心	钱秀娟	省卫生厅
2012 年	2011 年度征兵工作市级先进个人	县第一人民医院	黄　胜	市政府
2012 年	2011 年度征兵工作县级先进个人	县第一人民医院	杨　波	县政府 县人民武装部
2012 年	2011 年度征兵工作县级先进个人	县中医医院	张宏文	县政府 县人民武装部
2012 年	市卫生系统创先争优优秀共产党员	县卫生局	林　辉	市卫生系统创先争优活动领导（指导）小组
		茅洋乡卫生院	孙嘉国	
2012 年	抗台救灾先进个人	县疾病预防控制中心	裴广军	县委　县政府
2012 年	党管武装先进个人	县卫生局	翁英豪	县委　县政府
2012 年	县级信访工作先进个人	县卫生局	杨淑静	县政府
2012 年	市居民碘营养状况调查工作先进个人	石浦中心卫生院	黎贤兴	市公共卫生工作委员会
2012 年	市精神卫生工作先进个人	东陈乡卫生院	鲍　鲁	市公共卫生工作委员会
2013 年	2012 年度实施基本药物制度和药械集中采购工作先进工作者	县卫生局	王爱萍	省卫生厅
		东陈乡卫生院	胡晓华	
2013 年	2012 年度征兵工作县级先进个人	县第一人民医院	林建军	县政府 县人民武装部
		县红十字台胞医院	翁春霞	
2013 年	抗洪救灾先进个人	县疾病预防控制中心	叶　众	市委 市政府
2013 年	市卫生系统救灾防病工作先进个人	县疾病预防控制中心	陈子萌	市卫生局
2013 年	2012 年度市卫生应急工作先进个人	县疾病预防控制中心	陈　磊	市卫生局
			陈子萌	
2013 年	2012 年度省疾病预防控制工作先进个人	县疾病预防控制中心	林国建	省卫生厅
2013 年	2012 年度省疾病预防控制工作先进个人	县疾病预防控制中心	竺丽丽	省卫生厅
2013 年	省疾病预防控制系统优秀思想政治工作者	县疾病预防控制中心	叶　众	省卫生系统政促会疾控专业委员会
2013 年	2012 年度优秀公务员	县卫生监督所	罗三君	县委办公室
			王静静	
			杨　旻	
2013 年	2012 年度公务员三等功	县卫生监督所	罗三君	县委办公室
			杨　旻	
2013 年	市卫生系统救灾防病工作先进个人	县卫生监督所	张洪涛	市卫生局
2013 年	市红十字人道促进奖	县献血办公室	牟　丹	市红十字会

续表 16–13

年　份	获奖项目	获奖人员所在单位	获奖人员名单	批准或颁发单位
2013 年	2012 年度市卫生应急工作先进个人	石浦中心卫生院	赖耀荣	市卫生局
2013 年	市慢性病综合防治工作先进个人	东陈乡卫生院	张　祎	市公共卫生工作委员会
2014 年	2013 年度征兵工作市级先进个人	县卫生局	吴　敏	县政府 县人民武装部
	2013 年度征兵工作县级先进个人	县第一人民医院	王爱菊	
		县中医医院	张宏文	
2014 年	市卫生系统思想政治工作先进个人	县卫生局	顾海燕	市卫生系统思想政治工作促进会
2014 年	2013 年度县行政服务中心先进个人服务明星	县卫生监督所	徐荣华	县政府办公室
2014 年	生态县建设先进个人	县卫生监督所	王静静	县委
2014 年	省劳动模范	县第一人民医院	陆振一	省政府

丛 录

一、文件选录

关于撤区扩镇并乡后我县镇乡卫生管理体制改革等若干问题的报告

县人民政府：

撤区扩镇并乡，为加速卫生事业的发展提供了有利时机，也给卫生部门带来许多新问题、新情况。为有利于经济发展和社会稳定，有利于更好地为城乡人民的健康服务，卫生管理体制必须随之作相应的改革和调整，现根据省卫生厅〔1992〕211 号和县委〔1992〕14 号等文件精神，结合我县实际，就撤区扩镇并乡后我县镇乡卫生管理体制改革等若干问题提出如下报告：

一、机构设置和名称

1. 每一镇、乡设立一所镇、乡卫生院或中心卫生院。

2. 原七所区、镇中心卫生院名称暂改用所在镇名称后加中心卫生院命名，如原定山区中心卫生院改名为定塘中心卫生院，石浦镇中心卫生院改名为石浦中心卫生院。

3. 新建制镇、乡政府驻地的原镇、乡卫生院为新建制镇、乡的卫生院（晓塘乡卫生院驻原驻），称为 XX 镇（乡）卫生院。

4. 撤并乡的卫生院为新建制镇、乡卫生院的分院，称为××镇（乡）卫生院××分院，如原灵南乡卫生院称为泗洲头镇卫生院灵南分院。

二、管理体制和领导关系

1. 镇乡卫生院和中心卫生院由当地政府和县卫生局双重领导。镇、乡卫生院以镇、乡政府管理为主。七所中心卫生院由县卫生局管理为主。

2. 中心卫生院和镇、乡卫生院对其分院进行管理和业务技术指导。为发挥中心卫生院的人员、设备和技术优势，中心卫生院应承担对邻近的镇、乡卫生院进行业务技术指导工作，指导对象分别是：

丹城中心卫生院指导墙头镇卫生院、东陈乡卫生院和茅洋乡卫生院；

石浦中心卫生院指导昌国镇卫生院；

岳浦中心卫生院指导高塘岛乡卫生院；

定塘中心卫生院指导新桥镇卫生院和晓塘乡卫生院；

西周中心卫生院指导泗洲头镇卫生院和下沈乡卫生院；

贤庠中心卫生院指导大徐镇卫生院、涂茨镇卫生院和黄皮岙乡卫生院。

3. 中心卫生院和镇、乡卫生院党支部均隶属于当地镇、乡党委领导。卫生院党支部书记由镇、乡党委任免，确定人选前应征求县卫生局党委意见。

4. 镇、乡卫生院和分院院长由县卫生局征求当地政府意见后任免，副院长由当地镇、乡政府征求县卫生局意见后任免。

5. 镇、乡卫生院所属的分院之间的人事调动，由卫生院报请当地政府同意后调动，并报县卫生局备案。分院人员调入卫生院应经县卫生局同意后办理。

6. 跨镇、乡及县以外调动，须经院长及当地政府签署意见，由县卫生局批准并办理调动手续。县卫生局因工作需要调动人员或分配大中专毕业生，各单位不得以各种理由拒绝。

7. 为保证医疗质量和医疗工作的顺利开展，安排人员到卫生院工作，必须严格按有关规定办理。

8. 镇、乡政府应确定一名副镇（乡）长或党委委员以上干部负责本辖区内的卫生工作；负责卫生院、中心卫生院和各分院的思想政治工作，贯彻执行卫生工作方针、政策和知识分子政策；制订和实施本镇、乡卫生事业的发展规划；要重视卫生院和中心卫生院的建设，负责做好危房改造和维修工作，逐步增添医疗设备，改善服务设施；监督卫生院遵守医疗收费标准，严格财政纪律。

9. 县卫生局应督促、检查卫生工作方针、政策的执行情况，制订镇、乡卫生院和中心卫生院医疗、预防保健工作的指令性计划、指标，并督促检查其执行；按照等级卫生院的标准，组织各有关卫生单位对卫生院进行业务指导、培训、检查、考核和奖罚，不断提高医疗保健水平；要加强对卫生院的财务监督和管理；卫生院基建维修、大型医疗器械购置和计划内人员进修、培训等经费，视局财力状况适当给予补助。

三、其他有关问题

1. 中心卫生院、镇乡卫生院和各分院的所有制不变，仍实行统一管理，独立核算，自负盈亏。

2. 各医疗机构人员的人事关系不变，待遇不变，资金、物资和财产所有权不变。

一九九二年六月十日

（资料来源：象山县卫生局　象卫发〔1992〕3号文件）

关于完善和深化卫生医疗单位内部管理体制改革的实施意见

县人民政府：

为贯彻落实党的十四大精神，加快我县卫生事业的发展，使医疗卫生服务主动适应市场经济发展的需要，更好地为经济建设和改革开放服务，现就进一步完善和深化卫生改革提出如下实施意见。

一、指导思想

邓小平同志提出的“三个有利于”原则，是卫生改革的思想武器、行动准则和判断是非的标准。解放思想、实事求是，卫生改革必须有利于卫生资源的充分利用，增强医疗卫生单位自我发展的活动，加快卫生事业的发展；有利于革除弊端，建立良好的医疗卫生新秩序，提高两个效益；有利于改善职工的生活福利待遇，提高工作积极性，更好地为以经济建设为中心的社会主义事业服务。

二、继续推行医疗卫生单位管理体制改革

1. 坚持和完善院、所、站、校长（以下统称院长）负责制。院长是本单位的法人代表，负全面领导责任，拥有业务、行政管理的决策权。在上级规定的范围内，有权决定本单位的业务管理、经费开支、干部职工聘免和奖惩。

院长要定期向本单位党组织和职工代表大会报告工作，自觉接受监督。对重大问题，如内部机构设置、中层干部任免、大额经费开支等，应主动听取和征询党组织的意见，必要时提交党政联席会议研究决定。

2. 实行院长综合目标管理责任制。综合目标的内容包括卫生事业发展目标、工作任务目标、工作质量目标、经济效益目标、精神文明建设目标以及人才培养、科研目标等。把上述总体目标分解成年度量化指标，纳入院长任期的全程管理和年度管理目标，与卫生局签订任期（年度）目标责任书，并实现院长年度任期目标考核制度。对成绩突出者给予奖励，对管理不善或有违法乱纪的目标责任者，实行扣奖、降职或免职等处分。

3. 进行预防保健管理体制改革。镇乡卫生院均要建立防保科，逐步推行健康小区或防保分站的管理体制，试行职能、经济、人员相对独立。要进一步理顺行政执法监督和监测服务之间的关系，促进监督与监测的相对分离，完善监督体制，逐步实行综合执法。

三、完善卫生经营补偿机制

1. 多渠道、多形式筹集资金，增加卫生投入。卫生事业是社会主义公益性福利事业，财政拨款是卫生投入的主渠道，地方财政对卫生的投入比例应逐年增加。同时，鼓励社会各部门、单位和个人通过不同形式增加卫生投入。医疗卫生单位可根据发展计划和工作需要，通过贷款、借款等形式，购置急需的医疗设备。

2. 鼓励开展技术联合，允许有条件的单位开展特殊服务和业余服务。积极鼓励单位与单位之间按照“自愿自主、互惠互利、共同发展”的原则，开展城乡、军地及跨省县的医疗卫生技术联合，发展专科特色，吸引群众就地就医。在保质保量完成基本医疗卫生服务的前提下，有条件的单位可开展特殊服务，如特约门（会）诊，点名手术、上门服务、家庭式病房，导医陪护服务、美容性服务等。特殊服务由医院提出收费标准，报物价局批准。县级单位可开展业余服务，但必须由单位统一组织。

3. 卫生院的分院逐步实行所有权和经营权分离的综合目标风险责任制。责任期限一般为1~3年。在实行责任制前必须进行财产估算，期满后进行清产核资。鼓励各级医疗人员到分院承包，保留其原有身份。

4. 拓宽预防保健工作的补偿渠道。预防保健部门应用好有偿服务的政策，进一步扩大有偿服务的范围和覆盖面。要充分发挥防保技术和设备优势，向社会提供各种优质服务，满足不同层次和不同行业人员的需求。可直接组织产品开发，也可与企业联合进行预防保健项目的研制、开发和利用，开展卫生工程的设计、检测、办证等一条龙服务。对不承担地段预防保健任务的医疗单位和个体医，经物价部门批准，征收一定款额的预防保健费。

5. 积极稳妥地发展卫生系统经济实体。在认真搞好医疗卫生服务的同时，可组织单位富余人员开办小型工副业等项目，“以工助医、以副补主”。

四、积极稳妥地改革人事制度

1. 实行干部聘任制。医疗卫生单位的正职由上级任命；副职和中层干部经正职提名，提交党政联席会议讨论后，按干部管理权限审批、任命，其他干部由正职聘任，报卫生局备案。

2. 打破专业技术职务终身制。有条件的单位经批准，可根据专业技术人员的技术水平和工作实绩，实行低职高聘或高职低聘，待遇随之变动（限在单位内部）。

3. 改革人事用工制度。在设岗定编的基础上，可试行双向选择、优化组合、内部待聘、辞职或停薪留职制度。

优化组合后的富余人员由单位自行消化。待聘人员待聘期为半年，前三个月只发基本工资。三个月后仍达不到上岗条件或未被聘用的人员，只发70%的基本工资。半年后仍然未被聘用的，发给生活费，对不服从分配的，可停发工资或辞退。

允许富余人员经批准后辞职或停薪留职。对辞职人员，按有关规定发给一次性辞职补助金。停薪留职合同期间停发工资，停止一切福利待遇，按时向单位缴纳一定比例的养老保险金和管理费，如果不按期缴纳的，按自动离职处理。在停薪留职期间发生违法、病残等问题，单位不负任何责任。合同期满后，原单位安排有困难的，按内部待业处理，发给生活费。合同期满两个月后仍不回原单位报到，又不办理续签停薪留职合同的，作自动离职处理。

4. 离退休医务人员经卫生局批准，与原单位签订合同后从事本专业工作期间（被本系统聘用的例外），离退休金不变，但不再享受其他待遇。

5. 继续实行和完善集体单位退休人员统筹基金制度。

五、改革和完善分配激励机制

1. 实行院科两级核算和综合目标责任制。全面推行以业务量、服务质量、医德医风及科研教育等为基本内容的综合目标责任制，完善指标体系，健全考评标准和评估办法。考核结果与单位和个人分配挂钩。

2. 坚持“按劳分配”原则，积极探索有利于调动职工积极性的内部分配形式。在内部分配上，可实行结构工资或绩效工资等形式，适当拉开分配档次，体现“高技多得，优质多得，多劳多得”。内部工资制度建立后，原工资标准作为档案工资管理。

3. 县级单位有组织地开展业余服务，其纯收入的70%可分配给个人。超额劳务和业务服务的收入不计入单位奖金额，达到一定数额的，按有关规定交纳个人收入调节税。

4. 实行院长年度任期目标考核制度。根据考核得分情况，院长奖金额度由卫生局确定。

5. 设立奖励基金。基金按单位总收入的1‰比例提取，由卫生局统筹。全额预算单位和中心卫生院不低于1000元，镇乡卫生院及分院不低于300元。基金主要用于对卫生改革、业务行政管理、科研、精神文明建设等方面作出显著成绩的单位、科室、个人的奖励。

六、健全约束机制

1. 各单位在改革中必须坚持两手抓、两手硬的方针，坚持为人民服务宗旨，始终把社会效益放在第一位。

2. 建立健全内部约束和外部监督机制。如严格财务管理和审计制度；继续实施年度医德医风考核，考核结果与晋薪、晋职、奖金、评定先进和进修“五挂钩”，使干部职工有据可依，有章可循。

3. 凡发生在社会上产生恶劣影响的违法、违纪、医疗事故和行业不正之风的单位和个人，要追究单位领导和个人责任。

4. 经年度考核，对不称职的院级或中层干部，按干部管理权限予以相应的处理。

七、县直属医院、所、站、校的改革实施方案，报经县卫生局批准后实施。乡镇卫生院内部改革实施方案，经乡镇政府审查同意后报经县卫生局批准。

象山县卫生局

一九九三年九月二日

（注：此件由县人民政府　象政发〔1993〕75号批转各镇、乡政府，县府各部门）

象山县卫生局职能配置、内设机构和人员编制的方案

根据《中共宁波市委、宁波市人民政府关于象山县机构改革方案的通知》（甬党〔2001〕23号）精神，设置县卫生局。县卫生局是主管卫生工作的县政府工作部门。现提出县卫生局职能配置、内设机构和人员编制方案如下：

一、职能调整

（一）强化的职能

1. 实施卫生全行业管理职能。

2. 依法行政，加大卫生执法和行政监督职能。

3. 指导、监督、管理全县社区卫生服务职能。

4. 积极探索卫生机构体制改革。

5. 加强卫生系统行业作风建设，健全卫生人员职业道德规范。

（二）划入的职能　职业卫生监察（包括矿山卫生监察）职能，由原劳动局划入县卫生局。

（三）划出的职能　交给县药品监督管理局的药效、药检职能：

1. 监督实施国家药品管理法律、法规、规章和药品管理的地方性法规、规章职能。

2. 监督实施药品、医用生物制品和生物材料的法定标准。

3. 监督管理麻醉药品、精神药品、毒性药品和放射性药品。

4. 中药监督管理职能。

二、主要职能

根据以上职能调整，县卫生局的主要职责是：

（一）制定有关卫生行政（行业）管理的规范性文件；研究制订全县卫生事业发展的总体规划和战略目标；监督实施区域卫生规划。

（二）依法履行卫生全行业管理职能，负责管理和发布卫生信息。

（三）依法行使卫生行政监督职能，依法监督管理传染病防治和食品、职业、环境、放射、学校卫生及献血工作。

（四）贯彻预防为主方针，开展全面健康教育；组织对重大疾病的综合防治；组织调度全县的卫生技术力量，紧急处置全县重大灾情疫情、突发事件。

（五）贯彻党和国家的中医药政策和中西医并重方针，负责中医药的继承、创新及中西医结合工作。

（六）指导、监督和管理全县社区卫生服务、农村卫生服务、妇幼保健工作、实施母婴保健专项技术服务；协同有关部门做好计划生育技术服务和生殖保健服务。

（七）制订全县医学科技和教育发展规划、组织指导医学科技成果的转化、推广应用和重大医学项目的科研攻关；组织全县继续医学教育。

（八）研究指导医疗卫生机构改革；负责医疗机构的分类管理。

（九）负责对医疗质量的监督管理，建立科学的评价机制和体系；会同有关部门管理医疗机构药品招标采购工作。

（十）制订全县卫生人才发展规划，组织实施卫生技术人员资格认定的有关规定。

（十一）制订全县卫生系统的职业道德规范，加强法制教育，促进卫生行业的社会主义精神文明建设。

（十二）研究制订全县卫生经济发展战略及中长期发展规划；监管卫生系统的国有资产，协调卫生经济发展；负责全县卫生事业经费安排和专项经费调拨。

（十三）承担县爱国卫生运动委员会、县卫生保健委员会、县农村改水领导小组和县红十字会的日常工作。

（十四）负责管理全县卫生事业单位。

（十五）承办县政府交办的其他事项。

三、内设机构

根据上述职责，县卫生局设4个职能科室，即办公室、政工科、医政科、防保科。

（一）办公室　协助局领导对有关工作进行综合、协调、督办和反馈；协调局机关政务；负责局机关的文秘、机要、保密和卫生信息等行政事务；承办县人大议案、县政协提案；负责处理群众来信来访工作；制订局机关的各项工作制度；草拟全局工作计划、总结及综合性文件；负责系统及局机关的安全保卫工作；协同抓好卫生系统行风建设。

会同有关科室制订全县卫生事业发展规划；负责编制各医疗卫生单位基建设资计划，并实施基建监督；编制管理全县卫生事业经费和局机关经费，指导全县卫生财务工作；实施财务监督；负责卫生装备计划和监督管理；参与医疗机构内部药品（医疗器械）招投标工作；参与制定与管理卫生服务价格；负责全县医疗卫生单位的新建、更名、床位数的审核报批；负责全县医疗卫生单位的审计和卫生统计工作；负责协调扶贫工作。

（二）政工科　负责全县医疗卫生单位领导班子建设，负责局管干部和后备干部队伍建设；负责局属党组织建设和纪检监察工作；负责工会、共青团等工作；抓好行业作风建设和思想政治工作；制订并组织实施全县卫生人才发展规划，合理配置全县卫生人才资源；负责卫生行业专业技术职务任职资格晋升工作；负责知识分子管理和服务工作；负责离退休人员的管理和服务工作；承办劳动工资和卫技人员人事代理工作；负责卫生系统人事档案。

（三）医政科　制订全县卫生事业发展规划，指导开展区域卫生规划；按规定权限负责卫生机构的设置和规模调整的审定；负责医疗机构、医生、护士、医疗技术和医疗设备等医疗服务要素的准入管理；监督管理医疗机构的医疗质量和服务质量；负责组织医疗事故的技术鉴定；负责医疗救护、献血与输血、征兵与招生健康体检等管理工作；负责医疗机构内部药品（医疗器械）采购保管、临床应用的管理工作；依法管理全县中医药（含中西药结合）工作；指导、管理全县医学教育工作；负责全县医学重点学科建设、科技信息、科技成果与推广的管理工作；负责社区卫生服务和医疗扶贫工作。

（四）防保科　制订全县卫生监督、疾病预防控制工作规划、计划，并组织实施；指导全县卫生监督执法和疾病控制工作；依法组织实施传染病预防、食品与健康相关产品、职业、环境、放射、学校卫生等综合卫生监督执法；负责职业卫生监察（包括矿山卫生监察）工作；负责行政处罚案件初审；负责组织全县重大涉及公共卫生危害的处理；负责全县公共卫生重大疑难案件的查处工作；组织对全县突发疫情、病情实施紧急处置；监督检查用于预防传染病的菌苗、疫苗等生物制品供应、使用的管理。制订全县妇幼保健的发展规划，并组织实施；组织落实提高出生人口素质工作的规划、措施和技术标准；依法监督母婴保健专项技术的实施；与计生部门密切配合，根据各自职责，共同做好计划生育服务和生殖保健服务等工作。

四、人员编制和领导职数

县卫生局机关行政编制15名（含后勤服务人员编制），其中局长1名，副局长3名，正副科长6名。

县卫生局内设机构和编制数

单位：名

	编制分解	实有人数	可配中层职数	拟定中层职数	批准的中层职数
部门领导职数	4	4	—	—	—
办 公 室	4	5	2	2	—
政 工 科	2	3	1	1	—
医 政 科	3	4	2	2	—
防 保 科	2	3	1	1	—
合　计	15	19	6	6	—

注：内设机构原有5个，通过这次机构改革，内设机构设置4个，精简20%。

象山县卫生局

二〇〇二年三月二十八日

（资料来源：县卫生局　象卫发〔2002〕8号文件，并于2002年5月30日经县机构改革领导小组办公室批复同意）

中共象山县委　象山县人民政府
关于进一步加快发展卫生事业的实施意见
(2007年12月12日)

加快发展卫生事业是改善民生、促进社会和谐的重要内容。为切实做好我县卫生工作，不断提高人民群众的健康保障水平，促进经济社会协调发展，现就进一步加快发展我县卫生事业提出以下实施意见。

一、指导思想和主要目标

1. 指导思想。以十七大精神为指导，全面落实科学发展观，围绕创建省卫生强县目标，加快卫生体制改革创新步伐，全面加强公共卫生、农村卫生和社区卫生服务工作，进一步建立完善与我县经济社会发展水平和人民群众健康需求相适应的现代卫生服务体系，努力为群众提供安全、有效、方便、价廉的医疗卫生服务，更好地推进和谐新象山建设。

2. 主要目标。到2010年，卫生资源配置更趋合理，卫生基础设施进一步改善，人民群众健康指标和卫生服务绩效达到省内先进水平，力争建成省卫生强县。具体目标和任务是：

——居民健康水平进一步提高。全县居民人均期望寿命达到77岁，孕产妇死亡率和婴儿死亡率分别控制在12/10万和8‰以下，危害人群健康的重大传染病得到有效控制。城乡居民健康意识明显增强，良好的健康习惯逐步形成，健康知识知晓率达到80%以上，国民体质监测合格率达到85%以上。

——卫生资源配置进一步优化。全县医疗机构新增床位620张（其中，公立472张，民营148张），床位总数达到1840张。每千服务人口（指常住人口，下同）床位数2.75张，每千人口医生数1.8人，每千人口护士数1.2人。县第一人民医院、红十字台胞医院分别建成三级乙等、二级甲等综合性医院。

——公共卫生服务能力进一步加强。县级公共卫生五大体系全面建成并正常运行，社区卫生服务中心公共卫生人员配备每万服务人口3人以上，社区责任医生团队和公共卫生联络员覆盖率达100%。

——社区卫生服务水平进一步提升。社区卫生服务网络覆盖率达100%，规范化社区卫生服务机构达90%，社区卫生服务机构门诊量占医疗机构门诊总量的60%以上，居民对社区卫生服务满意率达85%以上。

——卫生队伍素质进一步提高。卫技人员本科以上学历达50%，中高级职称达45%。村级卫生人员配备符合《乡村医生从业管理条例》要求，专业技术职称均达到执业助理医师以上，并经注册取得执业资格。

——医疗保障体系进一步健全。建立多层次医疗保险体系，初步实现人人享有基本医疗保障。制订实施城镇居民基本医疗保险制度，城镇职工基本医疗保险参保人数比2006年翻一番，新型农村合作医疗参加率巩固在90%以上。

二、优化卫生资源配置

1. 制定实施卫生规划。以适应经济社会发展、满足群众医疗卫生需求为基本目标，以提供安全、有效、方便、价廉的卫生服务为基本准则，加强县级综合性医院、专科医院规划建设，原则上一个镇乡（街道）办好一个卫生服务中心，以城镇1万人口、农村2000人口左右设置一个服务站为基本要求，编制区域卫生规划与卫生设施专项规划，并积极抓好实施。

2. 加强医疗机构和卫生服务设施建设。新建县第一人民医院综合楼（急救中心、采供血点）、民办玖星妇儿医院，扩建县红十字台胞医院，迁建县爱心医院，立项建设县中医医院分院。实施第二轮农村社区卫生服务机构标准化建设，开展卫生监督分所规范化创建活动。

三、加强公共卫生体系建设

1. 建立健全突发公共卫生事件应急指挥体系。充分发挥县卫生行政部门作为处置突发公共卫生事件办事机构的职能作用，进一步加强工作协调。制订完善各类重大公共卫生事件应急预案，配备必要的专用车辆和医疗救治、现场检测等应急处置装备，加强应急处置队伍培训和演练，切实提高快速处置能力。

2. 建立健全疾病预防控制体系。加强对霍乱、艾滋病、结核病、乙肝、流行性出血热等传染病的防治，确保将甲乙类传染病发病率控制在较低水平。广泛开展大众健康教育和以社区、学校、医院、企业等场所为基础的慢性病综合防治，使心脑血管疾病、糖尿病、恶性肿瘤、慢性呼吸疾病、伤寒、精神疾病等重大慢性病综合防治工作达到新水平。开展婚前检查、农村已婚育龄妇女的妇女病检查和优生监测服务，建立以居住地为主的流动人口妇幼保健管理新模式。继续实施“母婴健康工程”，加强对孕产妇尤其是高危孕产妇的管理。

3. 健全完善卫生监督执法体系。推行卫生行政执法责任制和责任追究制，加大卫生监督执法力度。按照属地管理和权责一致的原则，促进卫生监督工作重心下移，建立和完善政府主导、部门协调、社会监督和生产经营单位自律的卫生监督管理机制。

4. 建立健全应急医疗救治体系。按照统一指挥调度、应急就近施救、合理分流转运的原则，进一步加强院前急救三级网络建设，探索建立海上急救网络。加强县级医院传染病区和感染性疾病门诊建设，规范肠道门诊、发热门诊建设。完善无偿献血志愿者招募制度，实现临床用血 100% 来自无偿献血。

5. 建立健全公共卫生监测、预警和报告信息网络体系。按照“横向到边、纵向到底”的要求，整合利用现有卫生信息网络资源，网上疫情直报率达 100%。充分利用现代信息技术，实现突发公共卫生事件、传染病疫情和健康危害因素等相关公共卫生信息数据采集、网上实时报告、预警监测、指挥调度的统一管理。

四、深化卫生事业改革

1. 深化人事制度改革。公立医疗机构要按照公开、平等、竞争、择优的原则，实行全员聘用制。合理设置岗位，明确岗位责权，实行评聘分开、绩效考核。落实基层卫技人员高级专业职称评聘政策，鼓励城区在职或退休医务人员到基层卫生机构服务。

2. 完善财务管理和收入分配制度。继续发挥卫生系统会计集中核算中心作用，加大政府对公立医疗机构的财务收支管理，严格执行收支两条线。依照控制总量、扩大内部分配自主权的原则，建立起与服务数量、工作质量和群众满意度相结合的收入分配制度，逐步缩小城乡医务人员收入差距。

3. 创新社区卫生服务模式。社区卫生服务机构要以医疗服务为主转向以公共卫生为主要内容的“六位一体”服务，要以“坐堂行医”为主转向以社区责任医生为主的上门服务、主动服务。加快村卫生室向村卫生服务站转型步伐，加强其工作人员、药品准入管理。进一步建立健全三级中医药服务体系，大力发展社区中医药服务。

4. 建立帮扶协作机制。加强上级医疗卫生单位对社区卫生服务机构的业务指导和帮扶，采取多种形式，建立资源共享、优势互补和互利共赢的合作机制。积极推进信息化建设，规范分级医疗与双向转诊制度。继续实施县级医疗机构医务人员晋升职称前到社区卫生服务机构服务的制度。象山名医、学科带头人、骨干医生每年下基层的时间不少于 15 个工作日。

5. 加强医疗机构内部管理。健全并落实医院规章和岗位责任制度，特别是首诊负责、三级查房、分级护理等 12 项医疗质量核心制度和医疗安全责任追究制度，进一步提高医疗质量。加强急诊能力建设，适时建立备班制度。进一步改善服务态度，自觉维护和充分尊重病人的知情权、选择权、隐私权，坚决杜绝生、冷、硬、顶、推现象，完善医患沟通和投诉处理制度。进一步方便病人就医，深化县级医院“一站式”便民综合服务台建设，通过优化流程，简化环节，强化考核，缩小等候、预约、报告时间。进一步完善价格公示、查询、费用清单三项制度，严格医药费用管理，杜绝不合理收费。加强药品采购监管，建立健全药品联合采购制度。

6. 加快民营医疗机构发展步伐。要大力引入市场机制，发展和培育医疗服务市场，积极支持并鼓励社会组织和个人以多种形式举办符合县域卫生规划的医疗机构，逐步形成以政府举办医疗机构为主体，民营医疗机构为补充，平等竞争、共同发展的多元办医格局，扩大医疗卫生资源供给。

五、强化卫生事业保障

1. 健全卫生事业发展领导机制。以创建省卫生强县工作为抓手，进一步健全县卫生工作领导小组，及时研究解决卫生工作中出现的重大问题。各镇乡（街道）要把加快发展医疗卫生事业作为推进和谐新象山建设的重要组成部分，摆上重要议事日程，全面落实目标管理责任。健全村（居）级工作责任制，强化督查和考核，努力形成层层抓落实的良好工作局面。县卫生、发改、财政、劳动保障、民政、国土资源、建设、规划、人事等相关部门要切实履行职责，创造齐心协力推动卫生事业改革与发展的良好社会环境。

2. 健全卫生事业财政保障制度。按照完善公共财政体系的要求，强化政府责任，加大卫生投入力度，使卫生经费增长不低于财政经常性支出的增长幅度，并逐年有所提高。

加大社区卫生服务投入。社区卫生服务机构的公共卫生服务专项资金，由县财政按每年每服务人口 15 元（包括外来人口）的标准给予补助；社区卫生服务中心公共卫生人员经费按每万服务人口配备 3 人的标准，给予全额补助；其他在编人员的养老、失业、医疗、工伤和生育保险费用给予全额补助；继续按市、县 1∶2 标准配套落实社区卫生服务机构标准化建设经费。

完善县级医疗机构经济补助政策。县级医院基本建设实行项目库制度。符合县域卫生规划的基本建设项目，由县发改部门牵头，县财政、卫生、规划等部门根据项目功能、规模及建设标准给予核定，经核定的项目建设资金纳入预算，由政府财政为主安排。在建项目补助资金原则上不少于项目总投资的 50%。对已经发生以及尚在发生债务的，运用医院节支自筹和财政奖励补助相结合的办法逐步予以消化。大型医疗仪器设备补助采取与医院检查互认相挂钩的制度（具体办法另行制定）。县级医疗机构承担的公共卫生服务，如开展传染病、慢性病监测，健康教育、免疫规划，孕产妇产前、手术病人术前艾滋病监测，绿色通道以及对无主病人等开展人道主义救助发生的医疗欠费，由政府以购买服务的方式，实行定项补助。县第一人民医院、红十字台胞医院承担医疗急救的 120 中心，其经常性经费按公共卫生机构的补助方式，由财政预算给予安排和补助。县级医院编制内在职人员，其养老、失业、医疗、工伤和生育保险费用由县财政给予全额补助；经人事部门核定的缺编聘用人员（包括医院委托物业公司签订劳动合同的），其五项保险费用按 50%给予补助。对传染病医院、精神病医院根据其提供公共卫生服务的数量和质量，按每门诊人次 15 元、每床日 30 元标准给予补助，并逐年提高。

建立卫生科研经费补助政策。加大对医疗卫生重点学科（专科）建设、重点实验室建设、科技项目研究和人才培养等经费投入力度，县财政每年安排一定的资金单列用于科研和人才培养支出，并逐步提高。

3. 健全医疗保障体系建设。按照人人享受基本医疗保障的要求，加快推进医疗保障体系建设。深化新型农村合作医疗制度，进一步完善新型农村合作医疗筹资机制、补偿机制和运行监管机制，全面推行门诊费用补偿制度。加快建立城镇居民基本医疗保险制度，积极做好城镇职工基本医疗保险工作，完善医疗救助制度，实现社会医疗保障的全覆盖。

4. 加强卫生队伍建设。强化医德医风建设，坚持以病人为中心，进一步加强医务人员职业道德建设，严厉查处损害群众利益的突出问题，树立良好的行业形象。加强卫生人才队伍建设，县级医院要围绕“培养、引进、使用”三个环节，继续实施“名医工程”和学科带头人、骨干医生选拔培养制度，推进“人才强院”战略；实施卫技人员素质提升工程，制订并落实有利于引导卫技人员、大中专毕业生向农村流动的政策，今后每年向农村输送 5 名以上大学本科生。切实抓好在职卫技人员和乡村医生的学历教育和继续教育，建成 2 个市级全科医学教育培训基地，加快实现学历正规化、执业资格规范化。

5. 营造和谐医患关系。各级各类医疗卫生机构要努力提供优质服务，积极创造和谐就医环境。要通过多种途径，大力宣传卫生系统各类先进典型，加强舆论正面引导。要成立县重大医患纠纷处置领导小组，及时处置因医患纠纷引发的严重扰乱社会稳定的重大事件，保障医患双方合法权益不受侵犯。同时，加强医患纠纷调处化解工作，保证医患纠纷的依法公正处理，努力营造和谐的医患关系。

2007 年 12 月 14 日以县委〔2007〕22 号文件印发

中共象山县委　象山县人民政府
关于深化医药卫生体制改革的实施意见

根据中共中央、国务院《关于深化医药卫生体制改革的意见》（中发〔2009〕6号）、国务院《医药卫生体制改革近期重点实施方案（2009—2011年）》（国发〔2009〕12号）、浙江省委、省政府《关于深化医药卫生体制改革的实施意见》（浙委〔2009〕81号）和宁波市委、市政府《关于深化医药卫生体制改革的实施意见》（甬党〔2009〕17号）精神，结合象山实际，现就深化医药卫生体制改革提出如下实施意见。

一、充分认识深化医药卫生体制改革的重要意义

深化医药卫生体制改革，加快医药卫生事业发展，是维护全县人民健康的一项重大民生工程，是提高人民生活质量、维护社会和谐的重要举措，是促进经济社会全面协调可持续发展的必然要求，是全面建设小康社会所面临的一项艰巨而紧迫的任务。

近年来，我县积极贯彻落实国家和省市有关精神，着眼于人人享有基本医疗卫生服务，大力发展医药卫生事业。覆盖城乡居民的基本医疗保障体系基本建立，保障水平不断提高；公共卫生服务体系基本健全，内容不断丰富；覆盖城乡的社区卫生服务体系基本建成，均等化不断推进；药品流通体系逐步健全，廉价药物制度不断完善，为深化我县医药卫生体制改革奠定了良好基础。但同时也应该看到，我县医药卫生事业与居民医疗保健需求还有差距，人民群众“看病难、看病贵”问题尚未得到根本解决，医疗卫生资源供给不足，城乡医疗卫生事业发展不平衡，药品流通秩序不够规范，医院管理体制和运行机制不完善，医学科技与人才队伍建设相对滞后。目前我县正处于城市化、工业化的关键时期，将面临人口老龄化、疾病谱变化、生态环境恶化、流动人口急剧增加和人民群众健康需求日益增长等各方面的挑战，医药卫生事业发展任务艰巨。

深化医药卫生体制改革难度大、涉及面广，是一项复杂的社会系统工程。我们要充分认识深化医药卫生体制改革的重要性、紧迫性、长期性和艰巨性，明确方向、坚定信心、稳步实施、统筹推进，确保改革顺利进行。

二、深化医药卫生体制改革的指导思想、基本原则和总体目标

（一）指导思想

以邓小平理论和“三个代表”重要思想为指导，深入贯彻落实科学发展观，着眼于实现人人享有基本医疗卫生服务，着重解决人民群众最关心、最直接、最现实的关键问题，坚持公共医疗卫生的公益性质，坚持预防为主、以农村为重点、中西医并重的方针，实行政事分开、管办分开、医药分开、营利性和非营利性分开，强化政府责任和投入，加强监督管理，创新体制机制，鼓励社会参与，率先建成覆盖城乡居民的基本医疗卫生制度，不断提高全县人民健康水平，全面加快和谐新象山建设步伐。

（二）基本原则

——因地制宜、需求主导。立足象山县情，以满足日益增长的居民医疗保健需求为根本出发点，以保障居民健康权益为中心，从卫生事业发展的内在规律出发，建立有象山特色的医疗卫生服务体系。

——注重公平、兼顾效率。坚持基本医疗卫生制度的公益性质，强化政府主体作用，加大投入，保障基本医疗卫生服务的公平性与可及性。发挥市场机制作用，鼓励社会参与，促进有序竞争，提高医疗卫生机构运行效率和服务水平，满足群众多层次、多样化的医疗需求。

——统筹兼顾、远近结合。统筹城乡发展，着力推进基本医疗卫生服务均等化；统筹供需各方利益，正确处理政府、卫生机构、医药企业、医务人员和人民群众之间的关系；统筹医药卫生四大体系建设，协调推进各项重点工作任务。既着眼长远，创新体制机制，又立足当前，着力解决医药卫生事业中的突出问题，实现医药卫生事业与经济社会发展大局相协调。

——强化基础、重点突破。夯实基础、强化基层、确保基本，加强基层薄弱环节建设，健全基本医疗卫生服务体系；重点突破瓶颈制约和关键环节，确保全县深化医药卫生体制改革顺利推进。

——加强改革、创新机制。探索定项补助与绩效奖励相结合的社区卫生服务站（含村卫生室，下同）补助机制、与绩效挂钩的社区卫生服务中心（含乡镇卫生院，下同）政府补偿机制；县级医院与社区卫生服务机构之间探索建立平等互惠的协作机制；积极探索政事分开、管办分开的有效形式，完善医院法人治理结构；鼓励创新，推动各医疗卫生单位结合各自特点进行改革试点。

（三）总体目标

建立健全覆盖城乡居民的基本医疗卫生制度，为群众提供安全、有效、方便、价廉的医疗卫生服务。

2020 年前，率先建立覆盖城乡居民的基本医疗卫生制度。建立比较完善的公共卫生服务体系和医疗服务体系，比较健全的医疗保障体系，比较规范的药品供应保障体系，比较科学的医疗卫生机构管理体制和运行机制，形成多元办医格局，人人享有基本医疗卫生服务，基本适应群众多层次的医疗卫生需求，人民群众健康水平进一步提高。

到 2011 年，基本医疗保障制度全面覆盖全县城乡居民，基本药物制度有效实施，城乡基层医疗卫生服务体系进一步健全，基本公共卫生服务全面普及，公立医疗机构改革试点取得突破，基本医疗卫生服务可及性明显提高，有效减轻居民就医负担，切实缓解“看病难、看病贵”问题。两年内，实现以下目标：

促进全民健康：全县人均期望寿命达到 77 岁以上，5 岁以下儿童死亡率控制在 8‰以下，孕产妇死亡率控制在 12/10 万以下。

减轻群众负担：增加政府投入，规范医疗服务行为，降低药品价格，控制医药费用不合理增长，提高医疗保障水平，居民有效个人现金卫生支出占卫生总费用比例控制在 40%左右。

提高服务效率：改善医院服务流程，缩短挂号、取药、候诊时间，病床使用率控制在合理水平，平均住院床日控制在 11 天之内。

保障卫生公平：全县城镇职工基本医疗保险、城镇居民基本医疗保险、新型农村合作医疗覆盖率达到 90%以上。完善城区 10 分钟、农村 20 分钟医疗卫生服务圈，社区卫生服务中心规范化建设达标率 90%以上。

增加有效供给：全县每千人执业医师数达到 2.0 人以上、每千人注册护士数达到 1.5 人以上、每千人医疗机构床位数达到 3.0 张以上。全县创建三级乙等综合性医院一家。

三、完善医药卫生四大体系

（一）全面加强公共卫生服务体系建设 明确公共卫生服务范围。不断调整充实我县公共卫生服务项目和内容，健全公共卫生服务规范。

完善公共卫生服务网络。继续加强卫生应急、疾病预防控制、医疗急救、采供血、卫生监督、妇幼保健、健康教育、精神卫生和计划生育等服务体系建设，完善公共卫生管理体制和运行机制，健全以社区卫生服务机构为基础的公共卫生服务网络。

提高公共卫生服务水平。增强公共卫生专业队伍的技术水平和技术储备，加强对严重威胁居民健康的传染病、慢性病、地方病、职业病、出生缺陷与残疾等疾病的监测与防控，提高突发公共卫生事件应急处置和救治能力。加强健康促进与教育，强化卫生监督服务管理，开展爱国卫生运动。

（二）进一步完善医疗服务体系　加强医疗卫生服务体系建设。构筑以县级医疗卫生机构为龙头，以社区卫生服务中心和社区卫生服务站为基础的医疗卫生服务网络。实现一家综合性医院达到三级乙等目标，每个镇（乡、街道）原则上拥有一家由政府举办的社区卫生服务中心，每个中心村设置一个社区卫生服务站，对社区卫生服务站辐射不到或居住分散、交通不便的行政村设村卫生室，对地处偏僻、人口稀少的行政村可设置固定地点的巡回医疗点。按照政府主导、统一标准、城乡一体原则，在继续完善社区卫生服务中心规范化建设基础上，重点加强社区卫生服务站网底建设。县、镇（乡、街道）两级政府作为医疗卫生服务体系的建设主体，应切实履行职责。

加强县级医疗机构建设。进行县级医疗机构资源整合，优化空间布局，创新与基层医疗服务机构的合作模式，提供优质的医疗卫生服务。

建立县级医院、社区卫生服务机构之间的分工协作机制。县级医院作为县域医疗中心，主要负责基本医疗及危重急症病人的抢救，并承担对社区卫生服务机构的技术指导和业务培训；社区卫生服务中心负责提供公共卫生、基本医疗、慢性病管理和康复等综合服务；社区卫生服务站主要承担适宜的公共卫生及常见病、多发病的初级诊治和转诊服务。强化各级各类医疗卫生机构之间的信息互通、资源共享和协调互动，逐步实现社区首诊、分级医疗和双向转诊。

扶持和促进中医药事业发展。制订完善中医药发展政策，促进中医药继承和创新，不断增强中医药特色优势。全面加强中医药服务体系建设，举办好现有的中医医院，深入实施培养名医、创建名科、建设名院的中医“三名”工程；进一步健全社区中医药服务网络，大力推广应用中医药适宜技术，扎实推进中医药进农村、进家庭、进社区的“三进”工程。

（三）加快完善医疗保障体系　完善以基本医疗保障为主体，其他多种形式补充医疗保险和商业健康保险为补充，覆盖城乡居民的多层次医疗保障体系。

完善覆盖城乡居民的基本医疗保障体系。城镇职工、城镇居民基本医疗保险、新型农村合作医疗和城乡医疗救助共同组成基本医疗保障体系。坚持广覆盖、保基本、可持续的原则，健全政府、单位、家庭和个人责任明确、分担合理的多渠道筹资机制，以大病保障为重点，进一步完善门诊统筹制度，稳步提高保障水平。完善城镇职工、城镇居民基本医疗保险、新型农村合作医疗和城乡医疗救助制度，逐步形成政策相互衔接、关系转移顺畅、费用结算便捷的基本医疗保障体系，积极探索统筹管理、城乡一体、多层次的基本医疗保障制度。

鼓励医疗互助和商业健康保险发展。支持工会等社会团体开展多种形式的医疗互助，引导各类组织和个人发展社会慈善医疗救助，鼓励企业和个人通过参加商业保险及多种形式的补充保险解决基本医疗保障之外的需求。

（四）建立健全药品供应保障体系　实施基本药物制度。建立基本药物的配送制度和配备规范，城乡基层医疗卫生机构应全部配备、使用基本药物，其他各类医疗机构要将基本药物作为首选药物并确定使用比例，规范基本药物使用。基本药物全部纳入基本医疗保障药物报销目录，报销比例明显高于非基本药物。

加强药品生产供应保障。规范生产流通秩序，发展药品现代物流和连锁经营。建立便民惠农的农村药品供应网，完善药品储备制度。加强药品不良反应监测，建立药品安全预警和应急处置机制。

四、改革创新医药卫生体制机制

（一）建立协调统一的医药卫生管理体制　实施属地化和全行业管理，所有医疗卫生机构均由卫生行政部门统一规划、准入、监管。强化区域卫生规划对医疗机构数量、规模、布局和功能的刚性约束，优先发展公共卫生和基本医疗服务。科学规划大型医疗设备配置，加强审批管理，鼓励共建共享。推进公立医院管理体制改革，强化公益性质，创新运营机制，落实独立法人地位。完善基本医疗保障管理体制，逐步提高统筹层次，实现城乡基本医疗保障管理体制的统一。

（二）探索建立医疗机构人、财、物管理新体制　按照“优化配置、功能共享、提升效率”原则，通过机构整合、委托管理等方式，建立机构延伸、分片包干、服务覆盖的县—镇（乡）—村基层医疗机构运作机制，探索建立县域内医务人员双向流动机制，统筹配置县域医疗卫生资源。探索社区卫生服务机构与市、县级医院的双向合作机制，重点推进双向转诊和医务人员互派，把双向合作列入对县级医院的考核内容，并与财政补助相挂钩。继续推进乡村卫生机构一体化管理，积极探索分级负责的医疗卫生管理新体制和绩效考评机制。继续开展“规范化社区卫生服务中心”和“星级社区卫生服务站”的评选活动。

（三）建立高效规范的医药卫生机构运行机制　专业公共卫生机构收支全部纳入预算管理，合理确定人员编制、工资水平和经费标准。严格界定医疗卫生机构服务功能，完善医疗卫生机构补偿政策，探索实行收支两条线管理。建立健全公立医院法人治理结构，明确所有者和管理者责权，完善补偿政策，经费来源逐步转向医疗服务收费和财政补助，严格预算管理，加强财务监管和运行监督。严格核定各类公立医疗机构人员编制，建立以服务质量和服务数量为核心、以岗位责任与绩效为基础的考核和激励制度。健全医疗保险经办机构运行机制，制定与服务人数相适应的经办机构人员配置标准。在确保基金安全前提下，提倡以政府购买服务方式，鼓励和支持委托有资质的商业保险机构经办各类医疗保障管理服务。

（四）建立政府主导的多元卫生投入机制　公共卫生服务主要由政府提供，基本医疗服务由政府、社会和个人三方合理分担费用，特需医疗服务由个人付费或通过商业健康保险支付。

完善政府投入机制，政府承担卫生投入主要责任。完善政府公共卫生投入机制，专业公共卫生服务机构的人员经费、发展建设和业务经费纳入政府预算安排。逐步提高公共卫生经费补助标准。完善政府对医疗卫生机构的投入机制，政府负责社区卫生服务中心（站）基本建设经费、设备采购经费、人员经费和承担的公共卫生服务业务经费。采取政府直接举办、鼓励社会力量兴办等多种形式推进村卫生室建设。对社区卫生服务机构可采取定项补助和绩效奖励相结合的方式给予补助，对乡村医生承担的公共卫生服务等任务给予合理补助。落实公立医院补助政策，对公立医院的基本建设和设备购置、重点学科发展、符合政策规定的离退休人员费用、政策性亏损和承担的公共卫生服务任务等给予专项补助。对医疗机构实施基本药物制度后减少的收入给予补助。逐步建立医疗机构的绩效考核机制，根据考核结果给予补助。加大政府对中医药事业的扶持力度。政府加大投入巩固完善新型农村合作医疗、城镇居民基本医疗保险、城镇职工基本医疗保险和城乡医疗救助制度，保证相关经办机构人员编制和工作经费。

完善社会资本发展医疗卫生事业政策，鼓励社会资本依法兴办各种形式的医疗机构。明确公立医疗机构定位，建立非公立医疗机构良性发展机制，推动医疗卫生服务外包，引导社会资本参与部分公立医院改制重组试点，适度降低公立医疗机构比重，形成投资主体多元化、投资方式多样化的办医体制，形成公立医院与非公立医院相互促进、共同发展的格局。大力发展医疗慈善事业。

（五）建立科学合理的医药价格形成机制　规范医疗服务价格管理。对非营利性医疗机构提供的基本医疗服务实行政府指导价，其余由医疗机构自主定价。探索按病种收费等改革，开展收取药事服务费试点。完善药品销售差别加价政策，做好国家基本药物制度实施工作。建立科学合理的药械价格形成机制，加强医用耗材及植（介）入类医疗器械流通和使用环节价格的控制和管理。健全医药价格监测体系，积极探索建立医疗保险机构与医疗机构、药品及医用材料供应商的谈判机制。

（六）建立严格有效的医药卫生监管体制　加强医疗卫生服务行为和质量监管，完善医疗卫生服务标准和质量评价体系，严格实施统一的疾病诊疗规范，健全医疗卫生服务质量监测网络，建立卫生执法责任制，重点加强社会公共卫生监管。加强对医疗保险经办、基金管理使用等环节的监管，强化医疗保障对医疗服务的监控作用，完善按服务单元付费方式，探索实行按病种付费、总额预付等方式，建立激励与惩戒并重的有效约束机制。加强商业健康保险监管。加强对药品研究、生产、流通、使用、价格和广告的监管，落实药品生产质量管理规范，严格实施药品经营管理规范，加大药品不良反应监测和重点品种的监督抽验力度，健全农村药品监督网，规范药品临床使用。建立信息公开、社会多方参与的监管制度，加强行业自律和医德医风建设，坚决纠正医药购销领域和医疗服务中的不正之风。

（七）建立可持续发展的人才保障机制和医药卫生科技创新机制　重点加强公共卫生、农村卫生、社区卫生专业技术人员培养，采取免费定向培养等方式培养基层医疗卫生人才，鼓励优秀卫生人才到基层、相对欠发达地区服务，对长期在基层工作的卫生技术人员在职称晋升、业务培训、待遇政策等方面给予倾斜。加强全科医学教育和在岗培训，深入实施基层卫技人员素质提升工程，尽快实现基层医疗卫生机构都有合格的全科医生。加强高层次卫生人才、中医药人才和护理队伍建设，完善住院医师规范化培训制度，研究探索注册医师多点执业。加大医学教育投入，提高医学教育质量。加强医德医风建设，完善医疗纠纷处理机制，增进医患沟通，优化医务人员执业环境和条件，保护医务人员的合法权益，构建健康和谐的医患关系。

（八）建立实用共享的医药卫生信息系统　完善以疾病控制网络为主体的公共卫生信息系统，提高预测预警和分析报告能力；以建立居民电子动态健康档案为重点，构建城乡社区卫生信息平台；推进医院管理信息化建设和结构化电子病历应用；发展远程医疗，加强与县外高端医疗机构的合作；加强城镇职工、城镇居民基本医疗保险、新型农村合作医疗和医疗救助信息系统建设；完善药品监管、检验检测、不良反应监测信息网络，建立基本药物供求信息系统。

（九）依法实施医药卫生法律制度　严格依法行政，积极推进普法工作，增强政府和有关部门依法行政的意识，提高运用法律手段发展和管理医药卫生事业的能力。

五、2010~2011 年重点改革任务

（一）加快推进基本医疗保障制度建设　进一步扩大基本医疗保障覆盖面。以城镇非公有制经济组织从业人员、灵活就业人员和外来务工人员参加城镇职工医保为重点，扩大城镇职工医保覆盖面，2010 年达到 90%。以学生为重点，扩大城镇居民医保覆盖面，2011 年达到 90%以上。新农合参合率每年稳定在 90%以上。政府对符合就业促进法规定的就业困难人员参加城镇职工医保的参保费用给予补助。灵活就业人员自愿选择参加城镇职工医保或城镇居民医保。完善外来务工人员基本医疗保险政策。签订劳动合同并与企业建立稳定劳动关系的外来务工人员，纳入城镇职工基本医疗保险制度。

提高基本医疗保障水平。逐步提高城镇居民医保和新型农村合作医疗筹资标准和保障水平。2010年各级财政对城镇居民医保补助提高到人均210元以上，对新型农村合作医疗补助提高到人均180元以上，2011年各级财政对城镇居民医保补助提高到人均230元以上，对新型农村合作医疗补助提高到人均200元以上，并适当提高个人缴费标准。城镇居民医保最高支付限额提高到当地居民可支配收入的6倍左右，新型农村合作医疗最高支付限额提高到当地农民人均纯收入的6倍以上。开展基本医疗保障起付线以下、封顶线以上的商业补充保险。两年内，城镇职工医保对政策范围内的住院和门诊大病费用报销比例稳定在81%以上，城镇居民医保对政策范围内的住院和门诊大病费用报销比例达到60%，新型农村合作医疗对政策范围内的住院费用补偿水平达到40%以上、门诊费用补偿水平达到30%以上。提高参保（合）人员在城乡社区卫生服务机构就诊的医疗费用报销比例，充分发挥城乡社区卫生资源的作用。

规范基本医疗保障基金管理。各类医保基金要坚持以收定支、收支平衡、略有结余的原则，合理控制城镇职工医保基金、城镇居民医保基金的年度结余和累计结余，要根据基金的收支情况，适时调整医疗保障水平和筹资水平。新型农村合作医疗统筹基金当年结余率原则上控制在10%以内，累计结余不超过当年统筹基金的25%。

完善城乡医疗救助制度。整合救助资源，简化救助资金审批发放程序。建立完善门诊救助、医中救助和二次救助制度。资助城乡低保家庭成员、五保户参加城镇居民基本医疗保险或新型农村合作医疗，逐步提高对经济困难家庭成员自负医疗费用的补助标准。加大贫困孕产妇住院分娩救助力度。当年医疗救助资金结余原则上不超过10%。

提高基本医疗保障管理服务水平。优化成本费用控制机制，简化参加新农合的农民到县域外就医的转诊手续；完善基本医疗保险关系转移接续办法，妥善解决流动就业人员基本医疗保障关系跨制度、跨地区转移接续问题。到2010年在全县范围内实现定点医疗机构就诊“一卡通”，到2011年，探索建立宁波市级医院异地结报机制，逐步形成政策相衔接、关系转移顺畅、费用结算便捷的城乡一体化的基本医疗保障体系。

（二）分步实施基本药物制度　全面落实国家基本药物制度。2010年，建立和完善医疗卫生单位使用基本药物考核机制，倡导医疗机构使用低价药品和基本药物目录药品，降低医疗费用。到2011年，实现政府举办的基层医疗机构全部配备和使用基本药物，并按统一采购零差价销售，其他医疗机构必须按规定优先使用基本药物。完善政府举办医疗卫生机构补偿机制，落实财政补助政策，与基本药物零差率销售政策衔接一致，实行绩效工资。基本药物全部纳入基本医疗保障药品报销目录，报销比例明显高于非基本药物。认真执行基本药物配送制，加强药品质量监管。

（三）健全医疗卫生服务体系　加强医疗卫生机构建设。加强县级医院建设，推进县第一人民医院感染病区新建和行政楼改建急救中心项目、红十字台胞医院迁建工程、县中医医院迁建工程。建成比较完善的基层医疗卫生服务体系，加快推进乡镇卫生院基础设施建设，实施鹤浦中心卫生院迁建、西周中心卫生院、爵溪街道卫生院、大徐卫生院、茅洋卫生院改扩建工程。继续做好规范化社区卫生服务站建设，迁建新桥卫生院东溪社区卫生服务站。新建丹城社区卫生服务中心公共卫生服务综合楼，继续创建规范化社区卫生服务中心，到2011年，全县规范化建设达标率达到90%以上，全面提升社区卫生服务机构综合服务能力。

加强医疗卫生队伍建设。编制实施医疗卫生队伍建设规划。科学核定医疗卫生机构人员编制，所增编制重点向社区卫生服务中心和社区卫生服务站倾斜。制定实施医疗卫生机构高校毕业生招聘计划和免费定向委培计划，到2011年，招聘高校医学毕业生100名，经培训后充实到社区卫生服务中心；定向培养农村社区医生10名。加强基层医疗卫生人才在职培训，每年培训全科医生50名以上，培训社区护士30名以上，确保基层卫技人员素质，提升社区责任团队综合服务能力。完善县级医院对口支援农村、社区制度，落实县级医院和疾控机构医生晋升高级职称前到基层服务一年的政策。加强各级医疗卫生机构卫技人员双向交流，建立县—镇（乡、街道）公共卫生纵向业务指导工作机制。

（四）促进基本公共卫生服务均等化　推进基本公共卫生服务覆盖城乡居民。积极实施国家、省基本公共卫生服务项目，逐步提高人均公共卫生服务经费补助标准，提升服务质量，缩小城乡居民基本公共卫生服务差距。免费向城乡居民提供建立健康档案、健康教育、预防接种、重点疾病社区管理、儿童保健、新生儿疾病筛查、孕产妇保健、老年人保健、传染病防治和社区公共卫生安全等9类基本公共卫生服务。加强流动人口和社区公共卫生服务与管理。

实施重大公共卫生服务项目。继续组织实施艾滋病、结核病、地方病等重大疾病防控和国家免疫规划、血液安全、农村改水改厕等重大公共卫生项目。新增重性精神病管理治疗、免费婚前医学检测、免费孕前优生检测、农村孕妇住院分娩补助、孕产妇产前筛查、农村妇女乳腺癌和宫颈癌检查、农村孕产妇和孕早期免费补叶酸、贫困白内障患者免费复明手术等项目。

加强公共卫生服务能力建设。改善专业公共卫生机构的设施条件，重点加强卫生监督、采供血、应急救援、精神卫生、传染病救治等机构基本建设，努力提高基本预防控制和卫生监督机构装备水平。加强重大传染病以及突发公共卫生事件预测预警和应急处置、救援装备配备，建成全县公共卫生应急储备库。加强应急指挥系统建设，建立健全急救分中心、乡镇中心卫生院急救分站、乡镇卫生院急救点三级急救网络体系，基础设施、技术装备、人员配置达到国家规定标准；建立120信息调度中心，人员配备按有关规定独立编制并给予全额补助。积极推广和应用中医药预防保健方法和技术。

保障公共卫生服务经费。保障专业公共卫生服务机构人员经费、发展建设经费、公用经费和业务经费，在现有基础上逐年提高补助标准。加大财政投入，健全公共卫生机构财政补偿机制。落实基层卫技人员和特殊岗位人员的待遇政策。提高公共卫生服务经费标准，2010年人均基本公共卫生服务项目经费达到25元，根据绩效考核结果予以补助。社区卫生服务中心公共卫生人员经费按每万服务人口配备3人的标准，给予全额补助。重大公共卫生项目所需经费实行定项补助。逐步提高城乡居民健康体检经费标准。

（五）稳步推进公立医院改革试点　完善公立医院管理体制。公立医院要坚持维护公益性和社会效益原则。探索公立医院法人治理结构，探索建立公立医院现代管理制度、科学的绩效评估体系，形成决策、实施和监督相互制约的有效机制。加强医疗机构品牌建设和品牌经营，整合卫生资源，提升管理水平，优化服务品质。

改革公立医院运行机制。全面落实政府投入政策，适当提高医疗技术服务价格，逐步改革以药补医机制。推进人事分配制度改革，建立以服务质量和岗位工作量为核心的岗位工资制度。将人员绩效薪酬与岗位技术差别、工作质量、劳动强度、服务成本和社会效益相结合，形成有激励、有约束、有竞争、有活力的运行机制。完善医务人员职称评定制度。强化医疗服务质量管理，优化服务流程，规范公立医院临床检查、诊断、治疗、使用药物和植（介）入类医疗器械行为，优先使用基本药物和适宜技术。

改革公立医院监管机制。探索建立由卫生行政部门、医疗保险机构、社会评估机构、群众代表和专家参与的公立医院质量监管和绩效评估制度。严格医院预算和收支管理，加强成本核算和控制。全面推行医院信息公开制度，接受社会监督。

加快形成多元化办医格局。鼓励民营资本举办各类医疗机构。民营医疗机构在医保定点、科研立项、职称评定和继续教育等方面与公立医院享受同等待遇；对其在服务准入、监督管理等方面一视同仁。

六、切实加强领导，扎实推进医药卫生体制改革

（一）加强组织领导　全县各地各部门要充分认识深化医药卫生体制改革的重要性、紧迫性和艰巨性，把这项改革作为改善民生、促进经济平稳较快发展、保证社会和谐的大事来抓。县深化医药卫生体制改革领导小组统筹实施全县深化医药卫生体制改革工作；审议本县深化医药卫生体制改革的重大政策措施；组织推动本县深化医药卫生体制改革工作，提出目标任务、政策措施以及资金筹措的草案，供县委县政府决策；统筹协调深化医药卫生体制改革工作中的重大问题。县深化医药卫生体制改革领导小组办公室承担领导小组的日常工作。各有关部门要认真履行职责，密切配合，形成合力，确保各项改革顺利推进。医改年度分解任务，由县政府专项督查。

（二）加大投入保障　资金投入是保证医药卫生改革顺利推进、实现改革目标的关键。要认真落实本意见提出的各项卫生投入政策，积极调整支出结构，转变投入机制，改革补偿办法，切实保障改革所需各项资金投入，政府卫生投入增长幅度要高于经常性财政支出的增长幅度，使政府卫生投入占经常性财政支出比重逐步提高，鼓励社会资本采用多种形式参与医疗卫生服务体系建设。加强监督管理，提高资金使用效益。

（三）积极开展试点　深化医药卫生体制改革涉及面广，情况复杂、任务重，要坚持试点先行、鼓励探索、积极稳妥、逐步推开的原则。鼓励有关医院按照国家、省、市、县提出的原则要求，因地制宜地开展多种形式的改革试点，积累经验，稳步推进。

（四）加强宣传引导　深化医药卫生体制改革是一项保障和改善民生的长期任务，需要社会各界的理解、支持和参与。要坚持正确的舆论导向，采取易懂、生动、形象的方式，广泛宣传改革的重要意义、目标、任务和主要措施，回答群众关心的问题，合理引导社会预期。要系统制定宣传方案，及时总结、宣传改革经验，为深化改革营造良好的社会舆论环境。

2010 年 3 月 16 日以县委〔2010〕8 号文件印发

象山县社区卫生服务机构一体化管理实施办法

为深化我县医药卫生事业改革，促进城乡卫生事业持续发展，根据国家、省、市医改有关文件精神和省政府《关于加快发展城乡社区卫生服务的意见》（浙政发〔2007〕35 号）文件要求，结合我县实际，现就实行社区卫生服务机构（包括社区卫生服务中心、站、村卫生室）一体化管理提出如下实施办法。

一、指导思想　以党的十七大精神为指导，全面贯彻落实科学发展观，以满足社区卫生服务需求为导向，以提高人民群众健康水平为重点，通过实行社区卫生服务机构一体化管理，优化卫生资源配置，建立规范化的社区卫生服务站（以下简称服务站，村卫生室），为群众提供优质、高效、价廉、便捷的基本医疗和公共卫生服务。

二、工作目标　按照《浙江省城乡社区卫生服务机构管理办法（试行）》文件要求，科学规划，合理设置服务站（村卫生室），通过新建一批、改建一批、提升一批的办法，逐步完成现有服务站（村卫生室）的规范化建设。通过三年努力，全县服务站（村卫生室）实行一体化管理率达到90%以上。

三、服务站（村卫生室）的性质 一体化管理的服务站（村卫生室）坚持以公有制为主导的原则，是集预防、医疗、保健、健康教育、康复、计划生育指导“六位一体”功能，开展基本医疗和公共卫生服务的基层阵地。一体化管理的服务站（村卫生室）按照多元投入机制，由镇、村两级负责基本建设，社区卫生服务中心负责指导管理，县卫生局负责统筹协调。一体化管理的服务站（村卫生室）产权实行多元化管理。

四、实行“四制六统一”管理制度 社区卫生服务中心对各服务站（村卫生室）实行“四制六统一”的一体化管理，“四制”即人员聘用制、结构工资制、社会保障制、“专家”巡诊制，“六统一”即机构统一规划设置、人员统一调配使用、药品统一采购配送、财务统一建账核算、业务统一管理考核、信息统一交换利用。

（一）四制

1. 人员聘用制：一体化管理的服务站（村卫生室）所有工作人员实行聘用制，签订劳动合同。从具有执业资格的社区卫生服务中心、服务站、村卫生室及其他社会举办医疗机构医务人员中择优聘用，对自愿参加一体化管理的原服务站（村卫生室）合格人员优先聘用。

2. 结构工资制：一体化管理的服务站（村卫生室）所有工作人员实行基础工资和考核工资相结合的工资制度。

3. 社会保障制：一体化管理的服务站（村卫生室）工作人员统一按照《劳动法》有关规定实行社会保障制。

4. “专家”巡诊制：组织县、镇两级副高以上人员到社区卫生服务机构进行业务指导和上门服务。

（二）六统一

1. 机构统一规划设置：镇（乡）、街道根据上级卫生行政部门的要求，统一一体化管理的服务站（村卫生室）的房屋、设备、设施、标识等建设标准。改建的服务站（村卫生室），基本满足医疗功能用房要求；新建的服务站（村卫生室），建筑面积力争达到150平方米左右。同时对内部工作制度、人员职责、服务标准、工作规范等实施统一管理，定期组织考核和督查。

2. 人员统一调配使用：建立灵活多样、有利于调动积极性的用人机制。镇（乡）、街道辖区内社区责任医生由社区卫生服务中心统一指导调配，严把用人关，杜绝非卫生技术人员进入。

3. 药品统一采购配送：一体化管理的服务站（村卫生室）所需药品及医用耗材等由社区卫生服务中心统一采购，基本药物实行零差率销售。建立药品和卫生耗材的进、销、存制度。

4. 财务统一建账核算：统一由社区卫生服务中心建立财务账目；统一建立财务管理制度；统一财务会计科目和收支账目，设立财务收支明细账、固定资产明细账、药品进销明细账等账目；分站（室）核算，做到收款有单据，收支有明细。

5. 业务统一管理考核：一体化管理的服务站（村卫生室）在各有关部门的统一指导下，严格执行各项医疗工作制度和技术操作规程，做到看病有登记、用药有处分、收费有发票、转诊有记录；认真实施公共卫生服务项目，项目完成率达到规定要求。

6. 信息统一交换利用：全县一体化管理的服务站（村卫生室）建立统一的医疗诊治、药品进销、收费收据、业务收支、健康档案、数据报表、公共卫生管理等信息工作管理平台。

五、实施步骤

（一）分步推广阶段（2010年10月至2011年12月31日）：重新编制《象山县社区卫生服务机构设置规划》。出台《象山县社区卫生服务机构工作人员管理办法》，分步开展一体化改革工作。对实施一体化管理的服务站（村卫生室）进行全面清产核资，界定各类资产产权归属，落实设置服务站（村卫生室）的资金投入；确定人员聘任工作方案。每年年底，对新（改）建的服务站（村卫生室）进行评估验收，经验收合格后给予一次性补助。

（二）总结提高阶段（2012年1月1日至2013年12月31日）：各镇（乡）、街道认真总结上报社区卫生服务机构一体化管理工作取得的成效，及时组织推广实施过程中的一些好做法、好经验，不断推动该项工作深入发展。

六、实行一体化管理的有关要求

（一）统一思想，加强领导。社区卫生服务是农村公共卫生的重要组成部分，各镇（乡）、街道要切实加强对社区卫生服务工作的领导，将发展农村社区卫生服务纳入本地农村经济、社会发展总体规划，作为农村社区发展的主要内容，提上重要议事日程，认真组织实施。县政府将进一步完善对镇（乡）、街道的责任制考核，明确责任，狠抓落实，确保进度。县深化医药卫生体制改革领导小组主要负责研究一体化管理实施方案，确定实施步骤，协调、解决重大事项等。

（二）科学规划，合理设置。县卫生局要按照“居民出行二十分钟到达服务站（村卫生室）”的要求，结合各镇（乡）、街道实际，重新进行规划，以整合资源，提高效益。对居住人口稀少、经济相对落后的村（社区），以及村落集中的可以联合建站（卫生室）；对地处偏僻、居住人口稀少的行政村要开展巡回医疗。

（三）部门配合，共同参与。社区卫生服务面广、难度大，各有关部门要大力支持，密切配合。县发展改革局要把社区卫生设施建设纳入城乡一体化发展规划，做好社区卫生服务项目收费价格的审批和监督工作；县财政局要为社区卫生服务机构一体化工作的实施加大财政支持力度，并加强对社区卫生服务机构的财务监管；县卫生局要切实转变职能，加强行业管理，制定一体化管理规范，推进社区服务的标准化、规范化、科学化管理，将一体化管理的服务站纳入新型农村合作医疗门诊报销范围；县国土资源局要把社区卫生服务机构建设用地列入农村用地统一规划，协助解决建设用地和办理有关减免手续；县食品药品监管局要加强对药品市场的监督和管理，规范药品流通市场秩序，确保群众用药安全；县民政局要把社区卫生服务作为社区建设的重要内容抓实抓好；县人事局（县编办）要做好社区卫生服务中心工作人员编制核定、职称晋升和人员流动等工作；县劳动保障局要做好社区责任医生的社会保障等工作；县人口计生局、县残联要加强社区卫生服务的资源共享工作。

（四）加大投入，政策引导。切实加大对社区卫生服务的投入，对社区卫生服务机构基本建设、人员保障、承担的公共卫生工作等经费由县、镇（乡）两级政府进行补助。对2013年12月底前经验收合格，用房面积达到150平方米的一体化管理的服务站（村卫生室），县政府一次性奖励10万元；用房面积达到120平方米的一体化管理的服务站（村卫生室），一次性奖励8万元；用房面积达到80平方米的一体化管理的服务站（村卫生室），一次性奖励5万元。各镇（乡）、街道和村根据财力做好资金保障和配套工作。

象山县人民政府办公室

2010年10月18日以象政办发〔2010〕186号文件印发

象山县创建省卫生强县实施意见

为进一步加快我县卫生事业发展，切实保障人民群众日益增长的医疗卫生服务需求，提高人民群众健康水平，根据省政府《关于浙江省卫生强市卫生强县考核办法（试行）》（浙政发〔2007〕69号）和宁波市人民政府《关于印发宁波市卫生强市建设实施意见的通知》（甬政发〔2009〕53号）文件精神，经县政府研究，决定开展省卫生强县创建工作，现提出如下实施意见。

一、指导思想

以“三个代表”重要思想和科学发展观为指导，以满足人民群众基本医疗卫生保健需求为目标，以“政府领导，部门负责，社会参与”为原则，以网络建设和内涵建设为重点，以创建卫生强县为载体，建立健全卫生强县推进机制，促进我县卫生事业全面协调可持续发展，缓解群众看病难、看病贵问题，切实保障全县人民的健康权益。

二、基本原则

——坚持以人为本的原则。卫生事业发展的出发点和最终落脚点是保障人民群众的健康权益。衡量卫生强县创建成效的最终标准是人民群众的健康素质和健康水平有效提升。

——坚持统筹兼顾的原则。要从卫生事业发展的内在规律出发，立足国情、县情，因时、因地制宜，突出重点、统筹兼顾、全面推进。要牢牢抓住公共卫生、城乡社区卫生服务和农村卫生三个重点，统筹公共卫生和医疗服务体系发展。要始终将卫生事业的发展置于经济社会发展大局中谋划，与经济社会同步发展，实现人与自然、环境、社会的和谐发展，实现城乡、区域之间卫生事业的统筹发展。

——坚持政府主导的原则。从增强政府社会事务管理能力和公共服务能力出发，充分发挥政府在卫生强县建设中的主体作用，切实履行职责，加大投入，保障医疗服务的公平性与可及性。

——坚持强化基础与深化体制机制改革相结合的原则。围绕当前卫生事业改革与发展中存在的突出矛盾与问题，从基础抓起，循序渐进，务求实效。坚持以改革的思路，创新卫生事业发展的体制机制，提高卫生事业发展的效率和社会效益。

三、 总体目标

通过创建省卫生强县，重点解决卫生事业发展的薄弱环节，促进卫生事业的均衡协调发展，形成与全县基本实现全面小康社会目标相适应、城乡统筹发展相同步的基本公共卫生服务体系、基本医疗卫生服务体系和基本医疗保障体系；较好地满足人民群众多层次、多样化的医疗卫生服务需求；卫生服务公平性、可及性明显提高，绩效水平显著改善，人群主要健康指标达到或接近中等发达国家水平。到2013年，各项指标达到省卫生强县的要求。

四、主要任务

（一）实施全面健康促进工程　加快推进基本医疗保障制度建设，城镇职工基本医疗保险、城镇居民基本医疗保险和新型农村合作医疗覆盖率达95%以上；建立财政投入的动态增长机制，不断提高制度的保障水平，城镇居民基本医疗保险和新型农村合作医疗政策范围内住院费用支付比例力争达到75%左右。在开展提高儿童白血病、先天性心脏病保障水平工作的基础上，进行总结评估，扩大重大疾病保障范围。

整合救助资源，规范社会救助信息平台，完善医疗救助制度，对特殊困难群众实行医前或医中救助。加大对孤儿、孤老、重度残疾人等困难群体的救助力度，探索大病致贫家庭的救助办法。

加强重点人群健康管理。针对严重威胁儿童、妇女、老年人等重点人群的健康问题，有效整合基本医疗保险、基本公共卫生服务和基本医疗服务资源，实施重点人群健康关怀行动计划，全面提升人群健康的整体水平。

全面开展卫生强乡镇（街道）创建工作，力争到2013年底卫生强乡镇（街道）建成率达到30%以上。

（二）实施公共卫生强化工程 建立健全突发公共卫生事件应急指挥体系。加强应急指挥中心建设，加强区域内突发公共卫生事件应急处置工作的协调和管理。组建卫生应急和医疗救援应急机动队伍，加强卫生应急管理培训和实战演练，实施卫生应急队伍标准化装备工作，提高卫生应急管理、决策和应对能力。积极开展省卫生应急示范县建设。

建立健全疾病预防控制体系。县疾病预防控制中心具备现场流行病学调查能力的人员数量占规定编制内的人数比例≥50%，仪器设备和监测能力达到《省、地、县级疾病预防控制机构中心实验室建设指导意见》规定的A类标准的90%和B类标准的80%。加强免疫规划工作，免疫接种单位规范化建设覆盖率达到100%，常住人口适龄儿童免疫规划疫苗接种率95%以上，流动人口85%以上。加强艾滋病、结核病、乙肝、人禽流感和肠道传染病等重点传染病的预防控制措施，宾馆、旅店、歌舞娱乐、桑拿洗浴、内设包间的美容美发店等公共场所安全套放置率≥90%；吸毒成瘾者社区美沙酮维持治疗工作达到规定要求；新涂阳肺结核病人发现率≥70%，治愈率≥85%；继续将本县甲乙类传染病发病率控制在较低水平。

健全卫生监督执法体系。卫生监督机构办公及业务用房建筑面积、执法装备、人员编制等符合卫生部《卫生监督机构建设指导意见》和省有关文件规定标准。加强卫生监督执法力度，公共场所、学校卫生监督覆盖率≥90%；医疗机构卫生监督覆盖率达100%；饮用水集中式单位卫生监督监测覆盖率达100%；重点职业病危害企业的卫生监控覆盖率≥80%。

健全食品安全监管体系。明确部门职能，完善工作机制，全面完成年度食品安全工作目标管理责任书。严厉打击非法行医行为，非法行医举报查处率达到100%，力争不出现非法行医刑事案件。切实加强行政执法责任制工作，避免卫生行政违法案件的发生。

健全应急医疗救治体系。加强医疗急救机构建设，建立独立建制的院前急救站（分中心），急救机构的配置达到国务院颁布的《医疗机构基本标准（试行）》中的《急救中心、站基本标准》。建立健全以县急救站（分中心）为基础、乡镇急救点为基点的全县急救网络体系。

加强采供血机构建设。切实加强县采血点的软硬件建设，加强无偿献血管理，全县无偿献血占临床用血比例达100%，其中自愿无偿献血达100%，无非法采供血案件发生。

加强妇幼保健工作。全面加强妇幼卫生工作管理，完善妇幼保健服务功能，到2013年，全县孕产妇死亡率控制在10/10万以下；5岁以下儿童死亡率控制在9‰以下；免费婚前医学检查率≥80%；免费孕前优生检测率≥70%；妇幼保健系统管理单位规范化建设覆盖率≥90%；孕产妇、儿童系统管理率≥90%；农村孕产妇住院分娩率≥99%。

大力开展爱国卫生运动。以贯彻实施《宁波市爱国卫生条例》和《浙江省爱国卫生促进条例》为契机，以卫生创建为抓手，加强组织管理，强化健康教育，扎实推进“亿万农民健康促进行动”，居民健康知识知晓率达88%以上。加大社会主义新农村建设步伐，不断完善长效管理机制，优化改善城乡人居环境，农村生活垃圾以村为单位集中收集覆盖率达≥95%，无害化处理率为≥80%；农村饮用安全自来水普及率≥95%；农村卫生厕所普及率≥90%，粪便无害化处理率≥75%；农村畜禽养殖规范，动物尸体实施无害化处理率达100%，规模化畜禽养殖排泄物综合治理利用率≥95%。

（三）实施基层卫生完善工程　制定并实施城乡社区卫生服务发展规划。不断完善城乡社区卫生服务网络，按要求设置社区卫生服务中心和站，实现村级卫生服务全覆盖，加快推进乡村卫生服务一体化管理，社区卫生服务中心、站一体化管理率≥80%。推进基层医疗卫生机构信息化建设，社区卫生服务机构基础设施和设备达到规定标准，规范化社区卫生服务中心（乡镇卫生院）覆盖率≥70%。

坚持预防为主的方针，切实加强社区公共卫生服务，基本公共卫生服务项目考核合格率≥90%。全面建立家庭健康档案，实施高血压、糖尿病、心脑血管病和恶性肿瘤等重点慢性病的随访和管理，主要慢性病社区规范管理率≥60%。

进一步巩固和完善社区责任医生团队制度，每千城乡居民拥有社区责任医生数≥0.75 人；建立和推广社区首诊与双向转诊制度，引导一般诊疗服务下沉到基层社区，逐步形成“小病在社区、大病到医院、康复回社区”的医疗服务格局。城乡居民社区门急诊就诊比例占全县总门诊量的60%以上，居民对社区卫生服务的满意率≥90%。

大力实施“城乡基层卫生技术人员素质提升工程”。启动实施全科医生临床培养基地建设，开展全科医生规范化培训，完善在岗人员培训制度，社区卫生服务机构全科医师和社区护士岗位培训率≥95%。

（四）实施卫生人才科技创强工程　加强卫生人才队伍建设。继续实施“名医工程”建设，加大重点学科带头人的选拔、培养和管理；加快人才的引进，畅通引进渠道，为我县的医学科技进步提供强大的智力支持。到 2013 年，县级医疗卫生机构的卫生人员 50%以上具有大专及以上学历，县级医疗卫生机构的卫技中级职称以上人员在卫技人员中所占比例达到 40%，实现每万城乡居民拥有全科医生 3 名以上。

加强龙头学科建设，力争到 2013 年，建成县级医学龙头学科 1 项以上。加强卫技人员医学科技自主创新能力，组织实施医学科研攻关，提高对重大疾病的防治能力。

加强继续医学教育。制定继续医学教育管理规定与培训规划，继续医学教育单位达标率达100%。

申报县、乡、村三级农村（社区）卫生适宜技术推广示范基地，积极组织医务人员学习培训，推广应用卫生适宜技术，每项技术应用率≥80%。

（五）实施公立医院优化工程　加强县级医院能力建设，着力提高服务能力。进一步巩固和深化县级医院对口支援乡镇卫生院长期合作帮扶机制，引导有资质的医师到基层医疗卫生机构开展执业活动。逐步形成基层首诊、分级医疗、双向转诊的服务模式。

制定并落实控制医疗费用过快增长的政策措施。要求全县公立医疗机构每门诊人次费用、每住院床日费用和每出院人次费用均实现零增长。

加强对医疗服务行为和质量的监管。强化行业自律和医德医风建设，坚决治理商业贿赂，加大违法违规行为惩处力度，健全多方参与的社会监督机制。

加快推进医疗卫生重大项目建设进度。继续推进县红十字台胞医院迁建工程、县第一人民医院感染病区建设，重点落实县中医院迁建前期工作。

（六）实施中医药服务提升工程　加快“名院、名科、名医”建设。切实加大对中医药事业的投入，力争到 2013 年底，中医事业投入经费占卫生事业总投入的比例≥10%。重点抓好县中医医院迁建工程建设，力争到 2015 年迁建成功。积极选派县级名中医参加市级名中医评选，力争到2013年列入市级名中医的人数≥2人。制订实施象山县《关于扶持和促进中医药事业继承发展的若干意见》，大力发展中医药进农村、进社区、进家庭服务。加强社区卫生服务中心（乡镇卫生院）中医能力建设，努力使社区卫生服务中心（乡镇卫生院）中医科、中药房设置率达到100%。

（七）实施智慧健康保障工程　加强卫生专网建设，按照省级卫生信息平台的统一技术架构，建立县级卫生信息平台。完善县乡两级联动的公共卫生应急指挥系统、公共卫生监测报告系统、卫生监督执法系统和妇幼保健管理系统。加快建立以居民健康信息管理为核心的数字化社区卫生服务中心建设，推行居民健康档案的动态信息化管理，探索建立信息采集、持续更新和共享服务的工作机制，规范化居民电子健康档案建档率≥80%。推进以医院管理和电子病历为重点的数字化医院建设，二级及以上医疗机构建立标准化、结构化电子病历的比例≥60%。

五、工作步骤

我县创建卫生强县分三个阶段实施

（一）宣传动员阶段（2013年1~4月）。制订县创建省卫生强县工作实施方案，分解指标，明确任务，落实责任。建立创建工作领导小组，召开全县创建工作动员大会，进行层层宣传发动，努力形成齐抓共管的创建氛围。

（二）全面实施阶段（2013年4~7月）。细化实施方案，完善相关政策，狠抓各项重点工作的落实。对照《浙江省卫生强县考核标准（试行）》要求，逐条梳理，做到拾遗补漏，开展督查，落实整改措施，全面达到标准要求。组织相关人员专门收集、整理创建工作资料，建立基础档案。开展创建工作总结，进行自查自评，按程序向市政府提出考核验收申请。

（三）迎接考核阶段（2013年7~12月）。进一步做好创建工作各种档案资料的整理、归档工作。部署“迎检”工作，全面督查，发现问题，及时整改。接受市、省政府组织的考核组对我县卫生强县工作的考核验收。

六、保障措施

（一）统一思想，提高认识　各镇乡（街道）和有关部门要牢固树立和落实科学发展观，切实把卫生强县创建工作作为一项群众得到实惠、事业得到发展、社会得到和谐的民生工程和德政工程，摆到重要的议事日程，认真研究并及时解决卫生强县创建中的重大问题，形成齐抓共管的领导机制和工作局面。要全面落实工作责任制，强化督查和考核，建立健全卫生强县考核工作推进机制，将卫生强县创建工作纳入镇乡（街道）年度综合目标考核，纳入镇乡（街道）党政领导班子和领导干部综合考核评价，形成层层负责、层层抓落实的工作机制，确保建设卫生强县的目标、政策、措施得到有效落实。

（二）建立组织，加强领导　成立创建省卫生强县工作领导小组，领导小组下设办公室，办公室设在县卫生局，负责创建工作的组织、协调、实施和日常管理工作。各镇乡（街道）和相关部门要明确分管领导，安排具体人员，落实相关创建任务和工作职责。卫生行政部门作为创建卫生强县的主要职能部门，在县政府的统一领导下，强化创建引导、组织推动和具体指导，按照卫生强县创建的目标和要求，抓紧落实各项工作措施。领导小组成员单位要各司其职，各负其责，共同推进卫生强县创建的各项工作。

（三）加大投入，保障工作　进一步强化财政投入，推进卫生事业与经济社会同步发展。全面落实城乡居民医疗保险、公共卫生服务项目、农民健康体检、社区卫生服务和医疗救助等专项经费。建立卫生科研和人才队伍建设经费投入的长效机制，逐步完善疾病预防控制、卫生监督、妇幼保健和社区卫生服务等公共卫生机构的财政投入保障机制，确保卫生强县创建工作的顺利实施。

象山县人民政府办公室

2013年5月13日以象政发〔2013〕77号文件印发

健康象山2030行动纲要

县委发〔2018〕18号

健康是经济发展、社会稳定的基础，是人民群众美好生活的需要。实施健康中国战略，是贯彻落实习近平新时代中国特色社会主义思想的重要内容。为认真贯彻《"健康中国2030"规划纲要》《健康浙江2030行动纲要》和《健康宁波2030行动纲要》精神，全力推进健康象山建设，提高居民健康水平，特制定本行动纲要。

一、指导思想和基本原则

高举习近平新时代中国特色社会主义思想伟大旗帜，认真贯彻落实党的十九大精神，紧紧围绕统筹推进"五位一体"总体布局和协调推进"四个全面"战略布局，牢固树立和贯彻落实新发展理念，深入践行"八八战略"，坚持以人民为中心的发展思想，遵循新时期卫生与健康工作方针，紧扣"共建共享、全民健康"主题，实施"将健康融入所有政策"策略，以普及健康生活、优化健康服务、建设健康环境、完善健康保障、发展健康产业、健全健康支撑体系等为重点，深化健康领域供给侧改革，转变健康领域发展方式，切实维护和保障人民健康，大幅提高健康水平，显著改善健康公平，加快建设宁波现代化滨海城区、高水平建成小康社会提供坚实健康基础。

——坚持健康优先，体现以人为本。把人民健康放在优先发展的战略位置，将健康理念融入公共政策制定实施的全过程，完善健康促进和保障政策体系，更加精准对接和满足群众的健康需求，全方位全周期维护和保障人民健康。

——坚持政府主导，实现共建共享。建立健全政府主导、多方协作、全社会参与的工作机制，强化政府在健康领域的领导、保障、管理和监督责任，进一步整合社会资源、凝聚社会共识、激发市场活力，形成"人人参与、人人尽力、人人享有"的健康促进型社会环境。

——坚持问题导向，推进改革创新。聚焦发展不平衡、不充分问题，突出抓重点、补短板、强弱项，围绕影响群众健康的主要因素、制约卫生与健康事业发展的重大问题，加快推进重点领域和关键环节改革，全力推进卫生与健康领域理论、制度、管理和技术创新，推进形成具有象山特色的全民健康制度体系。

——坚持均衡发展，促进公平正义。以农村和基层为重点，推进健康领域基本公共服务均等化，提升基本医疗卫生、公共体育服务的公益性，逐步缩小城乡、区域、人群间基本健康服务和健康水平的差异，使全体居民平等享有预防、治疗、康复、健康促进等健康服务，实现全面健康覆盖。

——坚持科学发展，提升服务水平。坚持预防为主、防治结合、中西医并重，根据不同区域、领域和人群，制定并组织实施科学解决方案，在重点、特色、急需领域精准发力，寻求突破，分步有序推进健康象山建设，促进卫生与健康事业同经济社会良性协调发展。

二、总体目标

到2020年，全面推进健康城市建设。覆盖全体居民的基本医疗卫生制度进一步健全，健康领域基本公共服务日益完善，健康理念在政府公共政策中得到充分体现，健康环境持续改善，健康产业体系初步形成，居民健康素养水平持续提高，人群主要健康指标达到高收入国家水平。

到2030年，高水平全面建成健康滨海城区。健康优先的制度设计和政策体系更为完善，基本建成健康生活成为风尚、健康服务更加优质、健康环境全面优化、健康保障更加完善、健康产业蓬勃发展的健康促进型社会，人群主要健康指标居于高收入国家先进行列。

具体要实现以下具体目标：

——居民健康水平持续提高。居民人均预期寿命达到82.5岁，人均健康预期寿命与人均预期寿命间的差距逐步减少。

——健康行为得到全面普及。全民健康素养大幅提高，基本健康知识和理念、健康生活方式与行为、基本健康技能全面普及，居民健康素养水平达到40%，有利于健康的生产生活环境基本形成。

——健康环境更加优美安全。环境与健康监测评估制度进一步完善，环境污染及其健康危害风险基本消除，城市生活污水处理率达到98%以上，国家卫生乡镇创建率达到50%以上，人居环境更加系统化、自然化、人性化，生产生活环境更加安全优美。

——健康服务能力大幅提升。健康服务资源高效整合，健康服务水平全面提升，满足群众多元化、多层次健康服务需求，县域内就诊率达到92%以上。形成以健康大数据为基础、覆盖全人群和全生命周期的健康服务体系，智慧医疗覆盖率超过90%。

——健康保障更加公平可持续。系统性、多元化、全周期的健康保障体系基本建成。城乡健康保障差异基本消除，基本医疗保障、重特大疾病医疗保障体制更加健全，商业健康保险服务更加优质，个人卫生支出占卫生总费用的比重下降到28%左右。

——健康产业迅速发展。特色优势健康产业规模不断扩大，形成高端化、集聚化发展；新业态、新模式不断涌现；培养形成一批具有较强创新能力和综合竞争力的龙头企业；健康产业增加值占GDP比重达到5.22%以上。

——健康治理更加科学有效。健康优先的制度设计和政策体系更为完善，健康发展监测评估机制更加健全，多元卫生与健康治理机制逐步形成，健康领域治理体系和治理能力基本实现现代化。

健康象山建设主要指标

<table>
<tr><th>领域</th><th>序号</th><th>指标</th><th>2015年</th><th>2020年</th><th>2030年</th><th>责任部门</th></tr>
<tr><td rowspan="8">健康水平</td><td>1</td><td>人均预期寿命（岁）</td><td>80.59</td><td>≥82</td><td>≥82.5</td><td rowspan="2">县卫生计生局</td></tr>
<tr><td>2</td><td>人均健康期望寿命（岁）</td><td>70.91</td><td>≥72</td><td>≥73</td></tr>
<tr><td>3</td><td>婴儿死亡率（‰）</td><td>3.06</td><td>≤3</td><td>≤2.8</td><td rowspan="3">县卫生计生局</td></tr>
<tr><td>4</td><td>5岁以下儿童死亡率（‰）</td><td>3.71</td><td>≤6</td><td>≤3.8</td></tr>
<tr><td>5</td><td>孕产妇死亡率（1/10万）</td><td>0</td><td>≤9.5</td><td>≤6</td></tr>
<tr><td>6</td><td>国民体质监测合格率（%）</td><td>93</td><td>93</td><td>≥95</td><td>县文广新闻出版局（体育局）</td></tr>
<tr><td>7</td><td>甲乙类法定报告传染病发病率（1/10万）</td><td>215.06</td><td>≤178</td><td>≤175</td><td rowspan="2">县卫生计生局</td></tr>
<tr><td>8</td><td>主要致残致畸的出生缺陷疾病发生率（‰）</td><td>10.8</td><td>≤15</td><td>≤14</td></tr>
</table>

续上表

领域	序号	指标	2015 年	2020 年	2030 年	责任部门
健康行为	9	居民健康素养水平（%）	12	24	40	县爱卫办
	10	经常参加体育锻炼人数比例（%）	41	42	45	县文广新闻出版局（体育局）
健康环境	11	空气质量达标天数比例（%）	89	完成上级考核任务	完成上级考核任务	县环保局
	12	省控断面Ⅰ~Ⅲ类水质比例（%）	80	100	100	—
	13	集中式饮用水水源地水质达标率（%）	100	100	100	
健康环境	14	省控点细颗粒物（PM2.5）年均浓度（微克/立方米）	37	≤30	≤25	
	15	城市生活污水处理率（%）	88.49	96	98	县住建局
	16	农村生活污水有效治理覆盖率（%）	68	97	100	县农办
	17	城市生活垃圾无害化处理率（%）	100	100	100	县综合行政执法局
	18	农村生活垃圾分类与减量处理行政村比例（%）	0.5	100	100	县农办
	19	城市建成区绿地率（%）	30.95	40 左右	40	县住建局
	20	国家卫生乡镇创建率（%）	0	≥20	≥50	县爱卫办
健康服务	21	县域内就诊率（%）	75	90	92	县卫生计生局、县人力社保局
	22	重大慢性病过早死亡率（%）	10.51	低于全省水平	低于全省水平	县卫生计生局
	23	指挥医疗覆盖率（%）	68	>80	>90	
	24	每千常住人口执业（助理）医师数（人）	3.13	≥3.36	≥3.5	
	25	每千常住人口注册护士数（人）	2.87	≥3.2	≥4.8	
健康保障	26	基本医疗保险政策范围内住院补偿率（%）	69	≥73	≥75	县人力社保局
	27	个人卫生支出占卫生总费用的比重（%）	37.4	28 左右	28 左右	县卫生计生局
	28	主要食品、药品、农产品质量安全抽检合格率（%）	食品：95.5 药品：96.5	食品：≥96 药品：≥98 食用农产品：≥98	食品：≥97 药品：≥99 食用农产品：≥98	县市场监管局、县农林局
健康产业	29	健康产业增加值占 GDP 比例（%）	—	≥4.15	≥5.22	县发改局、县统计局

注：婴儿死亡率、5 岁以下儿童死亡率、孕产妇死亡率 2020 年、2030 年目标值的预测高于 2015 年，主要是基于全面两孩政策实施后高龄高危孕产妇增加导致孕产妇、新生儿死亡率呈上升趋势的现实。

三、普及健康生活

牢固树立“每个人是自己健康第一责任人”的理念，在全社会全面开展健康教育、普及科学健身活动、促进人群心理健康等行动，让健康心理、健康知识、健康行为和健康技能成为全面普遍具备的素质，大力倡导健康生活，使维护和增进健康成为每个人的自觉意识、内在需求和共同行动。

（一）健康素养提升行动

1. 完善全民健康教育体系。建立健全主管部门牵头、多部门联动、镇乡（街道）参与的健康教育组织体系，夯实县、镇乡（街道）、村三级健康教育网络。强化以健康教育专业机构为龙头、医疗卫生计生机构为基础、社会组织为补充的健康教育支持系统，，组建健康教育师资和健康教育指导员队伍。搭建覆盖全人群的健康教育平台，广泛传播健康核心知识，增强“健康象山”APP功能和搭建健康教育云平台，统筹各部门宣传栏、电子屏、门户网站等资源，扩大健康教育传播范围。发挥全媒体的作用，制作健康教育精品栏目和公益广告，提升健康教育节目吸引力。探索建立健康知识科普馆，在各级医疗卫生机构、养老机构、学校、社区、镇乡（街道）和工作场所建立健康教育室（点），增加健康知识可及性。加强学校健康教育，将健康教育纳入国民教育体系，把健康教育作为所有教育阶段素质教育的重要内容，持续开展健康促进学校创建，提高健康教育有效性。到2030年，每千人常住人口健康教育指导员达到10人；中小学健康教育开课率达100%，每学期开设健康教育课不少于7课时。

2. 倡导健康生活方式。推广全面健康生活方式，倡导积极、绿色、简约、规律的活力生活，引导科学起居作息，努力消除不良生活方式对健康的危害，积极培育健康人群和健康家庭。营造健康餐桌文化，开展减盐、减油、减糖与健康体重、健康骨骼、健康口腔“三减三健”专项行动，普及合理膳食营养知识，实施对孕妇、儿童、学生、老人等人群的营养干预，引导居民形成科学膳食习惯。积极推进无烟环境建设，加强限酒健康教育，增强公众对毒品危害的认识，加强重点人群性健康干预。到2030年，全县人均每日食盐摄入量比2015年降低20%，超重、肥胖人口增长速度明显放缓；15岁以上人群吸烟率降低到20%以下。

3. 普及全面应急救护技能。提升公共疾病自我监测、自我护理和科学就医的能力。加大居民生存与应急救护基本知识和技能培训、演练，使社会公众掌握基本必备的应急自救互救知识与技能，促进自救互救，及时有效挽救生命，降低、减少二次伤害。实施全民自救互救素养提升项目，普及应急救护知识与技能。推进群众自救互救体验设施建设，在学校、激光、企事业单位、车站、大型商场、影剧院等人群密集的公共场所配备自救互救设备和急救药品，支持、鼓励居民家庭自备医疗急救包。到2030年，公众应急救护知识普及率累计达40%以上，实现每个家庭配备1个医疗急救包，全县公共场所每万人自动化体外心脏去颤器（AED）配备达到1~2台。

（二）科学健身普及行动

1. 健全全民健身社会组织。以规范化、社会化、专业化、实体化为基本要求，分类推进体育社团改革，提升体育社会组织承接全民健身服务的能力。有效整合资源，为体育社团和其他社会力量参与全民健身公共服务搭建平台。鼓励发展多种形式的体育健身俱乐部，推动体育社团组织网络向基层和不同人群覆盖延伸。加大政府购买服务力度，引导和扶持体育社会组织积极参与全民健身公共服务。到2030年，每万人拥有体育社会组织3个。

2. 广泛开展全民健身活动。制定实施全民健身计划，加强全民科学健身知识的宣传与普及，弘扬健康生活新理念，营造全民健身的社会新风尚。大力发展、创新群众喜闻乐见的运动休闲项目。围绕全民运动会、中小学生体育联赛、海洋运动、田园户外等体育赛事活动，打造全民健身活动品牌。制定实施青少年、老年人、职工以及残疾人等群体的体质健康干预计划。开发建设体育健身一卡通系统，实施青少年体育活动促进计划，全面实行大课间体育活动制度，基本实现每个青少年熟练掌握2项以上体育运动技能。加强社区体育设施与养老服务设施的功能衔接，改善老年人健身设施条件。加强科学指导，积极推广工间操，促进职业群体积极参与全民健身。推动残疾人康复体育和健身体育广泛开展。到2030年，经常参加体育锻炼的人数比例达45%以上。

3. 提升全民健身指导服务水平。完善县、镇乡（街道）、村三级国民体质监测网络体系，分析应用国民体质监测大数据，建立完善运动处方库，打造国民体质测定与运动健身指导综合服务平台。构建“体医结合”的健康管理与服务模式，推广高血压、糖尿病、肥胖症等慢性病运动干预。利用各类媒体和全民健身大讲堂等平台，广泛普及科学健身知识和健身方法，提高城乡居民科学健身素养。逐步搭建体育信息共享平台，加快“互联网+”全民健身发展。加强社会体育指导员队伍建设，大力开展公众体育指导，到2030年，每千人拥有社会体育指导员6人以上。

（三）心理健康促进行动

1. 建立社会心理健康促进体系。建立健全以党政领导、卫计综治牵头、卫计部门为主、部门、镇乡（街道）各负其责的心理健康促进工作机制，形成部门齐抓共管、社会力量积极参与、单位家庭个人尽力尽责的工作格局。开展全国心理健康促进试点县和社会心理服务体系建设，建立健全心理健康促进政策和制度。大力培育精神专科医生、心理治疗师、心理咨询师等专业人才队伍，积极培育和规范运动心理卫生协会等社会组织和社会心理服务机构，推进学校、机关、企事业单位、社区和流动人口聚集地等场所心理咨询室建设。发挥各级政府、有关部门、社会组织和社会工作者在婚姻家庭、邻里关系、矫治帮扶、心理疏导等方面的优势，完善社区、社会组织、社会工作者“三社”联动机制。到2030年，社区心理咨询开设率100%。

2. 提高全民心理健康意识。加强心理健康教育与促进工作，充分利用全媒体、心理健康主题活动日、群众喜闻乐见的活动等，广泛开展全民心理健康科普宣传，普及心理健康知识。营造正确的舆论氛围，引导公众在日常生活中树立积极乐观心态，广泛传播调适情绪困扰和心理压力的技能，实现积极自助。积极提供心理热线服务、心理评估、心理咨询等基础服务，增强公众科学认识心理行动问题和心理疾病的能力，消除对心理疾病的病耻感，提高寻求专业帮助的主动性。到2030年，心理卫生知识知晓率达80%以上，形成权社会自尊自信、理性平和、积极向上的健康社会心态。

3. 加强重点人群心理健康服务。普遍开展职业人群心理健康促进工作，各机关、企事业和用人单位把心理健康教育融入干部职工思想政治教育工作，制定实施干部职工心理援助计划。全面加强未成年人心理健康促进，对不同年龄阶段的学生、分别制订有针对性的心理健康促进计划，培育积极乐观、健康向上的心理品质。关注老年人、妇女、残疾人、特殊家庭等心理健康促进工作，充分发挥老龄委、妇联、残联、计生协会等组织，利用老年大学、老年协会、养老机构和妇女之家、残疾人康复机构等组织，开展心理辅导、情绪疏解、悲伤抚慰和家庭关系调适等活动。重视流浪乞讨、社区矫正人员等人群心理健康促进，健全政府、社会、家庭“三位一体”帮扶体系，加强人文关怀和心理疏导，提高承受挫折、适应环境能力，帮助特殊人群融入社会。完善“六位一体”严重精神障碍患者关爱帮扶工作，加强严重精神障碍患者报告登记和“一站式”救治救助管理，推进精神障碍社会康复服务。到2030年，精神障碍社区康复规范开展率达80%以上。

四、优化健康服务

进一步优化公共卫生服务体系，创新医疗卫生服务供给模式，着力提升医疗服务质量和水平，传承中医药服务特色，为公众提供优质高效安全的整合型医疗卫生服务，最终实现“以治病为中心”向“以健康为中心”转变，加快智慧医疗创建，改善群众就医体验。

（一）公共卫生服务优化行动

1. 健全覆盖全民的公共卫生管理体系。坚持预防为主的工作方针，强化联防联控、群防群控和专防专控相结合的重大疾病防控机制。提升公共卫生机构在健康象山建设过程中的专业支撑能力，强化县疾病预防控制中心、县妇幼健康服务中心、县卫生监督所、县急救站、县第三人民医院和县康复医院等机构的公共卫生职能，在疾病预防控制、妇幼健康服务、计划生育服务、卫生计生综合监管、残疾预防与康复和精神卫生服务等方面发挥作用，并将管理机构全面覆盖到全县各镇乡（街道）、村级（社区），形成强大的公共卫生管理网络，提高公共卫生应急处置和预警能力。推进医养结合服务体系建设，开展居家医养结合、社区医养结合、机构医药结合服务，努力实现“老有所养，病有所医”。

2. 完善惠及全民的公共卫生服务。坚持医防整合，促进医疗机构和公共卫生机构形成融合型、连续式服务体系，全面提升重大传染病防控能力。逐步将安全有效、财政可负担的疫苗纳入免疫规划，建立免疫接种异常反应补偿保险机制。开展国家慢性病综合防控师范县建设，设立重点慢性病防治专项，实现社区重点慢性病健康管理的全覆盖。逐步将癌症等重大慢性病早诊早治适宜技术，纳入诊疗常规和基本医疗保险支付范畴。加强青少年儿童近视、龋齿、肥胖等常见病防治。推进基本公共卫生服务提质增效，建立基本公共卫生服务项目经费标准动态调整机制，做好流动人口基本公共卫生计生服务均等化工作，提升服务质量、效率和均等化水平。加强艾滋病、结核病等重大传染病及新发和输入性突发传染病疫情防控。到2030年，甲乙类传染病疫情持续保持在低位水平，12岁儿童患龋率控制在25%以内。

3. 优化重点人群健康服务。完善计划生育服务管理，加大再生育计划生育技术服务保障力度，引导群众负责任、有计划地生育。实施母婴健康安全保障计划，为孕产妇提供生育全过程基本医疗保健服务。实施出生缺陷综合防治项目，建立涵盖孕前、孕期、新生儿各阶段的出生缺陷防治体系。全面促进生殖健康，加强青少年、未婚育龄、更年期人群及流动人口生殖健康公共服务。开展适龄妇女“两癌”等重大疾病筛查。实施健康儿童计划，推进儿童早期发展示范基地建设，加大儿童重点疾病防治力度。强化老年人健康管理，推进医养结合，促进老年医疗、康复、护理、生活照料、安宁疗护的有序衔接。建立对经济困难的高龄、失能老人补贴制度。加强致残疾病管理，实现全程康复，降低致残率，实施国家残疾预防行动计划和残疾人精准康复行动，将符合条件的残疾人医疗康复项目按规定纳入基本医疗保险支付范围。到2030年，养老机构医疗卫生服务实现全覆盖，65岁以上老年人健康管理率达到100%；有适应指征的残疾人康复服务率达到95%以上。

（二）医疗服务能力提升行动

1. 优化医疗卫生服务体系。根据《象山县医疗卫生服务体系规划（2016—2030）》填补空白医疗资源，有序加快妇儿医院、公共卫生服务中心、丹东街道社区卫生服务中心、大目湾新城医疗机构配置，扩大医疗服务领域向社会资本开放。构建以县级医院为龙头、乡镇卫生院为枢纽、村卫生室为网底的三级联动县域医疗服务体系。推进政事分开、管办分开，理顺公立医疗卫生机构和政府的关系，建立现代公立医院管理制度，加强卫生计生全行业综合监管。推进分级诊疗，明确县域内各级各类医疗机构诊疗服务功能定位，建立县级医院和基层医疗机构医疗服务基本作业清单，实施家庭医生签约服务落实基层首诊。到2030年，逐步建立基层首诊、双向转诊、急慢分治、上下联动的分级诊疗模式。

2. 提升医疗服务水平。加强县级医院临床专科建设，重点加强县域内常见病、多发病相关专业以及急诊急救、重症医学、妇产科、儿科、中医、康复等临床专科建设，提升县级医院综合服务能力。推进重点学科（专科）建设，打造一批市内领先、省内具有一定知名度、特色鲜明的特色专科，提高疑难危重病诊治水平。纵深推进“双下沉、两提升”，通过组建医共体、对口支援、医师多点执业等方式，提高基层医疗服务能力。推进镇乡（街道）卫生院能力建设，提升急诊抢救、二级以下常规手术、高危孕产妇筛查、儿科、中医、康复等基本医疗服务能力。将顺村卫生管理职能，加强乡镇卫生院对村卫生室的业务指导，提高村卫生室信息化水平，保障农村基本医疗和公共卫生服务能力的公平性、可及性。到2030年，力争建成省级龙头学科3个，省级重点临床专科5个，市级医学重点学科（含扶植学科）5个，各个中心级卫生院都有明显特色基层重点专科。

3. 加强健康人才队伍建设。实施“人才强卫”战略，全面加强卫生计生人才队伍建设，创新人才使用、管理和评价机制，卫生计生人才总量基本满足人民群众医疗卫生和计生服务需求，城乡和区域医药卫生人才分布趋于合理，各类人才队伍统筹协调发展。深入推进医学领军人才、优秀学科带头人、优秀中青年卫计人才等系列人才培养计划和高层次人才引进工程，引进和培养一批具有领先水平的学科带头人，努力解决高精尖医学人才短缺问题。加快以全科医生为重点的基层医疗卫生队伍建设，加大偏远山区和海岛地区医学人才的扶持力度，鼓励县级医院医师到基层医疗机构多点执业或定期出诊、巡诊，全面提升基层卫生计生人才技术水平。大力开发医药卫生急需紧缺专门人才，加大急诊、全科、儿科、产科、精神科、病理、护理、助产、康复、心理健康等急需专科人才的招引培养力度，加快建设卫生管理人才队伍和社会体育指导员队伍。加强医教协同，完善住院医师与专科医师培养培训制度以及面向全员的继续医学教育制度，建立健全临床医学人才培养与卫生计生行业人才需求相适应的供需平衡机制。搭建用才留才聚才平台，打造人才安居工程，创新人才激励评价体系，让象山医学人才安心、舒心、用心工作。到2030年，争取建立一家院士工作站，引进1~2个填补我县医学空白的医疗团队，实现每千人拥有社会体育指导员2.3名。

4. 传承发展中医药。建立健全中医药发展规划，制订落实中医药优先发展政策，实施中医药服务基础建设工程，大力推进县中医医院基础设施建设，综合（专科）医院中医科室标准化建设和基层医疗机构中医综合服务区星级化建设。实施中医药临床优势培养工程，加强中医药临床学科专科建设，推广中医药适宜技术，发展中医特色康复服务。深化基层中医药服务能力提升工程，全面推进国家、省、市基层中医药工作先进单位、综合医院中医药工作示范单位、综合（专科）医院中西医结合示范病区（医院）创建活动，促进中西医融合发展。实施中医药健康文化素养提升工程，探索建立融健康文化、健康管理、健康保险为一体的中医健康保障模式。支持社会力量举办规范的中医养生保健机构，培育一批技术成熟、信誉良好的知名中医养生保健服务集团或连锁机构，开发一批中医特色养生旅游产品和服务项目，大力培育中医药养生旅游基地。挖掘、加强中医药非物质文化遗产的保护和传承，挖掘民间诊疗技术和中药方剂，积极实施中医药传承创新工程，重点加强县级医院中医医疗技术中心、名老中医专家传承工作室等建设。到2030年，中医药服务网络实现城乡全覆盖，确保人人享有基本中医药服务。

（三）创新智慧健康管理行动

1. 打造智慧健康云平台。整合和完善现有信息资源，实现信息共享，建成包含居民健康服务综合信息网门户、医养护业务服务平台和医养护技术支撑平台一体化信息平台。80%以上的医疗卫生机构接入医养护信息平台。建成全县健康信息平台，建设以电子病历为核心的医院信息平台，建立平台实时数据交换系统，全面实现数据交换和业务协同。构建支持区域医联体的分级诊疗信息平台。到2030年，区域人口健康信息互联互通标准化成熟度测评达到五级乙等及以上标准。

2. 深化智慧医疗便民行动。积极推动健康服务线上线下深度融合，构建集预防、治疗、康复和自主健康管理于一体的全生命周期健康服务新模式。发展“互联网+健康”服务，积极开展网上预约、网上门诊、网上支付、在线随访、网络查询及健康管理等智慧健康便民益民服务，进一步拓展深灰智慧医疗在优化诊疗流程方面的项目和内涵，优化就医流程，改善就医体验。打造智慧健康云平台，通过云技术和平台技术相互结合，全面建成区域 HIS、区域影像、区域临床检验、区域体验等区域化新型医疗服务模式，促进数据向上集中，服务向下延伸，不断提升基层医疗机构信息化水平。到 2030 年，实现公立医疗机构智慧医疗全覆盖，各类医疗机构资源共享和业务协同体系建立。

3. 推进健康医疗大数据研究应用。强化信息互联和共享，加强技术研发和大数据应用，进一步探索信息化技术在提升医疗技术水平、突发公共卫生事件监测处置、卫生计生事业管理上的决策支持作用，进一步丰富和拓展智慧医疗的内涵。构建健康医疗数字认证服务体系和身份识别管理系统，按需开展执业医师和执业机构的 CA 认证服务。强化信息安全，保持卫生计生重要信息系统信息安全等级保护工作常态化，加大数据安全和个人隐私保护，确保自主、安全、可控。推进网络可信体系建设，加强健康医疗数据安全保障和患者隐私保护。到 2030 年，建成国家健康医疗大数据应用示范城市。

五、建设健康环境

坚持绿色发展理念，实施最严格的环境保护制度，让天更蓝、地更净、水更清、山更绿。大力营造健康人文环境，加强健康文化阵地建设，人人享有健康丰富的文化生活。系统构建健康人居环境，深化健康县城和健康乡镇建设，实现自然、社会、人文环境健康协调发展。

（一）绿色环境保护行动

1. 深化生态文明建设。紧紧围绕生态文明体制改革，巩固国家生态文明建设示范县创建成果，深化实施《象山县生态文明建设规划》。着力打造生态文明制度的试验区，建立完善生态补偿机制，强化生态文明建设考核，完善考核评价和审计制度，实行环境损害责任终身追究制。着力打造绿色海洋经济发展的先行区，大力发展绿色海洋经济，扶植发展与海洋生态相适应的“海洋+”新兴产业，推动产业结构优化升级。着力打造海陆生态空间保护的示范区，树立大国土理念，推进陆海统筹发展，实施红线区生态环境现状及变化动态监管，建立健全空间规划体系，绘制“多规合一”蓝图。

2. 开展环境污染防治。以优化生态环境、人居环境和生产环境为核心，实施有针对性的综合治理措施，最大限度地减少环境污染及其健康危害风险。持续推进“五水共治”，开展“碧水行动”，加强饮用水源保护，深化“污水零直排区”创建，巩固黑臭河道和劣 V 类水体整治成果。推进海绵城市建设试点，恢复水生态，改善水环境。开展清洁海洋行动，落实蓝色港湾整治，科学设置入海排污口，整治近海岸和海湾污染。坚决打好“蓝天保卫战”，统筹推进工业废气、车船尾气、建筑扬尘、餐饮油烟和秸秆焚烧“五气共治”，重点做好挥发性有机物（VOCs）治理工程，到 2030 年，PM2.5 浓度控制在 23 微克/立方米以下。全面实施土壤污染防治行动计划，开展永久基本农田土壤污染治理，加强污染地块开发利用监督管理，保障污染地块开发利用的环境安全。

3. 加强环境与健康监测评价。建立覆盖污染源监测、环境质量监测、人群暴露监测和健康效应监测的环境与健康综合监测网络及风险评估体系，进一步加强环境与健康管理。实施环境与健康风险管理，划定环境健康高风险区域，探索建立高风险区域重点项目健康风险评估制度。建立统一的环境信息公开平台，全面推进环境信息公开。完善饮用水、重污染天气、土壤污染的监测、预警和应急处置机制。

（二）健康文化营造行动

1. 完善公共文化设施网络。科学布局全县公共文化场馆，综合运用“互联网+"物联网+”，全面提升文化馆、图书馆、博物馆、非遗馆及镇乡综合文化站、农村文化礼堂等文化阵地服务水平。加快石浦、西周、贤庠等卫星镇、中心镇的基础性文化设施建设，提升区域文化辐射能力。推进文化场馆无障碍设施改造建设，加大对残疾人文化艺术的扶持力度，拓展和完善视障阅览服务。鼓励和支持企业、工业园区建设职工书屋、俱乐部、职工之家等文化阵地，不断丰富新生代农民工精神文化生活。

2. 促进文化艺术繁荣兴旺。合理配置公共文化服务资源，推动城市优质文化资源更多地向农村、基层、边远地区倾斜，切实保障群众公共享受基本公共文化生活的权益。加强中国（象山）开渔节、群众文化艺术节、“陈汉章读书节”等文化品牌建设，挖掘徐福、陶弘景等养生文化，实施重大文化惠民工程，发展社区文化、企业文化、校园文化、广场文化，开展公共文化“菜单式”服务，传播健康理念和倡导健康生活方式。结合护士节、国际献血日、爱眼日等健康卫生节日创新发展健康文艺，积极开展“合理膳食、适量运动、戒烟限酒、心理平衡”方面的健康公益性文化服务活动。加大对民间文化艺术扶持力度，培养特色文艺团队，创作文艺精品，吸引更多群众参与文化活动，营造健康文化氛围。

3. 推进社会主义核心价值体系建设。坚持把社会主义核心价值体系融入政策制度、村规民约和优秀传统文化传承、先进典型培树、文化创作生产等工作中，切实做到核心价值观培育常态化、长效化。强化“善行象山”品牌建设，开展道德领域突出问题专项教育和治理，建立道德模范评选表彰及帮扶关爱长效机制，在全社会形成见贤思齐的良好风尚。大力开展婚丧礼俗整治、优秀传统文化教育、家风家训家规传承等活动，不断提升公民道德素质，促进社会精神健康。深化文化市场监管，深入开展网络淫秽色情信息、网络侵权盗版、违禁出版物、非法报刊等专项治理行动，积极营造健康向上的文化环境。

（三）健康人居环境构建行动

1. 推进健康城市建设。巩固提升卫生县城和卫生村镇创建成果，通过建环境宜居、社会和谐、人群健康、服务便捷、富有活力的健康城市、健康村镇、实现城乡环境与人的健康协调发展。科学制定我县健康城市和健康村镇建设规划，开展健康影响因素评价、居民健康状况调查，明确主要健康问题和影响健康的主要因素，制订切实可行的实施方案和确定时间表和路线图。实施“健康细胞”培养工程，广泛开展健康社会、健康单位、健康家庭和健康促进医院和健康促进学校等创建活动，提高社会参与度，落实健康责任的社会化和全民化。2020 年，健康城市建设全面推进，20%镇乡开展健康镇建设。2030 年，高水平建成健康城市，健康镇村达到宁波市平均水平，建成健康社区 50 个，健康单位 1000 个，健康家庭 1 万个上。

2. 深化城乡环境综合治理。城市和村镇的规划、建设到管理各个方面都以人的健康为中心，公共设施建设充分保障公共健康需求。推进象山“城市双修”、小城镇综合治理、美丽象山建设等工作，巩固深化“三改一拆”“四边三化”、小城镇环境综合整治和治危拆违专项行动，达到人居环境更整洁、有序和美丽，公共设施更完善、便捷和品质。推进垃圾分类处理和“厕所革命”，实施农村饮水安全巩固提升工程，病媒生物综合防制达标，建设人与环境和谐发展宜居环境。到 2030 年全县农村垃圾分类、无害化卫生厕所实现全覆盖。

3. 加快全民健身场地设施建设。将全民健身场地设施建设纳入城乡规划，着力构建县、镇乡（街道）、行政村（社区）三级群众身边的全民一体化健身设施网络和城市社区 10 分钟健身圈。打造体育健康特色小镇、城市体育服务综合体和健康休闲旅游目的地。科学规划城乡绿道，推进健身步道、慢行体系建设，完善公园绿地体育健身场所及配套设施，积极发展公共交通。新建居住区和社区要按室内人均建筑面积不低于0.1平方米或室外人均用地不低于0.3平方米的标准，配套建设群众健身设施。进一步推进公共体育设施、学校体育场地设施向社会开放，实现公共体育设施和符合条件的学校体育场地设施100%向社会开放。到2030年，全县人均体育场地面积达到2.6平方米，每万人拥有足球场地1.2块，全民健身设施布局更加科学合理，服务功能进一步提升。

六、完善健康保障

加快建立科学完善的食品药品安全治理体系，实施最严格的食品药品质量追溯制度，确保市民饮食和用药安全。健全公共安全体系，提升突发事件应变能力，减少公共安全事件威胁。建立完善以基本医保为主体、大病保险为延伸、医疗救助为托底、社会慈善和商业保险为补充的全覆盖、保基本、多层次、可持续的医疗保障体系。

（一）食药安全惠民行动

1. 加大食品安全监管力度。健全食品安全监管体系，落实全过程可追溯管理、问题产品主动召回退市和黑名单曝光等制度。构建企业自检、监管部门抽检、技术机构检测的食品安全风险防线，建立健全县级政府负总责、职能部门履职尽责、镇乡（街道）政府联防联控的基层食品安全监管工作机制。加强互联网食品经营治理和进口食品准入管理。深入开展农（渔）产品质量安全风险评估，推进农药兽药残留、重金属污染综合治理，开展兽药抗菌药治理行动。加快食品安全电子追溯体系建设，到2030年，95%以上城区农贸市场建成、使用农产品追溯体系。

2. 加强药品医疗器械安全监管。完善药品医疗器械追溯体系，实现全品种、全过程可追溯。实施药品医疗器械安全全程监管，健全药品医疗器械使用环节监管和高风险在用医疗器械定期检查制度，强化药品医疗器械质量监督抽验。推进监管部门与企业联网的网上监管系统建设，提升药品医疗器械经营规范水平。加强药品不良反应和医疗器械不良反应报告，到2030年，全县药品监督检查和抽验覆盖率保持在98%以上，药品不良反应报告数保持在800份/百万人以上，医疗器械不良事件报告数200份/百万人以上。

3. 提高食品药品安全现代治理能力。推进国家农产品质量安全县、省食品安全县创建，建设市民满意和放心的食品安全城市。严厉打击制售假冒伪劣食品药品的违法行为。深化食品药品安全诚信体系建设，健全失信惩戒、守信激励机制。实施食品药品安全知识普及行动计划，构建由守信的从业者、尽责的监管者、理性的消费者、客观的传播者共同参与的食品药品安全共治格局。到2030年，建成并保持省食品安全县称号，基层食安办、监管所和农产品质量安全监管站、速测室均100%达到规范化标准。

（二）公共安全强化行动

1. 加强安全生产和职业健康管理。严格落实安全生产责任制，加强安全生产风险等级管控、隐患排查治理、责任考核追究等工作。大力开展安全生产宣传教育，推进安全生产、应急避险和职业健康知识进企业、进学校、进机关、进社区、进农村、进家庭、进公共场所，强化全民安全意识教育。加强安全生产和职业健康综合监管开展重点行业领域职业病危害专项治理，强化职业病报告制度，严防重大急性职业病危害事故发生。推进安全生产责任保险，完善安全生产风险管理机制。到2030年，亿元生产总值生产安全事故死亡率明显下降，慢性职业性化学中毒、职业性耳鼻喉口腔疾病和急性职业性放射性疾病得到有效控制。

2. 促进道路交通安全。深化实施公路安全生命防护工程，加强道路交通安全设施的规划、设计、建设和管养。严格道路运输企业安全管理，建立健全安全风险管控与隐患排查治理双重预防机制。大力推进公路安全综合治理，加强营运车辆动态监管和公路货运车辆超限超载治理。加大行业监管力度，加强对客运、危化品运输企业的安全监督检查，实现分类管理和重点监管。实施文明交通行动计划，倡导文明交通行为。到2030年，道路交通死亡率下降到1.73人/万车。

3. 提高突发事件应对能力。深化综合应急信息平台体系建设，推动应急平台之间网络连通、数据交换、系统对接。完善城乡公共消防设施，进一步加强医疗急救、突发事件卫生应急、紧急医学救援体系建设。推进避灾安置场所、救灾物资储备库和综合减灾示范社区建设，建立健全防灾减灾协调机制、社会力量参与机制和灾民基本生活保障机制，完善巨灾保险制度。到2030年，城乡公共消防设施基本实现全覆盖，医疗急救、突发事件卫生应急能力和紧急医学救援能力达到发达国家水平。

（三）医疗保障强化行动

1. 完善基本医疗保险制度。健全基本医保稳定可持续筹资和报销比例调整机制。深入推进医保市级统筹，实现“政策框架、筹资方式、缴费水平、保障待遇、目录管理、信息系统、基金管理”七统一。加强职工医保和城乡居民医保的政策衔接，逐步向统一的全民健康保险过渡。完善全民健康体检制度，实施医保历年账户余额用于健康体检和购买商业健康保险等领域，实行家庭成员共济使用。

2. 提升重大疾病保障水平。完善大病保险制度，推进大病保险市级统筹，逐步缩小职工和城乡居民的大病保险待遇差距。稳步扩大大病保险特殊药品范围，提高肿瘤患者等群体的大病保障水平。健全罕见病医疗保障机制，稳步扩大罕见病医疗保障病种范围。加大医疗救助力度，加强医疗救助与基本医保、大病保险之间的衔接，实行应保尽保、应救尽救。

3. 加大长期护理保障力度。按照“政府主导、市场运作、社会参与、多方筹资”原则，以社会互助共济方式筹集资金，探索建立为长期失能人员提供基本医疗护理和生活护理服务的社会保险制度。加快推进城乡居民养老服务站、区域性居家养老服务中心及“枢纽式为老服务综合体”建设。逐步建立完善基于长期护理保障制度支持的护理康复服务体系。

4. 发展商业健康保险。全面对接宁波国家保险创新综合试验区建设，鼓励商业保险机构开发各类医疗和疾病保险产品，发展各种形式的商业护理保险，推进独生子女家庭综合保险和特困人群、低保人群等综合保险，提升特殊群体和弱势群体的抗风险能力。落实税收等优惠政策，推广税优健康险产品，优化操作流程和服务，鼓励企业、个人参加商业健康保险及各种形式的补充保险。建设商业健康保险信息平台，探索实施商业保险医疗直赔服务，配合市级部门建立商业健康保险服务的宁波标准。支持商业健康保险公司与医疗、体检、护理等机构合作，发展健康管理新型组织。

七、发展健康产业

推动健康事业和健康产业相互衔接、相互促进，促进健康服务业、健身休闲运动产业、生物医药产业以及健康产业新业态共同发展、共同提升，使健康产业成为我县经济转型升级的新引擎和国民经济的支柱产业之一。

（一）健康产业创新培育行动

1. 发展健康服务新业态。积极推进健康与养老、旅游、互联网等融合，催生新产业、新业态、新模式。大力发展医疗设备第三方服务、医疗信息化外包、健康服务云平台等第三方服务，推广应用移动健康终端产品，构建数字化、网络化的人口健康信息平台，推动健康管理产业向新型化、个体化、网络化、社会化发展，促进优质医疗资源纵向流动。积极发展第三方医疗服务评价、健康管理服务评价、健康市场调查和咨询服务、医药科技成果服务和专利信息服务等相关第三方服务机构。支持发展健康咨询、教育，培育专业化健康教育与培训及营养、疾病等方面咨询机构，深入社区、乡镇和单位开展各类健康咨询服务。支持运用智慧健康技术开展在线健康教育、健康知识宣传、网络诊疗咨询等新型健康管理服务。

2. 培育壮大健身休闲运动产业。依托象山海洋、海岛、山地、湖泊等运动资源，围绕促进身体健康，发展水上运动、山地户外运动、太极拳、健身气功等动静有常、和谐适度的健康养生运动业态。根据不同区块海洋资源和山林地形的条件，选择性开发冲浪、游艇、海钓、沙滩排球、登山、攀岩、滑翔、狩猎等运动型健身产品，重点开发集运动、休闲、健康、安全为一体的特色减肥健身产品，打造海上运动、山林运动、休闲养生、自行车骑行等运动健身线路。充分发挥体育产业和体育事业良性互动作用，促进群众体育与竞技体育全面发展，不断满足居民日益增长的体育健身需求。鼓励和支持各类体育运动学校（含业余体校）、社会组织、俱乐部等，开展社会足球、青少年足球、篮球、排球、帆船、帆板等体育培训活动。大力发展赛事经济，以成功申办2022年杭州亚运会帆板帆船比赛和国家取消商业性和群众性体育赛事活动审批为契机，运用市场机制，积极引入社会资本承办各类体育赛事。以赛事活动推动体育用品制造业发展，鼓励企业开发具有自主知识产权、科技含量高的运动器材装备和运动服装等产品。

（二）健康产业融合行动

1. 旅养融合。充分发挥象山海、山资源优势，强化健康资源要素整合，大力实施“四全四特”工程，全面打响“东方不老岛、海山仙子国”品牌，促进旅游业与农、林、牧、渔、中医药、体育、养生、养老、化妆、婚庆、摄影等相关产业的融合发展，培育发展多种形式的健康旅游。鼓励优质医疗机构、疗休养机构和旅游服务机构，旅游休闲基地（目的地）加强合作，开发多种类型的健康旅游产品和服务，推出中医养生之旅、智慧养生之旅、生态养生之旅等特色体验活动，大力培育富有我县特色的健康旅游品牌，不断拓展国内外健康旅游市场。重点开发针对老年人和亲子的健康旅游细分市场，打造一批老年和亲子健康旅游优质品牌。加快建设一批健康旅游特色小镇、街区、主题酒店、示范基地。

2. 农养融合。依托农渔业资源优势，结合特有的渔文化、农耕文化，融合养殖、捕捞、采摘、品尝等体验方式，建设农渔业体验区，推进健康农渔业及衍生产业发展。加大象山海鲜美食节品牌宣传，推广“东海第一网”等体验活动，提升发展石浦渔人码头、海峡广场和丹城大排档等美食集聚区。以传统中医健康养生理念为基础，依托贤庠枫康、泗洲头灵岩等中药材种植场建设，发展药食保健产品，结合健康旅游、健康文化宣传，打造中医药健康养生基地。

3. 医养融合。推进老年医疗卫生服务体系建设，推动医疗卫生服务延伸至社区、家庭。支持民间资本新（改、扩）建以老年医学、老年康复方向为主的医疗机构，为失能、半失能及有需要的老人提供康复、护理、临终关怀等专业服务，推动在医疗机构中设置临终关怀床位。加快推进面向养老机构的远程医疗服务试点，推动有条件的医院开设老年病科，增加老年病床数量，做好老年慢病防治和康复护理。加快医疗卫生机构资源整合，鼓励利用闲置低效医疗床位开发养老护理床位。支持建设养老联合体等多种形式，整合医疗、康复、养老和护理资源，为老年人提供一体化的健康和养老服务。结合全域旅游建设，开展老年公寓试点，探索异地养老模式。加快推进养老服务业综合改革试点，积极探索长期经费保障机制，加强医疗卫生服务支撑，推进医养融合发展。

（三）健康产业聚集行动

1. 推进健康产业高端化、集聚化发展。结合省综合医改先行先试区建设，加快医疗卫生基础设施建设，提升医疗卫生信息化水平，推进医养融合发展进一步放大县域医疗卫生资源优势。注重丹（不老）文化提炼，加强彭祖、彭姥、徐福、陶弘景等传统健康养生文化宣传，扩大中日韩徐福养生文化研讨会等国际交流合作平台影响力，打响健康文化旅游品牌。依托大目湾新城生态环境资源和松兰山区块湾、滩、岛、礁等海洋资源优势，丰富健康养老、休闲养生、健康体检、妇幼保健、康体运动等各类健康产品，打造“健康象山”重要承载地。

2. 加快发展高端养老产业。面向有一定经济条件、事件充裕、身体健康的60~70岁老年人群，构建多业态的养老产品体系。立足优越的生态环境与独特的资源优势，重点发展机构养老服务，积极引入民营资本，建设具备医疗保健、家政、休闲康体、文化教育等多项功能、设施先进、服务高端的国际化养老中心、养老社区、酒店式养老公寓等项目，鼓励发展新型养老模式。积极推动社会资本进入居家养老市场，为有特殊需求的中高端消费人群在生活照顾、家政服务、家庭病床、家庭保健医生等领域提供高端专业化服务。

3. 鼓励发展美容美体产业。结合象山当地的资源特色，积极引入韩国、日本、泰国、瑞士等外部优质资源，打造一套完整的以全身健康为中心的美容养生服务产业体系，包括全身肌肤管理、美容营养餐配置等。充分利用海洋资源，开发海盐美容、海藻泥美容、海洋胶原蛋白美容等健康产品与服务。依托象山影视城发展，鼓励剧组随行化妆师、造型师开设美容美体工作室，为游客提供高端造型美容体验及美容美体咨询培训服务。

八、保障措施

健康象山作为一项系统社会工程，需要建立健全领导体制和工作机制，在公共政策的制定中融入健康理念，建立健全健康象山建设评价和考评体系，推进健康领域体制机制改革创新，在全社会营造浓厚的健康象山建设氛围。

（一）组织与领导

建立健全健康象山建设领导组织，成立健康象山建设领导小组（具体内容见附件1），统筹协调健康象山建设工作，审议确定重大项目、重大政策、重大工程和重要工作安排。坚持政府主导、部门协作、社会参与的长效工作机制，各级党委、政府要把健康象山建设纳入重要议事日程，健全领导体制和工作机制，加强各部门各行业的沟通协作，形成多主体协同促进健康的合力，确保健康象山建设各项措施落到实处、取得实效。

（二）政策与投入

贯彻落实“健康融入所有政策”，加强资金、土地、人才等方面的政策支持。各地各有关部门要围绕专项行动制定实施方案、配套措施和支持性政策，增强健康象山建设的要素保障能力。健全稳定可持续的卫生与健康投入机制，调整优化财政支出结构，加强对薄弱区域、薄弱环节、薄弱领域的投入倾斜。引导金融机构加大信贷、债券等融资支持，鼓励社会组织和企业投资卫生与健康领域，大力发展慈善事业，形成多元化投资机制。实施健康科技重大工程和项目，推进若干临床医学研究中心和协同创新网络建设，扎实推进健康科技公共服务平台建设。

（三）改革和创新

修订完善卫生与健康发展政策和规划，深化健康相关领域“最多跑一次”改革，推进依法行政、政务公开和信息公开。建立健康影响评价评估制度，系统评估各项经济社会发展规划和政策、重大工程项目对健康的影响。加强卫生与健康综合监督执法，建立政府监管、行业自律和社会力量参与相结合的综合治理机制。深化医药卫生领域综合改革，加快医疗、医保、医药、医生、医防、医养“六医联动”，统筹推进公立医院管理、分级诊疗、医保支付方式、绩效管理等各项改革任务。创新合作交流机制，强化区域间健康资源要素整合及优化配置，推动与知名医学院校、医疗机构开展战略合作。

（四）评价与考核

坚持科学评估原则，全面建立健康象山评估指标体系和居民健康行为监测系统，组织第三方专业机构负责健康象山建设效果评价，全面、科学、客观评估各项经济社会发展规划和政策、重大工程项目对健康的影响。建立健康象山考核机制，加大目标管理责任考核奖惩力度，把健康象山建设工作纳入领导班子和领导干部任期目标责任制考核，作为实绩考核评价的重要内容。健全日常督查评估制度，定期开展健康象山建设工作督查，每年选树工作先进典型，调动不同主体开展建设健康象山活动的积极性，推动健康象山建设工作有序开展。

（五）宣传与引导

发挥新闻媒体、行业类媒体、健康类媒体及政府官方微博、微信等新媒体的舆论引导，大力宣传党和国家关于维护促进居民健康的重大战略思想和方针政策，宣传健康象山建设的重大意义、目标任务和专项行动，增强对健康象山建设的普遍认知。大力开展健康科普宣传，积极传播健康生活方式核心理念，引导社会公众以各种方式支持、参与建设健康城市行动。坚持全民参与、全民共享理念，兼顾不同群体的健康权益，畅通公众参与渠道，进一步提高公众参与建设健康象山行动的可行性和有效性，营造人人参与健康象山建设、人人共享健康象山成果的浓厚氛围。每年发布健康象山建设情况白皮书，公布健康象山建设进展和居民健康状况。完善参与激励机制，畅通公众参与渠道，扩大健康城市志愿者队伍。强化医德医风建设和行业自律，加强正面宣传和典型引导，形成全社会关心支持健康象山建设的良好氛围。

中共象山县委
象山县人民政府
2018 年 6 月 22 日

乡镇卫生院建设标准

第一章　总则

第一条　为规范乡镇卫生院建设，提高乡镇卫生院项目决策水平和工程建设管理水平，合理确定建设规模，满足乡镇卫生院的基本功能需要，提高投资效益，促进农村医疗卫生事业的健康发展，制定本建设标准。

第二条　本建设标准是乡镇卫生院建设项目投资的重要制度，是合理确定项目建设水平的全国统一标准，是确定和审批乡镇卫生院工程项目的重要依据，是对建设项目全过程监督检查的尺度。

第三条　本建设标准适用于乡镇卫生院的新建、改建和扩建工程项目。

第四条　乡镇卫生院的建设，必须遵守国家有关法律、法规和国家有关卫生工作的政策，正确处理需要与可能、现状与发展的关系，做到规模适宜、功能适用、装备适度、经济合理、安全卫生。

第五条　乡镇卫生院按功能分为一般卫生院和中心卫生院。一般卫生院提供预防保健、基本医疗、健康教育、康复等综合性服务；受县级卫生行政部门委托承担辖区内公共卫生管理；负责对村级卫生机构技术指导和对乡村医生培训等。中心卫生院是一定区域范围内的预防、保健、医疗技术指导中心，除具有一般卫生院的功能外，还承担协助县级卫生机构开展对区域范围内一般卫生院的技术指导等工作。

第六条　乡镇卫生院的建设，应符合区域卫生规划、医疗机构设置规划和当地乡镇建设总体规划，充分利用现有卫生资源和基础设施，避免重复建设。

第七条　乡镇卫生院的建设除执行本建设标准外，应符合国家现行有关标准的规定。

第二章　建设规模与项目构成

第八条　按床位规模分为无床、1~20 床和 21~99 床卫生院三种类型。乡镇卫生院床位规模宜控制在 100 床以内。

第九条　乡镇卫生院床位规模应根据其服务人口数量、当地经济发展水平、服务半径、地理位置、交通条件等因素，按照乡镇卫生院的类型、基本任务和功能合理确定，每千服务人口宜设置0.6~1.2 张床位。

第十条　乡镇卫生院服务人口宜按以下规定确定：

一、一般卫生院按本乡镇常住人口加暂住人口计算。

二、中心卫生院按本乡镇常住人口加暂住人口，再加上级卫生行政主管部门划定的辐射乡镇人口的 1/3 计算。

第十一条　乡镇卫生院项目构成包括房屋建筑、场地和附属设施。其中房屋建筑主要包括预防保健及合作医疗管理用房、医疗（门诊、放射、检验和住院）用房、行政后勤保障用房等。场地包括道路、绿地和停车场等；附属设施包括供电、污水处理、垃圾收集等。

第三章 建筑面积指标

第十二条　乡镇卫生院按实际设置的床位规模，其预防保健及合作医疗管理、医疗、行政后勤保障等用房建筑面积宜符合表 1 的规定。

表 1　房屋建筑面积指标

规模 名称	无床	1~20 床	21~99 床
核定方式	按院核定 （平方米/院）	按院核定 （平方米/院）	按院核定 （平方米/院）
建筑面积（平方米）	200~300	300~1100	55~50

注：乡镇卫生院基本面积指标应根据当地实际情况和业务工作需要在上下限范围内取值。建筑面积指标中不含职工生活用房。

第十三条　乡镇卫生院各功能用房面积分配应满足功能、业务及设备装备的需要。可按表 2 执行。各类用房建议尺寸宜符合表 3 规定。

表 2　各功能用房面积表

单位：平方米

规模 名称	无床	20 床	40 床	80 床
1.预防保健、合作医疗管理	48	84	108	144
2.门诊	60	174	288	516

续上表

名 称＼规 模	无 床	20床	40床	80床
3.放射、检验	30	138	220	428
4.住院（含手术室、产房）	24	220	517	1036
5.行政后勤保障	40	96	240	456
使用面积合计	200	712	1373	2580
建筑面积合计（平面系数按65%）	308	1095	2112	3969

第十四条　乡镇卫生院职工生活设施用房建筑面积，应按国家及地方有关标准执行。

第四章　规划布局与建设用地

第十五条　乡镇卫生院宜一次规划，一次建设，确有困难的可一次规划，分期建设。

表3

各类用房建议尺寸表

名 称		建议采用尺寸（中–中）（米）
走廊	病房	2.7
	门诊	单侧候诊 2.1
		双侧候诊 2.7
	手术室	2.7
病房	六人病房	6.0x6.0
	三人病房	3.6x6.0
	辅助用房	3.6x4.5
门诊	小诊室	3.0x4.2
	大诊室	3.3x4.5
手术室	大间	6.0x6.0
	中间	4.5x6.0
	小间	4.2x4.8
X光室		6.0x6.0
化验室		4.5x6.0

第十六条　乡镇卫生院选址应符合下列规定：

一、应具备较好的工程地质条件和水文地质条件。

二、应方便群众，交通便利。

三、周边宜有便利的水、电、路等公用基础设施。

四、应环境安静、远离污染源，并与少年儿童活动密集场所有一定距离。

五、应远离易燃、易爆物品的生产和贮存区、高压线路及其设施。

第十七条　乡镇卫生院的总平面布局，应根据功能、流程、管理、卫生等方面要求，对建筑平面、道路、管线、绿化和环境等进行综合设计。

第十八条　乡镇卫生院的总体布局应符合下列要求：

一、功能分区合理，洁污流线清楚，避免或减少交叉感染。

二、布局紧凑，交通便捷，管理方便。

三、住院、手术、功能检查等用房应处于相对安静的位置。

四、病房、诊疗室等主要医疗用房应有适宜的朝向。

五、有良好的自然通风，多风沙地区应有防风害侵袭措施。

第十九条　乡镇卫生院的建设，在满足使用功能和安全卫生要求的前提下，其建筑宜集中布置。

第二十条　乡镇卫生院出入口不宜少于两处。

第二十一条　太平间、焚毁炉应设于较隐蔽的位置，与主要建筑物应适当隔离，并宜单独设置通向院外的出口；设传染病门诊的卫生院，应合理布置，避免交叉感染。

第二十二条　停车场宜设在门诊部、住院部出入口附近。

第二十三条　暂时不能由市政供水、供电的地区，应自备供水、供电设施。

第二十四条　乡镇卫生院绿化用地应符合当地有关规定。

第二十五条　乡镇卫生院内不宜建设职工住宅；受条件限制，职工住宅与乡镇卫生院毗连时，应采取分隔措施，并宜另设出入口。

第二十六条　乡镇卫生院的建设必须坚持科学合理、节约用地的原则。

第二十七条　乡镇卫生院建设用地指标，不应超过表4规定。

表4　建设用地指标

规　模	用地面积指标（容积率）
无床	0.7
1~20床	0.7
21~99床	0.8~1.0

注：建设用地指标中不含职工生活用房用地。

第五章　建筑标准

第二十八条　乡镇卫生院的建筑标准，应贯彻适用、经济和在可能条件下注意美观的原则，按照经济水平和地域条件合理确定。

第二十九条　乡镇卫生院房屋建筑材料应优先采用地方材料，结构选型宜有利于可持续发展。乡镇卫生院建设还应符合防火、建筑节能及无障碍等方面的要求。

第三十条　乡镇卫生院建筑设计应注重标准化与多样化相结合。

第三十一条　乡镇卫生院房屋建筑耐久年限不应低于二级；建筑安全等级不应低于二级；应当按照高于当地房屋建筑的抗震设防要求进行设计，增强抗震设防能力，建筑抗震烈度应在该地区抗震设防烈度的基础上提高1度。

第三十二条　乡镇卫生院的建筑宜采用砖混或框架结构，建筑层数宜为1~3层。

第三十三条　乡镇卫生院建筑室内净高应符合下列规定：

一、一般医疗用房宜为2.7~3.3米。

二、医技科室用房应根据设备需要确定。

第三十四条　乡镇卫生院房屋首层室内外地面高差，不宜小于450毫米，出入口应有坡化面。

第三十五条　乡镇卫生院建筑装修和防护应符合下列规定：

一、医疗用房的墙面、顶棚应易于清扫、不起尘、易维修；手术间、产房墙面应采用瓷砖或其他便于清洁、消毒的材料。

二、地面用材应采用防滑、宜清洗的材料；检验用房的地面材料还应耐腐蚀，便于清洁、消毒；部分医疗设备用房应按其设备要求防尘、防静电。

三、化验台、操作台等台面均应采用洁净、耐腐蚀、易冲洗、耐燃烧的面层，相关的洗涤池和排水管应采用耐腐蚀的材料。

四、放射科、功能检查等用房应有相应的防潮、防辐射、剩余电流保护等设施。

五、供应室、药房（库）、太平间等应有防虫、蝇、鸟、鼠及其他动物侵入的设施；药房（库）还应有防潮设施。

第三十六条　预防保健、门诊、病房等用房，应充分利用自然光和通风，不宜阳光直接照射的用房应有遮阳设施。主要用房的采光窗洞口面积与该用房地面面积之比，不宜小于表5的规定。

表5　主要用房采光表

名　称	比　值
诊疗室、检查室、预防保健用房、病房、医护办公室	1/6
候诊室、配餐室	1/7
更衣室、浴室、卫生间	1/12

第三十七条　乡镇卫生院给水应符合《生活饮用水卫生标准》GB5749，污水排放应达到无害化要求。

第三十八条　乡镇卫生院主要医疗用房宜有适宜的温度、湿度，并设置相应的设施。

第三十九条　供电要符合以下要求：

一、宜采用双路电源供电，不能保证持续供电的地区，应设自备电源。

二、电源装配容量应满足现有设备及近期的增容需求。

三、院区内宜采用分回路供电方式。

第四十条　乡镇卫生院应设置通信设备并装备计算机等信息系统。

第四十一条　乡镇卫生院医疗废物的处理应按国家及地方有关标准执行。

第六章　主要用房要求

第一节　预防保健用房

第四十二条　预防保健用房应根据规模和业务需要合理设置，一般应有疾病预防、妇幼保健、健康教育等用房。

第四十三条　预防保健用房宜与行政用房邻近，妇幼保健用房宜与妇产科门诊联系便捷且与普通门诊、放射科分开设置。

第二节　门诊用房

第四十四条　乡镇卫生院门诊用房应根据不同建设规模、专科特长和业务需求合理设置诊疗室，规模小的乡镇卫生院可按业务性质、业务量设置综合性诊室。

第四十五条　门诊用房的布局应从医疗流程和各部门功能需要出发，做到紧凑、合理、便捷，有利于交通流线。

第四十六条　门诊出入口及候诊、取样等场所应合理布置，规模较小的乡镇卫生院可设置集中候诊区。

第四十七条　妇产科等需要自成一区的科室，应视其规模大小进行合理布局，并解决好出入口、隔离、卫生间等问题，避免或减少交叉感染。

第四十八条　注射室应与观察治疗室相邻设置。

第四十九条　急诊室位置要醒目，应方便利用门诊及医技科室的房屋及设施。

第五十条　传染病门诊和隔离观察室应相对独立，并有单独出入口。

第三节　住院用房

第五十一条　床位规模较大的乡镇卫生院，其住院部宜自成单元。

第五十二条　乡镇卫生院病房床位设置，宜以 2 床/间和 3 床/间为主，不宜超过 6 床/间。重危症病房应为 1 床/间，位置宜靠近护士办公室；产科母婴同室每床使用面积不应少于 6㎡。

第五十三条　病房门可双向开启，门净宽不得小于 1.10m，门扇应设观察窗。

第五十四条　病房护士站宜采用开敞式，与护理单元走道车通，距最远病房门口不宜超过 30m，并与治疗室相通，与医生办公室相邻。

第五十五条　护理单元内集中设置的卫生间、盥洗室、浴室、污洗间宜设于一区，并应满足方便适用、清洁卫生、减少污染等要求。

第四节　放射性用房

第五十六条　放射科宜设在底层，并与门诊部和住院部联系方便。

第五十七条　放射科应设有透视（摄片）室、暗室等用房，暗室应与透视（摄片）室相邻。

第五十八条　透视（摄片）室的空间尺寸、墙体、地面、门窗等，应满足设备安装和放射防护要求。透视（摄片室）机房应有通风、换气措施。

第五节　检验用房

第五十九条　检验用房应根据不同规模乡镇卫生院开展的业务项目确定。检验用房按其规模可采用合室、分室或套间等方式，室内布置应符合检验工作流程。

第六十条　检验用房位置，应兼顾门诊、住院和预防保健共用，且方便病人。

第六十一条　检验用房外窗宜朝北设置，应有良好通风措施。

第六节　手术室和产房用房

第六十二条　手术室应按一般手术室要求设置。手术室、产房用房应自成一区，并邻近外科、妇产科病房。床位规模较小的乡镇卫生院，手术室及产房宜设在门诊部适当位置，与妇产科诊室联系便捷。

第六十三条　手术室、产房的布置应符合功能流程和洁污分区要求。

第六十四条　手术室、产房宜合区设置，即手术室、产房合用或在同区内分设。具体设置方式视乡镇卫生院规模确定。

第六十五条　手术室、产房的朝向以北向为宜，其他朝向时应有遮光措施。

第六十六条　手术室应以人工照明为主。

第六十七条　手术室门宽、开启方式应满足通行、运送病人、洁净、防污染的要求。

第六十八条　手术室和产房的管线应暗设，洗手间设置非手动洗手设施不应少于两个。

第七节　供应（消毒）室用房

第六十九条　供应室宜设在业务区的适中部位，并相对独立。

第七十条　供应室平面布置应符合工艺流程和洁污分区的要求，消毒应与贮存、分发室相邻，并设传递窗相通。购置安装的消毒设施应符合国家有关规定。

第七十一条　洗涤池宜设通用和专用两种。

第八节　药房

第七十二条　规模较大的乡镇卫生院中、西药房应分设、规模较小的可合并设置。

第七十三条　药房应与挂号、收费、划价邻近。

第七十四条　特殊药品（指毒性药品、麻醉药品、精神药品、放射性药品）的贮放处应有安全设施。

第七十五条　中药煎药可视需要安排用房。

第七十六条　中、西药房（库）均应满足防潮、防腐、防尘、防虫、防鼠等要求。

第九节　辅助用房

第七十七条　洗衣房应符合下列要求：

一、洗衣房宜建平房，并设晒衣场地。

二、平面布置应符合收受、浸泡消毒、洗衣、晒（烘）干、贮存、发放等流程。

第七十八条　锅炉房应符合下列要求：

一、锅炉房视乡镇卫生院规模安排用房和设备，规模较小时可装设供水兼供暖的茶浴炉。

二、锅炉房位置宜选择在适宜的地方，并位于常年主导风的下风向。

三、锅炉房宜设专门出入口。

第七十九条　配电室应符合下列要求：

一、配电室位置应邻近外接电源的输入处，规模较小的乡镇卫生院可在适宜位置设配电箱（柜）。

二、配电室门窗应向外开，窗户应设有保护网。

第八十条　营养厨房应与住院部有便捷联系，规模较小的乡镇卫生院可设公用厨房。

第八十一条　洗衣房、锅炉房、配电房等辅助用房宜合并建设。

第七章　主要技术经济指标

第八十二条　乡镇卫生院投资估算，应按国家现行有关规定编制，在评估或审批项目可行性研究报告时，乡镇卫生院房屋平均建筑安装工程造价，可适当高于建设地区相同建筑等级标准和结构形式的住宅平均建安造价。

第八十三条　建设工期按国家关于建筑安装工程工期有关定额执行。

（本标准由中华人民共和国住房和城乡建设部、国家发展和改革委员会于 2008 年 8 月 18 日发布。建标〔2008〕142 号）

关于成立《象山县卫生志》编纂工作领导小组的通知

各医疗卫生计生单位，局机关各科室：

编纂《象山县卫生志》是一项继往开来工作，对掌握象山卫生计生历史和现状、促进卫生计生事业发展具有十分重要意义。为科学、高效推进《象山县卫生志》编纂工作，经研究，决定成立《象山县卫生志》编纂工作领导小组。现将领导小组名单通知如下：

组　长：陈淑萍

副组长：史美德

成　员：左　伟、朱爱春、吴　敏、黄志辉、翁家秀、肖惠珠、沈启英

领导小组下设办公室，负责《象山县卫生志》材料收集、整理、编纂、沟通和协调工作。名

单如下：

主　任：沈启英

成　员：俞素贞、顾海燕、朱海英、范奕芳、杨　旻、杨淑静、胡晓华、吴富海、吴美飞、钱卫燕、俞先锋、王巧月、鲍明海、郭富荣、石生东、沈和定

各医疗卫生计生单位需确定分管领导和联络员一名，局机关各科室确定联络员一名，负责整理、提供各单位、科室的有关卫生计生工作材料，协助编纂办公室做好《象山县卫生志》编纂工作。分管领导和联络员名单请在 5 月 18 日前报局办公室王飞飞处。

象山县卫生和计划生育局

2018 年 5 月 10 日

二、卫生谚语

卫生谚语广泛流传于民间，语言通俗，言简意赅。内容有保健、防病、养生、膳食等，指导人民群众善生摄身，无病先防、有病早治。

保健类

气大伤人，酒多伤身。

静以养心，俭以养德。

少欲则安，淫逸则衰。

大寒大热天，色欲要节忌。

元精足，莫贪欲。

睡前洗脚，胜过吃药。

姜茶治病，糖茶和胃。

大汗莫吹风，吹风得病痛。

饭后走一走，长寿九十九。

饭后散百步，不用上药铺。

朝暮叩齿三十六，七老八十牙不落。

多吃蒜头蘸醋，健胃顺肠带补。

笑脏笑破不笑补，笑馋笑懒不笑苦。

运动就是灵芝草，何必苦把仙方找。

水停百日生毒，人闲百日生病。

拳不离手，曲不离口。

养生贵养心，养心贵寡欲。

要想身体好，每天起个早。

饭前要洗手，饭后要漱口，习惯成自然，百病全赶走。

白露不露身，寒露不露脚。

吃过端午粽，还要冻三冻。

预防类

小不可噎，老不可跌。后生怕激，老头怕逼。

病从口入，祸从口出。

得病容易，收病困难。

夏忌狗肉，冬吃萝卜。

贪吃贪睡，添病减岁。

多吃李子要伤命，杨梅西瓜好医病。

老人先老脚，跌倒百病贴。

疔疮破头，力大如牛。

冬不蒙头，夏不露腹。

夏不睡石，冬不露背。

一顿吃伤，十顿喝汤。

一夜不宿，十夜不足。

劳动长命，懒人多病。

若要少儿安，略带三分饥和寒。

瓜好不在大小，健康不在胖瘦。

天怕黄亮，人怕肚胀。

狂饮伤身，暴食伤胃。

不气不愁，活到白头。

萝卜熟，太医哭。

不干不净，吃了生病；干干净净，吃了太平。

若要感冒少，常洗冷水澡。

丑病不瞒医，瞒医害自己。

要想不生病，锅、碗、瓢、盆洗干净。

膳食类

药补不如食补，大荤不如吃素。

冬吃粥，夏无力。

少吃多滋味，多吃坏肚皮。

吃米带点糠，老少都安康。

要使皮肤好，粥里添红枣。

气短咳嗽多，粥里添白果。

冬补十进九，夏补随汗流。

早起一餐粥，夜夜莫吃足。

宁吃欢喜汤，不吃皱眉饭。

冬吃萝卜夏吃姜，平时不必看医生。

若要肝脏好，枸杞红枣汤。

饥不暴食，暴食伤胃；渴不狂饮，狂饮伤身。

淡食为宜，杂食为优，素食为主，狂食为禁，慢食为佳，粗食为好，鲜食为妙，温食为适。

天时虽热，不可饮冷；瓜果虽美，不可多尝。

饮食愈少，心愈明，年愈长；饮食愈多，恼愈塞，年愈损。

指甲花造牌楼，冬瓜糊浇麻油；咸菜尾巴笋箨头，蟹酱泥螺有点臭；萝卜糊酸溜溜，豆板咸菜最清口；白鲞汤咸鸭蛋，只给产妇作忌口。

人是铁，饭是钢。

千补万补，不如食补。

饭前一口汤，到老不会伤。

饭前喝汤，妙挑健康；饭后喝汤，愈喝愈胖。

汤泡饭，嚼勿烂。

细嚼慢咽，不伤肠胃。

养生类

酒冲鸡蛋日保日，桂圆枣子月管月。

一日笑三笑，百病自然消。

好饭莫过饱，饭饱莫快跑。

饭吃八分饱，到老肠胃好。

细嚼慢咽，勿伤身体。

拍打“足三里”，胜吃老母鸡。

求逸为闲气血滞，体弱多病不稀奇。

生气催人老，笑笑变年少。

热饭冷茶淘，爹做郎中医勿好。

笑口常开，烦恼离开。

生活有序作息正常，一日三餐定量定时。

淡泊名利，节欲节俭。

手痛络，脚痛搁。

疮痒烂，毒痒散。

增加血小板，花生衣煮饭。

走路动手指，健身健脑子。

有动有静，无痛无病。

三分吃药七分养，吃食不可看人样。

屋宽不如心宽，财多不如寿多。

戒暴怒以养其性，少思虑以养其神。

省言语以养其气，绝私欲以养其心。

早饭要吃饱，中饭要吃好，晚餐要吃少。

醉勿冷饮，饱莫即卧。

热食伤骨，冷食伤肺；热勿烫唇，冷莫惊齿。

发宜常疏，面宜常搓，目宜常运，耳宜常弹，舌抵上颚，齿宜常叩，津宜常咽，浊气宜常呵，清气宜常吸，心腹宜常摩，谷道宜常撮，肢节宜常摇，手心足心宜常搓。

大饱入房伤脾胃，大醉入房伤骨骼，大疲入房伤其筋，大怒入房伤其精。

君子有三戒，少之时，气血未定，戒之在色；及其壮也，气血方刚，戒之在斗；及其老也，气血既衰，戒之在得。

寡言语以养气，寡思虑以养神，寡嗜欲以养精。精生气，气主神，神自灵也。是故精、气、神人之三宝也。

做做做勿死，嘻嘻要嘻死。

一勿赌食，二勿赌力。

药物可以治病，而不可以养生。

生气是用别人的错误来惩罚自己。

让一让，胖一胖；恼一恼，老一老。

笑一笑，十年少；愁一愁，白了头。

遇事不恼，长生不老。

站如松，坐如钟，卧如弓，行如风。

其他类

草药一味，气煞中医。

脑子不用则愚，血脉不通则病。

活到老，学到老，动到老。

早雾阴，晚雾晴。

要想孩子体力足，莫惜小孩顿足哭。

无病不知有病苦，有病方知无病福。

春雾雨，夏雾火，秋雾凉风（露霜），冬雾雪。

树老根先老，人老腿先老。

食疗歌

盐醋防毒消炎好，韭菜补肾暖膝腰；萝卜化痰消胀气，芹菜能降血压高；
胡椒驱寒又除湿，葱辣姜汤治感冒；大蒜抑制肠炎发，绿豆降暑最为妙；
香蕉通便解胃火，健胃补脾食红枣；番茄补血美容颜，禽蛋益智营养高；
花生能降胆固醇，瓜豆消肿又利尿；鱼虾能把乳汁补，动物肝脏明目好；
生津安神数乌梅，润肺乌发食核桃；蜂蜜润燥又益寿，葡萄悦色令年少。

三、方言词汇

方言的地域性强，独特的语音使外地人很难理解。但是随着人口流动，象山有许多外籍医生，外籍创业人，产生交流上的困难。为了便于医患之间的沟通，本志选录叶忠正著作《象山方言志》若干词组，省略普通话注音，使用同音字或近音字加注。意义相同的词语适当组合，部分词语加以释义和举例。

一、方言词语

病、毛病	大病	小病、小毛病	重病
急病	恶病（通常指癌症）	硬病	长病
慢性病	急性病	有毛病	
生病、生毛病、人难过、人弗爽快		生大病	生恶病
病重起来、厉厉起来		病好点勒	病好勒、人爽快勒
人健勒、人囥（音“责”。形容词）硬勒		肚皮㑚（音“寨”。动词，腹泻）	
脍（不会）消化	肌身发热	肌身发冷	人有热度
伤风、感冒	伤风气	气急	气逐口喘
咳嗽	嗻（音“屈”。动词）热、热头气熿（音“喝”）进		上火
头痛	肚皮痛、肚痛	心窝头痛、胃痛	腰骨痛
腰缚头痛、腰痛	手痛	脚痛	
痛㾙㾙（音“希”。动词。轻微的疼痛）			
腰骨闪㓤（音“切”。原为动词。受伤。多用于动补结构的复合动词，如：打~、拷~等）			
脚伤筋	手伤筋	头晕	头晕晕动
头昏	晕车	晕船	恶心
呕吐	心窝头疺（音“贩”。动词。恶心欲吐）上来		
上吐下泻	痨病（中医指结核病）	肺病、烂肺	
痵（音“好”，动词，气喘有声）哼（音“堆”，动词，气喘）病			黄胖病
小肠气（疝气）	发痧（中暑）	痧气	卖柴病（疟疾）
发瘟、瘟病	出痘	出痳	痳疹
伤寒病	羊癫病		

疯癫、癫牢、癫起来 痄（音“查”。形容词。痴呆）乱牢
疴（音“赫”。动词。幼儿因受惊吓而得病）牢 七日风（婴儿受破伤风而病，七日必死，故有此称）
哑嗵（读“中”。动词。口不能言）风打、中风 脑溢血、脑出血 高血压
糖尿病 高血脂 半边风 风瘫
生疮 癞头疮 癞头 疔疮
落头疔（最厉害疔疮之一，开始生在后脑下面） 嘴角疔（最厉害疔疮之一，生在嘴角边）
过桥疔（最厉害疔疮之一，生在脚抚） 生痈（一种特大的恶疮）
擗（音“八”。动词。用手分开。如“拳 头捏勒铁紧、~弗开”）鸭蛋（生在腋下的恶疮）
脚膀痒槲（音“活”。名词。果实中的核。人身上长有像“核”这样的东西，称“~”）
熚火槲 臀皶（音“滕尖”。名词。生在屁股上的恶疮）
生臀皶（俗有“屁股生臀皶，快活如神仙”之说，意谓生臀皶，不用干活） 生背痈
生疖、生热疖 化脓、溃脓 挑痧 挑痈
搳脓 搳疖 生木蛇 生鸡眼
生虾眼 生刺窠 生痔疮 生瘍瘥（生疥疮）
烂疮瘍瘥 麻疵瘍瘥 癣岫
癣啜（音“出”。动词。吃、饮、吸、象山话均可叫啜） 红癣
麻蚶血好 白癣 老姜好 外伤
倒剢（跌伤） 打剢 拷剢
豛（音“督”。动词。击、刺。引伸为用手指指，如：手指头豛豛）剢
勔（音“累”。动词。用力向前推）剢 撞剢 斩剢
劈剢 碰剢 割剢 压剢
捺剢 瘵（读“柴”上声，又音“石”。形容词。消瘦）瘦
疳绩（名词。常见的幼儿疾病。其候面带青黄色，身瘦肚膨胀，头发立，身热，肚中微痛）
挑疳绩 疰（音“致”。动词）夏（有些人每到夏天，出现身体消瘦，食欲减退，四肢无力等症状，称“疰夏”）
轧热痱 浆痈瘤（音浆浦雷。名词。皮肤上的小凸起） 青春痘
雀疵斑 粉刺 疵起来
开脚皲（音“军”。动词。脚后跟开裂） 老鸦臭（狐臭） 口臭
蛀牙 牙齿蛀牢 烂牙疳 风手
躄脚 缺嘴 醜（音“秋”。形容词）嘴 大头颈
驼背 佝（音“吼”“呵”）背（背前曲） 扑背
光癞头 白眉毛 白醿（音“潦”。形容词）风 风气
风气痛 麻皮 聋聱
生聤（音“钝”。名词。耳内恶疮，其症状是红肿发炎流脓，疼痛难忍。俗称聤~）
哑牢 齆（读“翁”去声。名词。鼻病）鼻（鼻音严重） 独眼
白眼 近视眼 老花眼
鸡瞌（读“孟”阴平声。动词。眼睛半瞎）眼 斗鸡眼 眼睛痛
腌臜眼 红眼睛 烂眼 角膜炎
清瞌瞎 青光眼 眼睛瞎牢 眼睛砲牢（失明）
肿瘤 良性 恶性 癌
生癌、生恶病 白血病 败血症 肺气肿

请医生	看毛病、医毛病、看病、医病		搭
问	看	听	检查
确诊	开药方、开方子、开处方		撮药、撮中药
一帖药、一服药	配药、配西药	一盒药	一袋药
煎药、熬药	头汁	二汁	
滗（音“笔”。动词）药（挡住药渣把液汁倒出来）		喝药	打针
吊针	呷药、啜药	吞丸子	吞药片
偏方	密方	祖传	敷药
贴膏药	散药粉	搽药膏	敷疮
爬背脊	扭痧筋	药店、药房	中药店、中药房
西药、西药房	医院	中医院	挂号厅
门诊部	急诊室	住院部	住院
出院			

四、遗闻·杂记

“云水洗光”匾

新桥蒲文才家藏有一块“云水洗光”旧匾，为清光绪年间石浦都司郑碧山所赠，已有百多年历史。此匾为木质结构，长143厘米，宽59厘米。匾右侧竖写“光绪乙未年季春月穀日”。中间自右向左书写“云水洗光”四字。左侧竖写“余患目疾有年，医经数手辄不效。今春（遇）蒲君祝三先生赠以妙药，敷洗后，目光复旧，恍如从云水中洗来者。爰择四字以志感佩云尔。钦赐花翎统带浙洋红单护商师船兼带象石练军提标尽先参府石浦营都闻府郑碧山拜赠”。

“云水洗光”篆字阳刻，字面敷薄砂，触摸有粗糙质感，笔画圆转宛通、飘逸流畅；余下行楷字阴刻，刻画精细，细微之处纤毫毕现，气韵流动，字体刚劲有力颇有大家风范。

据《石浦镇志》（2017年版）历史人物篇载：郑碧山，字仙崖，广州人。咸丰十一年(1861)，从永嘉知县高粱村以广艇入飞云港。剿平瑞安金钱会匪，复平阳县。积功署定海镇标中、左、右三营把总，温州镇左营千总。光绪九年（1883），署昌石营都司。二十年实授再任。前后剿海匪战多。捐廉五千金制造扮商船十余艘，与惠济兵轮相助，故闻匪所在，即破获，鲜有幸而免者。后升补尽先参将，卒于任。都司，始设于明代，是地方军事最高领导机构。

中华人民共和国成立前，象山山高路陡，交通十分落后。石浦经县城丹城必须经新桥街（新桥镇所在地），所以，历史上的新桥南来北往，是交通要冲咽喉之地。因地理环境的缘故，当时的新桥街商贸及驿站、药铺、客栈等也非常繁荣。大约清朝中叶，蒲家先祖从宁波市西郊迁徙至新桥街经营商贸药铺，后家族日益兴盛，其族人多经商从医。

光绪乙未年为光绪二十一年即公元1895年，郑碧山此时为昌石营都司（按清武官官制正四品），此后郑碧山因积军功至“尽至参将”（正三品）。按照历史记载和此匾的情况看，郑都司当时已经是六七十岁的老人了。因为年老体衰，患眼疾多年，病况颇重，视力下降，加之公务繁忙，以致终日不得视物，颇见烦恼。经过数人医治，还是不见成效。此匾所提到的蒲君祝三先生当时偶遇石浦营都提标郑碧山，得知其患有眼疾已经数年，遂献偏方配制良药给他治疗。敷洗后，郑都司的眼睛竟像从云水中洗来一样，重又能视物，目光清澈如新。欣喜之下，郑碧山都司赠“云水洗光”匾给蒲祝三先生，给予蒲祝三很高的评价。郑公此意为表感谢之情，也为弘扬蒲先生治病救人的中华美德以激励后人，流芳百世。

据蒲祝三后人蒲文才说，因他的爷爷、阿婆在他父亲尚未成年时就去世，因此关于蒲祝三从医的情况未详，亦无文字记载遗存。唯有该匾，作为一种荣耀，一直悬挂在蒲家中堂。尽管岁月流逝屡遭磨难，但蒲家人一直妥为保管，现在字迹尚可辨析。县博物馆存有该匾的照片及相关文字资料。

宁波开明街鼠疫的最先罹难者是象山人

1940 年 10 月 27 日（民国 29 年）早晨，一架日军飞机窜入宁波市区上空，空投染有鼠疫杆菌的疫蚤、麦粒、面粉。两日后，开明巷以北 5000 平方米范围内爆发鼠疫。市民惨死有名可稽者为111 人，少年儿童 40 人。其中全家死绝的有 12 户 45 人。在这场细菌战中罹难的两个象山人，他们是象山西乡官山人赖甫生夫妻，当时在开明街开设豆浆店。在宁波保警大队部工作的赖文斋与被害赖甫生是官山同乡，出于对家乡的关心，特致书信象山盛世馨县长，告知事件始末，以引起重视。书信如下：

盛县长钧鉴：

甬埠鼠疫始于十一月初，最先死亡者为开明街开设豆浆店之象山西极乡官山人赖甫生夫妻二人。今棺木已运至象山，未知有否深埋葬土中。甚念。近闻其弟赖阿德亦在染病中，查此二人均在甬帮其中营业者，现今传延至象，殊深可忧虑。甬埠现虽有省防疫队及中央防疫队共地方各医务机关竭力扑灭，然仍有陆续死亡。象山官山地方，地方处偏僻，更无卫生设备，乡愚尤无防疫智能，任其自蔓延，为祸其烈，为特书函奉闻，恳请火速设法扑灭以弭巨祸，则人民幸甚，国家幸甚。

专此教书，恭勋安

赖文斋书于保警大队部

民国二十九年十一月十二日

柴爿码子

过去石浦等地集散的大宗货物有渔货、粮食、食盐、柴爿、毛竹、活猪等。货物要过秤，当时还没有磅秤，用的是挂杆秤，过秤需 2 人抬货物，1 人司秤，1 人划码，记录往往用筹码数。因过秤较多的是柴爿，故称柴爿码子。其符号为：〡 〢 〣 × 〥 〦 〧 〨 〩 十，即为一二三四五六七八九十。如过秤数为 386 斤，故写〣〨〦；总数 25423 斤，则写〢〥×〢〣。

柴爿码子始于战国，时阿拉伯码子尚未流行，《孙子算经》上说：“凡算之法，一纵一横，百立（纵）千僵（横），十千相望，万百相当。”“五不只，六不积”，意为五以下以一为一，六以上以一为五，如算盘之上下档（𝍠、𝍡、𝍢、𝍣、𝍤、𝍥、𝍦、𝍧、𝍨），南宋的《数书九章》和元代的《测圆海镜》也都用纵横两体计算。唯司马光的《潜虚》把“𝍤”（五）变成“×”，因为《说文》中解释“×”为古文中“五”字，至清晚期，柴爿码子从 1 至 10 为

“〡〢〣〤〥〦〧〨〩〸”。

新中国成立之初，食品公司收购活猪，用剪刀在猪身剪毛来记录过秤数，例如猪186斤，则在猪身上剪“〡〨〦”，这猪运到哪里，都按此验收，不再过秤。据说医药公司所卖的人参，中医药方子也常用柴爿码子来计量。

惠民药局 《宋元四明志象山县汇辑》卷第二

圣天子以天地日生之德，访民疾苦。宝祐五年冬十一月，御批审饬军民五事，官药局其一也。令台阃严督所部，恪共奉行，剂料必真，修合必精，使民被实惠，仍揭黄榜于诸州军。大哉王言，民其有瘳乎！大使、丞相吴公吾胞吾与之心，与上符契，祗若明命，匪懈益虔。惟鄞有局，宝庆三年所创也。在郡圃射垜西，地逼隘匪便，且药工出入，旃辕不肃，岁久屋尤老，亟谋爽垲而更之。先是，犒赏库有楼曰海晏，为屋凡十余楹，后改为参议官舍，高明阙室，居者弃焉。公谓是宽闲者可以济吾用矣。乃即楼而局，上以处熟剂成料，而梅润不及。物帑作局，胪列其下，众工盘礴者得其所。前则增门屋三，后则增翼屋五。浚汲清之池，新煅丹之鼎，焙室烹釜，莫不毕备。井井规模，于是非前日比。若夫遴监临之选，严修制之防，品剂既真，市者旁午。若郡，若邑，若军，凡增置子铺一十四所。岁春夏数施药饵，无间城内外，君相济众之仁博矣。因附录其目如左。

子局

象山县铺 或一月取三百贯，或一月半取三百贯

徐福东渡传说

徐福东渡传说，是中国文化史上一件大事，更是象山文化史上一件大事。因为象山是徐福“入海求仙”唯一隐居地，也是最后东渡日本启航点。正是在这里，留下秦代徐福唯一遗址——丹井。

徐福（生卒不详），秦方士和医药家，又作徐市。“市”乃古黻字，市与芾同，即黻字。盱眙人，一作山东琅琊人。秦始皇二十八年（前219），为了逃避秦朝苛政，利用秦始皇想长生不老机会，他上书说海上有蓬莱、方丈、瀛洲三座神山，可求长生之药。请得童男童女3000人，能工巧匠300人，乘楼船入海南下，抵鄞（象山时属鄞）之蓬莱山（古称小蓬莱，自清康熙年间起称炼丹山、丹山）隐居。数年后，秦始皇东巡至隔港鄞县，徐福怕事泄露，遂率众星夜从蓬莱山脚——拢船津渡口入海，开始东渡日本的大规模探险活动。对此，嘉靖县志、雍正府志记载：“秦徐市，一名福，盱眙人。始皇好神仙，使市将童男童女往东海求蓬莱三岛诸仙山。象之西山名小蓬莱，市居焉。始皇东巡至鄮。市发舟，至悬海夷、亶二洲而止。旧有遗像在蓬莱观。”

另外，当地还有大量历史遗迹，可作徐福东渡传说的重要佐证，如蓬莱山、丹井（蓬莱泉）、蓬莱观、石屋等。

2008年，“徐福东渡传说”被列入第二批国家级非物质文化遗产保护名录。

安期生传说

相传，安期生是古时候一位仙人，曾云游于爵溪一带。爵溪在宋、元两朝，均属象山县游仙乡，因此爵溪街道至今有条叫“游仙路”的街路。关于安期生仙人在这片地方上云游的诸多民间传说，脍炙人口，富有现实感，被人们传诵至今。

安期生（生卒不详），俗姓郑，名期生，齐人，一说秦朝琅琊乡人。相传，为秦始皇寻仙采药遍访沿海名山。到象山后，被蓬莱、金钟、蒙顶、道人诸山之钟灵秀气所吸引，长期在此一带隐居，炼丹制药，普救众生。后人为纪念他，道人山与爵溪、南庄一带古称游仙乡，爵溪沿海大道称游仙路，赤坎城寨叫游仙寨。安期生平常所吃枣子有瓜大，唐代诗人李白有“亲见安期生，食枣大如瓜”的诗句。《封禅书》载：“安期生，仙者，通蓬莱中。合则见人，不合则隐。”《抱朴子·极言篇》载：“卖药于海边，计已千岁。”

秦始皇经人介绍，得知安期生知道通往海上仙山蓬莱、瀛洲、方丈的道路，东游时与他密谈了三天三夜，非常投机，还赠予大量的黄金、白璧。然而安期生没领这份情，他把秦始皇所赐的黄金、白璧全部封存在阜乡亭，留下一封信和一双红玉鞋，不辞而别。那封信只说了一句话：“数年后到蓬莱山来见我。”后来秦始皇的求仙梦破灭了，安期生则飘飘悠悠，从此云游天下，往来于山海之间，施药济民，救了不少患病百姓。后来安期生决定南下，在广州白云山定居下来。最后，他驾白鹤升天。为了纪念他，人们在白云山上建起了“郑仙祠”，祠里供奉着安期生的神像。

安期生的传说已于2012年列入《宁波市非物质文化遗产大观》（象山卷）。

遗传病调查

1988年7月，由原红十字台胞医院院长周永明发起，组织卫校学生对遗传病进行调查。调查发现有17种类型的近亲婚配共603对，近亲婚配率2.85%，遗传和先天畸形患病率分别为2.91%、7.49%，非近亲婚配0.79%、4.72%，可见有显著差异。同时查有54种遗传病968例（87.4%）和30种先天畸形140例（12.6%），群体患病率分别为12.76‰和1.84‰。此调查填补了国内沿海丘陵地带、海岛近亲遗传病，先天畸形群体调查的空白。调查内容形成三、四十篇论文，先后在《科学通报》《中华医学杂志》《中华医学遗传学杂志》《实验生物学报》《中国优生与遗传》等杂志上发表。其中部分内容还和加拿大多伦多大学、浙江大学医学院合作进行致病基因的研究，并取得一定的进展。

象山县长寿老人健康因素调查

2010年，县卫生局、县计生局和县第一人民医院、县疾控中心，在许祖黄、钱秀娟、孙祖康主持下，申报了“半岛90岁以上老人健康长寿影响因素调查研究”课题，获县科技局立项。该课题调查摸底样本1417人，经过核实、删补，确定入户调查1318人，最后调查数据完整的有1267人，其中，普查人群666人，抽样人群601人，入户抽取静脉血进行血液检验295人。2013年12月底全部完成现场入户调查，并根据自愿抽血检验的意愿，于2014年6月底对该人群进行了血液检测。

一、从调查结果来看，有利于健康因素有以下几方面：

1. 大多数老人居住在乡村，90.34%的人长期从事农业劳动。

2. 生活安定，社会道德良好，子女对老人孝顺。经济来源72.05%依靠子女。60.84%的老人与家人住在一起，一旦身体不适或生病，95.06%的老人能及时得到照顾。生病求医89.86%由农保及职工、居民医保支付。

3. 文化程度不高，但性格开朗，生活祥和，大多感觉良好，不紧张，不孤独。

4. 生活方式比较健康，96.23%老人主食以大米为主，95.69%老人常吃新鲜蔬菜，口味清淡，对食物没有特殊嗜好，各营养成分比较均衡。不吸烟者占87.85%，不喝酒者占83.29%。

5. 恶性肿瘤和高血压患病率较低。普查老人中恶性肿瘤仅8人，占1.2%；调查老人中高血压515人，占40.65%。

二、通过调查，不利于老人健康长寿的因素主要有以下几方面：

1. 部分老人经济来源不甚可靠。80.50%的老人居住在农村，87.7%为农民，其主要经济来源72.05%依靠子女及孙子女，尚有17%靠自己劳动所得。

2. 生活质量方面存在不足：一是在日常生活中，有559人需别人照顾，占44.12%；有85人卧床不起，占6.71%。需照顾老人中，有60%与家人住在一起，有13.35%住养老院，尚有25.75%独居生活，需依赖保姆、朋友、社会服务来照顾，尚有12人无人照顾。抽样调查601人中，尚有44.12%需他人照顾。这些需照顾老人还没有完全落实由谁来照顾。二是老人参加体育锻炼较少，正常参加锻炼的只占14.30%。不参加打牌等娱乐的占58.59%，尤其是男性老人，常聚集在村口、小店闲聊。

3. 高龄老人健康状况令人担忧，从295位老人的血液化验结果来看，存在问题不少：一是红细胞数和血红蛋白有轻度贫血的分别有77人和91人，占三分之一；肝功能中白蛋白属低蛋白血症的有25人。以上说明这些老人在饮食结构方面缺乏蛋白质，如鱼肉类、鸡蛋和牛奶等。二是血糖升高的有68人，占总数的四分之一；血脂胆固醇及低密度脂蛋白需治疗的分别有50人及11人；处于临界水平的分别有88人和29人。三是抽样调查601人中有高血压的237人，占39.43%，说明这些老人存在高血压可能未服药或虽已服药，但不达标。四是肾功能有不同程度损害，如肌肝轻度损害168人、中重度6人。

抽样调查老人中，有91人因重病未去医院治疗，其原因26.85%没钱，30.11%行动不便，19.35%不愿意。传统的想法，认为90岁以上老人没必要求医，其本人及子女对治病不太积极，所以这些老人的健康存在隐患，存在贫血、低蛋白血症、糖尿病、肾功能损害及高血压的情况下，抵抗力下降，一旦发生呼吸道感染或血压升高常致脑卒中、心衰，危及生命。

三、百岁老人情况

根据课题调研情况，通过再次查核，至2013年，共有百岁（按本地通俗，以虚岁记）以上老人25位。

全县百岁老人情况一览表

姓　名	性别	地　址	生卒年	姓　名	性别	地　址	生卒期
周兰芳	女	西周镇蚶岙村	1901—2013	史悠存	男	新桥镇东狮村	1912—2014
黄玉香	女	贤庠镇珠东村	1907—2014	张初一	女	爵溪街道西城路 9 号	1912—2013
周引弟	女	丹东街道后堂街 42-1 号	1907—2013	黄世妹	女	晓塘乡晓塘村	1913—2015
赖菊花	女	西周镇官山村	1908—2016	叶桂凤	女	贤庠镇珠山岙村	1913—2016
黄彩英	女	涂茨镇汤岙村	1909—2016	周春凤	女	西周镇东瀛村	1913—2014
史梅青	女	新桥镇七林湾村	1911—2014	夏桂香	女	西周镇夏叶村	1913—2016
屠福桂	女	茅洋乡南充村	1911—2014	何大花	女	鹤浦镇鹤南村	1913—2013
林三妹	女	石浦镇邬家村	1911—2014	高二姐	女	高塘岛乡花岙村	1913—健在
李振道	男	东陈乡红岩村	1911—2015	肖如兰	女	大徐镇杉木洋村	1913—2013
陈维英	女	东陈乡东旭居委会	1911—2015	陈瑞良	男	泗洲头镇上峙后村	1913—2013
史妙英	女	东陈乡红岩村	1912—2013	何张能	男	墙头镇亭溪敬老院	1913—2013
肖善通	男	涂茨镇肖家村	1912—2014	戴道木	男	石浦镇昌明	1913—2016
刘文妹	女	石浦镇九井村	1912—2013				

注：上表查核时间为 2018 年 9 月。

五、诗文选录

唐蓬莱观碑

闻《图经》宝书之蓬莱山，其迹近古昔相语：秦始皇帝使乎仙者辈徐福也，使泛沧海，访神仙之术于蓬莱山。此□□□□游止之乐［药］灶残踪、丹井泉在观名焉。自□隋君统宇之二年，废去之。考乃遗址，肃皇在上，汝南袁仲宣守临□□□□，闻能祈福□上 □兴起焉。神龙之初，县肇名创城，□□诏属于台，及乎广德之二年（764），爰移于明。台守仲宣得□□□□，已七十年，□屋伐□，荆桧［榛］丛聚，荒山属层，叠翠寒冷，其徒无名人，不能宣举，□□□□□□□□□□□□霖□□□□□老［考］□像□几还□软□遭压□。今上登御之元年，县令弘农杨弘正，帝命而官也，精苦吏事，操心义□□□□□白玉投之者也，喟然而嗟之□□□□没于高蒿，牛羊牧之，孤兔驰之。訏乎！茸全不敢细其事，任力未堪足□□□□□今世，吾且不能率，不能不□尔子来，乃日计之；日计之不足，以月而年，必为之成功一唱也。而人罔不敢而□□□□□□人□□思尝望之□□不□□□其爽者也。县令然之，告刺史陇西李公敬方，既知不私也久矣。尝举□□□□□人私以太守登进士□□□试为美，岂知乎大惠生民，苦心建业而异之。我守明岁余年矣，恩更乎陈□□□□□事无堕焉。彭城刘操，郡督邮也，职御谨□□绳无□□□悉力而前□行其道者也。念此蓬莱，非弘农君不能□□□□陇西公莫从也。乃召工之能匠庸甃作□，□高□□□□是坛，划芜叠砌，筑室架栋，上构崇〈崇〉，屹倚横巘，虚峦□□，□□□起，自下而高，龙翔凤举，势压奔岭，海日□照，赫赫融融，亦孔之□。县□□四民之病，请祷而已。大字书贞元□□□□□之御序。而初止方之□数十□□俸无悔，以答尔庸，家无余储。县令仁乎，〈民乎〉知乎。既了事，他山凿石，是□□□□□负荷之力□入地，壮势如走，为秉笔者书之文章。铭曰：

周祚将衰，老聃隐也，其道明明，溥天之下。其一教言何有，可得闻乎？维道与德，古今共孚。其二难言隐去，厥德不死，□□□□，上善若水。其三道不可道，邈哉徽［微］言［舍］，众妙之门，玄之又玄。其四废［衰］兴定矣，败斯必成，在昔隋朝，当遭毁平。其五兴焉何自，自肃皇帝，天半瀑泉，高秋鹤唳。其六七十许年，犹孤殿□，愁大风起，吹落沧海。其七爰力爰谋，有弘农人，功而不费，焕然而［一］新。其八海月微明，仙衣栩栩，高坛步虚，声入松雨。其九建此大猷，实杨之功，报言其徒，自高清风。其十

大中二年（848）六月九日建，清河贝泠该书，道士王方外篆额，北海戚文憓镌。

［注］唐大中元年（847），蓬莱观在象山县县令杨弘正主持下重修。竣工后有一块碑铭，全称是《唐明州象山县蓬莱观碑铭并叙》。乡贡进士金陵孙谏卿撰文，清河贝泠该书。贝泠该为北宋八分（书法）名家，碑文作为书法珍品被收入《宣和书谱》。

唐宋时期，此碑一直存于观中。元王传宗写的《炼丹山井亭记》称亭中竖此碑，可见元顺帝时尚存，此后失落，直至清乾隆三十四年（1769），邑人于蓬莱山下掘土时发现，移立于县学明伦堂左。因年代久远，字迹多有剥蚀。全文收尾838字，剥蚀175字。至嘉庆间，象山县训导温纯谓：“塌本《跋》多识48字，则难以辨认的只127字。”乾隆《象山县志》定稿于此碑发现之前，故此前的县志中均未收“蓬莱观碑”条。清道光《象山县志》录该碑文开头一段如下：

闻图经宝书之蓬莱山，其迹近古。昔相语秦始皇使乎仙□辈，徐福也。使泛沧海，访神仙之术于蓬莱山，此□□□□游止之。药灶踪残，丹井泉在观名焉。

这是对徐福“游止”于蓬莱观的最早记述。

（选自民国《象山县志》，注述根据何元均著《象山古代史事管窥》）

高克学《灵枢经注》序

〔明〕王梴

天地生人，则必生圣人者左右之，以遂其生。生遂矣，而夭昏札瘥，亦天地之所甚不忍也。于是又生圣人者，为之分营卫，别脏腑，起度量，悬权衡，辨草木之宜，立针灸之法，以卫其生而教万世，实所有赞化育之不及也。《素问》《灵枢》，吾不知其所自起，或者谓周、秦间隐君子所作，托轩岐问难以发明性命之理。其文奥，其义精，真足与《六经》并垂不朽。顾《素问》有全元起、王冰注，其书稍稍流传，注《灵枢》者未闻其人，几泯没，可慨已。吾友克学高君，少孤，能自力于学。岁乙酉，过丹山，与予兄弟修业者可六年所，文声郁起。郡邑大夫折节交之，咸谓功名可计日取。顾善病，弃博士家言不理，日取《内经》、越人、仲景、河间、东垣诸书尽读之，且读且治，久之，病良已。因窃叹曰：“吾志不后人，颇欲取功名显于世，如朱桐乡者。今已矣，岂无著述可托以自见者乎！”于是复取《灵枢》，熟诵而精思之，旁搜博证，贯穿融洽，凡营气、脉络、骨度、经筋之类，了然于胸中，可指掌而论说。然后择其精醇，为之训诂。错于他篇者，引类而归之，混于《素问》者，表章而出之。滞者通，幽者阐，犁然成一家言。至论三焦有形，原本经文，发挥越人之秘，而订滑氏之讹，其言鉴鉴有据。足破千古之疑，而卒莫有能难之者，其见卓矣。予宦游归，卜居郡城，与君邻近。索是书读之，皆予昔所尝刳心者，知必传于

后无疑。盖自汉迄隋，而始有全注，自隋迄唐而始有王注，自唐迄今而始有君注，若斯乎著述之难也。君注出而世始知有《灵枢》，《灵枢》行而《素问》之旨益畅，指南后学，拯济群生，厥功伟矣。脱君取一第，即有所表见，安能必传于后无疑如此书者？以彼较此，所就孰多，君亦可以自慰藉矣。嘉靖癸丑岁，三月既望，友人同野王梃序。

［注］：高士，字克学，鄞人孝子谦之孙。幼孤，力学。闻象山王涣（号毅斋）倡兴理学，士多向化，遂航海至象山，修业五六年。晚年精于医，谓医之有《灵枢》，犹五经之有《易》也，爰为之注。王梃与士为邻，读其书而为之序。

（选自民国《象山县志》）

避疫论

〔清〕潘健山

甚矣习俗之偷非一端也，而其尤者莫过于避疫一事！《传》曰："君饮药，臣先尝之；父饮药，子先尝之。"是亲亲也。《孟子》曰："乡田同井，出入相友，守望相助，疾病相扶持。"是睦亲也。由是以观，凡事有关于宗族乡邻，固有忧乐与同、生死与共之谊，奚容以避为哉！近世闾巷之间，偶染时疫，邻里挈家以逃，甚且父子相仳离，兄弟妻子弗顾。或至死亡，往往有子不能见其父，弟不能见其兄，妻不能见其夫，此其残忍刻薄之行，虽禽兽不忍为，而谓人其忍乎哉！或应之曰："疫必有鬼，犯之则凶；疫必有气，受之则染，是宜避！"予曰："独不见夫始疫者乎，于何犯之而于何受之耶？且也，避之而生，不更有不避而生者乎？不避而死，不更有避之而亦死者乎？夫人之生死，本于帝天，家之灾祥，关乎气化，若秉礼守义之士不能得生，而残薄寡恩之人反可远祸，是诚何说哉！盖尝观于天人感召之机，非偶然也。如乡里之中，一人有病则一家扶之，一家有病则一里扶之。生同乐，死同忧，相亲相爱，恩谊交孚，则善气翔洽，虽不必遽降之祥，而灾异必少。若或一人有病，（惟）恐累及一家，一家有病，惟恐累及一里。惟是彼此遁逃，视至亲如路人，待乡邻若仇敌，风俗浇漓，则恶气薰蒸，虽不必遽降之殃，而妖孽必多，趋吉避凶之道，无有逾于此者。人苟不幸而遭此，即当揆之以情，度之以义。果其断无可避，虽或避之而生，无宁不避而死。至于为父母而死，为兄弟而死，死固得其所矣。不是之死，而又谁死焉？而况乎万万无是理者，世奈何以避为哉！甚矣，何习俗之偷，一至于此也！

（选自民国《象山县志》）

实施股份合作制　增强卫生院活力　《宁波卫生》2002年第3期

镇乡卫生院是农村三级医疗网络的枢纽。

近几年来，随着市场经济体制的不断深化和完善，镇乡卫生院的生存与发展遇到严峻的挑战。如何推进镇乡卫生院的改革，增强镇乡卫生院的活力，满足广大人民群众防病治病的需求，是摆在象山县卫生行政部门面前的一项重要课题。去年，选择鹤浦中心卫生院进行了股份合作制改革试点，通过一段时间的运行，收到了较好的效果。

一、深入调研，确定改革思路

鹤浦中心卫生院地处南田岛，属全民所有制卫生事业单位，是鹤浦、高塘岛2个镇乡5万余人口的防病治病中心，在编在职职工50名，常设床位35张，能开展胃大部分切除等上腹部手术。

由于各种因素，近几年来，该院业务收入大幅下降，已连续两年出现亏损，人心涣散，广大职工要求改革的呼声较为强烈。针对实际情况，决定对鹤浦中心卫生院进行改革试点。对于鹤浦卫生院改革试点，县委、县府主要负责人十分重视，多次听取汇报，并指示一定要搞好。为积极稳妥地推进卫生院的改革，成立了鹤浦中心卫生院体制改革领导小组。为统一干部职工思想认识，使改革得到卫生院职工支持和拥护，加强了宣传教育工作，多次召开职工大会和分层次职工座谈会，深入了解每个职工的思想动态。从全院性民意调查情况反馈：92%的职工认为卫生院必须改革。对此，上下反复研究，广泛征求意见，最后确定“不动产租赁，动产转让，职工认购后实行股份合作制”的总体改革思路。同时强调卫生院改制后必须坚持“四个不变”，即卫生院的单位性质和名称、隶属关系不变，职工原有身份不变，国家对预防保健的补助拨款不变，卫生院的服务范围、服务功能不变，继续享受非营利医疗机构的优惠政策。

二、完善方案，合理分配股权

着重对股份比例如何分配，职工的合法权益和持大股者的利益如何相结合等问题进行了详细深入的讨论，先后制订出台了《鹤浦中心卫生院股份合作制改革实施意见》《关于鹤浦中心卫生院不动产租赁、动产转让的竞聘方案》和《鹤浦中心卫生院不动产租赁、动产转让协议书》等文件，初定租赁经营期限6年。同时委托县国资办进行清产核资，做好资产评估工作。核定转让动产（防保专用设备除外）合计人民币93.26万元，不动产231.2万元，6年上缴卫生行政部门租金55万元。在此基础上，进一步明确股份分配，卫生院股份合作制股本金由职工认购的动产转让资金和再注入资本二部分组成。按照上述要求，卫生院开展了股本金筹集工作，结果共筹集股本金180万元，有42名职工成为卫生院的股东，占全院职工人数的82%，3名持大股者占到了股份比例的51%。

卫生院实行股份合作制后，实行按劳分配和按资分配相结合，按劳分配为主，按资分配为辅。年度结算有盈余的先提留10%作为法定公积金，主要用于卫生院事业发展，10%为任意盈余公积金，主要用于以丰补歉，弥补亏损，其余按出资比例分配。若出现亏损，则按出资比例承担相应亏损数额，并冲减股本金总量，股东以其出资额为限对卫生院债务承担责任，另外规定，卫生院若实行分配制度改革，改革方案须事先报县卫生行政部门审批后方可实施，并保证职工最低工资标准不得低于本人档案工资的70%。

三、强化管理，实行民主管理与个人负责相结合

考虑到卫生院特殊情况，在制订竞聘方案时，把竞聘者范围限定在鹤浦中心卫生院在编正式职工，对竞聘者条件提出了较高要求，在规定竞聘者基本政治素质基础上，强调突出“职工信任”，即职工民主测评分数占到总分的50%。根据竞聘方案，按照“公平、公正、公开”的原则，经过报名竞聘、资格审查、业务考核、竞聘演讲、民主测评、组织考评等程序和环节，确定卫生院股份合作制的组织者。卫生院引入股份制经营机制后，即按照《股份合作制章程》规范运作。全体股东组成的股东大会为卫生院的权力机构，决定全院的重大事项，由股东会选举产生董事长和监事会，董事会行使经营管理的决策权，由5位同志组成，其中2位由小股东代表参加，维护了小股东的利益。监事会行使经营管理的监督权，由3位同志组成，两会共同对股东会负责，卫生院实行董事会领导下的院长负责制。另外，章程还规定，卫生院负责全部在编在职职工的管理，保持在编在职职工的相对稳定，全面实行全员聘用制，县卫生行政部门有权调配卫生院所有在聘人员。

鹤浦中心卫生院股份合作制改革试点工作取得了初步成效：

（一）拓宽资金补偿渠道。卫生院实行股份合作制，打破单纯依赖政府办卫生事业传统格局，开辟多元投入办医新途径，为镇乡卫生院发展注入生机和活力。鹤浦中心卫生院通过股份合作制改革融资 87 万元，利用部分资金购置了 B 超、尿液分析仪、多功能牙科综合治疗机等医疗设置，装备发电机等辅助设备，下一步将着手进行病房改造。

（二）落实卫生院资产经营责任，增强卫生院活力。绝大多数职工成为股东后把自身利益与医院利益挂钩，实现“联股、联利、联心”，建立利益共享、风险共担新机制。经过改制，卫生院业务收入猛增，1~2 月份业务收入 60 万元，比去年同期上升 50%，门诊人数、产科业务等都大幅度上升。

（三）完善约束机制，医疗质量和服务态度得到进一步提高和改善。股份合作制以其多元化的产权结构，强化卫生院内部约束机制，这种约束有监事会对医院经营者的监督，有卫生院职工从切身利益出发的自我约束和相互监督，还有卫生院管理者的自我约束。同时，广大干部职工思想观念明显转变，认为卫生院是职工自己的，只有“院兴”才能“我荣”，主人翁意识得到明显增强，工作热情高涨。

镇乡卫生院实施股份合作制改革，不仅达到了明晰产权、明确权责、规范分配、调动职工积极性的目的，更主要的是为镇乡卫生院的发展注入了新的生机和活力，巩固镇乡卫生院在农村卫生中的地位，发挥了其防病治病枢纽作用。

五言古诗

望海楼　　民国《象山县志》　〔清〕钱志朗

巍巍凤跃峰，层楼凌苍穹。林隐山城下［小］，峰高天地空。拱手问月御①，引我广寒宫。

注：①月御：神话中为月亮驾车之神，借指月亮。

韭山　　民国《象山县志》　〔清〕钱志朗

渺渺东流水，遥遥九峰起。我将游蓬壶，从此驾赤鲤。欲访安期生，以报庚定子①。

注：①安期生、庚定子：皆古传说中神仙名号。

锯门龙窟　　民国《象山县志》　〔清〕钱志朗

天为三门险，悬崖若锯展。潮汐相吐吞，蛟龙时游演。上有龙涎香①，安得云梯蓢？

注：①龙涎香：香名，为抹香鲸病胃中分泌物，类似结石，黄、灰或黑色蜡状物质，香气久，特名贵。

丹井　　民国《象山县志》　〔清〕钱志朗

丹泉常透锡，可以已疾疫。汲以玉蟾蜍，磨我古松墨。用写肘后方①，敢质陶贞白②。

注：①肘后方：晋葛洪曾撰医书《肘后备急方》，意谓卷帙不多，可以悬于肘后，后泛指可随身携带的单方。②陶贞白：陶弘景，字通明。此诗表达了象山人民对陶的怀念。

摩崖东谷书　　民国《象山县志》　〔清〕钱志朗

一径溪桥窄，有客此题壁。莫作布衣悲，千秋高仰格。想见罗平山①，伤心端正驿②。

注：①罗平山：唐文学家罗隐。曾十举过士不第。后入钱镠幕。相传曾题“东谷”二字于象山。今碑存东亭庙。②端正驿：一作端树驿。

梅溪　　民国《象山县志》　〔清〕钱志朗

策蹇东郊堤，相将度铜溪。春风抑何早？梅花盈山蹊。欲访隐君子，香雪林空迷。

注：溪上有倪招讨九畴祠，山上有姜学录士周读《易》处。

大瀛海东道院碑　　《象山县宗教志》〔清〕钱志朗

吾家东海滨，几度见扬尘。琴学水仙操，碑遗松雪文。独怜宋城草，离离哀王孙。

七言古诗

登炼丹山寻真隐旧迹　　民国《象山县志》〔清〕史节音

真人昔年隐此山，白云来去相往还。炉火纯青丹九转，蓬莱咫尺非人间。至今山上留遗址，好事时有登临客。扪萝剔藓费搜寻，片石层岩尚珍惜。丹井投丹未可知，井栏镌石犹见之。鬼神呵护经千载，赑屃力负初唐碑。棋坪天然傍石室，数行更有神仙笔。仙人掌上白云封，不遇探奇总不出。吁嗟乎，终南、少室[1]盗虚声，孰似山中宰相[2]令人到处怀幽贞！

注：①终南、少室：均山名，一在陕西，秦岭主峰之一；一在河南。②山中宰相：陶弘景，隐居，但国家每有大事，无不咨询，人称山中宰相。

白岩山诗　　民国《象山县志》〔清〕王莳蕙

吾乡多山，白岩、大雷二峰最尊。白岩西峙，大雷居南之东偏，群山拱绕，二山之［为］领袖。相距不过十余里，而山性殊异，动植所托有似相反。乡老为疏其大略。因作二山诗，备輶轩之採。

白岩静镇华岳乔，四顶平峙干云霄。瞻顾东南海门阔，汪洋生意涵春潮。列嶂尊卑齐拱揖，环瀛三面西乡朝。狮子一岩更悬耸，千里不阂眸光遥。马头[1]东曳势绵邈，蜿蜒起伏龙蟠跳。中蹲大石著仙迹，印留马〈足〉深刻雕[2]。磷磷崖骨藏不露，垩肥有似浓膏浇。匝地繁稠挺松篆，居民旦夕资薪樵。天生巨材萃梁栋，岂止拱把储枚条？时见春禽菴鸠雉，不闻怪鸟啼鸱鸮。豺狼匿影潜窟兔[3]，魑魅远徙逋山魈[4]。野果青黄垂簏簌[5]，林花红紫翻妖娆。初日欲出光愈灿，雾障高捲阴霾消。右挈友航亦端重[6]，肩随鬟髻皆岧峣；左携诸岫竞翘秀，骎骎追逐联征镳[7]。莲蕊分窝结平地，卜居村落相招邀。瓜蔓斜延纤北岸，两间余气何迢迢。我乡山脉自台至，此是小祖宜不祧[8]。

注：①山名。②左右大小八枝。③荆棘为樵牧所薙，兽不能隐。④山有大门岩，相传居白神。⑤簏簌，音 lù sù，下垂貌。⑥山名。⑦征镳：犹征骑，镳，马嚼子，借指马。⑧不祧之祖：不迁入祧斋的祖先，一般指创始之祖，喻创立宗派者。

大雷山诗　　民国《象山县志》〔清〕王莳蕙

大雷山势高嵯峨，危崖怪石森贝螺。洞壑杳冥亘盘错，潜藏飞走种类多。爪齿铦利翎翮健，狡狯不肯罹罦罗。附体草木亦蕃殖，恣生枳棘无巨柯。樵夫牧子戒深入，似有鬼怪阴谴诃。每闻风雨更奇幻，人迹远避栖众魔[1]。自顾尊崇轶衡泰，欲假云雾凌羲和[2]。翘然下视藐一切，群峰侧绕相媕婀。东南曼演廿余里，横踞平壤成坎坷。支派擘分更无数，峻作陵谷低坡陀。各占位置邃窟穴，修堤悬坂皆仄颇。磊磊诸砠堆蚁垤，嶙嶙微嵌攒峰窠。弃留肘腋等砂砾，攀依踵蹠羞蹉跎。余气尚能壅周道，颠蹶负戴蟠藤萝。居民久患登陟苦，欲集畚锸施削劘。根蒂深固不易拔，历千百年谁其那！安得移去万里外，掷之东海填洪波？世有愚公性坚定，能吁天帝呼夸娥[3]。

注：①山有仙人洞，时见怪异。②羲和：指日神。③夸娥：古代神话传说中力士。

霖志[1]　　《蓬岛樵歌》〔清〕钱沃臣

家藏十砚是生涯，愧煞先人世善医[2]。

未得为霖酬素志[3]，聊将调剂托葠芪[4]。

注：①题目为编者加。②钱氏家族先祖钱捷精于医，著有《山农药性解》一书。其后钱志朗亦善医，故云。③霖，原意为雨三日以往，后以霖雨比喻济世之臣。《书·说命上》："若济巨川，用汝作舟楫。若岁大旱，用汝作霖雨。"杜甫《上韦相二十韵》："霖雨思贤佐，丹青忆老臣。"④葠，同参，即人参。

贝母[1]　　《蓬岛樵歌》　〔清〕钱沃臣

草背母兮竹抱娘[2]，山川生物具天良。

出门百里多难色，春酒何堪远北堂。

注：①题目为编者加。②象山产贝母，土人谓子皆负其母。相传产贝母地，雷不震，为孝感也。近日产甚少，所用浙贝皆鄞小溪产也。药称道地难矣。抱娘竹，枝从根节上围生护抱其本。《谈荟》：浙中有天亲竹即此。余业师林苑江明经《咏抱娘竹诗》："个个枝枝护本生，此君真有爱亲情。知因独得山川秀，君子还应孝子名。"《咏贝母诗》："山以象名因象形，草于山产亦称名。良材不让西川重，亦用吾乡一味清。"

五言律诗

赠关中孙豹人　　民国《象山县志》　〔清〕钱捷

寒压扬州地，知君气渐开。孺裘典司马，词赋得邹枚[1]。

人淡山中月，诗凌雪上梅。相逢犹未晚，颜色破莓苔。

注：①邹枚：邹阳、枚乘之并称，皆西汉文学士。

读真西山先生集　　民国《象山县志》　〔清〕钱志朗

文忠崇理学，功可翼尼山[1]。经术相参用，醇疵慎採删。

词追风雅[2]始，体在典谟[3]间。读罢神尤悚，高踪未易攀。

注：①尼山：指孔子，亦作尼丘，相传其父母祷于尼山而生孔子，故孔子名丘，字仲尼。②《风》《雅》：《诗经》含《风》《雅》《颂》三大部，指代《诗经》。③《典》《谟》：《尚书》有《尧典》《大禹谟》诸篇，指代《尚书》。

七言律诗

新安太守曹冠五招同孟继美少参、施愚山参政、曹广如孝廉饮于斗山亭，时愚山欲游黄山，以诗赠别。步前韵奉酬兼柬诸公　　民国《象山县志》　〔清〕钱捷

高阁飞云照碧流，衔杯问月椅城头。捲簾欲雨岩光暮，列嶂如屏风色秋。

别去于今樵谷远，相看不厌敬亭游[1]。闻君先有黄山兴，说与同人解客愁。

注：①敬亭游：敬亭，山名，在皖南。李白诗："众鸟高飞尽，孤云独自闲。相看两不厌，只有敬亭山。"

辛酉将赴黔中，寄家金陵，舣舟石城，有感而作　　民国《象山县志》　〔清〕钱捷

石城终古傍江流，芦穄新黄已半秋。日落岚光生水际，风吹月色过船头。

片帆欲挂心犹住，万里将行梦是愁。岂惮此生于役苦，逡巡不为路勾留。

维扬思归　　民国《象山县志》　〔清〕钱捷

楚天风雨历三秋，况复维扬系客愁。霜老荻洲横过雁，月迟瓜步[1]暗行舟。

中宵脱粟饮薪火，底事寒江说钓钩？为望珠岩消息近，故乡犹讶是并州。

注：①瓜步，亦作瓜埠，山名，在今江苏六合东南。

舟次京口迟周菊人舅氏不至 民国《象山县志》 〔清〕钱捷

长江吴楚三千里，人自驱驰舟自闲。湖海几年成浪迹，风尘多半老容颜。

衡阳云袅南飞雁①，京口②烽连北固山。渭树天涯徒极目③，剡溪一棹④雪中还。

注：①衡阳句：权行舆《寄李衡州》诗："主人千骑东方远，唯望衡阳雁作书。"比喻雁书不至，信息全无。②京口：在今镇江，南北朝时为军事要地。③渭树：《诗·秦风·渭阳》："送我舅氏，曰至渭阳。"后以渭阳作舅氏代称。④剡溪一棹：《世说新语·任诞》，晋王子猷夜乘船访戴安道于剡溪，造门不进而返，后作隐逸访友典。

重过如皋露香园感旧并序 民国《象山县志》 〔清〕钱捷

忆去年之作客，届朱夏之初临，爰止东皋，馆于北郭，主擅风雅，园号露香。时雨点萧疏，池上荷擎翠盖；薰风吹涤宕，席前桐荫青阴。时来胜有联吟，更有名流染翰。猝尔留宾，顿成良会。未几，吴舩［淞］返棹，依依少海长江；彭岭思归，邈邈丹山赤水。绝乏寄梅之使，徒歌《采葛》之篇。缅想友声，未忘坛坫。顷者，复扬舲于二十四桥之地，爰问渡于九十九湾之河。岂意门径全荒，舍馆非旧，蠨蛸在户，罘罳都抛，瓦砾盈庭，墙垣半圮。笑分手经年，无多日月，乃过眼一瞬，尽属云烟。听蟋蟀于灯前，我易生感；闻芭蕉于夜雨，客不成眠。爰抒八咏，以纪重游（录五首）

东南十里涉江流，极目烟波动客愁。冷淡关心真过隙，醉醒搔首只登楼。

无情鸟雀摧春草，逐队渔樵起暮鸥。何事雨馀秋兴歇，露香空滴锁双眸。

载酒重来江上行，秋风萧瑟不胜情。歌残笛步思明月，愁寄潇湘赋杜蘅。

邺下楼台①争剩瓦，吴宫②粉黛落飞甍。何如玳瑁梁间燕，岁岁春泥补旧楹。

城阙高原地势宽，远围江树失峰峦。井烟昼熟红粱饭，渔櫓晨将白脍盘。

弥望卤乡惊柳额③，饥年盗贼胁盐官。近今淮海求良策，何处囊沙④止急湍。

高梧百尺已凋残，斸土移栽竹几竿。引水近亭新筑圃，凿渠通道旧游观。

鸟窥峭壁玲珑石，花避回枝曲折栏。莫道春风须择地，由来霜露有人寒。

五柳临渠门正开，何时陶令复重来。风清北郭销鱼市，春暖东皋射雉媒⑤。

未买青山先载鹤⑥，为贪奇石且看梅。去年玉树枝头发，香露依依首重回。

注：①邺下楼台：曹操为魏王在邺筑冰井、铜雀、金虎三台，备极华丽。②吴宫：吴王夫差得西施，筑馆娃宫以居之。③柳额：古代棺饰、柩饰皆称柳，后以柳额喻丧事。卤乡：指海邑斥卤之地。④囊沙：楚汉战事中，韩信与楚将龙且隔淮水而阵，信夜令人囊沙壅上游。乃引军半渡以诱龙且，且中计，追信渡淮水，信决壅囊，水大至，且军大半不得渡，遂斩龙且，破楚军。⑤雉媒：猎人所驯，用以诱野雉。⑥载鹤：宋林逋游杭州孤山，无妻无子，人称"梅妻鹤子"。

访於潜绿云［筠］轩遗址兼以志感 民国《象山县志》 〔清〕钱捷

绿筠何处却名轩，寂寂荒岑俯断垣。可恨寒云封古碣，谁将秋色放高原。

青松静对惟孤寺，野水横流及县门。若使琅玕真免俗，古今人物更何论？

过昌平［化］遇雨宿治平寺登寺后东坡阁　　民国《象山县志》　〔清〕钱捷

山城如画意徘徊，雾锁松关迥未开。寒入翠微灯火细，凉生殿宇壑云回。

丹池已隐游仙迹，碣石曾传学士来。真讶古今人自异，须知川岳解怜才。

寒夜　　〔清〕史节音

蛩声唧唧漏声沉，有客低回促短吟。世事澜翻争似旧，别来冷落到如今。

独研卷帙消闲闷，谁话寒温惬素心。永夜挑灯人欲倦，怕难安枕一孤衾。

七言绝句

凤跃溪　　民国《象山县志》　〔清〕钱捷

溪名凤跃古来传，遥映蓬莱爽气连。

试问几个心似水，寻源闲步到丹泉。

海错诗　　民国《象山县志》　〔清〕王莳蕙

一天梅雨洗沙腥，软翅双挑燕尾青。冻玉上柈糟气酽，细鳞如粟泛银星。　白扁

海鉏生来石镜同，霞衣一袭褪猩红，花磁饤饾[①]香橙芼，萍实[②]何须误楚宫。　水母

蛎粉匀涂雪色肌，灵蛇高髻挽青丝。敢如北海康成婢[③]，跪向泥中赋卫诗。　丫髻鱼

墙头村名市上挈篮归，一路杨花乳燕飞。莫笑宁轩无口腹，由来措大怕脓肥。　社交

潮纹如线晕重重，曾受甘圆内史封。食可升天真上药，云何不隶玉房供。　蛤蜊

霜紧残秋柏白时，虾螟台下网初施。撞来道士裙同煮，抵过桃花春半鲻。　霜打泽鱼

青梅含颗杜鹃稀，短厍争捞照夜玑。好借二姑缫茧铫，井浆红瀞季遐衣。　蚕虾

绀盖攕攕脱厣时，花膏百结最相思。小红鹦鹉三巡醉，拢袖当筵吮口脂。　丁香螺

噞喁异种地青传，簇刺茸茸尾倒悬。尤物从来能蛊客，莫贪风味误垂涎。　邵洋鱼

文采斓斑七寸镠，转教蜮蜓愧常馐。阿谁赠我刀金错[④]，赚得张衡赋四愁[⑤]。　沙蛏

抵得春蛇软骨脧，海船钉子样同夸。堆盘更有猫头笋，舌底烟香喷韭花。　土步

拳如偃笠撒如蓑，八尺青绳肉窍多。粘石拒人称大力，笑渠郭索[⑥]仗提戈。　章巨

文蠡脆壳脱青黄，细剔尖膏带藓香。无分封侯悬斗印，苦教回袖怨生杨。　肘子

琐碎金鳞软玉膏，冰缸满载入关舠。女儿未受朗君聘，错伴春筵媚老饕。　黄花鱼

腊得芙蓉寸寸干，梅醯葍酱剂咸酸。居然饱吸金茎露，那用东方不老丹。　千年臂

次第春糟土冻储，舟移万瓮入姑胥。安期写罢神仙箓，洒墨都成蝌蚪书。　吐铁

冰盘堆出碎玻璃，半杂青葱半带泥。莫笑老婆牙齿软，梅花片片磕瓠犀[⑦]。　海瓜子

可准深衣旧制裁，素绅三尺曳皑皑。波臣新授银台职，袍笏龙宫奏事来。　带鱼

先生苗裔本侏儒，偏捋鬑鬑厕丈夫。皮里阳秋[⑧]多诡计，倩谁续写两峰图。　鬼工

袯襫[⑨]村翁负笠圆，螟蛉蜾嬴借诗篇。横行才气同司马，寄迹他乡是仲宣[⑩]。　璅蛣

注：①饤饾：将食物堆叠于盘中摆出来。芼：máo，可供食用的野菜。②萍实：《说苑·辨物》：楚、昭王渡江，有物大如斗，直触王舟，止于舟中。昭王怪之，使聘问孔子，孔子曰："此名萍实，令剖而食之，惟霸者能获之，此吉祥也。"③康成婢：汉学者郑玄，字康成，诸婢亦能诗，尝有婢受罚立阵前，另一婢朝之曰："胡为乎泥中？"此婢应声云："薄言往愬，逢彼之怒。"④刀金错：即今错刀，钱币名，王莽时所铸，错以金，故名。⑤张衡赋四愁：东汉文学家张衡曾

作《四愁赋》以抒怀，分四章，每章七句，每句七言。⑥郭索：爬行貌。⑦瓠犀：瓠瓜子，《诗·卫风·硕人》：“齿如瓠犀”，喻美人牙齿洁白，整齐。⑧皮里阳秋：或作皮里春秋，藏在心里没有说出来的评论。⑨䛁䛡：nán dàn，吴方言，谓笨人。⑩仲宣：汉末文学家王粲，字仲宣，为建安七子之一。后赴荆州依刘表，痛家国丧乱，意不自得。

郑鼻峰（二十六首）

郑鼻峰，名克忠，字子恕，号安国，鼻峰为其别号。1900年出生于象山下半河村。师事鄞县杨霁园先生，专攻古文，精医术。曾任公立医院中医师、中医学会会长，创办中德医院于丹城，有《鼻峰诗选》印行，曾任缨溪诗社名誉社长。

垂　柳

密密垂堤柳，优柔千万条。
无穷慈母意，引得子孙骄。

赠戚属陈芝卿

清宵独坐虑无端，霜冷月孤偏耐看。
细检杯盘深体味，椒梅应得让辛酸。

偶　题

半事田园半事厨，农家惜物属良谟。老犁耕地只难捷，敝帚袪埃却偶需。
器适短长真宰相，言无论序岂狂夫。孔明征伐出斜谷，曾用木牛成运输。

对　雪

白同米粉轻同絮，便想御寒并解饥。
好景由来多炫惑，天公何亦惹人痴。

韵初女归宁（二首）

地分南北原同县，请假归宁却偶然。祝罢安康心内热，转将红泪落亲前。
父衰弟拙侄初儇，弟妇持家好在贤。姑嫂情联同骨肉，片言慰贴胜千言。

答虞君赠菊

三迁仍在城，馆舍傍西谷。屋角留隙地，颇宜植秋菊。
故人知我意，分送枝数簇。栽培未百日，新蕾茂密蓄。
得托渊明饮，花前舒心腹。得假太白诗，月下对坐读。
我乏珍异报，只惟话相祝。愿君劳益壮，健步彭姆麓。
采服灵芝草，期颐可预卜。

岁乙卯夏余老休丹城（四首）

泊萍身世水流光，乍伴青莲忽戴霜。寂寞残生曾几许，彭殇信似一齐长。
市烟稠密把身藏，将友放歌赤日凉。不是君卿辕里客，任乘羊鹿便仙乡。
非禾品汇亦非瓜，但共苔岭透碧纱。枝上无香又无色，空劳精力种凡花。
时葩向暖厌吟呻，愿值寒梅一写真。雪影高悬翔鹤住，暗香浮越万家春。

送张生世浩重返西宁

别来情意蜜如前，交结应犹胶漆然。迹远休乘青海浪，心邻若共白云天。
北风凉起君丁壮，残烛影摇我苟全。会合何时难再卜，相从安得自由迁。

孤　云

孤云飘断北天秋，淡薄稀疏海上浮。

殊憎沟中污浊水，涓涓会合向东流。

哀挽亡友刘雪卿（二首）

移杖临门半月前，笑声高彻四邻边。谁知一别成长逝，再世交情不复延。

乍闻君逝绝心弦，趋谒卧堂意索然。尽我平生稀有泪，空当絮酒酹灵前。

答画家卢鸣治寄赠画梅

蒙面烟尘拂不开，城傍吐气独徘徊。

逢君识人无聊赖，为写清寒一树梅。

甬上晚访何仲刚未果

秋来作客月正圆，访戴途中困步旋。

非若子猷行兴尽，及门还返雪天船。

注：《世说》："王子猷居山阴，夜大雪，忽忆戴安道在剡，便乘小船就之，造门而返。曰：'吾本乘兴而来，兴尽而返，何必见安道哉。'"

叠韵赠周生瑞兰（二首）

苦中生活疾中人，夫妇相怜慰藉真。

面对梁间双语燕，婉如提示满家春。

用恩行义作慈人，取则以身训戒真。

儿女育成同绿竹，清真枝叶岁常春。

徐步霄医师返乡过访（二首）

从军援外捷还时，骏马骄骑四海驰。俯仰时豪三十载，蒙头赢得尽银丝。

半生心迹托飞蓬，相值宛如云梦中。缕述由来经历事，忽闻暴雨忽和风。

沪甬七同门相约过晤信宿即去

海波会合既如期，才到山斋便欲离。

恩意厚来情意薄，师门一脉苟延时。

寄毛道明医师（二首）

久辞荣禄斥华资，退住街头惯守雌。

一意求方全万众，显声高拟李明之。

自来心迹不寻常，仰望星辰万丈光。

曾植英才求显绩，随成典籍共留芳。

寄恭儿及家芳孙女

得悉儿孙欲远来，披襟兀坐愿相陪。风前共玩庭间竹，月下欣迎岭上梅。

痛爱应思畴廿载，忘情自必仰三台。谁知待尽春明日，未见鲜花映碧斋。

答政协敬老会赠画

寿翁群集喜相迎，领导胸怀鉴得清。

独恨衰迟筋力薄，赏心无策答恩情。

以上选自《缨溪诗选》

徐步霄（十一首）

徐步霄，1917年生于象山丹城，业医。曾任象山公立医院医生，浙江战时医疗分队长，萧山、富阳县卫生院长，象中校医。1951年参加抗美援朝医疗队。回国后历任闽、苏、豫各地卫生单位医师。

就读老年大学有感

少年辍学为家穷，心梦圆时头已童。

满座书生多白发，杏檀垂老沐春风。

加入缨溪诗社有感

我本杏林一朽翁，愿随骥尾作蒙童。

风云半岛春潮急，诗社今朝咏雅风。

悼二姐

二姐玉清与姐夫俞英荣相偕白首，年八旬胆病缠绵，冬至与世长辞。

八十年华路坎坷，苦尽甘来乐未多。痼疾奈何竟不起，伤心挥泪凤跃坡。

（注：凤跃坡乃墓地）

无　题

月落乌啼霜满城，莺歌燕舞欢声盈。

千金一掷何须惜，夜夜销魂梦未成！

乙亥重阳与吟友石屋登高

佳节重阳趁晚晴，金风拂袖缘山行。苍松翠竹笑迎客，石屋悬岩听水声。

八景四方劳走觅，陶公殿旁憩丹亭。举头远眺群楼叠，大目涂前波浪平。

赴朝鲜前夕和刘庆清原韵（二首）

闽人刘庆清医师，是我赴朝医疗队战友。1951年秋，随队同渡鸭绿江，并肩救死扶伤。当时刘曾作诗告别祖国，余和之。

鸿鹄有心千里飞，鸭江秋暮添征衣。去国登车无回顾，不灭胡骑誓不归。

犹有当年长啸姿，邻邦千里扶伤痍。北韩战垒三军壮，愿与吾君共骋驰。

客豫遥寄浙医大郑介安老师

郑师介安，南通人，博医学。抗日初入浙任职省卫生厅，时近教益。中华人民共和国成立后任医大教授，曾有访晤，1979年通函，寄诗问候。

离家北上几春秋，伏枥中原白首愁。南望钱江潮来急，北看黄水向东流。

西湖岸畔柳丝绿，方岩山中峰谷秀。遥祝我公松柏寿，春风桃李满神州。

注：西湖、方岩是旧时随师受教之地也。

迎春梅绽开

1958年冬，余因直言抨击当时浮夸风，历时三载。1961年春，得昭雪，返归原职。

老梅经得三冬雪，叶落枝坚心似铁。

忽然一阵春风至，满树花开迎红日。

退居随笔（二首）

绿竹窗前多种花，盘中有肉味更嘉。欣逢盛世心常乐，湖畔闲来看晚霞。

寂寥南轩秋意深，朝朝迎送绿衣人。张张“晚报”传消息，细读倍感添怡神。

（以上选自《缨溪诗选》）

六、卫生习俗

传统节日

腊八节：农历十二月初八为中国汉族传统腊八节。各大寺庙都在这天举行浴佛会，施粥给善男信女。民间用糯米、花生、桂圆、小红枣、莲心、米仁、山药、栗子、核桃仁等八种食材熬制的粥，称腊八粥，亦称佛粥，有和胃补脾、养心、清肺、益肾、利肝、消渴、明目、通便、安神等作用。

腊月廿三：家家户户都要掸尘搞卫生。过去地主家对长工有“廿三掸掸尘，廿四赶出门”之说。

立春：是一年中第一个节气，要起得早打开门窗，全日不得吵闹打架，损坏器皿等，大人不得骂孩子。立春后要预防寒潮低温和雨雪天气的影响。

端午：农历五月初五，取菖蒲及艾插门窗上，雄黄酒洒屋角，烧苍术白芷，谓之可杀虫避邪祛毒。菖蒲、艾草晾干后还是民间偏方，有人如受凉肚痛，泡开水喝。端午节还有用彩色细布缝成圆形、心形、菱形等不同形状，直径1~2寸小香袋，装上从中药店买来的白芷、丁香、木香、佩兰、艾叶、川芎、岑草、山柰、甘松等中草药末，垂于门窗、床边，也可挂在孩子脖颈，老人随身携带，有清神、益气、去湿、驱虫、防疫之效。

立夏：兴吃茶叶蛋、糯米饭、竹笋、元菜等。还要称体重，小孩还用彩绒网袋装盛茶叶蛋挂在胸前，相互做拼蛋游戏。民间流传着“七补八补，不如立夏一补”的说法。吃糯米饭能使身体肌肤柔白红光满面；吃竹笋能使筋骨硬朗；吃黄梅说是夏天不会打瞌睡；吃元菜说是夏天不会长痱子。

七夕节：农历七月初七，传说是天上“牛郎织女”相会之日，有妇女用槿树叶染水洗头的习惯。

立秋：立秋后天气炎热，人们有吃西瓜习惯，意防中暑。

重阳节：又称“老人节”。重阳节有出游赏景、登高望远、观赏菊花等习俗。

医疗卫生节日

时间	节日名称	时间	节日名称	时间	节日名称
1月最后一个星期日	世界防治麻风病日	5月8日	世界红十字日	9月10日	世界预防自杀日
3月3日	全国爱耳日	5月12日	国际护士节	9月16日	国际保护臭氧层日
3月17日	中国医师节	5月31日	世界无烟日	10月8日	全国高血压日
3月18日	全国爱肝日	5月第一个周二	世界哮喘日	10月10日	世界精神卫生日
3月21日	世界睡眠日	6月5日	世界环境保护日	10月11日	世界镇痛日
3月24日	世界防治结核病日	6月6日	全国爱眼日	10月12日	世界关节炎日
3月第二个星期四	世界肾病日	6月14日	世界献血日	10月13日	世界保健日
4月	全国爱国卫生月	6月26日	国际禁毒日	10月15日	国际盲人节
4月7日	世界卫生日	7月8日	世界过敏日	10月15日	世界洗手日

续上表

时间	节日名称	时间	节日名称	时间	节日名称
4月7日	世界戒烟日	7月28日	世界肝炎日	10月18日	世界传统医药日
4月11日	世界帕金森病日	8月第一周	世界母乳喂养周	10月20日	世界骨质疏松日
4月17日	世界血友病日	9月20日	国际爱牙日	11月14日	世界糖尿病日
4月25日	世界防治疟疾日	9月28日	世界狂犬病日	12月1日	世界艾滋病日
4月25日	全国儿童预防接种宣传日	9月第二个周六	世界急救日	12月3日	国际残疾人日
4月28日	世界安全生产与健康日	9月第四个星期日	国际聋人节	12月5日	世界强化免疫日
5月5日	全国防治碘缺乏病宣传日	9月最后一个星期日	世界心脏日	12月11日	世界防治哮喘日

生育习俗

产妇临产，娘家备婴儿衣物鞋帽、黄糖、长面送婿家催生，叫挑催生衣，意祝女儿生产顺利。分娩后，娘家、亲戚送糖、面、鸡蛋、肉等，叫送生姆。婴儿出生，讨哺乳妇女一匙奶汁喂之，叫开口奶。生男，讨女婴母亲之奶。生女反之。喂奶前，先喂一口胡连甘草汤，一为解毒，二为讨“先苦后甜”的吉利。产后第三日，祭床公床婆，分送邻居糖面，谓落地面，意示和睦相处。婴儿满月，请亲朋吃满月酒，外婆送长命线、衣物，亲友送饰物祝贺，婴儿剃头，戴狗头帽，穿一口钟、虎头鞋、绣花肚兜，挂长命线。满月后，产妇方可出房，叫坐月子或叫做生姆。婴儿周岁时，桌上置书、笔、算盘、胭脂、玩具等物，让其抓取，以测将来业何事，叫抓阄。外婆家相送衣服。中华人民共和国成立后仍沿袭，已简化。

丧葬习俗

一般丧葬　病人死前，亲人守床前送终，聆听遗言。并给病人喂饭，剩饭子孙分食，叫吃袭衣饭。病人气绝后，焚香于灶前、祖堂祝告，给死者擦身、梳头、穿过老衣鞋，由子孙移尸于堂屋，悬孝幔，设祭桌，供糕点，点脚后灯。将死者睡过席褥连同新买草鞋焚于三叉路口，叫烧荐包。遣人倒掖雨伞向亲戚报丧。亲戚闻噩耗，以哭相报或砸瓦片代之，并备重被、白烛、祭物，往灵堂吊祭。晚上，亲人守灵，请人念经，为死者超度。落殓，一般择涨潮时辰，由子孙扛尸入棺，盖上亲友所送重被，封盖钉棺，亲人扶棺围哭。出殓择时辰，一般多在上午。是日，全体披白，子穿孝服，戴三梁冠，腰系草绳，手持孝杖，孙戴二梁冠，同族亲人穿戴白衣冠，疏者素衣白帽，女戴孝斗，四代曾孙戴红帽，五代重孙戴绿帽。出殓时，先行醮杠礼，后以魂幡引路，鸣锣开道，女婿捧灵牌，孝子扶棺，亲属排辈依次随送。棺木过桥，孝子卧伏，叫背棺过桥。棺木入墓穴，叫进椁（有的先暂厝，后进椁），进椁后，灵牌原路返回祠堂焚烧，将其名讳排行记入祠堂神位，设祭上堂。进葬，亲朋亦原路返回，跨过烧荐包灰，在丧家醮上净水，吃送葬饭，叫回丧酒。从死日起，7天祭奠1次，叫做七，五七或六七由婿亲设祭，做至七七，烧毁居丧用苴杖、麻带，脱去白鞋。至100天再祭，做百日。满一年，做周年羹饭。旧俗，三年满孝。以后，每年缝生辰、死期，做忌日羹饭。中华人民共和国成立后，逐步改革旧俗，以送花圈、开追悼会、亲友臂戴黑纱白花致哀。提倡“厚养薄葬”，丧事从简。

海难招魂　渔民海难不见尸体，需请道士招魂海边，引魂回家。次日行葬礼，棺内置草人或衣冠，空棺入墓。

编后记

2015年11月，县政府办公室印发《象山县地方志事业发展规划（2016—2020）》。翌年11月，象政办发〔2016〕174号文件，把卫生志列入“部门志编修建议名单”。2018年5月10日，县卫生和计划生育局发文成立《象山县卫生志》编纂工作领导小组，下设办公室，负责志书材料收集、整理、编纂、沟通协调工作。

2018年7月25日，县卫计局在县红十字台胞医院召开卫生志编修工作会议，布置工作，培训业务。至是年底，绝大部分承编稿完成。经过局志办及相关部门、科室和基层单位共同努力，2021年5月形成《象山县卫生志（征求意见稿）》，分送县志办、相关部门科室及基层各单位征求意见，然后再作修改补充，于2021年7月形成送审稿，上交有关领导、专家审定。2021年9月、2022年6月先后对志稿进行评审，随后分别形成了二审稿、终审稿。2023年2月，本志终审稿送方志出版社审核，出版社专家提出许多宝贵意见和建议，经修改后，2023年11月付印。

编纂卫生志工作是一件工作量既大又复杂的工作。在卫（计）健局领导的重视支持和各相关部门、医疗卫生单位的配合下，找资料、查档案，走访老干部，联系象山籍在外知名医界人士，收集相关资料。通过不断整理修改，调整纲目，充实完善，考证疑点，去粗取精，去伪存真，纂成初稿。志稿力求把握以下几点：一是着眼于大卫生。在内容上除原卫生局职能外，还涉及象山海关、县水利局（自来水）、县市场监管局（药监）、县人社局（社会医疗保障制度）、县人大、县政协、县委统战部（民主党派）及县红十字会、环卫等部门的职能。二是突出地方性。如渔区卫生与海港检疫、海上“120”、对台医疗服务、方言词汇、象山民间医药等。三是志书内容的广泛性。本志内容涉及省、市卫生志，新旧《象山县志》，《象山年鉴》，象山党史，多家兄弟县、市（区）卫生志，县人大、县政协、县财税、农林、渔业、水利、教育、民政、商会、石浦镇、爵溪街道、黄避岙乡、晓塘乡等部门、镇（乡、街道）志，还参考了《让历史告诉未来》、《象山县组织史资料》1~6卷、《象山文史资料》1~7辑等30余部志书及地方文献。四是注意内容的连贯性。例如从“八五”至“十三五”卫生规划、卫生改革、基本建设、信息化建设、改水、初级卫生保健、医疗技术的进步等，都有进程脉络性的反映。五是对一些存疑的内容，通过考证所得的结论，附在相关内容之后，以作备考。六是注重材料的印证鉴别，一些重要数据、资料均注明出处。

在编纂过程中，县卫（计）健局机构、领导虽然作了调整，但各位领导都重视志书编修工作，及时解决修志过程中碰到的具体困难。县地方志办公室的有关领导、专家多次到局志办具体指导工作。各相关部门、各医疗卫生单位有关人员大力支持配合，积极提供资料，提出修改意见。在此表示衷心感谢！

由于编写时间比较仓促，资料收集尚欠齐全，特别是限于编者水平，疏漏、谬误之处一定不少，敬请领导、专家和读者批评指正。

编者

2023 年 11 月